ENFERMAGEM em SAÚDE MENTAL e PSIQUIATRIA

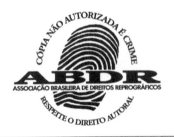

V652e Videbeck, Sheila L.
   Enfermagem em saúde mental e psiquiatria / Sheila L. Videbeck ; tradução: Denise Regina de Sales, Regina Machado Garcez ; revisão técnica: Agnes Olschowsky. – 5. ed. – Porto Alegre : Artmed, 2012.
   535 p. : il. color. ; 28 cm.

   ISBN 978-85-363-2728-0

   1. Enfermagem – Saúde mental. 2. Enfermagem – Psiquiatria. I. Título.

   CDU 616-083:616.89

Catalogação na publicação: Ana Paula M. Magnus – CRB 10/2052

SHEILA L. VIDEBECK

Professor, Nursing – Des Moines Area Community College, Ankeny, Iowa

ENFERMAGEM em SAÚDE MENTAL e PSIQUIATRIA

5ª Edição

Tradução:
Denise Regina de Sales
Regina Machado Garcez

Consultoria, supervisão e revisão técnica desta edição:
Agnes Olschowsky
Doutora em Enfermagem Psiquiátrica pela
Universidade de São Paulo (USP).
Professora associada da Universidade
Federal do Rio Grande do Sul (UFRGS).
Docente do Programa de Pós-graduação
em Enfermagem da UFRGS.

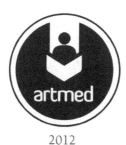

2012

Obra originalmente publicada sob o título
Psychiatric-Mental Health Nursing, 5th Edition.

ISBN 978-1-60547-861-6

Copyright © 2011 Wolters Kluwer Health / Lippincott Williams & Wilkins.
Published by arrangement with Lippincott Williams & Wilkins/Wolters Kluwer Health.Inc.,USA.

Lippincott Williams & Wilkins/Wolters Kluwer Health did not participate in the translation of this title.

Indicações, reações colaterais e programação de dosagens estão precisas nesta obra mas poderão sofrer mudanças com o tempo. Recomenda-se ao leitor sempre consultar a bula da medicação antes de sua administração. Os autores e editoras não se responsabilizam por erros ou omissões ou quaisquer consequências advindas da aplicação de informação contida nesta obra.

Capa: *VS Digital*

Ilustrações: *Cathy J. Miller*

Leitura final: *Daniela Origem*

Coordenadora editorial – Biociências: *Cláudia Bittencourt*

Assistente editorial: *Adriana Lehmann Haubert*

Projeto e editoração: *Techbooks*

Reservados todos os direitos de publicação, em língua portuguesa, à
ARTMED EDITORA LTDA., divisão do GRUPO A EDUCAÇÃO S.A.
Av. Jerônimo de Ornelas, 670 – Santana
90040-340 – Porto Alegre – RS
Fone: (51) 3027-7000   Fax: (51) 3027-7070

É proibida a duplicação ou reprodução deste volume, no todo ou em parte, sob quaisquer formas ou por quaisquer meios (eletrônico, mecânico, gravação, fotocópia, distribuição na Web e outros), sem permissão expressa da Editora.

Unidade São Paulo
Av. Embaixador Macedo Soares, 10.735 – Pavilhão 5 – Cond. Espace Center
Vila Anastácio – 05095-035 – São Paulo – SP
Fone: (11) 3665-1100   Fax: (11) 3667-1333

SAC 0800 703-3444 – www.grupoa.com.br

IMPRESSO NO BRASIL
PRINTED IN BRAZIL
Impresso sob demanda na Meta Brasil a pedido de Grupo A Educação.

Revisores

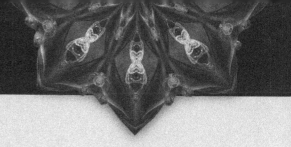

MARGE BLONDELL, MS, RN
Assistant Professor of Nursing
Genesee Community College
Batavia, New York

MARTHA M. COLVIN, PhD, RN, APRN-PMHN
Associate Dean, College of Health Sciences and Professor
Georgia College & State University, School of Nursing
Milledgeville, Georgia

KAREN CUMMINS, CRNP-BC, MSN, CNE
Professor of Nursing
Community College of Allegheny County
Pittsburgh, Pennsylvania
Nursing Instructor
Slippery Rock University
Slippery Rock, Pennsylvania

PATRICIA H. DAVIS, RN, BSN, MN
Professor of Nursing
Lake City Community College
Lake City, Florida

MARIAN T. DOYLE, RN, MSN, MS
Associate Professor of Nursing
Northampton Community College
Bethlehem, Pennsylvania

ROSEMARY GATES, RN, MS
Professor
Crouse Hospital School of Nursing
Syracuse, New York

BARBARA J. GOLDBERG, APRN, BC
Adjunct Professor of Nursing
Onondaga Community College
Syracuse, New York

DEBORAH A. GREENAWALD, RN, MSN, PhD(c)
Assistant Professor of Nursing
Alvernia University
Reading, Pennsylvania

ALICE P. JENSEN, MS, RN
Associate Professor of Nursing
Maryville University
St. Louis, Missouri

SOPHIE KNAB, MS (Psychiatric Clinical Nurse Specialist)
Professor, Nursing Division
Niagara County Community College
Sanborn, New York

KARREN BROWN LIEBERT, BSN, RN, MSN
(doctoral candidate)
Assistant Professor
Long Island University School of Nursing
Brooklyn, New York

SUSAN MADSON, MSN, RN
Professor of Nursing
Horry Georgetown Technical College
Myrtle Beach, South Carolina

JOAN C. MASTERS, EdD, MBA, RN
Associate Professor of Nursing
Bellarmine University
Louisville, Kentucky

KIMBERLEY R. MEYER, RN, BAN, MSN, EdD
Associate Professor of Nursing
Bethel University
St. Paul, Minnesota

MAGDALENA MORRIS, RN, MSN
Faculty, LPN and ASN Programs
Apollo College (DeVry)
Boise, Idaho

PENNY R. PAK, RN, MSN
Assistant Professor Nursing
Pasco Hernando Community College
Dade City, Florida

COLLEEN PRUNIER, MS, APRN, CARN
Assistant Professor of Nursing
Suffolk County Community College, School of Nursing
Brentwood Campus, New York

CARLA E. RANDALL, RN, PhD
University of Southern Maine, Lewiston-Auburn Campus
Lewiston, Maine

ELLEN STUART, MSN, RN
Professor of Nursing
Grand Rapids Community College
Grand Rapids, Michigan

PAMELA WEAVER, MSN, PMHCNS, BC
Nursing Instructor I
UPMC Shadyside School of Nursing
Pittsburgh, Pennsylvania

Agradecimentos

Como sempre, sinto-me grata a todos os estudantes de enfermagem que colaboraram neste livro; eles foram além do que imaginara. Seus questionamentos e *feedback* contínuos orientaram-me a manter o texto útil, de fácil leitura e compreensão, e com foco na aprendizagem.

Quero agradecer também ao pessoal da Lippincott Williams & Wilkins pela valiosa assistência que fez deste livro uma realidade. Sua contribuição foi fundamental. Agradeço a Jean Rodenberger, Katherine Burland, Laura Scott e Cynthia Rudy por mais de um trabalho bem feito.

Minhas amigas, Sheri e Beth, continuam a me escutar, apoiar e estimular em tudo que faço, ao mesmo tempo em que evitam que eu me leve a sério demais. Agradeço às mulheres no meu bairro que me ajudam a rir e a aproveitar a vida – valorizo demais seu apoio.

Prefácio

A quinta edição do *Enfermagem em saúde mental e psiquiatria* mantém o foco no estudante, apresentando uma teoria de enfermagem sólida, as modalidades terapêuticas e as aplicações clínicas ao longo do tratamento. Os capítulos são curtos, e o estilo do texto, direto, para facilitar a leitura, a compreensão e o aprendizado.

O livro utiliza, do começo ao fim, a estrutura do processo de enfermagem e enfatiza a avaliação, a comunicação terapêutica, a teoria neurobiológica e a farmacologia. As intervenções abordam todos os aspectos do cuidado com o cliente, incluindo a comunicação, o fornecimento de instruções ao cliente e a sua família e os recursos comunitários, assim como sua aplicação prática em vários ambientes clínicos.

ORGANIZAÇÃO DO TEXTO

Unidade 1: As teorias e a prática atuais. Fornece uma base sólida para estudantes. Trata de questões atuais da enfermagem em psiquiatria, assim como de diversos ambientes de tratamento em que ocorre o contato entre enfermeiros e clientes. Discute em detalhes as teorias neurobiológicas, a psicofarmacologia e a terapia e as teorias psicossociais como base da compreensão da doença mental e de seu tratamento.

Unidade 2: A construção da relação enfermeiro-cliente. Apresenta elementos básicos essenciais à prática da enfermagem em saúde mental. Os capítulos sobre relações e comunicação terapêuticas preparam os estudantes para iniciar o trabalho com clientes não só em locais de saúde mental, mas também em todas as outras áreas da prática de enfermagem. O capítulo sobre a resposta do cliente à doença traz uma estrutura de compreensão de cada pessoa individualmente. Um capítulo inteiro é dedicado à avaliação, com ênfase em sua importância para a enfermagem.

Unidade 3: Questões emocionais e sociais atuais. Aborda tópicos que não são exclusivos dos locais de saúde mental, incluindo aspectos éticos e jurídicos; raiva, agressão e hostilidade; abuso e violência; mágoa e perda. Em todos os locais da prática, os enfermeiros são confrontados com assuntos relacionados a esses tópicos. Além disso, muitas questões éticas e jurídicas estão entrelaçadas com os temas da violência e da perda.

Unidade 4: Prática de enfermagem em transtornos psiquiátricos. Apresenta todas as principais categorias identificadas no DSM-IV-TR. Cada capítulo fornece informações atualizadas sobre etiologia, surgimento e curso clínico, tratamento e cuidados de enfermagem.

RECURSOS PEDAGÓGICOS

Enfermagem em saúde mental e psiquiatria incorpora vários recursos pedagógicos, destinados a facilitar o aprendizado do estudante.

- **Objetivos de Aprendizagem** abordam o estudo e a leitura feitos pelo aluno.
- **Palavras-chave** identificam termos fundamentais, que estão destacados ao longo do texto.
- As seções denominadas **Aplicação do Processo de Enfermagem** usam a estrutura de avaliação apresentada no Capítulo 8 para que os estudantes possam comparar e contrastar vários transtornos com mais facilidade.
- **Questões de Pensamento Crítico** estimulam o estudante a refletir sobre dilemas e temas da saúde mental atuais.
- **Pontos-chave** resumem o conteúdo dos capítulos para reforçar conceitos importantes.
- **Guia de Estudo** traz perguntas em forma de exercícios para que os estudantes testem o próprio conhecimento e a compreensão de cada capítulo.

RECURSOS ESPECIAIS

- **Vinhetas Clínicas** são apresentadas para os principais transtornos discutidos no texto, servindo de exemplo para melhor compreensão.
- **Alertas sobre Fármacos** destacam pontos essenciais dos psicotrópicos.
- **Considerações Culturais** são apresentadas nos capítulos em função da crescente diversidade de pacientes.
- **Diálogos Terapêuticos** fornecem exemplos específicos da interação enfermeiro-cliente a fim de promover as habilidades de comunicação terapêutica.
- Os quadros **Instrução ao Cliente e à Família** trazem informações que ajudam a fortalecer o papel do estudante como educador.
- **Sintomas e Intervenções** são destacados nos capítulos das Unidades 3 e 4.
- **Modelos de Planos de Cuidados de Enfermagem** são fornecidos nos capítulos das Unidades 3 e 4.
- **Questões de Autopercepção** aparecem no final de cada capítulo e estimulam os leitores a refletirem sobre si mesmos e sobre as próprias emoções e atitudes como forma de estimular o desenvolvimento pessoal e profissional.

Sumário

UNIDADE 1 – AS TEORIAS E A PRÁTICA ATUAIS   15

Capítulo 1 Fundamentos da Enfermagem em Saúde Mental e Psiquiatria   16

Saúde e doença mentais   16
Manual diagnóstico e estatístico de transtornos mentais   17
Perspectivas históricas do tratamento da doença mental   18
A doença mental no século XXI   19
A prática da enfermagem psiquiátrica   22

Capítulo 2 Teorias Neurobiológicas e Psicofarmacologia   31

O sistema nervoso e como ele funciona   32
Técnicas de obtenção de imagens do cérebro   35
Causas neurobiológicas da doença mental   37
O papel do enfermeiro na pesquisa e na educação   38
Psicofarmacologia   38
Considerações culturais   51

Capítulo 3 Terapia e Teorias Psicossociais   57

Teorias psicossociais   58
Considerações culturais   70
Modalidades de tratamento   70
O enfermeiro e as intervenções psicossociais   74

Capítulo 4 Locais de Tratamento e Programas Terapêuticos   79

Locais de tratamento   80
Programas de reabilitação psiquiátrica   83
Populações especiais de clientes com doença mental   85
Equipe interdisciplinar   86
Enfermagem psicossocial na saúde pública e no atendimento domiciliar   87

UNIDADE 2 – A CONSTRUÇÃO DA RELAÇÃO ENFERMEIRO-CLIENTE   93

Capítulo 5 Relações Terapêuticas   94

Componentes da relação terapêutica   95
Tipos de relações   100
Estabelecimento da relação terapêutica   101
Como evitar comportamentos que minam a relação terapêutica   105
Papéis do enfermeiro na relação terapêutica   107

Capítulo 6 Comunicação Terapêutica   112

O que é comunicação terapêutica?   113
Habilidades da comunicação verbal   115
Habilidades da comunicação não verbal   121
Compreensão do significado da comunicação   123
Compreensão do contexto   124
Compreensão da espiritualidade   124
Considerações culturais   124
A sessão de comunicação terapêutica   125
Comunicação assertiva   128
Cuidados na comunidade   129

Capítulo 7 Resposta do Cliente à Doença   133

Fatores individuais   134
Fatores interpessoais   137
Fatores culturais   138

Capítulo 8 Avaliação   152

Fatores que influenciam a avaliação   153
Como conduzir a entrevista   154
Conteúdo da avaliação   154
Avaliação do risco de suicídio ou de dano direcionado a outro   157
Análise de dados   159

UNIDADE 3 – QUESTÕES EMOCIONAIS E SOCIAIS ATUAIS 169

Capítulo 9 **Questões Éticas e Legais 170**

Considerações legais 170
Questões éticas 175

Capítulo 10 **Raiva, Hostilidade e Agressão 180**

Surgimento e curso clínico 181
Transtornos relacionados 182
Etiologia 182
Considerações culturais 183
Tratamento 183
Aplicação do processo de enfermagem 184
Hostilidade no local de trabalho 190
Cuidados na comunidade 190

Capítulo 11 **Abuso e Violência 194**

Quadro clínico de abuso e violência 195
Características de famílias violentas 195
Considerações culturais 196
Violência de parceiro íntimo 196
Abuso infantil 199
Abuso de idoso 202
Estupro e agressão sexual 204
Violência na comunidade 207
Transtornos psiquiátricos relacionados com abuso e violência 208
Aplicação do processo de enfermagem 210

Capítulo 12 **Pesar e Perda 219**

Tipos de perdas 220
O processo de pesar 221
Dimensões do pesar 223
Considerações culturais 225
Pesar inaceitável 227
Pesar complicado 227
Aplicação do processo de enfermagem 229

UNIDADE 4 – PRÁTICA DE ENFERMAGEM EM TRANSTORNOS PSIQUIÁTRICOS 239

Capítulo 13 **Ansiedade, Transtornos de Ansiedade e Doenças Relacionadas com o Estresse 240**

Ansiedade como resposta ao estresse 241
Incidência 246
Surgimento e curso clínico 246
Transtornos relacionados 246
Etiologia 246
Considerações culturais 248
Tratamento 248
Considerações sobre idosos 249
Cuidados na comunidade 249
Promoção da saúde mental 250
Transtorno de pânico 250
Aplicação do processo de enfermagem: transtorno de pânico 251
Fobias 254
Transtorno obsessivo-compulsivo 256
Aplicação do processo de enfermagem: transtorno obsessivo-compulsivo 257
Transtorno de ansiedade generalizada 260
Transtorno de estresse pós-traumático 260
Transtorno de estresse agudo 260

Capítulo 14 **Esquizofrenia 265**

Curso clínico 267
Transtornos relacionados 268
Etiologia 268
Considerações culturais 270
Tratamento 270
Aplicação do processo de enfermagem 274
Considerações sobre idosos 288
Cuidados na comunidade 288
Promoção da saúde mental 288

Capítulo 15   Transtornos do Humor   294

Categorias dos transtornos do humor   295
Transtornos relacionados   296
Etiologia   297
Considerações culturais   298
Transtorno depressivo maior   298
Aplicação do processo de enfermagem: depressão   304
Transtorno bipolar   312
Aplicação do processo de enfermagem: transtorno bipolar   317
Suicídio   322
Cuidados na comunidade   326
Promoção da saúde mental   327

Capítulo 16   Transtornos da Personalidade   333

Categorias dos transtornos da personalidade   334
Surgimento e curso clínico   334
Etiologia   335
Considerações culturais   336
Tratamento   336
Transtorno da personalidade paranoide   338
Transtorno da personalidade esquizoide   339
Transtorno da personalidade esquizotípica   340
Transtorno da personalidade antissocial   341
Aplicação do processo de enfermagem: transtorno da personalidade antissocial   341
Transtorno da personalidade *borderline*   346
Aplicação do processo de enfermagem: transtorno da personalidade *borderline*   346
Transtorno da personalidade histriônica   351
Transtorno da personalidade narcisista   352
Transtorno da personalidade esquiva   352
Transtorno da personalidade dependente   353
Transtorno da personalidade obsessivo-compulsiva   354
Transtorno da personalidade depressiva   355
Transtorno da personalidade passivo-agressiva   356
Considerações sobre idosos   356

Cuidados na comunidade   357
Promoção da saúde mental   357

Capítulo 17   Abuso de Substância   362

Tipos de abuso de substância   363
Surgimento e curso clínico   364
Transtornos relacionados   364
Etiologia   364
Considerações culturais   365
Tipos de substâncias e tratamento   366
Tratamento e prognóstico   371
Aplicação do processo de enfermagem   377
Considerações sobre idosos   380
Cuidados na comunidade   380
Promoção da saúde mental   380
Abuso de substância entre profissionais da saúde   381

Capítulo 18   Transtornos da Alimentação   386

Visão geral dos transtornos da alimentação   386
Categorias dos transtornos da alimentação e transtornos relacionados   387
Etiologia   389
Considerações culturais   391
Anorexia nervosa   391
Bulimia   393
Aplicação do processo de enfermagem   394
Cuidados na comunidade   401
Promoção da saúde mental   401

Capítulo 19   Transtornos Somatoformes   406

Visão geral dos transtornos somatoformes   407
Surgimento e curso clínico   408
Transtornos relacionados   408
Etiologia   409
Aplicação do processo de enfermagem   415
Cuidados na comunidade   418
Promoção da saúde mental   418

Capítulo 20   Transtornos da Infância e da Adolescência   424

Transtorno autista   426
Transtorno de Rett   427
Transtorno desintegrativo da infância   427
Transtorno de Asperger   427
Transtorno de déficit de atenção/hiperatividade   428
Aplicação do processo de enfermagem: transtorno de déficit de atenção/hiperatividade   432
Transtorno da conduta   436
Aplicação do processo de enfermagem: transtorno da conduta   439
Cuidados na comunidade   443
Promoção da saúde mental   443
Transtorno desafiador de oposição   443
Transtornos da alimentação da primeira infância   447
Transtornos de tique   448
Transtornos da excreção   448
Outros transtornos da infância ou adolescência   448

Capítulo 21   Transtornos Cognitivos   454

Delirium   455
Aplicação do processo de enfermagem: *delirium*   456
Cuidados na comunidade   461
Demência   461
Aplicação do processo de enfermagem: demência   466
Cuidados na comunidade   472
Promoção da saúde mental   473
O papel do cuidador   473
Transtornos relacionados   474

Respostas do Guia para Estudo dos Capítulos   479

Apêndice A   Classificação do DSM-IV-TR   485
Apêndice B   Diagnósticos de Enfermagem Aprovados da NANDA-I   493
Apêndice C   Classificação de Fármacos sob a Lei de Substâncias   495
Apêndice D   Padrões Canadenses de Prática de Enfermagem em Psiquiatria e Saúde Mental (3.ed.)   496
Apêndice E   Lista de Fármacos por Classe   500
Apêndice F   Transtornos do Sono   502
Apêndice G   Transtornos Sexuais e da Identidade de Gênero   504

Glossário   506

Índice   516

Unidade 1

As Teorias e a Prática Atuais

Capítulo 1   Fundamentos da Enfermagem em Saúde Mental e Psiquiatria

Capítulo 2   Teorias Neurobiológicas e Psicofarmacologia

Capítulo 3   Terapia e Teorias Psicossociais

Capítulo 4   Locais de Tratamento e Programas Terapêuticos

1 Fundamentos da Enfermagem em Saúde Mental e Psiquiatria

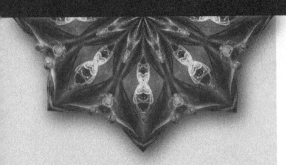

Palavras-chave

- asilo
- autopercepção
- cuidado administrado
- desinstitucionalização
- empresas de revisão de utilização
- fármacos psicotrópicos
- fenômenos de interesse
- manejo de caso
- *Manual diagnóstico e estatístico de transtornos mentais*, 4ª edição, texto revisado (DSM-IV-TR)
- organizações de cuidados administrados
- padrões de cuidado
- saúde mental
- transtorno mental

Objetivos de aprendizagem

Após a leitura do capítulo, você deverá ser capaz de

1. Descrever as características de saúde e de doença mentais.
2. Discutir a finalidade e o uso do *Manual diagnóstico e estatístico de transtornos mentais*, 4ª edição, texto revisado (DSM-IV-TR), da American Psychiatric Association.
3. Identificar marcos históricos importantes no atendimento psiquiátrico.
4. Discutir tendências atuais no tratamento de pessoas com doença mental.
5. Discutir os padrões dada American Psychiatric Association relativos à prática de enfermagem psiquiátrico-mental.
6. Descrever as preocupações comuns dos estudantes quanto à enfermagem psiquiátrica.

Ao iniciar o estudo da enfermagem em saúde mental e psiquiatria, pode ser que o aluno fique entusiasmado, inseguro ou até mesmo um pouco ansioso. O campo da saúde mental, com frequência, parece misterioso ou pouco familiar, sendo, portanto, difícil imaginar como será essa experiência ou como os enfermeiros atuam nessa área. Este capítulo trata dessas e de outras questões, fornecendo uma visão geral da história da saúde mental, os avanços no tratamento, os temas atuais e o papel do enfermeiro psiquiátrico.

SAÚDE E DOENÇA MENTAIS

É difícil definir com precisão saúde e doença mentais. As pessoas que conseguem desempenhar seu papel na sociedade e manter um comportamento apropriado e adaptativo são consideradas saudáveis. Por sua vez, as que não conseguem desempenhar seu papel ou assumir responsabilidades e, ainda, apresentam um comportamento inapropriado são consideradas doentes. A cultura de qualquer sociedade influencia sobremaneira seus próprios valores e crenças, o que, sem dúvida, afeta o modo como a sociedade define saúde e doença. O que determinada sociedade pode considerar aceitável e apropriado, outra pode ver como mal--adaptativo e inapropriado.

Saúde mental

A Organização Mundial da Saúde define saúde como um estado de completo bem-estar físico, mental e social, e não apenas como ausência de doença ou enfermidade. Essa definição enfatiza a saúde como um estado positivo de bem--estar. Pessoas em condição de bem-estar emocional, físico e social cumprem suas responsabilidades, desempenham um papel eficaz na rotina diária e satisfazem-se com suas relações interpessoais e consigo mesmas.

Não há, porém, uma definição universal de saúde mental. O comportamento de uma pessoa, em geral, pode fornecer pistas de sua saúde mental. Uma vez que cada um pode ter uma visão ou interpretação diferente de um comportamento (dependendo de seus valores ou crenças), às vezes, torna-se difícil determinar a saúde mental. Na maioria dos casos, é uma condição de bem-estar emocional, psicológico e social, evidenciada por relações interpessoais satisfatórias, comportamento e enfrentamento eficazes, autoconceito positivo e estabilidade emocional.

A **saúde mental** tem vários componentes, e uma ampla variedade de fatores a influencia. Esses fatores interagem; assim, a saúde mental de uma pessoa é um estado dinâmico, sempre em mutação. Os fatores que a afetam podem ser categorizados em individuais, interpessoais e socioculturais. Os *individuais*, ou pessoais, incluem constituição biológica, autonomia e independência, autoestima, capacidade de crescimento, vitalidade, habilidade de ver sentido na vida, resiliência ou firmeza emocional, senso de pertencimento, orientação para a realidade e habilidades de controle do estresse e de enfrentamento. Os fatores *interpessoais*, ou relacionais, incluem comunicação eficaz, capacidade de ajudar os outros, intimidade e equilíbrio entre separação e união. Os *socioculturais*, ou ambientais, incluem senso de comunidade, acesso a recursos adequados, intolerância à violência, apoio à diversidade entre as pessoas, domínio do ambiente e uma visão positiva, porém realista, do próprio mundo. Esses três fatores são discutidos com mais detalhes no Capítulo 7.

Doença mental

A American Psychiatric Association (APA, 2000) define **transtorno mental** como "uma síndrome ou um padrão psicológico ou comportamental clinicamente significativo que ocorre em um indivíduo e que está associado a angústia (p. ex., um sintoma doloroso) ou incapacidade (ou seja, problemas em uma ou mais áreas importantes do funcionamento), ou ao aumento significativo do risco de morte, de dor, de incapacidade, ou ainda a uma importante perda de liberdade" (p. xxxi). Os critérios gerais de diagnóstico de transtornos mentais incluem insatisfação com as próprias características, habilidades e realizações; relações ineficazes ou insatisfatórias; descontentamento com o próprio lugar no mundo; ineficácia ao enfrentar eventos da vida e ausência de crescimento pessoal. Além disso, o comportamento da pessoa não deve ser culturalmente aprovado ou esperado. No entanto, um comportamento que se desvia do padrão não indica, de modo obrigatório, um transtorno mental (APA, 2000).

Os fatores que contribuem para a doença mental também podem ser classificados nas categorias individual, interpessoal e sociocultural. Os individuais incluem constituição biológica, preocupações ou medos intoleráveis ou irreais, incapacidade de distinguir realidade de fantasia, intolerância às incertezas da vida, senso de desarmonia e perda de sentido da própria vida.

Os fatores interpessoais abrangem comunicação ineficaz, excessiva dependência ou afastamento dos relacionamentos, falta de senso de pertencimento, apoio social inadequado e perda do controle emocional. Os fatores socioculturais incluem falta de recursos, violência, falta de moradia, pobreza, visão negativa injustificada do mundo e discriminação em caso de estigmas, raça, classe, idade ou sexo.

MANUAL DIAGNÓSTICO E ESTATÍSTICO DE TRANSTORNOS MENTAIS

O *Manual diagnóstico e estatístico de transtornos mentais*, 4ª edição, texto revisado (DSM-IV-TR) é uma taxonomia publicada pela APA. O DSM-IV-TR descreve todos os transtornos mentais, esboçando critérios de diagnóstico específicos para cada um, de acordo com experiências clínicas e pesquisas. Todos os clínicos de saúde mental que elaboram diagnósticos de transtornos psiquiátricos usam esse manual.

O DSM-IV-TR tem três propósitos:

- fornecer nomenclatura e linguagem padronizadas para todos os profissionais da saúde mental;
- apresentar características ou sintomas definidores capazes de distinguir diagnósticos específicos;
- ajudar a identificar as causas subjacentes aos transtornos.

Um sistema de classificação multiaxial, que envolve avaliação em vários eixos ou domínios de informação, permite ao profissional a identificação de todos os fatores relacionados à condição do indivíduo:

- O Eixo I identifica todos os transtornos psiquiátricos maiores, exceto o retardo mental e os transtornos da personalidade. Exemplos incluem depressão, esquizofrenia, ansiedade e transtornos relacionados a substâncias.
- O Eixo II tem o objetivo de relatar o retardo mental e os transtornos da personalidade, assim como aspectos mal-adaptativos proeminentes da personalidade e mecanismos de defesa.
- O Eixo III destina-se a relatar condições médicas gerais potencialmente relevantes para compreensão ou controle do transtorno mental, assim como condições médicas que podem contribuir para compreender o indivíduo.
- O Eixo IV tem por objetivo relatar problemas psicossociais e ambientais que podem afetar o diagnóstico, o tratamento e o prognóstico de transtornos mentais. Estão incluídos problemas com o grupo primário de apoio e com o ambiente social, problemas educacionais, profissionais, de moradia, econômicos, de acesso aos serviços de saúde e relacionados ao sistema judiciário.
- O Eixo V apresenta a Avaliação Global do Funcionamento, que classifica o funcionamento psicológico geral do indivíduo em uma escala de 0 a 100. Representa a avaliação feita pelo clínico sobre o nível atual de funcionamento do indivíduo; o clínico também pode dar uma nota para funcionamentos anteriores (p. ex., a mais elevada Avaliação Global do Funcionamento no ano anterior ou nos últimos seis meses).

Todos os clientes hospitalizados para tratamento psiquiátrico terão um diagnóstico multiaxial feito a partir do DSM-IV-TR. Embora não usem esse manual para diagnosticar clientes, estudantes de enfermagem podem considerá-lo um recurso útil para compreender o motivo de hospitalizações e iniciar a construção dos conhecimentos sobre a natureza das doenças psiquiátricas.

PERSPECTIVAS HISTÓRICAS DO TRATAMENTO DA DOENÇA MENTAL

Tempos remotos

Na Antiguidade, acreditava-se que qualquer doença indicava insatisfação dos deuses, sendo uma punição por pecados e má conduta. Quem tinha transtornos mentais era considerado divino ou demoníaco, dependendo de seu comportamento. Os considerados divinos eram cultuados e adorados; os demoníacos, excluídos, punidos e, às vezes, queimados em estacas. Mais tarde, Aristóteles (382-322 a.C.) tentou relacionar os transtornos mentais a distúrbios físicos, desenvolvendo a teoria de que a quantidade de sangue, de água e de bile amarela e negra no corpo controlava as emoções. Essas quatro substâncias, ou humores, correspondiam a alegria, calma, raiva e tristeza. Acreditava-se que o desequilíbrio entre esses humores causava transtornos mentais; o tratamento, assim, buscava restaurar o equilíbrio por meio de sangria, inanição e purgação. Esse tipo de "tratamento" persistiu até o século XIX (Baly, 1982).

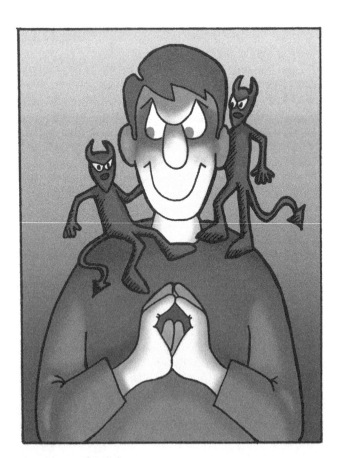

Possuído por demônios.

No início da era cristã (1-1000 d.C.), eram fortes as crenças e superstições primitivas. Atribuíam-se as doenças, mais uma vez, a demônios, e o indivíduo mentalmente doente era considerado possuído. Padres realizavam exorcismos para expulsar maus espíritos. Quando não tinham êxito, tentavam medidas mais severas e cruéis, como encarceramento em calabouços, açoite e inanição.

Durante o Renascimento (1300-1600), na Inglaterra, doentes mentais viviam separados dos criminosos. Permitia-se que os inofensivos vagassem pelo interior do país, ou morassem em comunidades rurais, mas os "lunáticos" mais "perigosos" eram lançados em prisões, acorrentados e submetidos à inanição (Rosenblatt, 1984). Em 1547, o Hospital of St. Mary of Bethlehem foi declarado, oficialmente, hospital dos insanos, sendo o primeiro desse tipo. Até 1775, quem visitava essas instituições pagava uma taxa pelo privilégio de ver e ridicularizar os reclusos, considerados animais inferiores aos humanos (McMillan, 1997). Durante esse mesmo período, nas colônias (mais tarde, Estados Unidos), considerava-se o doente mental maléfico ou possuído, devendo ser punido. Havia caça às bruxas; as transgressoras eram presas a estacas e queimadas.

O período do Iluminismo e a criação de instituições para tratamento mental

Na década de 1790, teve início um período de esclarecimento em relação a indivíduos com doença mental. Phillippe Pinel, na França, e William Tukes, na Inglaterra, formularam o conceito de **asilo** como um abrigo ou refúgio seguro, que oferecia proteção, em lugar das instituições onde os indivíduos eram submetidos ao açoite, espancamento e inanição apenas porque estavam mentalmente doentes (Gollaher, 1995). Com esse movimento, começou o tratamento moral do doente mental. Nos Estados Unidos, Dorothea Dix (1802-1887) iniciou um movimento para reformular o tratamento da doença mental após visita a uma instituição de Tukes, na Inglaterra. Ela ajudou a abrir 32 hospitais estatais que ofereciam asilo aos doentes. Dix acreditava que a sociedade tinha obrigações para com os mentalmente doentes, devendo fornecer-lhes abrigo, comida e agasalhos (Gollaher, 1995).

Esse período teve curta duração. Cem anos após a criação do primeiro asilo, os hospitais estatais enfrentavam problemas: acusavam-se os funcionários de abusar dos residentes, a localização dos hospitais na área rural era considerada fator de isolamento dos pacientes em relação a suas famílias e seus lares, e a expressão *asilo de loucos* adquiriu uma conotação negativa.

Sigmund Freud e o tratamento dos transtornos mentais

O período de estudo e de tratamento científicos dos transtornos mentais começou com Sigmund Freud (1856-1939) e outros, como Emil Kraepelin (1856-1926) e Eugene Bleuler (1857-1939). Com eles, iniciou-se o estudo sério da psiquiatria, do diagnóstico e do tratamento da doença mental. Freud desafiou a sociedade a ver os seres humanos de modo objetivo; estudou a mente, seus transtornos e respectivos tratamentos como ninguém havia feito antes. Muitos outros teóricos basearam-se no trabalho pioneiro de Freud (ver o Cap. 3). Kraepelin deu início à classificação de transtornos mentais de acordo com sintomas, e Bleuler cunhou o termo *esquizofrenia*.

Desenvolvimento da psicofarmacologia

Houve um grande salto no tratamento da doença mental por volta de 1950, com o desenvolvimento de **fármacos psicotrópicos**, ou fármacos usados para tratar a doença mental. A clorpromazina, fármaco antipsicótico, e o lítio, agente antimaníaco, foram os primeiros medicamentos desenvolvidos. Ao longo dos 10 anos seguintes, foram introduzidos os antidepressivos inibidores da monoaminoxidase, o antipsicótico haloperidol, os antidepressivos tricíclicos e agentes ansiolíticos, os benzodiazepínicos. Pela primeira vez, os fármacos realmente reduziram a agitação, o pensamento psicótico e a depressão. O tempo de hospitalização diminuiu, e muitos pacientes ficaram tão bem que puderam voltar para casa. O nível de ruído, o caos e a violência também diminuíram muito no *ambiente* hospitalar.

Movimento em saúde mental comunitária

O movimento pelo tratamento dos indivíduos com doença mental em ambientes menos restritivos ganhou força em 1963, com a aprovação da lei que determinava a criação de Centros de Saúde Mental Comunitários, o Community Mental Health Centers Construction Act. Ocorreu, então, a **desinstitucionalização**, uma mudança deliberada do cuidado institucional em hospitais estatais para o atendimento na própria comunidade. Os centros de saúde mental comunitários atendiam a áreas geográficas menores, recebendo e prestando serviços com um tratamento menos restritivo e mais próximo do lar, dos familiares e dos amigos dos indivíduos. Esses centros ofereciam atendimento de emergência, hospitalização, atendimento domiciliar, hospitalização parcial, serviços de avaliação e informações instrutivas. Portanto, a desinstitucionalização conseguiu tirar o indivíduo das longas hospitalizações em instituições estatais, diminuir o número de hospitalizações e desenvolver serviços em base comunitária como alternativa ao cuidado hospitalar.

Além da desinstitucionalização, nos Estados Unidos foi aprovada uma legislação federal destinada a fornecer renda a pessoas incapacitadas, especificamente as leis da Renda Previdenciária Suplementar (SSI, do inglês *Supplemental Security Income*) e da Renda Previdenciária Social por Incapacidade (SSDI, *Social Security Disability Income*). Elas permitiram que indivíduos com doença mental grave e persistente se tornassem mais independentes financeiramente, não precisando contar com os recursos da família. Os Estados podiam gastar menos com o atendimento a doentes mentais do que antes, quando esses indivíduos estavam em hospitais estatais, pois o programa tinha financiamento federal. Além disso, as leis de internação mudaram no começo da década de 1970, dificultando a hospitalização de indivíduos para tratamento de doença mental contra sua própria vontade. Isso diminuiu a população nos hospitais estatais e, por consequência, o dinheiro gasto pelo Estado nessa área.

A DOENÇA MENTAL NO SÉCULO XXI

O National Institute of Mental Health (NIMH, 2008) dos Estados Unidos estima que mais de 26% dos norte-americanos a partir de 18 anos têm algum transtorno mental diagnosticável – aproximadamente 57,7 milhões de pessoas/ano. Além disso, doenças mentais ou transtornos emocionais graves prejudicam as atividades diárias de cerca de 15 milhões de adultos e de 4 milhões de crianças e adolescentes. O transtorno de déficit de atenção/hiperatividade, por exemplo, afeta 3 a 5% das crianças em idade escolar. Mais de 10 milhões de crianças com menos de 7 anos são criadas em lares onde pelo menos um dos pais sofre de doença mental ou abuso de substância significativo, uma situação que atrasa a preparação dos filhos para entrar na escola. O fardo econômico da doença mental nos Estados Unidos, incluindo custos com serviços de saúde e perda de produtividade, excede o ônus gerado por todos os tipos de câncer. Os transtornos mentais são a causa número um de incapacidade nos Estados Unidos e no Canadá entre indivíduos de 15 a 44 anos de idade. Ainda assim, apenas um entre quatro adultos e uma entre cinco crianças e adolescentes que precisam de serviços de saúde mental realmente recebem o cuidado necessário.

Alguns acreditam que a desinstitucionalização tenha efeitos positivos e negativos. Apesar de redução de 80% no número de leitos em hospitais públicos, o número de admissões aumentou em 90%. Essas descobertas levaram ao termo *efeito da porta giratória*. Embora permaneçam nos hospitais por menos tempo, os indivíduos com doença mental grave e persistente são hospitalizados com maior frequência. O fluxo contínuo de clientes admitidos e liberados rapidamente sobrecarrega as unidades psiquiátricas hospitalares gerais. Em algumas cidades, o atendimento de pessoas seriamente transtornadas no setor de emergência aumentou 400 a 500%.

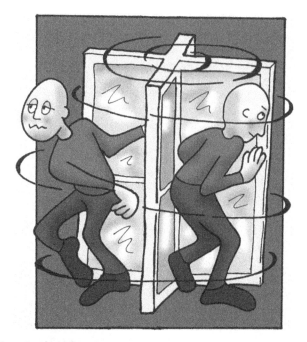

A porta giratória.

A menor permanência no hospital complica ainda mais as hospitalizações frequentes e repetidas. Pessoas com doença mental grave e persistente podem apresentar sinais de melhora em poucos dias, mas isso não significa que estejam estabilizadas. Desse modo, elas são devolvidas à comunidade quando ainda não são capazes de manejar a vida em sociedade. Frequentemente, o resultado é a descompensação e nova hospitalização. Além disso, muitas têm um problema duplo – doença mental grave mais abuso de substância. O uso de álcool e de drogas exacerba os sintomas da doença mental, aumentando a probabilidade de novas hospitalizações. Questões de abuso de substância não podem ser resolvidas em 3 a 5 dias, prazo típico de internação no atual ambiente de cuidados administrados.

Hoje, a falta de moradia é um problema sério nos Estados Unidos. Avalia-se que um terço dos adultos sem moradia tenha doença mental grave e que mais da metade apresenta também problemas de abuso de substância. O segmento da população com os mais graves problemas de falta de moradia é de cerca de 200 mil pessoas, e 85% desse grupo apresenta alguma doença psiquiátrica ou algum problema de abuso de substância. Os que não têm moradia e estão mentalmente doentes são encontrados em parques, aeroportos e terminais de ônibus, becos e vãos de escadas, prisões e outros lugares públicos. Alguns usam abrigos, casas de transição ou quartos em albergues; outros alugam quartos em hotéis baratos, quando dispõem de recurso para pagar. A falta de moradia piora os problemas psiquiátricos da maioria das pessoas com doença mental, que acabam nas ruas, contribuindo para um círculo vicioso. Há relatos do Treatment Advocacy Center (2008) de aumento das taxas de doença mental, em especial depressão maior, transtorno bipolar e abuso de substância, entre a população de pessoas sem moradia.

Muitos problemas de quem não tem moradia e é mentalmente doente, assim como dos que circulam pela porta giratória das instituições psiquiátricas, originam-se da falta de recursos comunitários adequados. O dinheiro economizado pelos Estados com o fechamento dos hospitais do governo não foi transferido para programas e suporte comunitários. O tratamento psiquiátrico com internação ainda é responsável pela maior parte dos gastos com doença mental nos Estados Unidos; ou seja, o atendimento à saúde mental em centros comunitários nunca teve uma base financeira suficiente para garantir a própria eficácia. Além disso, os serviços de saúde mental fornecidos na comunidade precisam ser individualizados, disponibilizados e culturalmente adequados para atingir sua eficácia.

Em 1993, o governo federal dos Estados Unidos criou e financiou o Acesso ao Serviço Comunitário e a Serviços e Apoio Eficazes (ACCESS, do inglês *Access to Community Care and Effective Services and Support*) para começar a atender às necessidades de pessoas com doença mental e definitiva ou temporariamente sem moradia. Os objetivos do ACCESS eram melhorar o acesso a serviços abrangentes por meio de cuidado contínuo, reduzir a duplicação e o custo dos serviços e melhorar sua eficácia. Programas como esses atendem pessoas que, em geral, não teriam acesso aos serviços, sendo eficientes no tratamento da doença psiquiátrica e na diminuição do número de indivíduos sem moradia.

Objetivos para o futuro

Infelizmente, apenas um entre quatro adultos afetados e uma entre cada cinco crianças e adolescentes recebem tratamento (Department of Health and Human Services [DHHS], 2008). Estatísticas como essas servem de base aos objetivos do Healthy People 2010 para a saúde mental, proposto pelo DHHS nos Estados Unidos (2000; Quadro 1.1). Esses objetivos, originalmente desenvolvidos para o Healthy People 2000, foram revisados em janeiro de 2000 para aumentar o número de pessoas identificadas, diagnosticadas, tratadas e auxiliadas para ter uma vida mais saudável. Tais metas também incluem diminuir as taxas de suicídio e falta de moradia, aumentar o nível de emprego entre os com doença mental grave e oferecer mais serviços tanto a jovens quanto a adultos encarcerados e com problemas mentais. Foi nessa época que teve início o preparo das metas do Healthy People 2020, apresentadas em janeiro de 2010.

Cuidados na comunidade

Após a desinstitucionalização, os 2 mil centros de saúde mental comunitários que, supostamente, deveriam ter sido construídos em 1980 não se materializaram. Até 1990, apenas 1.300 programas forneciam serviços diversificados de reabilitação psicossocial. Os indivíduos com doença mental grave e persistente ou eram ignorados ou mal atendidos pelos centros de saúde mental comunitários. Isso significa que muitas pessoas que precisavam desses serviços estavam, e ainda estão, na população em geral, sem atendimento a suas necessidades. O Treatment Advocacy Center (2008) informa que cerca da metade das pessoas com doença mental grave não recebeu tratamento algum nos últimos 12 meses. Indivíduos com casos mais leves ou de menor importância têm mais probabilidade de receber tratamento, enquanto aqueles com doença mental grave e persistente têm menos chance.

Os programas de serviços com suporte comunitário foram desenvolvidos para atender às necessidades dos indivíduos com doença mental fora de uma instituição. Focam a reabilitação, as necessidades profissionais, a educação e a socialização, assim como o controle de sintomas e de medicação. Esses serviços são financiados pelos Estados (ou municípios) e por iniciativa privada. Portanto, sua disponibilidade e qualidade variam muito de uma área do país para outra. As áreas rurais, por exemplo, às vezes dispõem de poucos recursos para oferecer serviços de saúde mental, mas um pequeno número de pessoas necessita deles. Já nas grandes áreas metropolitanas, embora o orçamento seja maior, há milhares de pessoas que precisam desse serviço. Raramente a verba é suficiente para disponibilizar todos os serviços de que a população necessita. O Capítulo 4 traz uma discussão detalhada sobre os programas comunitários.

Infelizmente, o sistema baseado no cuidado na comunidade não previu com precisão a extensão das necessidades das pessoas com doença mental grave e persistente. Muitos clientes não têm as habilidades necessárias para uma vida independente na comunidade, e o ensino dessas habilidades, com frequência, depende de tempo e de um trabalho intensivo, com uma proporção de um profissional para cada cliente. Além disso, a natureza de algumas doenças mentais torna o aprendizado dessas habilidades mais difícil. Por exemplo, um cliente que tem alucinações ou "ouve vozes" pode ter dificuldade em ouvir e compreender instruções. Outros experimentam mudanças drásticas de humor: podem, em determinado dia, não conseguir sair da cama, sem poder, assim, concentrar-se ou prestar atenção durante dias posteriores.

> **QUADRO 1.1 Objetivos de saúde mental do Healthy People 2010**
>
> - Reduzir os suicídios a não mais de 6 em 100 mil pessoas
> - Reduzir a incidência de tentativas suicidas com lesão em 1%, em 12 meses, entre adolescentes dos 14 aos 17 anos
> - Reduzir a proporção de adultos sem moradia, com doenças mentais graves, em 19%
> - Aumentar a proporção de pessoas com doenças mentais graves empregadas em 51%
> - Reduzir a taxa de recaídas em pessoas com transtornos da alimentação, inclusive anorexia nervosa e bulimia nervosa
> - Aumentar o número de pessoas em atendimento de saúde primária que recebem sondagem para tratamento e avaliação de saúde mental
> - Aumentar a proporção de crianças com problemas de saúde mental que recebem tratamento
> - Aumentar a proporção de instalações judiciais para jovens que façam sondagem de novos admitidos em relação a problemas de saúde mental
> - Aumentar em 17% a proporção de adultos com transtornos mentais que recebem tratamento
>   - Adultos entre 18 e 54 anos com doenças mentais graves, até 55%
>   - Adultos com 18 anos ou mais com depressão confirmada, até 50%
>   - Adultos com 18 anos ou mais com esquizofrenia, até 75%
>   - Adultos com 18 anos ou mais com transtornos de ansiedade, até 50%
> - Aumentar a população de pessoas com problemas simultâneos de abuso de substância e transtorno mental que recebem tratamento para as duas situações
> - Aumentar a proporção de governos locais com programas de asilos comunitários para adultos com doença mental grave
> - Aumentar para 30 o número de Estados que acompanham a satisfação dos consumidores com relação aos serviços de saúde mental que recebem
> - Aumentar o número de Estados com um plano operacional de saúde mental que trate da competência cultural
> - Aumentar o número de Estados com um plano operacional em saúde mental que trate de intervenção em crises de saúde mental, sondagem permanente e serviços de tratamento para idosos
>
> U.S. Department of Health and Human Services. (2000). *Healthy people 2010: National health promotion and disease prevention objectives.* Washington, DC: DHHS.

Apesar das falhas no sistema, os programas de cuidado na comunidade possuem aspectos positivos, que os tornam preferíveis ao tratamento massivo de pessoas com doença mental em grandes instituições. Os clientes podem permanecer em suas comunidades, manter contato com a família e os amigos e desfrutar de certa liberdade pessoal, o que não é possível em uma instituição. Nessas instituições, com frequência, os indivíduos em tratamento perdem a motivação e a esperança, e deixam de exercitar habilidades funcionais da vida diária, como fazer compras e cozinhar. Portanto, o tratamento na própria comunidade é uma tendência que irá persistir.

Contenção de custos e administração do cuidado

Os custos dos serviços de saúde nos Estados Unidos seguiram uma espiral ascendente ao longo das décadas de 1970 e 1980. O **cuidado administrado** é um conceito destinado a controlar, especificamente, o equilíbrio entre a qualidade e o custo do atendimento prestado. No sistema de serviços administrados, as pessoas recebem atendimento com base na necessidade e não na própria solicitação. Quem avalia a necessidade do serviço são os funcionários da organização que o oferece. Esse tipo de serviço administrado teve início no começo da década de 1970, na forma de organizações de manutenção da saúde, que foram bem-sucedidas em algumas áreas com população mais saudável.

Na década de 1990 a 2000, desenvolveu-se uma nova forma de serviço administrado, chamado de **empresas de revisão de utilização**, ou **organizações de cuidados administrados**, para controlar os gastos dos fundos dos planos de saúde. Nesse modelo, os fornecedores tinham de obter uma aprovação antes de prestar o serviço. O **manejo de caso**, ou administração do cuidado caso a caso, representou um esforço para fornecer os serviços necessários e, ao mesmo tempo, conter os gastos. Cada cliente é designado a determinado administrador de casos (uma pessoa que coordena todos os tipos de serviços necessários ao cliente). Em teoria, essa abordagem diminuiria a fragmentação de serviços de saúde prestados por várias fontes, eliminaria a sobreposição desnecessária de serviços, permitiria o atendimento em ambientes menos restritivos e diminuiria os custos dos planos ou seguros de saúde. Na prática, com frequência, reduzem-se os gastos pela supressão de serviços taxados de desnecessários ou pela substituição de um tratamento caro, como a hospitalização, por um alternativo e mais barato.

O serviço psiquiátrico é caro devido à natureza duradoura dos transtornos. Uma única hospitalização pode custar de 20 mil a 30 mil dólares. Além disso, na área de saúde ou doença, há poucas medidas objetivas. Por exemplo, no caso de um suicida, o clínico tem de confiar no relato do próprio indivíduo a respeito da intenção de suicidar-se; nenhum teste de laboratório ou outros estudos diagnósticos pode identificar ideias suicidas. O serviço de saúde mental distingue-se dos de saúde física em termos de cobertura do seguro; com frequência, há limites específicos em dólares ou em número de dias de hospitalização permitidos por ano. Quando se alcançam esses limites das instituições privadas, fundos públicos, por meio do Estado, passam a ser usados para fornecer o serviço. Quando os Estados passam por dificuldades econômicas, a disponibilidade de fundos estatais para serviços de saúde mental também diminui.

Nos Estados Unidos, a assistência de saúde mental é administrada por empresas privadas de serviços de saúde comportamental que, com frequência, fornecem os serviços e administram seus custos. Quem não possui plano de saúde privado depende do município em que mora, que deve recolher fundos dos impostos para aplicar na área da saúde. Esses serviços e os recursos para financiá-los geralmente estão longe de atender à demanda. Além disso, muitas pessoas com doença mental não procuram assistência, evitando, assim, o tratamento. Essas pessoas costumam ser desabrigadas ou estão encarceradas. Fornecer tratamento eficaz a todos que dele precisam e encontrar recursos suficientes para pagar essa assistência são dois dos maiores desafios do futuro.

A Health Care Finance Administration, vinculada ao Ministério da Saúde dos Estados Unidos, administra dois programas de planos de saúde: o Medicare e o Medicaid. O primeiro cobre pessoas com 65 anos ou mais, pessoas com insuficiência renal permanente e indivíduos com determinadas incapacidades. O segundo é financiado, em conjunto, pelos governos estaduais e federal e cobre indivíduos e famílias de baixa renda. O Medicaid varia de acordo com o Estado; cada Estado determina se a pessoa é candidata ao serviço ou não, a abrangência dos serviços e a tabela de pagamento pelos serviços. Ele cobre cidadãos que recebem *Suplemental Security Income* (SSI) ou *Social Security Disability Income* (SSDI) com idade de até 65 anos, mas quem tem o SSDI precisa esperar por um período de carência de 24 meses. Por sua vez, para os que recebem SSI, não há período de carência. Infelizmente, nem todas as pessoas que têm alguma incapacidade se enquadram no perfil exigido para receber os benefícios, e nem todos os que se inscrevem são aprovados. Por isso, muitos indivíduos com doença mental grave e persistente não contam com benefício algum.

Outra questão relacionada com o financiamento envolve a paridade, ou igualdade, da doença mental na cobertura do plano de saúde fornecida para doenças físicas e mentais. No passado, as corretoras tinham um limite máximo para gastos com o tratamento de doenças mentais e abuso de substância. Algumas políticas estabeleciam um limite anual em dólares para o tratamento, enquanto outras restringiam o número de dias de cobertura ao ano ou durante o período de vida (vigência do contrato) da pessoa segurada. Em 1996, o Congresso dos Estados Unidos aprovou a lei de Paridade da Doença Mental (Mental Health Parity Act), que eliminou os valores em dólares por ano ou por prazo de vigência do contrato na assistência de saúde mental para empresas com mais de 50 empregados. No entanto, o abuso de substância não foi coberto por essa lei, e as companhias ainda podiam limitar o número de dias de hospitalização ou de consultas médicas por ano. Portanto, de fato, não existiu paridade. Os Estados têm suas próprias leis relativas a planos de saúde; alguns têm paridade total e outros, "limitada" para cobertura em saúde mental – há ainda aqueles que não têm legislação paritária registrada (National Alliance for the Mentally Ill [NAMI], 2007).

Considerações culturais

O U.S. Census Bureau (2000) estima que 62% da população dos Estados Unidos tenham origens europeias. Calcula-se que esse número continuará a decrescer, à medida que aumenta o número de residentes com origens africana, asiática, árabe ou hispânica. Os enfermeiros precisam estar preparados para cuidar dessa população culturalmente diversificada, o que inclui considerar as diferenças culturais que influenciam a doença mental e seu tratamento. Veja, no Capítulo 7, uma discussão sobre as diferenças culturais.

Diversidade não se limita à cultura; a estrutura das famílias também está mudando. Com uma taxa de divórcio de 50%, nos Estados Unidos, o pai ou a mãe, solteiros, é o chefe da família, e muitas famílias mistas são criadas quando os divorciados casam novamente. Vinte e cinco por cento dos lares abrigam um único morador (U.S. Census Bureau, 2000), e muitas pessoas vivem juntas sem se casar. Homens e mulheres homossexuais formam casais e, às vezes, adotam crianças. A constituição da família nos Estados Unidos é variada, e isso se traduz em desafio para os enfermeiros, que devem fornecer uma assistência competente e sensível.

A PRÁTICA DA ENFERMAGEM PSIQUIÁTRICA

Em 1873, Linda Richards graduou-se pelo New England Hospital for Women and Children, em Boston. Dedicou-se a melhorar a assistência de enfermagem em hospitais psiquiátricos e organizou programas educativos em hospitais de saúde mental, em Illinois. Linda é conhecida como a primeira enfermeira psiquiátrica nos Estados Unidos. Defendia que "o indivíduo mentalmente doente tinha de ser tratado, pelo menos, tão bem quanto o fisicamente doente" (Doona, 1984).

O primeiro treinamento de enfermeiros para trabalhar com doentes mentais aconteceu em 1882, no McLean Hospital, em Belmont (Massachusetts, Estados Unidos). A assistência era, basicamente, custodiada e enfatizava nutrição, higiene e atividade. Os enfermeiros adaptavam princípios médico-cirúrgicos ao cuidado de clientes com transtornos psiquiátricos, tratando-os com tolerância e delicadeza. O papel dos enfermeiros psiquiátricos expandiu-se à medida que se desenvolveram terapias somáticas para tratamento de transtornos mentais. Tratamentos como terapia de choque de insulina (1935), psicocirurgia (1936) e eletroconvulsoterapia (1937) exigiam que os enfermeiros usassem suas habilidades médico-cirúrgicas com mais intensidade.

O primeiro manual de enfermagem psiquiátrica, *Nursing Mental Diseases*, de Harriet Bailey, foi publicado em 1920. Em 1913, a escola de enfermagem Johns Hopkins foi a primeira a incluir uma disciplina de psiquiatria no currículo. Mas foi apenas em 1950 que a National League for Nursing, que credencia programas de enfermagem, passou a exigir que as escolas incluíssem experiência em enfermagem psiquiátrica.

Duas teóricas pioneiras deram forma à prática da enfermagem em psiquiatria: Hildegard Peplau e June Mellow. Peplau publicou *Interpersonal Relations in Nursing*, em 1952, e *Interpersonal Techniques: The Crux of Psychiatric Nursing*, em 1962. Ela descreveu a relação terapêutica enfermeiro-cliente, com suas fases e tarefas, e escreveu exaustivamente sobre a ansiedade (ver o Cap. 13). A dimensão interpessoal, crucial para as concepções de Peplau, é o fundamento da prática atual.

O trabalho de Mellow, *Nursing Therapy*, de 1968, descreve a abordagem da autora, centrada nas necessidades e nos aspec-

QUADRO 1.2 Fenômenos de interesse da enfermagem em saúde mental e psiquiatria

Os fenômenos de interesse de enfermeiros de saúde mental e psiquiatria incluem:

- Promoção de excelente saúde mental e física e bem-estar e prevenção de doenças mentais
- Prejuízo da capacidade de funcionamento relativo a sofrimento psiquiátrico, emocional e fisiológico
- Alterações no pensamento, na percepção e na comunicação devido a transtornos psiquiátricos ou problemas de saúde mental
- Comportamentos e estados mentais indicativos de perigo potencial a si mesmo e a outros
- Estresse emocional relativo a doenças, dor, incapacidade e perdas
- Controle de sintomas, efeitos colaterais ou toxicidade associados a fármacos autoadministrados, intervenção psicofarmacológica e outras modalidades de tratamento
- Barreiras à eficácia do tratamento e à recuperação devido a abuso de álcool e substância, além de dependência
- Mudanças no autoconceito e na imagem corporal, questões do desenvolvimento, mudanças em processos de vida e questões de final da vida
- Sintomas físicos concomitantes à condição psicológica alterada
- Sintomas psicológicos concomitantes à condição fisiológica alterada
- Circunstâncias ou eventos interpessoais, organizacionais, socioculturais, espirituais ou ambientais com efeito no bem-estar mental e emocional do indivíduo, da família ou da comunidade
- Elementos da recuperação, inclusive capacidade de manter a moradia, o emprego e o apoio social que ajuda as pessoas a novamente se envolverem na busca de sentido na vida
- Fatores da sociedade, como violência, pobreza e abuso de substância

---

tos positivos psicossociais do cliente. Mellow defendia que o enfermeiro como terapeuta é especialmente apto ao trabalho em casos de doença mental grave, no contexto das atividades diárias, mantendo o foco no aqui e agora para atender às necessidades psicossociais de cada indivíduo (1986). Peplau e Mellow contribuíram substancialmente para a prática da enfermagem psiquiátrica.

Em 1973, o departamento de psiquiatria e saúde mental da American Nurses Association (ANA) desenvolveu padrões de cuidado, revisados em 1982, 1994, 2000 e 2007. **Padrões de cuidado** são declarações respeitadas, feitas por organizações profissionais, que descrevem as responsabilidades atribuídas aos enfermeiros. Não têm força jurídica, a não ser que sejam incorporados às leis da prática de enfermagem do Estado ou às regras e regulamentos de conselhos estaduais. Quando surgem questões ou problemas jurídicos, esses padrões profissionais são usados para determinar a prática segura e aceitável e avaliar a qualidade do atendimento.

Esse documento também descreve as áreas de prática e os fenômenos de interesse do enfermeiro que atua na saúde mental e na psiquiatria atualmente. **Fenômenos de interesse** descrevem as 13 áreas que causam preocupação e devem ser o foco da atenção dos enfermeiros ao cuidar de seus clientes (Quadro 1.2). Os padrões de cuidado incorporam as fases do processo de enfermagem, incluindo tipos específicos de intervenções para quem trabalha em locais de prática psiquiátrica, e esboçam padrões de desempenho profissional, como qualidade da assistência, avaliação de desempenho, educação, relacionamento com colegas de trabalho, ética, colaboração, pesquisa e utilização de recursos (Quadro 1.3). O Quadro 1.4 resume áreas da prática e intervenções específicas para a prática de enfermagem básica e avançada.

QUADRO 1.3 Enfermagem em saúde mental e psiquiatria: alcance e padrões de prática

PADRÕES DE PRÁTICA

Padrão 1. Levantamento de dados

O enfermeiro registrado em saúde mental e psiquiatria coleta dados abrangentes de saúde pertinentes à situação de saúde do paciente.

Padrão 2. Diagnóstico

O enfermeiro registrado em saúde mental e psiquiatria analisa os dados levantados para determinar diagnósticos de problemas, inclusive o nível de riscos.

Padrão 3. Identificação de resultados

O enfermeiro registrado em saúde mental e psiquiatria identifica os resultados esperados para elaborar um plano individualizado para o paciente ou a situação.

Padrão 4. Planejamento

O enfermeiro registrado em saúde mental e psiquiatria elabora um plano que prescreve estratégias e alternativas para alcance dos resultados esperados.

(continua)

QUADRO 1.3 Enfermagem em saúde mental e psiquiatria: alcance e padrões de prática (*continuação*)

Padrão 5. Implementação
O enfermeiro registrado em saúde mental e psiquiatria implementa o plano identificado.

Padrão 5a. Coordenação dos cuidados
O enfermeiro registrado em saúde mental e psiquiatria coordena o oferecimento de cuidados.

Padrão 5b. Ensino e promoção da saúde
O enfermeiro registrado em saúde mental e psiquiatria emprega estratégias para promover a saúde e um ambiente seguro.

Padrão 5c. Ambientoterapia
O enfermeiro registrado em saúde mental e psiquiatria oferece estruturas e mantém um ambiente terapêutico seguro, junto com os pacientes, as famílias e outros profissionais da saúde.

Padrão 5d. Terapia farmacológica, biológica e integradora
O enfermeiro registrado em saúde mental e psiquiatria incorpora conhecimentos de intervenções farmacológicas, biológicas e complementares a habilidades de clínica aplicada para restaurar a saúde do paciente e prevenir outros problemas.

Padrão 5e. Autoridade para prescrever e tratar
O enfermeiro registrado em saúde mental e psiquiatria de prática avançada usa a autoridade para prescrever procedimentos, encaminhamentos, tratamentos e terapias, conforme legislação e regulamentação estadual e federal.

Padrão 5f. Psicoterapia
O enfermeiro registrado em saúde mental e psiquiatria de prática avançada realiza psicoterapia individual, de casais, de grupo e familiar, utilizando estruturas psicoterapêuticas baseadas em evidências e relação terapêutica entre enfermeiro e paciente.

Padrão 5g. Consulta
O enfermeiro registrado em saúde mental e psiquiatria de prática avançada providencia consultas para influenciar o plano identificado, fomentar as capacidades de outros profissionais no oferecimento de serviços aos pacientes, realizando mudanças.
(Nota: Os padrões 5d a 5g são intervenções de prática avançada, podendo ser desempenhadas apenas por enfermeiro registrado em saúde mental e psiquiatria de prática avançada.)

Padrão 6. Avaliação
O enfermeiro registrado em saúde mental e psiquiatria avalia a evolução a fim de obter os resultados esperados.

PADRÕES DE DESEMPENHO PROFISSIONAL

Padrão 7. Qualidade da prática
O enfermeiro registrado em saúde mental e psiquiatria, de forma sistemática, melhora a qualidade e a eficiência da prática da enfermagem.

Padrão 8. Educação
O enfermeiro registrado em saúde mental e psiquiatria obtém conhecimentos e competência que refletem uma prática atualizada de enfermagem.

Padrão 9. Avaliação da prática profissional
O enfermeiro registrado em saúde mental e psiquiatria avalia a própria prática em relação a padrões e diretrizes, regulamentos relevantes, regras e regulamentos da prática profissional.

Padrão 10. Coleguismo
O enfermeiro registrado em saúde mental e psiquiatria interage com o desenvolvimento profissional de colegas e amigos, e com ele contribui.

Padrão 11. Colaboração
O enfermeiro registrado em saúde mental e psiquiatria colabora com os pacientes, os familiares e outras pessoas na realização da prática de enfermagem.

Padrão 12. Ética
O enfermeiro registrado em saúde mental e psiquiatria integra as provisões éticas em todas as áreas de prática.

Padrão 13. Pesquisa
O enfermeiro registrado em saúde mental e psiquiatria integra achados de pesquisas à prática.

Padão 14. Utilização de recursos
O enfermeiro registrado em saúde mental e psiquiatria leva em consideração fatores relativos a segurança, eficiência, custos e impacto na prática ao planejar e oferecer os serviços de enfermagem.

Padrão 15. Liderança
O enfermeiro registrado em saúde mental e psiquiatria é líder no local e na atuação da prática profissional.

Reimpresso com permissão da American Nurses Association. (2007). *Psychiatric-mental health nursing: Scope and Standards of practice*. Silver Spring, MD: Nursebooks.org.

QUADRO 1.4 Áreas de prática

FUNÇÕES DE NÍVEL BÁSICO

- Aconselhamento
    - Intervenções e técnicas de comunicação
    - Solução de problemas
    - Intervenção na crise
    - Controle do estresse
    - Modificação do comportamento
- Ambientoterapia
    - Manutenção do ambiente terapêutico
    - Ensino de habilidades
    - Encorajamento da comunicação entre clientes e outros
    - Promoção do crescimento por meio da modelagem de papéis
- Atividades de autocuidado
    - Encorajamento da independência
    - Aumento da autoestima
    - Melhora do funcionamento e da saúde
- Intervenções psicobiológicas
    - Administração de medicamentos
    - Ensino
    - Observação
- Ensino de saúde
- Gerenciamento de casos
- Promoção e manutenção da saúde

FUNÇÕES DE NÍVEL AVANÇADO

- Psicoterapia
- Autoridade para prescrever fármacos (em vários Estados, nos Estados Unidos)
- Consultas e conexões
- Avaliação
- Desenvolvimento e controle de programas
- Supervisão clínica

Questões relativas ao estudante

Os estudantes, ao iniciarem a experiência clínica na enfermagem em saúde mental e psiquiatria, acham a disciplina muito diferente de todas as experiências anteriores. Por isso, com frequência, surge uma série de preocupações. Essas preocupações são comuns e, normalmente, não persistem após os contatos iniciais com os clientes.

A seguir, algumas questões que costumam preocupar os calouros e dicas que podem ajudá-los:

- *E se eu disser alguma coisa errada?*

    Não há expressão mágica capaz de resolver os problemas do cliente; do mesmo modo, nenhuma declaração, por si só, é capaz de piorar de forma significativa a situação. Ouvir com atenção, mostrar real interesse e cuidar do cliente é muito importante. O enfermeiro que faz tudo isso e fala algo que parece inadequado pode, simplesmente, reelaborar o que foi dito: "Não era bem isso que eu queria dizer. Na verdade...".

- *O que é que vou fazer lá?*

    No ambiente de saúde mental, muitas tarefas e responsabilidades conhecidas são mínimas. Há menor número de atividades relacionadas com o cuidado físico ou com testes diagnósticos e procedimentos do que no movimentado ambiente médico-cirúrgico. A ideia de que irá "apenas conversar com as pessoas" pode levar o estudante a pensar que, na verdade, não terá nada para fazer. O aluno deve lidar com a própria ansiedade em relação à abordagem de um estranho para falar sobre temas muito sensíveis e pessoais. O desenvolvimento da relação terapêutica e da confiança entre enfermeiro e cliente depende de tempo e paciência.

- *E se ninguém quiser conversar comigo?*

    Às vezes, o estudante tem medo de que o cliente o rejeite ou se recuse a falar sobre assuntos pessoais com ele, um estagiário de enfermagem. Realmente, é comum que alguns clientes não queiram falar, ou sejam arredios, mas isso costuma acontecer também com o profissional experiente. O estudante não deve considerar esse comportamento um insulto ou falha pessoal. Em geral, muitas pessoas com angústia emocional recebem bem a oportunidade de ter alguém para ouvi-las e que mostre interesse genuíno por sua situação. Estar disponível e desejar ouvir, em geral, é tudo de que se precisa para começar uma interação significativa com alguém.

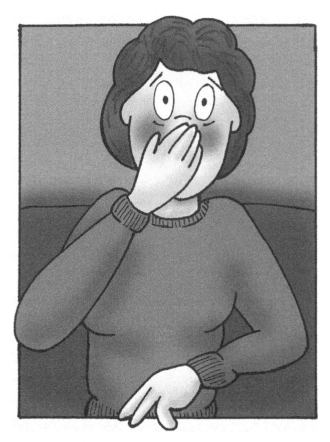

"E se eu disser alguma coisa errada?"

- *Pareço intrometido quando faço perguntas pessoais?*
  Com frequência, os estudantes sentem-se incomodados quando se imaginam discutindo assuntos pessoais ou angustiantes com um cliente. É importante lembrar que temas relacionados a questões pessoais não devem ser o primeiro assunto da conversa. De modo geral, esses tópicos surgem depois de estabelecidas certa confiança e uma atmosfera agradável. Além disso, os clientes realmente estão angustiados com as situações vividas e costumam querer ajuda para resolver problemas por meio de conversas com o enfermeiro. Quando esses temas emocionais ou pessoais são tratados no contexto da relação enfermeiro-cliente, fazer perguntas honestas e necessárias não significa intromissão, mas o uso de habilidades de comunicação terapêutica para ajudar o cliente.
- *Como vou lidar com comportamentos bizarros ou inapropriados?*
  No início, o comportamento e as declarações de alguns clientes podem ser chocantes ou angustiantes para o estudante. É importante monitorar as próprias expressões faciais ou respostas emocionais para que o cliente não se sinta rejeitado ou ridicularizado. O professor de enfermagem e toda a equipe estão sempre disponíveis para ajudar nessas situações. Os estudantes nunca devem pensar que terão de enfrentar as situações sozinhos.
- *O que acontecerá se um cliente quiser namorar comigo ou apresentar alguma exposição sexual ou comportamento inapropriado?*
  Alguns clientes têm dificuldade de reconhecer ou manter limites interpessoais. Quando um deles busca qualquer tipo de contato fora da relação enfermeiro-cliente, é importante que o estudante (com a assistência do professor ou da equipe) esclareça os limites da relação profissional (ver Cap. 5). Da mesma forma, é necessário estabelecer limites e mantê-los quando o comportamento do cliente é sexualmente inapropriado. No início, pode ser desconfortável para o aluno lidar com esse tipo de comportamento, mas, com a prática e a ajuda do professor e da equipe, ficará mais fácil obter o controle da situação. Também é importante proteger a privacidade e a dignidade do cliente, quando ele não for capaz de fazê-lo.
- *Há algum risco à minha segurança física?*
  Com frequência, antes da experiência prática, os estudantes não costumam ter contato com pessoas que apresentam doença mental grave. Nos meios de comunicação, é bastante disseminada a cobertura de casos de pessoas com doença mental que cometem crimes, dando a impressão de que a maioria dos clientes com transtornos psiquiátricos é violenta. Na verdade, eles costumam machucar a si mesmos com mais frequência do que aos outros. De modo geral, os membros da equipe monitoram de perto os clientes com potencial para violência e prestam atenção a indicativos de algum acesso iminente. Quando de fato ocorre agressão física, os membros da equipe estão especialmente treinados para lidar com esses clientes hostis de modo seguro. O estudante não deve se envolver na ação de controle físico de um cliente agressivo por não ter nem o treinamento nem a experiência necessários. Ao conversar com clientes potencialmente agressivos ou abordá-los, o estudante deve sentar-se em uma área aberta e não em um quarto fechado, fornecer espaço suficiente para o cliente, ou solicitar que o professor ou alguém da equipe esteja presente.
- *E se eu encontrar alguém conhecido que está sendo tratado na unidade?*
  Em qualquer ambiente clínico, é possível que o estudante de enfermagem encontre alguém conhecido. Com frequência, as pessoas preocupam-se com o estigma associado à busca de tratamento de saúde mental. Nessa área, é essencial que identidade e tratamento do cliente sejam mantidos em sigilo. O estudante que encontrar alguém conhecido deverá notificar o fato ao professor, que, então, decidirá como lidar com a situação. Normalmente, o melhor a fazer é o estudante (e, às vezes, o professor ou os membros da equipe) conversar com o cliente e garantir-lhe confidencialidade. Deve ser reafirmado ao cliente que o estudante não lerá seu prontuário médico, nem trabalhará com ele.
- *E se eu reconhecer que tenho problemas similares ou os mesmos antecedentes de algum cliente?*
  Pode ser que o estudante descubra que os problemas, a dinâmica familiar ou os eventos da vida do cliente são similares aos seus ou aos de sua família. Pode ser um choque perceber que, às vezes, há muitas similaridades entre os clientes e os membros da equipe, assim como há diferenças. Não existe uma resposta simples para essa pergunta. Muitas pessoas têm vidas estressantes ou sofreram abusos na infância; alguns lidam bem com isso, enquanto outros ficam devastados emocionalmente. Embora saibamos que a capacidade de lidar com as situações é indispensável para a saúde mental, nem sempre entendemos por que alguns desenvolvem sérios problemas emocionais e outros não. O Capítulo 7 discute esses fatores com mais detalhes.

QUESTÕES DE AUTOPERCEPÇÃO

Autopercepção é o processo pelo qual o enfermeiro reconhece os próprios sentimentos, crenças e atitudes. Na enfermagem, ter consciência dos próprios sentimentos, pensamentos e valores é um foco básico. Autopercepção é particularmente importante na enfermagem em saúde mental. Cada pessoa, inclusive enfermeiros e estudantes de enfermagem, tem valores, ideias e crenças únicos e diferentes dos de outros indivíduos. Algumas vezes, os valores e as crenças do enfermeiro entram em conflito com os do cliente ou com o comportamento deste. O enfermeiro tem de aprender a aceitar essas diferenças entre as pessoas e a reconhecer cada cliente como um indivíduo de valor, independentemente de suas opiniões ou estilo de vida. O enfermeiro não precisa desprezar as visões ou comportamentos do cliente, basta que os aceite como diferentes dos seus, não permitindo que interfiram no atendimento.

Pode ser, por exemplo, que um enfermeiro contrário ao aborto seja designado a cuidar de uma cliente que interrompeu uma gravidez. Se quiser ajudar, o profissional terá de separar das crenças da cliente as próprias crenças sobre o aborto. Não pode deixar que seus sentimentos e seus valores pessoais interfiram na assistência à cliente ou prejudiquem o atendimento.

O enfermeiro pode adquirir autopercepção refletindo, ou seja, dedicando tempo em analisar, de forma consciente, o modo como as pessoas se sentem e o que elas valorizam ou em que acreditam. Apesar de todos nós termos valores e crenças, muitas vezes não usamos o tempo para investigar o que pensamos ou como nos sentimos em relação a certos temas, como suicídio ou recusa do cliente em tomar os medicamentos necessários. O enfermeiro precisa descobrir-se e também tomar conhecimento daquilo em que acredita antes de tentar ajudar outras pessoas com visões diferentes.

Pontos a serem considerados quando trabalhamos a autopercepção

- Mantenha um diário ou um caderno de anotações e escreva sobre suas experiências e os sentimentos relacionados. Trabalhe para identificar os sentimentos e as circunstâncias em que eles surgem. Releia o diário ou o caderno periodicamente em busca de padrões ou mudanças.
- Converse com alguém em quem você confia a respeito de suas próprias experiências ou seus sentimentos. Pode ser parente, amigo, colega de trabalho ou orientador. Pergunte-lhe como se sentiria em situação semelhante ou o que faria ao lidar com situações ou sentimentos desconfortáveis.
- Participe das reuniões formais de supervisão clínica. Mesmo clínicos experientes têm um supervisor com quem podem discutir sentimentos pessoais e situações desafiadoras dos clientes. Assim, é possível ter boas ideias e desenvolver novas abordagens.
- Busque pontos de vista alternativos. Coloque-se no lugar do cliente e reflita sobre sentimentos, pensamentos e ações dele.
- Não critique a si mesmo (nem a outros) em razão de certos valores ou crenças pessoais. Aceite-os como sua característica ou trabalhe para mudar esses conceitos, caso queira ser diferente.

Questões de pensamento crítico

1. Com as próprias palavras, descreva saúde mental. Descreva características, comportamento e capacidades da pessoa mentalmente saudável.
2. Ao pensar em doença mental, que imagens ou ideias vêm à mente? De onde vêm – filmes, televisão, experiência pessoal?
3. Que características pessoais suas indicam uma boa saúde mental?

PONTOS-CHAVE

- É difícil definir saúde e doença mentais; ambas são influenciadas pela cultura e pela sociedade.
- A Organização Mundial da Saúde define saúde como uma condição de completo bem-estar físico, mental e social, e não meramente como ausência de doença ou enfermidade.
- A saúde mental é influenciada por fatores individuais, inclusive constituição biológica, autonomia e independência, autoestima, capacidade de crescimento, vitalidade, capacidade de ver sentido na vida, resiliência ou firmeza emocional, senso de pertencimento, orientação para a realidade e atitudes ou habilidades de enfrentamento e controle do estresse. É ainda influenciada por fatores interpessoais, inclusive comunicação eficaz, ajuda aos outros, intimidade e manutenção do equilíbrio entre separação e união; e por fatores socioculturais, incluindo senso de comunidade, acesso a recursos, intolerância à violência, apoio à diversidade entre as pessoas, domínio do ambiente e uma visão positiva, porém realista, do próprio mundo.
- Ao longo da história, considerava-se a doença mental possessão demoníaca, pecado ou fraqueza; as pessoas eram punidas de acordo com essas crenças.
- Atualmente, a doença mental é vista como um problema médico, com sintomas que causam insatisfação com as próprias características, habilidades e realizações; relações interpessoais ineficazes ou insatisfatórias; descontentamento com o próprio lugar no mundo; ineficácia ao lidar com eventos da vida e ausência de crescimento pessoal.
- Os fatores que contribuem para a doença mental são constituição biológica, ansiedade, preocupações e medos, comunicação ineficaz, excessiva dependência ou afastamento dos relacionamentos, perda do controle emocional, falta de recursos e violência, falta de moradia, pobreza e discriminação.
- O DSM-IV-TR é uma taxonomia usada para fornecer uma nomenclatura padrão para os transtornos mentais, definir características dos transtornos e ajudar na identificação de suas causas subjacentes.
- Um avanço significativo no tratamento de pessoas com doença mental foi o desenvolvimento de fármacos psicotrópicos, no começo dos anos 1950.
- Nos Estados Unidos, a mudança do atendimento em grandes instituições para centros comunitários, na década de 1960, permitiu que muitas pessoas saíssem dos hospitais pela primeira vez depois de anos internadas.
- Um dos resultados da desinstitucionalização foi o surgimento do efeito "porta giratória", por onde passam clientes hospitalizados repetidas vezes, sem o acompanhamento comunitário adequado.
- Estima-se que, nos Estados Unidos, um terço da população sem moradia tenha doença mental e metade apresente problemas de abuso de substância.
- O National Institute of Mental Health estima que mais de 26% dos norte-americanos entre 15 e 44 anos de idade tenham alguma doença mental diagnosticável, mas que apenas um a cada quatro adultos e uma a cada cinco crianças e adolescentes recebam tratamento.
- Os programas de cuidado na comunidade são a tendência para o futuro, apesar de existirem em pequena quantidade e contarem com pouco financiamento.
- As organizações de cuidados administrados, uma tentativa de conter custos, resultaram em contenção de serviços ou em aprovação de alternativas mais baratas de assistência em saúde mental.
- A população dos Estados Unidos está cada vez mais diversificada em termos de cultura, raça, etnia e estrutura familiar.

RECURSOS NA INTERNET

RECURSOS
- Center for the Study of the History of Nursing
- Department of Health and Human Services
- National Alliance for the Mentally Ill
- National Mental Health Association
- World Health Organization
- Treatment Advocacy Center

ENDEREÇOS ELETRÔNICOS
- http://www.nursing.upenn.edu/history
- http://www.dhhs.gov
- http://www.nami.org
- http://www.nmha.org
- http://www.who.int
- http://www.psychlaws.org

- Nos Estados Unidos, a enfermagem em psiquiatria foi reconhecida no final do século XIX, embora só tenha sido exigida nos programas de formação de enfermeiros a partir de 1950.
- A prática da enfermagem em psiquiatria é profundamente influenciada por Hildegard Peplau e June Mellow, que escreveram sobre a relação enfermeiro-cliente, a ansiedade, a terapia em enfermagem e a teoria da enfermagem interpessoal.
- A American Nurses Association publica padrões de atendimento que orientam a prática clínica da enfermagem em saúde mental e psiquiatria.
- Entre as preocupações dos estudantes de enfermagem que iniciam estágios nas diferentes áreas da clínica psiquiátrica, está o medo de dizer algo errado, não saber o que fazer, ser rejeitado pelos clientes, ser ameaçado fisicamente, encontrar algum conhecido entre os clientes e reconhecer em si problemas ou práticas similares aos dos clientes.
- Ter consciência dos próprios sentimentos, crenças, atitudes, valores e pensamentos, o chamado autoconhecimento, é essencial para a prática da enfermagem em psiquiatria.
- O objetivo do autoconhecimento é conhecer a si mesmo, de modo a não projetar os próprios valores, atitudes e crenças no cliente, o que prejudicaria o atendimento de enfermagem. Autopercepção não significa ter de mudar os próprios valores ou crenças, a não ser que a pessoa queira fazê-lo.

REFERÊNCIAS

American Nurses Association. (2007). *Psychiatric-mental health nursing: scope and standards of practice*. Washington, DC: American Nurses Publishing, American Nurses Foundation/American Nurses Association.

American Psychiatric Association. (2000). *Diagnostic and statistical manual of mental disorders* (4th ed., text revision). Washington, DC: American Psychiatric Association.

Baly, M. (1982). A leading light. *Nursing Mirror*, 155(19), 49-51.

Department of Health and Human Services. (2000). *Healthy People 2010*. Washington, DC: Department of Health and Human Services.

Department of Health and Human Services. (2008). *The Department of Health and Human Services on Mental Health Issues*. Disponível em: http://www.dhhs.gov.

Doona, M. (1984). At least well cared for... Linda Richards and the mentally ill. *Image*, 16(2), 51-56.

Gollaher, D. (1995). *Voice for the mad: The life of Dorothea Dix*. New York: Free Press.

McMillan, I. (1997). Insight into bedlam: One hospital's history. *Journal of Psychosocial Nursing*, 3(6), 28-34.

Mellow, J. (1986). A personal perspective of nursing therapy. *Hospital and Community Psychiatry*, 37(2), 182-183.

National alliance for the mentally Ill. (2007). *Mental health parity laws*. Acessado em 15 de novembro de 2008, em http://www.nami.org

National Institute of Mental Health. (2008). *Mental health statistics*. Disponível em: http://www.nimh.nih.gov.

Rosenblatt, A. (1984). Concepts of the asylum in the care of the mentally ill. *Hospital and Community Psychiatry*, 35, 244-250.

Treatment Advocacy Center. (2008). *Fact sheet: Homelessness*. Acessado em 15 de novembro de 2008, em http://www.psychlaws.org.

U.S. Census Bureau. (2000). *2000 Census survey results*. Disponível em: http://www.census.gov.

LEITURAS ADICIONAIS

Forchuk, C., & Tweedell, D. (2001). Celebrating our past: The history of Hamilton Psychiatric Hospital. *Journal of Psychosocial Nursing*, 39(10), 16-24.

Zahourek, R.P. (2008). Integrative holism in psychiatric-mental health nursing. *Journal of Psychosocial Nursing*, 46(10), 31-37.

Guia de Estudo

QUESTÕES DE MÚLTIPLA ESCOLHA

Escolha a resposta correta para cada uma das seguintes questões.

1. Aproximadamente, quantos norte-americanos têm alguma doença mental diagnosticável?
   a. 10%
   b. 19%
   c. 26%
   d. 35%

2. O Department of Health and Human Services estima que, entre os 200 mil indivíduos cronicamente sem moradia nos Estados Unidos, a prevalência de doença mental e abuso de substância seja de
   a. 25%
   b. 40%
   c. 70%
   d. 85%

3. Os hospitais fundados por Dorothea Dix destinavam-se a fornecer:
   a. Asilo
   b. Confinamento
   c. Ambiente terapêutico
   d. Segurança pública

4. Hildegard Peplau é mais conhecida por ter escrito sobre:
   a. Atendimento em centros comunitários
   b. Tratamento humano
   c. Psicofarmacologia
   d. Relação terapêutica enfermeiro-cliente

5. Nos Estados Unidos, quantos indivíduos já adultos que precisam de serviços de saúde mental são, na realidade, atendidos?
   a. 1 de cada 2
   b. 1 de cada 3
   c. 1 de cada 4
   d. 1 de cada 5

QUESTÕES DE COMPLETAR

Indique o tipo de informação registrado em cada eixo do DSM-IV-TR.

_____ Eixo I
_____ Eixo II
_____ Eixo III
_____ Eixo IV
_____ Eixo V

QUESTÕES ABERTAS

1. Discuta ideias para aumentar o número de pessoas que recebem tratamento para doenças mentais.

2. Discuta três tendências da assistência à saúde mental nos Estados Unidos.

3. Apresente três preocupações diferentes de estudantes de enfermagem que iniciam suas experiências clínicas em enfermagem psiquiátrica.

2 Teorias Neurobiológicas e Psicofarmacologia

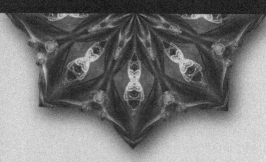

Objetivos de aprendizagem

Após a leitura do capítulo, você deverá ser capaz de

1. Discutir as estruturas, os processos e as funções do cérebro.
2. Descrever pesquisas e teorias neurobiológicas atuais que compõem a base do tratamento psicofarmacológico dos transtornos mentais no momento.
3. Discutir o papel do enfermeiro na educação dos clientes e das famílias sobre teorias neurobiológicas atuais e controle medicamentoso.
4. Identificar ensino pertinente aos clientes e às famílias sobre técnicas de imagem do cérebro.
5. Discutir as categorias de fármacos usados no tratamento da doença mental, seus mecanismos de ação, efeitos colaterais e considerações especiais de enfermagem.
6. Identificar as respostas dos clientes indicativas de eficácia do tratamento.
7. Discutir obstáculos comuns à manutenção do regime medicamentoso.
8. Elaborar um plano de ensino para clientes e familiares referente à implementação do regime terapêutico prescrito.

Palavras-chave

- abstinência
- acatisia
- adrenalina
- discinesia tardia (DT)
- distonia
- dopamina
- efeitos colaterais anticolinérgicos
- eficácia
- fármacos ansiolíticos
- fármacos antidepressivos
- fármacos antipsicóticos
- fármacos estabilizadores do humor
- fármacos estimulantes
- fármacos psicotrópicos
- imagem por ressonância magnética (IRM)
- injeção
- meia-vida
- neurotransmissores
- noradrenalina
- *off-label*
- potência
- processo de acumulação
- pseudoparkinsonismo
- psicofarmacologia
- psicoimunologia
- rebote
- serotonina
- síndrome neuroléptica maligna (SNM)
- síndrome serotonérgica
- sintomas extrapiramidais (SEPs)
- sistema límbico
- tarja preta
- tomografia computadorizada (TC)
- tomografia computadorizada por emissão de fóton único (SPECT)
- tomografia por emissão de pósitron (PET)

Embora muito ainda não seja conhecido sobre o que causa a doença mental, nos últimos 20 anos, a ciência fez grandes avanços que nos ajudam a entender como o cérebro funciona e que apresentam possíveis causas para as diferenças de funcionamento de alguns cérebros em relação a outros. Esses avanços na pesquisa neurobiológica expandem de modo constante a base de conhecimentos do campo da psiquiatria e influenciam sobremaneira a prática clínica. O enfermeiro em saúde mental e psiquiatria precisa ter uma compreensão básica do funcionamento do cérebro e das atuais teorias relativas à doença mental. Este capítulo inclui uma visão geral das principais estruturas anatômicas do sistema nervoso e explica seu funcionamento – pelo processo de neurotransmissão. Também aqui são apresentadas as principais teorias neurobiológicas modernas, relativas à causa da doença mental, incluindo genética e hereditariedade, estresse e sistema imunológico e agentes infecciosos.

O uso de medicamentos para tratar a doença mental (**psicofarmacologia**) está relacionado a essas teorias neurobiológicas. São medicamentos que agem diretamente no sistema nervoso central (SNC) e, na sequência, no comportamento, nas percepções, no pensamento e nas emoções. Este capítulo discute cinco categorias de fármacos usados para tratar a doença mental, incluindo seus mecanismos de ação, seus efeitos colaterais e o papel do enfermeiro na administração e na instrução do cliente. Embora as intervenções farmacológicas sejam o tratamento mais eficaz para muitos transtornos psiquiátricos, terapias auxiliares, como a cognitiva, a comportamental e a familiar e a psicoterapia, incrementam enormemente o êxito do tratamento e o resultado alcançado pelo cliente. O Capítulo 3 discute essas modalidades psicossociais.

O SISTEMA NERVOSO E COMO ELE FUNCIONA

Sistema nervoso central (SNC)

O SNC é composto pelo cérebro, pela medula espinal e pelos nervos associados, que controlam os atos voluntários. Estruturalmente, o cérebro é dividido em cérebro, cerebelo, tronco cerebral e sistema límbico. As Figuras 2.1 e 2.2 mostram a localização das estruturas cerebrais.

Cérebro

O cérebro é dividido em dois hemisférios; todos os lóbulos e estruturas são encontrados em ambas as metades, exceto o corpo, ou glândula, pineal, localizado entre os hemisférios. O corpo pineal é uma glândula endócrina que influencia as atividades da hipófise, das ilhotas de Langerhans, da paratireoide, das adrenais e das gônadas. O corpo caloso é uma passagem que conecta os dois hemisférios e coordena suas funções. O hemisfério esquerdo controla o lado direito do corpo e é o centro do raciocínio lógico e das funções analíticas, como leitura, escrita e operações matemáticas. O hemisfério direito controla o lado esquerdo do corpo e é o centro do pensamento criativo, da intuição e das habilidades artísticas.

Os hemisférios cerebrais são divididos em quatro lóbulos: frontal, parietal, temporal e occipital. Algumas funções dos lóbulos são distintas, outras, integradas. Os lóbulos frontais controlam a organização do pensamento, o movimento do corpo, a memória, as emoções e o comportamento moral. A integração de todas essas informações regula a excitação, foca a atenção e permite a solução de problemas e a tomada de decisão. Anormalidades nos lóbulos frontais estão associadas à esquizofrenia, ao transtorno de déficit de atenção/hiperatividade (TDAH) e à demência. Os lóbulos parietais interpretam as sensações de sabor e toque e ajudam na orientação espacial. Os temporais são centros dos sentidos do olfato, da audição, da memória e da expressão emocional. Os occipitais ajudam na coordenação da geração da linguagem e da interpretação visual, como a percepção profunda.

Cerebelo

O cerebelo está localizado abaixo do cérebro, sendo o centro da coordenação dos movimentos e dos ajustes posturais. Recebe

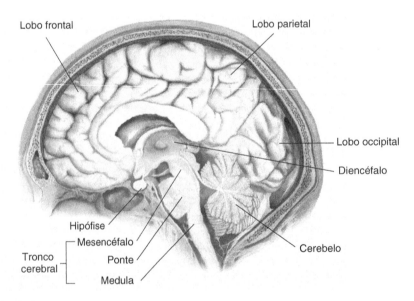

Figura 2.1 Anatomia do cérebro.

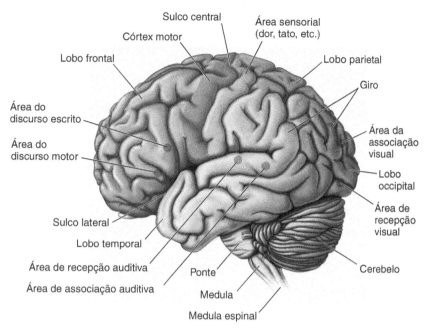

Figura 2.2 O cérebro e suas estruturas.

e integra informações de todas as áreas do corpo, como músculos, articulações, órgãos e outros componentes do SNC. As pesquisas mostram que nessa área a inibição da transmissão de dopamina, um neurotransmissor, está associada à falta da coordenação de movimentos suaves em doenças como Parkinson e demência.

Tronco cerebral

O tronco cerebral inclui o mesencéfalo, a ponte e a medula oblongata e os núcleos dos nervos cranianos III a XII. A medula, localizada no topo da medula espinal, contém os centros vitais da respiração e das funções cardiovasculares. Acima da medula e na parte da frente do cérebro, a ponte liga o espaço, estrutural e funcionalmente, servindo de passagem motora primária. O mesencéfalo conecta a ponte e o cerebelo com o cérebro. Mede apenas 2 cm de comprimento e inclui a maior parte do sistema de ativação reticular e do sistema extrapiramidal. O sistema de ativação reticular influencia a atividade motora, o sono, o estado de consciência e a percepção. O extrapiramidal transmite informações do cérebro aos nervos espinais sobre o movimento e a coordenação. O *locus ceruleus*, pequeno grupo de neurônios produtores de noradrenalina no tronco cerebral, está associado a estresse, ansiedade e comportamento impulsivo.

Sistema límbico

O **sistema límbico** é uma área do cérebro localizada acima do tronco cerebral e que inclui o tálamo, o hipotálamo, o hipocampo e a amígdala (há divergência, porém, entre algumas fontes na enumeração das estruturas desse sistema). O tálamo regula a atividade, a sensação e a emoção. O hipotálamo está envolvido na regulação da temperatura, no controle do apetite, na função endócrina, na energia sexual e no comportamento impulsivo associado a sentimentos de raiva, fúria ou excitação. O hipocampo e a amígdala estão envolvidos na excitação emocional e na memória. Distúrbios no sistema límbico foram associados a uma série de doenças mentais, como perda de memória que acompanha a demência e problemas no controle de emoções e impulsos observados no comportamento psicótico ou maníaco.

Neurotransmissores

Cerca de 100 bilhões de células cerebrais formam grupos de neurônios, ou células nervosas, organizados em redes. Esses neurônios transmitem informações entre si, enviando mensagens eletroquímicas, em um processo chamado *neurotransmissão*. As mensagens eletroquímicas descem dos dendritos (projeções do corpo celular), por meio do soma ou do corpo celular, para os axônios (estruturas longas estendidas) e, através das sinapses (espaços entre as células), para os dendritos do neurônio seguinte. No sistema nervoso, as mensagens eletroquímicas cruzam as sinapses entre as células neurais por meio de mensageiros químicos especiais, os neurotransmissores.

Neurotransmissores são substâncias químicas produzidas no neurônio e que ajudam na transmissão de informações ao longo de todo o corpo. Podem despertar ou estimular uma ação nas células (excitantes) ou inibir ou interromper uma ação (inibidores). Esses neurotransmissores encaixam-se em células receptoras específicas, que são parte da membrana dos dendritos, assim como uma chave se encaixa na fechadura. Após serem liberados na sinapse e retransmitirem a mensagem às células receptoras, são transportados de volta, da sinapse para o axônio, sendo armazenados para uso futuro (reabsorção) ou metabolizados e inativados por enzimas, principalmente pela monoaminoxidase (MAO) (Fig. 2.3).

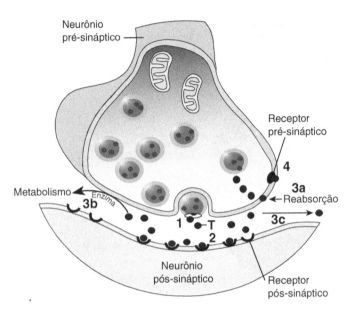

Figura 2.3 Ilustração esquemática de (1) liberação de neurotransmissores (T), (2) ligação do transmissor com o receptor pós-sináptico, conclusão da ação do transmissor por meio da (3a) reabsorção do transmissor pelo terminal pré-sináptico, da (3b) degradação enzimática ou (3c) da difusão para fora da sinapse e (4) ligação do transmissor aos receptores pré-sinápticos para regulação do *feedback* da liberação do transmissor.

Descobriu-se que neurotransmissores importantes desempenham um papel nas doenças psiquiátricas, assim como nas ações e nos efeitos colaterais dos fármacos psicotrópicos. A Tabela 2.1 lista os principais neurotransmissores, suas ações e seus efeitos. A dopamina e a serotonina recebem maior atenção no campo do estudo e do tratamento de transtornos psiquiátricos (Tecott e Smart, 2005). A seguir, discorremos sobre os principais neurotransmissores associados aos transtornos mentais.

Dopamina

Foi descoberto que a **dopamina**, neurotransmissor localizado sobretudo no tronco cerebral, está envolvida no controle de movimentos complexos, na motivação, na cognição e na regulação das respostas emocionais. Geralmente excitatória, é sintetizada a partir da tirosina, um aminoácido alimentar. A dopamina está envolvida na esquizofrenia e em outras psicoses, assim como em transtornos dos movimentos, como a doença de Parkinson. A ação dos medicamentos antipsicóticos consiste em bloquear os receptores da dopamina, reduzindo sua atividade.

Noradrenalina e adrenalina

A **noradrenalina**, o neurotransmissor predominante no sistema nervoso, está localizada, sobretudo, no tronco cerebral e tem um papel nas mudanças na atenção, no aprendizado e na memória, no sono e na vigília e na regulação do humor. A noradrenalina e seu derivado, a **adrenalina**, são também conhecidas como norepinefrina e epinefrina, respectivamente. O excesso de noradrenalina está envolvido em vários transtornos de ansiedade; os déficits podem contribuir para perda de memória, recolhimento social e depressão. Alguns antidepressivos bloqueiam a reabsorção da noradrenalina, enquanto outros impedem que ela seja metabolizada pela MAO. A adrenalina tem distribuição limitada no cérebro, mas controla a resposta de luta ou fuga, no sistema nervoso periférico.

São necessárias proporções exatas desses neurotransmissores para que as mensagens sejam retransmitidas através das sinapses. Alguns estudos começam a mostrar diferenças na quantidade de alguns neurotransmissores disponíveis no cérebro de pessoas com alguns transtornos mentais em comparação com indivíduos que não apresentam sinais de doença mental (Fig. 2.4).

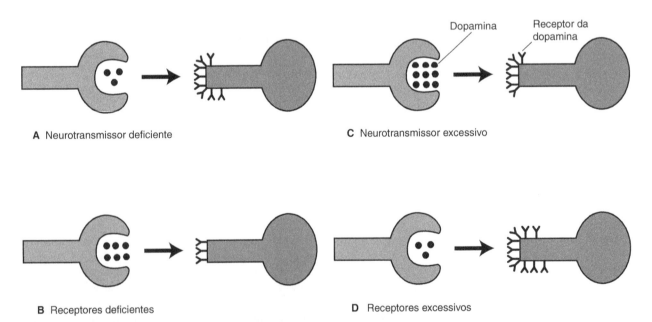

Figura 2.4 Uma neurotransmissão anormal, que causa alguns transtornos mentais por excesso de transmissão ou resposta dos receptores.

Tabela 2.1 Principais neurotransmissores

Tipo	Mecanismo de ação	Efeitos fisiológicos
Dopamina	Excitatório	Controla movimentos complexos, cognição; regula reações emocionais
Noradrenalina (norepinefrina)	Excitatório	Provoca mudanças na atenção, no aprendizado e na memória, no sono e na vigília e no humor
Adrenalina (epinefrina)	Excitatório	Controla a resposta de luta ou fuga
Serotonina	Inibidor	Controla a ingestão de alimentos, o sono e a vigília, a regulação da temperatura, o controle da dor, os comportamentos sexuais, a regulação das emoções
Histamina	Neuromodulador	Controla o estado de alerta, as secreções gástricas, a estimulação cardíaca, as respostas alérgicas periféricas
Acetilcolina	Excitatório ou inibidor	Controla o ciclo sono-vigília e os sinais musculares para se manter alerta
Neuropeptídeos	Neuromoduladores	Incrementam, prolongam, inibem ou limitam os efeitos dos principais neurotransmissores
Glutamato	Excitatório	Níveis altos demais resultam em neurotoxicidade
Ácido gama-aminobutírico (GABA)	Inibidor	Modula outros neurotransmissores

Serotonina

A **serotonina**, neurotransmissor encontrado apenas no cérebro, é derivada do triptofano, um aminoácido alimentar. A função da serotonina é, principalmente, inibidora, estando envolvida no controle da ingestão de alimentos, no sono e na vigília, na regulação da temperatura, no controle da dor, no comportamento sexual e na regulação das emoções. A serotonina desempenha papel importante nos transtornos de ansiedade e do humor e na esquizofrenia. Descobriu-se que contribui para delírios, alucinações e comportamento introvertido, observados na esquizofrenia. Alguns antidepressivos bloqueiam a reabsorção de serotonina, deixando-a disponível por mais tempo na sinapse, o que resulta em melhoria do humor.

Histamina

O papel da histamina na doença mental está sendo investigado. Tem envolvimento nas respostas alérgicas periféricas, no controle de secreções gástricas, na estimulação cardíaca e no estado de alerta. Alguns fármacos psicotrópicos bloqueiam a histamina, resultando em ganho de peso, sedação e hipotensão.

Acetilcolina

A acetilcolina é um neurotransmissor encontrado no cérebro, na medula espinal e no sistema nervoso periférico, e, em particular, na junção neuromuscular do músculo esquelético. Pode ser excitatória ou inibidora; é sintetizada a partir da colina alimentar, encontrada na carne vermelha e em legumes e verduras. Descobriu-se que a acetilcolina afeta o ciclo sono-vigília e envia sinais para que os músculos fiquem ativos. Estudos mostram que pessoas com doença de Alzheimer apresentam diminuição dos neurônios que secretam acetilcolina, e pessoas com miastenia grave (distúrbio muscular em que os impulsos não conseguem passar pela junção mioneural, causando fraqueza muscular) apresentam redução de receptores da acetilcolina.

Glutamato

O glutamato é um aminoácido excitatório que, em níveis elevados, pode provocar efeitos neurotóxicos maiores. Tem sido associado a dano cerebral causado por acidente vascular cerebral (AVC), hipoglicemia, hipoxia ou isquemia prolongada e a algumas doenças degenerativas, como a de Huntington ou a de Alzheimer.

Ácido gama-aminobutírico

O ácido gama-aminobutírico (ácido γ-aminobutírico ou GABA) é um aminoácido e o principal neurotransmissor inibidor no cérebro. Foi descoberto que ele modula outros sistemas neurotransmissores, em vez de fornecer um estímulo direto (Plata-Salaman, Shank e Smith-Swintosky, 2005). Os fármacos que aumentam a função do GABA, como os benzodiazepínicos, são usados para tratar a ansiedade e induzir o sono.

TÉCNICAS DE OBTENÇÃO DE IMAGENS DO CÉREBRO

Houve um tempo em que o cérebro só podia ser estudado por meio de cirurgia ou autópsia. Durante os últimos 25 anos, no entanto, desenvolveram-se várias técnicas de obtenção de imagens do cérebro que permitem visualizar a estrutura e o funcionamento cerebrais. Tais procedimentos são úteis para diagnosticar alguns distúrbios do cérebro, auxiliando a correlacionar certas áreas cerebrais a funções específicas. As técnicas de obtenção de imagens do cérebro também são úteis em pesquisas para descobrir as causas dos transtornos mentais. A Tabela 2.2 descreve e compara várias dessas técnicas diagnósticas.

Tipos de técnicas de obtenção de imagens do cérebro

A **tomografia computadorizada (TC)**, também chamada de tomografia axial computadorizada, é um procedimento em que

Tabela 2.2 Tecnologia de imagem do cérebro

Procedimento	Método de obtenção de imagem cerebral	Resultados	Duração
Tomografia computadorizada (TC)	Radiografias seriadas do cérebro	Imagem estrutural	20 a 40 min
Imagem por ressonância magnética (IRM)	Ondas de rádio do cérebro, detectadas por magneto	Imagem estrutural	45 min
Tomografia por emissão de pósitron (PET)	Marcador radioativo injetado na corrente sanguínea e monitorado à medida que o cliente realiza as atividades	Funcional	2 a 3 h
Tomografia computadorizada com emissão de fóton único (SPECT)	Igual à PET	Funcional	1 a 2 h

um raio X preciso faz imagens transversais (fatias), camada por camada. Um computador reconstrói as imagens em um monitor e também as armazena em fita ou filme magnético. A TC pode visualizar os tecidos moles do cérebro e, por isso, é usada para diagnosticar tumores primários, metástases e efusões e determinar o tamanho dos ventrículos cerebrais. Demonstrou-se que algumas pessoas com esquizofrenia têm ventrículos aumentados; essa descoberta está associada a um prognóstico mais insatisfatório e sintomas negativos notáveis (Fig. 2.5; ver Cap. 14). Ao fazer a TC, a pessoa tem de ficar imóvel por 20 a 40 minutos, deitada sobre uma espécie de maca que passa por um "anel" enquanto os raios X captam a imagem.

Na **imagem por ressonância magnética (IRM)**, que faz um tipo de varredura do corpo, cria-se um campo energético com ondas de rádio e um enorme ímã. Esse campo é convertido em imagem ou varredura visual. A IRM oferece mais detalhes e contraste dos tecidos do que a TC e pode mostrar padrões do fluxo sanguíneo e mudanças nos tecidos, como um edema. Também pode ser usada para medir o tamanho e a espessura das estruturas cerebrais; pessoas com esquizofrenia podem apresentar reduções grandes, de até 7%, na espessura cortical. Ao fazer a IRM, a pessoa tem de ficar imóvel, deitada em uma pequena câmara fechada, durante todo o procedimento, que leva cerca de 45 minutos. Quem tem claustrofobia ou aumento da ansiedade talvez precise de sedação antes do procedimento. Clientes com marca-passo ou implantes de metal, como válvulas cardíacas ou dispositivos ortopédicos, não podem se submeter ao procedimento.

Técnicas de imagens mais avançadas, como a **tomografia por emissão de pósitron (PET)** e a **tomografia computadorizada por emissão de fóton único (SPECT)**, são usadas para examinar o funcionamento do cérebro. Substâncias radioativas são injetadas no sangue; monitora-se o fluxo dessas substâncias no cérebro, enquanto o cliente realiza atividades cognitivas, seguindo instruções do operador. A PET usa dois fótons simultaneamente; a SPECT, um único fóton. A PET fornece melhor resolução, com imagens mais nítidas e pronunciadas, e são necessários cerca de 2 a 3 horas para sua realização; a SPECT, de 1 a 2 horas. Ambas são usadas sobretudo em pesquisas, e não em diagnóstico e tratamento de clientes com doença mental (Fujita, Kugaya e Innis, 2005; Vythilingam et al., 2005) (Fig. 2.6). Um

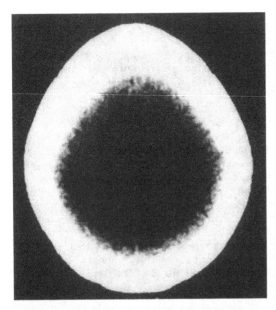
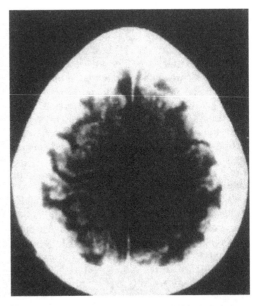

Figura 2.5 Exemplo de tomografia computadorizada do cérebro de um paciente com esquizofrenia (*direita*) comparado com um controle normal (*esquerda*).

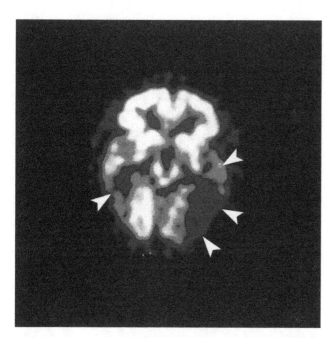

Figura 2.6 Exemplo de tomografia por emissão de pósitron axial (horizontal) de um paciente do sexo masculino com doença de Alzheimer. Mostra defeitos (*setas*) no metabolismo, em regiões do córtex cerebral.

avanço recente é o uso do marcador químico FDDNP na PET para identificar placas amiloides e entrelaçamentos da doença de Alzheimer em clientes vivos; anteriormente, só era possível diagnosticar essas condições por autópsia. Essas varreduras mostram que clientes com doença de Alzheimer apresentam menor metabolismo de glicose e fluxo menor de sangue no cérebro. Algumas pessoas com esquizofrenia também demonstram fluxo sanguíneo cerebral diminuído.

Limitações das técnicas de obtenção de imagens do cérebro

Embora ajudem a avançar bastante no estudo de doenças cerebrais, técnicas de imagens como a PET e a SPECT têm algumas limitações:

- O uso de substâncias radioativas na PET e na SPECT limita o número de vezes que a pessoa pode ser submetida a esses testes. Há risco de o cliente ter reação alérgica às substâncias. Algumas pessoas podem considerar apavorante ou inaceitável o fato de receber doses intravenosas de material radioativo.
- A aquisição e a manutenção do equipamento de obtenção das imagens são caras e, por isso, sua disponibilidade é limitada. A câmera da PET custa cerca de 2,5 milhões de dólares; a da SPECT, cerca de 500 mil dólares.
- Algumas pessoas não toleram esses procedimentos por medo ou claustrofobia.
- Pesquisadores descobriram que muitas das mudanças em transtornos como esquizofrenia acontecem nos níveis molecular e químico e não podem ser detectadas com as técnicas de imagem atuais (Fujita et al., 2005; Vythilingam et al., 2005).

CAUSAS NEUROBIOLÓGICAS DA DOENÇA MENTAL

Genética e hereditariedade

Em contraste a muitas doenças físicas, que se mostraram hereditárias, como fibrose cística, doença de Huntington e distrofia muscular de Duchenne, as origens dos transtornos mentais parecem não ser tão simples. Teorias e estudos atuais indicam que vários transtornos mentais podem estar relacionados com um gene específico ou com uma combinação de genes, mas sua fonte não é apenas genética; fatores não genéticos também desempenham papel importante.

Por enquanto, uma das descobertas mais promissoras foi a identificação, em 2007, de variações no gene *SORL1*, que podem ser um fator importante no surgimento tardio da doença de Alzheimer. As pesquisas continuam tentando descobrir ligações genéticas com outras doenças, como a esquizofrenia e os transtornos do humor. Este é o foco da pesquisa em andamento no Projeto Genoma Humano, com recursos do National Institutes of Health (NIH) e do U.S. Department of Energy. Esse projeto internacional de pesquisa, iniciado em 1988, é o maior do tipo. Identificou todo o DNA humano, e as investigações continuam, com o objetivo de descobrir as características humanas e as doenças com as quais cada gene está relacionado (codificação). Além disso, o projeto também trata das implicações éticas, legais e sociais da pesquisa na área da genética humana. Conhecido como ELSI (do inglês, *ethical, legal and social implications*), esse programa foca privacidade e probidade no uso e na interpretação de informações genéticas, integração clínica de novas tecnologias genéticas, temas relacionados com pesquisa genética, educação pública e formação profissional (NIH, 2007). Os pesquisadores publicam seus resultados no periódico *Science*; mais informações podem ser obtidas no *site* www.genome.gov.

Em geral, três tipos de estudos são realizados para investigar a base genética da doença mental:

1. *Estudos com gêmeos.* Usados para comparar as taxas de ocorrência de certos traços ou doenças mentais entre gêmeos monozigóticos (idênticos), que apresentam constituições genéticas idênticas, e entre gêmeos dizigóticos (fraternos), que têm conjuntos de genes diferentes. Os fraternos contam com as mesmas similaridades e diferenças genéticas de irmãos que não são gêmeos.
2. *Estudos com adotados.* Utilizados para determinar um traço entre membros biológicos *versus* adotados de uma mesma família.
3. *Estudos com famílias.* Empregados para comparar se um traço é mais comum entre parentes de primeiro grau (pais, irmãos, filhos) do que entre parentes distantes ou a população em geral.

Embora tenham sido encontradas algumas ligações genéticas em certos transtornos mentais, os estudos não mostraram que essas doenças estão ligadas apenas geneticamente. Continuam as investigações sobre a influência de traços herdados *versus* traços ambientais – o debate "natureza *versus* criação/educação". A influência de fatores ambientais, ou psicossociais, é discutida no Capítulo 3.

Estresse e sistema imunológico (psicoimunologia)

Os pesquisadores têm seguido muitas vias para descobrir possíveis causas da doença mental. A **psicoimunologia**, campo de estudo relativamente novo, examina o efeito de estressores psicossociais sobre o sistema imunológico do corpo. Um sistema imunológico comprometido pode contribuir para o desenvolvimento de uma série de doenças, em particular em populações que, em função do fator genético, já correm algum risco. Por enquanto, as tentativas de relacionar estressores e doenças específicos não tiveram êxito.

A infecção como causa possível

Alguns pesquisadores focam a infecção como causa da doença mental. A maioria dos estudos que envolve teorias viróticas está voltada para a esquizofrenia, mas, até agora, nenhum desses estudos forneceu evidências específicas ou conclusivas. As teorias que estão sendo desenvolvidas e testadas incluem: possível existência de um vírus com afinidade com tecidos do SNC; possibilidade de que um vírus seja capaz de alterar os genes humanos; e exposição materna a um vírus na fase fetal crítica do desenvolvimento do sistema nervoso.

Swedo e colaboradores (2005) estudaram a relação entre bactérias estreptocócicas e transtorno obsessivo-compulsivo (TOC) e tiques. Descobriram gânglios basais aumentados, indicando uma possível resposta autoimune a uma infecção por estreptococos. Quando o plasma sanguíneo (com nível elevado de anticorpos estreptocócicos) foi substituído por transfusão utilizando plasma de um doador saudável, a incidência de tiques diminuiu 50% e outros sintomas de TOC foram reduzidos em 60%. Estudos como esses são promissores para a descoberta de uma relação entre infecção e doença mental.

O PAPEL DO ENFERMEIRO NA PESQUISA E NA EDUCAÇÃO

Em nenhum dos relatos de pesquisa nas áreas da neurobiologia, genética e hereditariedade as implicações para os clientes e seus familiares estão esclarecidas ou especificadas. Com frequência, os relatos divulgados pelos meios de comunicação relacionados com novas pesquisas e estudos são contraditórios, confusos ou difíceis de entender. O enfermeiro tem que confirmar se os clientes e seus familiares estão bem informados sobre os avanços nessas áreas, devendo também ajudá-los a distinguir fatos e hipóteses. O profissional pode explicar-lhes se e como a pesquisa poderá afetar seu tratamento ou seu prognóstico. O enfermeiro é uma boa fonte de informações e esclarecimento de dúvidas.

PSICOFARMACOLOGIA

A administração de medicamentos é tema crucial, que influencia sobremaneira os resultados do tratamento de muitos clientes com transtornos mentais. As seções a seguir discutem várias categorias de fármacos usados para tratar transtornos mentais (**fármacos psicotrópicos**): antipsicóticos, antidepressivos, estabilizadores do humor, ansiolíticos e estimulantes. Os enfermei-

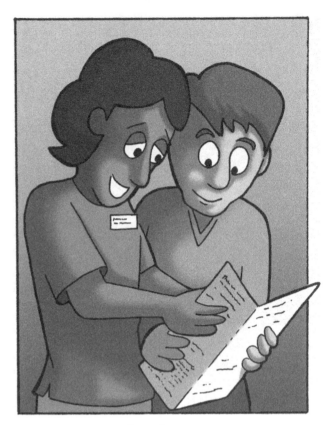

Mantenha os clientes informados.

ros devem entender como esses fármacos funcionam, quais são os efeitos colaterais, as contraindicações e as interações, bem como as intervenções de enfermagem necessárias para ajudar o cliente a controlar o regime da medicação.

É importante, nesse contexto, que o enfermeiro conheça vários termos usados em discussões sobre medicamentos e terapia medicamentosa. **Eficácia** refere-se ao efeito terapêutico máximo alcançado por um medicamento. **Potência** descreve a quantidade de fármaco necessária para alcançar o efeito máximo; fármacos de baixa potência exigem dosagens mais elevadas para atingir a eficácia esperada, enquanto os de alta potência podem ser eficazes em dosagens mais baixas. A **meia-vida** é o tempo gasto para metade do medicamento ser removida da corrente sanguínea. Às vezes, os fármacos de meia-vida mais curta precisam ser ministrados 3 ou 4 vezes por dia, já os de meia-vida mais longa podem ser empregados uma vez ao dia. O tempo necessário para que o fármaco seja eliminado por completo do corpo após a interrupção de seu uso é igual a cerca de cinco vezes sua meia-vida.

Nos Estados Unidos, a U.S. Food and Drug Administration (FDA) é o órgão responsável pela supervisão dos testes e da divulgação de medicamentos, com o objetivo de garantir a segurança do consumidor. Essas atividades incluem ensaios clínico-farmacológicos de novos fármacos e monitoramento da eficácia e dos efeitos colaterais dos medicamentos. A FDA aprova os fármacos para que sejam usados por populações específicas contra determinadas doenças. Algumas vezes, o fármaco mostra-se eficaz contra uma doença que difere daquela que gerou a aprovação na testagem inicial. Esse uso é chamado de *off-label*, ou seja, não indicado na bula. Um exemplo envolve alguns fármacos anticonvulsivantes (aprovados para prevenir convulsões), prescritos por seus efeitos de estabilização do humor em clientes com transtorno bipolar (uso *off-label*). A FDA monitora a ocorrência e a gravidade de efeitos colaterais dos fármacos. Quando se descobre que um fármaco produz efeitos colaterais graves ou que oferecem risco à saúde, ainda que esses efeitos sejam raros, a FDA pode exigir o uso de uma **tarja preta** na embalagem. Isso significa que a caixa do medicamento deve ser diferenciada, alertando sobre a possível ocorrência de efeitos colaterais graves ou que colocam a vida em risco. Vários medicamentos psicotrópicos discutidos mais adiante, neste capítulo, vêm com tarja preta.

Princípios que orientam o tratamento farmacológico

A seguir estão alguns princípios que orientam o uso de medicamentos para tratar transtornos psiquiátricos:

- O medicamento é selecionado com base em seu efeito sobre os sintomas-alvo do cliente, como pensamento delirante, ataques de pânico ou alucinações. Sua eficácia é avaliada, em grande parte, por sua capacidade de diminuir ou eliminar os sintomas-alvo.
- Muitos fármacos psicotrópicos têm de ser ministrados em dosagens adequadas por algum tempo antes de seu efeito ser completamente alcançado. Com antidepressivos tricíclicos, por exemplo, apenas depois de 4 a 6 semanas é que o cliente começa a experimentar um benefício terapêutico ideal.
- A medicação, com frequência, é ajustada na dosagem mais baixa eficaz para o cliente. Às vezes, o cliente pode precisar de doses mais elevadas para estabilizar os sintomas-alvo, enquanto dosagens mais baixas podem ser usadas para sustentar esses efeitos ao longo do tempo.
- Via de regra, para experimentar efeitos terapêuticos, idosos precisam de doses mais baixas do que clientes mais jovens. Além disso, é possível que leve mais tempo para o fármaco alcançar seu efeito terapêutico integral em pessoas de mais idade.
- Medicamentos psicotrópicos, com frequência, são diminuídos gradualmente (*tapering*) e não de forma súbita. Isso acontece por causa dos problemas potenciais de **rebote** (retorno temporário dos sintomas), recorrência dos sintomas originais ou sintomas da **abstinência** (novos sintomas resultantes da descontinuidade do fármaco).
- O atendimento de acompanhamento é essencial para garantir que o cliente está seguindo o regime da medicação, fazer ajustes necessários na dosagem e controlar efeitos colaterais.
- Com frequência, o cliente segue melhor o regime da medicação quando este é o mais simples possível em termos de número de medicamentos prescritos e quantidade de doses diárias.

Fármacos antipsicóticos

Os **fármacos antipsicóticos**, também conhecidos como *neurolépticos*, são usados para tratar os sintomas de psicose, como delírios e alucinações observados na esquizofrenia, o transtorno esquizoafetivo e a fase maníaca do transtorno bipolar. O uso *off-label* dos antipsicóticos inclui tratamento da ansiedade e da insônia, do comportamento agressivo e de delírios, de alucinações e de outros comportamentos disruptivos que, às vezes, acompanham a doença de Alzheimer. Os fármacos antipsicóticos bloqueiam os receptores do neurotransmissor dopamina. Seu uso clínico data da década de 1950. Representam o principal tratamento médico para a esquizofrenia, além de serem usados em episódios psicóticos de mania aguda, depressão psicótica e psicose induzida por fármacos. Clientes com demência e sintomas psicóticos, às vezes, respondem a dosagens baixas de antipsicóticos convencionais. Os antipsicóticos atípicos podem causar aumento da taxa de mortalidade entre clientes idosos que apresentam psicose relacionada à demência. A terapia de curto prazo com antipsicóticos pode ser útil em caso de sintomas psicóticos temporários, como os observados em alguns clientes com transtorno da personalidade *borderline*.

A Tabela 2.3 lista formas de dosagem disponíveis, dosagens orais diárias usuais e faixas de dosagem máximas para fármacos antipsicóticos atípicos e convencionais. A extremidade inferior da faixa máxima costuma ser prescrita para pessoas de mais idade ou crianças com psicoses, agressão ou problemas graves de controle do comportamento.

Mecanismo de ação

A principal ação de todos os antipsicóticos sobre o sistema nervoso consiste em bloquear os receptores do neurotransmissor dopamina; no entanto, o mecanismo terapêutico de ação foi compreendido apenas em parte. Os receptores da dopamina são classificados nas subcategorias D1, D2, D3, D4 e D5; sendo que as categorias D2, D3 e D4 têm sido associadas à doença mental. Os fármacos antipsicóticos típicos são potentes antagonistas (bloqueadores) das D2, D3 e D4. Isso os torna eficazes no tratamento de sintomas-alvo, mas também produz muitos efeitos colaterais extrapiramidais (discutidos a seguir), por causa do bloqueio dos receptores D2. Fármacos antipsicóticos atípicos mais novos, como a clozapina, são bloqueadores relativamente fracos da categoria D2, o que pode ser a causa da menor incidência de efeitos extrapiramidais. Além disso, os antipsicóticos atípicos inibem a reabsorção de serotonina, assim como fazem alguns antidepressivos, aumentando sua eficácia no tratamento de aspectos depressivos da esquizofrenia. A paliperidona é o antipsicótico atípico mais novo, com aprovação para distribuição nos Estados Unidos em janeiro de 2007. Quimicamente, é similar à risperidona; no entanto, é um preparado de liberação estendida, ou seja, na maioria dos casos, basta tomar uma dose por dia, o que pode contribuir para o aumento do cumprimento das prescrições pelo cliente.

Uma nova geração de antipsicóticos, os estabilizadores do sistema da dopamina, está sendo desenvolvida. Acredita-se que esses fármacos estabilizem a liberação de dopamina, ou seja, preservem ou incrementem a transmissão dopaminérgica,

Tabela 2.3 Fármacos antipsicóticos

Nome genérico	Formas	Dose diária*	Variações máximas de doses*
Antipsicóticos convencionais			
Fenotiazinas			
Clorpromazina	C, L, INJ	200–1.600	25–2.000
Perfenazina	C, L, INJ	16–32	4–64
Flufenazina	C, L, INJ	2,5–20	1–60
Tioridazina	C, L	200–600	40–800
Mesoridazina	C, L, INJ	75–300	30–400
Trifluoperazina	C, L, INJ	6–50	2–80
Tioxanteno			
Tiotixeno	CA, L, INJ	6–30	6–60
Butirofenonas			
Haloperidol	C, L, INJ	2–20	1–100
Droperidol	INJ	2,5	
Dibenzazepina			
Loxapina	CA, L, INJ	60–100	30–250
Di-hidroindolona			
Molindona	C, L	50–100	15–250
Antipsicóticos atípicos			
Clozapina	C	150–500	75–700
Fazclo	CD	150–500	75–700
Risperidona	C, L, CD	2–8	1–16
Olanzapina	C	5–15	5–20
Quetiapina	C	300–600	200–750
Ziprasidona	CA, INJ	40–160	20–200
Paliperidona	C	6	3–12
Antipsicótico de nova geração			
Aripiprazol	C	15–30	10–40

*Valores em mg/dia apenas para doses orais. C, comprimido; CA, cápsula; L, líquido para uso oral; INJ, injeção para uso intramuscular (normalmente apenas quando necessário); CD, comprimido oralmente desintegrante.

quando muito baixa, e reduzam-na quando muito elevada. Isso resulta no controle de sintomas sem alguns dos efeitos colaterais de outras medicações antipsicóticas. O aripiprazol, primeiro fármaco desse tipo, foi aprovado para uso nos Estados Unidos em novembro de 2002. Em testes clínicos, os efeitos colaterais mais comuns foram dor de cabeça, ansiedade e náusea.

Quatro antipsicóticos estão disponíveis em **injeção** (medicação *depot*), uma forma de medicação para terapia de manutenção. Dois antipsicóticos convencionais usam o óleo de gergelim como veículo das injeções, de modo que a medicação é absorvida lentamente, ao longo do tempo. Com isso, é necessária uma administração menos frequente para manter os efeitos terapêuticos desejados. O decanoato de flufenazina tem duração de 7 a 28 dias, e o decanoato de haloperidol, de quatro semanas. Após a estabilização da condição do cliente com doses orais desses medicamentos, é necessária uma administração por injeção a cada 2 a 4 semanas para manter o efeito terapêutico. Risperidona e paliperidona, antipsicóticos atípicos, encapsulam a medicação ativa em microesferas baseadas em polímero, que se degradam de forma lenta no corpo, liberando o fármaco aos poucos, em ritmo controlado. A risperidona 25 mg é ministrada a cada duas semanas e a paliperidona 117 mg, a cada quatro semanas.

ALERTA ● Antipsicóticos atípicos

> Pacientes idosos com psicose relacionada à demência, tratados com fármacos antipsicóticos atípicos, correm maior risco de morte. As causas de morte foram variadas, mas a maioria pareceu ser de natureza cardiovascular ou infecciosa.

Efeitos colaterais

Efeitos colaterais extrapiramidais. Os sintomas extrapiramidais (SEPs), sintomas neurológicos graves, são os principais efeitos colaterais dos fármacos antipsicóticos. Incluem distonia aguda, pseudoparkinsonismo e acatisia. Embora, coletivamente, essas reações sejam chamadas de SEPs, cada uma apresenta aspectos distintos. Um cliente pode ter todas as reações em um mesmo curso da terapia, o que dificulta a distinção entre elas. O bloqueio dos receptores D2 na região do mesencéfalo, no tronco cerebral, é responsável pelo desenvolvimento do SEP. Os fármacos antipsicóticos convencionais causam maior incidência de SEPs do que os atípicos, sendo que a ziprasidona raramente causa esses sintomas (Daniel, Copeland e Tamminga, 2006).

ALERTA ● Ziprasidona

> Contraindicado para pacientes com história conhecida de prolongamento do QT, infarto do miocárdio recente ou insuficiência cardíaca não compensada; não deve ser usado com outros fármacos que prolongam o QT.

As terapias para distonia aguda, pseudoparkinsonismo e acatisia são similares e incluem diminuição da dosagem do antipsicótico, mudança para outro antipsicótico, ou administração de medicação anticolinérgica (discussão a seguir). Enquanto os anticolinérgicos causam efeitos colaterais, as medicações antipsicóticas atípicas costumam ser prescritas porque a incidência de efeitos colaterais associados aos SEPs é menor.

Distonia aguda inclui rigidez muscular aguda e cãibra; língua inflexível ou grossa, com dificuldade de engolir; e, em casos graves, espasmos da laringe e dificuldade para respirar. É mais provável a ocorrência de distonia na primeira semana de tratamento, em clientes do sexo masculino com menos de 40 anos e que recebem fármacos de alta potência, como o haloperidol e o tiotixeno. Espasmos ou rigidez em grupos musculares podem produzir *torcicolo* (torção da cabeça e pescoço), *opistótono* (tensão no corpo inteiro, com arqueamento da cabeça e do pescoço para trás) ou *crise de oculogiria* (olhos revirados em posição travada). As reações agudas distônicas podem ser dolorosas e assustadoras para o cliente. O tratamento imediato com fármacos anticolinérgicos, como o mesilato de benzotropina intramuscular ou difenidramina intravenosa ou intramuscular, costuma trazer alívio rápido.

A Tabela 2.4 lista os fármacos, as vias e as dosagens usados para tratar os SEPs. A adição de um anticolinérgico oral programado regularmente, como a benzotropina, pode permitir que o cliente continue a tomar o fármaco antipsicótico sem problemas futuros de distonia. Em caso de reações distônicas recorrentes, será necessário reduzir a dosagem ou mudar o fármaco antipsicótico. A avaliação do SEP, usando a escala de classificação de Simpson-Angus, é discutida mais profundamente no Capítulo 14.

O parkinsonismo induzido por fármacos, ou **pseudoparkinsonismo**, costuma ser chamado pela sigla genérica de SEP. Os sintomas lembram os da doença de Parkinson e incluem postura rígida e inclinada para a frente, expressões faciais semelhantes a uma máscara, diminuição do balanço dos braços, andar arrastado e apressado (com passos curtos), rigidez em roda dentada (movimentos articulares como os de uma engrenagem dentada), baba, tremor, bradicardia e movimentação de rolagem do polegar e outros dedos em repouso. O parkinsonismo é tratado por substituição por outro antipsicótico com menor incidência de SEP, ou pela adição de um agente anticolinérgico ou da amantadina, um agonista da dopamina, que aumenta sua transmissão, bloqueada pelo fármaco antipsicótico.

A **acatisia** é relatada por clientes como uma necessidade intensa de mover-se continuamente. O cliente parece inquieto ou ansioso e agitado, com frequência tem uma postura ou andar rígido, e faltam-lhe gestos espontâneos. Esse sentimento de inquietação interna e a incapacidade de sentar ou descansar costumam levar à descontinuidade do medicamento antipsicótico. A acatisia pode ser tratada pela mudança da medicação antipsicótica ou pela adição de um agente oral, como um betabloqueador, anticolinérgico ou benzodiazepínico.

Síndrome neuroléptica maligna. A síndrome neuroléptica maligna (SNM) é uma reação idiossincrática, potencialmente fatal, a um fármaco antipsicótico (ou neuroléptico). Embora o *Manual diagnóstico e estatístico de transtornos mentais*, 4ª edição, texto revisado (American Psychiatric Association, 2000) observe que a taxa de morte em decorrência dessa síndrome seja de 10 a 20%, tal índice pode ser resultado de relatórios parciais, visto que as taxas, hoje, estão diminuindo. Os principais sintomas da SNM são rigidez, febre alta, instabilidade autonômica, como pressão arterial instável, diaforese e palidez, *delirium*, e níveis elevados de enzimas, em especial da creatina fosfoquinase. Clientes com SNM costumam estar confusos e, com frequência, mudos, podendo oscilar da agitação ao estupor. Todos os an-

 Tabela 2.4 Fármacos usados para tratar efeitos colaterais extrapiramidais

Nome genérico	Doses orais (mg)	Doses IM/IV (mg)	Classe do fármaco
Amantadina	100, 1 ou 2 vezes/dia	–	Agonista dopaminérgico
Benzotropina	1–3 ao dia	1–2	Anticolinérgico
Biperideno	2 mg, 2 a 4 vezes/dia	2	Anticolinérgico
Diazepam	5 mg, 3 vezes/dia	5–10	Benzodiazepínico
Difenidramina	25 a 50 mg, 3 ou 4 vezes/dia	25–50	Anti-histamínico
Lorazepam	1 a 2 mg, 3 vezes/dia	–	Benzodiazepínico
Prociclidina	2,5 a 5 mg, 3 vezes/dia	–	Anticolinérgico
Propranolol	10 a 20 mg, 3vezes/dia; até 40 mg, 4 vezes/dia	–	Betabloqueador
Triexifenidil	2 a 5 mg, 3 vezes/dia	–	Anticolinérgico

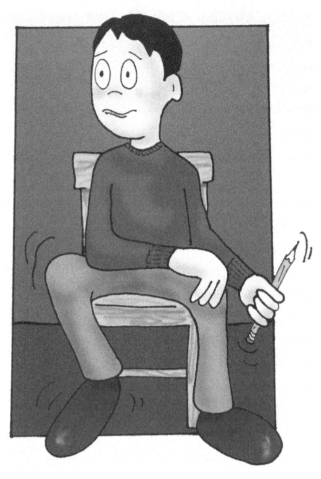

Acatisia.

tipsicóticos parecem ter potencial para causar SNM. Contudo, dosagens elevadas de fármacos de alta potência aumentam esse risco. A SNM costuma ocorrer nas duas primeiras semanas da terapia ou após um aumento na dosagem, embora possa ocorrer a qualquer momento.

Desidratação, má nutrição e doenças médicas concorrentes aumentam o risco de SNM. O tratamento inclui interrupção imediata de todos os medicamentos antipsicóticos e a instituição de um cuidado médico de apoio para tratar a desidratação e a hipertermia, até que as condições do cliente se estabilizem. Após a SNM, a decisão de tratar com outros fármacos antipsicóticos exige uma longa discussão entre o cliente e o médico para comparar os riscos relativos e os potenciais benefícios da terapia.

Discinesia tardia. A discinesia tardia (DT), síndrome de movimentos involuntários permanentes, é, em geral, causada pelo uso de fármacos antipsicóticos por longos períodos. Cerca de 20 a 30% dos pacientes em tratamento prolongado desenvolvem sintomas de DT (Sadock e Sadock, 2008). A fisiopatologia ainda não foi compreendida, e não há tratamento eficaz aprovado para uso geral. No entanto, Woods, Saksa, Baker, Cohen e Tek (2008) relatam sucesso no tratamento da DT com levetiracetam, em ensaios clínicos. Os sintomas da DT incluem movimentos involuntários da língua, dos músculos faciais e do pescoço, dos membros superiores e inferiores e da musculatura do tronco. São características deixar a língua protrusa ou para fora, estalar os lábios, piscar e fazer caretas e outros movimentos faciais excessivos e desnecessários. Após desenvolvida, a DT é irreversível, embora a diminuição ou a descontinuidade dos medicamentos antipsicóticos possam evitar sua progressão. Infelizmente, os medicamentos antipsicóticos podem mascarar os sintomas iniciais da discinesia tardia, ou seja, dosagens aumentadas dessas substâncias fazem com que os sintomas iniciais desapareçam por algum tempo. No entanto, à medida que pioram, os sintomas da DT "abrem caminho" no efeito do fármaco antipsicótico.

Prevenir a DT é um dos objetivos ao se administrar antipsicóticos. Isso pode ser feito deixando as doses de manutenção no nível mais baixo possível, trocando a medicação e monitorando o cliente periodicamente para detectar sinais iniciais da DT, com o uso de uma ferramenta de avaliação-padrão, como a Escala de Movimentos Involuntários Anormais (AIMS – Abnormal Involuntary Movement Scale) (ver Cap. 14). Os clientes que já desenvolveram sinais de DT, mas ainda precisam tomar a medicação antipsicótica, com frequência recebem um dos fármacos antipsicóticos atípicos, que parecem não causar ou, ao menos, não piorar a DT.

Efeitos colaterais anticolinérgicos. Com frequência, **efeitos colaterais anticolinérgicos** ocorrem com o uso de antipsicóticos e incluem hipotensão ortostática, boca seca, constipação, hesitação ou retenção urinária, visão de perto turva, olhos secos, fotofobia, congestão nasal e diminuição da memória. Normalmente, esses efeitos diminuem em 3 a 4 semanas, mas não cedem por completo. É possível que o cliente medicado com anticolinérgicos para SEPs apresente mais problemas com efeitos colaterais anticolinérgicos. Usar bebidas não calóricas ou balas duras sem calorias pode aliviar a boca seca; emolientes de fezes, ingestão adequada de líquido e inclusão de grãos e frutas na dieta podem prevenir a constipação.

Outros efeitos colaterais. Os fármacos antipsicóticos também aumentam os níveis de prolactina no sangue. A prolactina em níveis elevados pode causar aumento e sensibilidade das mamas em homens e mulheres, diminuição da libido, disfunção orgástica e erétil e irregularidades menstruais, bem como aumento do risco de câncer de mama, podendo contribuir para aumento do peso.

É possível que ocorra ganho de peso, associado à maioria dos antipsicóticos, mas a probabilidade torna-se maior com os fármacos antipsicóticos atípicos, sendo a ziprasidona uma exceção. O aumento de peso é mais significativo com a clozapina e a olanzapina. Em 2004, a FDA informou aos fabricantes de fármacos que os antipsicóticos atípicos deveriam trazer um aviso sobre o aumento do risco de hiperglicemia e diabetes. Embora seu mecanismo exato não seja conhecido, o ganho de peso está associado a aumento do apetite, compulsão alimentar, desejo intenso de comer carboidratos, mudanças na preferência por alimentos e diminuição da saciedade em alguns clientes. Clientes com predisposição genética para ganho de peso correm risco ainda maior (Muller e Kennedy, 2006). Níveis elevados de prolactina podem estimular os centros da alimentação; o antagonismo à histamina estimula o apetite e pode haver uma inter-relação, ainda não determinada, entre as várias interações de neurotransmissores com seus receptores e as mudanças resultantes no apetite, na ingestão energética e no comportamento alimentar. A obesidade é comum em clientes com esquizofrenia, aumentando sobremaneira o risco de diabetes melito tipo II e doença cardiovascular (Newcomer e Haupt, 2006). Além disso, clientes com esquizofrenia apresentam menor probabilidade de se exercitar ou adotar dietas nutricionalmente equilibradas, com baixo teor de gordura. Esse padrão diminui as chances de minimizar o ganho potencial de peso ou de perder os quilos extras. Recomenda-se que clientes que tomam antipsicóticos participem de programas educativos para controle de peso e diminuição do índice de massa corporal.

A maioria dos fármacos antipsicóticos causa efeitos cardiovasculares adversos relativamente menores, como hipotensão postural, palpitações e taquicardia. Certos fármacos antipsicóticos, como a tioridazina, o droperidol e a mesoridazina, também podem causar aumento na duração do intervalo QT. Se maior que 500 ms, o intervalo QT é considerado perigoso e está associado a arritmias que ameaçam a vida, podendo causar morte súbita. Embora raro, o aumento na duração do intervalo QT pode causar *torsade de pointes*, ritmo cardíaco rápido, de 150 a 250 batimentos por minuto, com uma aparência "retorcida" no eletrocardiograma, fato que gerou esse nome (Glassman, 2005). A tioridazina e a mesoridazina são usadas para tratar a psicose; o droperidol é usado com mais frequência como auxiliar da anestesia ou para produzir sedação. O sertindol não foi aprovado nos Estados Unidos para tratar a psicose, mas era usado na Europa, sendo, posteriormente, retirado do mercado por ter causado uma série de arritmias cardíacas e de mortes.

ALERTA ● Droperidol, tioridazina, mesoridazina

Podem prolongar o intervalo QT, levando a arritmias cardíacas com potencial para ameaçar a vida ou provocar parada cardíaca.

A clozapina produz menos efeitos colaterais tradicionais do que a maioria dos fármacos antipsicóticos, porém apresenta o efeito colateral potencialmente fatal da agranulocitose. Essa condição se desenvolve de repente e é caracterizada por febre, indisposição, dor de garganta ulcerativa e leucopenia. Esse efeito colateral pode não se manifestar de imediato e ocorrer até 24 semanas depois do início da terapia. A princípio, os clientes tinham de apresentar uma contagem celular semanal de leucócitos (WBC, do inglês *white blood cell count*) acima de 3.500/mm^3 para obter o suprimento de clozapina da semana seguinte. Atualmente, todos os clientes precisam fazer WBCs toda semana, nos primeiros seis meses. Se a WBC for 3.500/mm^3 e a contagem absoluta de neutrófilos (ANC, do inglês *absolute neutrophil count*) chegar a 2.000/mm^3, o cliente pode ter esses exames monitorados a cada duas semanas, por seis meses e, depois, a cada quatro semanas. A diminuição do monitoramento vai depender da terapia contínua com a clozapina. Qualquer interrupção na terapia exige um retorno ao monitoramento mais frequente, por um período de tempo. Depois de interrompida a clozapina, exige-se o monitoramento semanal da WBC e ANC por quatro semanas.

ALERTA ● Clozapina

Pode causar agranulocitose, um evento com potencial para ameaçar a vida. Clientes tratados com clozapina têm de fazer uma contagem WBC inicial e diferencial antes de começar o tratamento e, ao longo deste, uma WBC semanal e por quatro semanas após a descontinuidade da clozapina.

Instruções ao cliente

O cliente que está tomando medicação antipsicótica recebe informações do enfermeiro sobre os tipos de efeitos colaterais que podem ocorrer e é encorajado a relatar esse tipo de problema ao médico em vez de interromper a medicação. O profissional também ensina ao cliente métodos de controle e de prevenção de efeitos colaterais desagradáveis e de manutenção do regime de medicação. Beber líquidos sem açúcar e chupar balas duras, também sem açúcar, melhora a boca seca. O cliente deve evitar bebidas e doces com muitas calorias, pois causam cáries, contribuem para o ganho de peso e pouco ajudam no alívio da boca seca. Os métodos de prevenção ou alívio da constipação incluem fazer exercícios e aumentar, na dieta, a quantidade de água e alimentos que formem bolo. Os emolientes de fezes são permitidos, mas o cliente deve evitar laxantes. É recomendado o uso de filtro solar, porque a fotossensibilidade pode provocar no cliente queimaduras solares com facilidade.

Os clientes devem monitorar o próprio tempo de sono ou sonolência. Devem evitar dirigir e realizar outras atividades que possam ser perigosas enquanto os seus tempos de resposta e reflexos não estiverem normais.

Ao esquecer-se de tomar uma dose do medicamento antipsicótico, o cliente só poderá tomá-la se o atraso for de, no máximo, 3 a 4 horas. Caso o atraso da dose seja maior do que quatro horas, ou já seja hora da dose seguinte, pode cancelar a dose esquecida. Se tiver dificuldade de lembrar-se de tomar a medicação, o enfermeiro deverá incentivá-lo a registrar as doses tomadas ou a usar um porta-comprimidos, no qual possa colocar as doses exatas do dia ou da semana.

Fármacos antidepressivos

Os **fármacos antidepressivos** são usados, principalmente, no tratamento de doenças depressivas maiores, em transtornos de ansiedade, na fase depressiva do transtorno bipolar e na depressão psicótica. O uso *off-label* inclui o tratamento de dor crônica, enxaquecas, neuropatias periféricas e diabéticas, apneia do sono, distúrbios dermatológicos, transtorno de pânico e transtornos da alimentação. Embora seu mecanismo de ação não tenha sido compreendido por completo, os antidepressivos interagem, de algum modo, com os dois neurotransmissores – noradrenalina e serotonina – que regulam o humor, a excitação, a atenção, o processamento sensorial e o apetite.

Os antidepressivos são divididos em quatro grupos:

1. Tricíclicos e cíclicos relacionados
2. Inibidores seletivos da recaptação de serotonina (ISRSs)
3. Inibidores da MAO (IMAOs)
4. Outros, como a venlafaxina, a bupropiona, a duloxetina, a trazodona e a nefazodona

A Tabela 2.5 lista as formas de dosagem, as dosagens diárias usuais e as doses máximas.

Os compostos cíclicos tornaram-se disponíveis a partir da década de 1950 e, por vários anos, foram a primeira opção entre os fármacos para tratamento de depressão, embora causem variados graus de sedação, hipotensão ortostática (queda da pressão arterial quando a pessoa se levanta) e efeitos colaterais colinérgicos. Além disso, os antidepressivos cíclicos são potencialmente letais em caso de superdosagem.

Nesse mesmo período, descobriu-se que os IMAOs têm um efeito positivo sobre pessoas com depressão. Embora tenham baixa incidência de sedação e efeitos anticolinérgicos, é preciso usá-los com extrema cautela por várias razões:

- Pode ocorrer crise hipertensiva, efeito colateral que ameaça a vida, se o cliente ingerir alimentos com tiramina (um aminoácido) enquanto estiver tomando IMAOs.

- Por causa do risco de interações farmacológicas potencialmente fatais, os IMAOs não podem ser empregados em combinação com outros IMAOs, antidepressivos tricíclicos, meperidina, depressores do SNC, muitos dos anti-hipertensivos ou anestésicos em geral.

- Os IMAOs são potencialmente letais em caso de superdosagem e representam risco para clientes com depressão que pensem em suicídio.

Os ISRSs, disponíveis pela primeira vez em 1987, quando foi lançada a fluoxetina, assumiram o posto dos fármacos cíclicos como primeira opção no tratamento da depressão, porque são iguais a estes em eficácia e produzem menos efeitos colaterais problemáticos. Os ISRSs e a clomipramina são eficazes também no tratamento do transtorno obsessivo-compulsivo (TOC). A fluoxetina pode ser encontrada também na forma de dosagem semanal, como terapia de manutenção para depressão, após o

Tabela 2.5 Fármacos antidepressivos

Nome genérico	Formas	Doses diárias normais*	Variações máximas de doses*
Inibidores seletivos da recaptação de serotonina			
Fluoxetina	CA, L	20–60	10–80
Fluvoxamina	C	150–200	50–300
Paroxetina	C	20–40	10–50
Sertralina	C	100–150	50–200
Citalopram	C, L	20–40	20–60
Escitalopram	C	10–20	5–30
Compostos cíclicos			
Imipramina	C, CA, INJ	150–200	50–300
Desipramina	C, CA	150–200	50–300
Amitriptilina	C, INJ	150–200	50–300
Nortriptilina	CA, L	75–100	25–150
Doxepina	CA, L	150–200	25–300
Trimipramina	CA	150–200	50–300
Protriptilina	C	15–40	10–60
Maprotilina	C	100–150	50–200
Mirtazapina	C	15–45	15–60
Amoxapina	C	150–200	50–250
Clomipramina	CA, INJ	150–200	50–250
Outros compostos			
Bupropiona	C	200–300	100–450
Venlafaxina	C, CA	75–225	75–375
Desvenlafaxina	C	50–100	50–400
Trazodona	C	200–300	100–600
Nefazodona	C	300–600	100–600
Duloxetina	CA	60	30–90
Inibidores da monoaminoxidase			
Fenelzina	C	45–60	15–90
Tranilcipromina	C	30–50	10–90
Isocarboxazida	C	20–40	10–60

*Valores em miligramas/dia somente para doses orais.
CA, cápsula; C, comprimido; L, líquido; INJ, injeção para uso IM.

cliente ter sido estabilizado com a substância. A dosagem semanal contém 90 mg do fármaco, com uma cobertura entérica, que atrasa a liberação na corrente sanguínea.

Fármacos preferidos para administração em clientes com alto risco de suicídio

O suicídio é sempre uma consideração básica na hora de tratar clientes com depressão. Os ISRSs, venlafaxina, nefazodona e bupropiona costumam ser as melhores opções para quem é altamente impulsivo ou suicida em potencial, pois esses fármacos não trazem risco de superdosagem letal, ao contrário dos compostos cíclicos e dos IMAOs. No entanto, os ISRSs são eficazes apenas na depressão leve e na moderada. A avaliação do risco de suicídio tem que continuar, inclusive, após o início do tratamento com antidepressivos. O cliente pode se sentir com mais energia e, mesmo assim, apresentar pensamentos suicidas, aumentando a probabilidade de tentativas. Além disso, uma vez que costuma levar semanas até a medicação alcançar o efeito terapêutico integral, os clientes podem se sentir desencorajados e cansados de esperar por alguma melhora, o que pode resultar em comportamento suicida. A FDA exige que os ISRSs contenham um alerta sobre aumento do risco de suicídio entre crianças e adolescentes.

Mecanismo de ação

O mecanismo exato pelo qual os antidepressivos produzem seus efeitos terapêuticos não é conhecido, mas sabe-se muito a respeito de sua ação sobre o SNC. A principal interação acontece com os sistemas neurotransmissores de monoaminas no cérebro, em especial com a noradrenalina e a serotonina. Esses dois neurotransmissores são liberados por todo o cérebro e ajudam a regular a excitação, o estado de alerta, a atenção, o humor, o processamento sensorial e o apetite. A noradrenalina, a serotonina e a dopamina são removidas das sinapses após a liberação, por meio de recaptação pelos neurônios pré-sinápticos. Após a recaptação, esses três neurotransmissores são rearmazenados para liberação subsequente, ou metabolizados pela enzima MAO. Os ISRSs bloqueiam a recaptação de serotonina; os antidepressivos cíclicos e a venlafaxina bloqueiam a recaptação, sobretudo da noradrenalina e, em certo grau, da serotonina; e os IMAOs interferem no metabolismo de enzimas. No entanto, isso não explica tudo. O bloqueio da recaptação de serotonina e de noradrenalina e a inibição da MAO ocorrem em questão de horas, enquanto os antidepressivos raramente são eficazes antes de algumas semanas. A eficácia dos compostos cíclicos ocorre em 4 a 6 semanas; a dos IMAOs, em 2 a 4 semanas e a dos ISRSs, em 2 a 3 semanas. Pesquisadores acreditam que as ações desses fármacos sejam um "evento iniciador" e que a eventual eficácia terapêutica ocorra quando os neurônios respondem de forma mais lenta, tornando a serotonina disponível nas sinapses (Lehne, 2006).

Efeitos colaterais dos inibidores seletivos da recaptação de serotonina

Os ISRSs têm menos efeitos colaterais do que os compostos cíclicos. O incremento da transmissão de serotonina pode levar a alguns efeitos colaterais comuns, como ansiedade, agitação, acatisia (inquietação motora), náusea, insônia e disfunção sexual, especificamente desejo sexual diminuído ou dificuldade para alcançar a ereção ou o orgasmo. Além disso, o ganho de peso é um problema que se apresenta no início e ao longo da terapia antidepressiva, embora os ISRSs causem menos ganho de peso do que outros antidepressivos. Tomar a medicação junto com alimentos normalmente minimiza a náusea. Em geral, a acatisia é tratada com um betabloqueador, como o propranolol ou um benzodiazepínico. A insônia pode continuar a ser um problema inclusive quando o cliente toma a medicação pela manhã; pode ser necessário um sedativo hipnótico, ou trazodona em dose baixa.

Efeitos colaterais menos comuns incluem sedação (sobretudo com a paroxetina), suor, diarreia, tremores nas mãos e cefaleia. De modo geral, diarreia e cefaleia podem ser controladas com um tratamento sintomático. Já suor e sedação continuada indicam, com grande probabilidade, necessidade de mudança para outro antidepressivo.

Efeitos colaterais dos antidepressivos cíclicos

Os compostos cíclicos têm mais efeitos colaterais do que os ISRSs e os compostos variados mais novos. Cada medicamento dessa categoria varia em termos de intensidade dos efeitos colaterais, mas, em geral, esses efeitos enquadram-se nas mesmas categorias. Os antidepressivos cíclicos bloqueiam os receptores colinérgicos, resultando em efeitos anticolinérgicos, como boca seca, constipação, hesitação ou retenção urinária, vias nasais secas e visão de perto turva. Podem ocorrer efeitos anticolinérgicos mais graves, como agitação, *delirium* e íleo paralítico, sobretudo em adultos com mais idade. Outros efeitos colaterais comuns incluem hipotensão ortostática, sedação, ganho de peso e taquicardia. Os clientes podem desenvolver tolerância aos efeitos anticolinérgicos, porém, esses efeitos colaterais são causa comum de descontinuidade da terapia farmacológica. Quem toma compostos cíclicos costuma relatar disfunção sexual similar a problemas experimentados com os ISRSs. Tanto o ganho de peso quanto a disfunção sexual são citados como razões comuns do descumprimento das prescrições de medicação (Stahl, 2006).

Efeitos colaterais dos inibidores da monoaminoxidase

Os efeitos colaterais mais comuns dos IMAOs incluem sedação diurna, insônia, ganho de peso, boca seca, hipotensão ortostática e disfunção sexual. É difícil tratar a sedação e a insônia, e pode ser necessária mudança na medicação. Com IMAOs, uma preocupação específica é o potencial risco de crise hipertensiva com ameaça à vida quando o cliente ingere alimentos que contêm tiramina ou usa fármacos simpatomiméticos. Uma vez que a enzima MAO é necessária para fragmentar a tiramina de certos alimentos, sua inibição resulta no aumento dos níveis de tiramina no soro, causando hipertensão grave, hiperpirexia, taquicardia, diaforese, tremores e arritmias cardíacas. Os fármacos que podem causar interações potencialmente fatais com os IMAOs são os ISRSs, certos compostos cíclicos, a buspirona, o dextrometorfano e os derivados opiáceos, como a meperidina. O cliente deve ter uma dieta sem tiramina. No Quadro 2.1 estão listados os alimentos a serem evitados. Atualmente, há estudos em andamento para determinar se um adesivo transdérmico de selegilina seria eficaz no tratamento da depressão sem os riscos da tiramina alimentar ou dos IMAOs usados por via oral.

> **QUADRO 2.1 Alimentos (com tiramina) a serem evitados quando da medicação com IMAOs**
>
> - Queijos maturados ou envelhecidos, ou receitas preparadas com queijo, como lasanha ou *pizza*. Todos os queijos são considerados envelhecidos, exceto o *cottage*, o requeijão, a ricota e fatias de queijo processado.
> - Carnes envelhecidas e embutidos em geral, como linguiça, salames, mortadela, salsichas, caldos de carne concentrados e produtos similares. Certifique-se de que a carne de gado e a de frango estejam frescas, tendo sido refrigeradas de forma correta.
> - Feijão em fava italiano, *tofu*, casca de banana, frutas muito maduras e abacate.
> - Todo o tipo de chope e cerveja de microcervejarias. Não ingerir mais do que duas latas ou garrafas (inclusive cerveja sem álcool), ou 60 mL de vinho/dia.
> - Repolho em conserva, molho de soja ou condimentos à base de soja ou extrato de fermento.
> - Iogurte, nata, amendoins, levedura de cerveja e glutamato monossódico.
>
> Adaptado de University of North Carolina Clinical Research Center (2004).

Efeitos colaterais de outros antidepressivos

Dentre os mais novos medicamentos antidepressivos, a nefazodona, a trazodona e a mirtazapina costumam causar sedação. Tanto a nefazodona quanto a trazodona costumam causar cefaleia. A nefazodona também pode provocar boca seca e náusea. A bupropiona e a venlafaxina podem causar perda de apetite, náusea, agitação e insônia. É possível, ainda, que a venlafaxina provoque tontura, suor ou sedação. Disfunção sexual é muito menos comum com o uso dos novos antidepressivos, havendo uma notável exceção: a tradozona pode causar priapismo (ereção continuada e dolorosa, que exige tratamento imediato e descontinuação do fármaco). Além disso, há possibilidade de o priapismo resultar em impotência.

ALERTA ● Nefazodona

> Pode causar dano hepático raro, mas com potencial para ameaçar a vida e que pode levar a insuficiência hepática.

ALERTA ● Bupropiona

> Pode causar quatro vezes mais convulsões do que os outros antidepressivos. O risco de convulsões aumenta quando as doses excedem 450 mg/dia (400 mg SR), quando os aumentos de doses são súbitos ou em incrementos grandes, quando o cliente tem história de convulsões, trauma craniano, uso excessivo de álcool ou abstinência, ou é viciado em opioides, cocaína ou estimulantes, quando o cliente usa estimulantes ou anoréticos comprados sem receita médica, ou quando tem diabetes, tratado com hipoglicêmicos orais ou insulina.

Interações farmacológicas

Uma interação farmacológica incomum, mas potencialmente grave, é a **síndrome serotonérgica**, que pode resultar do uso concomitante de um IMAO e de um ISRS. Isso também pode ocorrer quando o cliente toma um desses fármacos logo no final de uma terapia com o outro. Em outras palavras, um fármaco tem de ser completamente eliminado do sistema do indivíduo antes do início da terapia com o outro. Os sintomas incluem agitação, suor, febre, taquicardia, hipotensão, rigidez, hiper-reflexia e, em caso de reações extremas, coma e morte (Krishnan, 2006). Esses sintomas são similares aos observados na superdosagem de ISRSs.

Instruções ao cliente

Os clientes devem tomar os ISRSs logo de manhã, a não ser que haja problema de sedação; em geral, é frequente a paroxetina causar sedação. Se esquecer uma dose do ISRS, o cliente poderá tomá-la até oito horas após o horário esquecido. Para minimizar os efeitos colaterais, deve-se tomar compostos cíclicos à noite, em dose diária única, quando possível. Se esquecer uma dose do composto cíclico, o cliente deverá tomá-la até três horas após o horário perdido, ou cancelar a dose do dia. Enquanto os efeitos sedativos não forem determinados, os clientes devem tomar cuidado ao dirigir ou realizar atividades que exigem reflexos alertas e apurados.

Quem usa IMAOs precisa estar ciente de que pode ocorrer uma crise hiperadrenérgica com risco à vida caso não se observem certas restrições alimentares. Os usuários desses fármacos devem receber uma lista dos alimentos que precisam evitar. O enfermeiro tem de alertá-los sobre o risco de interações farmacológicas graves, inclusive fatais, enquanto estiverem tomando os IMAOs; é necessário instruí-los a não usar nenhuma medicação adicional, nem mesmo as preparações vendidas sem receita médica, antes de consultar o médico ou o farmacêutico.

Fármacos estabilizadores do humor

Os **fármacos estabilizadores do humor** são usados para tratar o transtorno bipolar e atuam estabilizando o humor do cliente, prevenindo ou minimizando os altos e baixos característicos da doença bipolar e tratando episódios agudos de mania. O lítio é o estabilizador do humor com maior credibilidade; alguns fármacos anticonvulsivantes, em particular a carbamazepina e o ácido valproico, são estabilizadores do humor eficazes. Outros anticonvulsivantes, como gabapentina, topiramato, oxcarbazepina e lamotrigina, também são usados na estabilização do humor. Ocasionalmente, o clonazepam é usado da mesma forma para tratar mania aguda. O clonazepam é parte da discussão sobre agentes ansiolíticos.

ALERTA ● Lamotrigina

> Pode causar exantemas graves, que exigem hospitalização, como síndrome de Stevens-Johnson e, raramente, necrólise epidérmica tóxica com ameaça à vida. O risco de exantemas graves é maior em crianças com menos de 16 anos.

Mecanismo de ação

Embora o lítio tenha muitos efeitos neurobiológicos, seu mecanismo de ação no transtorno bipolar não está bem compreendido. Normaliza a recaptação de certos neurotransmissores, como a serotonina, a noradrenalina, a acetilcolina e a dopamina. Também reduz a liberação de noradrenalina por meio da competição com o cálcio. O lítio produz seus efeitos dentro das células e não no interior das sinapses neuronais; ele age diretamente sobre as proteínas G e sobre certos subsistemas de enzimas, como a adenosina monofosfato cíclica e o fosfatidilinositol. O lítio é considerado um agente de primeira linha no tratamento do transtorno bipolar (Howland, 2007).

O mecanismo de ação dos anticonvulsivantes não foi esclarecido, uma vez que está relacionado com seu uso *off-label* como estabilizadores do humor. O ácido valproico e o topiramato são conhecidos por aumentar os níveis do neurotransmissor inibidor ácido gama-aminobutírico (GABA). Considera-se que tanto o ácido valproico quanto a carbamazepina estabilizam o humor, inibindo o **processo de acumulação**. Esse processo pode ser descrito como um efeito bola-de-neve, observado quando uma atividade convulsiva menor parece aumentar, dando origem a convulsões mais frequentes e graves. No controle de convulsões, os anticonvulsivantes aumentam o nível do limiar, prevenindo convulsões menores. Suspeita-se que esse mesmo processo de acumulação também possa ocorrer no surgimento de mania completamente desenvolvida, com estimulação por meio de episódios menores mais frequentes. Isso pode explicar por que os anticonvulsivantes são da mesma forma eficazes no tratamento e prevenção da mania (Plata-Salaman et al., 2005).

Dosagem

O lítio encontra-se disponível nas formas de liberação sustentada, comprimidos, cápsulas e líquido; não há lítio parenteral disponível. A dosagem eficaz é determinada pelo monitoramento dos níveis séricos de lítio e por avaliação da resposta clínica do cliente ao fármaco. Dosagens diárias, em geral, variam de 900 a 3.600 mg; o mais importante é que o nível de lítio no soro fique em torno de 1,0 mEq/L. Níveis séricos de lítio inferiores a 0,5 mEq/L raramente são terapêuticos; níveis superiores a 1,5 mEq/L costumam ser considerados tóxicos. O nível de lítio deve ser monitorado a cada 2 ou 3 dias até que se determine a dosagem terapêutica; depois, o monitoramento deve ser semanal. Quando a condição do cliente está estável, pode ser preciso verificar o nível uma vez por mês, ou mesmo com menor frequência.

ALERTA ● Lítio

> A toxicidade tem estreita relação com os níveis de lítio no soro e pode ocorrer com doses terapêuticas. São necessárias instalações apropriadas para determinação do lítio no soro, a fim de monitorar a terapia.

A carbamazepina está disponível nas formas líquida, em comprimidos e comprimidos mastigáveis. Normalmente, as dosagens variam de 800 a 1.200 mg/dia; a faixa de dosagem máxima é de 200 a 2.000 mg/dia. O ácido valproico encontra-se disponível na forma líquida, em comprimidos e cápsulas e borrifador, com dosagens de 1.000 a 1.500 mg/dia; a faixa de dosagem máxima é de 750 a 3.000 mg/dia. Os níveis do fármaco no soro, obtidos 12 horas após a última dose da medicação, são monitorados quanto a níveis terapêuticos desses dois anticonvulsivantes.

Efeitos colaterais

Os efeitos colaterais comuns da terapia de lítio incluem náusea ou diarreia leve, anorexia, tremor fino das mãos, polidipsia, poliúria, gosto metálico na boca e fadiga ou letargia. Ganho de peso e acne são efeitos colaterais posteriores que podem ocorrer ao longo da terapia com lítio; ambos são angustiantes para os clientes. Tomar a medicação com alimentos pode ajudar a evitar a náusea, e o uso do propranolol costuma melhorar o tremor fino. É difícil controlar ou minimizar a letargia e o ganho de peso, e, frequentemente, esses efeitos levam ao descumprimento das prescrições.

Os efeitos tóxicos do lítio são diarreia, vômito, sonolência, fraqueza muscular e falta de coordenação. Se não forem tratados, esses sintomas podem piorar e levar a insuficiência renal, coma e morte. Se ocorrerem sinais tóxicos, o fármaco terá de ser descontinuado de imediato. Se os níveis de lítio excederem 3,0 mEq/L, talvez seja indicada a realização de diálise.

ALERTA ● Ácido valproico e seus derivados

> Podem causar insuficiência hepática, resultando em morte. Testes de funcionamento do fígado devem ser realizados antes e depois da terapia a intervalos frequentes, em especial nos primeiros seis meses. É possível que produzam efeitos teratogênicos, como defeitos no tubo neural (p. ex., espinha bífida). Além disso, podem causar pancreatite com ameaça à vida tanto em crianças quanto em adultos. Pode ocorrer logo após o início da terapia ou passados alguns anos.

Os efeitos colaterais da carbamazepina e do ácido valproico incluem sonolência, sedação, boca seca e visão turva. Além disso, a carbamazepina pode causar exantemas e hipotensão ortostática. É possível que o ácido valproico provoque ganho de peso, alopecia e tremor das mãos. O topiramato, por sua vez, ocasiona tontura, sedação, perda de peso (em vez de ganho) e aumento de incidência de cálculos renais (Stahl, 2006).

ALERTA ● Carbamazepina

Pode causar anemia aplástica e agranulocitose com taxa 5 a 8 vezes maior do que na população em geral. Dados básicos de base hematológica pré-tratamento devem ser obtidos e monitorados periodicamente, ao longo de toda a terapia, para descobrir uma possível redução na WBC ou nas contagens de plaquetas.

Instruções ao cliente

No caso de clientes que tomam lítio e anticonvulsivantes, é importante a monitoração periódica de seus níveis no sangue. O horário da última dose deve ser exato, para que os níveis do plasma possam ser checados a cada 12 horas após a administração desta última dose. Ingerir esses fármacos com as refeições minimiza a náusea. O cliente não deve dirigir até que a tontura, a letargia, a fadiga ou a visão turva tenham desaparecido.

Fármacos ansiolíticos

Os **fármacos ansiolíticos** são usados para tratar ansiedade e transtornos de ansiedade, insônia, TOC, depressão, transtorno de estresse pós-traumático e síndrome de abstinência alcoólica. Os fármacos ansiolíticos estão entre os medicamentos mais amplamente prescritos na atualidade. Uma grande variedade de fármacos de classificações diferentes vem sendo usada no tratamento da ansiedade e da insônia. Os benzodiazepínicos têm se apresentado como os fármacos mais eficazes no alívio da ansiedade e são, portanto, prescritos com maior frequência. Também podem ser receitados devido a seus efeitos anticonvulsivantes e de relaxamento muscular. A buspirona é um não benzodiazepínico bastante utilizado para alívio da ansiedade e, portanto, está incluído nesta seção. Outros fármacos, como propranolol, clonidina e hidroxizina, que podem ser empregados para aliviar a ansiedade, são muito menos eficazes e, por isso, não estão incluídos nessa discussão.

Mecanismo de ação

Os benzodiazepínicos medeiam as ações do aminoácido GABA, principal neurotransmissor inibidor no cérebro. Uma vez que os canais de receptores GABA admitem, seletivamente, o ânion cloreto nos neurônios, a ativação dos receptores GABA hiperpolariza os neurônios e, por isso, é inibidora. Os benzodiazepínicos produzem seus efeitos pela ligação a um local específico do receptor GABA. Acredita-se que a buspirona exerça seu efeito ansiolítico atuando como agonista parcial nos receptores de serotonina, o que diminui a rotação desse neurotransmissor (Arniel e Mathew, 2007).

A meia-vida, os meios de metabolização e a eficácia dos benzodiazepínicos no tratamento da ansiedade e da insônia variam. A Tabela 2.6 lista dosagem, meia-vida e velocidade de início do efeito após uma dose única. Fármacos com meia-vida mais longa exigem uma dosagem menos frequente e produzem menos efeitos de rebote entre as doses; no entanto, podem acumular-se no organismo e gerar efeitos de "sedação do dia seguinte". Por sua vez, fármacos com meia-vida mais curta não se acumulam nem causam sedação do dia seguinte, mas provocam efeitos de rebote e exigem dosagem mais frequente.

O temazepam, o triazolam e o flurazepam são prescritos, com frequência, mais para melhorar o sono do que para aliviar a ansiedade. Diazepam, clordiazepóxido e clonazepam são usados, muitas vezes, no controle da síndrome de abstinência alcoólica, assim como para diminuir a ansiedade.

Efeitos colaterais

Embora não seja um efeito colateral no sentido estrito, um problema central decorrente do uso de benzodiazepínicos é sua tendência a causar dependência física. Quando o fármaco é interrompido, ocorrem sintomas significativos de descontinuidade, que, com frequência, lembram os sintomas originais que levaram o cliente a buscar o tratamento. Esse problema acontece, em especial, entre pacientes que usam benzodiazepínicos por longo prazo, como os que sofrem transtorno de pânico ou transtorno de ansiedade generalizada. É comum a dependência psicológica de benzodiazepínicos: os clientes sentem medo do retorno dos sintomas de ansiedade ou acreditam ser incapazes de lidar com a ansiedade sem os fármacos. Isso pode levar ao uso excessivo ou abusivo desses medicamentos. A buspirona não provoca esse tipo de dependência.

Os efeitos colaterais mais comumente relatados com o uso de benzodiazepínicos são os associados a depressão do SNC, como sonolência, sedação, má coordenação, problemas de memória ou sensório nebuloso. Quando os benzodiazepínicos são usados para melhorar o sono, os clientes podem apresentar queixas de sedação do dia seguinte ou efeito tipo ressaca. Com frequência, desenvolvem tolerância a esses sintomas, que, em

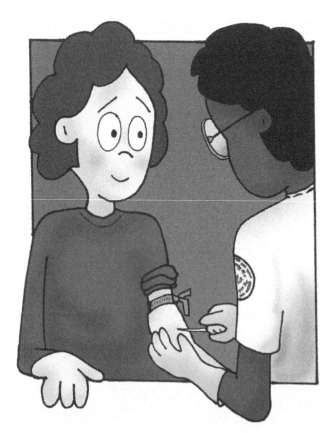

Níveis no sangue verificados periodicamente.

Tabela 2.6 Fármacos ansiolíticos

Nome genérico	Variação da dose diária	Meia-vida (h)	Velocidade do início
Benzodiazepínicos			
Alprazolam	0,75–1,5	12–15	Intermediária
Clordiazepóxido	15–100	50–100	Intermediária
Clonazepam	1,5–20	18–50	Intermediária
Clorazepato	15–60	30–200	Rápida
Diazepam	4–40	30–100	Muito rápida
Flurazepam	15–30	47–100	Rápida
Lorazepam	2–8	10–20	Moderadamente lenta
Oxazepam	30–120	3–21	Moderadamente lenta
Temazepam	15–30	9,5–20	Moderadamente rápida
Triazolam	0,25–0,5	2–4	Rápida
Não benzodiazepínico			
Buspirona	15–30	3–11	Muito lenta

geral, diminuem de intensidade. Efeitos colaterais comuns da buspirona incluem tontura, sedação, náusea e cefaleia (Arniel e Mathew, 2007).

Clientes mais velhos podem ter mais dificuldade de controlar os efeitos de depressão do SNC. Eles podem estar mais propensos a quedas por causa da sedação e dos efeitos sobre a coordenação. Além disso, é possível que apresentem déficits pronunciados de memória e problemas de incontinência urinária, particularmente à noite.

Instruções ao cliente

Os clientes precisam saber que os agentes ansiolíticos destinam-se a aliviar sintomas, como a ansiedade ou a insônia, mas não tratam os problemas subjacentes, causadores da ansiedade. Os benzodiazepínicos potencializam muito os efeitos do álcool: uma dose de álcool pode ter o efeito de três. Portanto, os clientes não devem beber enquanto medicados com benzodiazepínicos. Precisam saber, também, da diminuição do tempo de resposta, da lentidão dos reflexos e dos possíveis efeitos sedativos desses fármacos durante a realização de tarefas como dirigir ou trabalhar.

A síndrome de retirada de benzodiazepínicos pode ser fatal. Após iniciar a terapia, o cliente nunca deve interrompê-la abruptamente, ou sem a supervisão do médico (Lehne, 2006).

Estimulantes

Os **fármacos estimulantes**, em especial as anfetaminas, foram utilizados pela primeira vez para tratar transtornos psiquiátricos na década de 1930, devido a seus pronunciados efeitos de estimulação do SNC. No passado, destinavam-se a tratar a depressão e a obesidade, mas esses usos são incomuns na prática atual. A dextroanfetamina vem sendo usada de modo abusivo para produzir um "barato" ou deixar o indivíduo acordado por períodos longos. Hoje, os estimulantes são empregados principalmente no transtorno de déficit de atenção/hiperatividade (TDAH) de crianças e adolescentes, no transtorno de déficit de atenção residual de adultos e na narcolepsia (ataques de sono-

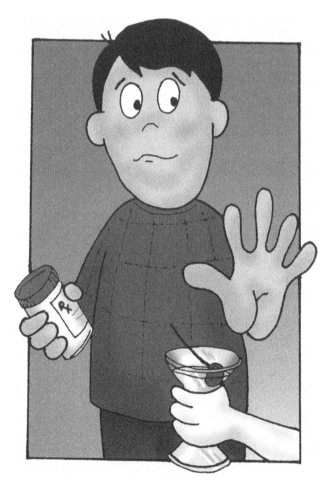

Nada de ingerir álcool em terapia com psicotrópicos.

lência diurna irresistíveis, mas indesejáveis e que interrompem a vida do indivíduo).

ALERTA • Anfetaminas

> O potencial para abuso é elevado. A administração por períodos prolongados pode levar à dependência do fármaco.

Os principais fármacos estimulantes usados para tratar o TDAH são o metilfenidato, a anfetamina e a dextroanfetamina. A pemolina é utilizada com menor frequência no TDAH em função do potencial de produzir problemas hepáticos. Desses fármacos, o metilfenidato é responsável por 90% da medicação estimulante ministrada a crianças para tratamento do TDAH (Stahl, 2006). Cerca de 10 a 30% dos clientes com TDAH que não respondem de modo adequado a medicamentos estimulantes são tratados com antidepressivos. Em 2003, a atomoxetina, um inibidor seletivo da recaptação de noradrenalina, foi aprovada para o tratamento do TDAH, tornando-se a primeira medicação não estimulante destinada e testada especificamente para esse transtorno.

ALERTA • Metilfenidato

> Use com cuidado em clientes emocionalmente instáveis, como os dependentes de álcool ou drogas, pois eles podem aumentar a dosagem por conta própria. É possível que o abuso crônico leve a uma tolerância notável e à dependência psíquica.

ALERTA • Pemolina

> Pode causar insuficiência hepática com ameaça à vida, que, por sua vez, pode resultar em morte ou exigir um transplante de fígado dentro de quatro semanas a partir do surgimento dos sintomas. O médico deve obter um consentimento por escrito antes de iniciar o tratamento com esse fármaco.

Mecanismo de ação

As anfetaminas e o metilfenidato costumam ser chamados de *aminas de ação indireta*, pois causam a liberação de neurotransmissores (noradrenalina, dopamina e serotonina) a partir dos terminais nervosos pré-sinápticos, em vez de ter efeitos agonistas diretos sobre os receptores pós-sinápticos. Também bloqueiam a recaptação desses neurotransmissores. O metilfenidato produz uma estimulação mais branda do SNC do que as anfetaminas; a pemolina afeta sobretudo a dopamina e, portanto, tem menos efeito sobre o sistema nervoso simpático. Pensava-se originalmente que o uso do metilfenidato e da pemolina para tratar o TDAH de crianças produzia um efeito contrário ao da maioria dos estimulantes – acalmava ou deixava mais lenta a atividade do cérebro. No entanto, não é isso que ocorre; os centros inibidores do cérebro são estimulados, de modo que aumenta a capacidade da criança de filtrar as distrações e controlar o próprio comportamento. A atomoxetina ajuda a bloquear a recaptação de noradrenalina pelos neurônios, deixando, como consequência, mais neurotransmissores na sinapse para ajudar a conduzir os impulsos elétricos ao cérebro.

Dosagem

Para o tratamento da narcolepsia em adultos, tanto a dextroanfetamina quanto o metilfenidato são administrados em doses divididas, totalizando 20 a 200 mg/dia. Podem ser necessárias dosagens mais elevadas, porque os adultos com narcolepsia desenvolvem tolerância aos estimulantes e, assim, precisam de mais medicação para sustentar a melhora. As medicações estimulantes também encontram-se disponíveis em preparações de liberação sustentada, tornando possível a dosagem uma vez ao dia. Não é observada tolerância em pessoas com TDAH.

As dosagens usadas no tratamento do TDAH de crianças variam bastante, de acordo com o médico, a idade, o peso e o comportamento da criança e o grau de tolerância da família em relação ao comportamento da criança. A Tabela 2.7 lista as faixas de dosagem usuais desses estimulantes. Devem ser tomadas as medidas necessárias para que, na escola, um enfermeiro ou um adulto autorizado administre os estimulantes. As preparações de liberação sustentada eliminam a necessidade de uma dosagem adicional na escola.

Efeitos colaterais

Os efeitos colaterais mais comuns dos estimulantes são anorexia, perda de peso, náusea e irritabilidade. O cliente deve evitar cafeína, açúcar e chocolate, que podem piorar esses sintomas. Efeitos colaterais menos frequentes incluem tontura, boca seca, visão turva e palpitações. O problema de longo prazo mais comum proveniente do uso de estimulantes é a supressão do crescimento e do peso, que ocorre em algumas crianças. Normalmente, isso pode ser evitado pelas "férias dos fármacos", em fins de semana, feriados e nas férias escolares, o que ajuda a restaurar os padrões normais de alimentação e crescimento. A atomoxetina pode causar diminuição do apetite, náusea, vômito, fadiga ou perturbações estomacais.

Instruções ao cliente

Há potencial para abuso no tratamento com estimulantes, mas, entre crianças, esse é um problema raro. Tomar as doses do estimulante após as refeições pode minimizar a anorexia e a náusea. Sugerem-se bebidas sem cafeína; os clientes devem evitar chocolate e açúcar em excesso. O mais importante é manter a medicação fora do alcance da criança, pois as quantidades fatais podem ser bem pequenas, como, por exemplo, as correspondentes a 10 dias de dosagem.

Dissulfiram

O dissulfiram é um agente sensibilizador, que causa uma reação adversa quando misturado com álcool. O único uso desse agente é como restringente à ingestão de álcool em indivíduos que fazem tratamento para o alcoolismo. É útil a pessoas motivadas a se abster da bebida e que não são impulsivas. O indivíduo que está tomando dissulfiram, 5 a 10 minutos após ingerir álcool, começa a apresentar sintomas como rubor facial e corporal por

Tabela 2.7 Fármacos usados para tratar o transtorno de déficit de atenção/hiperatividade

Nome genérico	Dosagem
Estimulantes	
Metilfenidato	Adultos: 20-200 mg/dia, oralmente, em doses divididas
	Crianças: 10-60 mg/dia, oralmente, em 2-4 doses divididas
Liberação sustentada	20-60 mg/dia, oralmente, dose única
Adesivo transdérmico	Adultos e crianças: adesivo de 15 mg usado durante 9 horas/dia
Dextroanfetamina	Adultos: 20-200 mg/dia, oralmente, em doses divididas
	Crianças: 5-40 mg/dia, oralmente, em 2 ou 3 doses divididas
Liberação sustentada	10-30 mg/dia, oralmente, dose única
Anfetamina	5-40 mg/dia, oralmente, em doses divididas
Liberação sustentada	10-30 mg/dia, oralmente, dose única
Pemolina	Crianças: 37,5-112,5 mg/dia, oralmente, dose única pela manhã
Inibidor seletivo da recaptação de noradrenalina	
Atomoxetina	0,5-1,5 mg/kg/dia, oralmente, dose única

causa de vasodilatação, cefaleia latejante, suor, boca seca, náusea, vômito, tontura e fraqueza. Em casos graves, pode haver dor no peito, dispneia, hipotensão grave, confusão e até morte. Os sintomas progridem rapidamente e duram de 30 minutos a 2 horas. Devido ao fígado metabolizar o dissulfiram, esse fármaco é mais eficaz em pessoas que possuem nível de enzimas hepáticas na faixa normal ou próximo a ela.

O dissulfiram inibe a enzima aldeído desidrogenase, envolvida no metabolismo do etanol. Os níveis de acetaldeído aumentam, então, 5 a 10 vezes em relação ao normal, resultando na reação dissulfiram-álcool. Essa reação é potencializada por níveis decrescentes de adrenalina e noradrenalina no sistema nervoso simpático, causados pela inibição da dopamina beta-hidroxilase (dopamina β-hidroxilase) (Cornish, McNicholas e O'Brien, 2006).

Estar bem informado é extremamente importante para o cliente que toma dissulfiram. Muitos produtos comuns contêm álcool, como cremes de barbear, loções pós-barba, perfumes e desodorantes, além de medicações vendidas sem receita médica, como os preparados contra tosse. Quando usados pelo cliente que toma dissulfiram, podem provocar a mesma reação de uma bebida alcoólica. O cliente tem que ler os rótulos com cuidado e escolher itens sem álcool.

ALERTA ● Dissulfiram

Nunca dê dissulfiram a um cliente em estado de intoxicação alcoólica ou a quem não foi esclarecido de forma adequada a respeito desse fármaco. Forneça informações aos parentes do cliente, conforme necessário.

Outros efeitos colaterais relatados por pessoas que tomam dissulfiram incluem fadiga, sonolência, halitose, tremor e impotência. O dissulfiram também pode interferir no metabolismo de outros fármacos que o cliente usa, como fenitoína, isoniazida, varfarina, barbitúricos e benzodiazepínicos de longa ação, como o diazepam e o clordiazepóxido.

O acamprosato é prescrito, às vezes, a pessoas em recuperação de abuso ou dependência de álcool. Esse fármaco ajuda a reduzir o desconforto físico e emocional enfrentado nas primeiras semanas ou meses de sobriedade, como suor, ansiedade e distúrbios do sono. A dosagem consiste em dois comprimidos (333 mg cada), três vezes ao dia. Quem tem danos renais não pode tomar esse fármaco. Os efeitos colaterais são relatados como leves e incluem diarreia, náusea, flatulência e prurido.

CONSIDERAÇÕES CULTURAIS

Estudos mostram que pessoas com antecedentes culturais diferentes respondem de modos distintos a certos fármacos usados para tratar transtornos mentais. O enfermeiro deve estar familiarizado com essas diferenças culturais. Segundo esses estudos, os afro-americanos respondem mais rapidamente a medicações antipsicóticas e antidepressivos tricíclicos do que os brancos. Além disso, os afro-americanos correm maior risco do que os brancos de desenvolver efeitos colaterais por causa dessas duas classes de fármacos. Os asiáticos metabolizam antipsicóticos e antidepressivos tricíclicos de modo mais lento do que os brancos e, portanto, precisam de dosagens mais baixas para alcançar os mesmos efeitos. Os hispânicos também precisam de dosagens mais baixas de antidepressivos para atingir os resultados desejados (Woods et al., 2003).

Os asiáticos têm resposta terapêutica a dosagens mais baixas de lítio do que os brancos. Os afro-americanos atingem níveis mais elevados de lítio no sangue do que os brancos quando recebem a mesma dosagem, além disso, experimentam mais efeitos colaterais. Isso sugere que os afro-americanos precisam de dosagens mais baixas de lítio do que os brancos a fim de produzir os efeitos desejados (Chen et al., 2002).

Medicamentos fitoterápicos têm sido usados há centenas de anos em muitos países, e, nos Estados Unidos, a frequência do seu uso está aumentando. A erva-de-são-joão, por exemplo, é empregada para tratar depressão e apresenta-se como o segundo produto herbáceo mais comumente adquirido nos Estados Unidos (Malaty, 2005). Usada para tratar ansiedade, a cava pode potencializar os efeitos do álcool, benzodiazepínicos e outros agentes sedativo-hipnóticos. A valeriana ajuda a produzir sono e é usada principalmente para melhorar a memória, mas também contra fadiga, ansiedade e depressão.

Para o enfermeiro, é essencial perguntar, de maneira específica, se o cliente usa alguma preparação herbácea. Pode ser que ele não considere esses produtos um "medicamento" ou, então, fique relutante em admitir seu uso por medo de ser censurado por profissionais da saúde. As medicações fitoterápicas com frequência são quimicamente complexas e não estão padronizadas nem regulamentadas para uso no tratamento de doenças. Combinar preparações herbáceas com outros fármacos pode levar a interações indesejadas. Portanto, é essencial saber se os clientes estão usando algum desses produtos.

QUESTÕES DE AUTOPERCEPÇÃO

Os enfermeiros têm de examinar as próprias crenças e sentimentos a respeito dos transtornos mentais, como doenças e papel dos fármacos no seu tratamento. Alguns desses profissionais, às vezes, são céticos em relação a certos transtornos mentais e acreditam que o paciente pode ter o controle de suas próprias vidas, desde que faça o esforço necessário. Enfermeiros que trabalham com clientes que apresentam transtornos mentais passam a compreender que muitos transtornos são similares a doenças físicas crônicas, como asma ou diabetes, que requerem medicação por toda a vida para manutenção da saúde. Sem a administração adequada dos medicamentos, clientes com certos transtornos mentais, como esquizofrenia ou transtorno bipolar, não conseguem sobreviver e lidar com o mundo que os cerca. O enfermeiro deve explicar ao paciente e à sua família que isso é uma doença e que exige administração de medicamentos e acompanhamento contínuos, exatamente como uma doença física.

Para o enfermeiro, é importante também conhecer certas teorias biológicas e os tratamentos atuais. Muitos clientes e seus familiares têm dúvidas sobre relatos publicados nos meios de comunicação a respeito de pesquisas ou novas descobertas. O enfermeiro pode ajudá-los a distinguir entre o factual e o experimental. Além disso, é essencial o conhecimento das novas descobertas e teorias.

Clientes e familiares precisam de mais do que informações factuais para lidar com a doença mental e seu efeito sobre suas vidas. Muitos clientes não compreendem a natureza do próprio estado de saúde e perguntam: "Por que isso está acontecendo comigo?". Precisam de explicações simples, mas completas, sobre a natureza da doença e como podem controlá-la. O enfermeiro deve dar informações suficientes sobre a doença, ao mesmo tempo em que oferece os cuidados e o apoio necessários a todos os que enfrentam doenças mentais.

Pontos a serem considerados quando se trabalha a autopercepção

- A doença mental crônica tem períodos de remissão e de exacerbação, assim como a doença física crônica. A recorrência de sintomas não é culpa do cliente nem falha no tratamento ou no cuidado fornecido pelo enfermeiro.
- As pesquisas sobre causas neurológicas dos transtornos mentais ainda estão engatinhando. Não descarte novas ideias apenas porque elas ainda não podem ajudar no tratamento dessas doenças.
- Com frequência, o cliente que toma a medicação de modo impróprio ou interrompe sua ingestão não o faz por querer. Na verdade, essa atitude é resultado de pensamento e raciocínio errôneos, que fazem parte da doença.

Questões de pensamento crítico

1. É possível identificar um gene associado a aumento do risco de surgimento tardio da doença de Alzheimer. Esse tipo de exame deve estar disponível a todos que o solicitam? Por que deve e por que não deve? Que dilemas podem surgir em decorrência desse conhecimento?
2. Quais são as implicações de enfermagem se for possível prever determinadas doenças, como a esquizofrenia, por meio de identificação dos genes responsáveis pela doença ou a ela ligados? Isso deve influenciar se as pessoas com tais genes devem ou não ter filhos? Quem deve tomar tais decisões, considerando-se que muitas pessoas com doença mental crônica dependem de programas governamentais para suporte financeiro?
3. Laboratórios pesquisam e desenvolvem novos fármacos. É gasto muito mais dinheiro e energia para a produção de medicamentos novos para transtornos comuns, em vez de fármacos (normalmente chamados de "fármacos órfãos") necessários para tratar transtornos raros, como a síndrome de Tourette. Que dilemas éticos e financeiros estão associados à pesquisa feita para a produção desses fármacos?

PONTOS-CHAVE

- A pesquisa neurobiológica expande constantemente nossos conhecimentos no campo da psiquiatria, influenciando a prática clínica de modo significativo.
- O cérebro é o centro da coordenação e da integração de todas as informações necessárias para interpretar o ambiente e responder a ele.
- O cerebelo é o centro da coordenação dos movimentos e dos ajustes posturais.
- O tronco cerebral contém centros que controlam a função cardiovascular e respiratória, o sono, a consciência e os impulsos.
- O sistema límbico regula a temperatura do corpo, o apetite, as sensações, a memória e a excitação emocional.
- Os neurotransmissores são substâncias químicas, fabricadas no neurônio, que ajudam na transmissão de informações a partir do cérebro por todo o corpo. Descobriu-se

RECURSOS NA INTERNET

RECURSOS	ENDEREÇOS ELETRÔNICOS
• Clinical Pharmacology Online	www.clinicalpharmacology.com
• Research Project Relating to DNA, Genetics and Mental Disorders	Nimh.nih.gov
• U.S. Food and Drug Administration	http://www.fda.gov

que vários neurotransmissores importantes, inclusive dopamina, noradrenalina, serotonina, histamina, acetilcolina, GABA e glutamato, desempenham algum papel nos transtornos mentais, sendo alvos do tratamento farmacológico.
- Pesquisadores continuam a examinar os papéis da genética, da hereditariedade e de vários vírus no desenvolvimento da doença mental.
- O tratamento farmacológico baseia-se na capacidade dos medicamentos em eliminar ou minimizar os sintomas-alvo identificados.
- Os seguintes fatores devem ser considerados na hora de escolher medicamentos para tratar transtornos mentais: eficácia, potência e meia-vida do fármaco; idade e etnia do cliente; outros medicamentos usados pelo cliente e efeitos colaterais dos fármacos.
- Os fármacos antipsicóticos são o principal tratamento para transtornos psicóticos, como a esquizofrenia, mas produzem uma série de efeitos colaterais, que também podem exigir intervenção farmacológica. Os efeitos colaterais neurológicos que podem ser tratados com medicações anticolinérgicas são chamados de extrapiramidais e incluem distonia, acatisia e pseudoparkinsonismo. Alguns efeitos colaterais neurológicos mais graves incluem a discinesia tardia (movimentos involuntários permanentes) e a síndrome neuroléptica maligna, que pode ser fatal.
- Devido aos graves efeitos colaterais dos medicamentos antipsicóticos, os clientes têm de receber instruções precisas sobre os medicamentos, sobre a obediência à prescrição médica e os efeitos colaterais. Profissionais da área da saúde precisam supervisionar de perto o regime medicamentoso.
- As medicações antidepressivas incluem compostos cíclicos, ISRSs, IMAOs e um grupo de novos fármacos.
- O enfermeiro deve dar instruções cuidadosas aos pacientes que recebem IMAOs, para que evitem alimentos com tiramina, pois a combinação produz uma crise hipertensiva que pode ameaçar a vida.
- É possível que o risco de suicídio aumente à medida que os clientes começam a tomar antidepressivos. A medicação pode gerar aumento na energia do cliente, e, uma vez que pensamentos suicidas podem continuar a ocorrer, é possível que o cliente coloque o plano suicida em prática.

- O lítio e os anticonvulsivantes selecionados são usados para estabilizar o humor, em particular no transtorno bipolar.
- O enfermeiro precisa monitorar os níveis séricos de lítio regularmente, a fim de garantir sua manutenção na faixa terapêutica e evitar sua toxicidade. Os sintomas de toxicidade de lítio incluem diarreia grave e vômito, sonolência, fraqueza muscular e perda da coordenação. Se não for tratada, a toxicidade de lítio leva ao coma e à morte.
- Os benzodiazepínicos são usados para tratar uma série de problemas relacionados com a ansiedade e a insônia. Clientes que tomam esses fármacos devem evitar o álcool, pois aumenta seus efeitos.
- O principal uso de estimulantes, como o metilfenidato, destina-se ao tratamento de crianças com TDAH. Está demonstrado que o metilfenidato permite que essas crianças baixem o nível de atividade e concentrem-se nas tarefas do momento e no trabalho escolar. Seu mecanismo de ação exato não é conhecido.
- Clientes de culturas diferentes podem metabolizar medicamentos em ritmos diferentes, exigindo, portanto, alterações nas dosagens-padrão.
- É essencial saber se os clientes estão fazendo uso de algum fitoterápico.

REFERÊNCIAS

American Psychiatric Association. (2000). *Diagnostic and statistical manual of mental disorders* (4th ed., text revision). Washington, DC: American Psychiatric Association.

Arniel, J.M. & Mathew, S.J. (2007). Glutamate and anxiety disorders. *Current Psychiatry Reports, 9*(4), 278-282.

Chen, J.P., Barron, C., Lin, K.M. et al (2002). Prescribing medication for Asians with mental disorders. *Western Journal of Medicine, 176*(4), 271-275.

Cornish, J.W., McNicholas, L.F. & O'Brien, C.P. (2006). Treatment of substance-related disorders. In A.F. Schatzberg & C.B. Nemeroff (Eds.). *Essentials of clinical pharmacology* (2nd ed., pp 647-667). Washington, DC: American Psychiatric Publishing.

Danel, D.G., Copeland, L.F. & Tamminga, C. (2006). Ziprasidone. In A.F. Schatzberg & C.B. Nemeroff (Eds.). *Essentials of clinical pharmacology* (2nd ed., pp. 297-305). Washington, DC. American Psychiatric Publishing.

Fujita, M., Kugaya, A. & Innis, R.B. (2005). Radiotracer imaging: Basic principles and exemplary findings in neuropsychiatric disorders. In B.J. Sadock & V.A. Sadock (Eds.). *Comprehensive textbook of psychiatry* (Vol. 1, 8th ed., pp. 222-236). Philadelphia: Lippincott Williams & Wilkins.

Glassman, A.H. (2005). Schizophrenia, antipsychotic drugs and cardiovascular disease. *Journal of Clinical Psychiatry, 66*(Suppl. 6), 5-10.

Howland, R.H. (2007).Lithium: Underappreciated and underused? *Journal of Psychosocial Nursing, 45*(8), 13-17.

Krisham, K.R.R. (2006). Monoamine oxidase inhibition. In A. F. Schatzberg & C.B. Nemeroff (Eds.). *Essentials of clinical pharmacology* (2nd ed., pp. 113-125). Washington, DC: American Psychiatric Publishing.

Lehne, R.A. (2006). *Pharmacology for nursing care* (6th ed.). Philadelphia: W.B. Saunders.

Malaty, W. (2005). St. John's wort for depression. *American Family Physician, 71*(7), 1375-1376.

Muller, D.J. & Kennedy, J.L. (2006). Genetics of antipsychotic treatment emergent weight gain in schizophrenia. *Pharmacogenomics 7*(6), 863-887.

National Institutes of Mental Health. (2007). *About ELSI*. Acessado em 3 de Fevereiro, 2002, em http://www.nhgri.nhi.gov/ELSI

Newcomer, J.N. & Haupt, D.W. (2006). The metabolic effects of antipsychotic medications. *Canadian Journal of Psychiatry, 51*(8), 480-491.

Plata-alaman, C.R., Shank, R.P. & Smith-Swimtosky, V.L. (2005). Amino acid neurotransmitters. In B.J. Sadock & V.A. Sadock (Eds.). *Comprehensive textbook of psychiatry* (Vol 1, 8th ed., pp. 60-72). Philadelphia: Lippincott Williams & Wilkins.

Sadock, B.J. & Sadock, V.A. (2008). *Kaplan & Sadock's concise textbook of clinical psychiatry* (3rd ed.). Philadelphia: Lippincott Williams & Wilkins/ Wolters Kluwer.

Stahl, S.M. (2006). *Essential psychopharmacology: The prescriber's guide*. Cambridge: Cambridge University Press.

Swedo, S.E. & Grant, P.J. (2005). Annotation: PANDAS: A model for human autoimmune disease. *Journal of Child Psychology and Psychiatry, and Allied Disciplines, 46*(3), 227-234.

Tecott, L.H. & Smart, S.L. (2005). Monoamine transmitters. In B.J. Sadock & V.A. Sadock (Eds.). *Comprehensive textbook of psychiatry* (Vol. 1, 8th ed., pp. 49-60). Philadeplhia: Lippincott Williams & Wilkins.

Vythilingam, M., Shen, J, Drevets, W.C., et al. (2005). Nuclear magnetic resonance imaging: Basic principles and recent findings in neuropsychiatric disorders. In B.J. Sadock & B.A. Sadock (Eds.). *Comprehensive textbook of psychiatry* (Vol.1, 8th ed., pp. 201-222). Philadelphia: Lippincott Williams & Wilkins.

Woods, S.W., Saksa, J.R., Baker, C.B., Cohen, S.J. & Tek, C. (2008). Effects of levetiracetam on tardive dyskinesia: A randomized, double-blind, placebo-controlled study. *Journal of Clinical Psychiatry, 69*(4), 546-554.

Woods, S.W., Sullivan, M.C., Neuse, E.C., et al. (2003). Racial and ethnic effects on antipsychotic practices in a community mental health center. *Psychiatric Services, 54*(2), 177-179.

LEITURAS ADICIONAIS

Janicak, P.G. & Beedle, D. (2005). Medication-induced movement disorders. In B.J. Sadock & V.A. Sadock (Eds.). *Comprehensive textbook of psychiatry* (Vol.2, 8th ed., pp 2712-2718). Philadelphia: Lippincott Williams & Wilkins.

Mathews, C.A. & Friemer, N.B. (2005). Genetic linkage analysis of the psychiatric disorders. In B.J. Sadock & V.A. Sadock (Eds.), *Comprehensive textbook on psychiatry* (Vol.1, 8th ed., pp 252-272). Philadelphia: Lippincott Williams & Wilkins.

Guia de Estudo

QUESTÕES DE MÚLTIPLA ESCOLHA

Escolha a resposta correta para cada uma das seguintes questões.

1. O enfermeiro está explicando a um cliente que toma IMAO que ele deve evitar alimentos com tiramina. Qual das seguintes afirmações indica que o cliente precisa de mais esclarecimento?
   a. "Que bom que posso comer *pizza*, desde que não tenha linguiça."
   b. "Então posso comer queijo *cottage* sem me preocupar."
   c. "Tenho que evitar cerveja sem álcool."
   d. "Nessa dieta, posso comer ervilhas e similares."

2. Um cliente deprimido e suicida começou a tomar um antidepressivo tricíclico há duas semanas e, agora, vai receber alta e voltar para casa. Qual dessas questões é importante para o enfermeiro no momento de finalizar os planos de alta?
   a. O cliente pode precisar de uma prescrição de difenidramina para combater efeitos colaterais.
   b. O enfermeiro vai avaliar o risco de suicídio por superdosagem do antidepressivo tricíclico.
   c. O enfermeiro precisa incluir instruções sobre sinais da síndrome neuroléptica maligna.
   d. O cliente irá precisar de serviços laboratoriais regulares para monitorar os níveis terapêuticos do fármaco.

3. Os sinais de toxicidade do lítio incluem:
   a. Sedação, febre, inquietação.
   b. Agitação psicomotora, insônia, aumento da sede.
   c. Elevada contagem de leucócitos no sangue, suor, confusão.
   d. Vômito grave, diarreia, fraqueza.

4. Dos itens a seguir, qual deve ser considerado em casos de crianças que tomam estimulantes para TDAH há alguns anos?
   a. Dependência do fármaco.
   b. Insônia.
   c. Supressão do crescimento.
   d. Aumento de peso.

5. O enfermeiro está cuidando de um cliente com esquizofrenia que toma haloperidol. Ele reclama de inquietação, de não conseguir ficar sossegado, além de apresentar rigidez muscular. Qual das seguintes medicações deve ser administrada pelo enfermeiro?
   a. Haloperidol, 5 mg PO
   b. Benzotropina, 2 mg PO
   c. Propranolol, 20 mg PO
   d. Tradozona, 50 mg PO

6. As instruções sobre a lamotrigina dadas ao cliente devem incluir:
   a. Adotar uma dieta balanceada para evitar ganho de peso.
   b. Relatar imediatamente qualquer exantema ao médico.
   c. Tomar as doses sempre com alimentos para evitar náusea.
   d. Esse fármaco pode causar dependência psicológica.

7. Qual das seguintes prescrições médicas o enfermeiro deve verificar quando o cliente declara "Sou alérgico a fenotiazinas"?
   a. Haloperidol, 5 mg PO, 2 vezes/dia
   b. Tiotixena, 10 mg PO, 2 vezes/dia
   c. Flufenazina, 5 mg PO, 3 vezes/dia
   d. Risperidona, 2 mg, 2 vezes/dia

8. Qual desses tipos de medicamentos psicotrópicos exige que o *status* cardíaco do cliente seja monitorado com atenção?
   a. Antidepressivos
   b. Antipsicóticos
   c. Estabilizadores do humor
   d. Estimulantes

QUESTÕES DE COMPLETAR

Identifique a classificação farmacológica de cada um dos medicamentos a seguir.

_____ 1. Clozapina

_____ 2. Fluoxetina

_____ 3. Amitriptilina

_____ 4. Benzotropina

_____ 5. Metilfenidato

_____ 6. Carbamazepina
_____ 7. Clonazepam
_____ 8. Quetiapina

QUESTÕES ABERTAS

1. Explique a razão da diminuição gradativa das doses da medicação psicotrópica antes da descontinuidade do fármaco.

2. Descreva as instruções que o cliente deve receber se tiver uma PET agendada.

3. Explique o processo de acumulação e sua relação com episódios maníacos do transtorno bipolar.

3 Terapia e Teorias Psicossociais

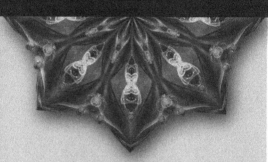

Objetivos de aprendizagem

Após a leitura do capítulo, você deverá ser capaz de

1. Explicar as crenças e as abordagens básicas das seguintes teorias psicossociais: psicanalítica, desenvolvimental, interpessoal, humanista, comportamental (behaviorista), existencial e intervenção na crise.
2. Descrever as seguintes modalidades de tratamento psicossocial: psicoterapia individual, psicoterapia de grupo, terapia familiar, modificação do comportamento, dessensibilização sistemática, economia simbólica (*token economy*), grupos de autoajuda, grupos de apoio, grupos educativos, terapia cognitiva, ambientoterapia e reabilitação psiquiátrica.
3. Identificar a teoria psicossocial em que se baseia cada estratégia de tratamento.
4. Identificar como várias perspectivas teóricas influenciam a prática atual da enfermagem.

Palavras-chave

- ambientoterapia
- autorrealização
- behaviorismo
- comunidade terapêutica ou ambientoterapia
- condicionamento operante
- contratransferência
- crise
- dessensibilização sistemática
- ego
- grupo aberto
- grupo de mútua ajuda
- grupo educativo
- grupo fechado
- grupos de apoio
- hierarquia das necessidades
- humanismo
- id
- interpretação dos sonhos
- intervenção na crise
- intervenções psicossociais
- livre associação
- mecanismos de defesa do ego
- medicina alternativa
- medicina complementar
- medicina integrada
- modificação de comportamento
- modo parataxico
- modo prototáxico
- modo sintáxico
- observador participante
- psicanálise
- psicoterapia de grupo
- psicoterapia individual
- reabilitação psiquiátrica
- reforço negativo
- reforço positivo
- relação terapêutica enfermeiro-paciente
- subconscientes
- superego
- terapia centrada no cliente
- terapia cognitiva
- terapia em grupo
- terapia familiar
- transferência

Atualmente, o tratamento na área de saúde mental apresenta uma abordagem eclética, ou seja, incorpora conceitos e estratégias de uma série de fontes. Este capítulo apresenta uma visão geral das principais teorias psicossociais, esclarece ideias e conceitos da prática atual e explica as várias modalidades de tratamento psicossocial. As teorias psicossociais produziram muitos modelos usados hoje na terapia individual e em grupo e em vários ambientes de tratamento. O modelo de tratamento médico baseia-se nas teorias neurobiológicas discutidas no Capítulo 2.

TEORIAS PSICOSSOCIAIS

Muitas teorias tentam explicar o comportamento humano, a saúde e a doença mental. Cada uma sugere como ocorre o desenvolvimento normal, com base nas crenças, pressuposições e visão de mundo do teórico. Essas teorias apontam estratégias que o médico pode usar para trabalhar com os clientes. Muitas das teorias discutidas neste capítulo não se basearam em evidências empíricas nem em pesquisas; surgiram de experiências individuais e podem ser chamadas, mais apropriadamente, de estruturas ou modelos conceituais.

Este capítulo discute os seguintes tipos de teorias psicossociais:
- Psicanalítica
- Desenvolvimental
- Interpessoal
- Humanista
- Comportamental
- Existencial

Teorias psicanalíticas

Sigmund Freud: o pai da psicanálise

Sigmund Freud (1856-1939; Fig. 3.1) desenvolveu a teoria psicanalítica entre final do século XIX e começo do XX, em Viena, onde passou a maior parte de sua vida. Vários outros psicanalistas e teóricos destacados contribuíram para esse corpo de conhecimentos, mas Freud é, sem dúvida, seu fundador. Muitos clínicos e teóricos não concordaram com grande parte da teoria psicanalítica de Freud e, mais tarde, desenvolveram suas próprias teorias e estilos de tratamento.

A teoria psicanalítica defende a noção de que todo comportamento humano é causado e pode ser explicado (teoria determinista). Freud acreditava que desejos e impulsos sexuais *reprimidos* (impelidos pela mente consciente) motivam grande parte do comportamento humano. Desenvolveu ideias e explicações iniciais sobre o comportamento a partir de experiências pessoais com alguns clientes – todos do sexo feminino – e que apresentavam comportamentos incomuns, como distúrbios de visão e fala, inaptidão para comer e paralisia dos membros. Esses sintomas não tinham base fisiológica alguma, e Freud considerou-os como comportamento "histérico" ou neurótico das mulheres. Após vários anos de trabalho com essas pacientes, o psicanalista concluiu que muitos dos problemas apresentados por elas resultavam de algum trauma infantil ou de falhas em completar tarefas do desenvolvimento psicossexual. Essas mulheres haviam reprimido necessidades e desejos sexuais não

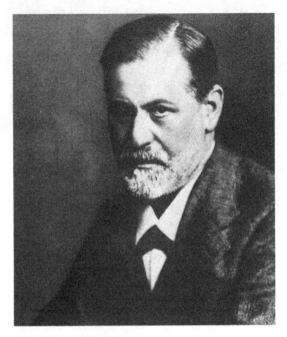

Figura 3.1 Sigmund Freud: o pai da psicanálise.

satisfeitos ou eventos traumáticos ocorridos na infância. Os comportamentos "histéricos" ou neuróticos resultavam desses conflitos não resolvidos.

Componentes da personalidade: id, ego e superego. Na conceituação de Freud, a estrutura da personalidade é formada por três componentes: o id, o ego e o superego (Freud, 1923/1962). O **id** é a parte da natureza pessoal que reflete desejos básicos ou inatos, como o comportamento de busca do prazer, a agressão e os impulsos sexuais. O id busca gratificação imediata, causa comportamentos impensados e impulsivos e não considera regras nem convenções sociais. O **superego**, por sua vez, é a parte da natureza pessoal que reflete conceitos morais e éticos, valores e expectativas dos pais e da sociedade; portanto, opõe-se diretamente ao id. O terceiro componente, o **ego**, constitui a força mediadora ou de equilíbrio entre o id e o superego. Representa o comportamento maduro e adaptativo, que permite à pessoa desempenhar um comportamento adequado na sociedade. Freud acreditava que a ansiedade resultava das tentativas do ego de equilibrar os instintos impulsivos do id e as rígidas regras do superego. A ilustração da página 59 demonstra a relação entre essas estruturas da personalidade.

Comportamento motivado por sentimentos e pensamentos subconscientes. Freud acreditava que a personalidade humana funcionava em três níveis de consciência: consciente, pré-consciente e inconsciente (Freud, 1923/1962). O *consciente* refere-se a percepções, pensamentos e emoções existentes na consciência da pessoa; inclui, por exemplo, tomar consciência de sentimentos alegres ou pensar na pessoa amada. Pensamentos e emoções *pré-conscientes*, na verdade, não se encontram na consciência da pessoa, mas é possível rememorá-los com algum esforço (p. ex., um adulto lembra o que pensou ou sentiu quando criança). O *inconsciente* é o reino dos pensamentos e dos sentimentos que motivam a pessoa, embora ela não tenha plena

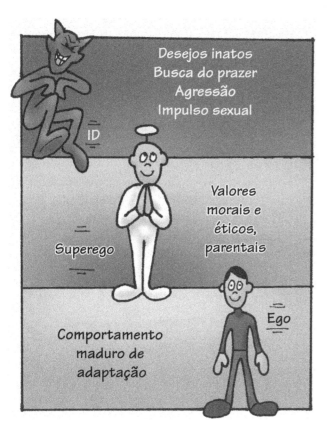

Componentes da personalidade descritos por Freud.

consciência deles. Esse reino inclui a maioria dos mecanismos de defesa (veja a discussão a seguir) e motivações ou impulsos instintivos. De acordo com as teorias de Freud, reprimimos no inconsciente a memória de eventos traumáticos cuja rememoração é muito dolorosa.

Freud acreditava, ainda, que grande parte do que fazemos e dizemos é motivada por nossos sentimentos ou pensamentos **subconscientes** (os que se encontram nos níveis pré-consciente ou inconsciente). O "ato falho" freudiano é um termo que costumamos usar para descrever lapsos de linguagem – por exemplo, dizer "Minha baleia!" em vez de "Minha sereia!" para mulher que está acima do peso. Freud julgava que esses lapsos não são acidentes nem coincidências, mas indicações de sentimentos ou pensamentos subconscientes que, de forma acidental, emergem na conversa casual do dia a dia.

Interpretação dos sonhos feita por Freud. O psicanalista austríaco acreditava que os sonhos refletem o subconsciente humano e têm um significado importante, embora, às vezes, seu sentido esteja oculto ou seja simbólico. A **interpretação dos sonhos**, método básico da psicanálise, envolve discutir os sonhos do cliente para descobrir seu verdadeiro significado e sentido. Por exemplo, uma cliente pode relatar sonhos apavorantes recorrentes, em que cobras a perseguem. Uma interpretação de Freud poderia apontar que a mulher teme a intimidade com homens; ele veria a cobra como um símbolo fálico, representando o pênis.

Outro método usado para conseguir acessar sentimentos e pensamentos subconscientes é a **livre associação**, em que, para desvelar os reais sentimentos e pensamentos do cliente, o terapeuta diz uma palavra e pede ao cliente que responda de imediato com a primeira coisa que lhe vier à mente. Freud pensava que essas respostas rápidas seriam capazes de revelar sentimentos ou pensamentos subconscientes ou reprimidos.

Mecanismos de defesa do ego. Freud acreditava que o *self*, ou ego, usava **mecanismos de defesa do ego** – métodos que tentam proteger o *self* e lidar com impulsos básicos ou pensamentos, sentimentos ou eventos emocionalmente dolorosos. Os mecanismos de defesa são explicados na Tabela 3.1. Por exemplo, alguém que recebeu o diagnóstico de câncer e não quer falar sobre a própria doença está usando o mecanismo de defesa da negação ou recusando-se a aceitar a realidade da situação. Se uma pessoa que está prestes a morrer de câncer exibe, de forma contínua, um comportamento animado, talvez esteja usando o mecanismo de defesa da formação reativa para proteger as próprias emoções. A maioria dos mecanismos de defesa opera no nível inconsciente da percepção, de modo que as pessoas não se dão conta do que estão fazendo e, com frequência, precisam de ajuda para enxergar a realidade.

Cinco etapas do desenvolvimento psicossexual. Freud baseou sua teoria do desenvolvimento da infância na concepção de que a energia sexual, chamada *libido*, é a força motora do comportamento humano. Propôs que as crianças passam por cinco estágios de desenvolvimento psicossexual: oral (do nascimento ao 18º mês), anal (do 18º ao 36º mês), fálico/edipiano (dos 3 aos 5 anos), de latência (dos 5 aos 11 ou 13 anos) e genital (dos 11 aos 13 anos). A Tabela 3.2 descreve esses estágios e as respectivas tarefas do desenvolvimento. Surge uma psicopatologia quando a pessoa tem dificuldade em fazer a transição de um estágio para o outro, ou quando permanece em determinado estágio ou regride a um anterior. A discussão aberta dos impulsos sexuais, particularmente com crianças, promovida por Freud, foi considerada chocante para sua época (Freud, 1923/1962).

Transferência e contratransferência. Freud desenvolveu também os conceitos de transferência e contratransferência. Ocorre **transferência** quando o cliente desloca para o terapeuta atitudes e sentimentos que ele próprio experimentou originalmente em outras relações (Freud, 1923/1962). Os padrões de transferência são automáticos e inconscientes na relação terapêutica. Por exemplo, uma cliente adolescente cujo enfermeiro tem mais ou menos a mesma idade de seus pais pode reagir diante deste da mesma forma que reage diante dos pais. A adolescente pode experimentar sentimentos intensos de rebeldia ou fazer comentários sarcásticos; essas reações, na verdade, seriam baseadas nas experiências da própria cliente com os pais e não com o enfermeiro.

A **contratransferência** ocorre quando o terapeuta desloca para o cliente atitudes ou sentimentos do próprio passado. Por exemplo, uma enfermeira que tem filhos adolescentes e está passando por frustrações com um cliente adolescente pode responder em um tom paternal ou punitivo. Nesse caso, a enfermeira está contratransferindo as próprias atitudes e sentimentos

Tabela 3.1 Mecanismos de defesa do ego

Compensação	Ter grandes sucessos em uma área para compensar deficiências reais ou percebidas em outra • Complexo de Napoleão: um homem de pouca estatura que se torna imperador. • Enfermeiro com autoestima baixa que faz dois plantões para ser admirado pelo supervisor.
Conversão	Exprimir um conflito emocional por meio do desenvolvimento de um sintoma físico, normalmente de natureza sensório-motora • Um adolescente proibido de ver filmes pornográficos é tentado por amigos a fazê-lo e desenvolve cegueira; ele não se importa com a perda da visão.
Negação	Ser incapaz de aceitar uma condição insuportável, de admitir a realidade de uma situação ou de permitir que o problema continue • Um diabético que come bombons. • Alguém que gasta livremente quando as contas estão no vermelho. • Uma pessoa que, antes de procurar ajuda, fica três dias com dores abdominais graves.
Deslocamento	Expor sentimentos intensos em relação a pessoas menos ameaçadoras do que aquela que originou esses sentimentos • Alguém com raiva do chefe grita com o próprio cônjuge. • Uma criança vítima de *bullying* (discriminação de colegas) na escola maltrata o irmão menor.
Dissociação	Lidar com um conflito emocional por meio de uma alteração temporária na consciência ou na identidade • Amnésia que evita a lembrança de um acidente de carro acontecido no dia anterior. • Adultos que não se lembram de abusos sexuais sofridos na infância.
Fixação	Imobilizar uma porção da personalidade resultante da não conclusão de tarefas em certo estágio do desenvolvimento • Não aprender a adiar a gratificação. • Falta de um senso claro de identidade como adulto.
Identificação	Copiar o modelo de ações e opiniões de pessoas influentes, em busca de identidade ou por aspirar a concretização de um objetivo pessoal, social ou profissional • Um estudante de enfermagem segue determinada especialidade por ser esta a especialidade de um professor que ele admira.
Intelectualização	Separar as emoções e os fatos envolvidos em eventos ou situações dolorosas; aceitar os fatos, mas não as emoções • A pessoa não demonstra expressão emocional alguma quando discute um acidente de carro grave.
Introjeção	Aceitar atitudes, crenças e valores de outras pessoas como se fossem suas • Alguém que detesta armas torna-se um ávido caçador, a exemplo de seu melhor amigo.
Projeção	Transferir, de maneira inconsciente, a um objeto externo a culpa por pensamentos ou inclinações próprias inaceitáveis • Um homem que teve pensamentos sobre uma relação sexual com alguém do mesmo sexo bate em um homossexual. • Uma pessoa muito preconceituosa chama outros de intolerantes.
Racionalização	Justificar o próprio comportamento para evitar culpa, responsabilidade, conflito, ansiedade ou perda de autorrespeito • O estudante que culpa o professor ("um medíocre!") pelo próprio fracasso. • O homem que diz bater na esposa porque ela não o obedece.
Formação reativa	Agir de modo oposto ao que pensa ou acredita • Uma mulher que nunca quis ter filhos torna-se uma supermãe. • Alguém que despreza o chefe diz a todos que o chefe é ótimo.
Regressão	Retornar a um estágio de desenvolvimento anterior para se sentir seguro ou atender a necessidades • Uma criança de 5 anos de idade pede mamadeira quando o irmãozinho está sendo alimentado. • Um homem faz biquinho, como um menino de 4 anos de idade, quando não é o centro da atenção da namorada.
Repressão	Excluir da consciência pensamentos e sentimentos emocionalmente dolorosos ou que provocam ansiedade • Uma mulher que não se lembra do assalto que sofreu no dia anterior. • Uma mulher que não se lembra de nada até os 7 anos de idade, quando foi retirada da casa dos pais, que abusavam dela.
Resistência	Antagonizar, de modo aberto ou encoberto, a lembrança ou o processamento de informações que produzem ansiedade • Um enfermeiro que se diz muito ocupado e não tem tempo para conversar com um paciente à beira da morte. • Uma pessoa que frequenta sessões de tratamento de alcoolismo, segundo determinação do tribunal, mas se recusa a participar.

(continua)

Tabela 3.1 Mecanismos de defesa do ego (*continuação*)

Sublimação	Substituição de uma atividade de aceitação social por um impulso inaceitável • Uma pessoa que parou de fumar consome balas diante do impulso de fumar. • Uma pessoa faz uma caminhada de 15 minutos, diante da tentação de consumir guloseimas.
Substituição	Substituição da gratificação desejada por outra mais rapidamente disponível • Mulher que gostaria de ter filhos próprios inaugura centro de caridade.
Supressão	Exclusão consciente de pensamento e sentimentos inaceitáveis resultantes de precepção consciente • Estudante que decide não pensar na doença de um dos pais para estudar para um exame. • Mulher que conta a uma amiga que não consegue pensar no momento sobre a morte do filho.
Ato de desfazer	Manifestação de comportamento aceitável para compensar comportamento inaceitável ou para negá-lo • Pesssoa que engana a esposa leva um buquê de rosas para ela. • Homem que é grosseiro nos negócios doa grande quantidade de dinheiro a obras de caridade.

Tabela 3.2 Estágios do desenvolvimento de Freud

Fase	Idade	Foco
Oral	Nascimento ao 18º mês	Importante local de tensão e gratificação é a boca, os lábios e a língua; inclui morder e sugar como atividades. O id está presente no nascimento. O ego desenvolve-se lentamente a partir da estrutura rudimentar presente no nascimento.
Anal	18-36 meses	O ânus e a área ao redor constituem a maior fonte de interesse. Controle voluntário do esfíncter é adquirido (treinamento para uso do vaso sanitário).
Fálico/edipiano	3-5 anos	Os genitais constituem o foco de interesse, estimulação e excitação. O pênis é o órgão de interesse de ambos os sexos. É comum a masturbação. Inveja do pênis (desejo de posse) é encontrada em meninas; complexo de Édipo (desejo do menino em casar com a mãe, e a menina, com o pai, e livrar-se do "concorrente") é encontrado nos meninos e nas meninas.
Latência	5-11 ou 13 anos	Resolução do complexo de Édipo. Impulso sexual é canalizado para atividades socialmente adequadas, como as tarefas escolares e os esportes. Formação do superego. Estágio final do desenvolvimento psicossexual.
Genital	11-13 anos	Começa na puberdade e com a capacidade biológica de ter orgasmo; envolve a capacidade para uma verdadeira intimidade.

Adaptada de Freud. S. (1962). *The ego and the id (The standard edition of the complete psychological works of Sigmund Freud)*. (J. Strachey, Trans.) New York: W. W. Norton & Company.

em relação aos filhos para o cliente. Para lidar com a contratransferência, os enfermeiros podem examinar seus próprios sentimentos e respostas, usando a autoconsciência e conversando com os colegas.

Prática psicanalítica atual

A **psicanálise** foca a descoberta das causas de conflitos, sentimentos e pensamentos inconscientes e reprimidos do cliente, que, supostamente, causam ansiedade, e ajuda o cliente a obter o entendimento desses elementos, resolvendo esses conflitos e ansiedades. Os psicanalistas usam as técnicas da livre associação, da interpretação dos sonhos e da análise do comportamento.

A psicanálise ainda é praticada hoje, embora de forma bastante limitada. A análise é longa, com sessões semanais ou mais frequentes, durante vários anos. Tem alto custo e não é coberta por planos de saúde convencionais; assim, ficou conhecida como "terapia de ricos".

Teorias do desenvolvimento

Erik Erikson e os estágios do desenvolvimento psicossocial

Erik Erikson (1902-1994), psicanalista alemão, deu continuidade ao trabalho de Freud sobre o desenvolvimento da personalidade, ampliando-o para todo o período da vida, com ênfase no desenvolvimento social e psicológico nas várias etapas da existência. Em 1950, publicou *Childhood and Society*, em que descreveu oito estágios do desenvolvimento psicossocial. Em cada estágio, a pessoa precisa completar uma tarefa de vida essencial para o próprio bem-estar e para própria saúde mental. São tarefas que permitem a aquisição de virtudes humanas: esperança, propósito, fidelidade, amor, afeto e sabedoria. Os estágios, as tarefas de vida e as virtudes são descritos na Tabela 3.3.

Os oito estágios do desenvolvimento psicossocial de Erikson ainda são usados em uma série de disciplinas. Nessa concepção, o crescimento psicossocial ocorre em fases sequenciais, e cada fase depende da conclusão da fase anterior e de uma tarefa de vida. Por exemplo, no estágio de bebê (do nascimento ao 18º mês) – confiança vs. desconfiança – o bebê tem que aprender a desenvolver uma confiança básica (resultado positivo), como a certeza de que será alimentado e cuidado. A formação da confiança é essencial: a desconfiança, resultado negativo desse estágio, prejudica o desenvolvimento da pessoa por toda a vida.

Jean Piaget e os estágios do desenvolvimento cognitivo

Jean Piaget (1896-1980) investigou como se dá o desenvolvimento da inteligência e do funcionamento cognitivo em crianças. Ele acreditava que a inteligência humana progride por uma série de estágios, de acordo com a idade, sendo que, em cada estágio, a criança demonstra um nível mais elevado de funcionamento do que nos anteriores. Com seu esquema, Piaget confiava plenamente em que as mudanças biológicas e a maturação eram responsáveis pelo desenvolvimento cognitivo.

Os quatro estágios do desenvolvimento cognitivo propostos por Piaget são:

1. **Sensório-motor – do nascimento aos 2 anos de idade.** A criança desenvolve um senso de si própria separado do ambiente e o conceito de permanência do objeto, ou seja, objetos tangíveis que se encontram além do alcance não deixam de existir apenas porque estão fora da área de visão. A criança começa a formar imagens mentais.
2. **Pré-operacional – dos 2 aos 6 anos.** A criança desenvolve a capacidade de se expressar pela linguagem, compreende o significado de gestos simbólicos e começa a classificar objetos.
3. **Operações concretas – dos 6 aos 12 anos.** A criança começa a aplicar a lógica para pensar, compreende a noção de espaço e a reversibilidade, mostra-se cada vez mais social e capaz de aplicar regras; o pensamento, no entanto, ainda é concreto.
4. **Operações formais – dos 12 aos 15 anos em diante.** A criança aprende a pensar e a raciocinar em termos abstratos, desenvolve ainda mais o pensamento lógico e o raciocínio e alcança a maturidade cognitiva.

A teoria de Piaget sugere que os indivíduos alcançam a maturidade cognitiva por volta do meio ou do final da adolescência. Alguns críticos de Piaget defendem que o desenvolvimento cognitivo é menos rígido e mais individualizado do que sua teoria sugere. Sua teoria é útil para quem trabalha com crianças. Ao tomar consciência do nível de desenvolvimento cognitivo da criança, o enfermeiro pode entender melhor o que ela quer dizer. Além disso, as instruções fornecidas a crianças com frequência são estruturadas de acordo com seu desenvolvimento cognitivo.

Teorias interpessoais

Harry Stack Sullivan: relações interpessoais e a ambientoterapia (milieu)

Harry Stack Sullivan (1892-1949), psiquiatra norte-americano, ampliou a teoria do desenvolvimento da personalidade, incluindo o significado das relações interpessoais. Sullivan acre-

Tabela 3.3 Estágios do desenvolvimento psicossocial de Erikson

Estágio	Virtude	Tarefa
Confiança vs. desconfiança	Esperança	Encarar o mundo como seguro e confiável; relações como as de afeto, estabilidade e confiança.
Autonomia vs. vergonha e dúvida (criança que começa a andar)	Vontade	Alcance de um sentido de controle e livre-arbítrio.
Iniciativa vs. culpa (pré-escolar)	Propósito	Início do desenvolvimento de uma consciência, aprendizado da forma de controle de conflitos e ansiedade.
Diligência vs. inferioridade (idade escolar)	Competência	Surgimento da confiança nas próprias capacidades, junto do prazer nas realizações.
Identidade vs. confusão de papéis (adolescência)	Fidelidade	Formulação do senso de si mesmo e de pertencimento.
Intimidade vs. isolamento (adulto jovem)	Amor	Formação de relações adultas e de amor, além de vínculos significativos com os outros.
Generatividade vs. estagnação (adulto médio)	Afeto e preocupação com o meio	Ser criativo e produtivo, estabelecendo a geração seguinte.
Integridade do ego vs. desespero (maturidade)	Sabedoria	Aceitação da responsabilidade por si mesmo e pela vida.

ditava que a personalidade de uma pessoa envolve mais do que características individuais, em particular o modo como interage com os outros. Defendia que relações inadequadas ou não satisfatórias produzem ansiedade, considerada a base de todos os problemas emocionais (Sullivan, 1953). A importância e o significado das relações interpessoais na vida humana são, provavelmente, a maior contribuição de Sullivan no campo da saúde mental.

Cinco estágios da vida. Sullivan estabeleceu cinco estágios de desenvolvimento da vida – primeira infância, segunda infância, terceira infância, pré-adolescência e adolescência –, cada um deles com foco em determinadas relações interpessoais (Tab. 3.4). Sullivan também descreveu três modos de experiência do desenvolvimento cognitivo; acreditava que os transtornos mentais estão relacionados à persistência de um dos modos iniciais. O **modo prototáxico**, característico da primeira e da segunda infância, envolve experiências breves e desconexas, sem relação entre si. Adultos com esquizofrenia exibem experiências prototáxicas persistentes. O **modo paratáxico** começa no início da segunda infância, à medida que a criança começa a relacionar experiências em sequência. Ela pode não ter um senso lógico das experiências, considerando-as como eventos casuais ou coincidências. A criança busca aliviar a ansiedade, repetindo experiências conhecidas, embora talvez não entenda o que esteja fazendo. Sullivan explicava as ideias paranoicas e os lapsos de linguagem pelo fato de a pessoa operar no modo paratáxico. No **modo sintáxico**, que aparece na criança a partir da idade escolar (terceira infância) e torna-se mais predominante na pré-adolescência, a pessoa começa a perceber a si mesma e ao mundo no contexto do ambiente e pode analisar experiências em uma série de *espaços*. A maturidade pode ser definida como a predominância do modo sintáxico (Sullivan, 1953).

Comunidade terapêutica, ou ambientoterapia. Na visão de Sullivan, o objetivo do tratamento é o estabelecimento de relações interpessoais satisfatórias. O terapeuta proporciona uma relação interpessoal corretiva ao cliente. Ele cunhou o termo **observador participante** para indicar o papel do terapeuta, que tanto participa do progresso do relacionamento quanto o observa.

Também se credita a Sullivan o desenvolvimento da primeira **comunidade terapêutica, ou ambientoterapia**, com jovens do sexo masculino que tinham esquizofrenia, em 1929 (embora o termo *comunidade terapêutica* só tenha sido usado extensivamente depois que Maxwell Jones publicou *The Therapeutic Community*, em 1953). No conceito de ambientoterapia,

Tabela 3.4 Estágio de vida de Sullivan

Estágio	Idade	Foco
Infância	Do nascimento ao início da linguagem	Existe a necessidade primária do contato corporal e da ternura. Domina o modo prototáxico (nenhuma relação entre as experiências). Zonas principais: oral e anal. Necessidades atendidas representam o bem-estar da criança; quando não são atendidas, causam medo e ansiedade.
Segunda infância	Do surgimento da linguagem aos 5 anos	Pais vistos como fonte de aprovação e aceitação. Mudança para o modo paratáxico (experiências conectadas entre si, em sequência). Zona principal: anal. Gratificação gera autoestima positiva. Ansiedade moderada gera incerteza e insegurança; ansiedade grave resulta em padrões de comportamento autoderrotistas.
Terceira infância	Dos 5 aos 8 anos	Inicia-se a mudança para o modo sintáxico (pensamento sobre si próprio e os outros baseado na análise de experiências em uma série de situações). Oportunidades de aprovação e aceitação por parte de outros. Aprende-se a negociar as próprias necessidades. Ansiedade grave pode resultar em necessidade de controle ou em atitudes restritivas prejudiciais.
Pré-adolescência	Dos 8 aos 12 anos	Movimento em direção a uma intimidade genuína com amigos do mesmo sexo. A família deixa de ser a fonte de satisfação nos relacionamentos. Mudança maior para o modo sintáxico. A capacidade de criar vínculos com os outros, amar e colaborar se desenvolve ou não.
Adolescência	Da puberdade à vida adulta	É adicionado o desejo à relação interpessoal. A necessidade de relações especiais de compartilhamento muda para o sexo oposto. Novas oportunidades de experiências sociais levam à consolidação da autoestima ou da autorridicularização. Se o autossistema está intacto, as áreas de preocupação são ampliadas de modo a incluir valores, ideais, decisão sobre a vida profissional e preocupações sociais.

Adaptada de Sullivan, H. S. (1953). *The interpersonal theory of psychiatry*. New York: W. W. Norton & Company.

ou comunidade terapêutica, a interação entre os clientes é vista como benéfica, e o tratamento enfatiza o papel dessa interação cliente-cliente. Até então, acreditava-se que a interação entre o cliente e o psiquiatra era o componente essencial do tratamento. Sullivan e, mais tarde, Jones observaram que as interações entre clientes, em um ambiente terapêutico seguro, geravam grandes benefícios a estes. O conceito de **ambientoterapia**, originalmente desenvolvido por Sullivan, envolvia interações entre clientes, incluindo praticar habilidades de relacionamento interpessoal, dar *feedback* ao outro sobre o comportamento deste e trabalhar de modo cooperativo, como grupo, para solucionar problemas cotidianos.

A ambientoterapia foi um dos principais modos de tratamento no ambiente hospitalar intensivo. No ambiente de tratamento de saúde atual, no entanto, as hospitalizações são muito curtas, e os clientes não têm tempo de desenvolver relações significativas entre si. Por isso, o conceito de ambientoterapia (*milieu*) recebe pouca atenção. A administração do *milieu*, ou ambiente, ainda é uma das principais tarefas do enfermeiro, com o objetivo de fornecer segurança e proteção a todos os clientes e promover a interação social.

Hildegard Peplau: a relação terapêutica enfermeiro-paciente

Hildegard Peplau (1909-1999; Fig. 3.2), teórica e clínica de enfermagem, baseou-se nas teorias interpessoais de Sullivan e também via o papel do enfermeiro como um observador participante. Peplau desenvolveu o conceito da **relação terapêutica enfermeiro-paciente**, que inclui quatro fases: orientação, identificação, exploração e resolução (Tab. 3.5).

Durante essas fases, o cliente realiza certas tarefas e promove mudanças de relacionamento que ajudam no processo de cura (Peplau, 1952).

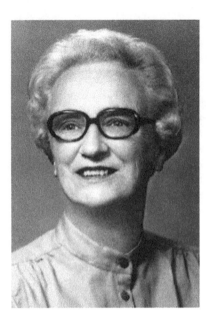

Figura 3.2 Hildegard Peplau desenvolveu as fases da relação terapêutica enfermeiro-paciente e contribuiu muito para as bases atuais da prática de enfermagem.

1. A *fase de orientação* é dirigida pelo enfermeiro, engajando o cliente no tratamento; são dadas explicações e informações, além de resposta a perguntas.
2. A *fase de identificação* começa quando o cliente trabalha com o enfermeiro de modo interdependente, expressa sentimentos e começa a se sentir mais forte.
3. Na *fase de exploração*, o cliente utiliza inteiramente os serviços oferecidos.

 Tabela 3.5 Estágios e tarefas dos relacionamentos de Peplau

Estágio	Tarefas
Orientação	São esclarecidas as necessidades e os problemas do paciente. O paciente faz perguntas. São explicadas as rotinas e as expectativas hospitalares. O paciente canaliza energia para resolver os problemas. É solicitada a participação total do paciente.
Identificação	O paciente responde a pessoas que percebe como úteis. O paciente sente-se mais forte. O paciente expressa seus sentimentos. Ocorre trabalho interdependente com o enfermeiro. São esclarecidos os papéis do enfermeiro e do paciente.
Exploração	O paciente faz uso total dos serviços disponíveis. Metas como ir para casa e retomar a vida profissional aparecem. Os comportamentos do paciente oscilam entre dependência e independência.
Resolução	O paciente abandona o comportamento dependente. Os serviços não são mais necessários ao paciente. O paciente assume o poder para satisfazer às próprias necessidades, estabelecer novas metas, e assim por diante.

Adaptada de Peplau, H. (1952). *Interpersonal relations in nursing*. New York: G. P. Putnam's Sons.

4. Na *fase de resolução*, o cliente não precisa mais de serviços profissionais e deixa de apresentar um comportamento dependente. A relação enfermeiro-paciente termina.

O conceito da relação enfermeiro-paciente, elaborado por Peplau, com tarefas e comportamentos característicos de cada etapa, sofreu modificações, mas ainda é usado atualmente (ver o Cap. 5).

Papéis do enfermeiro na relação terapêutica. Peplau também escreveu sobre os papéis do enfermeiro na relação terapêutica e explicou como eles ajudam a atender às necessidades dos clientes. Os principais papéis identificados pela teórica são:

- *Estranho:* oferecer ao cliente a mesma aceitação e cortesia que o enfermeiro ofereceria a qualquer estranho.
- *Pessoa de recursos:* dar respostas específicas a perguntas, dentro de um contexto mais amplo.
- *Professor:* ajudar o cliente a aprender de modo formal ou informal.
- *Líder:* oferecer uma direção ao cliente ou ao grupo.
- *Substituto:* servir de substituto, por exemplo, do pai, da mãe ou de um irmão.
- *Conselheiro:* promover experiências, como a expressão de sentimentos, que conduzem o cliente a um estado saudável.

Além disso, Peplau acreditava que o enfermeiro pode desempenhar muitos outros papéis, inclusive de consultor, tutor, agente de segurança, mediador, administrador, observador e pesquisador. Esses papéis não foram descritos em detalhes, mas "ficam a cargo da inteligência e imaginação dos leitores" (Peplau, 1952, p. 70).

Quatro níveis de ansiedade. Peplau definiu ansiedade como resposta inicial a uma ameaça psíquica. Descreveu quatro níveis de ansiedade: leve, moderado, grave e de pânico (Tab. 3.6), que servem de base para o trabalho com clientes acometidos por ansiedade, em uma série de contextos (ver o Cap. 13).

1. A *ansiedade leve* é um estado positivo de consciência aumentada e sentidos aguçados, que permite aprender novos comportamentos e solucionar problemas. A pessoa pode receber todos os estímulos disponíveis (campo perceptivo).
2. A *ansiedade moderada* envolve diminuição do campo perceptivo (foco apenas na tarefa imediata); a pessoa pode aprender um novo comportamento ou solucionar problemas apenas com assistência. Outra pessoa pode redirecionar o ansioso para a tarefa.
3. A *ansiedade grave* envolve sentimentos de receio ou pavor. A pessoa não consegue ser redirecionada para a tarefa; foca apenas detalhes dispersos e tem sintomas fisiológicos de taquicardia, diaforese e dor no peito. Se tiver ansiedade grave, o indivíduo pode parar no pronto-socorro, achando que está tendo um ataque cardíaco.

 Tabela 3.6 Níveis de ansiedade

Leve	Moderada	Grave	Pânico
Sentidos aguçados	Atenção seletiva	Campo da percepção reduzido a um detalhe, ou a detalhes disseminados	Campo da percepção reduzido a foco em si mesmo
Aumento da motivação	Campo perceptivo limitado à tarefa imediata		Incapacidade para processar os estímulos ambientais
Alerta	Possibilidade de redirecionamento	Incapacidade para concluir as tarefas	Percepções distorcidas
Campo da percepção ampliado	Incapacidade para relacionar os pensamentos ou os eventos, com independência	Incapacidade para resolver problemas ou aprender com eficiência	Perda do pensamento racional
Capacidade de resolver problemas			Desorganização da personalidade
Eficiência da aprendizagem	Tensão muscular	Comportamento voltado ao alívio da ansiedade, normalmente, ineficaz	Não reconhecimento do perigo
Inquietação	Diaforese		Potencial de suicídio
"Borboletas" gastrintestinais	Pulso vigoroso		Possíveis delírios ou alucinações
Ausência de sono	Cefaleia	Sentimentos de medo, espanto ou pavor	Incapacidade para a comunicação verbal
Irritação	Boca seca		
Hipersensibilidade ao ruído	Tom mais elevado da voz	Incapacidade de reagir a redirecionamento	Incapacidade para sentar (pode parar e correr), ou possibilidade de ficar completamente mudo e imóvel
	Maior velocidade da fala	Cefaleia grave	
	Mal-estar gastrintestinal	Náusea, vômito, diarreia	
	Urina frequente	Tremores	
	Automatismos aumentados (maneirismos nervosos)	Postura rígida	
		Vertigem	
		Palidez	
		Taquicardia	
		Dor no peito	
		Choro	
		Comportamento ritualista (sem propósito e repetitivo)	

Adaptada de Peplau, H. (1952). *Interpersonal relations in nursing.* New York: G.P. Putnam's Sons.

4. O *pânico* pode envolver perda do pensamento racional, delírios, alucinações, imobilidade física completa e mudez. A pessoa pode se mover nervosamente e correr desorientada, com frequência, expondo-se a lesões.

Teorias humanistas

O humanismo representa uma mudança significativa em relação à visão psicanalítica do indivíduo como um ser neurótico movido por impulsos e com problemas psíquicos reprimidos. Ele muda também o foco nas experiências passadas de cada um e na análise dessas experiências. O foco do **humanismo** está nas qualidades positivas do ser humano, na sua capacidade de mudar (potencial humano) e na promoção da autoestima. Os humanistas levam em conta as experiências passadas, mas dedicam maior atenção ao presente e ao futuro.

Abraham Maslow: hierarquia das necessidades

Abraham Maslow (1921-1970), psicólogo norte-americano, estudou as necessidades ou as motivações do indivíduo. Distinguiu-se de teóricos anteriores porque privilegiou a pessoa como um todo, e não apenas uma faceta dela, e enfatizou a saúde em vez de meramente a doença e os problemas. Maslow (1954) elaborou a **hierarquia das necessidades** e usou uma pirâmide para organizar e ilustrar os impulsos ou as necessidades básicas que motivam as pessoas. As necessidades mais básicas, ou seja, as fisiológicas de alimento, água, sono, abrigo, expressão sexual e eliminação da dor, têm de ser atendidas primeiro. O segundo nível envolve necessidades de segurança e proteção e a possibilidade de livrar-se de danos ou ameaças de privação. O terceiro nível é do amor e das necessidades de pertencimento, que incluem manter intimidade, amizade e aceitação. O quarto nível implica necessidades de valorização, que compreendem o autorrespeito e a valorização pelos outros. O nível mais elevado consiste na autorrealização, necessidade de beleza, verdade e justiça.

Maslow desenvolveu a hipótese de que as necessidades elementares, na base da pirâmide, dominam o comportamento da pessoa até serem satisfeitas; nesse momento, o nível seguinte de necessidades passa a dominar. Por exemplo, se não forem atendidas, as necessidades de alimento e abrigo tornam-se a principal preocupação na vida: o faminto corre riscos e expõe-se ao ostracismo social em busca de comida.

Maslow usou o termo **autorrealização** para descrever quem satisfez a todas as necessidades da hierarquia e desenvolveu todo o potencial de vida. Poucas pessoas tornam-se autorrealizadas por completo.

A teoria de Maslow explica diferenças individuais em termos da motivação pessoal, que não é necessariamente estável por toda a vida. Circunstâncias traumáticas ou problemas de saúde podem fazer com que a pessoa regrida a um nível inferior de motivação. Por exemplo, se uma mulher de 35 anos de idade que está normal quanto a "amor e pertencimento" descobre que tem câncer, é possível que retorne ao nível da "segurança" para se submeter ao tratamento e preservar a própria saúde. Essa teoria ajuda os enfermeiros a compreender como as motivações e comportamentos dos clientes mudam em períodos de crise (ver o Cap. 7).

Carl Rogers: terapia centrada no cliente

Carl Rogers (1902-1987), humanista norte-americano, estudou a relação terapêutica e desenvolveu um novo método de terapia centrada no cliente. Foi um dos primeiros a usar o termo *cliente* em lugar de *paciente*. A **terapia centrada no cliente** volta o foco para o papel do cliente, e não do terapeuta, como principal elemento no processo de cura. Rogers acreditava que cada pessoa experimenta o mundo de um modo diferente, sendo quem melhor conhece a própria experiência (Rogers, 1961). De acordo com o humanista, os clientes realizam o "trabalho de cura" e, em uma relação cliente-terapeuta que sustenta e revigora, podem promover a própria cura. São eles que estão na melhor posição para conhecer as próprias experiências e dar sentido a elas; assim, podem reconquistar a autoestima e progredir na direção da autorrealização.

O terapeuta adota uma abordagem centrada no cliente e assume o papel de apoiador, e não de dirigente ou especialista, porque, para Rogers, o cliente é o especialista sobre a própria vida. O terapeuta deve promover a autoestima do cliente o máximo possível por meio de três conceitos centrais:

- *Consideração positiva incondicional* – afeto/cuidado sem julgamento para o cliente que não dependa de seu comportamento.

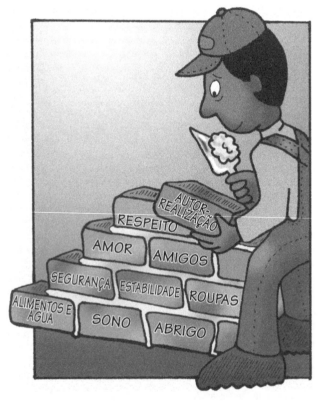

Hierarquia das necessidades de Maslow.

- *Genuinidade* – verdade e congruência entre o que o terapeuta sente e o que diz ao cliente.
- *Compreensão empática* – o terapeuta percebe os sentimentos do cliente e o significado pessoal que este lhes confere, transmitindo a ele essa compreensão.

A consideração positiva incondicional promove a autoestima do cliente e reduz a necessidade de um comportamento defensivo. À medida que aumenta a autoaceitação do cliente, o processo natural de autorrealização pode continuar.

Rogers também acreditava que a natureza básica dos seres humanos é vir a autorrealizar-se ou passar ao autoaperfeiçoamento e à mudança construtiva. Todos nascemos com uma autoconsideração positiva e uma inclinação natural para a autorrealização. Quando as relações com os outros são de sustentação e carinho, as pessoas retêm sentimentos de autovalorização e progridem em direção à autorrealização, o que é saudável. Quando o indivíduo se vê diante de repetidos conflitos com outros, ou se envolve em relações não sustentadoras, perde a autoestima, torna-se defensivo e não mais se inclina à autorrealização, o que não é saudável.

Teorias comportamentais

O **behaviorismo** surgiu de uma reação aos modelos introspectivos, que focavam os conteúdos e as operações da mente. Consiste em uma escola de psicologia que trata de comportamentos observáveis e do que a pessoa pode fazer, externamente, para mudar o comportamento. Essa escola não tenta explicar como a mente funciona.

Os behavioristas acreditam que o comportamento pode ser mudado por meio de um sistema de recompensas e punições. Para adultos, receber o pagamento com regularidade é um reforço positivo constante, que motiva a ir ao trabalho todos os dias e a ter um bom desempenho. Isso ajuda a motivar o comportamento positivo no local de trabalho. Caso o funcionário pare de receber o salário, é provável que não mais compareça ao trabalho.

Se um motorista acelera (comportamento negativo) e não é pego pelo radar, a tendência é que continue acelerando. Porém, se receber uma multa (reforço negativo), é provável que comece a reduzir a velocidade. No entanto, passadas quatro semanas sem multas (remoção do reforço negativo) por causa de alta velocidade, há probabilidade de ele voltar a acelerar.

Ivan Pavlov: condicionamento clássico

Experimentos de laboratório com cães compuseram a base para o desenvolvimento da teoria do condicionamento clássico, elaborada por Ivan Pavlov: o comportamento pode ser modificado por condicionamento, por meio de estímulos ou condições externas ou ambientais. Seu experimento com cães envolveu a observação de que esses animais começam a salivar naturalmente (resposta) quando veem ou sentem cheiro de comida (estímulo). Pavlov (1849-1936) passou a mudar a resposta ou o comportamento da salivação por intermédio de condicionamento. Ele tocava uma sineta (estímulo novo); em seguida, oferecia comida, e os cães salivavam (resposta desejada). O toque da sineta seguido da apresentação da comida foi repetido várias vezes. No final, quando o pesquisador tocava a sineta, os cães salivavam sem ver ou sentir o cheiro de comida. Os cães foram "condicionados", ou seja, aprenderam uma resposta nova (salivar) ao som da sineta. Seu comportamento foi modificado por condicionamento clássico, ou resposta condicionada.

B. F. Skinner: condicionamento operante

Burrhus Frederic Skinner (1904-1990), psicólogo norte-americano, é um dos mais influentes comportamentalistas, ou behavioristas. Desenvolveu a teoria do **condicionamento operante**, segundo a qual as pessoas aprendem o comportamento a partir da própria história ou experiências passadas, em particular as vivências reforçadas repetidamente. Embora alguns critiquem as teorias de Skinner por desconsiderarem o papel dos pensamentos, sentimentos ou necessidades na motivação do comportamento, seu trabalho forneceu vários princípios importantes, usados ainda hoje. Skinner não pretendeu negar a existência de sentimentos e necessidades na motivação; entendeu, porém, o comportamento apenas como aquele passível de ser observado, estudado e aprendido ou desaprendido. Sustentava que, se o comportamento pode ser mudado, o mesmo pode acontecer com os pensamentos e os sentimentos que o acompanham. O importante era a mudança do comportamento.

Os seguintes princípios do condicionamento operante, descritos por Skinner (1974), formam a base das técnicas comportamentais usadas hoje:

1. Todo comportamento é aprendido.
2. Do comportamento, resultam consequências – de modo geral, recompensa e punição.
3. O comportamento recompensado com reforços tende a recorrer.
4. Os reforços positivos que acompanham um comportamento aumentam a probabilidade de que ele ocorra novamente.
5. Reforços negativos removidos após determinado comportamento aumentam a probabilidade de que ele ocorra de novo.
6. O reforço contínuo (uma recompensa toda vez que o comportamento ocorre) é o caminho mais rápido para estabelecer certo comportamento; mas, finda a recompensa, tal comportamento não durará muito.
7. O reforço intermitente aleatório (recompensa ocasional por um comportamento desejado) é um caminho mais lento para recorrências do comportamento; no entanto, esse comportamento continuará após o fim da recompensa.

Esses princípios comportamentais de recompensa e reforço são usados para ajudar as pessoas a mudar seus comportamentos em uma terapia chamada de **modificação de comportamento**. Essa modificação é um método que tenta fortalecer um comportamento ou uma resposta desejada por meio de reforço positivo ou negativo. Por exemplo, se o comportamento desejado for a assertividade, sempre que o cliente usar habilidades de assertividade em um grupo de comunicação, o líder fornecerá um **reforço positivo**, dando-lhe atenção e *feedback* positivo. O **reforço**

negativo envolve a remoção de um estímulo imediatamente após a ocorrência do comportamento, de modo que haja maior probabilidade de o comportamento ocorrer novamente. Por exemplo, um cliente que fica ansioso ao esperar sua vez de falar no grupo pode se voluntariar para falar primeiro, evitando a ansiedade.

Em um *setting* de grupo em casa, os princípios operantes podem entrar em jogo em uma economia de recompensas, um modo de envolver os moradores na execução de atividades da vida diária. Para cada morador, são mantidos gráficos de comportamentos desejados, como levantar-se na hora certa, tomar banho e vestir-se. Todos os dias, marca-se no gráfico quando ocorreu o comportamento desejado. No final do dia ou da semana, o morador ganha uma recompensa ou uma condecoração para cada uma das vezes em que o comportamento desejado ocorreu. O morador pode trocar as condecorações por itens, como salgadinhos, autorização para assistir à TV ou um relaxamento no toque de recolher.

É possível tratar respostas condicionadas, como medos ou fobias, por meio de técnicas comportamentais. A **dessensibilização sistemática** pode ser empregada para ajudar os clientes a superar medos irracionais e ansiedade associada a fobias. Pede-se ao cliente que faça uma lista de situações que envolvem o objeto fóbico, em ordem crescente, do menos ao mais provocador de ansiedade. A partir daí, ele aprende e pratica técnicas de relaxamento para diminuir e controlar tal sensação. Depois, é exposto à situação mais branda da lista e usa as técnicas de relaxamento para controlar a ansiedade resultante. Pouco a pouco, é exposto a mais e mais situações que provocam ansiedade até que consiga controlar a mais intensa.

As técnicas comportamentais podem ser usadas em uma série de diferentes problemas. No tratamento da anorexia nervosa, o objetivo é o ganho de peso. Estabelece-se um contrato comportamental entre cliente e terapeuta ou médico no começo do tratamento. No início, o cliente tem pouco tempo não supervisionado e fica restrito à unidade hospitalar. O contrato pode especificar que, se ganhar certa quantidade de peso, por exemplo, 0,2 kg/dia, o cliente terá como recompensa um aumento do tempo não supervisionado ou do tempo livre fora do hospital, desde que o aumento de peso se mantenha. Ao trabalhar com crianças com transtorno de déficit de atenção/hiperatividade, os objetivos incluem fazer todo o dever de casa, tarefas de higiene, aguardar o momento para falar em uma conversa, etc. A criança recebe uma "estrela" ou adesivo quando completa as tarefas; ao acumular determinado número de estrelas, ganha uma recompensa.

Teorias existenciais

As teorias existenciais defendem que ocorrem desvios comportamentais quando a pessoa não está em contato consigo mesma ou com o ambiente. Quem é autoalienado fica sozinho e triste e sente-se desamparado. A falta de autopercepção, combinada com uma autocrítica severa, impede que a pessoa estabeleça relações satisfatórias. Ela não é livre para escolher entre todas as alternativas possíveis devido a restrições autoimpostas. Os teóricos existenciais acreditam que a pessoa evita a responsabilidade pessoal e cede aos desejos e demandas de outros.

Todas as terapias existenciais têm o objetivo de ajudar a pessoa a descobrir um sentido verdadeiro para si mesma. Enfatizam a responsabilidade pessoal de cada um por si mesmo, por seus sentimentos, seus comportamentos e suas escolhas. Essas terapias encorajam a atitude de viver completamente no presente e olhar para a frente, para o futuro. Carl Rogers às vezes é listado junto a terapeutas existenciais. A Tabela 3.7 resume essas terapias.

Terapia cognitiva

Muitos terapeutas existenciais usam a **terapia cognitiva**, que foca o processamento do pensamento imediato – como a pessoa percebe ou interpreta a própria experiência e como determina o próprio modo de sentir e comportar-se. Por exemplo, ao interpretar uma situação como perigosa, a pessoa tem ansiedade e tenta escapar. As emoções básicas de tristeza, elação, ansiedade e raiva são reações a percepções de perda, ganho, perigo e atos errados de outras pessoas (Beck e Newman, 2005). Aaron Beck é considerado o pioneiro da terapia cognitiva para pessoas com depressão.

Terapia racional-emotiva

Albert Ellis, fundador da terapia racional-emotiva, identificou 11 "crenças irracionais", que, adotadas, deixam a própria pes-

Tabela 3.7 Terapias existenciais

Terapia	Terapeuta	Processo terapêutico
Terapia racional-emotiva	Albert Ellis	Terapia cognitiva que usa o confronto de "crenças irracionais" que evitam que a pessoa aceite responsabilidade por si mesma e por seu comportamento
Logoterapia	Viktor E. Frankl	Terapia criada para ajudar as pessoas a assumir responsabilidade pessoal (a busca de sentido [*logos*] na vida é um tema central)
Terapia Gestalt	Frederick S. Perls	Terapia que se concentra na identificação de sentimentos no aqui e agora, levando à autoaceitação
Terapia de realidade	William Glasser	O foco terapêutico é a necessidade de identificação por meio do comportamento responsável; as pessoas são desafiadas a examinar maneiras pelas quais seu comportamento desvia suas tentativas de alcançar as metas de vida

soa infeliz. Um exemplo de crença irracional é "Se amo alguém, ele também deve me amar na mesma medida". Ellis afirmava que, ao acreditar nessa declaração evidentemente inverídica, a pessoa fica bastante infeliz, mas culpa o outro por não corresponder ao seu amor. Ele também acreditava em "pensamentos automáticos", que nos trazem infelicidade em determinadas situações. Ellis usou a técnica ABC para ajudar as pessoas a identificar os pensamentos automáticos: *A* é o estímulo ou evento ativador; *C*, a resposta inapropriada excessiva e *B*, o vazio mental que a pessoa precisa preencher para identificar o pensamento automático.

Viktor Frankl e a logoterapia

Viktor Frankl baseou suas crenças na própria observação de pessoas em campos de concentração durante a Segunda Guerra Mundial. Sua curiosidade sobre o motivo que levou alguns a sobreviver, enquanto outros morrem, fez com que o estudioso concluísse que os sobreviventes foram capazes de ver um significado na própria vida, inclusive sob condições miseráveis. Portanto, a busca de significado (*logos*) é o tema central da logoterapia. Conselheiros e terapeutas que trabalham com clientes no campo do aconselhamento espiritual e em momentos de luto com frequência usam os conceitos desenvolvidos por Frankl.

Terapia Gestalt

A terapia Gestalt, fundada por Frederick "Fritz" Perls, enfatiza a identificação de sentimentos e pensamentos pessoais aqui e agora. Perls acreditava que o autoconhecimento leva à autoaceitação e à responsabilidade pelos próprios sentimentos e pensamentos. Os terapeutas costumam usar essa terapia para aumentar o autoconhecimento do cliente, levando-o a escrever e ler cartas, criar diários e realizar outras atividades destinadas a colocar o passado em repouso para que o foco esteja no presente.

Terapia da realidade

William Glasser elaborou uma abordagem chamada terapia da realidade, que enfatiza o comportamento e o modo como este impede que a pessoa alcance objetivos na vida. Glasser desenvolveu essa abordagem ao trabalhar com pessoas que apresentavam comportamento delinquente, mau desempenho na escola e problemas emocionais. Ele acreditava que, frequentemente, as pessoas malsucedidas colocam a culpa de seus problemas em outras pessoas, no sistema ou na sociedade. Segundo o teórico, os indivíduos precisam descobrir a própria identidade, por meio de um comportamento responsável. A terapia da realidade desafia os clientes a examinar os modos como seus próprios comportamentos criam obstáculos à obtenção de objetivos na vida.

Intervenção na crise

Uma **crise** é um momento de virada na vida, produzindo uma resposta emocional de grandes dimensões. Experimentamos uma crise ao enfrentar alguma circunstância da vida ou um estressor que não conseguimos controlar de modo eficaz com o uso de habilidades usuais de enfrentamento. Caplan (1964) identificou os estágios da crise: (1) a pessoa é exposta a um estressor, fica ansiosa e tenta lidar com isso do maneira usual; (2) a ansiedade aumenta quando as habilidades usuais mostram-se ineficazes; (3) a pessoa faz todos os esforços possíveis para lidar com o estressor, inclusive tentativas de usar outros métodos; e (4) quando essas tentativas falham, tem um desequilíbrio e muita angústia.

As crises ocorrem em resposta a uma série de situações e eventos da vida e enquadram-se em três categorias:

- *Crises de maturidade.* Às vezes chamadas de *crises de desenvolvimento*, são eventos previsíveis no curso normal da vida, como sair de casa pela primeira vez, casar-se, ter um filho e iniciar uma carreira.
- *Crises situacionais.* São eventos não antecipáveis, ou súbitos, que ameaçam a integridade do indivíduo, como morte de um ente querido, perda do emprego e doença física ou emocional do próprio indivíduo ou de algum familiar.
- *Crises adventícias.* Às vezes chamadas de *crises sociais*, incluem desastres naturais, como inundações, terremotos ou furacões, guerra, ataques terroristas e crimes violentos, como estupro ou assassinato.

Observe que nem todos os eventos que resultam em crise são "negativos" por natureza. Casamento, aposentadoria e nascimento de filhos, com frequência, são desejados pelo indivíduo, mas, ainda assim, constituem desafios opressores. Aguilera (1998) identificou três fatores que influenciam o estabelecimento ou não de uma crise: a percepção do evento pelo indivíduo, a disponibilidade de apoios emocionais e mecanismos adequados para lidar com a situação. Quando a pessoa em crise busca assistência, esses três fatores são um guia da intervenção eficaz. Pode-se ajudar uma pessoa a encarar o evento ou o tema a partir de outra perspectiva, por exemplo, como uma oportunidade de crescimento ou de mudança e não como uma ameaça. Ajudar a pessoa a usar os apoios existentes ou a encontrar novas fontes de apoio pode diminuir a sensação de estar sozinho ou oprimido. Finalmente, auxiliar a pessoa a aprender novos métodos para lidar com a situação contribui para a solução da crise do momento, oferecendo a ela novas habilidades para uso futuro.

A crise é descrita como autolimitada, ou seja, não dura indefinidamente, mas, em geral, costuma permanecer por 4 a 6 semanas. No final desse período, o estado crítico é solucionado de um dos três modos. Nos dois primeiros, a pessoa retorna ao nível de funcionamento anterior, pré-crise, ou começa a funcionar em um nível mais elevado; ambos são resultados positivos para ela. A terceira resolução implica a estabilização do funcionamento em um nível inferior ao pré-crise, o que é um resultado negativo para o indivíduo. Resultados positivos são mais prováveis quando o problema (resposta a crise e evento ou tema precipitante) está claro e inteiramente definido. Do mesmo modo, intervenções imediatas estão associadas a melhores resultados.

Ao passar por uma crise, em geral as pessoas ficam angustiadas e buscam ajuda para resolver esse sentimento. Encontram-se prontas para aprender e, inclusive, ficam ansiosas para tentar novas habilidades de lidar com o problema, o que caracteriza uma forma de aliviar a angústia. Esse é o momento ideal para a intervenção, que, provavelmente, será bem-sucedida. A **intervenção na crise** inclui uma série de técnicas, baseadas na avaliação do indivíduo. As *intervenções diretivas* destinam-se a avaliar o estado de saúde e a promover a solução do problema; podem incluir fornecimento de novas informações, conhecimento ou significado; aumento do autoconhecimento, fornecendo *feedback* sobre o comportamento e direcionamento do comportamento por meio da oferta de sugestões ou cursos de ação. As *intervenções de apoio* objetivam lidar com as necessidades individuais para que se alcance um entendimento empático; podem incluir encorajar a identificação e discussão de sentimentos, servir de apoio firme e afirmar a autovalorização da pessoa. As técnicas e as estratégias que incluem um equilíbrio desses diferentes tipos de intervenção são as mais eficazes.

CONSIDERAÇÕES CULTURAIS

Os principais teóricos psicossociais eram brancos e nascidos na Europa ou nos Estados Unidos, assim como muitas das pessoas que trataram. O que consideraram normal ou típico talvez não se aplique da mesma forma a outras pessoas, com diferentes antecedentes étnicos, éticos ou culturais. Os estágios de desenvolvimento de Erikson, por exemplo, focam a autonomia e independência de crianças na primeira infância, porém esse foco pode não ser apropriado para indivíduos de outras culturas, em que a independência individual no início da vida não é um marco de desenvolvimento. Portanto, é importante que o enfermeiro evite tirar conclusões errôneas ao trabalhar com clientes e famílias de outras culturas. O Capítulo 7 discute com mais profundidade os fatores culturais.

MODALIDADES DE TRATAMENTO

Benefícios do tratamento de saúde mental comunitário

Nos Estados Unidos, mudanças recentes nos serviços de saúde e de reembolso influenciaram o tratamento de saúde mental, uma vez que ele envolve todas as áreas da medicina, enfermagem e disciplinas relacionadas com a saúde (ver o Cap. 4). A hospitalização, com frequência, é o último, e não o primeiro, modo de tratamento da doença mental. O tratamento atual reflete a crença de que é mais benéfico e, certamente, menos oneroso para os clientes a permanência na comunidade e o tratamento fora do hospital, sempre que possível. Comumente, o cliente pode continuar a trabalhar e manter o relacionamento com a família, os amigos e com outros sistemas de apoio enquanto frequenta a terapia. A terapia sem hospitalização também leva em conta que a personalidade da pessoa ou seus padrões de comportamento, como as habilidades para lidar com problemas, os estilos de comunicação e o nível de autoestima, desenvolvem-se de maneira gradual ao longo da vida e não podem ser mudados no breve curso de um tratamento sem internação. A internação hospitalar é indicada quando a pessoa se encontra gravemente depressiva e suicida, gravemente psicótica, em processo de abstinência de álcool ou drogas, ou apresenta comportamentos que exigem supervisão cuidadosa, em ambiente seguro e sustentador. Esta seção descreve, de forma breve, as modalidades de tratamento usadas hoje em ambientes hospitalares e não hospitalares.

Psicoterapia individual

A **psicoterapia individual** é um método de promoção de mudanças pela investigação dos próprios sentimentos, atitudes, pensamentos e comportamentos. Envolve uma relação direta individualizada entre o terapeuta e o cliente. Geralmente as pessoas buscam esse tipo de terapia com base no desejo de compreender os próprios comportamentos e a si mesmas, fazer mudanças pessoais, melhorar as relações interpessoais ou aliviar dores emocionais ou um estado de infelicidade. A relação entre o cliente e o terapeuta passa por etapas similares às da relação enfermeiro-cliente: apresentação, trabalho e término. Medidas de contenção de custos, ditadas pelas administradoras de planos de saúde e outras organizações, podem obrigar a aceleração da fase de trabalho, para que o cliente possa obter o máximo benefício possível da terapia.

A relação terapeuta-cliente é a chave do sucesso desse tipo de terapia. O cliente e o terapeuta precisam ter compatibilidade para que o trabalho seja eficaz. Os terapeutas variam em termos de credenciais, experiência e modelo de prática. A escolha do terapeuta é bastante importante para que o cliente consiga bons resultados. Ele tem que selecionar alguém cujas crenças teóricas e cujo estilo profissional coincidam com as próprias necessidades e expectativas quanto à terapia. O cliente também pode tentar diferentes terapeutas até encontrar um compatível.

As concepções teóricas do terapeuta afetam muito seu estilo de terapia (já discutido). Por exemplo, um terapeuta com formação em teoria interpessoal enfatiza relações, enquanto um existencial foca a autorresponsabilidade do cliente.

O enfermeiro ou outro profissional da área da saúde, familiarizado com o cliente, pode estar em condições de recomendar um terapeuta ou uma lista deles. Pode ainda auxiliar o cliente a entender o que cada tipo de terapeuta tem a oferecer.

O cliente deve selecionar o terapeuta com cuidado e perguntar sobre a abordagem do tratamento que utiliza e a área de especialização. Nos Estados Unidos, leis estaduais regulamentam a prática e o licenciamento de terapeutas; portanto, de um Estado para outro, as qualificações para praticar a psicoterapia, as exigências de licenciamento ou até mesmo a necessidade desse licenciamento pode variar. São poucos os terapeutas com pouca ou nenhuma educação formal, credenciais ou experiência que atuam dentro dos limites legais de seus Estados.

Grupos

O grupo é um determinado número de pessoas que se reúne em determinado ambiente, frente a frente, para realizar tarefas que exigem cooperação, colaboração ou trabalho conjunto. Cada um no grupo tem condições de influenciar os outros membros ou ser influenciado por eles. O conteúdo do grupo refere-se ao que é dito no contexto da reunião, incluindo material educativo, sentimentos, emoções ou discussões do projeto a ser realizado. O processo do grupo consiste no seu comportamento como um todo e no de cada membro individualmente, incluindo a disposição dos lugares, o tom de voz, as interações de fala (quem fala com quem), as atitudes (quem fica quieto), etc. O conteúdo e o processo ocorrem de maneira contínua durante o período de existência do grupo.

Etapas de desenvolvimento do grupo

O grupo pode ser estabelecido em função de um propósito específico, por um período determinado, como um grupo de trabalho para completar um projeto contratado, ou um grupo terapêutico com sessões para lidar com a depressão. Esses grupos desenvolvem-se em etapas observáveis. Nas etapas pré-grupo, selecionam-se os membros, identifica-se o propósito ou trabalho do grupo e trata-se de sua estrutura. A estrutura do grupo inclui quando e com que frequência as pessoas irão se encontrar, a escolha de um líder e a determinação das regras – por exemplo, se outros indivíduos podem se juntar ao grupo após o início, como lidar com as ausências, bem como as expectativas dos membros.

O primeiro estágio de desenvolvimento do grupo, ou etapa inicial, acontece assim que se iniciam os encontros. Os membros apresentam-se, às vezes é escolhido um líder (se isso ainda não foi feito), discute-se o propósito do grupo e revisam-se regras e expectativas de participação. Os membros começam a "conferir" os colegas e o líder, à medida que determinam seus níveis de conforto no grupo.

O estágio de trabalho de desenvolvimento do grupo inicia-se quando os membros passam a dedicar atenção ao propósito ou à tarefa que se tenta atingir. Isso pode acontecer relativamente rápido em um grupo de trabalho com um projeto específico definido, mas é possível que sejam necessárias 2 ou 3 sessões no grupo de terapia para que os membros desenvolvam certo nível de confiança antes de compartilhar sentimentos pessoais ou situações difíceis. Durante essa fase, várias características do grupo podem ser observadas. A coesão é o grau com que os integrantes trabalham juntos, de modo cooperativo e em busca do objetivo. É uma característica desejável, associada a resultados positivos para o grupo, sendo evidenciada quando os membros valorizam as contribuições uns dos outros, pensam em si mesmos como "nós" e dividem a responsabilidade pelo trabalho do grupo. Quando o grupo é coeso, os membros sentem-se à vontade para expressar todas as opiniões, positivas e negativas, e há pouco medo de rejeição ou retaliação. Porém, se o grupo for "coeso demais", com uniformidade e concordância que passam a ser objetivos implícitos do grupo, pode-se ter um efeito negativo sobre o resultado. Em um grupo de terapia, os membros deixam de fornecer o *feedback* necessário aos outros quando há excesso de coesão. Em um grupo de trabalho, tornam-se improváveis o raciocínio crítico e a solução criativa de problemas, o que pode reduzir a importância do trabalho.

Alguns grupos evidenciam competição ou rivalidade entre integrantes. Isso pode refletir no resultado do grupo de modo positivo, caso a competição leve ao compromisso, à melhoria do desempenho e ao crescimento individual. Muitas vezes, no entanto, a competição pode ser destrutiva; quando os conflitos não são resolvidos, os membros tornam-se hostis ou a energia do grupo é desviada de seu propósito para lutas por poder e disputas.

A etapa final, ou término, ocorre antes da dispersão dos membros. O trabalho é revisado, com foco nas conquistas, no crescimento dos integrantes ou em ambos, dependendo do propósito preestabelecido.

É difícil observar as etapas de desenvolvimento do grupo durante seu andamento, e entradas e saídas de integrantes acontecem em várias situações. Preferivelmente, o envolvimento do grupo com a chegada de novos membros evolui à medida que eles se sentem aceitos pelo grupo, desempenham um papel mais ativo e aderem ao trabalho geral. Um exemplo desse tipo é o Alcoólicos Anônimos (AA), um grupo de autoajuda com propósitos estabelecidos. Os membros podem frequentar os encontros do AA quantas vezes quiserem; ainda assim, é possível observar coesão ou competição em grupos em andamento.

Liderança do grupo

É comum os grupos identificarem um líder formal – alguém destinado a liderar o grupo. Em grupos educativos e terapêuticos, normalmente se determina um líder formal com base em sua educação, sua qualificação e sua experiência. Alguns grupos de trabalho apontam líderes mais tarde, enquanto outros fazem isto no encontro inicial. Grupos de apoio e de autoajuda, de modo geral, não escolhem líderes formais; todos os membros são vistos como iguais. Pode emergir um líder informal tanto em grupos "sem líder" quanto nos grupos em que há um líder formal identificado. Na maior parte, os líderes informais são membros reconhecidos por seus colegas e possuem conhecimentos, experiência ou características admirados e valorizados por todos.

Líderes eficazes focam o processo do grupo, assim como seu conteúdo. Suas tarefas incluem dar *feedback* e sugestões, encorajar a participação de todos os membros (estimular respostas dos membros retraídos, impor limites aos que monopolizam o tempo, esclarecer pensamentos, sentimentos e ideias, contabilizar o progresso e as conquistas e facilitar a progressão das etapas de desenvolvimento do grupo.

Papéis no grupo

Papéis são a parte de cada membro no interior do grupo. Nem todos os membros estão conscientes do "comportamento ligado ao seu papel", e mudanças no comportamento de integrantes pode ser um dos tópicos de que o grupo precisa tratar. Alguns papéis facilitam o trabalho, enquanto outros podem afetar negativamente o processo ou o resultado. Papéis que produzem crescimento incluem: procurar e dar informações, buscar opiniões, energizar, coordenar, harmonizar, encorajar e elaborar. Por sua vez, papéis que inibem o crescimento incluem: monopolizar, agredir, dominar, criticar, buscar reconhecimento e seguir os outros de maneira passiva.

Terapia em grupo

Na **terapia em grupo**, os clientes participam de sessões com um grupo de pessoas. Os integrantes compartilham um propósito comum, e espera-se que contribuam com o grupo, beneficiando os outros e recebendo deles algum benefício. São estabelecidas regras que todos devem observar e que variam de acordo com o tipo de grupo. Ser membro de um grupo permite que o cliente aprenda novos modos de ver um problema ou de lidar com este ou, ainda, de solucioná-lo; além disso, ajuda a aprender importantes habilidades interpessoais. Por exemplo, ao interagir com outros membros, com frequência o cliente recebe *feedback* sobre a forma como os outros o percebem e reagem a ele e a seu comportamento. Essa informação é extremamente importante para muitos clientes com transtornos mentais, que costumam ter dificuldade com habilidades interpessoais.

Os resultados terapêuticos da terapia em grupo (Yalom, 1995) incluem:

- receber ou adquirir novas informações;
- adquirir inspiração ou esperança;
- interagir com os outros;
- sentir-se aceito e integrado;
- tornar-se consciente de que não está sozinho e de que outras pessoas enfrentam os mesmos problemas;
- compreender melhor os próprios problemas e comportamentos e também como eles afetam os outros;
- dar-se em benefício de outros (altruísmo).

Os grupos de terapia variam de acordo com os propósitos, os graus de formalidade e as estruturas. Nossa discussão inclui psicoterapia de grupo, terapia familiar, educação familiar, grupos educativos, de apoio e de autoajuda.

Psicoterapia de grupo. O objetivo da **psicoterapia de grupo** é permitir que cada membro entenda e faça mudanças positivas no próprio comportamento, interagindo e comunicando-se com os outros como integrante do grupo. A organização pode ser feita em torno de um diagnóstico médico específico, como depressão, ou um tema, como melhorar as habilidades interpessoais ou administrar a ansiedade. Técnicas e processos de grupo são usados para auxiliar os integrantes a aprender sobre o próprio comportamento com a ajuda dos outros e, também, a saber como esse comportamento está relacionado com traços centrais de sua personalidade. Além disso, os membros do grupo aprendem que têm responsabilidades em relação aos outros e podem ajudá-los a alcançar seus objetivos.

Grupos de psicoterapia costumam ter formalidade na estrutura, com um ou dois terapeutas liderando-os. Uma das tarefas do líder ou de todo o grupo envolve estabelecer as regras, que tratam do sigilo, da pontualidade, da frequência e do contato social entre os membros fora dos encontros.

Há dois tipos de grupo: aberto e fechado. O **grupo aberto** está sempre em andamento, indefinidamente, e permite a entrada e a saída de integrantes de acordo com as necessidades de cada um. Por sua vez, o **grupo fechado** é estruturado de modo a manter os mesmos membros por um número específico de sessões. No grupo fechado, os membros decidem como lidar com aqueles que querem sair e, também, com possíveis inclusões de novos integrantes (Yalom, 1995).

Terapia familiar. A **terapia familiar** é uma forma de terapia em grupo, em que participam o cliente e seus familiares. Os objetivos incluem compreender como a dinâmica da família contribui para a psicopatologia do cliente, mobilizar os recursos funcionais e as forças inerentes à família, reestruturar estilos comportamentais familiares mal-adaptativos e fortalecer comportamentos que ajudam a solucionar problemas familiares (Sadock e Sadock, 2008). A terapia familiar pode ser usada tanto para avaliar quanto para tratar vários transtornos psiquiátricos. Embora um dos familiares normalmente seja identificado, no início, como aquele que tem problemas e precisa de ajuda, com frequência torna-se evidente, por meio do processo terapêutico, que outros familiares também apresentam dificuldades e problemas emocionais.

Educação familiar. A National Alliance for the Mentally Ill (NAMI) desenvolveu um curso singular, de 12 semanas, para educação familiar (Family to Family Education), conduzido por

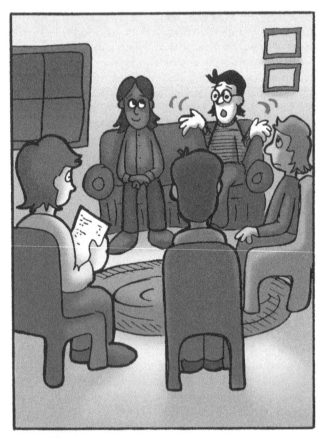

Terapia em grupo.

membros treinados da própria família. O plano foca esquizofrenia, transtorno bipolar, depressão clínica, transtorno de pânico e transtorno obsessivo-compulsivo. Discute o tratamento clínico dessas doenças e ensina como lidar com isso da maneira mais eficaz. Os aspectos específicos desse programa de educação enfatizam a compreensão emocional e a cura no ambiente pessoal e o poder e a ação no ambiente social. Além disso, a NAMI realiza os programas Provider Education, ensinados por dois clientes, dois membros da família e um profissional da área da saúde, que é também membro da família ou cliente. Esse curso é destinado a ajudar os provedores a perceber os sofrimentos enfrentados por famílias e clientes e a avaliar a coragem e a persistência necessárias à vida com a doença mental e à recuperação desse tipo de doença (NAMI, 2008).

Grupos educativos. O objetivo do **grupo educativo** é fornecer informações aos membros sobre um tema específico, por exemplo, controle do estresse, administração da medicação ou treinamento assertivo. O líder do grupo tem experiência na área-alvo e pode ser um enfermeiro, um terapeuta ou outro profissional da saúde. Os grupos educativos normalmente são agendados para um número específico de sessões e mantêm os mesmos membros até o fim. De modo geral, o líder apresenta as informações, e os integrantes podem fazer perguntas ou praticar novas técnicas.

Em um grupo de administração da medicação, o líder discute os regimes dos medicamentos e os possíveis efeitos colaterais, avalia tais efeitos de acordo com os clientes e, em alguns casos, administra de fato a medicação.

Grupos de apoio. Os **grupos de apoio** são organizados para ajudar membros que estão enfrentando um mesmo problema a lidar com ele. O líder do grupo investiga os pensamentos e os sentimentos dos integrantes e promove uma atmosfera de aceitação, de modo que todos se sintam confortáveis para se expressar. Esses grupos, com frequência, escolhem um lugar seguro para expressão de sentimentos de frustração, tédio ou infelicidade e, também, para a discussão de problemas comuns e potenciais soluções entre seus membros. As regras diferem daquelas da psicoterapia, pois se permite, e na verdade até se estimula, o contato de uns com os outros e, inclusive, a socialização fora das sessões. A confidencialidade pode ser uma das regras em alguns grupos; os próprios membros decidem isso. Os grupos de apoio tendem a ser abertos, sendo permitidas entradas e saídas de acordo com a necessidade de cada um.

Grupos de apoio comuns incluem aqueles formados por vítimas de acidente vascular cerebral (AVC) ou câncer, pessoas com aids e familiares de pessoas que cometeram suicídio. Nos Estados Unidos, há um grupo de apoio nacional, o Mothers Against Drunk Driving (MADD), formado por familiares de vítimas de acidentes de carros causados por motoristas bêbados.

Grupos de mútua ajuda. No **grupo de mútua ajuda**, os membros compartilham uma experiência comum, mas não constituem um grupo de terapia formal ou estruturado. Embora haja grupos organizados por profissionais, muitos são administrados pelos próprios membros e não possuem um líder formalmente identificado. Vários grupos de mútua ajuda encontram-se disponíveis. Alguns têm organização local e anunciam seus encontros em jornais locais. Outros são organizados em âmbito nacional, como o Alcoólicos Anônimos, o Parents Without Partners [Pais sem companheiros], o Jogadores Anônimos e o Al-Anon (formado por cônjuges e companheiros de alcoolistas), e possuem escritórios nacionais e *sites* na Web (veja o Quadro Recursos na internet).

A maioria dos grupos de mútua ajuda tem uma regra de sigilo: a identidade dos participantes e os assuntos discutidos nos encontros não podem ser divulgados a outras pessoas nem reveladas fora do grupo. Em muitos programas de 12 passos, como o AA e o Jogadores Anônimos, as pessoas usam apenas o primeiro nome para preservar a própria identidade (embora, em alguns deles, os membros dos grupos saibam o nome completo dos colegas).

Terapias complementares e alternativas

O National Center for Complementary and Alternative Medicine (NCCAM) é um órgão federal dos Estados Unidos que trata da pesquisa científica sobre medicina complementar e alternativa (CAM, do inglês *complementary and alternative medicine*). Esse órgão faz parte do National Institutes of Health do Department of Health and Human Services. A **medicina complementar** inclui terapias *usadas junto a* práticas médicas convencionais (o modelo médico). A **medicina alternativa**, por sua vez, contempla terapias *usadas em lugar do* tratamento convencional. O NCCAM realiza pesquisas clínicas para ajudar a determinar a segurança e a eficácia dessas práticas (NCCAM, 2006). Um exemplo de pesquisa na área da medicina alternativa é o estudo da erva-de-são-joão (em lugar de uma medicação antidepressiva) para tratar depressão. Pesquisas sobre o uso da massagem quiroprática e medicação antidepressiva para tratamento da depressão é um exemplo de pesquisa em medicina complementar. A **medicina integrada** combina a terapia médica convencional e as terapias CAM que já possuem indícios científicos comprovadores de sua segurança e eficácia.

O NCCAM estuda uma série de terapias complementares e alternativas:

- Os *sistemas médicos alternativos* incluem a medicina homeopática e a naturopática em culturas ocidentais, e a medicina chinesa, que abrange terapias herbáceas e nutricionais, exercícios físicos tonificantes (ioga, *tai chi*), meditação, acupuntura e massagem terapêutica.
- As *intervenções mente-corpo* compreendem meditação, orações, cura mental e terapias criativas, que usam arte, música ou dança.
- As *terapias de base biológica* usam substâncias encontradas na natureza, como ervas, alimentos e vitaminas. Estão incluídos suplementos alimentares, produtos herbáceos, chás medicinais, aromaterapia e uma série de dietas.
- As *terapias de manipulação e baseadas no corpo* utilizam a manipulação ou a movimentação de uma ou mais partes

do corpo; incluem a massagem terapêutica e a manipulação quiroprática ou osteopática.
- As *terapias energéticas* abrangem dois tipos: terapias de biocampo, destinadas a influenciar os campos energéticos que, segundo se supõe, cercam o corpo e nele penetram, como toque terapêutico, *qi gong* e *reiki*, e terapias de base bioelétrica, que envolvem o uso não convencional de campos eletromagnéticos, como campos pulsados, magnéticos ou de correntes alternadas ou contínuas. O *qi gong* é uma parte da medicina chinesa que combina movimento, meditação e respiração regular para incrementar o fluxo de energia vital e promover a cura. O *reiki* (palavra japonesa que significa energia vital universal) baseia-se na crença de que o corpo e o espírito do paciente podem ser curados quando a energia espiritual é canalizada por meio de um praticante dessa técnica.

Pode ser que, por constrangimento, os clientes não digam ao psiquiatra ou ao profissional da área da saúde que estão usando CAMs. Portanto, é importante que o enfermeiro pergunte ao cliente especificamente sobre o uso de fitoterápicos e vitaminas ou outras práticas curativas, de forma franca, sem fazer julgamentos.

Reabilitação psiquiátrica

A **reabilitação psiquiátrica** envolve o fornecimento de serviços a pessoas com doença mental grave e persistente, a fim de ajudá-las a viver em comunidade. Com frequência, esses programas são chamados de *serviços* ou *programas de apoio comunitários*. A reabilitação psiquiátrica concentra-se nas forças do cliente, e não apenas em sua doença. O cliente participa ativamente do planejamento. Os programas são destinados a ajudá-lo a controlar a doença e os sintomas, a conseguir acesso aos serviços necessários e a viver bem em comunidade.

Os programas auxiliam os clientes em atividades da vida cotidiana, como transporte, compras, preparação de alimentos, administração de dinheiro e higiene. As relações interpessoais e de apoio social são reconhecidas como fundamentais para viver bem em comunidade. Programas de reabilitação psiquiátrica fornecem oportunidades de socialização, como idas a centros e lugares onde os clientes possam estar com outras pessoas, em um ambiente seguro e acolhedor. Consulta vocacional, treinamento, orientação profissional e apoio estão disponíveis para os clientes que desejam procurar ou manter um emprego. Programas de apoio comunitários também oferecem informações sobre as doenças e seu tratamento e ajudam o cliente a obter serviços de saúde, quando necessários.

Lecomte, Wallace, Perreault e Caron (2005) enfatizam a importância de incluir o cliente na identificação dos objetivos da reabilitação. Com frequência, há disparidade entre o que os profissionais da área da saúde acham que são as necessidades do cliente e o que ele próprio percebe como útil. Oferecer serviços que correspondam aos principais objetivos do cliente pode melhorar significativamente sua qualidade de vida e promover recuperação e bem-estar.

O ENFERMEIRO E AS INTERVENÇÕES PSICOSSOCIAIS

A intervenção é um componente crucial do processo de enfermagem. As **intervenções psicossociais** são atividades de enfermagem que incrementam o funcionamento social e psicológico do cliente e melhoram suas habilidades sociais, suas relações interpessoais e sua comunicação. Muitas vezes, os enfermeiros usam intervenções psicossociais para ajudar a atender às necessidades dos clientes e alcançar resultados em todos os locais da prática, e não apenas na saúde mental. Pode ser, por exemplo, que um enfermeiro médico-cirúrgico utilize intervenções que incorporam princípios comportamentais, como determinação de limites em caso de comportamento manipulador, ou fornecimento de *feedback* positivo.

Imaginemos a seguinte situação. Um paciente com diabetes diz ao enfermeiro:

"Prometo que vou comer só um pedacinho do bolo. Por favor! É o bolo de aniversário do meu neto!" (comportamento manipulador).

O enfermeiro pode usar a determinação de limites comportamentais:

"Não posso deixar você comer o bolo. Seu nível de glicose vai subir se comer esse bolo, e não vamos conseguir equilibrar o nível de insulina."

Em outra situação, se o cliente está tentando mudar a bolsa de colostomia, mas precisa de ajuda, o enfermeiro pode dizer:

"Você está indo muito bem. Já consegue trocar a bolsa com pouca ajuda." (feedback *positivo*).

A compreensão das teorias e das modalidades de treinamento apresentadas neste capítulo pode ajudar o enfermeiro a selecionar estratégias de intervenção apropriadas e eficazes. Nos próximos capítulos, apresentamos transtornos e problemas específicos, acompanhados da descrição das intervenções psicossociais que os enfermeiros podem usar.

QUESTÕES DE AUTOPERCEPÇÃO

O enfermeiro deve examinar as próprias crenças a respeito das teorias de desenvolvimento psicossocial e dar-se conta das várias abordagens de tratamento disponíveis. Tratamentos distintos podem funcionar para diferentes clientes: nenhuma abordagem se aplica a todo mundo. Às vezes, as opiniões pessoais do enfermeiro podem divergir das do cliente, mas o profissional tem que tomar todo o cuidado para que as próprias crenças não interfiram, inadvertidamente, no processo terapêutico. É possível uma situação, por exemplo, em que um cliente com sobrepeso esteja trabalhando para aceitar-se desse modo e não para emagrecer, enquanto o enfermeiro acredita que ele precisa, na verdade, perder peso. A responsabilidade do enfermeiro consiste em apoiar as metas e as necessidades do cliente e não em promover suas próprias ideias sobre o que este deve ou não fazer. Portanto, no exemplo dado, o enfermeiro deve dar suporte à decisão do cliente de trabalhar pela autoaceitação. Para quem acredita que ter excesso de peso reflete simplesmente falta de força de vontade, pode ser difícil apoiar a participação do cliente em um grupo de mútua ajuda para perda de peso, como o Overeaters Anonymous (para quem come demais), que enfatiza o comer em excesso como uma doença e trabalha com a autoaceitação de seus integrantes.

Pontos a serem considerados quando se trabalha a autopercepção

Pontos relativos a teorias e tratamentos psicossociais:
- Nenhuma teoria explica todo o comportamento humano. Nenhuma abordagem funciona para todos os clientes.
- Familiarizar-se com a variedade de abordagens psicossociais para o trabalho com os clientes aumenta a eficácia do enfermeiro na promoção da saúde e do bem-estar dos clientes.
- Os sentimentos e as percepções do cliente sobre a própria situação são os fatores que mais influenciam a determinação de sua resposta às intervenções terapêuticas, e não o que o enfermeiro acha que o cliente deve fazer.

Questões de pensamento crítico

1. Uma boa educação e o cuidado dos pais, em um ambiente afetivo, podem superar a predisposição genética ou biológica à doença mental?
2. Que teorias deste capítulo combinam com suas crenças sobre desenvolvimento psicossocial? Saúde e doença mental? Tratamento eficaz? Explique as razões.

PONTOS-CHAVE

- As teorias psicossociais ajudam a explicar o comportamento humano, tanto a saúde mental quanto a doença mental. Há vários tipos de teorias psicossociais, inclusive teorias psicanalíticas, interpessoais, humanistas, comportamentais e existenciais.
- Freud acreditava que o comportamento humano é motivado por impulsos e desejos sexuais reprimidos e que o desenvolvimento na infância baseia-se na energia sexual (libido) como força impulsionadora.
- As teorias de Erik Erikson focam o desenvolvimento tanto social quanto psicológico ao longo da vida. Ele propôs oito estágios de desenvolvimento psicossocial; cada um inclui uma tarefa de desenvolvimento e uma virtude a ser alcançada (esperança, vontade, propósito, fidelidade, amor, carinho e sabedoria). Essas teorias ainda são muito utilizadas.
- Jean Piaget descreveu quatro estágios de desenvolvimento cognitivo: sensório-motor, pré-operacional, operações concretas e operações formais.
- As teorias de Harry Stack Sullivan focam o desenvolvimento em termos de relações interpessoais. Ele via o papel do terapeuta (chamado *observador participante*) como o centro do tratamento do cliente.
- Hildegard Peplau é uma teórica da enfermagem, cujas teorias formaram grande parte da base da prática de enfermagem moderna, incluindo a relação terapêutica entre enfermeiro e paciente, o papel do enfermeiro nessa relação e os quatro níveis de ansiedade.
- Abraham Maslow desenvolveu uma hierarquia de necessidades, estabelecendo que as pessoas são motivadas por níveis progressivos de necessidades; cada um deles tem que ser satisfeito antes de passar ao seguinte. Os níveis começam com as necessidades fisiológicas e prosseguem até necessidades de segurança e proteção, pertencimento, valorização e, finalmente, autorrealização.
- Carl Rogers desenvolveu a terapia centrada no cliente, em que o terapeuta desempenha um papel de apoio, demonstrando consideração positiva incondicional, sinceridade e compreensão empática em relação ao cliente.
- O behaviorismo foca o desempenho e os comportamentos observáveis do cliente e as influências externas que podem provocar mudanças de comportamento; sua ênfase não está em sentimentos e pensamentos.
- A dessensibilização sistemática é um exemplo de condicionamento em que a pessoa com medo excessivo de algo, como sapos e cobras, aprende a controlar a resposta da ansiedade por meio da exposição ao objeto temido.
- O behaviorista B. F. Skinner desenvolveu a teoria do condicionamento operante, em que as pessoas são motivadas a aprender ou a mudar comportamentos por meio de um sistema de recompensas e reforço.
- Os teóricos existenciais acreditam que surgem problemas quando a pessoa não se encontra em contato consigo mesma e com o ambiente. O indivíduo sofre restrições autoimpostas, critica-se duramente e não participa de relações interpessoais satisfatórias.
- Os fundadores do existencialismo incluem Albert Ellis (terapia racional-emotiva), Viktor Frankl (logoterapia), Frederick Perls (terapia Gestalt) e William Glasser (terapia da realidade).
- Todas as terapias existenciais têm o objetivo de fazer a pessoa voltar a um sentido autêntico de si mesma, enfatizando a responsabilidade de cada um por si e por seus sentimentos, seus comportamentos e suas escolhas.
- A crise é um momento de virada na vida das pessoas e que produz uma resposta esmagadora. Ela pode ser de maturidade, situacional ou adventícia. Uma intervenção eficaz na crise inclui avaliação da pessoa durante o estado crítico, promoção da solução do problema e fornecimento de compreensão empática.

RECURSOS NA INTERNET

RECURSOS
- Albert Ellis Institute (Rational Emotive Behavior Therapy)
- Alcholics Anonymous
- American Group Psychotherapy Association
- Beck Institute for Cognitive Therapy and Research
- Gamblers Anonymous
- NAMI Family-to-Family Education Program
- National Association of Cognitive-Behavioral Therapists

ENDEREÇOS ELETRÔNICOS
- http://www.rebt.org
- http://www.alcoholics-anonymous.org
- http://www.agpa.org
- http://www.beckinstitute.org
- http://www.gamblersanonymous.org
- http//www.nami.org/family
- http://www.nacbt.org

- A terapia cognitiva baseia-se na premissa de que o modo como a pessoa pensa sobre as experiências da vida ou como interpreta tais experiências determina seus sentimentos ou seu comportamento. Essa terapia busca auxiliar na mudança da maneira de pensar, provocando uma melhoria no humor e no comportamento.
- O tratamento de transtornos mentais e de problemas emocionais pode incluir uma ou mais das seguintes abordagens: psicoterapia individual, psicoterapia em grupo, terapia familiar, educação familiar, reabilitação psiquiátrica, grupos de mútua ajuda, de apoio e educativos e outras intervenções psicossociais, como a determinação de limites ou o fornecimento de *feedback* positivo.
- A compreensão das teorias psicossociais e das modalidades de tratamento pode ajudar o enfermeiro a selecionar estratégias de intervenção apropriadas e eficazes a serem usadas com os clientes.

REFERÊNCIAS

Aguilera, D. C. (1998). *Crisis intervention: Theory and methodology* (7th ed.). St. Louis: Mosby.

Beck, A. T., & Newman, C.E. (2005). Cognitive therapy. In B. J. Sadock & V.A. Sadock (Eds.), *Comprehensive textbook of psychiatry,* (Vol. 2 8th ed., pp. 2595–2610). Philadelphia: Lippincott Williams & Wilkins.

Caplan, G. (1964). *Principles of preventive psychiatry.* New York: Basic Books.

Erikson, E. H. (1963). *Childhood and society* (2nd ed.). New York: Norton.

Freud, S. (1962). *The ego and the id (The standard edition of the complete psychological works of Sigmund Freud)* J. Strachey, Trans.). New York: W. W. Norton & Company. (Original work published 1923.)

Lecomte, T., Wallace, C. J., Perreault, M., & Caron, J. (2005). Consumer's goals in psychiatric rehabilitation and their concordance with existing services. *Psychiatric Services, 56*(2), 209–211.

Maslow, A. H. (1954). *Motivation and personality.* New York: Harper & Row.

National Alliance for the Mentally Ill (NAMI). (2008). *Education, training, & Peer support center.* Acessado em 11 de outubro de 2008, em http://www.nami.org/

National Center for Complementary and Alternative Medicine. (2006). *What is complementary and alternative medicine?* Acessado em: http://nccam.nih.gov/health.

Peplau, H. (1952). *Interpersonal relations in nursing.* New York: G. P. Putnam's Sons.

Rogers, C. R. (1961). *On becoming a person: A therapist's view of psychotherapy.* Boston: Houghton Mifflin.

Sadock, B. J., & Sadock, V. A. (2008). *Concise textbook of clinical psychiatry* (3rd ed.). Philadelphia: Lippincott Williams & Wilkins.

Skinner, B. F. (1974). *About behaviorism.* New York: Alfred A. Knopf, Inc.

Sullivan, H. S. (1953). *The interpersonal theory of psychiatry.* New York: Norton.

Yalom, I. D. (1995). *The theory and practice of group psychotherapy.* New York: Basic Books.

LEITURAS ADICIONAIS

Beck, A. T. (1976). *Cognitive therapy and the emotional disorders.* New York: New American Library, Inc.

Berne, E. (1964). *Games people play.* New York: Grove Press.

Caplan, G. (1964). *Principles of preventive psychiatry.* New York: Basic Books.

Crain, W. C. (1980). *Theories of development: Concepts and application.* Englewood Cliffs, NJ: Prentice Hall, Inc.

Frankl, V. E. (1959). *Man's search for meaning: An introduction to logotherapy.* New York: Beacon Press.

Glasser, W. (1965). *Reality therapy: A new approach to psychiatry.* New York: Harper & Row.

Miller, P. H. (1983). *Theories of developmental psychology.* San Francisco: W.H. Freeman & Co.

Millon, T. (Ed.). (1967). *Theories of psychopathology.* Philadelphia: W. B. Saunders.

Perls, F. S., Hefferline, R. F., & Goodman, P. (1951). *Gestalt therapy: Excitement and growth in the human personality.* New York: Dell Publishing Co., Inc.

Sugarman, L. (1986). *Life-span development: Concepts, theories and interventions.* London: Methuen & Co., Ltd.

Szasz, T. (1961). *The myth of mental illness.* New York: Hoeber–Harper.

Guia de Estudo

QUESTÕES DE MÚLTIPLA ESCOLHA

Escolha a resposta correta para cada uma seguintes questões.

1. Qual destes teóricos defendia que a relação interpessoal corretiva com o terapeuta é o principal modo de tratamento?
    a. Sigmund Freud
    b. William Glasser
    c. Hildegard Peplau
    d. Harry Stack Sullivan

2. A interpretação dos sonhos e a livre associação são técnicas da:
    a. Terapia centrada no cliente
    b. Terapia Gestalt
    c. Logoterapia
    d. Psicanálise

3. Quatro níveis de ansiedade foram descritos por:
    a. Erik Erikson
    b. Sigmund Freud
    c. Hildegard Peplau
    d. Carl Rogers

4. Corrigir o modo como a pessoa pensa sobre o mundo e sobre si mesma é o foco:
    a. Do behaviorismo
    b. Da terapia cognitiva
    c. Da psicanálise
    d. Da terapia da realidade

5. As estruturas da personalidade id, ego e superego foram descritas por:
    a. Sigmund Freud
    b. Hildegard Peplau
    c. Frederick Perls
    d. Harry Stack Sullivan

6. O papel do enfermeiro que envolve substituir uma outra pessoa, como um dos pais, é chamado de:
    a. Conselheiro
    b. Pessoa de recursos
    c. Substituto
    d. Professor

7. A reabilitação psiquiátrica foca:
    a. Pontos positivos do cliente
    b. Cumprimento de prescrições médicas
    c. Déficits em habilidades sociais
    d. Redução de sintomas

8. Quando o enfermeiro desenvolve, em relação ao cliente, sentimentos que se baseiam em alguma experiência do próprio passado, isso é chamado de:
    a. Contratransferência
    b. Reversão de papéis
    c. Transferência
    d. Consideração incondicional

9. Um grupo com encontros planejados uma vez por semana, ao longo de 10 sessões, para lidar com sentimentos de depressão seria chamado de:
    a. Fechado
    b. Educativo
    c. Aberto
    d. De apoio

QUESTÕES DE COMPLETAR

Escreva o nome correto do teórico relacionado com cada declaração ou teoria. Os nomes podem ser usados mais de uma vez.

1. O cliente é a chave da própria cura. _____

2. Fatores sociais e psicológicos afetam o desenvolvimento. _____

3. A mudança no comportamento acontece por meio de condicionamento com estímulos ambientais. _____

4. As pessoas tornam-se infelizes quando se prendem a crenças irracionais. _____

5. O comportamento é aprendido a partir de experiências passadas reforçadas. _____

6. Terapia centrada no cliente _____
7. Terapia Gestalt _____
8. Hierarquia de necessidades _____
9. Logoterapia _____
10. Terapia racional-emotiva _____
11. Terapia da realidade _____

QUESTÕES ABERTAS

Descreva cada um dos seguintes tipos de grupos. Dê um exemplo.

1. Psicoterapia em grupo

2. Grupo educativo

3. Grupo de apoio

4. Grupo de mútua ajuda

4 Locais de Tratamento e Programas Terapêuticos

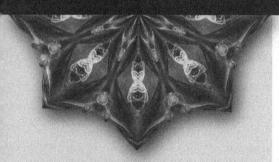

Palavras-chave

- Access to Community Care and Effective Services and Support (ACCESS) Demonstration Project
- criminalização da doença mental
- equipe interdisciplinar (multidisciplinar)
- lares de clientes em evolução
- locais de tratamento domiciliar
- manejo de caso
- modelo clube-residência
- programas de hospitalização parcial
- tratamento comunitário assertivo
- tratamento-dia

Objetivos de aprendizagem

Após a leitura do capítulo, você deverá ser capaz de

1. Discutir locais (*settings*) tradicionais de tratamento.
2. Descrever diferentes tipos de locais residenciais de tratamento e os serviços oferecidos.
3. Descrever os programas de tratamento na comunidade que oferecem serviços a pessoas com doença mental.
4. Identificar dificuldades para o tratamento eficaz de pessoas com doença mental sem domicílio.
5. Discutir tópicos associados a pessoas com doença mental no sistema judiciário criminal.
6. Descrever os papéis dos diferentes membros de uma equipe multidisciplinar de cuidados da saúde mental.
7. Identificar os diferentes papéis do enfermeiro, em variados locais e programas de tratamento.

Nos Estados Unidos, os serviços de saúde mental passaram por profundas mudanças nos últimos 50 anos. Antes da década de 1950, o tratamento humanitário em grandes instituições estatais era a melhor estratégia disponível para pessoas com doença mental crônica e persistente; muitas delas ficavam nessas instituições vários meses ou anos. A introdução dos psicofármacos nos anos 1950 trouxe a primeira esperança de tratar com êxito os sintomas da doença mental. No início da década de 1970, o foco nos direitos do cliente e as mudanças nas leis de responsabilidade levaram ao processo de desinstitucionalização e a uma nova era no tratamento. As instituições não podiam mais manter clientes com doença mental indefinidamente, e o tratamento em um "ambiente menos restritivo" tornou-se um direito e um princípio norteador. Os grandes hospitais estatais esvaziaram-se. O tratamento na própria comunidade passou a substituir grande parte dos antigos serviços de hospitalização do governo. No entanto, os investimentos necessários não acompanharam as necessidades de tratamento e dos programas comunitários (ver o Cap. 1).

Hoje, pessoas com doença mental recebem tratamento em uma série de locais (*settings*). Este capítulo descreve o conjunto de locais de tratamento disponíveis para essas pessoas e os programas de reabilitação psiquiátrica desenvolvidos para atender às suas necessidades. Os dois tópicos discutem os desafios da integração de pessoas com doença mental à comunidade. Este capítulo também trata de duas populações que recebem tratamento inadequado por falta de acesso aos serviços necessários: clientes sem moradia e presidiários. Além disso, o capítulo descreve a equipe multidisciplinar, incluindo o papel do enfermeiro, um de seus integrantes.

E, finalmente, há uma breve discussão sobre a enfermagem psicossocial na saúde pública e no atendimento domiciliar.

LOCAIS DE TRATAMENTO

Tratamento de pacientes hospitalizados

Nos Estados Unidos, na década de 1980, o serviço psiquiátrico em sistema de internação ainda era um importante modo de tratamento de pessoas com doença mental. A unidade psiquiátrica típica enfatizava a *terapia da conversa*, ou seja, interações um a um entre residentes e membros da equipe, e a *ambientoterapia*, com ênfase no ambiente inteiro e em seu efeito no tratamento do cliente. As interações individuais e em grupo focavam a confiança, a autorrevelação dos clientes entre si e com a equipe e a participação ativa em grupos. Para ser eficaz, a ambientoterapia exigia longos períodos de hospitalização, porque clientes em condições mais estáveis ajudavam a fornecer estrutura e apoio aos recém-admitidos, que se encontravam em situações mais graves.

Na década de 1990, a economia dos serviços de saúde começou a mudar de forma drástica, e a duração da hospitalização diminuiu para apenas alguns dias. Agora, a maioria dos norte-americanos possui um plano de saúde administrado. Os serviços administrados têm medidas de controle de custo, como reconfirmação de hospitalizações, revisão da utilização e gerenciamento de casos: tudo isso alterou muito o tratamento em regime hospitalar. O aumento do cuidado gerenciado tem sido associado ao declínio das hospitalizações, à diminuição dos prazos de hospitalização, à redução do reembolso e à maior gravidade dos pacientes hospitalizados. Portanto, quando hospitalizados, os clientes já estão bastante doentes e não ficam tanto tempo no hospital.

Atualmente, as unidades de tratamento hospitalar oferecem investigação rápida, estabilização de sintomas e planejamento da alta; além disso, têm de alcançar todos esses objetivos com muita rapidez. Para uma estada curta, é essencial uma abordagem multidisciplinar, centrada no cliente. Os médicos auxiliam os clientes a reconhecer os sintomas, identificar habilidades para lidar com a situação e escolher suportes para a alta. Quando o cliente está seguro e estável, os médicos e o próprio cliente identificam temas de longo prazo que devem ser investigados na terapia ambulatorial.

Algumas unidades de hospitalização mantêm as portas trancadas, exigem que funcionários guardem as chaves e cuidem da entrada e saída de pessoas. Essa situação tem vantagens e desvantagens (Haglund, von Knorring e von Essen, 2006). Os enfermeiros identificam as vantagens de fornecer proteção contra "o mundo externo", mantendo o ambiente seguro e protegido, e as desvantagens são as de que os clientes se sentem confinados ou dependentes, enfatizando o poder dos integrantes da equipe sobre eles.

Hospitalizações de curta duração

Alwan, Johnstone e Zolese (2008) descobriram que as hospitalizações breves agendadas funcionavam tão bem quanto as prolongadas. Pacientes que ficavam menos dias na instituição apresentavam maior probabilidade de frequentar o programa-dia após a alta, além de maior possibilidade de obtenção de emprego, após dois anos, quando comparados a pacientes com hospitalização prolongada. Pacientes com permanências mais curtas e planejadas nos hospitais não apresentavam internação posterior mais frequente.

O sistema hospitalar do Department of Veterans Affairs (VA) conduziu programas-piloto de uma série de alternativas de admissão hospitalar para internação, ocorridas quando a condição do cliente piorava ou quando ocorria uma crise. Hospitalizações agendadas e intermitentes não reduziram o número de dias dos veteranos no hospital, mas melhoraram sua autoestima e a sensação de autocontrole. Uma alternativa disponível aos veteranos, o programa Short-Term Acute Residential Treatment (START) (Hawthorne et al., 2005), acontece em San Diego e está disponível em seis instituições, ou seja, seis centros de tratamento residenciais baseados na não hospitalização. Ao longo de um período de dois anos, os veteranos tratados no START tiveram a mesma melhoria de sintomas e funcionamento daqueles tratados em um hospital VA, mas ficaram significativamente mais satisfeitos com os serviços. O custo do tratamento em um START era 65% mais baixo do que no hospital.

Clientes com internação longa

Clientes com longa hospitalização são pessoas com doença mental grave e persistente, que ainda precisam de cuidados intensivos, apesar da ênfase atual na diminuição das estadas em hospitais. Essa população inclui clientes que foram hospitalizados antes da desinstitucionalização e permanecem hospitalizados mesmo com as tentativas de reintegração à comunidade. Também incluem-se clientes que são hospitalizados consistentemente, por longos períodos, apesar dos esforços para minimizar a permanência no hospital. A integração de clientes com comportamentos problemáticos à comunidade ainda encontra resistência da sociedade, criando uma barreira para a vida bem-sucedida nas comunidades.

Uma abordagem para trabalhar com clientes com longa hospitalização consiste no "albergue hospitalar", uma unidade dentro do hospital que pretende ser mais uma casa do que uma instituição. Foram estabelecidos vários projetos de albergue hospitalar que fornecem acesso a instituições comunitárias e focam "experiências normais", como cozinhar, limpar e fazer o trabalho doméstico. Os clientes informaram melhora no funcionamento, apresentaram menos episódios agressivos e estavam mais satisfeitos com o cuidado recebido. Alguns permanecem no albergue, enquanto outros acabaram voltando à comunidade (Bartusch et al., 2007).

O conceito de "albergue para crises" tem tido bom resultado no programa de uma comunidade rural, no Colorado (Knight, 2004). O único critério para uso dos serviços é a percepção do próprio cliente de estar em crise e de precisar de um ambiente mais estruturado. Knight acreditava que, se não tiver que exibir certos "sintomas" para ter acesso ao albergue, o cliente teria maior probabilidade de perceber a própria situação com mais precisão, sentir-se melhor ao pedir ajuda e evitar uma nova hospitalização.

Lunsky e colaboradores (2006) estudaram mais de 12 mil clientes com longo tempo de hospitalização no sistema de serviços terciários de saúde mental de Ontário. Descobriram que um em cada oito clientes tinha um diagnóstico duplo de doença mental maior e retardo mental. Esses clientes precisavam, mas nem sempre recebiam, de um nível de cuidados mais elevado, com serviços mais intensivos e maior supervisão do que aqueles com doença mental e funcionamento intelectual normal. Os clientes com diagnóstico duplo tinham sintomas mais graves, mais ocasiões de comportamento agressivo e maior carência de recursos financeiros e de saúde. Os autores sugeriram que uma reforma no sistema terciário de saúde mental deveria tratar das necessidades dos clientes com diagnóstico duplo, que, com frequência, excedem os serviços hoje disponíveis.

Manejo de caso

O **manejo de caso** ou de serviços, do tipo caso a caso, é um conceito importante para hospitais e locais de atendimento comunitário. Os gerentes de caso de hospitalização normalmente são enfermeiros ou assistentes sociais, que acompanham o cliente desde a admissão até a alta e servem de ligação entre eles e os recursos comunitários, os serviços domiciliares e os planos de saúde. Na comunidade, esse profissional trabalha com os clientes em uma série de situações, do acesso a serviços médicos e psiquiátricos necessários à realização de tarefas da vida diária, como usar o transporte público, controlar o próprio dinheiro e fazer compras em mercados.

Planejamento da alta

Um conceito importante em qualquer local de tratamento hospitalar é o planejamento da alta. Uma base de apoio, que inclui moradia, transporte e acesso aos recursos e serviços comunitários, é fundamental para o êxito do planejamento da alta. Na verdade, a adequação dos planos de alta do cliente é um melhor previsor do tempo em que a pessoa poderá permanecer na comunidade do que os indicadores clínicos, como, por exemplo, o diagnóstico psiquiátrico.

Dificuldades ao êxito do planejamento da alta incluem abuso de álcool e drogas, comportamento criminoso ou violento, falha em seguir as prescrições da medicação e ideação suicida. Por exemplo, com frequência, pessoas com história recente de abuso de drogas ou álcool ou de comportamento criminoso não dispõem de uma moradia ideal. Além disso, clientes que têm ideias suicidas ou história de falha em seguir as prescrições da medicação podem não se enquadrar nas exigências de alguns serviços e programas de tratamento. Portanto, clientes com esses obstáculos ao sucesso do planejamento da alta podem ter um segundo plano em curso, já que serviços ou planos ideais não estarão disponíveis para eles. Consequentemente, quem recebe alta com um plano alternativo é readmitido em menos tempo e com maior frequência do que aqueles com planos melhores.

Os planos de alta, porém, não terão êxito se os clientes não seguirem tudo o que foi estabelecido. É comum o não comparecimento a consultas ou retornos quando os clientes não se sentem conectados com os serviços ambulatoriais, ou se tais serviços não são considerados úteis ou valiosos. Para o sucesso do plano de alta, é fundamental a atenção a fatores psicossociais relacionados com o bem-estar do cliente, a inclusão da família e a familiaridade com os fornecedores de serviços comunitários.

Prince (2006) descobriu que três tipos de intervenção são significativas para evitar uma nova hospitalização de indivíduos com quatro ou mais hospitalizações anteriores. Essas intervenções são: fornecimento de instruções sobre sintomas, continuidade do serviço e estabelecimento de uma estrutura diária. Os clientes que conseguem reconhecer sinais de recaída iminente e pedem ajuda, que participam de consultas e serviços ambulatoriais e que têm um plano diário de atividades e responsabilidades são menos propensos a precisar de outra hospitalização.

Para integrar as pessoas com doença mental à comunidade, é essencial a criação de planos de alta que ofereçam moradia e serviços adequados. Uma abordagem holística de reintegração de pessoas à comunidade é o melhor meio de evitar hospitalizações repetidas e melhorar a qualidade de vida dos clientes. Os programas comunitários pós-liberação do hospital devem incluir serviços sociais, tratamentos-dia e programas de moradia, todos direcionados para a vivência em comunidade, cumprimento das recomendações de tratamento, reabilitação e vida independente. Os programas do **tratamento comunitário assertivo** (ACT, do inglês *assertive community treatment*) fornecem muitos dos serviços que podem travar a porta giratória das repetidas admissões hospitalares, entremeadas de tentativas malsucedidas de viver em comunidade. Esses programas são discutidos em detalhes mais adiante, neste capítulo.

Programas de hospitalização parcial

Os **programas de hospitalização parcial** (PHPs, do inglês *partial hospitalization programs*) destinam-se a ajudar os clientes a

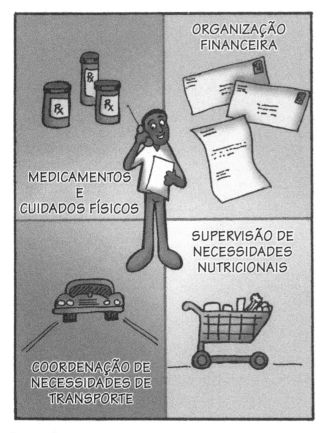

Gerente de caso.

> **QUADRO 4.1 Metas do Programa de Hospitalização Parcial**
>
> - Estabelecer os sintomas psiquiátricos
> - Monitorar a eficácia dos fármacos
> - Estabilizar o ambiente de vida
> - Aperfeiçoar as atividades da vida diária
> - Aprender como estruturar o tempo
> - Desenvolver habilidades sociais
> - Obter trabalho significativo, emprego pago, ou de um cargo como voluntário
> - Oferecer acompanhamento para qualquer uma das preocupações de saúde

> **QUADRO 4.2 Locais para moradia**
>
> Casas para grupos
> Apartamentos supervisionados
> Pensões especializadas
> Cuidados tipo adoção de adultos
> Abrigo para descanso/cuidados em crises

fazer a transição gradual da situação de pacientes hospitalizados para a de vida independente, evitando outras hospitalizações. Nos programas de **tratamento-dia**, os clientes voltam para casa à noite; nos programas noturnos, acontece o inverso. Os serviços oferecidos por diferentes PHPs variam, mas a maioria deles inclui grupos de desenvolvimento de habilidades de comunicação e habilidades sociais, solução de problemas, monitoramento de medicações e aprendizado de estratégias e habilidades para lidar com a vida cotidiana. Em alguns PHPs, estão disponíveis sessões individuais, como as de assistência profissional e terapia de trabalho e de recreação.

Cada cliente tem um plano de tratamento e objetivos individualizados, desenvolvidos em conjunto com o gerente do caso e outros membros da equipe de tratamento. As oito categorias de objetivos, normalmente estabelecidas nos PHPs, estão resumidas no Quadro 4.1.

Nos PHPs, os clientes podem participar do programa após uma internação hospitalar, que, de modo geral, é curta demais para tratar outras condições além da estabilização de sintomas e a eficácia da medicação. Outros clientes podem ingressar no PHP para tratar problemas antes que eles surjam, evitando assim uma permanência onerosa e indesejada no hospital. É possível, ainda, que outros façam a transição de um PHP para uma terapia de longo prazo sem hospitalização. Randall e Kinkelstein (2007) descobriram que uma terapia cognitivo-comportamental, em local de tratamento-dia, foi benéfica para clientes com doença mental severa e persistente para o alcance das metas do programa de prevenção de recaídas, melhor funcionamento na comunidade e aumento da adaptação social. Os participantes também apresentaram aumento da autoestima, sentimentos de esperança e um senso de fortalecimento.

Locais residenciais

Nos Estados Unidos, pessoas com doença mental podem viver na própria comunidade, em **locais de tratamento domiciliar**, que variam de acordo com a estrutura, o nível de supervisão e os serviços fornecidos (Quadro 4.2). Alguns deles são criados como locais de passagem, com a expectativa de que os residentes irão progredir e viver de modo mais independente. Outros programas residenciais atendem os clientes enquanto necessário, às vezes, por vários anos. As pensões especializadas (*board and care homes*)* costumam fornecer quarto, banheiro, lavanderia e uma refeição todos os dias. Lares adotivos para adultos (*adult foster homes*) costumam atender 1 a 3 clientes em atmosfera familiar, incluindo refeições e atividades sociais com a família. As casas de passagem (*halfway houses*) costumam ser um lar temporário e fornecem apoio aos clientes enquanto eles se preparam para a independência. As casas coletivas (*group homes*)** abrigam 6 a 10 residentes, que se revezam nas tarefas domésticas e no preparo das refeições, sob supervisão de um ou mais integrantes da equipe de tratamento. Programas de vida independente (*independent living programs*), com frequência, ocorrem em condomínios, onde os clientes compartilham apartamentos. Os membros da equipe ficam disponíveis para intervenção em momentos de crise, ajuda com transporte, assistência em atividades cotidianas e, às vezes, monitoramento de fármacos. Além da equipe de saúde no próprio local, muitos locais de moradia fornecem serviços de manejo de caso para os clientes e colocam-nos em contato com outros programas (p. ex., reabilitação profissional, serviço médico, dentário e psiquiátrico; programas ou serviços de reabilitação psicossocial), conforme necessário.

Algumas agências fornecem casas de repouso ou de serviços para momentos de crise, destinadas a clientes que precisam de um abrigo por pouco tempo. Esses clientes podem ficar em casas coletivas ou independentes na maior parte do tempo, mas precisam de "descanso" das residências que costumam frequentar. Geralmente isso ocorre quando entram em crise, se sentem oprimidos ou não conseguem lidar com os próprios problemas ou emoções. Esses serviços costumam fornecer maior apoio emocional e assistência na solução de problemas, com um local separado da fonte das angústias do cliente.

O ambiente em que vive o cliente afeta seu nível de funcionamento, sua taxa de reinstitucionalização e a duração da permanência no local de tratamento. Na verdade, esse ambiente costuma ser um fator mais relevante de previsão de seu êxito do que as características de sua doença. O cliente que vive em um ambiente insatisfatório costuma abandonar a comunidade ou é readmitido no hospital. Encontrar situações de vida de boa qualidade para o cliente é uma tarefa difícil. Muitos moram em áreas comerciais ou dominadas pelo crime e não em áreas residenciais (Forchuk, Nelson e Hall, 2006).

---

* N. de R.T.: No Brasil, pensões protegidas.

** N. de R.T.: No Brasil, residências terapêuticas.

Os **lares de clientes em evolução** (*evolving consumer household*)* compõem uma situação de vida em grupo em que os residentes fazem a transição de uma casa coletiva tradicional para uma residência em que assumem as próprias responsabilidades e funcionam sem a supervisão local de uma equipe de tratamento. Um dos problemas da moradia para pessoas com doença mental consiste em que elas precisam se mudar com frequência de um local para outro, à medida que aumenta sua independência. Essa movimentação contínua exige adaptações em cada local, dificultando a manutenção de sua independência. Uma vez que os lares de clientes em evolução dispõem de um arranjo domiciliar permanente, o problema da realocação está solucionado.

Com frequência, os residentes têm planos diferentes de estabelecimento de moradia em grupo ou do tipo residencial na vizinhança. Dizem que morar em grupo diminui os valores de propriedade, aumenta a ideia de que pessoas com doença mental são violentas, agem em público de forma estranha, ou constituem uma ameaça aos filhos. São pessoas com estereótipos muito estigmatizados, caracterizados por falta de informação. Os moradores devem ser informados disso para que moradias seguras, dentro do orçamento e de suas expectativas, possam ser criadas para pessoas que precisam de cuidados no local em que residem. Os enfermeiros encontram-se em condições de defender os clientes, educando os membros da comunidade.

Atendimento de transição

No Canadá e na Escócia, o modelo de alta transitória (Forchuk, Reynolds, Sharkey, Martin e Jensen, 2007) tem obtido sucesso. Pacientes que receberam alta para a comunidade após longa hospitalização, receberam serviços intensivos para facilitar sua transição à vida e ao funcionamento na comunidade de forma satisfatória. Dois componentes essenciais desses modelos incluem apoio dos colegas e de profissionais que oferecem o serviço. O apoio dos colegas é obtido por um cliente que, agora, mora em condições bem-sucedidas na comunidade. A equipe profissional constitui-se na ponte entre os cuidados na comunidade e os cuidados médicos – os profissionais da instituição não encerram sua relação terapêutica com o cliente enquanto uma relação terapêutica não seja estabelecida com o provedor de atendimento na comunidade. É um modelo que requer colaboração, apoio administrativo e recursos financeiros adequados para a promoção real da saúde e do bem-estar do paciente, além da prevenção de recaídas e nova hospitalização.

A pobreza entre as pessoas com doença mental é um obstáculo importante à manutenção de uma moradia. Embora muitos clientes manifestem desejo de trabalhar, grande número não pode fazer isso com consistência. Mesmo com os serviços profissionais, os trabalhos disponíveis tendem a não exigir muito e ser de meio período, resultando em renda inadequada à manutenção de uma vida independente. Os programas de reabilitação psiquiátrica e a sociedade precisam abordar a questão da pobreza entre as pessoas com doença mental de modo a acabar com essa barreira a uma vida independente e à autossuficiência (Perese, 2007).

---

* N. de R.T.: No Brasil, pensões protegidas ou lares abrigados.

PROGRAMAS DE REABILITAÇÃO PSIQUIÁTRICA

Reabilitação psiquiátrica, às vezes chamada de *reabilitação psicossocial*, refere-se a serviços destinados a promover o processo de recuperação de clientes com doença mental (Quadro 4.3). Essa recuperação vai além do controle de sintomas e da administração da medicação, pois inclui crescimento pessoal, reintegração à comunidade, capacitação, maior independência e aumento da qualidade de vida. Os programas e os serviços comunitários de apoio oferecem reabilitação psiquiátrica em vários graus, normalmente de acordo com os recursos e os financiamentos disponíveis. Alguns programas focam, sobretudo, a redução das readmissões hospitalares, por meio do controle de sintomas e administração da medicação, enquanto outros incluem serviços sociais e de recreação. Nos Estados Unidos, não há programas suficientes disponíveis para atender às necessidades de pessoas com doença mental.

A reabilitação psiquiátrica melhora os resultados do cliente, oferecendo serviços comunitários de apoio para reduzir as taxas de readmissão hospitalar e aumentar a integração à comunidade. Ao mesmo tempo, os cuidados gerenciados reduziram os serviços "médicos necessários" custeados. Por exemplo, ao ser descoberto que treinamento de habilidades constituía um sucesso na assistência a clientes na comunidade, os planos de saúde definiram a reabilitação psiquiátrica como tão somente treino de habilidades, não custeando outros aspectos da reabilitação, como a socialização ou os suportes ambientais. Clientes e provedores identificaram pobreza, falta de trabalho e habilidades profissionais inadequadas como obstáculos à integração à comunidade; no entanto, como essas barreiras não são parte do que é "necessário medicamente", na definição de reabilitação psiquiátrica pelos planos de saúde, os serviços necessários para que tais barreiras fossem vencidas não receberam recursos.

Modelo clube-residência

Em 1948, em Nova York, o Fountain House conduziu o primeiro **modelo clube-residência** de reabilitação baseada na co-

---

QUADRO 4.3 Metas da reabilitação psiquiátrica

- Recuperação da saúde mental
- Crescimento pessoal
- Qualidade de vida
- Reintegração à comunidade
- Fortalecimento
- Aumento da independência
- Redução das baixas hospitalares
- Aperfeiçoamento do funcionamento social
- Aperfeiçoamento do funcionamento vocacional/profissional
- Tratamento contínuo
- Maior envolvimento nas decisões do tratamento
- Melhora da saúde física
- Recuperação do senso de si mesmo

munidade. Conforme dados de 2008, mais de 400 clubes desse tipo estão estabelecidos em 32 países, espalhados por todo o mundo. O Fountain House é uma "comunidade intencional", fundamentada na concepção de que homens e mulheres com incapacidades psiquiátricas graves e persistentes podem alcançar, e de fato alcançarão, objetivos de vida normal se tiverem oportunidade, tempo, apoio e companheirismo. A essência da participação em clubes-residências baseia-se em quatro direitos garantidos aos membros:

- um lugar aonde ir
- um trabalho relevante
- relações relevantes
- um lugar para onde voltar (membro vitalício)

O modelo do clube-residência fornece aos membros muitas oportunidades, incluindo atividades de trabalho diurnas focadas no cuidado, na manutenção e na produtividade da residência, atividades de lazer à noite, nos fins de semana e feriados, esforços e apoio para obtenção de um emprego independente e opções de moradia. Os membros são encorajados a usar serviços psiquiátricos e recebem assistência para tal; de modo geral, esses serviços consistem em clínicas locais ou profissionais particulares.

O modelo clube-residência reconhece a relação médico-cliente como uma das chaves do sucesso do tratamento e da reabilitação, ao mesmo tempo em que admite que encontros breves, focados na administração de sintomas, não são suficientes para promover esforços de reabilitação. A "aliança de reabilitação" refere-se à rede de relações que precisa ser desenvolvida ao longo do tempo para apoiar pessoas com incapacidades psiquiátricas. Inclui o cliente, a família, os médicos e também os administradores da moradia, os funcionários e os vizinhos. Essa aliança precisa de apoio da comunidade, de oportunidades de sucesso, de coordenação dos provedores de serviços e de envolvimento dos membros para manter um foco positivo nos objetivos de vida, pontos positivos, criatividade e esperança, à medida que os membros buscam a recuperação. O modelo clube-residência existe para promover a aliança de reabilitação como uma força positiva na vida dos membros.

O foco do clube-residência está na saúde e não na doença. Tomar os fármacos prescritos, por exemplo, não é requisito para participação. Os membros, e não a equipe de profissionais, são os responsáveis, no final, pelas tomadas de decisão sobre o tratamento, tais como a necessidade ou não de uma internação. A equipe do clube-residência apoia os membros, ajuda-os a obter a assistência necessária e, acima de tudo, permite que tomem decisões que, enfim, afetam todos os aspectos de suas vidas. Essa abordagem à reabilitação psiquiátrica é o eixo fundamental e o ponto forte do modelo clube-residência.

Tratamento comunitário assertivo (1973)

Uma das abordagens mais eficazes para o tratamento baseado na comunidade, destinado a pessoas com doença mental, é o ACT (do inglês, *assertive community treatment*; Quadro 4.4). Marx, Test e Stein (1973) conceberam essa ideia em 1973, em Madison, no Estado de Wisconsin (Estados Unidos), quando trabalhavam no Mendota State Hospital. Acreditavam que treino de habilidades, ensino e suporte deveriam ser feitos na comunidade em que houvesse necessidade e não no hospital. Seu programa ficou conhecido, inicialmente, como modelo de Madison, passando, então, a "treinamento de vivência em comunidade" e, por último, ACT, ou programa comuns assertivo. Os atuais programas de expansão móvel e tratamento contínuo têm suas raízes nesse modelo.

O programa ACT é orientado para solução de problemas: os membros da equipe tratam de temas específicos da vida, ainda que sejam simples. Esses programas fornecem a maioria dos serviços de maneira direta, em vez de confiar em encaminhamentos a outros programas ou agências, e implementam os serviços na casa ou na comunidade do cliente e não em consultórios. Os serviços ACT também são intensivos; programam-se três ou mais contatos presenciais com o cliente de acordo com as necessidades de cada um. A abordagem em equipe permite que todos os profissionais envolvidos fiquem igualmente familiarizados com

---

QUADRO 4.4 Componentes de um programa ACT

- Ter uma equipe multidisciplinar que inclua psiquiatra, enfermeiro em saúde mental e psiquiatria, especialista em reabilitação profissional e assistente social para cada 100 clientes (baixa proporção profissionais-cliente).
- Identificar um ponto fixo de responsabilidade pelos clientes com um provedor de serviços primários.
- Reduzir ou eliminar os sintomas debilitantes da doença mental.
- Melhorar as funções do cliente nos papéis e atividades adultos sociais e profissionais.
- Reduzir a carga de atendimento da família, oportunizando aos clientes o aprendizado de habilidades em situações da vida real.
- Implementar um programa contínuo de tratamento individualizado definido pelas necessidades do cliente.
- Envolver todos os sistemas de apoio necessários para o tratamento holístico dos clientes.
- Promover a saúde mental mediante o uso de uma vasta gama de recursos e modalidades de tratamento.
- Enfatizar e promover a independência do cliente.
- Usar reuniões diárias da equipe para discutir estratégias a fim de melhorar o atendimento dos clientes.
- Oferecer serviços 24 horas/dia que incluam atendimento em períodos de folga do cuidador para evitar hospitalização e crise desnecessárias a fim de prevenir desestabilização, com visitas desnecessárias ao setor de emergência.
- Medir os resultados do cliente quanto a: sintomatologia; funcionamento social, psicológico e familiar; emprego remunerado; independência; fortalecimento; uso de serviços auxiliares; satisfação do cliente, da família e da sociedade; uso de hospitais; uso de agências; nova hospitalização; qualidade de vida e custos.

todos os clientes, de modo que estes não tenham de esperar por uma pessoa específica. Além disso, os programas ACT estabelecem um compromisso de longo prazo com o cliente, fornecendo serviços por períodos que podem ser longos, de acordo com a necessidade, e sem restrição de tempo (Coldwell e Bender, 2007).

Os programas ACT foram desenvolvidos e evoluíram em locais urbanos, mas são também eficazes em áreas rurais, nas quais os serviços psiquiátricos tradicionais são mais limitados e fragmentados, mais difíceis de serem acessados do que nas cidades. As áreas rurais dispõem de menos dinheiro para financiar esses serviços, e o estigma social da doença mental é maior nessas regiões; além disso, são negativas as atitudes em relação a programas do serviço público. Os programas ACT rurais resultam em menor número de hospitalizações, maior estabilidade domiciliar, melhoria da qualidade de vida e melhoria dos sintomas psiquiátricos. Esse sucesso ocorreu apesar de terem sido necessárias certas modificações nos ACTs tradicionais, como a formação de equipes de duas pessoas, menor duração e redução do número de contatos com clientes e participação mínima de outras especialidades.

Os programas ACT também têm êxito no Canadá e na Austrália (Latimer, 2005; Udechuku et al., 2005), contribuindo para a diminuição das hospitalizações e fomentando a integração de pessoas com doença mental à comunidade. Em Nova York, os ACTs foram modificados a fim de incluir serviços destinados a prevenir a prisão e o encarceramento de adultos com doença mental grave e o envolvimento no sistema de justiça criminal. Essa população especial é discutida mais adiante, neste capítulo.

POPULAÇÕES ESPECIAIS DE CLIENTES COM DOENÇA MENTAL

População sem moradia

Pessoas com doença mental e sem moradia são o foco de estudos recentes. Para essa população, abrigos, programas de reabilitação e prisões podem servir de alternativas paliativas ao serviço de internação ou de residência de apoio. Mudanças frequentes, que levam o cliente da rua a programas e instituições, pioram a existência marginal dessa população. Comparados com indivíduos sem moradia e sem doença mental, os sem-teto mentalmente doentes passam mais tempo sem residência, em abrigos e na prisão, têm menos contato com a família e enfrentam mais obstáculos para conseguir um emprego (National Resource and Training Center on Homelessness and Mental Illness, 2006). Para essa população, os profissionais substituem a família, passando a ser a principal fonte de ajuda.

Apenas fornecer moradia não altera de maneira significativa o prognóstico da falta de lar de pessoas com doença mental. Serviços de reabilitação psicossocial, apoio de colegas, treinamento profissional e treinamento de habilidades cotidianas são componentes importantes para reduzir o número de pessoas sem moradia e melhorar sua qualidade de vida. No início da década de 1990, o governo dos Estados Unidos autorizou um programa de subvenções para tratar as necessidades de pessoas sem moradia e com doença mental. O programa Projects for Assistance in Transition from Homelessness (PATH) financia serviços de expansão de assistência em comunidades, saúde mental, abuso de substâncias, manejo de caso e outros serviços de apoio. Encontram-se disponíveis alguns serviços de moradia limitados, mas o PATH trabalha, sobretudo, com os já existentes na própria comunidade (Substance Abuse and Mental Health Services Administration, 2006).

O Center for Mental Health Services iniciou o **Access to Community Care and Effective Services and Support (ACCESS) Demonstration Project** (Projeto de Demonstração do Acesso a Cuidados Comunitários e Suporte e Serviços Eficazes) em 1994 para avaliar se sistemas mais integrados de fornecimento de serviços, pelo uso dos serviços e da expansão da assistência, incrementam a qualidade de vida de pessoas sem moradia com incapacidade mental grave. O ACCESS foi um programa de demonstração de cinco anos, implementado em 15 cidades de nove Estados dos Estados Unidos, que representavam as principais áreas geográficas do país. Por ano, cada local fornecia expansão da assistência e do manejo de caso intensivo a 100 pessoas sem moradia com doença mental grave.

Nos dois primeiros anos do programa de demonstração ACCESS, os participantes foram entrevistados a fim de se verificar se tinham desenvolvido uma relação com os respectivos gerentes de caso e que tipo de diferença, quando havia alguma, teriam encontrado em relação a falta de moradia, controle de sintomas e uso de substâncias. Um total de 2.798 participantes completou o processo de entrevistas. Apenas 48% relataram manter relação ou conexão pessoal com os gerentes de caso, o que evidencia como é complicado estabelecer relações terapêuticas com clientes mentalmente doentes e sem moradia. Os clientes que relataram esse tipo de relação descreveram ter recebido maior apoio social, suporte público e educação, estar menos psicóticos, ficar menos dias intoxicados e sem moradia do que os participantes que disseram não ter relacionamento algum com seus respectivos gerentes de caso. Embora o engajamento dessa população em relacionamentos terapêuticos seja difícil, quando isso acontece, os resultados são positivos.

O relato mais recente do projeto ACCESS aponta que os participantes mencionaram vários fatores que afetam a qualidade de vida; os mais importantes foram controle dos sintomas psiquiátricos e apoio social. Os dados desse relato sugerem que é necessário focar o tratamento nos vários domínios independentes da doença psiquiátrica, nas redes de apoio social, no trabalho e na renda, na moradia e no aumento do uso do serviço, a fim de melhorar ao máximo a qualidade de vida autoavaliada do cliente e diminuir o número de dias sem moradia. Esses resultados positivos foram mantidos após o término da intervenção (Rothbard, Min, Kuno e Wong, 2004). Desai e Rosenheck (2005) estudaram as pessoas do projeto ACCESS em termos de necessidades de saúde física não atendidas. Descobriram que o manejo de caso em regime de colaboração desempenhou um papel importante na melhoria da saúde física dos participantes, estabelecendo uma ligação entre eles e os serviços médicos apropriados.

Prisioneiros

A taxa de doença mental entre a população carcerária é de 13%, comparada a 2% na população em geral. De modo geral, os transgressores têm doença mental aguda e crônica, além de funcionamento insatisfatório. Também, muitos não têm moradia. Os fatores citados como razão para que pessoas mentalmente doentes sejam colocadas no sistema de justiça criminal incluem desinstitucionalização, critérios mais rígidos de responsabilização criminal de civis, falta de apoio comunitário adequado, contenção de gastos com tratamentos de doença mental e atitudes da polícia e da sociedade (Gostin, 2008). A **criminalização da doença mental** refere-se à prática de prender e processar transgressores com doença mental, inclusive por delitos leves, quatro vezes mais do que transgressores da população em geral, no esforço de mantê-los em algum tipo de instituição onde possam receber o tratamento necessário. No entanto, se tivessem recebido tal tratamento antes, alguns doentes mentais não teriam se envolvido em atividades criminosas.

A preocupação da sociedade com o potencial perigo das pessoas com doença mental é alimentada pela atenção que os meios de comunicação dispensam a qualquer crime violento cometido por alguém nessa situação. Embora seja verdade que indivíduos com doenças mentais graves que não tomam a medicação prescrita apresentem maior risco de agir de modo violento, a maioria das pessoas mentalmente doentes não representa um perigo significativo para os outros. Esse fato, no entanto, não impede que os cidadãos se aferrem a estereótipos, relacionando os doentes mentais com pessoas que devem ser temidas, evitadas e mantidas em instituições. Quando não é possível confinar esses doentes em hospitais próprios para eles por algum período, parece que a população apoia a prisão e o encarceramento como ação substituta. Na verdade, pessoas com alguma doença mental têm mais probabilidade de ser vítimas da violência, seja nas prisões ou na comunidade (Blitz, Wolf e Shi, 2008).

Quem tem doença mental e encontra-se no sistema de justiça criminal enfrenta vários obstáculos na luta pela reintegração bem-sucedida à comunidade:

- pobreza
- falta de moradia
- uso de substâncias
- violência
- vitimização, estupro e trauma
- autolesão

Algumas comunidades possuem serviços móveis de atendimento a crises, ligados a departamentos de polícia. Profissionais desses serviços são chamados ao local (após a estabilização da situação) quando os policiais acham que questões de saúde mental estão envolvidas. Muitas vezes, o indivíduo mentalmente doente pode ser encaminhado a serviços de aconselhamento em momento de crise ou a um hospital, se necessário, em vez de ser detido e levado para a cadeia. É comum esses mesmos profissionais instruírem os policiais, ajudando-os a reconhecer a doença mental e, às vezes, a mudar sua atitude em relação a transgressores com essa condição de saúde.

Steadman e colaboradores (2005) realizaram a investigação Brief Jail Mental Health Screen (BJMHS), na penitenciária Cook County, em Chicago. A pesquisa consistiu na aplicação de um questionário com oito itens que podia ser respondido em 2,5 minutos. Cada detento recebeu o questionário, cujo objetivo era avaliar se seria o caso de fazer um exame mais completo ou de encaminhá-lo a serviços de saúde mental. O BJMHS classificou de maneira correta 73,5% dos homens, mas apenas 61,6% das mulheres. Isso levou os autores a sugerir que essa rápida ferramenta de avaliação aumentaria a eficácia da identificação e do encaminhamento de detentos do sexo masculino, sendo, portanto, útil como elemento-padrão do processo prisional.

EQUIPE INTERDISCIPLINAR

Seja qual for o local de tratamento, o programa de reabilitação ou a população, a abordagem da **equipe interdisciplinar (multidisciplinar)** é mais útil na hora de lidar com problemas multifacetados de clientes com doença mental. Os diferentes membros da equipe possuem especialização em áreas específicas. Quando colaboram uns com os outros, esses profissionais são capazes de atender às necessidades dos clientes de modo mais eficaz. Os integrantes da equipe interdisciplinar incluem farmacêutico, psiquiatra, psicólogo, enfermeiro em psiquiatria, assistente social em psiquiatria, terapeuta ocupacional, terapeuta recreacional e especialista em reabilitação profissional. Seus papéis principais estão descritos no Quadro 4.5. Nem todos os locais contam com todos os membros de cada disciplina, 24 horas por dia; os programas e os serviços que a equipe oferece determinam sua composição no local determinado.

O desempenho como membro efetivo da equipe exige o desenvolvimento e a prática de várias áreas de habilidades centrais:

- habilidades interpessoais, como tolerância, paciência e compreensão;
- humanidade, como aconchego, aceitação, empatia, sinceridade e atitude de não julgamento;
- base de conhecimentos sobre transtornos mentais, sintomas e comportamento;
- habilidades de comunicação;
- qualidades pessoais, como consistência, assertividade e capacidade de solucionar problemas;
- habilidades de trabalho em equipe, como colaboração, compartilhamento e integração;
- habilidades de análise e controle de riscos.

O papel do gerente de caso torna-se cada vez mais importante à medida que prolifera o serviço gerenciado e a variedade de serviços necessários aos clientes. No entanto, não existe um programa educativo padronizado para a formação desses gerentes, e pessoas com formações diferentes podem desempenhar esse papel. Em alguns cenários de atuação, é possível que o assistente social ou o enfermeiro em psiquiatria assumam essa posição. Em outros, pessoas que trabalham na reabilitação psicossocial podem exercer esse papel, quando possuem bacharelado em algum campo relacionado, como psicologia, ou em virtude da própria experiência e habilidades demonstradas. Gerentes de caso eficientes precisam ter habilidades clínicas, de relacionamento, de defesa e conectivas. As habilidades clínicas incluem o planejamento do tratamento, a avaliação funcional e de sintomas e o treinamento de habilidades. As relacionais abrangem a capacidade de estabelecer e manter alianças terapêuticas de colaboração e respeito com clientes variados. As de defesa e conectivas, por sua vez, são necessárias ao desenvolvimento e manutenção de contatos eficazes entre organizações/agências associadas a serviços de moradia, uso de recursos financeiros disponíveis e reabilitação profissional.

QUADRO 4.5 Papéis primários da equipe multidisciplinar

- **Farmacêutico:** o farmacêutico com registro profissional é membro da equipe multidisciplinar quando o uso de medicamentos, o controle de efeitos colaterais e/ou as interações com medicamentos não psiquiátricos são complexos. Clientes com sintomas refratários podem também se beneficiar dos conhecimentos do farmacêutico sobre a estrutura química e as ações dos fármacos.
- **Psiquiatra:** o psiquiatra é o médico com certificação em psiquiatria, nos Estados Unidos, pela American Board of Psychiatry and Neurology, o que exige uma residência de três anos, dois anos de prática clínica e a realização de um exame. Sua principal função é o diagnóstico de transtornos mentais e a prescrição de tratamentos médicos.
- **Psicólogo:** o psicólogo clínico tem doutorado em psicologia clínica, estando preparado para prática da terapia, realização de pesquisas e interpretação de testes psicológicos. Pode ainda participar da criação de programas terapêuticos para grupos de pessoas.
- **Enfermeiro psiquiátrico:** o enfermeiro com registro profissional ganha experiência ao trabalhar com clientes com transtornos psiquiátricos após um curso universitário credenciado em enfermagem e a realização de exame para licenciamento. O enfermeiro tem uma formação sólida em promoção da saúde, prevenção da doença e reabilitação em todas as áreas, o que possibilita uma visão holística do cliente. É ainda membro importante da equipe para avaliar a eficácia do tratamento médico, em especial dos fármacos. Enfermeiros registrados com mestrado em saúde mental podem ser certificados como especialistas clínicos ou licenciados como profissionais de prática avançada, dependendo da legislação para a prática da enfermagem de cada Estado nos Estados Unidos. Enfermeiros de prática avançada têm certificação para prescrever fármacos em muitos Estados norte-americanos.
- **Assistente social psiquiátrico:** a maior parte dos assistentes sociais psiquiátricos está preparada no nível de mestre, com licença em alguns Estados. Esses profissionais podem exercer terapia e costumam assumir responsabilidade primária pelo trabalho com famílias, pelo apoio comunitário e por encaminhamentos.
- **Terapeuta ocupacional:** os terapeutas ocupacionais podem ter um grau associado (assistente certificado em terapia ocupacional) ou bacharelado (terapeuta ocupacional certificado). Seu trabalho concentra-se nas capacidades funcionais do cliente e em formas de melhorar seu funcionamento, como trabalho com artes e artesanato e melhoria das habilidades psicomotoras.
- **Terapeuta recreacional:** muitos terapeutas recreacionais fazem bacharelado, mas, em alguns casos, pessoas apenas com experiência desempenham esses papéis. O terapeuta recreacional ajuda o cliente a encontrar um equilíbrio entre trabalho e lazer, oferecendo atividades que promovam o uso construtivo do lazer ou do tempo não estruturado.
- **Especialista em reabilitação profissional:** a reabilitação profissional inclui a determinação dos interesses e das capacidades do cliente, combinando-os com opções profissionais. Os clientes são auxiliados também na busca de trabalho e em habilidades para mantê-lo, além da busca de mais formação, quando necessária e desejada. Especialistas na área podem ser preparados no nível da graduação ou do mestrado, podendo apresentar níveis diferentes de autonomia e supervisão de programa, com base em sua formação.

À medida que as necessidades dos clientes ficam mais variadas e complexas, o enfermeiro em psiquiatria encontra-se na posição ideal para exercer o papel de gerente de caso. Em 1994, a American Nurses Association declarou que o enfermeiro psiquiátrico pode, nos Estados Unidos, avaliar, monitorar e encaminhar clientes com problemas médicos gerais e psiquiátricos, administrar fármacos, monitorar os efeitos colaterais dos fármacos, fornecer orientações sobre fármacos ao cliente e à família e monitorar o aparecimento de distúrbios médicos gerais, com componentes psicológicos e fisiológicos. Enfermeiros registrados oferecem à equipe multidisciplinar conhecimentos e habilidades de enfermagem singulares.

ENFERMAGEM PSICOSSOCIAL NA SAÚDE PÚBLICA E NO ATENDIMENTO DOMICILIAR

A enfermagem psicossocial é uma área importante da prática de enfermagem na saúde pública e no atendimento domiciliar. Enfermeiros da saúde pública que trabalham na comunidade fornecem serviços de prevenção de doenças mentais para reduzir riscos à saúde mental de pessoas, famílias e comunidades. Exemplos incluem prevenção primária, como educação para controle do estresse; secundária, como identificação precoce de potenciais problemas de saúde mental; e terciária, como serviços de monitoramento e coordenação de reabilitação para pessoas mentalmente doentes.

A prática clínica dos enfermeiros da saúde pública e de atendimento domiciliar inclui cuidar dos clientes e de suas famílias, tratando temas como o abuso de substâncias, a violência doméstica, o abuso de crianças, o luto e a depressão. Além disso, cuidam de crianças em escolas e ensinam assuntos relacionados com a saúde para grupos e órgãos da comunidade. Os serviços de saúde mental que esses dois tipos de enfermeiros fornecem podem reduzir o sofrimento de muitas pessoas em consequência de doenças físicas, transtornos mentais, desvantagens sociais e emocionais e outras vulnerabilidades.

QUESTÕES DE AUTOPERCEPÇÃO

A enfermagem em saúde mental e psiquiatria evolui à medida que o sistema de saúde muda. O foco é a mudança dos objetivos tradicionais de controle de sintomas e da medicação para objetivos centrados no cliente, que incluem melhoria da qualidade de vida e cura da doença mental. Portanto, o enfermeiro também precisa expandir seu repertório de habilidades e capacidades para auxiliar os clientes em seus esforços. Esses desafios podem, às vezes, sobrecarregar o enfermeiro, que passa a se sentir despreparado ou mal equipado para acompanhá-los.

Os serviços de saúde mental estão se transferindo para alguns locais nada tradicionais, como prisões e abrigos para pessoas sem moradia. À medida que os papéis do enfermeiro se ampliam para esses locais alternativos, o profissional fica sem o conjunto de serviços de suporte encontrados em hospitais ou clínicas, como médicos e colegas disponíveis no local, serviços médicos, etc. Isso exige que ele exerça a profissão de modo mais autônomo e independente, o que pode ser desafiador.

Capacitar os clientes para que tomem as próprias decisões sobre o tratamento é parte essencial da recuperação completa. Isso difere do modelo em que o psiquiatra ou a equipe de tratamento representa a autoridade responsável pelo melhor curso a ser seguido pelo cliente. Para o enfermeiro, é um desafio apoiar o cliente quando acredita que este esteja tomando decisões nada ideais.

O enfermeiro pode se frustrar quando trabalha com adultos mentalmente doentes e sem moradia e com adultos encarcerados. De modo geral, é difícil engajar esses clientes em relações terapêuticas, e eles podem representar grandes desafios para o enfermeiro. Pode ser que o profissional se sinta rejeitado por clientes que não se envolvem prontamente na relação, ou se perceba inadequado nas tentativas de promover seu envolvimento.

Pontos a serem considerados quando trabalhamos em locais nas comunidades

- O cliente pode cometer erros, sobreviver a eles e aprender com eles. Os erros fazem parte do processo normal da vida de qualquer um, e não é papel do enfermeiro proteger os clientes de tais experiências.
- O enfermeiro nem sempre terá a resposta para solucionar os problemas do cliente ou resolver situações difíceis.
- À medida que caminham para a recuperação, os clientes precisam de apoio para tomar decisões e seguir o curso de ação, inclusive quando o enfermeiro acha que estejam tomando decisões que, provavelmente, não terão êxito.
- Trabalhar com clientes na comunidade envolve uma relação de maior colaboração do que um papel de atendimento tradicional. Pode ser que, para os enfermeiros, esta última situação seja mais familiar e confortável do que a primeira.

Questões de pensamento crítico

1. Discutir o papel do enfermeiro na defesa de mudanças em políticas sociais ou legais necessárias para o oferecimento de serviços de reabilitação psiquiátrica a clientes em todos os locais de atuação.
2. Quanta informação os moradores de uma região devem ter sobre o local para uma moradia em grupo ou uma casa de passagem na área?

PONTOS-CHAVE

- Pessoas com doença mental são tratadas em uma variedade de locais; algumas não têm contato algum com os serviços necessários.
- A diminuição do período de hospitalização exige mudanças no modo como os hospitais prestam serviços aos clientes.
- O planejamento adequado da alta é um bom indicador do grau de êxito da integração do cliente à comunidade.
- Impedimentos ao sucesso do planejamento da alta incluem abuso de álcool e de drogas, comportamento criminoso ou violento, não cumprimento das prescrições da medicação e ideação suicida.
- Os programas de hospitalização parcial (PHPs) tratam dos sintomas psiquiátricos dos clientes, do uso de medicação, do ambiente residencial, das atividades da vida diária, do tempo de lazer, das habilidades sociais, da vida profissional e das questões de saúde.
- Os locais de residência na comunidade variam de acordo com estrutura, nível de supervisão e serviços fornecidos. Alguns são temporários, com a expectativa de que os clientes passem à vida independente, outros atendem o cliente pelo tempo necessário.
- Os tipos de locais para moradia incluem pensões especializadas, lares de adoção de adultos, casas de passagem, casas coletivas e programas de vida independente.
- A capacidade do cliente de permanecer na comunidade está bastante relacionada com a qualidade e a adequação do seu ambiente de vida.
- A pobreza de pessoas com doença mental é uma barreira significativa à manutenção da residência na comunidade e raramente se trata disso na reabilitação psiquiátrica.
- A reabilitação psiquiátrica refere-se a serviços destinados a promover o processo de recuperação de clientes com doença mental. Essa recuperação vai além do controle de sintomas e da administração do medicamento: inclui o crescimento pessoal, a reintegração à comunidade, a capacitação, o aumento da independência e a melhoria da qualidade de vida.
- O modelo de reabilitação psicossocial clube-residência é uma comunidade formada intencionalmente, fundamentada na crença de que homens e mulheres com doença mental podem alcançar, e de fato alcançarão, metas de uma vida normal se tiverem tempo, oportunidade, suporte e companheirismo.
- O ACT é uma das abordagens mais eficazes de tratamento na comunidade. Inclui serviços 24 horas por dia, proporções baixas equipe-cliente, serviços domiciliares ou comunitários, contato intenso e frequente e não limitação do prazo do serviço.
- Serviços de reabilitação psiquiátrica, como o ACT, têm que ser fornecidos em conjunto com uma moradia estável para produzir resultados positivos em adultos mentalmente doentes e sem residência.
- Os adultos com doença mental vão parar no sistema de justiça criminal com mais frequência em função da desinstitucionalização, de critérios rígidos de responsabilização civil, falta de apoio comunitário adequado, economia de gastos com tratamento de doença mental e atitudes da polícia e da sociedade.
- As barreiras à reintegração comunitária de pessoas mentalmente doentes que foram encarceradas incluem pobreza,

RECURSOS NA INTERNET

RECURSOS
- Fountain House (modelo de clube-residência)
- National Association for Home Care and Hospice
- National Law Center on Homelessness and Poverty
- National Mental Health Association
- National Rehabilitation Information Center

ENDEREÇOS ELETRÔNICOS
- http://www.fountainhouse.org
- http://www.nahc.org
- http://www.nlchp.org
- http://www.nmha.org
- http://www.naric.com

falta de moradia, abuso de substância, violência, vitimização, estupro, trauma e autolesão.
- A equipe multidisciplinar inclui psiquiatra, psicólogo, enfermeiro em psiquiatria, assistente social em psiquiatria, terapeuta ocupacional, terapeuta recreacional, especialista em reabilitação profissional e, às vezes, um farmacêutico.
- O enfermeiro em psiquiatria está na posição ideal para desempenhar o papel de gerente de caso. Esse profissional pode avaliar, monitorar e encaminhar clientes para tratamento de problemas médicos gerais e psiquiátricos, administrar fármacos, verificar efeitos colaterais dos fármaços, fornecer orientação sobre os fármacos ao paciente e à família e monitorar distúrbios médicos gerais com componentes psicológicos e fisiológicos.
- Capacitar os clientes para que alcancem a recuperação completa exige relações de trabalho cooperativas, mais do que a abordagem tradicional de atendimento.

REFERÊNCIAS

Alwan, N.A., Johnstone, P. & ZOlese, G. (2008). Length of hospitalization for people with severe mental illness. *Cochrane atabase of Sistematic Reviwes, 1*, CD0000384.

Bartusch, S.M., Bruggemann, B. R., Elgeti, H., Zeigenhein, M. & Machleidt, M. (2007). Hannove study on long-tay hospitalization – part II: Characteristics and care conditions of long-stay hospitalization in cases of chronic mental illness. *Clinical Practice and Epidemiology in Mental Health, 3*, 27.

Blitz, C.L., Wolff, N. & Shi, J. (2008). Physical victimization in prison: The role of mental illness. *International ournal of Law and Psychiatry, 31* (5), 385-393.

Coldwell, C.M. & Bender, W.S. (2007). The effectiveness of assertive community treatment for homeless populations with severe mental illness: A meta-analysis. *American Journal of Psychiatry, 164*(3), 393-399.

Desai, M.M. & Rosenheck, R.A. (2005). Unmet need for medical care among homeless adults with serious mental illness. *General Hospital Psychiatry, 27*(6), 418-425.

Forchuk, C., Nelson, G. & Hall, G.B. (2006). "It's important to be proud of the place you live in": Housing problems and preferences of psychiatric survivors. *Perspectives in Psychiatric Care, 42*(1), 42-52.

Forchuk, C., Reynolds, W., Sharkey, S., Martin, M.L. & Jensen, E. (2007). The transitional discharge model. *Journal of Psychosocial Nursing, 45*(11), 31-38.

Gostin, L.O. (2008). Old and new institutions for persons with mental illness: Treatment, punishment, or preventive confinement? *Public Health, 122*(9), 906-913.

Haglund, K., von Knorting, L. & von Essen, L. (2006). Psychiatric wards with locked doors: Advantages and disadvantages according to nurses and mental health assistants. *Journal of Clinical Nursing, 15*(4),387-394.

Hawthorne, W. B., Green, E. E., Gilmer, T., et al. (2005). A randomized trial of short-term acute residential treatment for veterans. *Psychiatric Services, 56*(11), 1379–1386.

Knight, E.L. (2004). Exemplary rural mental health service delivery. *Behavioral Health Care Tomorrow, 13*(3), 20-24.

Latimer, E. (2005). Economic considerations associated with assertive community treatment and supported employment for people with severe mental illness. *Journal of Psychiatry & Neuroscience, 30*(5), 355–359.

Lunsky, Y., Bradley, E., Durbin, J., et al. (2006). The clinical profile and service needs of hospitalized adults with mental retardation and a psychiatric diagnosis. *Psychiatric Services, 57*(1), 77–83.

Marx, A. J., Test, M. A., & Stein, L. I. (1973). Extrohospital management of severe mental illness: Feasibility and effects of social functioning. *Archives of General Psychiatry, 29*(4), 505–511.

National Resource and Training Center on Homelessness and Mental Illness. (2006). Why are so many people with mental illness homeless? Disponível em: http://www.nrchmi.sanhsa.gov/facts.

Perese, E.F. (007). Stigma, poverty, and victimization: Roadblocks to recovery for individuals with severe mental illness. *Journal of the American Psychiatric Nurses Association, 13*(5), 285-295.

Prince, J. D. (2006). Practices preventing rehospitalization of individuals with schizophrenia. *Journal of Nervous and Mental Disease, 194*(6), 397–403.

Randall, M. & Finkelstein, S.H. (2007). Integration of cognitive behavioral therapy into psychiatric rehabilitation day programming. *Psychiatric Rehabilitation Journal, 30*(3), 199-206.

Rothbard, A. B., Min, S. Y., Kuno, E., & Wong, Y. L. (2004). Long-term effectiveness of the ACCESS program in linking community mental health services to homeless persons with serious mental illness. *Journal of Behavioral Health Services & Research, 31*(4), 441–449.

Steadman, H. J., Scott, J. E., Osher, F., et al. (2005). Validation of the brief jail mental health screen. *Psychiatric Services, 56*(7), 816–822.

Substance Abuse and Mental Health Services Administration (SAMHSA). (2006). PATH: Overview of the program. Disponível em: http://mentalhealth.samhsa.gov/cmhs/homelessness/about.asp.

Udechuku, A., Oliver, J., Hallam, K., et al. (2005). Assertive community treatment of the mentally ill: Service model and effectiveness. *Australasian Psychiatry, 13*(2), 129–134.

Guia de Estudo

QUESTÕES DE MÚLTIPLA ESCOLHA

Escolha a resposta correta para cada uma das seguintes questões.

1. Todas as características a seguir referem-se ao ACT, exceto:
   a. Os serviços são fornecidos em casa ou na comunidade.
   b. Os serviços são fornecidos pelo gerente de caso do cliente.
   c. Não há limitação de prazo para serviços do ACT.
   d. Todos os sistemas de apoio necessários estão envolvidos no ACT.

2. A pesquisa mostra que admissões hospitalares intermitentes agendadas resultam em:
   a. Menor número período hospitalizado.
   b. Aumento do senso de controle do cliente.
   c. Sentimentos de fracasso quando hospitalizado.
   d. Hospitalizações mais curtas.

3. O serviço psiquiátrico hospitalar foca todos os itens a seguir, exceto:
   a. Intervenções breves.
   b. Planejamento da alta.
   c. Habilidades para a vida independente.
   d. Administração de sintomas.

4. Quantas pessoas da população carcerária têm doença mental grave?
   a. Menos de 9%.
   b. 16%.
   c. 33%.
   d. Mais de 45%.

5. Qual das seguintes intervenções é exemplo de prevenção primária implementada por um enfermeiro da saúde pública?
   a. Relato de suspeita de abuso infantil.
   b. Monitoramento do cumprimento das prescrições da medicação por um cliente com esquizofrenia.
   c. Ensino de habilidades para solução de problemas a estudantes do nível médio.
   d. Auxílio ao cliente para que ele consiga benefícios destinados a pessoas com incapacidades.

6. O principal propósito da reabilitação psiquiátrica é:
   a. Controlar sintomas psiquiátricos.
   b. Administrar medicamentos aos clientes.
   c. Promover o processo de recuperação.
   d. Reduzir as readmissões hospitalares.

7. O serviço gerenciado fornece recursos para programas de reabilitação psiquiátrica para:
   a. Desenvolver habilidades profissionais.
   b. Melhorar o cumprimento das prescrições da medicação.
   c. Fornecer treinamento em habilidades comunitárias.
   d. Ensinar habilidades sociais.

8. A população mentalmente doente e sem moradia beneficia-se mais de:
   a. Serviços de manejo de caso.
   b. Serviço psiquiátrico ambulatorial para administrar sintomas psiquiátricos.
   c. Moradia estável em um bairro residencial.
   d. Uma combinação entre moradia, serviços de reabilitação e apoio da comunidade.

QUESTÕES DE COMPLETAR

Identifique o membro da equipe interdisciplinar responsável pelas funções listadas a seguir.

_____ Trabalho com famílias, apoio comunitário e encaminhamentos.

_____ Foco nas habilidades funcionais e no trabalho com artes e artesanato.

_____ Realização de diagnósticos e prescrição de tratamentos.

_____ Ênfase na busca de emprego e no desenvolvimento de habilidades para a sua manutenção.

QUESTÕES ABERTAS

1. Identifique três obstáculos à reintegração à comunidade enfrentadas por transgressores que apresentam doença mental.

2. Discuta o conceito de lares de clientes em evolução.

3. Relacione os fatores que causam aumento do número de pessoas com doença mental que estão presas.

Unidade 2

A Construção da Relação Enfermeiro-Cliente

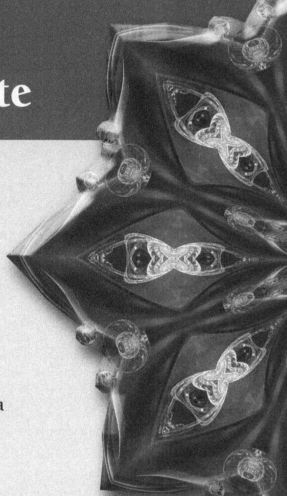

Capítulo 5   Relações Terapêuticas
Capítulo 6   Comunicação Terapêutica
Capítulo 7   Resposta do Cliente à Doença
Capítulo 8   Avaliação

5 Relações Terapêuticas

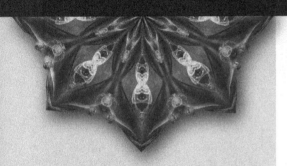

Palavras-chave

- aceitação
- atitudes
- autopercepção
- autorrevelação
- congruência
- consideração positiva
- contratransferência
- crenças
- defesa
- desconhecimento
- empatia
- fase de orientação
- fase de término ou resolução
- fase de trabalho
- identificação do problema
- interesse genuíno
- investigação
- obrigação de avisar
- padrões de conhecimento
- preconcepções
- relação íntima
- relação social
- relação terapêutica
- sigilo
- transferência
- uso terapêutico do *self*
- valores

Objetivos de aprendizagem

Após a leitura deste capítulo, você deverá ser capaz de

1. Descrever como o enfermeiro utiliza os componentes necessários, envolvidos na construção e no fortalecimento da relação enfermeiro-cliente (confiança, interesse real, empatia, aceitação e consideração positiva).
2. Explicar a importância de valores, crenças e atitudes no desenvolvimento da relação enfermeiro-cliente.
3. Descrever a importância da autopercepção e do uso terapêutico do *self* na relação enfermeiro-cliente.
4. Identificar tópicos de autopercepção que fomentem ou dificultem a relação enfermeiro-cliente.
5. Definir os quatro padrões de conhecimento de Carper e exemplificá-los.
6. Descrever as diferenças entre relação social, íntima e terapêutica.
7. Descrever e implementar as fases da relação enfermeiro-cliente, conforme descrição de Hildegard Peplau.
8. Explicar os comportamentos negativos capazes de dificultar ou diminuir a relação enfermeiro-cliente.
9. Explicar os vários papéis possíveis do enfermeiro (professor, cuidador, defensor e substituto dos pais) na relação enfermeiro-cliente.

ESTABELECER RELAÇÕES TERAPÊUTICAS com os clientes é uma das habilidades mais importantes do enfermeiro. Embora seja importante em todas as especialidades de enfermagem, a relação terapêutica é essencialmente crucial para o sucesso de intervenções junto a clientes que precisam de cuidados psiquiátricos, pois a própria relação e a comunicação associada a ela embasam o tratamento e o êxito.

Este capítulo examina os componentes essenciais envolvidos no estabelecimento de relações terapêuticas apropriadas entre enfermeiro e cliente: confiança, interesse genuíno, aceitação, consideração positiva, autopercepção e uso terapêutico do *self*. Aqui exploramos as tarefas que devem ser realizadas em cada fase da relação enfermeiro-cliente e as técnicas que se podem usar para conseguir fazer isso. Além disso, são discutidos todos os papéis terapêuticos do enfermeiro: professor, cuidador, defensor e substituto dos pais.

COMPONENTES DA RELAÇÃO TERAPÊUTICA

Muitos fatores podem incrementar a relação enfermeiro-cliente, sendo responsabilidade do enfermeiro desenvolvê-los. Esses fatores promovem a comunicação e incrementam as relações em todos os aspectos da vida desse profissional.

Confiança

A relação enfermeiro-cliente exige confiança. Há confiança quando o cliente acredita no enfermeiro, e sua presença lhe transmite integridade e confiabilidade. A confiança desenvolve-se quando o cliente acredita que as palavras e as ações do enfermeiro serão consistentes e coerentes entre si. Alguns comportamentos desse profissional podem ajudar a desenvolver a confiança do cliente: demonstrar amizade e carinho, interesse, compreensão e consistência; manter as promessas; ouvir o cliente e ser honesto com ele (Quadro 5.1). Uma relação terapêutica de carinho entre enfermeiro e cliente permite o desenvolvimento da confiança, de modo que o cliente seja capaz de aceitar a assistência oferecida (Warelow, Edward e Vinek, 2008).

Ocorre **congruência** quando palavras e ações são harmônicas. Por exemplo, o enfermeiro diz ao cliente: "Agora preciso sair porque vou a uma conferência clínica, mas estarei de volta às duas da tarde" e, realmente, volta no horário prometido para ver o cliente. O enfermeiro precisa apresentar comportamentos congruentes para conquistar a confiança do cliente.

A confiança é destruída quando o cliente observa inconsistências entre o que o enfermeiro diz e faz. Comportamentos inconsistentes ou incongruentes incluem promessas verbais que não são cumpridas. Por exemplo, é dito ao cliente que o enfermeiro trabalhará com ele todas as terças-feiras, às 10 da manhã, mas, na semana seguinte, ocorre uma conferência no mesmo horário e o profissional não aparece. Outro exemplo de comportamento incongruente acontece quando a voz ou a linguagem corporal são inconsistentes com as palavras ditas. Por exemplo, uma cliente irritada confronta o enfermeiro, acusando-o de não gostar dela. O enfermeiro responde: "É claro que gosto de você, Nancy!", mas, enquanto pronuncia essas palavras, afasta-se da cliente e olha sobre seu ombro: os componentes verbais e não verbais da mensagem não conferem.

Quando se trabalha com um cliente com problemas psiquiátricos, alguns sintomas do transtorno, como paranoia, baixa autoestima e ansiedade, podem dificultar o estabelecimento da confiança. O cliente depressivo, por exemplo, tem pouca energia psíquica para ouvir ou compreender o que o enfermeiro diz. Da mesma forma, a pessoa com transtorno de pânico pode estar muito ansiosa para focar a comunicação com o enfermeiro. Embora clientes com transtornos mentais frequentemente forneçam mensagens incongruentes devido à própria doença, cabe ao enfermeiro continuar a oferecer mensagens congruentes e consistentes. Examinar o próprio comportamento e fazer o melhor para deixar as mensagens claras, simples e congruentes ajuda a facilitar a confiança entre enfermeiro e cliente.

QUADRO 5.1 Comportamentos de confiança

A confiança é estabelecida na relação enfermeiro-cliente quando aquele manifesta os seguintes comportamentos:

- Carinho e cuidado
- Sinceridade
- Objetividade
- Respeito
- Interesse
- Compreensão
- Consistência
- Tratamento do cliente como um ser humano
- Sugestão sem falar
- Facilidade de abordagem
- Escuta ativa
- Manutenção de promessas
- Honestidade

Interesse genuíno

Quando o enfermeiro se sente confortável consigo mesmo, consciente de seus pontos fortes e de suas limitações e claramente concentrado no atendimento, o cliente o percebe como uma pessoa autêntica, que mostra **interesse genuíno**. O indivíduo com doença mental pode detectar quando alguém está exibindo um comportamento desonesto ou artificial, como ao fazer uma pergunta e não esperar pela resposta, tentar convencer o cliente ou garantir que tudo vai ficar bem. O enfermeiro deve ser uma pessoa aberta e honesta, que apresenta um comportamento congruente. No entanto, às vezes, apenas responder com

VINHETA CLÍNICA: Relações terapêuticas

Doze estudantes de enfermagem chegaram para o primeiro dia em uma unidade psiquiátrica. Estão apreensivos, incertos quanto ao que esperar e colocados em fila em um local com portas trancadas. Estão inseguros em relação a como reagir a esses clientes e receosos quanto ao que dizer no primeiro encontro. De repente, escutam os gritos de um cliente, que diz "Olha, os estudantes chegaram. Agora podemos nos divertir!". Outro cliente responde "Eu não, quero ficar sozinho". Um terceiro diz "Quero conversar com o bonitão". Assim, tiveram início essas relações enfermeiro-cliente – sem dúvida, não nas melhores circunstâncias ou conforme os livros-texto.

confiança e honestidade não fornece a melhor resposta profissional. Nesses casos, ele pode decidir contar ao cliente uma experiência pessoal, relacionada com as questões que preocupam o cliente no momento. É fundamental que o enfermeiro seja bastante seletivo acerca de exemplos pessoais. Estes devem fazer parte da experiência pessoal do profissional e não ser um problema momentâneo que ele ainda queira resolver, nem uma experiência difícil recente. Exemplos de autorrevelação são mais úteis para o cliente quando representam experiências cotidianas comuns, sem envolvimento de assuntos carregados de valores. Por exemplo, o enfermeiro pode desejar partilhar uma experiência de frustração com o atraso de um colega, ou preocupação com um dos filhos que se sai mal na escola. Raramente é útil repartir experiências pessoais como divórcio ou infidelidade do parceiro. A autorrevelação pode ser útil ocasionalmente, mas o enfermeiro não deve passar o foco para seus problemas em detrimento daqueles do cliente.

Empatia

Empatia é a habilidade do enfermeiro de perceber sentidos e significados do cliente e comunicar-lhe essa compreensão. Essa é considerada uma de suas habilidades essenciais. Ser capaz de colocar-se no lugar do cliente não significa ter as mesmas experiências. Entretanto, ao ouvir e perceber a importância da situação para o cliente, o enfermeiro pode imaginar seus sentimentos em relação à experiência vivida. Tanto um quanto o outro "doam um pouco de si" quando ocorre empatia – o cliente sente-se seguro o bastante para compartilhar sentimentos, e o enfermeiro quer ouvir com atenção suficiente para compreender o que ocorre. Está comprovado que a empatia influencia positivamente os resultados do cliente, que tende a se sentir melhor em relação a si mesmo e mais bem compreendido quando o enfermeiro mostra empatia (Welch, 2005).

Várias técnicas de comunicação, como reflexão, reafirmação e esclarecimento, ajudam o enfermeiro a enviar mensagens empáticas ao cliente. Este diz, por exemplo:

"Estou tão confuso! Meu filho acabou de me visitar e quis saber onde a chave do cofre do banco fica guardada."

Usando a reflexão, o enfermeiro retruca:

"Você está confuso pelo fato de seu filho ter pedido a chave do cofre do banco?"

Usando o esclarecimento:

"Você está confuso a respeito do objetivo da visita de seu filho?"

A partir desses momentos empáticos, pode ser estabelecida uma ligação que serve de base para a relação enfermeiro-cliente. Mais exemplos de técnicas de comunicação terapêutica são encontrados no Capítulo 6.

O enfermeiro precisa compreender a diferença entre empatia e *simpatia* (sentimentos de preocupação ou compaixão em relação ao outro). Ao expressar simpatia, pode projetar as próprias preocupações no outro, inibindo, assim, a expressão dos sentimentos do cliente. No exemplo anterior, ao sentir simpatia, o enfermeiro diria: "Sei muito bem como os filhos deixam os pais confusos. Meu filho me confunde também, e sei como isso pode fazer a gente se sentir mal". Os sentimentos de tristeza ou até de dó do enfermeiro podem influenciar a relação e prejudicar suas habilidades para focar as necessidades do cliente. Com frequência, a simpatia desloca a ênfase para os sentimentos do profissional, prejudicando sua habilidade de enxergar as necessidades do cliente com objetividade.

Aceitação

O enfermeiro que não reage com irritação nem responde negativamente a explosões, raivas ou ações dos clientes transmite **aceitação**. Evitar julgar a pessoa, seja qual for seu comportamento, é aceitação, mas não quer dizer aceitar comportamentos inapropriados, e sim o valor da pessoa. O enfermeiro deve esta-

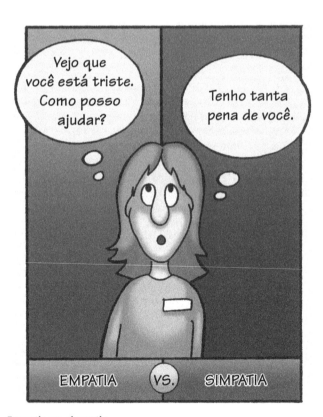

Empatia vs. simpatia.

belecer limites de comportamento na relação com o cliente. Ao ser claro e firme, sem raiva nem julgamento, o enfermeiro permite que o cliente se sinta íntegro e ainda transmite a mensagem de que determinado comportamento é inaceitável. Imaginemos, por exemplo, uma situação em que o cliente coloca a mão na cintura da enfermeira. Uma reação apropriada da profissional seria retirar o braço e dizer:

"John, não coloque a mão em mim. Estamos trabalhando no esclarecimento da sua relação com a sua namorada, e não há necessidade de que você me toque. Vamos em frente."

Uma resposta inapropriada seria:

"John, pare com isso! O que deu em você? Vou embora, talvez volte amanhã."

Ir embora e ameaçar não voltar pune o cliente e impede que o comportamento inapropriado seja tratado com clareza.

Consideração positiva

O enfermeiro que valoriza o cliente como um ser humano único e de valor consegue respeitá-lo seja qual for seu comportamento, antecedentes ou estilo de vida. Sabemos que essa atitude de não julgamento incondicional é conhecida como **consideração positiva** e implica respeito. Chamar o cliente pelo nome, passar algum tempo com ele e ouvir e responder com sinceridade são medidas pelas quais o enfermeiro transmite respeito e consideração positiva. Ele também pode transmitir isso quando leva em consideração as ideias e as preferências do cliente ao planejar o cuidado. Agindo assim, o enfermeiro mostra que acredita na capacidade de contribuição positiva e significativa do cliente na elaboração de seu plano de cuidados. O enfermeiro conta com a presença, ou *frequência*, o que significa usar técnicas de comunicação verbal e não verbal para conscientizar o cliente de que está recebendo toda a atenção. As técnicas não verbais que criam uma atmosfera de presença incluem inclinar-se na direção do cliente, manter contato pelo olhar, ficar relaxado, descansar os braços nas laterais e ter uma atitude interessada, mas neutra. Fazer um contrato verbal significa que o enfermeiro evita comunicar julgamentos de valor sobre o comportamento do cliente. Se este diz, por exemplo, "Fiquei furioso, gritei e xinguei a minha mãe por uma hora", e o enfermeiro responde "Mas isso não ajudou em nada, não é?" ou "Não acredito que você fez isso", está comunicando o julgamento de valor de que ele estava "errado" ou agiu "mal". Uma melhor resposta seria: "E o que aconteceu depois?" ou "Você devia estar muito chateado mesmo". Assim, ele mantém a atenção no cliente e evita a comunicação de opiniões negativas ou julgamentos de valor sobre seu comportamento.

A autopercepção e o uso terapêutico do *self*

Antes de começar a compreender os clientes, o enfermeiro precisa conhecer a si mesmo. A **autopercepção** é o processo de início da compreensão dos próprios valores, crenças, pensamentos, sentimentos, atitudes, motivações, preconceitos, pontos fortes e limitações e do modo como essas características afetam os outros. Permite que o enfermeiro, ao interagir com os clientes, observe respostas e reações sutis, preste atenção nelas e as compreenda.

Valores são padrões abstratos, que dão à pessoa o senso do que é certo e errado e estabelecem um código de conduta de vida. Exemplos de valores incluem trabalho árduo, honestidade, sinceridade, limpeza e ordem. Para compreender claramente a pessoa e seus valores pessoais, o processo de esclarecimento pode ser útil.

O processo de esclarecimento de valores consiste em três passos: escolher, valorizar e agir. *Escolher* significa considerar um conjunto de possibilidades e optar, livremente, pelo valor que se julga correto. *Valorizar* significa considerar o valor, apreciá-lo e ligar-se publicamente a ele. Por sua vez, *agir* significa colocar o valor em prática. Por exemplo, uma estudante que valoriza a limpeza e a regularidade é indicada para morar com

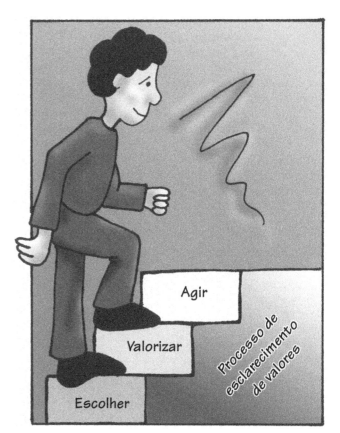

Processo de esclarecimento de valores.

outra, que deixa roupas e comida espalhadas pelo alojamento. No início, a primeira não sabe ao certo porque evita voltar para o apartamento e se sente tensa ao lado da colega de alojamento. À medida que examina a situação, percebe que as duas têm uma visão diferente sobre o uso do espaço pessoal (escolha). Em seguida, discute o próprio conflito e faz escolhas, com a ajuda de seu orientador acadêmico e dos amigos (valoração). Finalmente, decide fazer um acordo com a colega de apartamento (ação).

Crenças são ideias que as pessoas consideram verdade. Por exemplo: "Todos os idosos ouvem pouco", "Sol brilhando é sinal de um bom dia" ou "Ervilhas devem ser semeadas no dia de São Patrício". Algumas crenças baseiam-se em evidências objetivas que as concretizam. Por exemplo, quem acredita na teoria da evolução aceita as evidências que fundamentam essa explicação sobre a origem da vida. Outras crenças são irracionais e, apesar disso, podem persistir, embora não haja evidências que as sustentem ou evidências empíricas contrárias. Muitas pessoas partilham, por exemplo, crenças irracionais sobre culturas diferentes das suas, desenvolvidas a partir de comentários de outros ou do medo do desconhecido e não de evidências sustentadoras.

Atitudes geralmente são sentimentos ou uma estrutura de referência em torno da qual a pessoa organiza seu conhecimento de mundo. Atitudes de esperança, otimismo, pessimismo, positividade e negatividade caracterizam o modo como vemos o mundo e as pessoas. Ocorre uma atitude mental positiva quando se opta por dar uma interpretação positiva a uma experiência, comentário ou julgamento. Imagine, por exemplo, uma longa fila na mercearia, em que o primeiro cliente está pagando em dinheiro, contando lentamente as moedinhas. Quem está esperando e tem uma atitude positiva pode ficar satisfeito por ter alguns minutos extras para fazer exercícios respiratórios e relaxar. Do mesmo modo, a atitude negativa também caracteriza a forma como se vê o mundo e os outros. Quem já teve, por exemplo, uma experiência desagradável com um garçom mal-educado pode desenvolver uma atitude negativa em relação aos garçons em geral. Essa atitude pode fazer com que trate de modo grosseiro e desagradável todos os garçons que encontra.

O enfermeiro deve reavaliar e reajustar crenças e atitudes periodicamente, à medida que adquire experiência e sabedoria. A autopercepção constante permite que o enfermeiro aceite valores, atitudes e crenças de outras pessoas que diferem dos seus. O Quadro 5.2 lista perguntas destinadas a aumentar a consciência cultural do enfermeiro. Quem não avalia as próprias atitudes e crenças pode alimentar algum preconceito ou inclinação hostil em relação a um grupo de pessoas por causa de ideias preconcebidas ou imagens estereotipadas. Não é raro a pessoa ser etnocêntrica quanto à própria cultura (crer na própria cultura como superior às demais), em especial quando essa pessoa carece de experiência com outras culturas, além da própria. (Ver o Capítulo 7, que traz mais dados sobre competência cultural.) O Quadro 5.3 traz um exemplo de exercício de esclarecimento de valores que pode ajudar o enfermeiro a conscientizar-se das próprias crenças e ideias sobre outras culturas.

QUADRO 5.2 Perguntas de percepção cultural

ACEITAÇÃO DA PRÓPRIA HERANÇA CULTURAL
- A que grupo étnico, socioeconômico, classe, religião, faixa etária e comunidade você pertence?
- Que experiências já teve com pessoas de grupos étnicos, socioeconômicos, classes, religiões, faixas etárias ou comunidades diferentes das suas?
- Como foram essas experiências? Como se sentiu a respeito delas?
- Enquanto você crescia, o que seus pais e pessoas próximas diziam sobre pessoas diferentes das de sua família?
- Em relação a seu grupo étnico, socioeconômico, de classe, religioso, faixa etária ou comunitário, o que o envergonha ou o que você gostaria de mudar? Por quê?
- Que fatores socioculturais em seus antecedentes poderiam contribuir para ser rejeitado por membros de outras culturas?
- Que qualidades pessoais você possui que irão ajudá-lo a estabelecer relações interpessoais com pessoas de outros grupos culturais? Que qualidades pessoais seriam prejudiciais?

Uso terapêutico do self

Com o desenvolvimento da autopercepção e o começo do entendimento das próprias atitudes, o enfermeiro pode começar a usar aspectos de sua personalidade, experiências, valores, sentimentos, inteligência, necessidades, habilidades de enfrentamento e percepções para estabelecer relações com os clientes. Isso é chamado de **uso terapêutico do** *self*. O enfermeiro se vê como um recurso terapêutico para estabelecer relações terapêuticas com os clientes e ajudá-los a crescer, mudar e se curar. Peplau (1952), que descobriu esse uso terapêutico do *self* na relação enfermeiro-cliente, acreditava que o enfermeiro deveria compreender claramente a si mesmo para então promover o crescimento dos clientes e evitar limitar suas escolhas ao que ele, enfermeiro, valorizava.

As ações pessoais do enfermeiro surgem de respostas conscientes e inconscientes, formadas por experiências de vida e valores educacionais, espirituais e culturais. Ele (e todos nós) tende a usar muitas respostas ou comportamentos automáticos apenas porque são familiares. É preciso examinar esses modos de reação ou comportamento já aceitos e avaliar se e como ajudam ou atrapalham a relação terapêutica.

Uma ferramenta útil para aprender mais sobre si é a janela de Johari (Luft, 1970), que produz um "retrato verbal" da pessoa em quatro áreas e indica o quanto ela se conhece e como se comunica com os outros. As quatro áreas avaliadas são:

- Quadrante 1: *self* aberto/público – qualidades próprias que conhecemos e que os outros também conhecem.
- Quadrante 2: *self* cego/não percebido – qualidades que apenas os outros conhecem.

QUADRO 5.3 Exercício de esclarecimento de valores

ESCLARECIMENTO DE VALORES

Seus valores são suas ideias sobre o que é mais importante para você na vida – pelo que quer viver e com base no que deseja viver. São forças silenciosas por trás de muitos atos e decisões. A meta do "esclarecimento de valores" é fazer com que influenciem a pessoa a tomar consciência total de si, que investigue e, com honestidade, admita seu real valor no momento. Você pode ficar mais autocentrado e ser mais eficiente ao conhecer os valores realmente escolhidos para serem mantidos e servir como guias de vida adulta, além daqueles que terão prioridade sobre outros. Identifique, primeiro, seus valores; depois, classifique os 3 a 5 principais.

- ❏ Estar com as pessoas
- ❏ Ser amado
- ❏ Estar casado
- ❏ Ter um parceiro especial
- ❏ Ter uma companhia
- ❏ Amar alguém
- ❏ Cuidar dos outros
- ❏ Ter a ajuda de alguém
- ❏ Ter uma família bem próxima
- ❏ Ter bons amigos
- ❏ Ser objeto de afeição
- ❏ Ser popular
- ❏ Ter a aprovação de alguém
- ❏ Ser valorizado
- ❏ Ser tratado com justiça
- ❏ Ser admirado
- ❏ Ser independente
- ❏ Ser corajoso
- ❏ Ter controle sobre as coisas
- ❏ Ter autocontrole
- ❏ Ter estabilidade emocional
- ❏ Ter autoaceitação
- ❏ Ter orgulho ou dignidade
- ❏ Ser bem organizado
- ❏ Ser competente
- ❏ Aprender e conhecer muito
- ❏ Ter altas conquistas
- ❏ Ser muito atarefado, produzindo
- ❏ Ter um trabalho de que gosta
- ❏ Ter um cargo importante
- ❏ Enriquecer
- ❏ Batalhar para ser perfeito
- ❏ Contribuir para o mundo
- ❏ Combater injustiças
- ❏ Viver com ética
- ❏ Ser um bom pai (ou filho)
- ❏ Ser uma pessoa espiritualizada
- ❏ Ter uma relação com Deus
- ❏ Ter paz e calma
- ❏ Formar um lar
- ❏ Preservar as raízes
- ❏ Ter segurança financeira
- ❏ Manter o que possui
- ❏ Estar fisicamente seguro
- ❏ Estar livre de dor
- ❏ Não ser abusado
- ❏ Ter vida fácil
- ❏ Estar confortável
- ❏ Evitar monotonia
- ❏ Divertir-se
- ❏ Aproveitar prazeres sensuais
- ❏ Ter boa aparência
- ❏ Estar em boa aptidão física
- ❏ Estar saudável
- ❏ Ter posses de valor
- ❏ Ser uma pessoa criativa
- ❏ Ter sentimentos profundos
- ❏ Crescer como indivíduo
- ❏ Viver uma vida plena
- ❏ "Sentir o perfume das flores"
- ❏ Ter um propósito

Fonte: Joyce Sichel. De Bernard, M.E. & Wolfe, J.L. (Eds.) (2000). *The RET resource book for practitioners*. New York: Albert Ellis Institute.

- Quadrante 3: *self* oculto/privado – qualidades que apenas nós conhecemos.
- Quadrante 4: desconhecido – um quadrante vazio, para simbolizar qualidades por enquanto não descobertas por nós nem pelos outros.

Para produzir a janela de Johari, o primeiro passo a ser dado pelo enfermeiro consiste em estimar as próprias qualidades, fazendo uma lista delas: valores, atitudes, sentimentos, pontos fortes, comportamentos, êxitos, necessidades, desejos e pensamentos. O segundo passo é a descoberta das percepções dos outros; o enfermeiro entrevista outras pessoas e pede que identifiquem as qualidades, tanto positivas quanto negativas, que veem nele. Para que se possa aprender com esse exercício, as opiniões dadas têm de ser honestas e não deve haver sanções contra quem relaciona qualidades negativas. O terceiro passo consiste em comparar as listas e distribuir as qualidades pelos quadrantes apropriados.

Se o quadrante 1 for o mais longo, há indicação de que o enfermeiro é aberto aos outros; um quadrante 1 menor indica que partilha pouco de si mesmo com os outros. Se os quadrantes 1 e 3 forem pequenos, isso demonstra que a pessoa pouco conhece a si mesma. Qualquer mudança em um dos quadrantes reflete mudanças nos outros. O objetivo é trabalhar para transferir qualidades dos quadrantes 2, 3 e 4 para o 1 (qualidades conhecidas por si e pelos outros). Quando isso ocorre, é indício de que o enfermeiro está conquistando autoconhecimento e consciência. Ver, na figura Janela de Johari, um exemplo desse exercício.

Padrões de conhecimento

A teórica de enfermagem Hildegard Peplau (1952) identificou **preconcepções**, ou modos como alguém espera que os outros se comportem ou falem, como barreiras que impedem a formação de uma relação autêntica. As preconcepções costumam impedir que as pessoas se conheçam. Preconcepções e crenças e valores pessoais diferentes ou conflitantes podem impedir que o enfermeiro desenvolva uma relação terapêutica com o cliente. Vejamos um exemplo de preconcepções que interferem na relação terapêutica: o Sr. Lopez tem uma ideia estereotipada e preconcebida de que todos os enfermeiros do sexo masculino são homossexuais e recusa-se a aceitar Samuel como o enfermeiro de seu tratamento. Samuel, por sua vez, tem uma

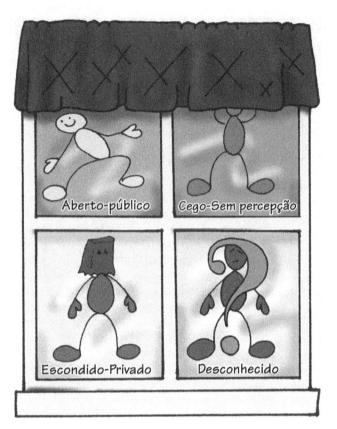

Janela de Johari.

noção estereotipada preconcebida de que todos os hispânicos usam canivete e fica aliviado ao saber que Lopez se recusou a trabalhar com ele. Esses dois homens estão perdendo a oportunidade de realizar um trabalho importante juntos devido a preconcepções incorretas.

Carper (1978) identificou quatro **padrões de conhecimento** do enfermeiro: empírico (derivado da ciência da enfermagem), pessoal (de experiências da vida), ético (da moral da enfermagem) e estético (da arte da enfermagem). Esses padrões fornecem um método claro para observar e compreender a interação com cada cliente. Compreender de onde vem o conhecimento e como afeta o comportamento ajuda o enfermeiro a tornar-se mais autoconsciente (Tab. 5.1). Munhall (1993) acrescentou outro padrão, que chamou de **desconhecimento**: admitir que não conhece o cliente ou seu mundo subjetivo abre caminho ao enfermeiro para um encontro realmente autêntico. O enfermeiro que se encontra em um estado de desconhecimento fica aberto para ver e ouvir as visões do cliente sem impor seus próprios valores ou pontos de vista. Na enfermagem em psiquiatria, preconcepções negativas da parte do enfermeiro podem afetar adversamente a relação; portanto, é especialmente importante que ele trabalhe no desenvolvimento dessa abertura para o cliente e em sua aceitação.

TIPOS DE RELAÇÕES

Cada relação é única devido às várias combinações de traços, características e circunstâncias relacionados com as pessoas envolvidas. Porém, embora diferentes como um todo, as relações podem ser classificadas em três tipos principais: social, íntima e terapêutica.

Relação social

A **relação social** é iniciada, principalmente, com o propósito de amizade, socialização, companheirismo ou cumprimento de uma tarefa. A comunicação, que pode ser superficial, normalmente foca compartilhar ideias, sentimentos e experiências e atende à necessidade humana básica de interação. Com frequência, são também dados conselhos. Os papéis podem mudar durante as interações sociais. Os resultados desse tipo de relação raramente são avaliados. Quando o enfermeiro cumprimenta o cliente e conversa sobre o tempo ou um evento esportivo ou então conversa ou socializa com alguém, temos interação social. É aceitável na enfermagem, mas para que a relação enfermeiro-cliente alcance os objetivos propostos, a interação social

 Tabela 5.1 Padrões de Carper de conhecimentos de enfermagem

Padrão	Exemplo
Conhecimento empírico (obtido com a ciência da enfermagem)	Cliente com transtorno de pânico começa a ter um ataque. O ataque de pânico aumentará a taxa de pulsações.
Conhecimento pessoal (obtido por meio de experiências)	O rosto do cliente mostra o pânico.
Conhecimento ético (obtido por meio do conhecimento moral da enfermagem)	Embora o plantão do enfermeiro tenha acabado, ele continua com o cliente.
Conhecimento estético (obtido a partir da arte da enfermagem)	Embora o cliente demonstre agora sinais de extroversão, o enfermeiro percebeu antes mudança e diferenças sutis no seu comportamento e forma de conduta.

Adaptada de Carper, B. (1978). Fundamental patterns of knowing in nursing. *Advances in Nursing Sciences*, 1(1), 13-23.

deve ser limitada. Caso se torne mais social do que terapêutica, não será feito o trabalho sério que leva o cliente adiante.

Relação íntima

A **relação íntima** saudável envolve duas pessoas emocionalmente comprometidas uma com a outra. Ambas se preocupam em atender às próprias necessidades e ajudar o outro a também satisfazer às suas. A relação pode incluir intimidade sexual ou emocional, assim como o compartilhar de objetivos mútuos. A avaliação da interação pode ou não ser constante. Não há lugar para uma relação íntima na relação enfermeiro-cliente.

Relação terapêutica

A **relação terapêutica** difere da social e da íntima em muitos aspectos, pois foca necessidades, experiências, sentimentos e ideias apenas do cliente. Ele e o enfermeiro combinam que áreas devem ser trabalhadas e avaliam os resultados. O profissional usa habilidades de comunicação, pontos fortes pessoais e compreensão do comportamento humano para interagir com o cliente. Na relação terapêutica, os parâmetros são claros: o foco são as necessidades do cliente e não as do enfermeiro. Este não deve se preocupar com o fato de o cliente gostar ou não dele ou mostrar-se ou não agradecido. Essa preocupação é um sinal de que está focando a necessidade pessoal de ser querido ou necessário. Ele deve evitar que a relação terapêutica passe a ser mais social, focalizando, constantemente, as necessidades do cliente e não as próprias.

Seu nível de autopercepção pode beneficiar ou obstruir a relação terapêutica. Se, por exemplo, ele fica nervoso perto do cliente, a relação corre maior risco de se tornar social, porque a superficialidade é mais segura. No entanto, se está consciente dos próprios medos, pode discuti-los com o instrutor, abrindo caminho para o desenvolvimento de uma relação mais terapêutica.

ESTABELECIMENTO DA RELAÇÃO TERAPÊUTICA

O enfermeiro cuja autoconfiança tem raiz na autopercepção está pronto a estabelecer relações terapêuticas apropriadas com os clientes. Uma vez que o crescimento pessoal prossegue por toda a vida, o profissional da enfermagem não deve esperar um autoconhecimento completo. A percepção das próprias forças e limitações em determinado momento, portanto, é um bom começo.

Fases

Por 35 anos, Peplau estudou e escreveu sobre os processos interpessoais e as fases da relação enfermeiro-cliente. Seu trabalho deu à enfermagem um modelo capaz de ser usado para entender e documentar o progresso nas interações interpessoais. Esse modelo (1952) tem três fases: orientação, trabalho e resolução ou término (Tab. 5.2). Na vida real, as fases não estão tão bem definidas; elas se sobrepõem e se entrelaçam.

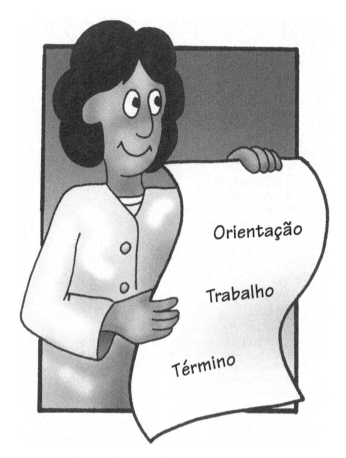

Fases da relação enfermeiro-cliente.

Orientação

A **fase de orientação** começa quando o enfermeiro e o cliente se encontram e termina quando este começa a identificar os problemas a serem examinados. Durante essa fase, o enfermeiro estabelece papéis, objetivo do encontro e parâmetros dos encontros subsequentes; identifica os problemas do cliente e esclarece expectativas.

Antes de encontrar o cliente, o enfermeiro tem um trabalho importante a fazer. Lê os materiais disponíveis sobre o passado do cliente, familiariza-se com os medicamentos que está usando, reúne os documentos necessários e encontra um local tranquilo, privado e confortável. É chegado o momento da autoavaliação. O enfermeiro deve levar em conta suas forças e limitações pessoais para trabalhar com esse cliente. Alguma área sinaliza dificuldades devido a experiências passadas? Por exemplo, se esse cliente agride a esposa e o pai do enfermeiro também o fazia, ele vai precisar avaliar a situação: como se sente com isso? Que memórias isso lhe desperta? Vai conseguir trabalhar com o cliente sem a interferência dessas lembranças? O enfermeiro deve examinar preconcepções a respeito do cliente e ter a certeza de que vai conseguir deixá-las de lado para poder conhecer a pessoa que o cliente realmente é. Na

Tabela 5.2 Fases da relação enfermeiro-cliente

Orientação	Trabalho		Término
	Identificação	Investigação	
Cliente			
• Busca auxílio	• Participa da identificação dos problemas	• Usa plenamente os serviços	• Abandona as antigas necessidades
• Informa as necessidades	• Começa a perceber o tempo	• Identifica novas metas	• Busca novas metas
• Faz perguntas	• Reage à ajuda	• Tenta atingir novas metas	• Torna-se independente da ajuda dos outros
• Partilha as preconcepções e as expectativas do enfermeiro, com base em experiências passadas	• Identifica-se com o enfermeiro	• Muda o comportamento com rapidez: dependente e independente	• Aplica novas habilidades para resolver problemas
	• Reconhece o enfermeiro como uma pessoa	• Comportamento investigativo	• Mantém as mudanças na forma de comunicar-se e interagir
	• Investiga os sentimentos	• Autodirecionamento	• Evidencia mudanças positivas quanto ao modo como se vê
	• Oscila entre dependência, independência e interdependência na relação com o enfermeiro	• Desenvolvimento de habilidades em relações interpessoais e solução de problemas	• Integra a doença
	• Aumenta a atenção focalizada	• Evidencia mudanças na forma de comunicar-se (mais aberto e flexível)	• Mostra capacidade de continuar sozinho
	• Muda a aparência (para melhor ou pior)		
	• Compreende a continuidade entre as sessões (processo e conteúdo)		
	• Diminui o teste por meio de manobras		
Enfermeiro			
• Responde ao cliente	• Mantém uma identidade separada	• Continua a levantar dados	• Mantém a relação enquanto o cliente a sente como necessária
• Dá os parâmetros das sessões	• Mostra capacidade de editar o discurso ou controlar a atenção focalizada	• Atende às necessidades assim que surgem	• Promove interações familiares para auxiliar a planejar metas
• Explica os papéis	• Mostra aceitação incondicional	• Compreende as razões das mudanças de comportamento	• Ensina medidas preventivas
• Reúne dados	• Ajuda a expressar necessidades e sentimentos	• Começa os planos de reabilitação	• Usa as instituições da comunidade
• Ajuda o cliente a identificar problemas	• Investiga e adapta-se às necessidades	• Reduz a ansiedade	• Ensina autocuidado
• Ajuda o cliente a planejar o uso dos recursos e serviços da comunidade	• Dá informações	• Identifica fatores positivos	• Finaliza a relação enfermeiro-cliente
• Reduz a ansiedade e a tensão	• Proporciona experiências que reduzem sentimentos de desamparo	• Ajuda a planejar atendimento a todas as necessidades	
• Pratica o ouvir ativamente	• Não permite que a ansiedade sobrecarregue o cliente	• Facilita movimentos para melhorar a personalidade	
• Concentra-se nas energias do cliente	• Ajuda o cliente a concentrar-se nos indícios	• Lida com impasses terapêuticos	
• Esclarece ideias preconcebidas e suas expectativas	• Ajuda o cliente a desenvolver respostas aos indícios		
	• Usa estímulo por meio de palavras		

Adaptada de Forchuck, C. e Brown, B. (1989). Establishing a nurse-client relationship. *Journal of Psychosocial Nursing, 27*(2), 30-34.

hora do encontro, não pode ter preconcepções ou preconceitos. Pode lhe ser útil a discussão de potenciais áreas problemáticas com o instrutor.

Durante a fase da orientação, o enfermeiro começa a conquistar a confiança do cliente. É sua responsabilidade estabelecer um ambiente terapêutico que alimente a confiança e a compreensão (Tab. 5.3). Deve compartilhar informações apropriadas sobre si próprio, incluindo seu nome, razão pela qual trabalha nessa unidade, nível de escolaridade. Por exemplo: "Olá, James. Meu nome é Ames. Serei sua enfermeira nas próxi-

Tabela 5.3 A comunicação durante as fases da relação enfermeiro-cliente

Fase da relação	Exemplo de conversa	Habilidade de comunicação
Orientação	**Enfermeiro:** "Olá, Sr. O'Hare. Sou Sally Fourth, aluna de enfermagem do Orange County Community College. Estarei no hospital nas próximas seis segundas-feiras. Gostaria de encontrar o senhor quando eu estiver aqui para ajudá-lo nas metas de seu tratamento."	Estabelecer confiança, colocar limites na relação e trazer a primeira referência do término dos encontros para daqui a seis semanas
Orientação	**Enfermeiro:** "Sr. O'Hare, teremos um encontro todas as segundas-feiras, de 1 de junho a 15 de julho, sempre às 11 horas, na sala de conferências 2. Podemos usar esse momento para trabalhar seus sentimentos de perda desde a morte de sua irmã gêmea."	Estabelecer os detalhes do momento de relacionamento, data, local e duração dos encontros (pode ser por escrito, como um contrato formal, ou enunciado, como um contrato informal)
Orientação	**Enfermeiro:** "Sr. O'Hare, é importante que eu informe-lhe que partilharei parte de nossas conversas com meu instrutor, com colegas e profissionais da saúde na conferência clínica. Não relatarei informações a sua esposa e filhos sem sua permissão. Se eu achar que alguma informação possa ser útil, perguntarei ao senhor primeiro se posso contá-la a sua esposa."	Estabelecer sigilo
Trabalho	**Cliente:** "Enfermeira, sinto muita saudade da minha irmã Ellen." **Enfermeira:** "Sr. O'Hare, há quanto tempo ela se foi?"	Coletar dados
Trabalho	**Cliente:** "Sem minha irmã, sinto-me metade da pessoa que era." **Enfermeira:** "Sr. O'Hare, analisemos seus pontos positivos."	Promover a autoestima
Trabalho	**Cliente:** "Por que falar sobre mim? Não sou ninguém sem minha irmã." **Enfermeiro:** "Sr. O'Hare, o senhor é uma pessoa por si só. Acho que nosso trabalho conjunto irá identificar seus pontos positivos. Quer tentar comigo?"	Vencer a resistência
Término	**Enfermeiro:** "Bem, Sr. O'Hare, como você sabe, temos apenas uma semana mais de encontro." **Cliente:** "Sentirei sua falta. Sinto-me melhor com você aqui." **Enfermeiro:** "Sentirei sua falta também, Sr. O'Hare."	Partilhar o término da experiência com o cliente demonstra a parceria e o carinho e cuidado da relação

mas seis terças-feiras. Sou estudante de enfermagem sênior da Universidade de Mississipi".

O enfermeiro deve ouvir atentamente a história do cliente, identificar suas percepções e as concepções errôneas. Precisa transmitir empatia e compreensão. Se a relação iniciar de modo positivo, haverá maior probabilidade de êxito e alcance dos objetivos estabelecidos.

No primeiro encontro, o cliente pode estar desconfiado por causa de relações prévias insatisfatórias com enfermeiros. Talvez ele diga coisas aleatoriamente, invente ou exagere episódios como manobra para evitar a discussão dos problemas reais. Pode levar tempo, às vezes algumas sessões, até que se dê conta de que pode confiar no enfermeiro.

Contratos enfermeiro-cliente. Embora muitas pessoas já tenham experiências anteriores no sistema de saúde mental, é preciso, mais uma vez, esclarecer as responsabilidades do enfermeiro e do cliente. No início, tanto um quanto o outro devem concordar com essas responsabilidades em um contrato informal ou verbal. Em alguns casos, pode ser apropriado um contrato formal ou escrito; os exemplos incluem situações em que já foi preciso um contrato escrito e o cliente "esqueceu" o contrato verbal acordado.

O contrato deve declarar o seguinte:

- Horário, local e duração das sessões
- Quando as sessões vão terminar
- Quem estará envolvido no plano de tratamento (membros da família, integrantes da equipe de saúde)
- Responsabilidades do cliente (chegar e terminar na hora)
- Responsabilidades do enfermeiro (chegar e terminar na hora, sempre manter o sigilo, avaliar o progresso junto com o cliente, documentar as sessões)

Sigilo. O **sigilo** significa respeitar o direito do cliente de manter a privacidade de todas as informações sobre sua saúde física e mental e o atendimento recebido. Significa permitir que apenas quem trabalha com ele tenha acesso às informações que divulga. Apenas sob condições precisamente definidas, terceiros podem ter acesso a essas informações; nos Estados Unidos, por exemplo, muitos Estados exigem que a equipe informe suspeitas de abuso de crianças e idosos.

Clientes adultos podem decidir quais familiares, se for o caso, devem estar envolvidos no tratamento, com acesso a informações clínicas. O ideal é que as pessoas próximas ao cliente e o responsável pelo atendimento de saúde sejam os envolvidos. No entanto, o cliente deve decidir quem será incluído. Para que ele se sinta seguro, as fronteiras precisam estar claras. O enfermeiro deve fornecer, claramente, informações sobre quem terá acesso aos dados do cliente e às avaliações de progresso. Deve informar ao cliente quais membros da equipe de saúde mental irão compartilhar informações apropriadas entre si para fornecer um serviço consistente, informando também que membros da família serão incluídos com sua permissão. Se o cliente tiver um responsável legal, essa pessoa poderá analisar as informações sobre o cliente e tomar decisões sobre o tratamento que sejam as melhores para esse cliente representado. Em caso de crianças, o pai, a mãe ou o responsável legal terá acesso às informações e poderá tomar decisões sobre o tratamento, conforme esboçado pela equipe do serviço de saúde.

O enfermeiro deve ficar atento a momentos em que o cliente pede segredo sobre alguma informação, pois isso pode estar relacionado com algo que vai prejudicar o próprio cliente ou outras pessoas. É preciso evitar fazer promessas de manter segredo. Se fizer a promessa de segredo antes de ouvir do que se trata, pode ser que o enfermeiro coloque em risco a confiança do cliente. Na maioria dos casos, ainda que aquele se recuse a manter segredo, este continua a desenvolver o assunto de qualquer modo. A seguir, apresentamos um exemplo de uma boa resposta para um cliente suicida que pede garantia de sigilo:

Cliente: "Vou pular do 14º andar do meu prédio hoje à noite, mas, por favor, não conte isso a ninguém."
Enfermeiro: "Não posso prometer uma coisa dessas, especialmente quando envolve sua segurança. Acho que você está um tanto assustado. A equipe e eu vamos ajudá-lo a se sentir mais seguro."

Nos Estados Unidos, a decisão *Tarasoff vs. Regents of University of California* (1976) libera os profissionais de promessas de sigilo sobre informações fornecidas por clientes que ameaçam cometer homicídio. De acordo com essa decisão, o enfermeiro deve notificar as possíveis vítimas e a polícia sobre ameaças feitas pelo cliente. Nessa circunstância, cabe relatar a ameaça de homicídio ao supervisor de enfermagem e ao médico em serviço, de modo que se possa notificar a polícia e a possível vítima. Esse compromisso, chamado **obrigação de avisar**, é discutido com mais detalhe no Capítulo 9.

O enfermeiro documenta os problemas do cliente com intervenções planejadas. O cliente precisa compreender que o profissional vai coletar dados a seu respeito que ajudarão a estabelecer o diagnóstico, planejar o atendimento de saúde (incluindo medicamentos) e proteger seus direitos civis.

Precisa saber quais são os limites da confidencialidade nas relações enfermeiro-paciente, como aquele vai usar as informações e compartilhá-las com os profissionais envolvidos no atendimento.

Autorrevelação. A **autorrevelação** significa fornecer informações pessoais, como dados biográficos, ideias, pensamentos e sentimentos pessoais aos clientes. Tradicionalmente, o senso comum defende que o enfermeiro compartilhe apenas o próprio nome, o estado civil e o número de filhos e, talvez, dar alguma ideia geral sobre o lugar onde mora, por exemplo: "Moro na Zona Oeste". No entanto, atualmente se acredita que uma maior autorrevelação possa melhorar a harmonia da relação entre enfermeiro e cliente. Aquele pode usar a autorrevelação para transmitir apoio, instruir o cliente, demonstrar que sua ansiedade é normal e que muitas pessoas lidam com estresse e problemas na vida.

A autorrevelação pode ajudar o cliente a ficar mais à vontade, querendo partilhar mais pensamentos e sentimentos, ou ainda ajudá-lo a compreender melhor a própria situação. Ao usar a autorrevelação, é preciso considerar fatores culturais. Há clientes que podem entender como inadequada a autorrevelação, ou pessoal demais, trazendo-lhe desconforto. Revelar informações pessoais pode ser prejudicial e inapropriado para algum cliente, por isso, o enfermeiro deve pensar bem antes de fazê-lo, devendo planejá-lo. Os resultados podem ser negativos em caso de autorrevelação espontânea. Por exemplo, ao trabalhar com um cliente cujos pais estão se divorciando, o enfermeiro diz: "Meus pais se divorciaram quando eu tinha 12 anos, e foi uma época horrível para mim". Nesse caso, ele mudou o foco, afastando-o do cliente, e deu-lhe a ideia de que também para ele a experiência será horrível. Embora a intenção possa ser comunicar empatia, o resultado, às vezes, é o contrário.

Trabalho

A **fase de trabalho** da relação enfermeiro-cliente costuma ser dividida em duas subfases: durante a **identificação do problema**, o cliente identifica questões ou assuntos que causam problemas. Durante a **investigação**, ou exploração, o enfermeiro orienta o cliente a examinar sentimentos e reações e a desenvolver melhores habilidades para lidar com eles, bem como estabelecer uma autoimagem mais positiva; isso encoraja a mudança de comportamento e desenvolve a independência. (Observe que o uso dado por Peplau à palavra investigação ou exploração tem um significado muito diferente do seu uso atual, que envolve a ideia de usar a pessoa ou situação desonestamente, ou levar vantagem. Por essa razão, é melhor conceituar essa fase como investigação e elaboração intensa de temas anteriores, discutidos pelo cliente.) Nesse ponto, a confiança estabelecida entre cliente e enfermeiro permite que examinem os problemas e trabalhem neles dentro da segurança da relação. O cliente deve acreditar que o enfermeiro não vai lhe virar as costas nem ficar chateado diante da revelação de suas experiências, seus assuntos, seus comportamentos e seus problemas.

Às vezes, o cliente usa histórias ultrajantes ou finge comportamentos para testar o profissional. Esses comportamentos para testar o outro desafiam o enfermeiro a permanecer focado e a não reagir nem se distrair. Com frequência, o cliente sente-se desconfortável quando está chegando perto da verdade e, então, usa comportamentos para testar o profissional e evitar o assunto principal. O enfermeiro pode responder, por exemplo, do seguinte modo: "Parece que chegamos a um ponto desconfortável para você. Gostaria de relaxar um pouco agora?". Essa declaração aborda o tema em discussão no momento e desvia a atenção do comportamento de teste.

O enfermeiro deve lembrar que é o cliente quem examina e explora as situações e as relações problemáticas. Ele não pode emitir julgamentos e deve evitar dar conselhos, permitindo que o próprio cliente analise as situações. Deve orientar o cliente a observar padrões de comportamento e a examinar se a reação esperada ocorre. Vejamos um exemplo. Uma cliente tem depressão. Fica reclamando da falta de preocupação dos filhos com ela. Auxiliada e orientada pela enfermeira, explora o modo como se comunica com os filhos e pode descobrir que sua abordagem costuma ser altamente crítica e cheia de queixas. O enfermeiro pode, assim, ajudar a cliente a investigar formas mais eficazes de comunicação futura. As tarefas específicas da fase de trabalho incluem:

- Manter a relação
- Reunir mais dados
- Explorar percepções da realidade
- Desenvolver mecanismos positivos para lidar com as situações
- Promover um autoconceito positivo
- Encorajar a verbalização de sentimentos
- Facilitar a mudança de comportamento
- Enfrentar a resistência
- Avaliar o progresso e redefinir objetivos, se apropriado
- Fornecer ao cliente oportunidades de praticar novos comportamentos
- Promover a independência

À medida que o enfermeiro e o cliente trabalham juntos, é comum que este, inconscientemente, transfira para o enfermeiro sentimentos relacionados a outras pessoas significativas. Isso é chamado de **transferência**. Por exemplo, se o cliente teve experiências negativas com figuras de autoridade, como pais, professores ou diretores, pode ser que apresente comportamentos similares, de negatividade e resistência, em relação ao enfermeiro, que também é visto como autoridade. Um processo similar pode ocorrer quando o enfermeiro reage ao cliente com base em conflitos e necessidades pessoais inconscientes. Isso é chamado de **contratransferência**. Por exemplo, se o enfermeiro é o membro mais jovem da família e, quando criança, com frequência, sentiu que ninguém o escutava, pode ser que reaja com raiva a um cliente que não o escuta ou resiste em aceitar sua ajuda. De novo, a autopercepção é importante para que o profissional possa identificar uma possível transferência ou contratransferência. Consciente desses "pontos de conflito", o enfermeiro tem mais chances de responder apropriadamente em vez de deixar que antigos conflitos não resolvidos interfiram na relação.

Término

A **fase de término, ou resolução**, é a etapa final da relação enfermeiro-paciente. Começa quando os problemas são resolvidos e termina com o fim da relação. Normalmente, o término da relação desperta sentimentos tanto em um quanto no outro. O cliente, em especial, pode sentir a finalização como uma perda iminente. Com frequência, tenta evitar o término, fingindo que está com raiva ou que os problemas ainda não foram resolvidos. O enfermeiro pode reconhecer seus sentimentos de raiva e garantir-lhe que essa resposta é normal no final da relação. Se o cliente tentar se abrir de novo e começar a discutir temas antigos já resolvidos, o enfermeiro deve evitar se sentir como se as sessões tivessem sido um fracasso. Em vez disso, deve identificar as manobras simuladas pelo cliente e reencaminhar seu foco para comportamentos e habilidades recentemente aprendidos para lidar com o problema. É apropriado dizer-lhe que gostou de ter passado aquele tempo com ele e que se lembrará dele, mas não é apropriado concordar em encontrá-lo fora da relação terapêutica.

Voltando ao nosso exemplo, a enfermeira Jones encontra a sra. O'Shea pela última vez. A cliente está chorando, em silêncio.

Sra. O'Shea: "Ah, enfermeira, você me ajudou tanto. E agora sei que vou voltar para o meu velho mundo sem você para me ajudar."

Enfermeira Jones: "Sra. O'Shea, acho que tivemos um tempo muito produtivo juntas. A senhora aprendeu tantas formas novas de manter relações melhores com seus filhos, e sei que vai chegar em casa e usar todas essas habilidades. Quando vier para a consulta de acompanhamento, vou querer saber sobre as mudanças que aconteceram em sua casa."

COMO EVITAR COMPORTAMENTOS QUE MINAM A RELAÇÃO TERAPÊUTICA

O enfermeiro tem poder sobre o cliente devido a seu papel profissional. Pode haver abuso de poder quando ocorre excessiva familiaridade, relação íntima ou quebra de sigilo.

Limites inapropriados

Todos os membros da equipe, tanto os novos quanto os veteranos, correm risco de permitir que a relação terapêutica se expanda, chegando a uma relação inadequada. A autopercepção é extremamente importante: o enfermeiro que está em contato com os próprios sentimentos e tem consciência de sua influência sobre outras pessoas pode ajudar a manter os limites da relação terapêutica. Ele deve manter as fronteiras profissionais para garantir os melhores resultados terapêuticos. É sua responsabilidade definir as fronteiras da relação com clareza na fase de orientação, e garantir que sejam mantidas durante toda a relação. O enfermeiro deve agir com afeto e empatia, mas sem tentar ficar amigo do cliente. As interações sociais que continuam além dos primeiros poucos minutos de um encontro contribuem para que a conversa permaneça superficial. Essa falta de foco nos problemas selecionados para discussão desgasta a relação profissional.

Se um cliente se sente atraído por uma enfermeira ou vice-versa, é responsabilidade desta manter os limites profissionais. Aceitar presentes ou dizer ao cliente o endereço ou o número do telefone de casa é considerado uma quebra da conduta ética. Na sequência, o enfermeiro deve se avaliar, garantindo a avaliação dos próprios sentimentos e focando os interesses e necessidades do cliente. Para avaliar o próprio comportamento, pode usar o Índice de Limites do Enfermeiro, na Tabela 5.4. No Capítulo 9, apresentamos uma discussão completa dos dilemas éticos envolvidos nas relações.

Sentimentos de simpatia e incentivo à dependência do cliente

O enfermeiro não pode deixar que sentimentos de empatia se transformem em simpatia pelo cliente. Ao contrário do uso terapêutico da empatia, o enfermeiro que sente pena do cliente costuma compensar a situação, tentando agradar o cliente. Quando seu comportamento tem base na simpatia, o cliente consegue manipular seus sentimentos mais facilmente. Isso desencoraja o cliente a explorar seus problemas, pensamentos e sentimentos, desencoraja seu crescimento e, com frequência, leva à dependência.

O cliente pode fazer mais solicitações de ajuda e assistência ao enfermeiro ou regredir e começar a agir como se não conseguisse fazer as tarefas antes realizadas normalmente. Isso pode ser sinal de que o enfermeiro está "exagerando" com o cliente, podendo contribuir para sua dependência. Com frequência, o cliente testa o enfermeiro para ver até onde está disposto a ceder. Se o cliente coopera apenas quando o enfermeiro está presente e não apresenta o comportamento combinado durante sua

Tabela 5.4 Índice de Limites do Enfermeiro

Favor classificar-se conforme a frequência com que as afirmações a seguir refletem seu comportamento, seus pensamentos ou sentimentos nos últimos dois anos em que presta atendimento a pacientes.				
1. Alguma vez você recebeu um *feedback* indicando excesso de intromissão com pacientes ou familiares?	Nunca	Raramente	Algumas vezes	Com frequência
2. Você já teve dificuldades em estabelecer limites aos pacientes?	Nunca	Raramente	Algumas vezes	Com frequência
3. Você chega cedo ou permanece até mais tarde para poder ficar com o paciente por mais tempo?	Nunca	Raramente	Algumas vezes	Com frequência
4. Alguma vez você já percebeu que estava se relacionando com pacientes como se fossem um membro da família?	Nunca	Raramente	Algumas vezes	Com frequência
5. Você já levou adiante desejos sexuais por um cliente?	Nunca	Raramente	Algumas vezes	Com frequência
6. Você acha que é a única pessoa que compreende o paciente?	Nunca	Raramente	Algumas vezes	Com frequência
7. Alguma vez você recebeu um *feedback* indicando "envolvimento exagerado" com pacientes ou familiares?	Nunca	Raramente	Algumas vezes	Com frequência
8. Você obtém satisfação consciente com elogio, estima ou afeição de pacientes?	Nunca	Raramente	Algumas vezes	Com frequência
9. Você acha que outros membros da equipe criticam demais "seu" paciente?	Nunca	Raramente	Algumas vezes	Com frequência
10. Alguma vez você já sentiu que outros membros da equipe têm ciúme de sua relação com um paciente?	Nunca	Raramente	Algumas vezes	Com frequência
11. Alguma vez você tentou "unir" um paciente a uma de suas amigas?	Nunca	Raramente	Algumas vezes	Com frequência
12. Você acha difícil lidar com os clientes quando há solicitações desmedidas de assistência, abuso verbal ou linguagem sexual?	Nunca	Raramente	Algumas vezes	Com frequência
Todos os itens com resposta "algumas vezes" ou "com frequência" devem alertar o enfermeiro para uma possível área de vulnerabilidade. Se a resposta ao item for "raramente", o enfermeiro deve determinar se é um evento isolado ou possível padrão de comportamento.				

Fonte: Pilette, P.; Berck, C. e Achber, L. (1995). Therapeutic management. *Journal of Psychosocial Nursing. 33*(1), 45.

ausência, significa que se tornou muito dependente. Em todos esses casos, o enfermeiro precisa reavaliar o próprio comportamento profissional e voltar o foco para as necessidades e objetivos terapêuticos do cliente.

Não aceitação e atitude de evitar

A relação enfermeiro-cliente pode ser prejudicada quando o primeiro considera o comportamento do segundo inaceitável ou repugnante e permite que esses sentimentos se manifestem em atitudes de evitar o cliente, dar respostas verbais ou apresentar expressões faciais de contrariedade ou virar as costas ao cliente. O enfermeiro precisa conhecer o comportamento e os antecedentes do cliente antes de iniciar a relação; se perceber que pode haver algum conflito, deve discutir essa possibilidade com um colega. Quando consciente de algum preconceito que colocaria o cliente sob um foco desfavorável, deve discutir esse tema. Às vezes, conversando sobre o assunto e confrontando esses sentimentos, consegue aceitar o cliente e impedir que o preconceito atrapalhe a relação. No entanto, se não puder resolver esses sentimentos negativos, deve pensar em solicitar outra atribuição. É sua responsabilidade tratar todos os clientes com aceitação e consideração positiva, independentemente de sua história. Parte de sua responsabilidade consiste em tornar-se cada vez mais autoconsciente e em confrontar e resolver preconceitos que ameaçam perturbar sua relação com o cliente (Quadro 5.4).

PAPÉIS DO ENFERMEIRO NA RELAÇÃO TERAPÊUTICA

Assim como em qualquer outro cenário de prática de enfermagem, na psiquiatria, o enfermeiro usa vários papéis para oferecer o atendimento necessário ao cliente. Compreende a importância de assumir o papel apropriado ao trabalho que está desenvolvendo no momento.

Professor

O papel de professor é inerente a muitos aspectos do cuidado oferecido ao cliente. Durante a fase de trabalho da relação, o enfermeiro pode ensinar ao cliente novos métodos para lidar com problemas e para resolvê-los. Pode instruí-lo a respeito do regime de medicação e dos recursos comunitários disponíveis. Para ser um bom professor, o enfermeiro precisa ter confiança no próprio conhecimento e deve entender as limitações da base de conhecimentos. Deve se familiarizar com recursos do local de serviço de saúde, da comunidade e também da internet, que podem fornecer as informações necessárias aos clientes. Ele deve ser honesto a respeito das informações fornecidas e ponderar quando e para onde é melhor encaminhar os clientes em busca de mais informações. Esse comportamento e honestidade despertam confiança nos clientes.

Cuidador

O principal papel de cuidador em local de atendimento em saúde mental é a implementação da relação terapêutica para a construção da confiança, a investigação dos sentimentos e a ajuda ao cliente na solução de problemas e no atendimento às suas necessidades psicossociais. Se o cliente também precisar de cuidados físicos, o enfermeiro pode lhe explicar a necessidade do contato físico durante o atendimento. Pode ser que alguns clientes confundam o cuidado físico com intimidade e interesse sexual, o que pode minar a relação terapêutica. O enfermeiro deve considerar os limites e os parâmetros da relação estabelecida e repetir os objetivos estabelecidos em conjunto no início dessa relação.

Defensor

No papel de defensor, o enfermeiro fornece informações ao cliente e depois o apoia, seja qual fora a decisão tomada por ele (Edd, Fox e Burns, 2005). Na enfermagem em saúde mental e psiquiatria, a defesa é um pouco diferente daquela observada no local de atendimento médico-cirúrgico, por causa da natureza da doença do cliente. Por exemplo, o enfermeiro não pode apoiar uma decisão do cliente que o leve a ferir-se ou a ferir outra pessoa. A **defesa** é o processo de atuar a favor do cliente, quando este não pode fazê-lo. Isso inclui garantir privacidade e dignidade, promover consentimento informado, evitar exames e procedimentos desnecessários, avaliar serviços e benefícios de saúde necessários e garantir segurança, protegendo-o de abusos e exploração por parte de profissionais da saúde ou figuras de autoridade. Se, por exemplo, o médico começa a examinar um

---

QUADRO 5.4 Possíveis alertas ou sinais de abuso da relação enfermeiro-cliente

- Segredos, relutância em conversar com outras pessoas sobre o trabalho que está sendo feito com o cliente
- Repentino aumento dos telefonemas entre o enfermeiro e o cliente, ou telefonemas fora do horário clínico
- Enfermeiro que faz mais exceções ao cliente do que o normal
- Troca inadequada de presentes entre o cliente e o enfermeiro
- Empréstimo, troca ou venda de pertences
- Revelação pelo enfermeiro de assuntos ou informações pessoais
- Toque, conforto ou contato físico inadequado

- Excesso de zelo, proteção ou identificação com o cliente
- Mudança na linguagem corporal, no modo de vestir ou na aparência do enfermeiro (sem qualquer explicação satisfatória)
- Sessões privadas ou horários de visita mais longos
- Horas fora do horário de trabalho passadas com o cliente
- Pensar com frequência no cliente, quando afastado do trabalho
- Ficar na defensiva se outra pessoa faz perguntas a respeito da forma de atendimento do enfermeiro
- Ignorar políticas institucionais

> **QUADRO 5.5 Métodos para evitar relações inadequadas entre enfermeiros e clientes**
>
> - Dar-se conta de que todos os funcionários, homens ou mulheres, júnior ou sênior, ou de qualquer disciplina de atuação, correm risco de envolvimento excessivo e perda de limites.
> - Aceitar que ocorrerão violações aos limites. Os supervisores devem admitir potenciais clientes "problemáticos" e, com regularidade, trazer o assunto dos sentimentos sexuais ou da perda de limites às conversas com os colegas de trabalho.
> - Oportunizar aos colegas profissionais a discussão de seus dilemas e de formas eficazes de lidar com eles.
> - Desenvolver programas de orientação que incluam formas de estabelecer limites, formas de reconhecer indícios de que a relação está indo além dos limites, o que a instituição espera dos profissionais, consequências definidas com clareza, estudos de caso, formas de desenvolvimento de habilidades para manter limites e literatura recomendada.
> - Proporcionar recursos para ajuda confidencial e sem julgamentos.
> - Realizar reuniões regulares para a discussão de relações e sentimentos inadequados para com os clientes.
> - Indicar um profissional mais experiente para liderar grupos e ser modelo de intervenções terapêuticas eficazes com clientes difíceis.
> - Usar vinhetas clínicas para treinamento.
> - Usar situações que reflitam não somente dilemas sexuais, mas também outras violações de limites, inclusive problemas de abuso de autoridade e poder.

cliente sem fechar as cortinas, e o enfermeiro entra, cobre-o devidamente e fecha as cortinas, ele está agindo em prol do cliente.

Ser um defensor implica riscos. No caso anterior, por exemplo, o médico pode ficar constrangido e bravo e comentar algo com o enfermeiro. Este precisa permanecer focado na adequação do próprio comportamento e não se deixar intimidar.

O papel de defensor também exige que o enfermeiro observe os outros profissionais da área da saúde. Às vezes, membros da equipe podem relutar em ver o que está acontecendo ou em se envolver quando um colega viola os limites de uma relação profissional. O enfermeiro deve tomar uma atitude, conversar com o colega ou com o supervisor, quando observa violações de limites. Leis estaduais, nos Estados Unidos, que tratam da prática da enfermagem incluem a responsabilidade legal do enfermeiro de relatar violações de limites e condutas antiéticas por parte de outros profissionais da saúde. No Capítulo 9, há uma discussão completa sobre a conduta ética.

Existe uma discordância acerca do papel de defensor exercido pelo enfermeiro. Há ocasiões em que essa defesa não está a favor da autonomia nem do direito de autodeterminação do cliente; por exemplo, quando ele apoia a hospitalização involuntária de um paciente suicida. Nesses casos, agir em benefício do cliente (manter a segurança dele) opõe-se diretamente aos desejos desse cliente. Alguns críticos veem isso como paternalismo e alteração do verdadeiro papel de defesa. Além disso, não consideram a defesa um papel exclusivo do enfermeiro, mas relevante também para os domínios dos médicos, assistentes sociais e outros profissionais da área da saúde.

Substituto dos pais

Quando um cliente exibe um comportamento infantil, ou quando se solicita que o enfermeiro ofereça cuidados pessoais, como dar comida ou banho, pode ser que este fique tentado a assumir um papel paternal, evidenciado pela escolha de palavras e pela comunicação não verbal. Pode ser que o enfermeiro comece a usar um tom autoritário, com uma atitude do tipo "Sei o que é melhor para você". Com frequência, o cliente responde, agindo com mais infantilidade e teimosia. Nenhuma das duas partes percebe que a comunicação adulto-adulto regrediu para uma do tipo pai-filho. Para o cliente, é fácil ver o enfermeiro em tais circunstâncias como um substituto dos pais. Em situações desse tipo, ele deve ser claro e firme e definir limites, ou reiterar os previamente fixados. Ao sustentar uma atitude aberta, natural e sem julgamentos, pode continuar a estimular o cliente enquanto estabelece limites. É preciso garantir que a relação permaneça terapêutica e não se torne social ou íntima (Quadro 5.5).

QUESTÕES DE AUTOPERCEPÇÃO

A autopercepção é crucial para o estabelecimento de relações terapêuticas enfermeiro-cliente. Se, por exemplo, o enfermeiro tem preconceitos contra pessoas de determinada cultura ou religião, mas não é consciente disso, pode ter dificuldades em se relacionar com um cliente dessa cultura ou religião. No entanto, se é consciente do preconceito, reconhece e está aberto à sua reavaliação, a relação tem mais chances de se tornar autêntica. Quando o enfermeiro tem certas crenças e atitudes que não pretende mudar, então o melhor é que outro profissional cuide do cliente. Examinar os próprios pontos fortes e fraquezas ajuda a formar uma boa percepção de si próprio. Compreender a si mesmo ajuda a compreender e aceitar outras pessoas com valores e ideias diferentes. O enfermeiro deve continuar no caminho da autodescoberta para se tornar mais autoconsciente e eficaz no cuidado dos clientes.

Os enfermeiros também precisam aprender a "cuidar de si mesmos". Isso significa equilibrar trabalho e lazer, manter relações pessoas satisfatórias com os amigos e separar algum tempo para relaxar e cuidar de si com carinho. Aquele que se dedica excessivamente ao trabalho fica esgotado, nunca reserva tempo para relaxar ou ver os amigos e sacrifica a vida pessoal nesse processo. Quando isso acontece, fica mais propenso a violações das fronteiras da relação com o cliente (p. ex., compartilhar frustrações, responder ao interesse pessoal por ele). Além disso, estressado ou oprimido, tende a perder a objetividade que acompanha a autopercepção e as atividades de crescimento pessoal. Para concluir, o enfermeiro que não cuida bem de si mesmo não vai conseguir cuidar dos clientes e de suas famílias.

Pontos a serem considerados quando estabelecemos relações terapêuticas

- Participe de eventos sobre esclarecimento de valores, crenças e atitudes para ajudá-lo a avaliar-se e a aprender mais sobre si mesmo.
- Mantenha um diário de pensamentos, sentimentos e lições aprendidos a fim de se compreender melhor.
- Ouça o *feedback* dos colegas sobre as relações com os clientes.
- Participe de discussões em grupo sobre autocrescimento na biblioteca do bairro ou no centro de saúde para melhor compreender a si mesmo.
- Desenvolva um planejamento continuado de mudança na forma de atendimento, na busca do autocrescimento.
- Leia livros sobre tópicos que sustentem os pontos positivos identificados e ajudem a desenvolver as áreas mais debilitadas.

Questões de pensamento crítico

1. Quando é apropriado aceitar um presente do cliente? Que tipos de presente podem ser aceitos? Em que circunstâncias o enfermeiro deve aceitar um presente do cliente?
2. Na relação enfermeiro-cliente, que comportamentos o enfermeiro deve usar com um cliente que tem muitas desconfianças em relação ao sistema de saúde?
3. É adequado que o enfermeiro ofereça seus serviços profissionais aos familiares? Aos amigos? Aos conhecidos? Como ele deve lidar com essas situações?

PONTOS-CHAVE

- Os fatores que incrementam a relação enfermeiro-cliente incluem confiança e congruência, interesse genuíno, empatia, aceitação e consideração positiva.
- A autopercepção é crucial para a relação terapêutica. Valores, crenças e atitudes do enfermeiro entram em jogo quando é estabelecida uma relação com o cliente.
- Carper identificou quatro padrões de conhecimento: empírico, estético, pessoal e ético.
- Munhall estabeleceu o padrão de conhecimento como uma abertura que o enfermeiro traz para a relação, impedindo que preconcepções obscureçam sua visão do cliente.
- Os três tipos de relações são: social, íntima e terapêutica. A relação enfermeiro-cliente deve ser terapêutica e não social nem íntima.
- A teórica de enfermagem Hildegard Peplau desenvolveu as fases da relação enfermeiro-paciente: orientação, trabalho (com subfases de identificação do problema e investigação) e término ou resolução. Essas fases são sequenciais e sobrepostas.
- A fase de orientação começa quando o enfermeiro e o cliente se encontram e termina quando este começa a identificar os problemas a serem examinados.
- As tarefas da fase de trabalho incluem manter a relação, reunir mais dados, explorar percepções da realidade, desenvolver mecanismos positivos para lidar com as situações, promover um autoconceito positivo, encorajar a verbalização de sentimentos que facilitam a mudança de comportamento, trabalhar a resistência, avaliar o progresso e redefinir objetivos do modo apropriado, fornecer oportunidades para o cliente praticar novos comportamentos e promover a independência.
- O término começa quando os problemas estão resolvidos e termina quando a relação é concluída.
- Os fatores que degradam a relação enfermeiro-cliente incluem falta de clareza dos limites ou perda deles, intimidade e atitude de substituir os pais.
- Os papéis terapêuticos do enfermeiro na relação enfermeiro-cliente incluem: professor, cuidador, defensor e substituto dos pais.

REFERÊNCIAS

Carper, B. (1978). Fundamental patterns of knowing in nursing. *Advances in Nursing Science, 1*(1), 13–23.

Edd, J. R., Fox, P. G., & Burns, K. (2005). Advocating for the rights of the mentally ill: A global issue. *International Journal of Psychiatric Nursing Research, 11*(1), 1211–1217.

Luft, J. (1970). *Group processes: An introduction in group dynamics.* Palo Alto, CA: National Press Books.

RECURSOS NA INTERNET

RECURSO

- Managing the Boundaries of the Therapeutic Nurse-Client Relationship

ENDEREÇO ELETRÔNICO

http://www.nanb.nb.ca/PDF/practice/Standards_for_the_therapeutic_Nurse-Client_Relationship_English.pdf

Munhall, P. (1993). Unknowing: Toward another pattern of knowing in nursing. *Nursing Outlook, 41*(3), 125–128.
Peplau, H. E. (1952). *Interpersonal relations in nursing*. New York: G. P. Putnam's Sons.
Warelow, P., Edward, K.L. & Vinek, J. (2008). Care: What nurses say and what nurses do. *Holistic Nursing Practice, 22*(3), 146-153.
Welch, M. (2005). Pivotal moments in the therapeutic relationship. *International Journal of Mental Health Nursing, 14*(3), 161–165.

LEITURAS ADICIONAIS

McNeill, C., Shattell, M., Rossen, E. & Bartlett, R. (2008). Relationship skills building with older adults. *Journal of Nursing Education, 47*(6), 269-271.
Shattell, M. M., Starr, S. S. & Thomas, S.P. (2007). Take my hand, help me out: Mental health service recipients experience of the therapeutic relationship. *International Journal of Mental Health Nursing, 16*(4), 274-284.

Guia de Estudo

QUESTÕES DE MÚLTIPLA ESCOLHA

Escolha a resposta correta para cada uma das seguintes questões.

1. Conquistar a confiança é importante em
    a. Fase de orientação da relação
    b. Subfase de identificação do problema na relação
    c. Todas as fases da relação
    d. Subfase de investigação na relação

2. Padrões abstratos que fornecem à pessoa o seu código de conduta são
    a. Valores
    b. Atitudes
    c. Crenças
    d. Filosofia pessoal

3. Ideias que a pessoa considera verdadeiras são
    a. Valores
    b. Atitudes
    c. Crenças
    d. Filosofia pessoal

4. A estrutura emocional de referência, pela qual a pessoa vê o mundo, é criada por
    a. Valores
    b. Atitudes
    c. Crenças
    d. Filosofia pessoal

QUESTÕES DE MÚLTIPLAS RESPOSTAS

Selecione o que é aplicável.

1. O que é tarefa específica da fase de trabalho de uma relação terapêutica?
    a. Começar a planejar o término.
    b. Construir confiança.
    c. Encorajar a expressão dos sentimentos.
    d. Estabelecer um contrato enfermeiro-cliente.
    e. Facilitar mudanças de comportamento.
    f. Promover a autoestima.

2. Sigilo significa respeito ao direito do cliente de manter privadas suas informações. Quando o enfermeiro pode compartilhar informações sobre o cliente?
    a. O cliente ameaça machucar um membro da família.
    b. Compartilhar informações ocorre pensando no melhor para o cliente.
    c. O cliente dá permissão escrita.
    d. O responsável legal do cliente solicita essas informações.
    e. O cliente recebe alta para ser cuidado pelos pais.
    f. O cliente admite abuso doméstico.

EXEMPLO CLÍNICO

O Sr. Johnson é bastante desconfiado e não quer ficar hospitalizado. O enfermeiro aproxima-se dele pela primeira vez para apresentar-se. O Sr. Johnson diz: "Não preciso de nada de você! Por que eu deveria conversar com você?". Como o enfermeiro deve proceder? O que poderia dizer ao Sr. Johnson?

6 Comunicação Terapêutica

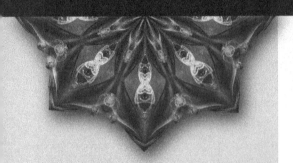

Palavras-chave
- circunstancialidade
- comunicação
- comunicação assertiva
- comunicação não verbal
- comunicação terapêutica
- comunicação verbal
- contato pelo olhar
- conteúdo
- contexto
- espiritualidade
- indicadores (explícitos e implícitos)
- linguagem corporal
- mensagem congruente
- mensagem incongruente
- mensagens abstratas
- mensagens concretas
- observação ativa
- ouvir ativamente
- papel diretivo
- papel não diretivo
- posições fechadas do corpo
- processo
- proxêmica
- zona íntima
- zona pessoal
- zona pública
- zona social
- zonas de distância

Objetivos de aprendizagem
Após a leitura deste capítulo, você deverá ser capaz de
1. Descrever as metas da comunicação terapêutica.
2. Identificar habilidades verbais de comunicação terapêutica e não terapêutica.
3. Discutir habilidades de comunicação não verbal, como expressão facial, linguagem corporal, indicadores de voz, contato com os olhos e compreensão de níveis de significado e contexto.
4. Discutir os limites na comunicação terapêutica em relação à distância e ao uso do contato físico.
5. Diferenciar mensagens concretas de abstratas.
6. Diante de uma situação hipotética, selecionar uma resposta terapêutica eficaz para o cliente.

COMUNICAÇÃO É O PROCESSO que as pessoas usam para trocar informações. As mensagens são enviadas e recebidas, simultaneamente, em dois níveis: verbal, pelo uso de palavras, e não verbal, por comportamentos que acompanham as palavras (DeVito, 2008). A **comunicação verbal** consiste em palavras usadas pelo indivíduo para falar com um ou mais ouvintes. Elas representam os objetos e os conceitos discutidos. A colocação de palavras em expressões e sentenças compreensíveis para quem fala e para quem ouve ordena e dá sentido a esses símbolos. Na comunicação verbal, o **conteúdo** são as palavras literais que a pessoa fala. O **contexto** é o ambiente em que a comunicação ocorre e pode incluir os aspectos temporal, físico, social, emocional e cultural. Inclui também a situação ou as circunstâncias que esclarecem o significado do conteúdo da mensagem. Isso é assunto para todo este capítulo.

A **comunicação não verbal** é o comportamento que acompanha o conteúdo verbal, como linguagem corporal, contato pelo olhar, expressão facial, tom de voz, velocidade do discurso e hesitações, grunhidos e suspiros e distância em relação aos ouvintes. Essa comunicação pode indicar pensamentos, sentimentos, necessidades e valores do falante, evidenciados, principalmente, de modo inconsciente.

Processo denota todas as mensagens não verbais que o falante usa para dar sentido e contexto à mensagem. O componente de processo da comunicação exige que os ouvintes observem os comportamentos e os sons que acentuam as palavras e que interpretem os comportamentos não verbais do falante para então poderem avaliar se estão ou não de acordo com o conteúdo verbal. Uma **mensagem congruente** acontece quando conteúdo e processo estão em concordância. Vejamos um exemplo. A cliente diz: "Sei que não tenho sido eu mesma. Preciso de ajuda". Ela exibe uma expressão facial triste e um tom de voz genuíno e sincero. O processo valida o conteúdo como verdadeiro. Mas, quando conteúdo e processo divergem – quando o que se diz e o que se faz não combinam –, o falante passa uma **mensagem incongruente**. Se, por exemplo, o cliente diz: "Estou aqui para obter ajuda", mas mantém uma postura rígida, punhos fechados, expressão facial agitada e carrancuda e rosna enquanto fala, soltando as palavras entre os dentes apertados, a mensagem é incongruente. O processo ou o comportamento observado invalida o que o falante diz (conteúdo).

O processo não verbal representa uma mensagem mais exata do que o conteúdo verbal. "Sinto muito por ter gritado e berrado com você" é uma afirmação prontamente verossímil quando o falante apresenta postura curvada, tom de voz resignado, olhos baixos e expressão facial de vergonha, pois, nesse caso, conteúdo e processo são congruentes. A mesma sentença dita em um tom de voz alto e com as sobrancelhas levantadas, olhar cortante, expressão facial ultrajada, mãos nos quadris e linguagem corporal indignada invalida as palavras (mensagem incongruente). A mensagem transmitida é: "Estou pedindo desculpas porque acho que devo fazer isso, mas, na verdade, não sinto muito".

O QUE É COMUNICAÇÃO TERAPÊUTICA?

Comunicação terapêutica é uma interação interpessoal entre o enfermeiro e o cliente, durante a qual o profissional concentra-se nas necessidades específicas do cliente para promover uma troca eficaz de informações. O uso habilidoso de técnicas da comunicação terapêutica ajuda o primeiro a compreender a experiência do cliente e a desenvolver empatia. Todos os enfermeiros precisam de habilidades de comunicação terapêutica para aplicar com eficácia o processo de enfermagem e atender aos padrões de cuidado de seus clientes.

A comunicação terapêutica pode ajudá-los a alcançar muitos objetivos:

- Estabelecer uma relação terapêutica enfermeiro-cliente.
- Identificar a principal preocupação do cliente naquele momento (objetivo centrado no cliente).
- Avaliar a percepção que o cliente tem do problema, à medida que é revelado. Isso inclui ações detalhadas (comportamentos e mensagens) das pessoas envolvidas e pensamentos e sentimentos do cliente sobre a situação, os outros e sobre si próprio.
- Facilitar que o cliente expresse suas emoções.
- Ensinar aos clientes e a suas famílias as habilidades de autocuidado necessárias.
- Reconhecer as necessidades do cliente.
- Implementar intervenções destinadas a atender às necessidades do cliente.
- Orientar o cliente para a identificação de um plano de ação, em busca de uma resolução satisfatória e socialmente aceitável.

Estabelecer uma relação terapêutica é uma das responsabilidades mais importantes do enfermeiro ao trabalhar com clientes. A comunicação é o meio pelo qual a relação terapêutica se inicia, mantém e termina. Ela é discutida, com mais detalhes, do Capítulo 5, incluindo sigilo, autorrevelação e uso terapêutico do *self*. Para estabelecer uma comunicação terapêutica eficaz, o enfermeiro também leva em consideração a privacidade e o respeito aos limites, o uso do toque, além do ouvir ativamente e da observação.

Privacidade e respeito aos limites

Na comunicação terapêutica, a privacidade é desejável, mas nem sempre possível. Uma sala de entrevistas ou de conferência é o ideal quando o enfermeiro acha que não é local muito isolado para a interação. O enfermeiro pode conversar com o cliente no final do corredor ou em um canto tranquilo da sala de estar ou do saguão, dependendo da ordenação física do local. O profissional precisa avaliar se a interação no quarto do cliente é terapêutica. Se, por exemplo, o cliente tem dificuldade em manter os limites ou faz comentários sexuais, o quarto não é o melhor lugar. Outro, mais formal, seria desejável.

Proxêmica é o estudo de zonas de distância entre pessoas durante a comunicação. A pessoa sente-se mais confortável com distâncias menores quando a comunicação acontece com alguém que já conhece, e não com estranhos (DeVito, 2008). Nos Estados Unidos, Canadá e em muitos países da Europa Oriental, as pessoas costumam observar quatro **zonas de distância**.

- **Zona íntima** (0 a 45 cm entre as pessoas): esse espaço é confortável para pais com filhos pequenos, pessoas que, mutuamente, desejam contato pessoal ou que estão conversando por sussurros. A invasão dessa zona íntima por qualquer outra pessoa é ameaçadora e produz ansiedade.
- **Zona pessoal** (45 a 91 cm): essa distância é confortável entre familiares e amigos que estão conversando.
- **Zona social** (122 a 366 cm): essa distância é aceitável para a comunicação em local social, profissional ou de negócios.
- **Zona pública** (366 a 762 cm): essa é uma distância aceitável entre um falante e uma plateia, grupos pequenos e outras cerimônias informais (Hall, 1963).

As pessoas de algumas culturas (p. ex., da Espanha, Mediterrâneo, Leste da Índia, Ásia, Oriente Médio) ficam mais confortáveis com menos de 122 a 366 cm de distância entre eles e seus interlocutores. Uma enfermeira de origem euramericana ou afro-americana pode se sentir desconfortável quando clientes das culturas citadas ficam muito perto dela durante a conversa. Por sua vez, clientes com essa formação cultural podem perceber a enfermeira como alguém distante ou indiferente (Andrews e Boyle, 2007).

Cliente e enfermeiro podem se sentir ameaçados se um invadir a zona íntima ou a pessoal do outro, o que pode resultar em tensão, irritabilidade, incômodo ou, inclusive, fuga. Quando precisa invadir a zona íntima ou a pessoal, o enfermei-

> **VINHETA CLÍNICA:** Limites pessoais entre enfermeiro e cliente
>
> **Informando desejar** discutir a condição da esposa, um homem acompanhou a enfermeira até sua casa, mas não se afastou ao chegar ao local. Ficou uns 43 cm longe dela; a enfermeira se sentiu pouco à vontade com tal aproximação, embora não tenha percebido qualquer ameaça física da parte do homem. Uma vez que se tratava da primeira visita à casa, a enfermeira indicou duas cadeiras ao alcance, dizendo: "Vamos nos sentar aqui, Sr. Barrett" (oferecendo colaboração). Sentar-se não era uma opção, e o senhor Barrett movimentou-se para compensar o afastamento da enfermeira; a profissional poderia, de forma neutra, dizer: "Sinto-me pouco à vontade quando alguém invade meu espaço pessoal, Sr. Barrett. Por favor, afaste-se uns 30 cm" (estabelecendo limites). Nessa mensagem, a enfermeira assumiu a culpa, em vez de culpar o outro e, com delicadeza, deu uma ordem relativa a uma distância específica entre ela e o sr. Barrett. Se este ficasse mais perto dela novamente, ela perceberia o comportamento e o questionaria a respeito – por exemplo, "Você está outra vez muito próximo, Sr. Barrett. O que há?" (encorajando uma avaliação). O uso de uma pergunta aberto-fechada oportuniza ao cliente pensar sobre seu comportamento. Quem sabe ele tenha dificuldades de escutar a enfermeira, queira manter essa discussão em sigilo em relação à esposa, não desejando que ela a escute, ou venha de uma cultura em que 30 cm é uma distância adequada para uma conversa. Pode também estar usando sua proximidade como um comportamento manipulativo (garantia de atenção, ameaça ou convite ao sexo). Após conversar sobre a resposta do sr. Barrett e entender que ele é capaz de escutar corretamente, a enfermeira pode acrescentar "Podemos conversar muito bem com uma distância de 60 a 90 cm um do outro, Sr. Barrett. Caso contrário, irei embora, ou poderemos continuar essa discussão no quarto de sua esposa" (estabelecendo limites). Se uma vez mais o sr. Barrett se aproximar, a enfermeira sairá do local ou irá até o quarto da esposa para continuar a entrevista.

ro sempre deve pedir permissão. Se, por exemplo, está fazendo uma avaliação em um local comunitário e deve medir a pressão do cliente, deve dizer: "Sr. Smith, para medir sua pressão, vou prender essa braçadeira em seu braço e ouvir com o meu estetoscópio. Sem problemas para o senhor?". O enfermeiro deve pedir permissão de modo que o cliente responda sim ou não de modo claro. Esse é um dos momentos em que uma pergunta de resposta sim ou não é mais adequada.

A interação da comunicação terapêutica é mais confortável quando o enfermeiro e o cliente ficam separados por uma distância de 91 a 182 cm. Se este invadir o espaço íntimo daquele (0 a 45 cm), será preciso impor limites gradualmente, dependendo da frequência com que o cliente invade seu espaço e da segurança da situação.

Toque

À medida que a intimidade aumenta, a necessidade de distância diminui. Knapp (1980) identificou cinco tipos de toque.

- O toque *funcional-profissional* é usado em exames ou procedimentos, como quando o enfermeiro toca um cliente para avaliar um edema na pele ou uma massagista executa uma massagem.
- O toque *educado-social* é usado em cumprimentos, como no aperto de mãos e os "beijos no ar" que algumas mulheres usam para cumprimentar conhecidos, ou quando uma mão gentil guia alguém na direção correta.
- O toque *carinhoso e amigável* envolve um abraço de cumprimento, um braço sobre o ombro de um bom amigo ou o tapinha nas costas que alguns homens usam para cumprimentar amigos e parentes.
- O toque *de intimidade afetuosa* envolve abraços apertados e beijos entre cônjuges ou namorados ou parentes próximos.
- O toque *de intimidade sexual* é usado entre cônjuges ou namorados.

Tocar um cliente pode ser confortador e animador quando essa atitude é bem-vinda e permitida. O enfermeiro pode observar o cliente em busca de pistas que mostrem se o toque é desejado ou indicado. Por exemplo, segurar a mão de uma mãe em prantos, cujo filho está doente, é apropriado e terapêutico. No entanto, se ela retirar a mão, sinaliza ao enfermeiro que se sente desconfortável ao ser tocada. Também é possível perguntar ao cliente sobre o toque (p. ex., "Ajudaria se eu segurasse sua mão?").

Embora possa ser reconfortante e terapêutico, o toque é uma invasão da intimidade e do espaço pessoal. Para alguns clientes com doença mental, é difícil compreender o conceito de limites pessoais ou saber quando o toque é apropriado ou não. Assim, a maioria dos locais de tratamento de pacientes psiquiátricos (hospitais, residências, unidades ambulatoriais) têm políticas contra o toque de clientes entre si e com a equipe de atendimento. A não ser que precisem chegar perto do cliente para realizar algum procedimento de enfermagem, os membros da equipe devem dar o exemplo e não invadir o espaço pessoal e íntimo do cliente. Quando pretende tocar o cliente durante um atendimento de enfermagem, o membro da equipe deve prepará-lo verbalmente antes de iniciar o procedimento. Um cliente com paranoia pode interpretar o toque como ameaça e tentar se proteger, agredindo o integrante da equipe.

Ouvir ativamente e observar

Para receber mensagens simultâneas enviadas pelo emissário, o enfermeiro deve usar o ouvir ativamente e a observação. **Ouvir ativamente** significa refrear outras atividades mentais internas e concentrar-se apenas no que o cliente diz. A **observação ativa** significa prestar atenção nas ações não verbais do falante, à medida que se comunica.

Peplau (1952) usou a observação como o primeiro passo da interação terapêutica. O enfermeiro observa o comportamento do cliente e o orienta a fornecer descrições detalhadas desse comportamento. Ele também documenta esses detalhes. Para ajudar o cliente a entender suas habilidades interpessoais, o enfermeiro analisa as informações conseguidas, determina as necessidades subjacentes associadas ao comportamento e une as informações (faz ligações entre as várias partes da conversa).

Uma ideia equivocada comum de estudantes que aprendem a arte da comunicação terapêutica é o fato de eles sempre terem de estar preparados com perguntas, assim que o cliente parar de falar. Assim, estão constantemente raciocinando adiante a respeito da pergunta seguinte, em vez de ouvir ativamente o que o cliente está dizendo. O resultado pode ser que o enfermeiro não compreenda as preocupações do cliente, ocorrendo um diálogo vago, superficial e frustrante para os participantes. Ocorrendo uma conversa superficial, o profissional pode se queixar da falta de colaboração do cliente, da repetição de coisas ou da falta de responsabilidade pela melhora. No entanto, a superficialidade pode ser resultado de sua falha em ouvir pistas expressas nas respostas do cliente e em fazer-lhe, repetidamente, a mesma pergunta. Nesse caso, ele não obtém detalhes e trabalha a partir das próprias suposições em vez de considerar a verdadeira situação do cliente.

Quando ouve a história de um cliente, é quase impossível que o enfermeiro não faça suposições. As experiências de vida, a base de conhecimentos, os valores e os preconceitos da pessoa costumam influenciar a interpretação da mensagem. Na comunicação terapêutica, o enfermeiro deve levantar questões específicas para obter a história inteira a partir da perspectiva do cliente, esclarecer suposições e desenvolver empatia com ele. Empatia é a habilidade de colocar-se na experiência do outro em determinado momento. Os enfermeiros desenvolvem empatia quando reúnem o máximo de informação possível sobre um tema, diretamente com o cliente, evitando a inserção de experiências e interpretações pessoais da situação, fazendo todas as perguntas necessárias para ter uma compreensão clara das percepções do cliente sobre um evento ou tema.

Ouvir ativamente e observar ajuda o profissional a:

- Reconhecer o tema que é mais importante para o cliente no momento.
- Saber que outras perguntas devem ser feitas ao cliente.
- Usar técnicas de comunicação terapêutica adicionais para orientar o cliente a descrever suas percepções na totalidade.
- Compreender suas percepções a respeito do tema em vez de tirar conclusões precipitadas.
- Interpretar e responder mensagens com objetividade.

HABILIDADES DA COMUNICAÇÃO VERBAL

Uso de mensagens concretas

O enfermeiro deve usar as palavras mais claras possíveis ao conversar com o cliente, para que ele entenda bem a mensagem. Pessoas ansiosas perdem as habilidades de processamento cognitivo – quanto maior a ansiedade, menor a habilidade de processar conceitos –, portanto, **mensagens concretas** são importantes para a troca precisa de informações. Na mensagem concreta, as palavras são explícitas e não exigem interpretação; o falante usa substantivos em vez de pronomes; por exemplo: "Que sintomas trouxeram o senhor ao hospital hoje?" ou "Qual foi a última vez em que o senhor usou medicamentos antidepressivos?". Questões concretas são claras, diretas e fáceis de entender. Evocam respostas mais precisas e evitam a necessidade de voltar atrás e reformular a pergunta, o que interromperia o fluxo da interação terapêutica.

Mensagens abstratas, por sua vez, são padrões de palavras que não oferecem clareza e, com frequência, contêm figuras de linguagem difíceis de interpretar. Exigem que o ouvinte interprete o que o falante quer dizer. Por exemplo, o enfermeiro que quer saber por que o cliente foi admitido na unidade pode perguntar: "Como você veio para cá?". Essa é uma mensagem abstrata: os termos *como* e *cá* são vagos. Pode ser que um cliente ansioso não perceba onde está e replique: "Onde estou?", ou interprete que o enfermeiro quer saber como foi transportado até o hospital, respondendo: "A ambulância me trouxe". Clientes ansiosos, de culturas diferentes, com problemas cognitivos ou transtornos mentais costumam ter um nível concreto de compreensão e têm dificuldade em responder perguntas abstratas. O enfermeiro precisa certificar-se de que as declarações e as perguntas são claras e concretas.

A seguir, apresentamos exemplos de mensagens abstratas e concretas:

Abstrata (não clara): "Pegue as coisas dele."
Concreta (clara): "John vai chegar em casa hoje às 17h, e você pode pegar suas roupas nesse horário."
Abstrata (não clara): "Seu desempenho clínico deve melhorar."
Concreta (clara): "Para administrar os medicamentos amanhã, você terá de calcular as doses corretamente até o final da aula de hoje."

Uso de técnicas da comunicação terapêutica

O enfermeiro pode usar muitas técnicas da comunicação terapêutica para interagir com o cliente. A escolha da técnica depende do objetivo da interação e da habilidade do cliente para se comunicar verbalmente. Em geral, o enfermeiro seleciona técnicas que facilitam a interação e incrementam a comunicação entre ambos. A Tabela 6.1 relaciona essas técnicas e dá exemplos. Técnicas como investigação, foco, reafirmação e reflexão encorajam o cliente a discutir os próprios sentimentos ou preocupações com maior profundidade. Outras técnicas ajudam a focar ou esclarecer o que está sendo dito. O enfermeiro pode lhe oferecer *feedback*, usando técnicas como observar ou apresentar a realidade.

Tabela 6.1 Técnicas da comunicação terapêutica

Técnica de comunicação terapêutica	Exemplos	Justificativa
Aceitação – indica receptividade	"Sim." "Entendo o que diz." Mover a cabeça afirmativamente	Uma resposta de aceitação indica que o enfermeiro escutou e acompanhou a ideia. Não indica concordância, nem julgamento. Expressão facial, tom de voz e assim por diante também podem transmitir aceitação, ou as palavras perdem sentido.
Amplas aberturas – permitir que o cliente tome iniciativa de apresentar o tema	"Há alguma coisa sobre a qual quer falar?" "Por onde deseja começar?"	Aberturas amplas explicitam a possibilidade de que o cliente conduza a interação. Para o cliente que reluta em falar, aberturas prolongadas podem estimulá-lo a tomar a iniciativa.
Validação consensual – busca de compreensão mútua, de acordo com o sentido das palavras	"Diga se minha forma de compreender concorda com a sua." "Seu uso dessa palavra quer transmitir...?"	Para que a comunicação verbal tenha sentido, é essencial que as palavras usadas tenham o mesmo sentido para os dois (todos) participantes. Às vezes, palavras, expressões ou termos coloquiais têm sentidos diferentes, podendo, com facilidade, ser mal entendidos.
Encorajamento das comparações – solicitar que sejam percebidas as semelhanças e as diferenças	"Algo te parece...?" "Já teve experiência semelhante?"	Comparar ideias, experiências ou relações suscita muitos temas recorrentes. O cliente beneficia-se por fazer essas comparações, já que pode recordar estratégias anteriores eficientes de enfrentamento, ou recordar que sobreviveu a situação similar.
Encorajamento da descrição de uma percepção – solicitar ao cliente para expressar o que percebe	"Diga quando se sentiu ansioso." "O que está acontecendo?" "O que a voz parece dizer?"	Para compreender o cliente, o enfermeiro deve ver as coisas a partir da perspectiva do cliente. Encorajá-lo a descrever completamente as ideias pode aliviar a tensão que ele sente, levando-o a se sentir com menos probabilidade de agir ou de ter ideias prejudiciais ou assustadoras.
Encorajamento da expressão – solicitar ao cliente que avalie a qualidade de suas experiências	"O que você sente quanto a...?" "Isso contribui para sua tensão?"	O enfermeiro pede ao cliente que analise pessoas e eventos à luz dos próprios valores. Isso estimula o cliente a fazer sua própria avaliação, em vez de aceitar a opinião dos outros.
Investigação – aprofundar-se em um assunto ou uma ideia	"Conte mais a respeito." "Pode detalhar melhor?" "Que tipo de trabalho?"	Quando o cliente trata dos assuntos com superficialidade, investigar pode ajudá-lo a examinar o assunto com maior detalhamento. Qualquer problema ou preocupação pode ser mais bem compreendido se investigado com profundidade. Se o cliente manifesta falta de vontade de explorar algum assunto, o enfermeiro deve respeitar seu desejo.
Foco – concentração em um só ponto	"Esse aspecto parece merecer análise mais exata." "Entre todas as preocupações mencionadas, qual a mais problemática?	O enfermeiro estimula o cliente a concentrar as energias em um só aspecto, o que pode evitar que uma multiplicidade de fatores ou problemas o sobrecarregue. Constitui ainda uma técnica útil quando o cliente passa de um assunto a outro.
Formulação de um plano de ação – pedir ao cliente que leve em conta tipos de comportamento que possam ser adequados em situações futuras	"O que poderia fazer para deixar de sentir a raiva sem causar danos?" "Quando isso voltar outra vez, o que pode fazer a respeito?"	Pode ser útil ao cliente o planejamento do que possa fazer no futuro, em situações similares. Fazer planos definidos aumenta a possibilidade de ele enfrentar de maneira mais eficaz uma situação semelhante.
Dicas gerais – estimular o prosseguimento	"Continue." "E depois?" "Fale a respeito."	Dicas gerais indicam que o enfermeiro está escutando e acompanhando o que o cliente diz, sem tomar qualquer iniciativa para interagir. Estimulam ainda o cliente a continuar diante de hesitação ou desconforto acerca do assunto.

(continua)

Tabela 6.1 Técnicas da comunicação terapêutica *(continuação)*

Técnica de comunicação terapêutica	Exemplos	Justificativa
Oferecimento de informações – disponibilizar os fatos de que o cliente precisa	"Meu nome é..." "As horas para visita são..." "Minha finalidade estando aqui é..."	Informar o cliente sobre os fatos aumenta seus conhecimentos sobre um tópico, ou possibilita que saiba o que esperar. O enfermeiro age como pessoa a ser consultada. Informar também aumenta a confiança por parte do cliente.
Oferecimento de reconhecimento – admitir, indicando ter percebido	"Bom dia, Sr...." "Você terminou a lista de coisas a fazer." "Percebo que penteou os cabelos."	Cumprimentar o cliente, usando seu nome, indicar ter notado mudanças ou perceber os esforços feitos por ele evidencia que o enfermeiro reconhece o cliente como pessoa, indivíduo. Esse reconhecimento não abarca a noção de valor, isto é, ser "bom" ou "mau".
Oferecimento de observações – verbalizar o que o enfermeiro percebe	"Você parece tenso." "Está pouco à vontade com...?" "Noto que está mordendo os lábios."	Há momentos em que o cliente não consegue se expressar ou se fazer compreender. Ou pode não estar pronto para falar.
Oferecimento de si mesmo – tornar-se disponível	"Sentarei com você durante um tempo." "Ficarei aqui com você." "Interessa-me o que diz."	O enfermeiro pode oferecer sua presença, seu interesse e desejo de compreender. É importante que essa oferta seja incondicional, isto é, o cliente não precisa reagir de forma verbal para obter a atenção do profissional.
Localização do evento no tempo ou em sequência – esclarecer a relação dos eventos no tempo	"O que parece ter levado a...?" "Isso foi antes ou depois de...?" "Quando aconteceu?"	Colocar os acontecimentos na sequência correta ajuda o enfermeiro e o cliente a vê-los em perspectiva. O cliente pode compreender o comportamento de causa e efeito e as consequências, ou pode ser capaz de ver que, talvez, algumas coisas não têm relação. O enfermeiro pode conseguir informações sobre padrões ou temas recorrentes no comportamento ou nas relações do cliente.
Apresentação da realidade – oferecer-se para avaliar o que é real	"Não vejo outras pessoas na sala." "Esse foi o som de um carro." "Sua mãe não está aqui; sou um enfermeiro."	Quando fica claro que o cliente está interpretando mal a realidade, o enfermeiro pode indicar o que é real. Faz isso com calma e expressando, pausadamente, sua percepção dos fatos; não discute com o cliente ou diminui suas experiências. Quer indicar uma linha alternativa de pensamento a ser avaliada pelo cliente; não deseja "convencê-lo" de que está errado.
Reflexão – direcionar ações, pensamentos e sentimentos do cliente de volta para ele	*Cliente*: "Acha que devo contar ao médico...?" *Enfermeiro*: "Você acredita que deve?" *Cliente*: "Meu irmão gasta todo o meu dinheiro e tem a cara-de-pau de pedir mais." *Enfermeiro*: "Isso o deixa enfurecido?"	Refletir encoraja o cliente a reconhecer e a aceitar os próprios sentimentos. O enfermeiro indica que o ponto de vista do cliente tem valor e que ele tem o direito de ter opiniões, tomar decisões e pensar com independência.

(continua)

Tabela 6.1 Técnicas da comunicação terapêutica (*continuação*)

Técnica de comunicação terapêutica	Exemplos	Justificativa
Reelaboração do que foi dito – repetir a ideia principal expressa	*Cliente*: "Não consigo dormir. Fico acordado toda a noite." *Enfermeiro*: "Você está com dificuldade para dormir." *Cliente*: "Estou furioso, na verdade. Estou chateado." *Enfermeiro*: "Está realmente enfurecido e chateado."	O enfermeiro repete o que foi dito pelo cliente, usando quase as mesmas palavras deste. Essa repetição leva o cliente a saber se comunicou as ideias com eficiência. Ocorre o estímulo para que prossiga. Se o cliente não foi bem compreendido, pode esclarecer suas ideias.
Busca de informações – tentar esclarecer o que não tem importância e o que é impreciso	"Não tenho certeza de ter entendido." "Ouvi corretamente?"	O enfermeiro busca esclarecimento por meio de interações com o cliente. Assim, ele se ajuda a evitar pressupor a ocorrência de compreensão, quando não foi isso que houve. Ajuda o cliente a articular pensamentos, sentimentos e ideias com mais clareza.
Silêncio – ausência de comunicação verbal, o que dá tempo ao cliente para encontrar palavras para os pensamentos e sentimentos, recuperar a compostura, ou continuar a conversa	O enfermeiro nada diz, mas continua a manter contato visual e a transmitir interesse.	O silêncio costuma encorajar o cliente a verbalizar, desde que haja interesse e expectativa. O silêncio dá tempo ao cliente para organizar os pensamentos, direcionar o assunto da interação ou focalizar assuntos mais importantes. Ocorre muito comportamento não verbal durante o silêncio, e o enfermeiro precisa estar atento ao cliente e a seu próprio comportamento não verbal.
Sugestão de colaboração – oferecer-se para partilhar, lutar em prol e trabalhar com o cliente para seu benefício	"Quem sabe, você e eu podemos conversar e descobrir o que desencadeia sua ansiedade." "Vamos até seu quarto e eu o ajudarei a encontrar o que procura."	O enfermeiro tenta oferecer uma relação em que o cliente seja capaz de identificar problemas na convivência com outras pessoas, crescer emocionalmente e melhorar a capacidade de formar relações satisfatórias. Oferece-se para fazer coisas com o cliente e não em seu lugar.
Resumo – organizar e resumir o que houve antes	"Você compreendeu bem?" "Você falou que..." "Durante a hora anterior, você e eu conversamos sobre..."	Resumir pretende destacar aspectos importantes da discussão e aumentar a percepção e a compreensão dos dois participantes. Omite o que é irrelevante e organiza os aspectos pertinentes da interação. Possibilita que cliente e enfermeiro tomem outro ponto de partida com as mesmas ideias, propiciando um senso de fechamento ao término de cada conversa.
Tradução em sentimentos – buscar verbalizar os sentimentos do cliente expressados somente de forma indireta	*Cliente*: "Estou morto." *Enfermeiro*: "Está sugerindo que se sente sem vida?" *Cliente*: "Estou longe, no mar." *Enfermeiro*: "Você parece só ou abandonado."	É comum que o dito pelo cliente, em sentido literal, pareça sem sentido ou muito distante da realidade. Para compreender, o enfermeiro precisa se concentrar no que o cliente parece sentir para que se expresse assim.
Verbalização do que está implícito – expressar o que o cliente indicou ou sugeriu	*Cliente*: "Não consigo falar com você ou qualquer pessoa. É perda de tempo." *Enfermeiro*: "Acha que ninguém o compreende?"	Colocar em palavras o que o cliente deixa implícito ou dito de forma indireta tende a tornar a conversa menos obscura. O enfermeiro deve ser o mais direto possível, sem parecer insensível ou ignorante. O cliente pode estar com dificuldades para se comunicar de forma direta. O enfermeiro deve tentar expressar apenas o que está bastante óbvio; se agir de modo diferente, pode chegar a conclusões ou a interpretações do que o cliente comunica.
Expressão de dúvidas – expressar incerteza sobre a realidade das percepções do cliente	"Isso não é estranho?" "Verdade?" "É difícil de acreditar."	Outra forma de responder a distorções da realidade é expressar dúvida, o que possibilita ao cliente perceber que os outros não necessariamente percebem os acontecimentos da mesma forma ou chegam às mesmas conclusões. O que não significa que o cliente altere seu ponto de vista; no mínimo, o enfermeiro irá estimulá-lo a reconsiderar ou reavaliar o que ocorreu. O enfermeiro não concorda nem discorda; não permite que passem sem comentários as ideias erradas ou distorcidas.

Adaptada de Hays, J.S. e Larson, K. (1963). *Interactions with patients*. New York: Macmillan Press.

Como evitar a comunicação não terapêutica

Há muitas técnicas não terapêuticas que os enfermeiros devem evitar (Tab. 6.2). Essas reações interrompem a comunicação e tornam mais difícil a continuidade da interação. Respostas do tipo: "Tudo vai funcionar" ou "Pode ser que amanhã seja um dia melhor" talvez tenham a intenção de confortar o cliente, mas, em vez disso, podem impedir o processo de comunicação. Perguntar "por que" (um esforço para conseguir informações) pode ser percebido pelo cliente como uma crítica, transmitindo um julgamento negativo da parte do enfermeiro. Muitas dessas respostas são comuns na interação social. Portanto, é preciso prática até que o enfermeiro consiga evitar esses tipos de comentário.

Interpretação de sinais ou pistas

Para compreender o que o cliente quer dizer, o enfermeiro presta atenção e ouve atentamente em busca de pistas. Os **indicadores** (**explícitos** e **implícitos**) são mensagens verbais ou não verbais que sinalizam palavras-chave ou temas-chave para o cliente. Descobri-las é uma das funções do ouvir ativamente. As pistas podem estar escondidas no discurso do cliente ou surgir no processo da comunicação. Com frequência, palavras-pista introduzidas pelo cliente podem ajudar o enfermeiro a saber o que deve dizer em seguida ou como reagir ao cliente. Ele elabora suas respostas com base nessas palavras ou conceitos que fornecem pistas. Compreendê-los pode aliviar a pressão sobre

Tabela 6.2 Técnicas de comunicação não terapêutica

Técnicas	Exemplos	Justificativa
Conselhos – dizer ao cliente o que fazer	"Acho que deve..." "Por que você não..."	Aconselhar implica que somente o enfermeiro conhece o que é melhor para o cliente.
Concordância – indicar que concorda com o cliente	"Está certo." "Concordo."	A aprovação indica que o cliente está "certo" em vez de "errado". Isso lhe dá a impressão de que está "certo" devido à concordância do enfermeiro. Opiniões e conclusões devem ser exclusivamente do cliente. Quando o enfermeiro concorda com ele, não se oferece a oportunidade para que mude a própria opinião sem estar "errado".
Diminuição dos sentimentos expressos – julgar de forma incorreta o grau de desconforto do cliente	*Cliente:* "Não tenho por que viver... Queria estar morto." *Enfermeiro:* "Todo mundo se sente um lixo alguma vez." ou "Também já me senti assim."	Quando o enfermeiro tenta igualar sentimentos intensos e opressivos expressos pelo cliente aos de "todo mundo" ou aos seus, deixa implícito que o desconforto é temporário, leve, autolimitante ou não tão importante. O cliente está focado em suas próprias preocupações e sentimentos; ouvir problemas ou sentimentos de outros não irá ajudá-lo.
Desafio – demandar prova do cliente	"Mas como você pode ser o presidente dos Estados Unidos?" "Se você está morto, por que seu coração está batendo?"	Com frequência, o enfermeiro acredita que, se puder desafiar o cliente a comprovar ideias irreais, este perceberá que não há "provas" e admitirá a realidade. Na verdade, o desafio faz com que o cliente defenda os delírios ou as interpretações errôneas com mais ênfase do que antes.
Defesa – tentar proteger alguém ou alguma coisa de um ataque verbal	"Esse hospital tem uma boa reputação." "Tenho certeza de que o médico pensa acima de tudo nos interesses do cliente."	Defender o que o cliente está criticando deixa implícito que ele não tem o direito de expressar impressões, opiniões ou sentimentos. Dizer-lhe que sua crítica é injusta ou infundada não muda seus sentimentos; serve, tão somente, para bloquear a comunicação futura.
Discordância – opor-se às ideias do cliente	"Isso está errado." "Discordo definitivamente de..." "Não acredito que..."	Discordar deixa implícito que o cliente está "errado". Consequentemente, ele se sente na defensiva a respeito dos próprios pontos de vista ou ideias.
Desaprovação – denunciar comportamento ou ideias do cliente	"Isso é ruim." "Eu preferiria que você não..."	A desaprovação deixa implícito que o enfermeiro tem o direito de fazer julgamentos sobre os pensamentos ou as ações do cliente. Isso dá a entender que se espera que este agrade àquele.
Concessão de aprovação – sancionar o comportamento ou ideias do cliente	"Isso é bom." "Fico feliz com...".	Dizer que é "bom" o que o cliente pensa ou sente deixa implícito que o oposto é "ruim". A aprovação, portanto, tende a limitar sua liberdade de pensar, falar ou agir de determinado modo. Isso pode levá-lo a agir de uma maneira específica apenas para agradar o enfermeiro.

(continua)

Tabela 6.2 Técnicas de comunicação não terapêutica (*continuação*)

Técnicas	Exemplos	Justificativa
Oferecimento de respostas literais – responder a um comentário figurado como se fosse declaração de um fato	*Cliente:* "Estão examinando minha cabeça com uma câmera de televisão." *Enfermeiro:* "Tente não assistir à televisão." ou "Qual o canal?"	Com frequência, o cliente está perdido e não consegue descrever os próprios sentimentos; assim, esses comentários são a melhor coisa que pode fazer. Normalmente, para o enfermeiro, é útil focar nos sentimentos do cliente em resposta a esse tipo de declaração.
Indicação da existência de uma fonte externa – atribuir a fonte de pensamentos, sentimentos e comportamentos a outros ou influências externas	"O que o faz dizer isso?" "O que fez com que você fizesse aquilo?" "Quem lhe disse que você era um profeta?"	O enfermeiro pode perguntar: "O que aconteceu?" ou "Que eventos o levaram a essa conclusão?". Mas questionar "O que fez você fazer isso?" dá a entender que o cliente foi levado ou compelido a pensar de certo modo. Normalmente, o enfermeiro não tem a intenção de sugerir que a fonte é externa, mas é isso que o cliente costuma pensar.
Interpretação – pedir para fazer concessões que são inconscientes, dizendo ao cliente o sentido de sua experiência	"O que você realmente quer dizer é..." "De forma inconsciente, você está dizendo que..."	Os pensamentos e os sentimentos do cliente são próprios dele, não devem ser interpretados pelo enfermeiro, em busca de um sentido oculto. Apenas aquele pode identificar ou confirmar a presença de sentimentos.
Apresentação de um tópico irreal – troca de assunto	*Cliente:* "Queria morrer." *Enfermeiro:* "Você recebeu visitas ontem à tarde?"	O enfermeiro toma a iniciativa da interação longe do cliente. Isso costuma acontecer porque o profissional está pouco à vontade, não sabe como reagir, ou tem um assunto que gostaria de discutir.
Oferecimento de comentários estereotipados – oferecimento de clichês sem sentido ou de comentários banais	"É para seu próprio bem." "Mantenha a cabeça erguida." "Mantenha uma atitude positiva e jamais se sentirá tão bem."	A conversa social contém muitos clichês e discurso sem sentido. Esses comentários não têm valor na relação enfermeiro-cliente. Qualquer resposta automática carece de consideração ou atenção do enfermeiro.
Sondagem – questionamento persistente do cliente	"Conte-me agora a respeito desse problema. Você sabe que terei que ir atrás." "Conta pra mim tua história psiquiátrica."	A sondagem tende a levar o cliente a se sentir usado ou invadido. Ele tem o direito de não falar sobre assuntos e preocupações se for essa a sua opção. Forçar e sondar demais são comportamentos do enfermeiro que não estimulam a conversa com o cliente.
Reasseguramento – indicação de que não há motivos para ansiedade ou outro sentimento desconfortável	"Não me preocuparia a respeito disso." "Tudo ficará bem." "Você está lidando bem com isso."	Tentativas de afastar a ansiedade do cliente, implicando a inexistência de motivos suficientes para preocupação, desvalorizam completamente seus sentimentos. Reasseguramento vago, sem os fatos acompanhantes, não significa nada para o cliente.
Rejeição – recusa em levar em conta ou mostrar apreço pelas ideias ou comportamentos do cliente	"Não falemos sobre..." "Não quero ouvir a respeito de..."	Quando o enfermeiro rejeita algum tópico, afasta-o da investigação. Em contrapartida, o cliente pode se sentir rejeitado, pessoalmente, bem como suas ideias.
Solicitação de explicação – solicitar ao cliente que traga as razões dos pensamentos, sentimentos, comportamentos e acontecimentos	"Por que acredita nisso?" "Por que se sente assim?"	Há uma diferença entre pedir que o cliente descreva o que ocorre ou ocorreu e pedir que explique o motivo. Normalmente, uma pergunta tipo "por quê?" intimida. Além disso, o cliente possivelmente desconhece as razões e pode ficar na defensiva quanto a dar explicações.
Teste – avaliação do grau de compreensão do cliente	"Você sabe que tipo de hospital é este?" "Ainda acha que...?"	Há tipos de perguntas que obrigam o cliente a tentar identificar seus problemas. Admitir que não os conhece pode atender às necessidades do enfermeiro, mas não ajuda o cliente.
Uso da negação – recusa em admitir a existência de um problema	*Cliente:* "Não sou..." *Enfermeiro:* "É claro que é – todo o mundo é um pouco." *Cliente:* "Sinto-me morto." *Enfermeiro:* "Não seja bobo."	O enfermeiro nega os sentimentos do cliente ou a gravidade da situação, afastando seus comentários sem tentar descobrir os sentimentos ou sentidos por trás dos mesmos.

Adaptada de Hays, J.S. e Larson, K. (1963). *Interactions with patients*. New York: Macmillan Press.

os estudantes que estão preocupados ou ansiosos sobre o que devem perguntar na sequência. O exemplo que segue mostra perguntas que o enfermeiro pode fazer ao perceber uma pista do cliente:

Cliente: "Tive um namorado quando era mais jovem."
Enfermeiro: "Você teve um namorado?" (refletindo) "Então me conte sobre você e seu namorado." (encorajamento da descrição)
"Quantos anos você tinha quando teve esse namorado?" (localização dos eventos no tempo ou em uma sequência)

Quando o cliente encontra dificuldade em participar da conversa e deriva para uma discussão sem nexo ou afasta-se das ideias, o enfermeiro ouve atentamente, em busca do tema ou tópico em torno do qual ele compõe as palavras. Usando o tema, é capaz de avaliar os comportamentos não verbais que acompanham as palavras do cliente e elaborar respostas baseadas nessas pistas. Nos exemplos seguintes, as palavras sublinhadas são os temas e as pistas que o ajudam a formular o prosseguimento da comunicação.

Tema da tristeza:

Cliente: "Oh, olá, enfermeiro." (rosto triste; olhos chorosos; voz baixa, com pouca inflexão)
Enfermeiro: "Você parece triste hoje, sra. Venezia."
Cliente: "É que hoje é <u>aniversário de morte de meu marido</u>."
Enfermeiro: "<u>Há quanto tempo</u> seu marido morreu?" (ou pode usar a outra pista)
Enfermeiro: "Conte-me sobre a <u>morte de seu marido</u>, sra. Venezia."

Tema da perda de controle:

Cliente: "Bati o carro hoje de manhã, mas estou bem. Perdi minha carteira, e tenho de ir ao banco cobrir um cheque que dei ontem à noite. Não estou conseguindo falar com meu marido no trabalho. <u>Não sei por onde começar</u>."
Enfermeiro: "Acho que você está se sentindo desorientada." (tradução em sentimentos)

Os clientes podem usar padrões de palavras para fornecer pistas ao ouvinte relativas a seu objetivo. **Indicadores explícitos** são enunciados claros e diretos com uma intenção, do tipo "Quero morrer". É clara a mensagem de que o cliente tem ideias suicidas ou autolesivas. **Indicadores implícitos** são mensagens vagas ou indiretas que precisam ser interpretadas e investigadas – por exemplo, quando o cliente diz "Não há o que possa me ajudar". O profissional sente-se inseguro, embora pareça que o cliente está dizendo que se sente tão desamparado e desesperançado, que planeja cometer suicídio. O enfermeiro pode explorar essa pista implícita para esclarecer a intenção do cliente, protegendo-o. A maior parte dos suicídios é ambivalente a respeito de viver ou morrer, normalmente, admitindo seu plano quando questionado de forma direta. Quando o enfermeiro suspeita de autolesão ou suicídio, usa uma pergunta com resposta sim/não para provocar uma reação clara.

Tema da desesperança e das ideias suicidas:

Cliente: "A vida está difícil. Quero dar fim nela. Não tenho descanso. Dormir, dormir é bom...para sempre."
Enfermeiro: "Escuto-o dizer coisas que parecem desesperançosas. Fico a perguntar se seus planos incluem matar-se" (verbalização do que está implícito).

Há outros padrões de palavras que precisam de mais esclarecimento quanto ao sentido; incluem metáforas, provérbios e clichês. Quando usados por um cliente como figuras do discurso, o enfermeiro deve em seguida fazer perguntas de esclarecimento do que o cliente está tentando dizer.

Uma metáfora é uma expressão que descreve um objeto ou situação, comparando-a a alguma outra coisa conhecida.

Cliente: "O quarto do meu filho parece que teve uma bomba detonada."
Enfermeiro: "Você quer dizer que seu filho não é muito caprichoso" (verbalização do que está implícito)
Cliente: "Minha mente é como um purê de batatas."
Enfermeiro: "Pressinto que você tem dificuldades para organizar os pensamentos" (tradução para sentimentos)

Os provérbios são ditados antigos, com sentidos de aceitação geral.

Cliente: "Pessoas que moram em casas de vidro não devem atirar pedras."
Enfermeiro: "Em sua opinião, quem está sendo criticado e que, na verdade, tem os mesmos problemas?" (estímulo à descrição de uma percepção)

Um clichê é uma expressão que ficou estereotipada. Por exemplo, se o cliente diz "ela tem mais coragem que cérebro", as implicações são de que quem fala acredita que a mulher a quem se refere não é inteligente, age sem pensar, ou carece de bom senso. O enfermeiro pode esclarecer o que o cliente quer dizer, comentando "Dê um exemplo de como você vê a Mary com mais coragem que cérebro" (foco).

HABILIDADES DA COMUNICAÇÃO NÃO VERBAL

A comunicação não verbal é o comportamento que a pessoa exibe quando transmite o conteúdo verbal. Inclui expressão facial, contato pelo olhar, espaço, tempo, limites físicos e movimentos corporais. É tão importante quanto a comunicação verbal, se não for ainda mais importante. Estima-se que um terço do significado é transmitido por palavras e dois terços, de forma não verbal. O falante pode verbalizar o que acredita que o interlocutor quer ouvir, ao mesmo tempo em que a comunicação não verbal transmite o verdadeiro significado. Tal comunicação envolve a mente inconsciente, que exprime emoções relacionadas com o conteúdo verbal, a situação, o ambiente e a relação entre o falante e o ouvinte.

Knapp e Hall (2009) relacionaram os modos como as mensagens não verbais acompanham as verbais:

- *Ênfase:* usar olhadelas ou movimentos das mãos
- *Complemento:* fazer determinados olhares, balançar a cabeça
- *Contradição:* revirar os olhos para demonstrar que o significado é o oposto do que se está dizendo
- *Regulação:* respirar profundamente para demonstrar prontidão para falar, e usar "e humm" para sinalizar o desejo de continuar a falar
- *Repetição:* usar comportamentos não verbais para aumentar a mensagem, como encolher os ombros e dizer: "Quem sabe?"
- *Substituição:* usar movimentos corporais determinados culturalmente e que servem de palavras, como balançar o braço para cima e para baixo com o punho fechado para indicar sucesso

Expressão facial

O rosto das pessoas produz as mensagens não verbais mais visíveis, complexas e, às vezes, confusas. Os movimentos faciais conectam-se com palavras para exemplificar o significado; essa conexão demonstra o diálogo interno do falante. As expressões faciais podem ser classificadas em expressivas, impassíveis e confusas:

- A face *expressiva* retrata pensamentos, sentimentos e necessidades da pessoa a cada momento. Essas expressões podem ficar evidentes inclusive quando a pessoa não quer revelar as próprias emoções.
- A face *impassiva* fica congelada em uma expressão fixa, sem emoção, similar a uma máscara.
- A expressão facial *confusa* é aquela que indica o oposto do que a pessoa quer transmitir. Alguém que verbalmente expressa sentimentos de tristeza ou raiva enquanto sorri está exibindo uma expressão facial confusa.

Com frequência, as expressões faciais podem afetar a resposta do ouvinte. Expressões faciais fortes e emotivas podem persuadir o ouvinte a acreditar na mensagem. Por exemplo, ao parecer perplexo e confuso, o cliente pode manipular o enfermeiro, fazendo com que permaneça mais tempo do que o planejado. Normalmente, certas expressões faciais, como alegria, tristeza, constrangimento ou raiva, têm o mesmo sentido em culturas diferentes, mas cabe ao enfermeiro identificá-la e pedir ao cliente que confirme a interpretação – por exemplo: "Você está sorrindo, mas parece que está com muita raiva" (Sheldon, 2008).

Franzir a testa, sorrir, demonstrar perplexidade, alívio, medo, surpresa e raiva são sinais comuns da comunicação facial. Distanciar o olhar, não fitar os olhos do falante e bocejar indicam que o ouvinte está mentindo, está desinteressado ou entendiado. Para garantir a precisão da informação, o enfermeiro identifica a comunicação não verbal e confirma se é congruente com o conteúdo (Sheldon, 2008). Vejamos um exemplo. "Sr. Jones, o senhor disse que estava tudo bem hoje, mas franziu o rosto enquanto falava. Talvez alguma coisa não esteja tão bem assim" (verbalização do implícito).

Linguagem corporal

A **linguagem corporal** (gestos, posturas, movimentos e posições do corpo) é uma forma não verbal de comunicação. As **posições fechadas do corpo**, como pernas ou braços cruzados, indicam que a interação pode estar amedrontando o ouvinte, que está defensivo ou não receptivo. Uma posição corporal melhor e mais receptiva é sentar-se de frente para o cliente, com ambos os pés no chão, joelhos paralelos, mãos na lateral do corpo e pernas descruzadas ou cruzadas apenas no tornozelo. Essa postura aberta demonstra consideração positiva incondicional, confiança, cuidado e aceitação. O enfermeiro indica que se interessa pelo cliente e o aceita quando fica de frente para ele e inclina levemente o corpo em sua direção, ao mesmo tempo em que mantém um contato não ameaçador pelo olhar.

Os gestos com as mãos acrescentam significado ao conteúdo. Levantar um pouco a mão que está sobre o braço da cadeira pode pontuar ou fortalecer o sentido das palavras. Manter as mãos com as palmas para cima ao mesmo tempo em que levanta e baixa os ombros costuma significar "não sei". Algumas pessoas usam muitos gestos com as mãos para demonstrar ou expressar o que estão dizendo, enquanto outras usam pouquíssimos gestos.

A posição do enfermeiro e do cliente, um em relação ao outro, também é importante. Sentar-se lado a lado, ou um em frente do outro, pode deixar o cliente à vontade, ao passo que

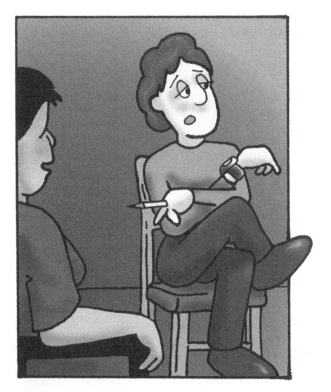

Posição fechada do corpo.

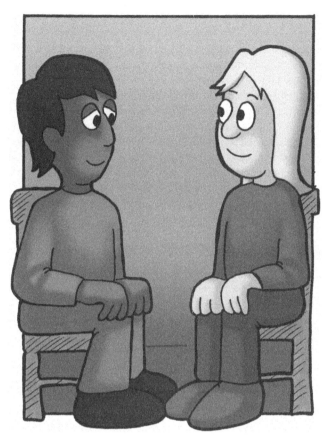

Posição corporal de aceitação.

haver uma escrivaninha separando-os (criação de uma barreira física) pode aumentar a formalidade do local e diminuir a disposição do cliente para se abrir e comunicar livremente. No entanto, o enfermeiro pode querer criar um ambiente mais formal com alguns clientes, como no caso daqueles com dificuldade para se manter dentro de limites.

Pistas vocais

As pistas vocais são sinais sonoros não verbais, transmitidos junto com o conteúdo. Volume da voz, timbre, tom, intensidade, ênfase, velocidade e pausas dão mais significado à mensagem do emissor. O volume e a altura da voz podem indicar raiva, medo, felicidade ou surdez. O timbre pode indicar se a pessoa está relaxada, agitada ou entediada. O tom varia de agudo e alto a baixo e ameaçador. A intensidade tem a ver com potência, gravidade e força por trás das palavras, indicando a importância da mensagem. A ênfase refere-se a salientar palavras ou frases que destacam o assunto ou ajudam a compreendê-lo. Já a velocidade consiste no número de palavras faladas por minuto. As pausas também contribuem para a mensagem e, com frequência, acrescentam ênfase ou sentimento.

A transmissão de uma mensagem com rapidez e tom elevado costuma indicar ansiedade. O uso de palavras estranhas, com descrições longas e tediosas, é chamado de **circunstancialidade**. Pode indicar que o cliente está confuso sobre o que é mais importante ou então que não é um bom contador de histórias. Respostas lentas e hesitantes podem indicar que a pessoa está deprimida, confusa, que procura as palavras corretas, com dificuldade para encontrar as certas para descrever um acidente, ou está tentando se lembrar do que conta. Para o enfermeiro, é importante validar esses indicadores não verbais, em vez de pressupor que já sabe o que o cliente está pensando ou sentindo (p. ex., "Sr. Smith, o senhor parece ansioso. É assim que está se sentindo?").

Contato pelo olhar

Os olhos são chamados espelhos da alma, porque costumam refletir nossas emoções. As mensagens que transmitem incluem humor, interesse, perplexidade, ódio, felicidade, tristeza, horror, alerta e súplica. O **contato pelo olhar**, fitar diretamente os olhos da outra pessoa durante a comunicação, é usado para avaliar a outra pessoa e o ambiente e indicar quem é o próximo a falar. Aumenta durante a audição, ficando menos intenso durante a fala (DeVito, 2008). Embora, normalmente, seja desejável a manutenção de um bom contato pelo olhar, é importante que o enfermeiro não "crave" os olhos no cliente.

Silêncio

Silêncio ou pausas longas na comunicação podem indicar muitas coisas diferentes. O cliente pode estar deprimido e lutando para encontrar energia para falar. Às vezes, as pausas indicam que está refletindo sobre a questão antes de respondê-la. Outras vezes, pode parecer que está "perdido em seus próprios pensamentos" e que não está prestando atenção no enfermeiro. É importante lhe dar tempo suficiente para responder, inclusive quando esse tempo parece longo. Ele pode ficar confuso caso o enfermeiro "pule" para outra pergunta ou tente reformulá-la. Além disso, em algumas culturas, a comunicação verbal é lenta, com muitas pausas, e pode ser que o cliente conclua que o enfermeiro está impaciente ou não o respeita, caso não espere por sua resposta.

COMPREENSÃO DO SIGNIFICADO DA COMUNICAÇÃO

Na comunicação terapêutica e na social, poucas mensagens têm apenas um nível de significado, com frequência, elas contêm mais significado do que as simples palavras ditas (DeVito, 2008). O enfermeiro deve tentar descobrir todo o significado da comunicação do cliente. Pode ser, por exemplo, que um cliente com depressão diga "Estou tão cansado que não consigo mais continuar". Ao considerar apenas o sentido literal das palavras, o enfermeiro pode pressupor que o cliente está fatigado, com uma fadiga do tipo que costuma acompanhar a depressão. No entanto, declarações desse tipo costumam significar que se quer morrer. O enfermeiro precisa avaliar um pouco mais a declaração para determinar se o cliente está ou não pensando em suicídio.

Às vezes, para o cliente, é mais fácil expressar emoções do que traduzir pensamentos e sentimentos em palavras para descrever sentimentos e necessidades. Por exemplo, pessoas que externamente parecem dominadoras e fortes e, com frequência, manipulam e criticam os outros, na realidade, podem ter baixa autoestima e insegurança. Não verbalizam seus verdadeiros sentimentos, mas os expressam no comportamento com os outros. A insegurança e a baixa autoestima costumam se traduzir em ciúme e desconfiança em relação aos outros e em tentativas de se sentir mais importante e mais forte, dominando ou criticando os outros.

COMPREENSÃO DO CONTEXTO

Compreender o contexto da comunicação é extremamente importante na identificação precisa do significado de uma mensagem. Pense na diferença de significado entre "Mato você!" em dois contextos: raiva durante uma briga e sobressalto quando alguém descobre que um amigo está planejando uma festa surpresa para ele. Compreender o contexto da situação dá ao enfermeiro mais informações e reduz o risco de suposições.

Para esclarecer o contexto, ele deve reunir informações de fontes verbais e não verbais e validar as descobertas com o cliente. Por exemplo, se este diz: "Desmoronei", isso pode significar que desmaiou ou se sentiu fraco e teve que sentar. Ou que estava cansado e foi dormir. Para esclarecer esses termos e enxergá-los no contexto da ação, o enfermeiro deve perguntar:

"O que você quer dizer com desmoronei?" (busca de esclarecimento)
ou
"Descreva onde você estava e o que estava fazendo quando desmoronou" (localização dos eventos no tempo e em uma sequência)

A avaliação do contexto foca *quem* estava lá, *o que* aconteceu, *quando* aconteceu, *como* o evento progrediu e *por que* o cliente acredita que aconteceu daquele modo.

COMPREENSÃO DA ESPIRITUALIDADE

Espiritualidade é a crença do cliente sobre vida, saúde, doença, morte e a relação do ser humano com o universo. Difere de religião, que é um sistema organizado de crenças sobre uma ou mais forças todo-poderosas e onipotentes, que governam o universo e oferecem diretrizes para uma vida harmoniosa com o universo e os outros (Andrews e Boyle, 2007). Normalmente, crenças espirituais e religiosas são adotadas também por outras pessoas que as compartilham e seguem as mesmas regras e rituais na vida cotidiana. Em geral, espiritualidade e religião dão conforto e esperança às pessoas e podem afetar enormemente sua saúde e as práticas de cuidado com a saúde.

Primeiro, o enfermeiro deve avaliar as próprias crenças religiosas e espirituais. A religião e a espiritualidade são altamente subjetivas, podendo variar muito de pessoa para pessoa. O profissional deve continuar objetivo e sem julgar as crenças do cliente, não permitindo que modifiquem sua forma de atendê-lo. Esse profissional deve analisar as necessidades espirituais e religiosas do cliente e resguardar-se do risco de impor as próprias crenças. Além disso, deve garantir que o cliente não seja ignorado ou ridicularizado porque suas crenças e seus valores diferem dos da equipe.

À medida que a relação terapêutica se desenvolve, o enfermeiro deve estar atento às crenças religiosas e espirituais do cliente, respeitando-as. Ignorar ou julgar destrói, rapidamente, a confiança e pode complicar a relação. Vejamos um exemplo: um enfermeiro que trabalha com um índio norte-americano pode encontrá-lo admirando o céu e conversando com "Minha avó Lua". Se não perceber que, de acordo com as crenças do cliente, todas as coisas têm alma, inclusive o Sol, a Lua, a Terra e as árvores, pode ser que interprete suas ações de forma errada, como se fossem inapropriadas. O Capítulo 7 traz uma discussão mais detalhada sobre espiritualidade.

CONSIDERAÇÕES CULTURAIS

Cultura consiste em todos os comportamentos, valores, crenças e costumes socialmente aprendidos, transmitidos de uma geração à outra. As regras sobre o modo de conduzir a comunicação variam, porque surgem de padrões de relação social específicos de cada cultura (Sheldon, 2008). Cada cultura tem as próprias regras que governam a comunicação verbal e não verbal. Nas culturas ocidentais, por exemplo, o aperto de mão é um cumprimento não verbal usado principalmente entre homens, com frequência para medir ou julgar alguém que acabamos de conhecer. Entre mulheres, um "olá" educado é uma forma de cumprimento aceita. Em algumas culturas asiáticas, fazer uma reverência é a forma aceita de cumprimento e despedida e também um método de designação da condição social.

Por causa dessas diferenças, é necessária uma avaliação cultural ao se estabelecer a relação terapêutica. O enfermeiro deve avaliar a expressão emocional, as crenças, os valores e os comportamentos do cliente; seus modos de expressão emocional e suas visões sobre a saúde e a doença mental.

Quando se cuida de pessoas que não falam a mesma língua do enfermeiro, são necessários os serviços de um tradutor qualificado, com prática na obtenção de dados precisos. Deve ser capaz de traduzir palavras técnicas para o outro idioma, ao mesmo tempo em que mantém a intenção original da mensagem, sem introduzir distorções pessoais. O enfermeiro é responsável por saber como entrar em contato com o tradutor, seja qual for o cenário de prática, hospitalar, residencial ou comunitário.

Ele deve compreender as diferenças no modo como as pessoas se comunicam em culturas variadas. Isso ajuda a ver como uma pessoa de outra cultura se expressa e conversa com os outros. A cultura norte-americana e de muitos países europeus é individualista; valoriza a autoconfiança e a independência e enfatiza objetivos e resultados individuais. Outras culturas, como a chinesa e a coreana, são coletivistas, valorizam o grupo e a observação de obrigações que incrementam a segurança do conjunto. Pessoas dessas culturas são mais reservadas ao falar com estranhos e, às vezes, podem, inclusive, ignorá-los caso não tenham sido formalmente apresentados ao grupo. Diferenças culturais nos cumprimentos, espaço pessoal, contato pelo olhar, toque e crenças sobre saúde e doença são discutidos em profundidade no Capítulo 7.

A SESSÃO DE COMUNICAÇÃO TERAPÊUTICA
Objetivos

O enfermeiro usa todas as técnicas e habilidades da comunicação terapêutica previamente descritas para ajudar a alcançar os seguintes objetivos:

- Estabelecer uma atmosfera harmônica com o cliente, sendo empático, sincero e cuidadoso, aceitando-o incondicionalmente, sejam quais forem suas crenças ou comportamento.
- Ouvir ativamente para identificar temas preocupantes e formular um objetivo centrado no cliente para a interação.
- Adquirir uma compreensão profunda da percepção que o cliente tem do tema e reforçar a empatia na relação enfermeiro-cliente.
- Explorar pensamentos e sentimentos do cliente.
- Facilitar a expressão de pensamentos e sentimentos do cliente.
- Orientar o cliente no desenvolvimento de novas habilidades para solução de problemas.
- Promover a avaliação de soluções pelo cliente.

É comum o enfermeiro conseguir planejar o horário e o local da comunicação terapêutica, determinando, por exemplo, uma interação profunda e privada com o cliente. O enfermeiro tem tempo para pensar sobre o local do encontro, o que dizer, tendo uma ideia geral do tópico que pode incluir, por exemplo, descobrir a visão do cliente ou o que mais o preocupa, ou dar sequência à interação iniciada no encontro anterior. No entanto, às vezes, o cliente pode abordar o profissional, dizendo, "Posso falar com você agora?". Ou o enfermeiro pode encontrar o cliente chorando, sentado sozinho, e decidir abordá-lo, estabelecendo uma interação. Nessas situações, pode tentar descobrir o que está acontecendo com o cliente naquele momento.

No primeiro encontro com o cliente, o começo adequado da interação terapêutica consiste em apresentar-se e estabelecer um contrato para a relação. O enfermeiro pode perguntar ao cliente como prefere ser tratado. O contrato da relação inclui o esboço do serviço fornecido, o número de vezes em que o enfermeiro estará com o cliente e a aceitação dessas condições pelo cliente.

Enfermeiro: "Olá, sr. Kirk. Meu nome é Joan e eu hoje sou sua enfermeira. Ficarei aqui das 7 às 15h30 min. Agora tenho alguns minutos, e estou vendo que já está vestido e pronto para o dia. Gostaria de conversar um pouco com o senhor, se conveniente." (oferecer reconhecimento e apresentar-se, determinar os limites do contrato)

Feita a apresentação e estabelecido o contrato, o enfermeiro pode se engajar em um bate-papo para quebrar o gelo e ajudar na familiarização com o cliente, caso nunca tenham se encontrado antes. Em seguida, o enfermeiro pode usar perguntas iniciais amplas para iniciar a sessão de comunicação terapêutica, já que esse tipo de pergunta permite que o cliente se concentre no que acha importante. A seguir, apresentamos um bom exemplo de como iniciar a comunicação terapêutica.

Enfermeiro: "Olá, sra. Nagy. Meu nome é Donna, sou sua enfermeira hoje e amanhã, das 7 às 15h. Como a senhora gostaria de ser chamada?" (apresentação, determinação dos limites da relação)
Cliente: "Olá, Donna. Pode me chamar de Peggy."
Enfermeiro: "A chuva de hoje foi uma benção depois do calor dos últimos dias."
Cliente: "É mesmo? É difícil dizer o que está acontecendo lá fora. Aqui ainda me parece quente."
Enfermeiro: "Aqui realmente às vezes fica abafado. Mas me diga como está se sentindo hoje?" (começo amplo)

Papel não diretivo

Quando se inicia a interação terapêutica com o cliente, o comum é este (e não o enfermeiro) identificar o problema que quer discutir. O enfermeiro usa as habilidades de ouvir ativamente para identificar o tópico que causa preocupações. O cliente identifica o objetivo, e a reunião de informações sobre esse tópico concentra-se no cliente. O enfermeiro age como guia na conversa. A comunicação terapêutica está centrada no alcance da meta, dentro dos limites de tempo da conversa.

A seguir, alguns exemplos de metas centradas no cliente:

- O cliente vai discutir as próprias preocupações com a filha de 16 anos, com problemas na escola.
- O cliente vai descrever a dificuldade que tem com os efeitos colaterais da medicação.
- O cliente vai compartilhar a própria angústia porque a filha abusa de drogas.
- O cliente vai identificar as principais preocupações de cuidar sozinho da filha.

O enfermeiro assume um **papel não diretivo** nesse tipo de comunicação terapêutica, usando inícios amplos e perguntas aberto-fechadas para coletar informações e ajudar o cliente a identificar e discutir o tópico que o preocupa. É o cliente quem fala na maior parte do tempo. O enfermeiro orienta-o ao longo da interação, facilitando a expressão dos seus sentimentos e a identificação de temas. A seguir, apresentamos um exemplo do papel não diretivo do enfermeiro:

Cliente: "Estou tão chateada com minha família."
Enfermeiro: "Está tão chateada assim?" (refletindo)
Cliente: "Sim. Não consigo dormir, tenho pouco apetite. Simplesmente, não sei o que fazer."
Enfermeiro: "Continue..." (uso de uma orientação geral)

Cliente: "Bem, meu marido trabalha várias horas seguidas; quando chega em casa, está muito cansado. Mal consegue ver as crianças antes de dormir."

Enfermeiro: "Sei." *(aceitação)*

Cliente: "Fico ocupada, tentando fazer o jantar, tentando tomar conta das crianças, mas também queria conversar com ele."

Enfermeiro: "Como você se sente quando tudo isso acontece?" *(encorajamento da expressão)*

Cliente: "Sinto como se me puxassem em várias direções diferentes de uma vez só. Parece que nada está correndo bem, e eu não posso endireitar coisa alguma."

Enfermeiro: "Parece que você está se sentindo sobrecarregada." *(tradução em sentimentos)*

Cliente: "Sim, estou. Não posso fazer tudo de uma vez sozinha. Acho que precisamos fazer algumas mudanças."

Enfermeiro: "Talvez você e eu possamos discutir algumas mudanças potenciais que gostaria de fazer." *(sugestão de colaboração)*

Em algumas interações terapêuticas, o cliente quer apenas conversar com um ouvinte interessado e sentir que o escutam. Com frequência, apenas compartilhar um evento angustiante pode permitir a expressão de pensamentos e emoções contidos. É uma forma de aliviar a carga emocional e liberar sentimentos sem necessidade de alterar a situação. Outras vezes, o cliente pode precisar rememorar e compartilhar lembranças agradáveis de eventos passados. Adultos mais velhos costumam encontrar grande conforto em rememorar eventos de suas vidas, como o que acontecia no mundo enquanto cresciam, como conheceram seus cônjuges, quando se casaram, etc. A recordação é assunto do Capítulo 21.

Papel diretivo

Quando o cliente é suicida, passa por uma crise ou está fora de contato com a realidade, o enfermeiro usa o **papel diretivo**, com perguntas diretas, que pedem respostas sim/não, e a solução de problemas para ajudá-lo a desenvolver novos mecanismos de enfrentamento de temas atuais, aqui e agora. A seguir, apresentamos um exemplo de comunicação terapêutica, usando um papel mais diretivo:

Enfermeiro: "Vejo que você está sentado aqui, no canto da sala, longe de todo mundo." *(emissão de uma observação)*

Cliente: "Sim, e que importância tem isso?"

Enfermeiro: "Isso o quê?" *(busca de esclarecimento)*

Cliente: "Tudo."

Enfermeiro: "Você parece sem esperanças." *(verbalização do implícito)* "Você está pensando em suicídio?" *(busca de informação)*

Cliente: "Fico pensando que é melhor morrer."

Nesse exemplo, o enfermeiro usa o papel diretivo, porque a segurança do cliente está em jogo.

À medida que a relação enfermeiro-cliente progride, ele usa a comunicação terapêutica para implementar muitas intervenções no plano de cuidados ao cliente. Na Unidade 4, discutimos doenças mentais e transtornos específicos, assim como intervenções de comunicação terapêutica também específicas e exemplos de uso das técnicas com eficácia.

Formulação de perguntas

A forma como o enfermeiro faz as perguntas é importante. Perguntas aberto-fechadas provocam informações mais descritivas; perguntas sim/não geram apenas uma resposta. O profissional faz tipos diferentes de perguntas, com base nas informações que quer obter. Usa o ouvir ativamente para formular as perguntas, com base nas pistas fornecidas pelo cliente em suas respostas.

É comum as pessoas substituírem a palavra *sentir* por *pensar/achar*. As emoções diferem do processo cognitivo do pensamento e, por isso, é importante o uso do termo apropriado. Por exemplo: "O que você sente a respeito do teste?" é uma pergunta vaga, que pode provocar vários tipos de respostas. Uma pergunta mais específica seria: "Você acha que se saiu bem no teste?". O enfermeiro deve perguntar: "O que você acha de...?" ao discutir temas cognitivos, e perguntas como "O que sentiu a respeito de...?" ao tentar trazer à tona emoções e sentimentos do cliente. O Quadro 6.1 lista palavras do "sentir", comumente usadas para expressar ou descrever emoções. A seguir, apresentamos alguns exemplos de respostas diferentes, que os clientes podem dar a perguntas que usam "pensar" e "sentir".

Enfermeiro: "O que você acha do papel da sua filha no acidente de carro que sofreu?"

Cliente: "Acredito que ela simplesmente não é uma motorista muito cuidadosa. Dirige rápido demais."

QUADRO 6.1 Palavras associadas a "sentimentos"

Amedrontado	Desesperançoso
Receoso	Chocado
Enraivecido	Impaciente
Ansioso	Irritado
Humilhado	Ciumento
Perplexo	Alegre
Calmo	Só
Sem responsabilidades	Maravilhado
Confuso	Impotente
Deprimido	Relaxado
Estático	Arrependido
Envergonhado	Triste
Furioso	Espantado
Invejoso	Surpreso
Entusiasmado	Tenso
Assustado	Apavorado
Frustrado	Ameaçado
Culpado	Emocionado
Feliz	Nervoso
Esperançoso	

Enfermeiro: "Como você se sentiu quando lhe contaram a respeito do acidente de carro de sua filha?"
Cliente: "Aliviado, porque nem ela nem ninguém se machucou."

Usar as habilidades de ouvir ativamente e de fazer várias perguntas aberto-fechadas e perguntas com base nas respostas do cliente ajuda o enfermeiro a obter uma descrição completa do tema ou evento e a compreender a experiência do cliente. Alguns clientes, sem a assistência do enfermeiro, não têm habilidade nem paciência para descrever como um evento se desenvolveu ao longo do tempo. Tendem a recontar o início e o final da história, deixando de fora informações cruciais sobre o próprio comportamento. O enfermeiro pode ajudá-los, usando técnicas como o esclarecimento e a localização do evento no tempo ou em sequência.

Busca de esclarecimento

É comum os enfermeiros pensarem que precisam sempre entender o que o cliente diz. Nem sempre é assim: às vezes, os pensamentos e a comunicação do cliente não são claros. O enfermeiro nunca deve pressupor que está entendendo; em vez disso, deve pedir esclarecimentos se surgirem dúvidas. Pedir esclarecimentos para confirmar a própria compreensão do que o cliente pretende expressar é essencial para a coleta de dados precisos.

Quando necessita de mais informações ou esclarecimentos sobre um tema previamente discutido, pode ser que o enfermeiro tenha que retomar o tema. Pode ser também que precise fazer perguntas em algumas áreas para esclarecer informações. Nessa situação, pode usar a técnica terapêutica da validação consensual, ou seja, repetir como compreendeu o evento que o cliente acabou de descrever para ver se as percepções coincidem. É importante retornar e esclarecer, em vez de trabalhar a partir de suposições.

A seguir, apresentamos um exemplo de técnicas de esclarecimento e direcionamento do foco:

Cliente: "Vi que ia acontecer. Mais ninguém percebeu isso."
Enfermeiro: "O que foi que você viu que ia acontecer?" *(busca de informações)*
Cliente: "Estávamos indo bem, mas depois o chão se abriu sob nossos pés. Não podíamos fazer mais nada, a não ser torcer pelo melhor."
Enfermeiro: "Ajude-me a entender direito – descreva o que 'indo bem' significa." *(busca de informações)*
"Quem é o 'nós' a que você se refere?" *(direcionamento do foco)*
"Como foi que o chão se abriu sob seus pés?" *(encorajamento da descrição de percepções)*
"O que você esperava que acontecesse quando 'torcia' pelo melhor?" *(busca de informações)*

Evitamento do tópico que produz ansiedade

Às vezes, o cliente começa a discutir um tópico de importância mínima porque é menos ameaçador que outro tema que lhe traz mais ansiedade. Ele discute um tema, mas parece focado em outro. Ouvir ativamente e observar mudanças na intensidade do processo não verbal ajuda o enfermeiro a perceber o que acontece. Muitas opções podem ajudá-lo a determinar o tópico importante:

1 Perguntar ao cliente que tema é mais importante no momento.
2 Prosseguir com o tema novo pelo fato de o cliente ter emitido mensagens não verbais de que esse é o tema que precisa ser discutido.
3 Refletir o comportamento do cliente, sinalizando haver um tema mais importante a ser discutido.
4 Memorizar o outro tópico para ser discutido mais tarde.
5 Ignorar o novo tópico pelo fato de parecer que o cliente está tentando evitar o tópico original.

O exemplo a seguir mostra como o enfermeiro pode tentar identificar o tema mais importante para o cliente:

Cliente: "Não sei se é melhor contar ou não contar ao meu marido que não vou mais conseguir trabalhar. Ele fica tão contrariado sempre que ouve más notícias. Além disso, tem uma úlcera, e parece que notícias ruins despertam uma nova crise, com sangramento e dor."
Enfermeira: "Neste momento, que tema você tem mais dificuldade de confrontar: as más notícias ou a úlcera de seu marido?" *(encorajamento da expressão)*

Orientação do cliente na solução de problemas e sua capacitação para mudar

Muitas situações terapêuticas envolvem a solução de problemas. Não se espera que o enfermeiro seja um especialista ou que diga ao cliente o que fazer para resolver seu problema. Em vez disso, o profissional deve ajudá-lo a explorar possibilidades e encontrar soluções para o problema. Com frequência, o simples fato de ajudá-lo a discutir e a explorar as próprias percepções do problema estimula potenciais soluções em sua mente. O enfermeiro deve introduzir o conceito de solução de problemas e oferecer-se para participar desse processo.

Virginia Satir (1967) explicou como é importante a participação do cliente na descoberta de soluções eficazes e significativas para os problemas. Se alguém lhe diz como deve solucionar seus problemas e não permite que participe e desenvolva habilidades de solução e caminhos para mudanças, pode ser que surja o medo de crescer e mudar. O enfermeiro que dá conselhos ou direções sobre o modo de resolver problemas impede que o cliente desempenhe um papel no processo e faz parecer que este não tem competência suficiente. Esse processo faz com que o cliente se sinta desamparado e sem controle da situação, diminuindo sua autoestima. Pode ser até que resista a seguir as orientações na tentativa de recuperar o senso de controle.

Quando mais envolvido no processo de solução de problemas, mais disposto fica o cliente a levar a solução até o fim. O enfermeiro que o orienta na solução de problemas o ajuda a desenvolver novas estratégias para lidar com as situações, mantém ou aumenta a autoestima e demonstra a crença de que ele é capaz de mudar. Esses objetivos encorajam o cliente a expandir seu repertório de habilidades e a se sentir competente; sentir-se eficaz e no controle é um estado confortável para todos os clientes.

Frequentemente usada na intervenção em crises, a solução de problemas também é igualmente eficaz para uso geral. Esse processo é usado quando o cliente tem dificuldade para descobrir modos de solucionar o problema ou quando se trabalha com um grupo de pessoas cujos pontos de vista divergentes obstruem a busca de soluções. Esse processo envolve várias etapas:

1. Identificação do problema
2. Levantamento de todas as soluções possíveis
3. Seleção da melhor alternativa
4. Implementação da alternativa selecionada
5. Avaliação da situação
6. Diante de insatisfação com os resultados, seleção de outra alternativa e continuação do processo

A identificação do problema envolve o engajamento do cliente na comunicação terapêutica. Ele informa o problema ao enfermeiro e o que tentou fazer para solucioná-lo:

Enfermeiro: "Vejo que está franzindo a testa. O que está acontecendo?" (emissão de observação; início amplo)

Cliente: "Tentei envolver mais meu marido com as crianças, para que fizesse mais do que gritar com elas quando chega em casa do trabalho, mas tive pouco êxito."

Enfermeiro: "O que tentou que não funcionou?" (encorajamento da expressão)

Cliente: "Antes da minha cirurgia, tentei envolvê-lo nos deveres de casa das crianças. Meu marido é um gênio em matemática. Depois, tentei um tempo assistindo à TV juntos, mas as crianças queriam ver desenhos, e ele, programas sobre história, ciência natural ou viagens."

Enfermeiro: "Como envolveu seu marido nesse plano para aumentar seu contato com as crianças?" (busca de informações)

Cliente: "Ele sempre diz que quer passar mais tempo de qualidade com as crianças, mas não faz isso. Você quer dizer que seria melhor se ele decidisse como fazer isso – quer dizer, passar um tempo de qualidade com as crianças?"

Enfermeiro: "Parece um bom começo. Talvez você e seu marido possam discutir o assunto quando ele vier aqui, no horário de visitas, e decidir o que funcionaria para vocês dois." (formulação de um plano de ação)

É importante lembrar que o enfermeiro facilita as habilidades de solução de problemas do cliente. Pode ser que não ache que o cliente tenha escolhido a melhor solução ou a mais eficaz, mas é essencial que apoie a escolha feita por ele e o ajude a implementar a alternativa escolhida. Se o cliente cometer um erro ou se a alternativa selecionada não for bem-sucedida, o enfermeiro poderá apoiar seus esforços e ajudá-lo a tentar de novo. A solução eficaz dos problemas envolve ajudar o cliente a resolver seus problemas da forma mais independente possível.

COMUNICAÇÃO ASSERTIVA

Comunicação assertiva é a capacidade de expressar ideias e sentimentos positivos e negativos, de forma franca, honesta e direta (Hopkins, 2008). Há o reconhecimento dos direitos de ambas as partes, sendo útil em muitas situações, como solução de conflitos e problemas, além da expressão de sentimentos ou pensamentos difíceis de serem expressos por algumas pessoas. A comunicação assertiva pode auxiliar a pessoa a lidar com seus problemas, com colegas de trabalho, familiares ou amigos. É especialmente útil para pessoas com dificuldade para dizer não a solicitações dos outros, para expressar emoções de raiva e frustração ou lidar com pessoas de autoridade.

Os enfermeiros podem ajudar os clientes a aprender e praticar habilidades de comunicação assertiva, além de usar esse tipo de comunicação para comunicar-se com outros enfermeiros e membros da equipe de saúde. Pode ser útil em situações pessoais e profissionais.

A comunicação assertiva funciona melhor quando o falante está calmo, faz enunciados específicos e factuais e focaliza enunciados na primeira pessoa. Por exemplo, um dos enfermeiros de sua unidade sempre se atrasa alguns minutos para o trabalho, chegando apressado e interrompendo o relatório da troca de plantão. Há quatro tipos de reação que os colegas podem ter nessa situação:

- *Agressiva:* após nada ser dito durante vários dias, um dos enfermeiros diz, aos gritos: "Está sempre atrasado! Isso é tão grosseiro! Por que não pode chegar no horário como todo mundo?". Esse enfermeiro, depois, sai repentinamente da sala e deixa os demais pouco à vontade.
- *Passivo-agressiva:* um colega diz a outro: "Quanta gentileza unir-se a nós! É uma sorte!". Todos ficam sentados, em um silêncio nada confortável.
- *Passiva:* um dos enfermeiros não diz coisa alguma na hora; mais tarde, conversa com colegas, "Ela sempre se atrasa. Tinha que contar o que perdeu. Tenho tanto trabalho a fazer". Mas esse profissional nada diz à colega atrasada.
- *Assertiva:* após o relatório da passagem de plantão, um dos enfermeiros diz: "Quando você se atrasa, o relatório é interrompido e não gosto de ter que repetir informações já discutidas". Esse profissional comunica sentimentos sobre a situação específica, com calma e sem acusações ou comentários exagerados.

O uso da comunicação assertiva não garante mudança na situação, embora sempre possibilite que aquele que fala manifeste sentimentos sinceros, de forma direta e franca, ainda merecendo o respeito do outro. Isso leva o falante a se sentir bem acerca da manifestação do que sente, podendo levar a uma conversa sobre formas de solucionar esse problema.

Há pessoas que, algumas vezes, têm dificuldades para dizer "não" ou recusar atender a pedidos dos outros. Mais tarde, podem se arrepender de ter concordado e sentir-se sobrecarregadas, ou até ressentidas. O uso da comunicação assertiva pode ajudá-las a dizer não de maneira educada, ainda que firme, mesmo quando a pessoa solicita de forma persistente.

Enfermeiro 1: "Você pode vir em meu lugar no próximo sábado?"
Enfermeiro 2: "Não, não posso."
Enfermeiro 1: "Por favor, não pode me ajudar? Tenho ingressos para um concerto que quero realmente assistir."
Enfermeiro 2: "Não posso substituí-lo neste sábado!"
Enfermeiro 1: "Por que não? Ouvi-o dizer que não tem nada especial para fazer neste fim de semana. Por favor, jamais pedirei outra vez. Por favor! Farei alguma coisa especial em troca."
Enfermeiro 2: "Não posso vir em seu lugar no sábado."

A isso chamamos "técnica do registro interrompido". Em vez de responder com mais informações, como ingressos para concerto, não ter planos ou solicitações emotivas, o falante simplesmente repete a resposta sem justificativa ou explicação. Isso pode levar a pessoa a ficar bem à vontade ao recusar uma solicitação, sem se sentir culpada ou obrigada a explicar sua recusa. O que pode evitar o estresse de estar muito comprometida ou arrependida de ter concordado com uma solicitação que, mais tarde, iria incomodá-la.

A comunicação assertiva requer prática. Costuma ser útil o "ensaio" de enunciados ou respostas, em especial diante de dificuldade para expressar sentimentos ou discutir conflitos. Usar a comunicação assertiva nem sempre produz um resultado positivo, e há os que não gostam desse estilo de comunicar, especialmente no caso de mudança de estilo. Mas quem a usa pode ter a confiança de ter comunicado ideias e sentimentos com franqueza e honestidade, ao mesmo tempo em que foram respeitados os direitos das partes envolvidas.

CUIDADOS NA COMUNIDADE

À medida que os serviços comunitários para atendimento de pessoas com problemas de saúde física e mental continuam a se expandir, o papel do enfermeiro também se amplia. Ele pode vir a ser o principal fornecedor de serviços e a pessoa de recursos para clientes de crescente alto risco, tratados em casa, bem como para suas famílias. Pode ainda ser responsabilizado pela prevenção primária na manutenção da saúde e do bem-estar. As técnicas e as habilidades de comunicação terapêutica são essenciais para o controle bem-sucedido dos clientes na comunidade.

O atendimento de adultos mais velhos na unidade familiar e na comunidade é hoje uma das grandes preocupações e responsabilidades do enfermeiro. É importante avaliar as relações entre os membros da família. Identificar áreas de concordância e conflito pode afetar muito os cuidados oferecidos aos clientes. Para responder às necessidades de apoio e serviços de clientes e suas famílias, o enfermeiro deve se comunicar e se relacionar com essas pessoas, estabelecendo uma relação terapêutica.

Ao trabalhar na comunidade, o enfermeiro deve conscientizar-se das diferenças culturais, bem como conhecê-las. Quando entra na casa de um cliente, esse profissional é um estranho e deve aprender a negociar o contexto cultural de cada família, compreendendo suas crenças, seus costumes e suas práticas, sem julgá-los de acordo com seu próprio contexto cultural. Pedir a ajuda da família no aprendizado de sua cultura demonstra respeito incondicional, além de sinceridade. Famílias com outra formação cultural costumam respeitar os enfermeiros e os profissionais da saúde, sendo bastante pacientes e compreensivos em relação a erros culturais que possam ser cometidos enquanto aprendem costumes e comportamentos diferentes.

Outra razão que faz com que o enfermeiro tenha que compreender as práticas dos serviços de saúde de várias culturas é a necessidade de garantir que essas práticas não obstruam nem alterem os regimes terapêuticos prescritos. Algumas práticas de cura, medicamentos e, inclusive, alimentação com traços culturais podem alterar o sistema imunológico do cliente, incrementando o regime medicamentoso ou interferindo em seu funcionamento.

No serviço comunitário, o enfermeiro é um membro da equipe de saúde e deve aprender a colaborar com o cliente e a família, assim como com os outros profissionais da saúde envolvidos no atendimento ao cliente – médicos, fisioterapeutas, psicólogos, auxiliares de todo o tipo.

Trabalhar com muitas pessoas ao mesmo tempo, e não apenas com o cliente, é o padrão no serviço comunitário. A autopercepção e a sensibilidade em relação a crenças, comportamentos e sentimentos dos outros são essenciais para o êxito do atendimento ao cliente no ambiente de prática das comunidades.

QUESTÕES DE AUTOPERCEPÇÃO

A comunicação terapêutica é o veículo primário dos enfermeiros para aplicar o processo de enfermagem em locais de atendimento de saúde mental. A habilidade do enfermeiro na comunicação terapêutica influencia a eficácia de muitas intervenções. Portanto, ele deve avaliar e melhorar as próprias habilidades de comunicação constantemente. Quando examina as próprias crenças, atitudes e valores em sua relação com a comunicação, o enfermeiro adquire consciência de fatores que influenciam essa comunicação. Tomar consciência de como a pessoa se comunica é o primeiro passo para o aperfeiçoamento da comunicação.

O enfermeiro experimenta muitas reações emocionais diferentes em relação aos clientes, como tristeza, raiva, frustração e desconforto. Deve refletir sobre essas experiências para determinar como as reações emocionais afetam a comunicação verbal e não verbal. Ao trabalhar com clientes de formação étnica e cultural diferentes, precisa saber ou descobrir que estilos de comunicação são confortáveis para eles quanto a contato pelo olhar, toque, proximidade, etc. Depois, pode adaptar o próprio estilo de comunicação para beneficiar a relação enfermeiro-cliente.

Pontos a serem considerados quando trabalhamos as habilidades da comunicação terapêutica

- Lembre-se de que a comunicação não verbal é tão importante quanto as palavras ditas. Esteja atento a sua expressão facial, posição corporal e a outros aspectos não verbais da comunicação quando estiver trabalhando com clientes.
- Peça *feedback* aos colegas sobre seu estilo de comunicação. Pergunte-lhes como se comunicam com os clientes em situações difíceis ou desconfortáveis.
- Examine sua própria comunicação, perguntando-se: "Como me relaciono com homens? Mulheres? Autoridades? Pessoas mais velhas? Pessoas de culturas diferentes da minha?" "Que tipos de clientes ou situações me deixam desconfortável? Triste? Com raiva? Frustrado?". Use esses dados da autoavaliação para melhorar as habilidades de comunicação.

Questões de pensamento crítico

1. Identifique uma situação em que se sentiu frustrado com outra pessoa, ou enraivecido acerca de algo ocorrido, embora tenha mantido silêncio acerca dos sentimentos. O que o levou a manter silêncio? Que enunciados de comunicação assertiva podem ser úteis para a expressão de seus sentimentos e pensamentos?
2. O enfermeiro está trabalhando com um cliente cuja cultura inclui honrar os próprios pais e ser obediente, manter os assuntos particulares dentro da família tão somente e não conversar com estranhos sobre assuntos de família. Considerado esse sistema de crenças do cliente, como o enfermeiro usará a comunicação terapêutica de maneira eficiente?

PONTOS-CHAVE

- A comunicação é o processo usado pelas pessoas para trocar informações, por meio de mensagens verbais e não verbais. É composta tanto de palavras ou conteúdos literais quanto de todas as mensagens não verbais (processo), incluindo linguagem corporal, contato pelo olhar, expressão facial, tom de voz, velocidade do discurso, contexto e hesitações que acompanham as palavras. Para se comunicar com eficácia, o enfermeiro precisa ter habilidade na análise do conteúdo e do processo.
- A comunicação terapêutica é uma interação interpessoal entre o enfermeiro e o cliente, durante a qual o primeiro foca as necessidades do segundo, a fim de promover uma troca eficaz de informações entre ambos.
- Os objetivos da comunicação terapêutica incluem estabelecimento de uma atmosfera harmônica, ouvir ativamente, reconhecimento da perspectiva do cliente, exploração dos pensamentos e sentimentos do cliente e orientação do cliente na solução de problemas.
- Os componentes essenciais da comunicação terapêutica são confidencialidade, privacidade, respeito aos limites, autorrevelação, uso do toque, ouvir ativamente e habilidades de observação.
- A proxêmica trata das zonas de distância entre as pessoas durante a comunicação: íntima, pessoal, social e pública.
- O ouvir ativamente envolve evitar outras atividades mentais internas e concentrar-se apenas no que o cliente está dizendo.
- As mensagens verbais devem ser claras e concretas, em vez de vagas e abstratas. Mensagens abstratas, que exigem suposições do cliente, podem levar a interpretações errôneas e confusão. O enfermeiro precisa esclarecer todas as áreas desconhecidas para não fazer suposições baseadas em suas próprias experiências.
- A comunicação não verbal inclui expressões faciais, linguagem corporal, contato pelo olhar, proxêmica (distância ambiental), toque e pistas vocais. Tudo isso é importante para a compreensão da mensagem do falante.
- Compreender o contexto é importante para a precisão da mensagem. A avaliação do contexto foca quem, o quê, quando, como e o porquê do evento.
- A espiritualidade e a religião podem afetar de forma considerável a saúde e o cuidado de saúde do cliente. Essas crenças variam muito e são altamente subjetivas. O enfermeiro deve tomar cuidado para não impor as próprias crenças ao cliente e não permitir que diferenças prejudiquem a confiança.
- Diferenças culturais podem afetar muito o processo da comunicação terapêutica.
- Ao orientar um cliente no processo de solução de problemas, é importante deixar que ele (e não o enfermeiro) escolha e implemente soluções.
- As técnicas e as habilidades da comunicação terapêutica são essenciais para o controle bem-sucedido dos clientes na comunidade.

RECURSOS NA INTERNET

RECURSOS
- Resources for Listening and Communicating
- Seven Keys to Listening

ENDEREÇOS ELETRÔNICOS
http://www.allaboutcounseling.com
http://www.stresscure.com/relation/7keys.html

- Comunicação assertiva é a capacidade de expressar-se de forma franca e direta. São habilidades úteis para resolver conflitos, solucionar problemas e manifestar pensamentos e sentimentos com segurança.
- Quanto maior a compreensão que o enfermeiro tem dos próprios sentimentos e reações, melhor será sua comunicação e compreensão dos outros.

REFERÊNCIAS

Andrews, M., & Boyle, J. (2007). *Transcultural concepts in nursing care* (5th ed.). Philadelphia: Lippincott Williams & Wilkins.

DeVito, J. A. (2008). *The interpersonal communication handbook* (12th ed.). Boston: Pearson Education.

Hall, E. (1963). Proxemics: The study of man's spatial relationships. In J. Gladstone (Ed.), *Man's image in medicine and anthropology* (pp. 109–120). Philadelphia: Mosby.

Hopkins, L. (2008). Assertive communication – 6 tips for effective use. Acessado em 12/2/2008, em http://ezinearticles.com.

Knapp, M. L. (1980). *Essentials of nonverbal communication*. New York: Holt, Rinehart & Winston.

Knapp, M.L. & Hall, J.A. (2009). *Nonverbal behavior in human interaction* (7th ed.). New York: Wadsworth.

Peplau, H. (1952). *Interpersonal relations in nursing*. New York: G. P. Putnam.

Satir, V. (1967). *Conjoint family therapy: A guide to theory and technique* (rev. ed.). Palo Alto, CA: Science and Behavior Books, Inc.

Sheldon, L. K. (2008). *Communication for nurses: Talking with patients* (2nd ed.). Boston: Jones & Bartlett Publishers.

LEITURAS ADICIONAIS

Hasan, S. (2008). A tool to teach communication skills to pharmacy students. *American Journal of Pharmaceutical Education, 72*(15), 67.

Yamagashi, M., Kobayashi, T., Nagami, M., Shimazu, A. & Kageyama, T. (2007). Effect of web-based assertion training for stress management of Japanese nurses. *Journal of Nursing Management, 15*(6), 603-607.

Guia de Estudo

QUESTÕES DE MÚLTIPLA ESCOLHA

Escolha a resposta correta para cada uma das seguintes questões.

1. Cliente: "Sofri um acidente."

    Enfermeiro: "Conte-me sobre esse acidente."

    Esse é um exemplo de qual técnica da comunicação terapêutica?
    a. Emissão de observações
    b. Sugestão de colaboração
    c. Orientação geral
    d. Reflexão

2. "Hoje, mais cedo, você disse que estava preocupada se seu filho ainda estaria chateado com você. Quando passei pelo seu quarto, mais ou menos uma hora atrás, você e o seu filho pareciam relaxados e sorridentes enquanto conversavam um com o outro. Como estão as coisas entre vocês dois?"

    Esse é um exemplo de qual técnica da comunicação terapêutica?
    a. Validação consensual
    b. Encorajamento de comparações
    c. Aceitação
    d. Orientação geral

3. "Por que você sempre reclama do enfermeiro da noite? Trata-se de uma pessoa agradável, uma boa enfermeira, com cinco filhos para sustentar. Você está errado quando diz que ela é barulhenta e descuidada."

    Esse exemplo reflete qual técnica não terapêutica?
    a. Solicitação de explicação
    b. Defesa
    c. Discordância
    d. Aconselhamento

4. "Como Jerry deixa você chateada?" é uma técnica da comunicação não terapêutica porque
    a. Dá uma resposta literal
    b. Indica uma fonte externa da emoção
    c. Interpreta o que o cliente está dizendo
    d. É apenas mais um comentário estereotipado

5. Cliente: "Fiquei chateado com a minha irmã porque ela ignorou minha dor quando quebrei a perna."

    Enfermeiro: "Quando você vai começar o próximo programa de educação para diabéticos?"

    Essa é uma resposta da comunicação não terapêutica porque o enfermeiro
    a. Usou a testagem para avaliar a compreensão do cliente
    b. Mudou o tópico
    c. Exibiu um foco egocêntrico
    d. Aconselhou o cliente a fazer algo

6. Quando o cliente diz "Encontrei Joe na aula de dança semana passada", qual é a melhor forma de a enfermeira pedir ao cliente que descreva a sua relação com Joe?
    a. "Que Joe?"
    b. "Fale sobre Joe."
    c. "Fale sobre você e Joe."
    d. "Joe, quer dizer, aquele cara louro de olhos azuis-escuros?"

7. Qual das seguintes mensagens é concreta?
    a. "Ajude-me a colocar essa pilha de livros sobre a mesa da Marsha."
    b. "Tire isso daqui."
    c. "Quando ela virá para casa?"
    d. "Disseram que é cedo demais para entrar."

QUESTÕES DE MÚLTIPLAS RESPOSTAS

Selecione o que é aplicável.

1. As vantagens da comunicação assertiva incluem:
    a. São respeitados os direitos de todas as pessoas.
    b. Ocorre a aprovação de todos.
    c. Protege o falante contra exploração.
    d. O falante pode dizer "não" à solicitação de outra pessoa.
    e. O falante pode, com segurança, expressar pensamentos e sentimentos.
    f. O falante terá o atendimento das próprias necessidades.

2. Entre os exemplos a seguir, qual mostra uma resposta de comunicação terapêutica?
    a. "Não se preocupe – todos temos, uma vez ou outra, dias ruins."
    b. "Não acho que sua mãe gostará desse comportamento."
    c. "Mudemos de assunto."
    d. "Fale mais sobre seus planos de alta."
    e. "Parece uma grande ideia."
    f. "O que você pode fazer quando sentir raiva outra vez?"

7 Resposta do Cliente à Doença

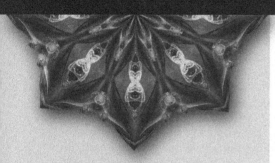

Palavras-chave

- autoeficácia
- competentes culturais
- condição socioeconômica
- controle ambiental
- cultura
- espiritualidade
- etnicidade
- organização social
- orientação temporal
- raça
- redes sociais
- resiliência
- resistência
- riqueza de recursos
- senso de pertencimento
- suporte social

Objetivos de aprendizagem

Após a leitura deste capítulo, você deverá ser capaz de

1. Discutir as influências da idade, do crescimento e do desenvolvimento na resposta do cliente a uma doença.
2. Identificar os papéis desempenhados pela saúde física e a constituição biológica nas respostas emocionais do cliente.
3. Explicar a importância das características pessoais, como autoeficiência, resistência, resiliência, riqueza de recursos e espiritualidade na reação do cliente a estressores.
4. Explicar a influência de fatores interpessoais, como senso de pertencimento, redes sociais e apoio familiar na resposta do cliente à doença.
5. Descrever as várias crenças e práticas culturais capazes de influenciar a saúde ou a doença mental.
6. Explicar os fatores culturais que o enfermeiro deve investigar e considerar no trabalho com clientes com antecedentes culturais diferentes.
7. Explicar o papel do enfermeiro ao investigar e trabalhar com clientes com antecedentes culturais diferentes.

As filosofias da enfermagem costumam descrever o indivíduo como um ser biopsicossocial, com características únicas, que reage aos outros e ao mundo de modos variados e diversos. Essa visão do indivíduo como peculiar exige que o enfermeiro avalie cada pessoa e suas respostas para planejar e oferecer um atendimento de enfermagem que tenha significado pessoal. A singularidade da resposta pode explicar, parcialmente, a razão pela qual algumas pessoas ficam doentes e outras não. É difícil compreender por que duas pessoas criadas em um mesmo ambiente estressor (p. ex., em um ambiente de negligência ou abuso) se desenvolvem de modo diferente: uma torna-se razoavelmente bem-sucedida e mantém casamento e família de forma satisfatória, enquanto a outra sente-se isolada, deprimida e solitária, divorcia-se e abusa de álcool. Embora não saibamos exatamente o que faz a diferença, estudos começam a revelar certos fatores pessoais, interpessoais e culturais que influenciam a resposta da pessoa.

Cultura consiste em todos os comportamentos, os valores, as crenças, os costumes e os modos de pensar que a população aprende socialmente e que orientam a visão que os seus integrantes têm de si e do mundo. Essa visão afeta todos os aspectos do ser, incluindo a saúde, a doença e o tratamento. Diversidade cultural refere-se a um vasto conjunto de diferenças existentes entre populações.

Este capítulo examina alguns fatores pessoais, interpessoais e culturais que geram uma resposta individual única tanto à doença quanto ao tratamento. Ao determinar como a pessoa lida com a doença, não é possível selecionar um ou dois fatores. Em vez disso, temos que considerar cada pessoa como uma combinação de todos esses fatores sobrepostos e interagentes, sem isolar um ou mais de um.

FATORES INDIVIDUAIS

Idade, crescimento e desenvolvimento

A idade da pessoa parece afetar o modo como ela lida com a doença. A idade em que surge a esquizofrenia, por exemplo, é um fator preponderante no prognóstico da doença (Buchanan e Carpenter, 2005). Quem desenvolve esquizofrenia em idade mais jovem tem resultados piores, como sinais mais negativos (apatia, isolamento social, falta de volição) e menos habilidades eficazes para lidar com as situações do que pessoas em que essa doença surge mais tarde. Uma razão possível para essa diferença está no fato de que os clientes jovens ainda não tiveram experiências de vida independente bem-sucedida ou oportunidade de trabalhar e ser autossuficientes e, por isso, têm um senso de identidade pessoal menos desenvolvido do que clientes mais velhos.

A idade do cliente também influencia o modo como ele expressa a doença. A criança pequena com transtorno de déficit de atenção/hiperatividade talvez não tenha a compreensão e a habilidade necessárias para descrever os próprios sentimentos, o que pode tornar o controle do transtorno mais desafiador. Os enfermeiros precisam estar conscientes do nível de linguagem da criança e trabalhar para compreender a experiência tal como ela a descreve.

Erik Erikson descreveu o desenvolvimento psicossocial ao longo da vida em termos de tarefas a serem completadas a cada etapa (Tabela 7.1). Cada etapa do desenvolvimento depende da conclusão bem-sucedida da etapa anterior. Em cada etapa, a pessoa tem de realizar uma tarefa essencial de vida, fundamental para seu bem-estar e saúde mental. A falha em completar essa tarefa crítica resulta em consequência negativa para a respectiva etapa do desenvolvimento e impede a realização de tarefas futuras. Por exemplo, o estágio de bebê (do nascimento ao 18º mês) é o que apresenta a oposição "confiança vs. desconfiança" – o bebê tem de aprender a desenvolver a confiança básica de que seus pais ou guardiões vão tomar conta dele, alimentá-lo, trocar suas fraldas, amá-lo e mantê-lo em segurança. Nessa etapa, se o bebê não desenvolver a confiança, é possível que não consiga amar e confiar nos outros mais tarde, já que a habilidade de confiar é essencial para o estabelecimento de bons relacionamentos. As tarefas desenvolvimentais específicas dos adultos estão resumidas na Tabela 7.2.

De acordo com a teoria de Erikson, as pessoas podem ficar "aprisionadas" em determinado estágio do desenvolvimento. Uma pessoa que, por exemplo, nunca completou a tarefa de autonomia pode ficar dependente demais dos outros. O fracasso para desenvolver a identidade pode resultar em confusão de papéis, ou em uma ideia pouca clara sobre quem é como indivíduo. Vivenciar essas tarefas do desenvolvimento influencia a forma como a pessoa reage ao estresse e à doença. Falta de sucesso pode resultar em sentimentos de inferioridade, dúvida, falta de confiança e isolamento – tudo capaz de influenciar a forma como alguém reage à doença.

Fatores genéticos e biológicos

Fatores biológicos e hereditariedade não estão sob controle voluntário. Não podemos alterá-los. Pesquisas têm identificado ligações entre genética e vários transtornos. Alguns pessoas, por exemplo, nascem com um gene associado a um tipo de doença de Alzheimer. Embora não tenham sido identificadas ligações genéticas em muitos dos transtornos mentais (p. ex., transtorno bipolar, depressão intensa, alcoolismo), pesquisas mostram que esses transtornos tendem a aparecer com maior frequência em determinadas famílias. A constituição genética influencia muito

Tabela 7.1 Estágios de Erikson do desenvolvimento psicossocial

Estágio	Tarefas
Confiança vs. desconfiança (bebê)	Visão de um mundo seguro e confiável Visão das relações como cuidadoras, estáveis e confiáveis
Autonomia vs. vergonha e dúvida (criança que começa a andar)	Alcance de um senso de controle e livre-arbítrio
Iniciativa vs. culpa (pré-escolar)	Início do surgimento da consciência Aprendizagem do controle de conflitos e ansiedade
Diligência vs. inferioridade (idade escolar)	Construção da confiança nas próprias capacidades Prazer nas conquistas
Identidade vs. confusão de papéis (adolescência)	Formulação do senso do *self* e de pertencimento
Intimidade vs. isolamento (adulto jovem)	Formação do adulto, relacionamentos amorosos e afeiçoamento significativo a outras pessoas Ser criativo e produtivo
Generatividade vs. estagnação (adulto médio)	Estabelecimento da próxima geração
Integridade do ego vs. desespero (maturidade)	Aceitação da responsabilidade por si e pela vida

Tabela 7.2 Tarefas de crescimento e desenvolvimento do adulto

Estágio	Tarefas
Adulto jovem (25 a 45 anos de idade)	Aceitar-se Estabilizar a autoimagem Estabelecer independência da casa dos pais e financeira Estabelecer uma carreira ou profissão Formar um vínculo de intimidade com outra pessoa Construir um grupo social e de amigos agradável Tornar-se um cidadão envolvido Estabelecer e manter um lar
Adulto de meia-idade (45 a 65 anos)	Expressar amor por meio de contatos além da sexualidade Manter padrões de vida saudáveis Desenvolver um senso de unidade com o parceiro Ajudar os filhos em crescimento e crescidos a ser adultos responsáveis Abandonar um papel central nas vidas de filhos crescidos Aceitar os parceiros e os amigos dos filhos Cria um lar confortável Ter orgulho das conquistas de si mesmo e do parceiro/cônjuge Inverter os papéis com os pais que envelheceram Adquirir maturidade cívica e social Adaptar-se às mudanças físicas da meia-idade Usar o tempo livre de forma criativa Cuidar e agradar os amigos e fazer novas amizades
Adulto idoso (65 anos ou mais)	Preparar-se para a aposentadoria Admitir o processo de envelhecimento e suas limitações Adaptar-se às mudanças na saúde Decidir onde passar os anos de vida remanescentes Manter relações amorosas com o parceiro/cônjuge Adaptar os padrões de vida à receita financeira da aposentadoria Manter um nível máximo de saúde Cuidar de si mesmo, física e emocionalmente Manter contato com os filhos e os parentes Manter interesse pelas pessoas que não pertencem à família Achar sentido na vida após a aposentadoria Adaptar-se à morte do parceiro/cônjuge ou de outros entes queridos

a resposta da pessoa à doença e, talvez, ao tratamento. Portanto, a história familiar e a formação da pessoa são partes essenciais da avaliação da enfermagem.

Saúde física e práticas saudáveis

A saúde física pode também afetar o modo como se responde ao estresse psicossocial ou à doença. Quanto mais saudável a pessoa, melhor ela consegue lidar com o estresse ou a doença. Estado nutricional ruim, falta de sono ou doença física crônica podem prejudicar a capacidade de enfrentamento. Muitos desses fatores, diferentemente dos genéticos, podem afetar o modo como a pessoa vive e cuida de si. Por essa razão, os enfermeiros têm de avaliar a saúde física do cliente inclusive quando este está buscando ajuda para resolver problemas de saúde mental.

Práticas de saúde pessoal, como exercitar-se, podem influenciar a resposta do cliente à doença. O exercício é uma intervenção de autoajuda capaz de diminuir os efeitos negativos da depressão e da ansiedade (Morgan e Jorm, 2008). Além disso, quando os indivíduos participaram de algum exercício com os membros do grupo, relataram aumento do suporte social e melhora do senso de bem-estar (Carless e Douglas, 2008). Isso sugere que a participação continuada em exercícios é um indicador positivo da melhora da saúde, enquanto sua cessação pode indicar declínio da saúde mental.

Resposta aos medicamentos

Diferenças biológicas podem afetar a resposta do cliente ao tratamento, especificamente a medicamentos psicotrópicos. Grupos étnicos diferem em termos de metabolismo e eficácia dos compostos psicoativos. Alguns grupos étnicos metabolizam os fármacos mais lentamente (ou seja, o nível sérico do medicamento permanece mais elevado), o que aumenta a frequência e a gravidade dos efeitos colaterais. Clientes que metabolizam fármacos mais lentamente precisam de doses mais baixas para produzir o efeito desejado (Purnell e Paulanka, 2008). Em geral, os não brancos tratados com protocolos de dosagens ocidentais

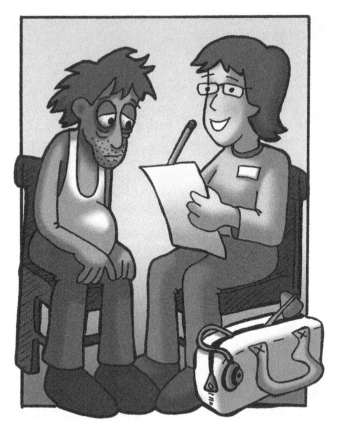

Avalie a saúde física do cliente.

têm níveis séricos mais elevados por dose e sofrem mais efeitos colaterais. Embora muitos países não ocidentais relatem êxito do tratamento com dosagens mais baixas de fármacos psicotrópicos, os protocolos de dosagem ocidentais continuam a orientar as práticas de prescrição nos Estados Unidos. Ao avaliar a eficácia dos medicamentos psicotrópicos, o enfermeiro tem de estar alerta aos efeitos colaterais e aos níveis séricos do fármaco em clientes de formação étnica diferente.

Autoeficácia

A **autoeficácia** é a crença de que capacidades e esforços pessoais afetam eventos de nossas vidas. Quem acredita que o próprio comportamento faz a diferença fica mais inclinado a agir. Indivíduos com autoeficácia elevada definem metas pessoais, são automotivados, lidam de maneira eficaz com o estresse e solicitam apoio dos outros quando necessário. Pessoas com autoeficácia baixa têm aspirações baixas, muitas dúvidas e podem ser assoladas por ansiedade e depressão. Tem-se sugerido que o foco no tratamento para o desenvolvimento das habilidades do cliente em controlar sua vida (desenvolvimento da autoeficácia), para que possa fazer mudanças, pode ser muito benéfico. Os quatro principais modos de fazer isso incluem:

- Experiência de sucesso ou domínio em superação de obstáculos
- Modelagem social (observar pessoas bem-sucedidas instila a ideia de que é possível ter êxito na vida)
- Persuasão social (persuadir pessoas a acreditar em si mesmas)
- Redução do estresse, constituição da força física e aprendizado de como interpretar sensações físicas de modo positivo (p. ex., ver a fadiga como um sinal de que conseguiu alcançar algo e não como falta de resistência)

Cutler (2005) relata uma relação entre autoeficácia e motivação do cliente para o autocuidado e o acompanhamento, concluído o tratamento. Os clientes que retornaram à comunidade com autoeficácia mais alta estavam mais confiantes, com expectativas positivas sobre o êxito pessoal. Cutler sugere que intervenções terapêuticas para promover a autoeficácia do cliente podem ter efeitos positivos sobre as relações interpessoais e o modo como é enfrentado o retorno à comunidade.

Resistência

Resistência é a habilidade de lutar contra a doença diante de estresse. Descrita inicialmente por Kobasa (1979), a resistência apresenta três componentes:

1 *Compromisso*: envolvimento ativo nas atividades da vida
2 *Controle*: habilidade de tomar decisões apropriadas em atividades da vida
3 *Desafio*: habilidade de perceber a mudança como benéfica e não apenas como estressante

Descobriu-se que a resistência tem um efeito moderador ou de redução do impacto sobre quem tem estresse. Kobasa (1979) descobriu que executivos do sexo masculino com estresse elevado, mas baixa ocorrência de doenças, pontuavam mais na escala de resistência que outros com estresse elevado e alta ocorrência de doenças. As descobertas do estudo sugeriram que eventos estressantes provocaram maior dano em indivíduos com resistência menor do que naqueles com resistência maior.

A resistência pessoal costuma ser descrita como um padrão de atitudes e ações que ajuda as pessoas a transformar circunstâncias estressantes em oportunidades de crescimento. Maddi (2005) descobriu que pessoas com resistência maior percebiam os estressores com mais exatidão, sendo capazes de solucionar problemas situacionais com mais eficiência. A resistência é identificada como importante fator de resiliência em famílias que enfrentam a doença mental de um membro (Greeff, Vansteenween e Mieke, 2006).

Alguns acreditam que o conceito de resistência seja vago e indistinto, podendo não ser útil a todos. Algumas pesquisas a esse respeito sugerem que seus efeitos não são os mesmos para homens e mulheres. Além disso, a resistência pode ser útil apenas a quem valoriza o individualismo, como acontece com os indivíduos de algumas culturas ocidentais. Para pessoas e culturas que valorizam os relacionamentos mais do que o êxito individual, ela pode não ser benéfica.

Resiliência e riqueza de recursos

Intimamente relacionados, os dois conceitos, resiliência e riqueza de recursos, ajudam as pessoas a lidar com o estresse e minimizar os efeitos das doenças (Edward e Warelow, 2005). A **resiliência** é definida como a posse de respostas saudáveis a circunstâncias estressantes ou situações de risco. É um conceito que ajuda a explicar por que alguns reagem a um evento levemente estressante com uma ansiedade grave, enquanto outros não experimentam angústia nem quando confrontam uma ruptura maior.

Keyes (2007) descobriu que uma resiliência elevada estava associada a promoção e proteção da saúde mental individual, descrita como em desenvolvimento. Resiliência familiar refere-se ao enfrentamento bem-sucedido de familiares sob estresse (Black e Lobo, 2008). Fatores presentes em famílias resilientes incluem aparência positiva, espiritualidade, concordância familiar, flexibilidade, comunicação na família e redes de apoio. Famílias resilientes também usam o tempo em reuniões com os membros, partilhando atividades recreativas e participando de rituais e rotinas em conjunto.

Riqueza de recursos envolve o uso de habilidades de solução de problemas e crença na própria capacidade de lidar com situações adversas ou novas. As pessoas desenvolvem riqueza de recursos em interações com os outros, ou seja, no enfrentamento bem-sucedido de experiências de vida. Exemplos de riqueza de recursos incluem adotar comportamentos de busca da saúde, aprender autocuidado, monitorar os próprios pensamentos e sentimentos a respeito de situações de estresse e realizar ações para lidar com circunstâncias estressoras. Chang, Zauszniewski, Heinzer, Musil e Tsai (2007) descobriram que habilidades de formação de recursos são essenciais à redução de sintomas depressivos e ao fortalecimento de um funcionamento de adaptação entre crianças que frequentam o ensino médio cujos cuidadores do sexo feminino estavam deprimidos.

Espiritualidade

Espiritualidade envolve a essência do ser e suas crenças sobre o significado da vida e o propósito de viver. Pode incluir crença em Deus ou em um poder superior, prática da religião, crenças e práticas culturais e uma relação com o meio ambiente. Embora muitos clientes com transtornos mentais tenham delírios religiosos perturbadores, para grande parte da população em geral, a religião e a espiritualidade são uma fonte de conforto e ajuda em momentos de estresse ou trauma. Estudos mostram que a espiritualidade é uma ajuda genuína para muitos adultos com doença mental, servindo de instrumento primário para lidar com as situações e uma fonte de significado e coerência em suas vidas, ou auxílio para a construção de uma rede social (Anthony, 2008).

As atividades religiosas, como frequentar a igreja e rezar, e o suporte social associado parecem muito importantes para muitas pessoas e estão ligadas a uma melhor saúde e senso de bem-estar. Também é observado que essas atividades ajudam as pessoas a enfrentar problemas de saúde. Esperança e fé são identificadas como fatores críticos na reabilitação psiquiátrica e física. Chaudry (2008) descreveu pacientes que dependiam da fé religiosa como indivíduos muito menos deprimidos e ansiosos, em comparação com aqueles que tinham menos fé. Religião e espiritualidade podem ser úteis para as famílias em que há um parente com doença mental, proporcionando apoio e conforto aos cuidadores. Uma vez que crenças e práticas espirituais ou religiosas ajudam muitos clientes a lidar com o estresse e

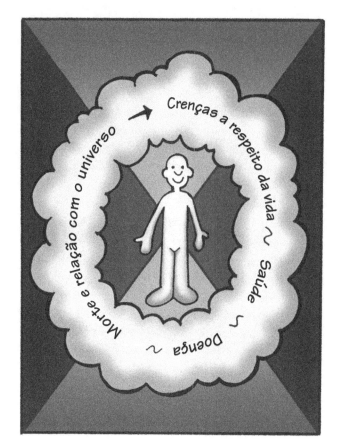

Espiritualidade.

a doença, o enfermeiro precisa ser particularmente sensível e aceitar essas crenças e práticas. Incorporá-las ao atendimento do cliente pode ajudá-lo a lidar com a doença e a encontrar significado e propósito na situação. Essa orientação também pode oferecer uma fonte de apoio (Huguelet, Mohr, Borras, Gillieron e Brandt, 2006).

FATORES INTERPESSOAIS

Senso de pertencimento

O **senso de pertencimento** é o sentimento de conexão, ou envolvimento com um sistema ou ambiente social do qual a pessoa se sente parte integral. Abraham Maslow descreveu-o como uma necessidade psicossocial básica do ser humano, que envolve sentimentos de valor e adequação. O *valor* refere-se a sentir-se necessário e aceito. A *adequação*, ao sentimento de se entrelaçar ou encaixar no sistema ou ambiente, o que significa que, quando alguém pertence a um sistema ou grupo, se sente valorizado e útil dentro desse sistema de suporte. Exemplos de sistemas de suporte incluem família, amigos, colegas de trabalho, clubes ou grupos sociais e até funcionários do serviço de saúde.

O senso de pertencimento está intimamente relacionado ao funcionamento social e psicológico do indivíduo. Descobriu-se que tal senso promove saúde, enquanto sua falta traz prejuízos a ela. Seu aumento também foi associado à diminuição dos níveis de ansiedade. Pessoas com senso de pertencimento são menos

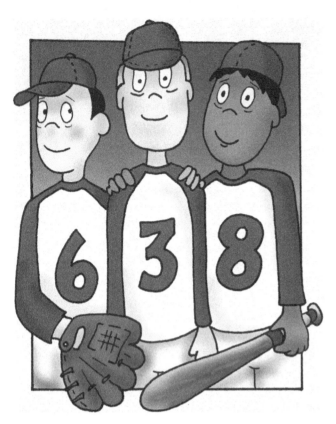

Senso de pertencimento.

alienadas e isoladas, apresentam senso de propósito, acreditam que são necessárias aos outros e se sentem socialmente produtivas. Portanto, o enfermeiro deve focar intervenções que ajudem a aumentar esse senso de pertencimento do cliente (Granerud e Severinsson, 2006).

Redes e suporte sociais

Redes sociais são grupos de pessoas conhecidas com as quais nos sentimos conectados. Estudos descobriram que ter uma rede social pode ajudar a reduzir o estresse e diminuir a doença, influenciando positivamente a habilidade de lidar com as situações e se adaptar (Chanokruthai, Williams e Hagerty, 2005). **Suporte social** é a sustentação emocional que vem de amigos, familiares e mesmo de fornecedores de atendimento de saúde, que ajudam a pessoa quando surge um problema. É diferente do contato social, que nem sempre dá apoio emocional. Um exemplo de contato social pode ser uma conversa amigável, do tipo que acontece em festas.

Descobriu-se que as pessoas que têm suporte emocional e funcional são mais saudáveis do que as que não o têm (Vanderhorst e McLaren, 2005). Observou-se também que relações sociais significativas com a família ou os amigos melhoram os resultados da saúde e do bem-estar de adultos mais velhos. Um elemento essencial na melhora dos resultados é o fato de a família ou os amigos reagirem com apoio quando solicitados. Em outras palavras, é preciso que o indivíduo possa contar com a família ou os amigos para ajudá-lo ou apoiá-lo, visitando-o ou conversando com ele por telefone. Portanto, os componentes primários do suporte satisfatório são a capacidade e a disposição de buscar apoio quando necessário e a capacidade e a disposição do sistema de apoio de responder.

Dois componentes básicos são necessários para que o sistema de apoio seja eficaz: a percepção do cliente em relação ao sistema de apoio e a capacidade de resposta do sistema. O cliente deve perceber que o sistema de apoio social estimula sua confiança e autoestima e fornece ajuda interpessoal relacionada ao estresse, como a assistência para a solução de um problema. Ele também deve perceber que as ações do sistema de apoio são consistentes com seus desejos e expectativas – em outras palavras, o apoio fornecido é o que o cliente deseja e não o que o sistema crê que seja bom para ele. Além disso, o sistema de suporte deve ser capaz de fornecer ajuda direta ou auxílio material (p. ex., fornecer transporte ou marcar uma consulta de acompanhamento). Algumas pessoas têm capacidade de buscar ajuda quando precisam, enquanto a falta de bem-estar pode fazer com que outros se afastem daqueles que seriam potenciais provedores de apoio. O enfermeiro pode ajudar o cliente a encontrar pessoas que ofereçam suporte, estejam disponíveis, mostrem-se prestativas e possam ensinar o cliente a pedir apoio quando necessário.

Suporte da família

A família como fonte de apoio social pode ser um fator-chave na recuperação de clientes com doenças psiquiátricas. Embora os familiares nem sempre sejam um recurso positivo na saúde mental, costumam ser elemento importante da recuperação. Os profissionais da área da saúde não podem substituir totalmente os familiares. O enfermeiro deve estimular os familiares a continuar a apoiar o cliente, inclusive quando este está no hospital, devendo ainda identificar os pontos fortes da família, como amor e carinho, como recursos para o cliente (Reid, Lloyd e de Groot, 2005).

FATORES CULTURAIS

De acordo com o U.S. Census Bureau, atualmente, 33% dos residentes nos Estados Unidos são membros de culturas não brancas. Por volta de 2050, a população não branca será mais do que triplicada. Essa mudança na composição da sociedade norte-americana tem implicações para os profissionais da área da saúde que são, predominantemente, brancos e não estão familiarizados com crenças e práticas culturais diferentes (Purnell e Paulanka, 2008). Oferecer um atendimento de enfermagem com **competentes culturais** significa ser sensível a temas relacionados com cultura, raça, gênero, orientação sexual, classe social, situação econômica e outros fatores.

Enfermeiros e outros profissionais da saúde precisam aprender sobre outras culturas e desenvolver a habilidade de atender pessoas com formações culturais diferentes das suas. Descobrir as crenças e práticas culturais do outro e compreender seu significado é essencial para o oferecimento de um serviço holístico e significativo ao cliente (Tab. 7.3).

Crenças sobre as causas de doenças

A cultura é o que mais influencia as crenças e as práticas de saúde de uma pessoa. E isso influencia o conceito de doença e

Tabela 7.3 Crenças culturais sobre saúde e doença

Cultura	Crenças sobre a doença: causas das doenças mentais	Conceito de saúde
Afro-americanos	Falta de equilíbrio espiritual	Sentimentos de bem-estar, capacidade de realização das expectativas dos papéis, ausência de dor e estresse excessivo
Índios norte-americanos	Perda da harmonia com o mundo natural, ruptura de tabus, fantasmas	Orientados holisticamente e para o bem-estar
Árabe-americanos	Ira divina, medos repentinos, fingimento de doença para manipular a família	Presente divino, manifestado por boa alimentação, cumprimento das obrigações sociais, bom humor, ausência de dor ou estressores
Cambojanos	Brutalidades do Khmer Vermelho	Saúde como equilíbrio, individualidade mantida embora influenciada pela família e pela comunidade
Chineses	Falta de harmonia de emoções, espíritos do mal	Saúde mantida por meio do equilíbrio do *ying* e *yang*, corpo, mente e espírito
Cubanos	Hereditariedade, estresse exagerado	Gordura e face rosada (tradicional), aptidão física e com boa aparência (aculturados)
Filipinos	Ruptura do funcionamento harmonioso do indivíduo e do mundo espiritual	Manutenção do equilíbrio; boa saúde envolve boa alimentação, força e ausência de dor
Haitianos	Causas sobrenaturais	Manutenção do equilíbrio, alimentando-se bem, estando atento a higiene pessoal, oração e bons hábitos espirituais
Nipo-americanos	Perda do autocontrole mental causada por espíritos do mal, punição pelo comportamento, não ter uma vida boa	Equilíbrio e harmonia entre a pessoa, a sociedade e o universo
México-americanos	Humor, Deus, espiritualidade e relações interpessoais podem contribuir	Sentir-se bem e conseguir manter as funções dos papéis
Porto-riquenhos	Hereditariedade, passar por sofrimentos	Ausência de desconforto mental, espiritual ou físico; estar limpo e não emagrecer demais
Russos	Estresse e mudança para novos ambientes	Movimentos intestinais regulares e ausência de sintomas
Asiáticos do sul	Afastamento de má sorte ditada por inimigos, aprisionamento por espíritos do mal	Equilíbrio do trabalho digestivo, humores do corpo e dejetos; funcionamento normal dos sentidos; harmonia entre corpo, mente e espírito
Vietnamitas	Ruptura da harmonia individual; assombramento por espíritos ancestrais	Harmonia e equilíbrio dentro do indivíduo

enfermidade de cada um. Em culturas não ocidentais, os dois tipos prevalentes de crenças sobre o que causa doenças são o natural e o não natural ou pessoal. As crenças *não naturais* ou *pessoais* atribuem a causa da doença à intervenção ativa e propositada de um agente externo, um espírito, uma força sobrenatural ou uma divindade. A visão *natural* está enraizada na crença de que condições ou forças naturais, como frio, calor, vento ou umidade, são responsáveis pela enfermidade (Giger e Davidhizar 2007). Uma pessoa doente com tais crenças não vai considerar a relação entre o próprio comportamento ou as próprias práticas de saúde e a doença. Portanto, vai tentar contra-atacar as forças ou os espíritos negativos com "remédios" culturais tradicionais e não com a medicação prescrita ou a mudança de suas práticas de saúde.

Fatores da avaliação cultural

Giger e Davidhizar (2007) recomendaram um modelo de avaliação de clientes que usa seis fenômenos culturais: comunicação, distância ou espaço físico, organização social, orientação temporal, controle ambiental e variações biológicas (Quadro 7.1). Cada fenômeno é discutido em detalhes a seguir e na Tabela 7.4.

QUADRO 7.1 Fatores importantes na avaliação cultural

Comunicação
Distância ou espaço físico
Organização social
Orientação temporal
Controle ambiental
Variações biológicas

Fonte: Giger, J.N. e Davidhizar, R.E. (2007). *Transcultural nursing: Assessment and intervention* (5th Ed.). St. Louis: Mosby.

Tabela 7.4 Fatores de avaliação cultural de várias culturas que afetam a reação à doença

Cultura	Comunicação	Espaço	Organização social	Orientação temporal
Afro-americanos	**Não verbal:** afetivo, que abraça, que toca, com contato por olhar **Tonalidade:** pode ser elevada e animada	Respeito à privacidade, abordagem respeitosa, aperto de mãos	Família: nuclear, ampliada, matriarcal, pode incluir amigos íntimos	Flexível, não linear, tópicos de vida podem ter prioridade sobre os compromissos
Índios norte-americanos	**Não verbal:** respeito é comunicado, evitando-se o contato com os olhos **Tonalidade:** baixa e reservada	Aperto de mão com leve contato de mãos	Família: varia; pode ser um clã matrilinear ou patrilinear	Flexível, não linear; flui por meio de ciclos naturais e não por compromissos rígidos agendados
Árabe-americanos	**Não verbal:** expressiva, calorosa, voltada aos outros, tímida e simples **Tonalidade:** rebuscada, voz alta significa que a mensagem é importante	Prefere a proximidade espacial e com o mesmo sexo	Família: nuclear e ampliada; normalmente, no mesmo domicílio	Mais para o passado e o futuro que para o presente
Cambojanos	**Não verbal:** o silêncio é preferido em vez de fala excessiva; contato com os olhos é aceito, embora seja "educado" as mulheres baixarem os olhos **Tonalidade:** baixa	Espaço recíproco pessoal pequeno	Voltado à família; normalmente, três gerações em um domicílio	Atitude flexível e lenta quanto a compromissos; expectativa de ênfase no passado (lembrança dos ancestrais), embora ainda no presente, porque as ações determinarão o futuro
Chineses	**Não verbal:** contato e toque entre a família e os amigos; é evitado contato visual com figuras de autoridade **Tonalidade:** expressiva, parecendo elevada	Manter uma distância respeitável	Famílias ampliadas são comuns, espera-se que a esposa participe da família do marido	Ser pontual não é valorizado
Cubanos	**Não verbal:** contato direto com os olhos, extrovertido, contato próximo e toque com família e amigos **Tonalidade:** elevada na conversa normal, comandos ou solicitações diretas podem parecer forçadas	Preferências por espaço pessoal varia muito	Orientado para a família; famílias ampliadas em um mesmo domicílio	Orientação social para o tempo varia, respeito a horário de compromissos comerciais
Filipinos	**Não verbal:** tímido e afetivo, pouco contato direto do olhar com figuras de autoridade **Tonalidade:** fala mansa; a tonalidade muda conforme a emoção	Apertos de mão não costumam ser usados; espaço pessoal limitado	Voltado à família, nuclear e ampliada; várias gerações podem habitar uma mesma moradia	Orientação para o passado e o presente, atraso em eventos sociais, mas cumprimento do horário nos negócios e compromissos

(continua)

Tabela 7.4 Fatores de avaliação cultural de várias culturas que afetam a reação à doença (*continuação*)

Cultura	Comunicação	Espaço	Organização social	Orientação temporal
Haitianos	**Não verbal:** educado, tímido, menos contato de olhos com figuras de autoridade, sorrir e balançar a cabeça em sinal de respeito **Tonalidade:** rica e expressiva, aumento do volume para ênfase	Muito amigáveis e próximos da família; aperto de mão respeitoso com os outros	Família nuclear e ampliada próxima e muito unida, sociedade matriarcal	Não há compromisso com horário ou agenda, tudo e todos podem esperar
Nipo-americanos	**Não verbal:** baixa e educada, reservada e formal, pouco contato de olhos com figuras de autoridade **Tonalidade:** suave, evitamento de conflitos	O toque não é comum, pequena reverência, aperto de mãos com geração mais jovem	Voltado à família, o *self* é subordinado à unidade familiar; estrutura familiar hierárquica e interdependente	Disponibilidade é importante; costuma chegar cedo a compromissos
México-americanos	**Não verbal:** evita contato direto dos olhos com figuras de autoridade **Tonalidade:** respeitosa e educada	Toque de estranhos não valorizado; aperto de mão educado e bem-vindo	Famílias preponderantemente nucleares, com família ampliada e boa parentagem; família em primeiro lugar	Voltado para o presente; horário visto como relativo à situação
Porto-riquenhos	**Não verbal:** varia muito o contato dos olhos; desejo de relações interpessoais calorosas e suaves **Tonalidade:** melódica, aumento do volume para ênfase	Espaço próximo para familiares e amigos; aperto de mãos com os outros	Todas as atividades, decisões, padrões sociais e culturais concebidos em torno da família	Pode haver atraso nos compromissos ou desejo de mais tempo que o designado
Russos	**Não verbal:** contato direto de olhos; movimento com a cabeça significa aprovação **Tonalidade:** por vezes elevada, mesmo em conversas agradáveis	Espaço próximo para familiares e amigos e mais distante para os demais até o estabelecimento da familiaridade	Família ampliada com fortes vínculos familiares e enorme respeito pelos mais velhos	Respeito a horário, ou chegada antecipada
Asiáticos do sul	**Não verbal:** contato direto dos olhos é considerado grosseria; modéstia, humildade, timidez são valorizadas **Tonalidade:** suave, pode ser de superioridade em relação aos mais jovens	Espaço pessoal limitado, aperto de mãos aceito para os homens, embora não comum entre mulheres	Família ampliada é comum; espera-se que a filha se mude para a família do esposo	Não há muita consciência de horário em situações sociais; há esse respeito nos compromissos
Vietnamitas	**Não verbal:** toque suave pode ser aceito nas conversas, sem contato de olhos com autoridades **Tonalidade:** fala suave	Espaço pessoal mais distante que o dos euramericanos	Muito voltado à família, que pode ser nuclear ou ampliada	Reconhecido atraso em situações sociais, embora haja compreensão da importância de estar no horário para os compromissos

Comunicação

A comunicação verbal pode ser difícil quando o cliente e o enfermeiro não falam o mesmo idioma. O profissional deve saber que a comunicação não verbal tem diferentes significados nas várias culturas. Algumas, por exemplo, recebem bem o toque e consideram-no sustentador, enquanto outras o julgam ofensivo. Mulheres asiáticas evitam apertar a mão de outra mulher ou de homens. Algumas tribos de índios norte-americanos acreditam que o aperto de mãos vigoroso é agressivo, enquanto pessoas da Espanha e da França consideram um aperto de mãos firme sinal de força e bom caráter.

Embora as culturas ocidentais vejam o contato direto pelo olhar como positivo, culturas indígenas norte-americanas e asiáticas podem considerá-lo rude, e pessoas com essa formação podem evitar olhar estrangeiros nos olhos quando conversam com eles. Pessoas de culturas do Oriente Médio podem manter um contato pelo olhar muito intenso, o que, a indivíduos de outras culturas, pode ser o mesmo que "encarar". É importante notar essas diferenças, porque muitas pessoas fazem inferências sobre o comportamento de alguém com base na frequência ou na duração do contato pelo olhar. O Capítulo 6 traz uma discussão detalhada de técnicas de comunicação.

Distância ou espaço físico

Culturas diferentes possuem perspectivas diferentes sobre a distância física considerada confortável entre interlocutores durante a comunicação. Nos Estados Unidos e em muitas culturas ocidentais, 60 a 91 cm é uma distância confortável. Latino-americanos e pessoas do Oriente Médio, por sua vez, tendem a ficar mais próximas umas das outras do que as de culturas ocidentais. Pessoas de culturas asiáticas e nativo-americanas normalmente se sentem mais confortáveis com distâncias superiores a 60 a 91 cm. O enfermeiro deve conhecer essas diferenças culturais na questão do espaço e dar aos clientes espaço suficiente para que se sintam confortáveis (Giger e Davidhizar, 2007).

Organização social

A **organização social** refere-se a estrutura e organização familiar, valores e crenças religiosos, etnia e cultura, tudo que influencia o papel do indivíduo e, portanto, o seu comportamento em relação à saúde e à doença. Nas culturas ocidentais, as pessoas podem pedir conselho a amigos ou familiares, ou tomar a maioria das decisões de modo independente. Muitos chineses, mexicanos, vietnamitas e porto-riquenhos americanos valorizam muito o papel da família nas tomadas de decisão sobre cuidados de saúde. Pessoas com essa formação podem adiar a tomada de decisão até conseguirem consultar os familiares adequados. A autonomia nas decisões sobre saúde é um conceito estranho e indesejável, pois as culturas consideram que o coletivo é mais importante que o individual.

Orientação temporal

A **orientação temporal**, ou seja, a noção do tempo como algo preciso ou aproximado, difere entre as culturas. Muitos países ocidentais focam a urgência, valorizando a pontualidade e os horários precisos. Pode ser que clientes de outras culturas não percebam a importância de atender a compromissos ou procedimentos de acompanhamento específicos ou a regimes de tratamento relacionados com horários. Isso pode provocar nos profissionais da saúde ressentimento e fúria, quando esses clientes perdem a hora marcada ou não seguem regimes de tratamento específicos, como tomar medicamentos nos horários prescritos. Os enfermeiros não devem rotular esses clientes como pessoas que não cumprem as prescrições, pois seu comportamento pode estar relacionado com uma orientação cultural diferente quanto ao significado do tempo. Quando possível, o enfermeiro deve ser sensível à orientação temporal do cliente e também às consultas de retorno agendadas. Se a rigidez de horário for essencial, como acontece com alguns medicamentos, o enfermeiro pode explicar a importância do respeito ao horário.

Controle ambiental

O **controle ambiental** refere-se à habilidade do cliente de controlar o espaço circundante ou direcionar fatores do ambiente (Giger e Davidhizar, 2007). As pessoas que acreditam ter controle da própria saúde são mais propensas a buscar atendimento, mudar o próprio comportamento e seguir as recomendações do tratamento. Quem acredita que a doença é resultado da natureza ou de causas naturais é menos inclinado a buscar serviços de saúde tradicionais porque não acredita que sejam úteis.

Variações biológicas

Há variações biológicas entre pessoas de formação cultural diferente, e as pesquisas apenas começam a ajudar a compreender essas variações. Agora sabemos, por exemplo, que diferenças relacionadas com origens étnicas/culturais causam variações na resposta a alguns fármacos psicotrópicos (tema discutido anteriormente). Afirma-se que variações biológicas baseadas na constituição física emergem da **raça**, enquanto outras variações culturais provêm da **etnicidade**. A anemia falciforme, por exemplo, é encontrada quase que apenas entre afro-americanos, e a doença de Tay-Sachs prevalece mais na comunidade judaica.

Condição socioeconômica e classe social

A **condição socioeconômica** refere-se a renda, educação e profissão do indivíduo e influencia fortemente a saúde, inclusive a contratação ou não de um plano de saúde, o acesso adequado a serviços de saúde ou a capacidade financeira de comprar os medicamentos prescritos. Pessoas que vivem na pobreza correm maior risco de ameaças à saúde, como moradia inadequada, tinta com chumbo, violência de gangues, tráfico de drogas ou escolas abaixo do padrão.

A classe social tem menos influência nos Estados Unidos, onde as barreiras entre as classes são flexíveis e a mobilidade é comum: as pessoas podem ter acesso a melhores escolas, moradia, serviços de saúde e estilo de vida, à medida que aumentam a própria renda. Em muitos outros países, no entanto, a classe social exerce poderosa influência sobre as relações sociais e pode determinar como as pessoas se relacionam entre si, inclusive em um cenário de prática profissional da saúde. Na Índia, por exemplo, ainda existe o sistema de castas, e pessoas da casta mais inferior podem sentir que não merecem o mesmo nível dos serviços de saúde oferecido às das castas superiores, ou que são indignas deles. O enfermeiro precisa determinar se a classe social influencia no modo como os clientes se relacionam com o sistema e os profissionais da saúde.

Diferenças e padrões culturais

O conhecimento de padrões culturais esperados fornece um ponto de partida para o enfermeiro começar a se relacionar com pessoas de formação étnica diferente da sua (Andrews e Boyle, 2007). Estar consciente das diferenças pode ajudá-lo a saber o que perguntar ou como avaliar as preferências e as práticas de saúde. Apesar disso, são amplas as variações entre pessoas de uma mesma cultura: nem todos se enquadram no padrão geral. É necessária a avaliação individual de cada pessoa e família para o oferecimento de um atendimento culturalmente competente, que satisfaça às necessidades do cliente. As informações a seguir, sobre vários grupos étnicos, podem ser um ponto de partida para o enfermeiro em termos de aprendizado sobre cumprimentos, padrões de comunicação e tons de voz aceitáveis, além de crenças relacionadas a doença mental, cura, espiritualidade e tratamento médico.

Afro-americanos

Vários termos são usados para se referir a afro-americanos, entre outros, estão estes: *negros* e *pessoas de cor*. Portanto, o melhor é perguntar qual deles cada cliente prefere.

Durante a doença, é comum as famílias serem sistema de apoio para o doente, embora este mantenha a própria independência, como tomar as próprias decisões sobre o serviço de saúde. Frequentemente, as famílias sentem-se à vontade ao demonstrar afeto público, como abraços e toques entre os familiares. A conversa entre familiares e amigos pode ser animada e em tom de voz elevado. Cumprimentar um estranho costuma incluir um aperto de mão; o contato direto pelo olhar indica interesse e respeito. O silêncio pode indicar falta de confiança no cuidador ou na situação (Waters e Locks, 2005).

A igreja é um sistema de apoio importante e valioso para muitos afro-americanos, que, no hospital, costumam receber muitas visitas de religiosos ou membros da congregação. A oração é parte importante da cura. Na comunidade negra, pode ser que alguns considerem como causa da doença mental o desequilíbrio espiritual ou a punição por algum pecado. Os clientes afro-americanos podem usar remédios caseiros, junto com a medicina ocidental (Water e Locks, 2005).

Índios ou norte-americanos nativos

Normalmente, adultos mais velhos preferem o termo *índio americano*, enquanto os mais jovens gostam mais de *norte-americano nativo*. Muitos nativos norte-americanos referem-se a si próprios por um nome tribal, como Winnebago ou Navajo. Um aperto de mão leve é um cumprimento respeitoso, com contato direto mínimo por meio do olhar. A comunicação é lenta e pode ser pontuada por muitas pausas longas. É importante não apressar o falante nem interrompê-lo com perguntas. Essa cultura está acostumada a se comunicar por meio de histórias; portanto, a comunicação pode ser um processo longo e detalhado. Os membros da família relutam em fornecer informações sobre o cliente quando o próprio pode fazê-lo, pois acreditam que isso viole seu direito à privacidade. A orientação temporal é flexível e não coincide com compromissos rigidamente agendados.

A doença mental é um conceito específico de cada cultura, e crenças sobre causas podem incluir fantasmas, quebra de tabus ou perda da harmonia com o ambiente. Com frequência, os clientes mostram-se quietos e estoicos, com poucas solicitações. Experiências que envolvem ter visões ou ouvir vozes podem ter significado espiritual; portanto, esses clientes, às vezes, não encaram esse fenômeno como uma doença. Os norte-americanos nativos com crenças religiosas tradicionais podem relutar em discutir as próprias crenças e práticas com estranhos. Se o cliente estiver usando saquinho de cura, o enfermeiro, se possível, não o deve remover. Outras pessoas não devem falar sobre esse dispositivo, ou tocar nele, ou em outros objetos ritualísticos de cura. Outros norte-americanos nativos pertencem a congregações cristãs, mas podem incorporar práticas de cura ou usar um curandeiro com a medicina ocidental (Palacios, Butterfly e Strickland, 2005).

Árabe-americanos

O termo preferido para o tratamento pode ser por região, como *árabe-americanos* ou *americanos do Oriente Médio*, ou com o país de origem, como *egípcio* ou *palestino*. Os cumprimentos incluem sorriso, contato direto pelo olhar e comentário social sobre a família ou o cliente. Usar voz alta indica a importância do tópico, assim como repetição da mensagem. Para expressar respeito, as pessoas com antecedentes dessa parte do mundo costumam expressar concordância diante de estranhos, mas isso não reflete, necessariamente, seus verdadeiros sentimentos. As famílias tomam decisões coletivas, tendo pai, irmão mais velho, tio ou marido como porta-voz. A maioria dos compromissos considerados oficiais é mantida, embora preocupações com o ser humano sejam mais valorizadas do que o cumprimento de um horário (Meleis, 2005).

Essa cultura acredita que a doença mental resulta de medos súbitos, tentativas de manipular a família, ira ou vontade de Deus, sendo que tudo tem foco no indivíduo. Saudade da pátria, da família ou dos amigos também pode causar doença mental. Esses clientes podem buscar o serviço de saúde mental apenas como último recurso, depois de terem exaurido todos os recursos da família e da comunidade. Quando doentes, esperam que a família ou os profissionais da saúde tomem conta deles. O cliente reserva a própria energia para se curar e, portanto, é possível que pratique o repouso completo e abdique de qualquer responsabilidade durante a doença. Esses clientes consideram a doença mental mais negativamente do que a física, acreditando que a primeira possa ser controlada pelo indivíduo. Embora os primeiros imigrantes fossem cristãos, os mais recentes são muçulmanos. A oração é muito importante para os muçulmanos: os ortodoxos rezam cinco vez ao dia, lavam-se antes de cada oração e rezam em silêncio. A medicina ocidental é o primeiro tratamento buscado, mas alguns podem usar medicamentos caseiros e amuletos (talismãs ou objetos com poderes protetores).

Cambojanos

O termo preferido para pessoas do Camboja é *Khmer* (pronuncia-se *kuh-meer*) ou *Sino-khmer* (cambojano chinês). Os que assimilaram a cultura ocidental usam o aperto de mão como cumprimento, enquanto os demais fazem uma leve reverência, unindo as palmas das mãos com os dedos apontados para cima, sem contato físico com a pessoa durante o cumprimento. Muitos asiáticos falam baixinho, mas é importante ouvi-los com atenção em vez de lhes pedir para falar mais alto. Os clientes cambojanos valorizam muito a polidez. O contato pelo olhar é aceito, mas as mulheres podem baixar os olhos como forma de polidez. Silêncios são comuns e apropriados; os enfermeiros devem evitar conversas vazias. Esses clientes podem considerar o discordar como descortesia, por isso, dizem sim quando, na verdade, não concordam nem tencionam aderir ao que foi dito. É inapropriado tocar a cabeça de alguém sem permissão porque acreditam que a alma está na cabeça. Normalmente, os clientes cambojanos incluem membros da família nas tomadas de decisão. A orientação temporal pode ser flexível (Kulig e Prak, 2005).

A maioria dos *Khmer* emigrou para os Estados Unidos após 1970 e acredita que a doença mental seja resultado da guerra do Khmer Vermelho e das brutalidades associadas a ela. Quando doentes, assumem um papel passivo e esperam que os outros cuidem deles. Muitos costumam usar a medicina ocidental e práticas de cura tradicionais simultaneamente. O budismo é a principal religião, embora alguns tenham se convertido ao cristianismo. O *accha* (pessoa sagrada) pode realizar muitas cerimônias sofisticadas na casa da pessoa, mas não o fará no hospital. Os curandeiros podem visitar o cliente no hospital, mas é improvável que se apresentem como tal e, muito menos, que relatem suas práticas. Alguns ainda possuem uma visão naturalista da doença e podem relutar em permitir que lhes retirem sangue por acreditar que perderão o calor corporal necessário à harmonia e ao equilíbrio (Kulig e Prak, 2005).

Chineses

Os chineses, com frequência, são tímidos em ambientes não familiares; por isso, socialização ou cumprimentos amigáveis são úteis. Podem evitar contato direto pelo olhar com figuras de autoridade para mostrar respeito; recomenda-se a manutenção de uma distância respeitosa. Fazer perguntas pode ser um sinal de desrespeito; o silêncio é um sinal de respeito. O chinês é um idioma expressivo, de modo que o tom alto não é necessariamente sinal de agitação ou raiva. Sociedades chinesas tradicionais tendem a não valorizar muito a urgência temporal. Famílias estendidas são comuns, e o membro mais velho da casa toma decisões e serve de porta-voz da família (Chin, 2005).

Acredita-se que a doença mental resulte da falta de harmonia das emoções, ou de espíritos maléficos. As práticas de saúde podem variar de acordo com a época da imigração para os Estados Unidos. Imigrantes das décadas de 1940 a 1960 acreditam fortemente na medicina tradicional popular chinesa, enquanto os que emigraram nos últimos 20 anos combinam a tradicional com a ocidental. A primeira e a segunda gerações de chineses americanos mostram-se bastante voltadas à medicina ocidental. Há os que usam medicamentos herbáceos e acupuntura, antes ou conjugados com a medicina ocidental. Raramente esses clientes buscam um curandeiro espiritual para problemas psiquiátricos a fim de livrá-los de espíritos maléficos. Muitos chineses são budistas, mas as religiões católica e protestante também se mostram comuns.

Cubanos

Os cubanos, ou cubano-americanos (quando nascidos nos Estados Unidos), em geral são extrovertidos e usam um tom de voz elevado durante a conversa normal. A família estendida é muito importante e, normalmente, mais de uma geração vive na mesma casa. Esses clientes esperam o contato direto pelo olhar durante a conversa e podem julgar o olhar distante como falta de respeito ou de honestidade. O silêncio indica estranheza ou incerteza. Embora a orientação temporal social varie enormemente, esses clientes consideram compromissos como um negócio e são pontuais (Varela, 2005).

Os clientes cubanos concebem o estresse como uma das causas da doença física e da mental, e alguns acreditam que a doença mental seja hereditária. Ela apresenta-se como um estigma para a família; portanto, clientes cubanos podem ocultar ou não admitir publicamente esses problemas. O mais comum é o doente ser submisso, impotente e dependente dos outros. Embora possam usar medicamentos herbáceos para tratar doenças menores em casa, os clientes cubanos costumam procurar a medicina ocidental no caso de doenças mais graves. A maioria deles é católica ou pertence a outras congregações cristãs; portanto, a oração e a missa podem ser importantes.

Filipinos

Sorrisos, mais do que apertos de mãos, são a forma comum de cumprimento. As expressões faciais são animadas, e os clientes costumam usá-las mais do que palavras para comunicar emoção. Clientes filipinos consideram o contato direto pelo olhar descortês, por isso, mantêm pouco contato pelo olhar com figuras de autoridade, como enfermeiras e médicos. Em geral, falam com suavidade e evitam expressar desacordo (Rodriguez, de Guzman e Cantos, 2005). No entanto, podem usar um tom de voz mais alto para enfatizar o que estão dizendo ou em sinal de ansiedade ou medo. Tendem a ver os compromissos médicos agendados como um negócio e, portanto, são pontuais.

Acreditam que as causas da doença mental sejam religiosas e místicas. Costumam vê-la como resultado de uma ruptura no funcionamento harmônico da pessoa com o mundo espiritual. Essas causas podem incluir um contato com uma força de vida mais poderosa, fantasmas ou almas de mortos; desarmonia entre vento, vapores, dieta e órgãos corporais alterados; ou tensão física ou emocional, frustração sexual e amor não retribuído. A maioria dos filipinos é católica; quando muito doentes, às vezes desejam procurar um padre e um médico. A oração é importante para o cliente e a família, e costumam buscar o tratamento médico ocidental e a ajuda de curandeiros para remover espíritos maléficos. O cliente doente assume um papel passivo, e o mais velho da casa toma as decisões depois de se reunir com os membros da família (Rodriguez, de Guzman e Cantos, 2005).

Haitianos

O Haiti tem duas línguas oficiais, o francês e o crioulo, e uma sólida cultura oral, que usa histórias como recursos educacionais. Oitenta por cento da população não lê nem escreve, mas o grau de educação formal pode variar entre os haitianos que vivem nos Estados Unidos. Vídeos, instruções orais e demonstrações são modos eficazes de transmitir informações. Os haitianos são polidos, mas tímidos, em especial com figuras de autoridade, e podem evitar o contato direto pelo olhar. Apertos de mãos são o cumprimento formal mais comum. Pode ser que sorriam e acenem com a cabeça em sinal de respeito, inclusive quando não compreendem o que está sendo dito. O tom de voz e os gestos com as mãos podem aumentar a ênfase da mensagem oral. Há pouco compromisso com horários e agenda na cultura haitiana, mas os clientes conseguem chegar na hora marcada para os procedimentos médicos quando o fornecedor do serviço enfatiza a necessidade de pontualidade (Colin, 2005).

A doença mental não é bem aceita na cultura haitiana. Normalmente, esses clientes acreditam que a doença mental tem causas sobrenaturais. A pessoa doente assume um papel passivo, e os membros da família cuidam dela. Remédios caseiros e tradicionais costumam ser o primeiro tratamento usado em casa, e os clientes buscam o serviço médico quando fica evidente a necessidade de cuidados especializados. Os haitianos são, predominantemente, católicos e têm uma crença muito forte no poder e na habilidade de cura de Deus (Colin, 2005).

Nipo-americanos

Os nipo-americanos identificam-se pela geração a que pertencem. *Issei* é a primeira geração de japoneses nos Estados Unidos; os *issei* têm um forte senso de identidade japonesa. Os *nissei*, segunda geração de norte-americanos japoneses nascidos e educados nos Estados Unidos, parecem ocidentalizados, mas têm fortes raízes na cultura japonesa. As gerações *sansei* (terceira) e *yonsei* (quarta) assimilaram a cultura ocidental e estão menos conectadas com a cultura japonesa.

Os cumprimentos tendem a ser formais, como um sorriso ou uma leve reverência, entre as gerações mais velhas, e um aperto de mãos entre as mais novas. Há pouco toque, e o contato pelo olhar é mínimo, em especial com figuras de autoridade. Esses clientes controlam as expressões faciais e evitam conflito ou discordância. Os mais velhos podem acenar com a cabeça, mas isso não indica, necessariamente, compreensão e concordância. A autorrevelação é improvável, a não ser que tenha sido estabelecida certa confiança, e, ainda assim, apenas quando a informação é diretamente solicitada. Os enfermeiros devem fazer perguntas que exijam uma resposta mais completa, e não apenas um "sim" ou "não". A prontidão é importante; por isso, os clientes costumam chegar cedo aos compromissos (Shiba, Leong e Oka, 2005).

A doença mental gera vergonha e estigma social para a família; portanto, os clientes relutam em buscar ajuda. Acredita-se que espíritos maléficos causam a perda do autocontrole mental como forma de punição por um mau comportamento ou incapacidade de levar uma vida boa. Esses clientes esperam de si próprios e dos outros o uso da força de vontade para reconquistar o autocontrole perdido e consideram as pessoas com doença mental indivíduos que não estão se esforçando o suficiente. As terapias psicológicas ocidentais, baseadas na autorrevelação, no compartilhamento de sentimentos e na discussão de experiências familiares da pessoa, são muito difíceis para a maioria dos nipo-americanos. O enfermeiro pode considerar esses clientes, de forma equivocada, pessoas com má vontade ou que não querem cooperar (Shiba, Leong e Oka, 2005).

Budismo, xintoísmo e cristianismo são as religiões mais comuns entre os nipo-americanos, e as práticas religiosas variam de acordo com a religião. Orações e oferendas são comuns no budismo e no xintoísmo e, normalmente, isso é feito junto com a medicina ocidental.

México-americanos

Há ampla diversidade entre méxico-americanos em termos de práticas de saúde e crenças, de acordo com a educação, condição socioeconômica, geração, tempo de vivência nos Estados Unidos e afinidade com a cultura tradicional. Para o enfermeiro, o melhor é perguntar ao cliente como quer ser identificado (p. ex., méxico-americano, latino, hispânico). A maioria dos mexicanos considera o aperto de mão um cumprimento polido, mas não aprecia outros toques por parte de estranhos, embora toques e abraços calorosos sejam comuns entre familiares e amigos. Para transmitir respeito, podem evitar o contato direto pelo olhar com figuras de autoridade. Normalmente preferem a interação social polida para ajudar a estabelecer uma atmosfera harmônica, antes de começar a responder às perguntas relacionadas à saúde. Geralmente 1 ou 2 perguntas produzem riqueza de informações; portanto, ouvir é importante. Com frequência, o silêncio é sinal de discordância, sendo usado por esses clientes em lugar de palavras. A orientação temporal é flexível; pode ser que o cliente chegue 10 a 15 minutos mais tarde para o compromisso e não considere isso um atraso (Guarnero, 2005).

Não há separação clara entre doença mental e física. Muitos têm uma visão naturalista ou personalista da doença e acreditam estar baseada no desequilíbrio entre o indivíduo e o ambiente, incluindo fatores emocionais, espirituais, sociais e físicos (Guarnero, 2005). Os méxico-americanos podem buscar cuidado médico para sintomas graves, ao mesmo tempo em que usam a medicina popular para enfrentar influências espirituais ou psíquicas. Cerca de 80 a 90% dos méxico-americanos são católicos, e praticam os ritos e os sacramentos dessa religião.

Porto-riquenhos

Entre os porto-riquenhos, as preferências de espaço pessoal variam; por isso, é importante avaliar cada indivíduo. Em geral, pessoas mais velhas e tradicionais preferem maior distância e menor contato direto pelo olhar; as mais jovens preferem o contato direto pelo olhar e menor distância do interlocutor. Os porto-riquenhos gostam de relações interpessoais calorosas e afáveis e podem expressar gratidão aos profissionais da saúde presenteando-os com comida tradicional caseira. Podem interpretar uma recusa à oferta como insulto. Em compromissos, pode haver dificuldades para manter a pontualidade, ou ocorrer uma limitação de tempo (Juarbe, 2005).

Doenças físicas são entendidas como hereditárias, punição por pecados ou falta de atenção à saúde pessoal. Acredita-se que a doença mental seja hereditária, ou consequência de *sufrimientos* (sofrimento). Esse tipo de doença traz um grande estigma, assim, a história anterior ou atual de doença mental pode não ser reconhecida. Práticas religiosas e espirituais são muito importantes, e esses clientes podem fazer uso de curandeiros ou práticas de cura espirituais (Juarbe, 2005).

Russos

Um cumprimento ou um aperto de mão formal, com contato direto pelo olhar, é aceitável. Esses clientes reservam o toque ou abraço e beijo no rosto para amigos e familiares próximos. O tom de voz pode ser alto, inclusive em conversas agradáveis. A maioria dos clientes é pontual ou chega cedo a compromissos (del Puerto e Sigal, 2005).

Os russos acreditam que a causa da doença mental seja o estresse e a mudança para um novo ambiente. Alguns russos cristãos acreditam que a doença é vontade de Deus ou teste de fé. Os doentes costumam ficar na cama, em repouso. Muitos russos não gostam de tomar medicamentos e, no começo, procuram usar remédios caseiros. Alguns russos mais velhos acreditam que o uso excessivo de fármacos pode ser prejudicial e que muitos deles podem ser mais prejudiciais do que os remédios naturais. As principais religiões incluem a ortodoxa oriental, com uma minoria sendo judeus ou protestantes (del Puerto e Sigal, 2005).

Asiáticos do sul

Os asiáticos do sul que vivem nos Estados Unidos incluem pessoas da Índia, Paquistão, Bangladesh, Sri Lanka, Nepal, Fiji e África Oriental. Os termos de identificação preferidos podem estar relacionados com a geografia, como *sul-asiáticos*, *indianos orientais*, *indianos asiáticos* ou *indo-americanos*, ou com a filiação religiosa, como *siques*, *hindus* ou *muçulmanos*. Os cumprimentos são expressos oralmente, assim como por gestos. Os hindus e os siques juntam a palma das mãos e dizem *namaste* (hindus) ou *sasariyakal* (siques). Os muçulmanos levam a palma da mão direita à testa e fazem uma leve reverência, enquanto dizem As-SalamOAlaikuum. Apertar as mãos é comum entre homens, mas não entre mulheres. O toque não é comum entre os sul-asiáticos; em vez disso, expressam sentimentos pelos olhos e expressões faciais. Podem considerar o contato direto pelo olhar, especialmente com pessoas mais velhas, rude ou desrespeitoso. Normalmente, o silêncio indica aceitação, aprovação ou tolerância. A maioria dos sul-asiáticos tem um tom de voz suave e considera o tom alto desrespeitoso. Embora não tenha consciência temporal em atividades sociais, a maioria dos sul-asiáticos é pontual em compromissos agendados junto ao sistema de saúde (Lee, Lei e Sue, 2001).

Acreditam que a doença mental resulte de pragas rogadas por um inimigo, ou seja, possessão por espíritos maléficos. Aqueles que creem na filosofia *ayurvedica* podem acreditar que a pessoa seja suscetível a problemas mentais relacionados com desequilíbrios físicos no corpo. Os doentes assumem um papel passivo, desejam descansar e querem se livrar da carga das responsabilidades diárias. Os hindus adoram muitos deuses e deusas e acreditam em um sistema de castas sociais. Creem que recitar mantras e realizar rituais são atos que eliminam doenças, inimigos, pecados e demônios. Muitos pensam que a ioga elimina certas doenças mentais. Os muçulmanos acreditam em um só Deus e rezam cinco vezes ao dia, após lavar as mãos. Creem que recitar versos do Alcorão sagrado elimina as doenças e alivia o sofrimento. Os siques também acreditam em um único Deus e na igualdade entre todos. Práticas de cura espiritual e orações são comuns, mas os sul-asiáticos que moram nos Estados Unidos também procuram logo um serviço de saúde com médicos ocidentais (Lee et al., 2001).

Vietnamitas

Os vietnamitas cumprimentam com um sorriso e uma reverência. O profissional da saúde não deve apertar a mão de uma mulher, a não ser que ela ofereça a dela primeiro. O toque durante a comunicação é mais limitado entre as pessoas mais velhas e tradicionais. Os vietnamitas podem considerar a cabeça como sagrada e os pés, profanos, de modo que a permissão para tocar é importante. Em sinal de respeito, muitos desses clientes evitam o contato direto pelo olhar com autoridades e pessoas mais velhas. O espaço pessoal é mais distante do que aquele dos euramericanos. Costumam falar com suavidade e consideram o elevar da voz e o apontar desrespeitosos. Também consideram a expressão franca de emoções ou conflitos como algo de mau gosto. A pontualidade em compromissos agendados é habitual (Nowak, 2005).

Acreditam que a doença mental resulte de uma desarmonia individual ou de um espírito ancestral que retornou para assombrar a pessoa por causa de um mau comportamento no passado. Quando doentes, os clientes assumem um papel passivo e esperam que tudo seja feito a seu modo.

As duas principais religiões são o catolicismo e o budismo. Os católicos rezam o terço e fazem orações; talvez queiram receber a visita de um padre diariamente. Os budistas rezam em silêncio, consigo mesmos. Os vietnamitas acreditam tanto na medicina ocidental quanto na popular. Alguns acreditam que os curandeiros tradicionais podem exorcizar espíritos do mal. Outras práticas de saúde incluem esfregar uma moeda, beliscar a pele, fazer acupuntura e usar a medicina fitoterápica (Nowak, 2005).

O papel do enfermeiro no trabalho com clientes de várias culturas

Para fornecer um serviço culturalmente competente, o enfermeiro deve obter o maior número de informações possível sobre os valores culturais, as crenças e as práticas de saúde do cliente. O próprio cliente costuma ser melhor fonte de informações, de modo que o enfermeiro deve lhe perguntar o que acha importante – por exemplo, "Como gostaria de ser tratado?" ou "O que você espera (ou deseja) que eu faça para você?" (Andrews e Boyle, 2007).

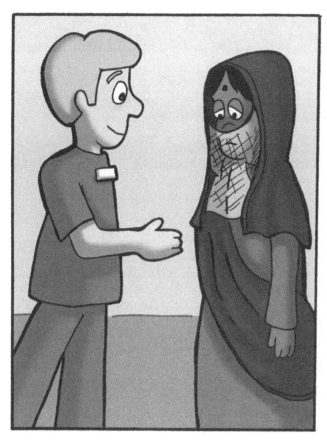

Consciência cultural.

No encontro inicial, o enfermeiro pode confiar no que já sabe sobre o grupo cultural específico do cliente; por exemplo, preferências de cumprimento, contato pelo olhar e distância física. Com base no comportamento do cliente, o profissional pode alterar a abordagem conforme necessário. Por exemplo, se o cliente, apesar de pertencer a uma cultura que não inclui o aperto de mão como cumprimento habitual, estende a mão para o enfermeiro, este deve responder apertando-lhe a mão. Entre um mesmo grupo cultural, a variação é ampla, o enfermeiro tem de permanecer alerta a essas diferenças individuais.

As práticas de saúde do cliente e suas crenças religiosas são outras áreas que precisam ser avaliadas. O enfermeiro pode perguntar: "Você tem alguma restrição ou preferência alimentar?" e "Como posso ajudá-lo a praticar suas crenças religiosas ou espirituais?". Também pode procurar entender as crenças do cliente sobre a saúde e a doença, perguntando: "Como acha que surgiu esse problema de saúde?" e "Que tipo de remédio usou em casa?".

É essencial uma abordagem aberta e objetiva em relação aos clientes; eles ficam mais inclinados a compartilhar informações pessoais e culturais quando o enfermeiro está genuinamente interessado neles, sem parecer cético ou reprovador. O enfermeiro deve fazer as mesmas perguntas inclusive a clientes com uma formação cultural semelhante à dele. Mais uma vez, as pessoas de um grupo cultural variam amplamente, e o enfermeiro não deve pressupor que conhece em que o cliente acredita ou quais são suas práticas apenas porque compartilham a mesma cultura.

QUESTÕES DE AUTOPERCEPÇÃO

O enfermeiro tem que estar consciente dos fatores que influenciam a resposta do cliente à doença, inclusive os individuais, os interpessoais e os culturais, discutidos anteriormente. A avaliação desses fatores pode ajudar a orientar o planejamento e a implementação do serviço de enfermagem. Fatores biológicos e hereditários não podem ser alterados. Outros, como os interpessoais, podem ser mudados, ainda que com dificuldade. Por exemplo, ajudar um cliente a desenvolver um sistema de apoio social exige mais do que simplesmente lhe dar uma lista de contatos na comunidade. O cliente precisa sentir que esses recursos são valiosos para ele, considerá-los úteis, capazes de responder e oferecer suporte; para concluir, precisam ter vontade de usá-los.

Enfermeiros com pouca experiência de trabalho com grupos étnicos podem se sentir ansiosos ao encontrar alguém com uma formação cultural diferente, ficar com medo de dizer "algo errado" ou de fazer alguma coisa ofensiva ou desrespeitosa ao cliente ou à família dele. Às vezes, eles possuem conceitos estereotipados sobre alguns grupos étnicos e só tomam consciência disso quando encontram um cliente desse grupo. É um constante desafio permanecer consciente dos próprios sentimentos e lidar com eles de modo eficaz.

Pontos a serem considerados quando trabalhamos com respostas individuais a doenças

- Aborde o cliente com uma atitude genuinamente interessada
- Pergunte ao cliente, no início da entrevista, como prefere ser tratado e de que modo você pode possibilitar suas práticas espirituais, religiosas e de saúde
- Reconheça todos os sentimentos negativos ou estereotipados e discuta-os com um colega para desconsiderar mitos e concepções errôneos
- Lembre-se de que uma variedade de fatores influencia a resposta complexa do cliente à doença

Questões de pensamento crítico

1. Quais são os antecedentes culturais e étnicos de sua família? De que forma influenciam suas crenças sobre a doença mental?
2. Como você se descreve em termos de características individuais que influenciam a reação de outros à doença, como crescimento e desenvolvimento, fatores biológicos, autoeficácia, resistência, resiliência e riqueza de recursos, bem como espiritualidade?
3. Que experiências você possui com pessoas de cultura diferente da sua? Como reage ou comporta-se com clientes cuja cultura seja diferente da sua?

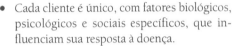

RECURSOS

- Culture Med™ (Bibliografia extensa com artigos de enfermagem transcultural)
- National MultiCultural Institute
- Cultural diversity in nursing
- Report of the Surgeon General: Overview of Diversity and Mental Health Services

ENDEREÇOS ELETRÔNICOS

http://culturedmed.sunyit.edu/index.php/bibliographies-by-cultural-aspect/transcultural-nursing
http://www.nmci.org
http://www.culturediversity.org
http://www.surgeongeneral.gov/library/mentalhealth/chapter2/sec8.html

PONTOS-CHAVE

- Cada cliente é único, com fatores biológicos, psicológicos e sociais específicos, que influenciam sua resposta à doença.
- Os fatores individuais que influenciam a resposta do cliente à doença incluem idade, crescimento e desenvolvimento; fatores biológicos e genéticos; resistência, resiliência e riqueza de recursos; e autoeficácia e espiritualidade.
- A constituição biológica inclui hereditariedade e saúde física da pessoa.
- Clientes mais jovens podem ter dificuldade em expressar pensamentos e sentimentos, de modo que costumam apresentar resultados mais insatisfatórios diante do estresse ou da doença, sobretudo quando muito jovens.
- Pessoas com dificuldade para negociar as tarefas do desenvolvimento psicossocial têm habilidades menos eficazes para lidar com a doença.
- Há diferenças culturais/étnicas no modo como as pessoas respondem a certos fármacos psicotrópicos; essas diferenças podem afetar a dosagem e os efeitos colaterais. Os enfermeiros precisam conhecer essas diferenças culturais ao tratar os clientes. Quando se originam de países não ocidentais, os clientes em geral precisam de menores doses de fármacos psicotrópicos para produzir os efeitos desejados.
- A autoeficácia é a crença de que as capacidades e os esforços das pessoas podem influenciar os eventos da vida. O senso de autoeficácia é um fator importante no momento de lidar com estresse e doença.
- A resistência é a capacidade de resistir à doença sob estresse.
- A resiliência é a capacidade de responder de maneira saudável a circunstâncias estressoras ou a situações de risco.
- A riqueza de recursos é demonstrada pela capacidade de administrar as atividades diárias, sendo uma característica pessoal, adquirida por meio de interações com outras pessoas.
- Espiritualidade envolve o núcleo interior do ser humano e suas crenças sobre o significado da vida e o propósito de viver. Pode incluir crença em Deus ou em um poder superior, prática de religião, crenças e práticas culturais e relação com o ambiente.
- Os fatores interpessoais que influenciam a resposta do cliente à doença incluem senso de pertencimento ou envolvimento pessoal com um sistema ou ambiente, bem como redes sociais que deem apoio social ou sustentação emocional.
- A crescente diversidade social e cultural nos Estados Unidos e no Canadá torna fundamental para os enfermeiros o conhecimento das práticas culturais e de saúde de vários grupos étnicos ou raciais. Para fornecer atendimento de enfermagem competente, os enfermeiros precisam ser sensíveis e ter conhecimento dos fatores que afetam o cuidado dos clientes, incluindo temas relacionados com cultura, raça, gênero, orientação sexual e situação socioeconômica.
- A cultura exerce a maior influência sobre comportamentos e crenças de saúde da pessoa.
- Um modelo para avaliação de clientes de várias formações étnicas inclui seis fenômenos culturais: técnicas e estilo de comunicação, distância e espaço físico, organização social, orientação temporal, controle ambiental e variações biológicas.
- A condição socioeconômica tem forte influência sobre a saúde do indivíduo. Pode determinar se ele vai ter ou não plano de saúde, acesso adequado ao sistema de saúde ou capacidade financeira de realizar o tratamento prescrito.
- O conhecimento de vários padrões e diferenças culturais ajuda o enfermeiro a começar a se relacionar com pessoas de formações étnicas diferentes.
- Enfermeiros que não têm certeza sobre as preferências sociais ou culturais de um cliente precisam lhe perguntar diretamente, durante o encontro inicial, sobre tratamentos preferidos, formas para auxiliar suas práticas espirituais, religiosas ou de saúde.

REFERÊNCIAS

Andrews, M. M., & Boyle, J. S. (2007). *Transcultural concepts in nursing care* (5th ed.). Philadelphia: Lippincott Williams & Wilkins.

Anthony, K.H. (2008). Helping partnerships that facilitate recovery from severe mental illness. *Journal of Psychosocial Nursing and Mental Health Services, 46*(7), 24-28, 29-33.

Black, K. & Lobo, M. (2008). A conceptual review of family resilience factors. *Journal of Family Nursing, 14*(1), 33-55.

Buchanan, B. W., & Carpenter, W. T. (2005). Concept of schizophrenia. In B. J. Sadock & V. A. Sadock (Eds.), *Comprehensive textbook of psychiatry* (Vol. 1, 8th ed., pp. 1329–1345). Philadelphia: Lippincott Williams & Wilkins

Carless, D. & Douglas, K. (2008, Soial support for and through exercise and sport in a sample of men with serious mental illness. *Issues in Mental Health Nursing, 29*(11), 1179-1199.

Chang, H.J., Zauszniewski, J.A., Heinzer, M.M., Musil, C.M. & Tsai, W.C. (2007). Adaptive functioning and depressive symptoms in school-aged children. *Journal of Advanced Nursing, 60*(5), 502-512.

Chanokruthai, C., Williams, R. A., & Hagerty, B. M. (2005). The role of sense of belonging and social support on stress and depression in individuals with depression. *Archives of Psychiatric Nursing, 19*(1), 18–29.

Chaudry, H.R. (2008). Psychiatric care in Asia: Spirituality and religious connotations. *International Review of Psychiatry, 20*(5), 477-483.

Chin, P. (2005). Chinese. In J. G. Lipson & S. L. Dibble (Eds.), *Culture and clinical care* (pp. 98–108). San Francisco: UCSF Nursing Press.

Colin, J. M. (2005). Haitians. In J. G. Lipson & S. L. Dibble (Eds.), *Culture and clinical care* (pp. 221–235). San Francisco: UCSF Nursing Press.

Cutler, C. G. (2005). Self-efficacy and social adjustment of patients with mood disorder. *Journal of the American Psychiatric Nurses Association, 11*(5), 283–289.

del Puerto, L. E., & Sigal, E. (2005) Russians and others from the former Soviet Union. In J. G. Lipson & S. L. Dibble (Eds.), *Culture and clinical care* (pp. 415–430). San Francisco: UCSF Nursing Press.

Edward, K., & Warelow, P. (2005). Resilience: When coping is emotionally intelligent. *Journal of the American Psychiatric Nurses Association, 11*(2), 101–102.

Giger, J. N., & Davidhizar, R. E. (2007). *Transcultural nursing: Assessment and intervention* (5th ed.). St. Louis: Mosby.

Granerud, A., & Severinsson, E. (2006). The struggle for social integration in the community: The experiences of people with mental health problems. *Journal of Psychiatric and Mental Health Nursing, 13*(3), 288–293.

Greeff, A. P., Vansteenween, A., & Mieke, I. (2006). Resiliency in families with a member with a psychological disorder. *American Journal of Family Therapy, 34*(4), 285–300.

Guarnero, P. A. (2005). Mexicans. In J. G. Lipson & S. L. Dibble (Eds.), *Culture and clinical care* (pp. 330–342). San Francisco: UCSF Nursing Press.

Huguelet, P., Mohr, S., Borras, L., Gillieron, C., & Brandt, P. (2006). Spirituality and religious practices among outpatients with schizophrenia and their clinicians. *Psychiatric Services, 57*(3), 366–372.

Juarbe, T. C. (2005). Puerto Ricans. In J. G. Lipson & S. L. Dibble (Eds.), *Culture and clinical care* (pp. 389–404). San Francisco: UCSF Nursing Press.

Keyes, C.L. (2007). Promoting and protecting mental health as flourishing: A complementary strategy for improving national mental health. *The American Psychologist, 62*(2), 95-108.

Kobasa, S. C. (1979). Stressful life events, personality, and health: An inquiry into hardiness. *Journal of Personality and Social Psychology, 37*(1), 1–11.

Kulig, J. C., & Prak, S. (2005). Cambodians (Khmer). In J. G. Lipson & S. L. Dibble (Eds.), *Culture and clinical care* (pp. 73–84). San Francisco: UCSF Nursing Press.

Lee, J., Lei, A., & Sue, S. (2001). The current state of mental health research on Asian Americans. *Journal of Human Behavior in the Social Environment, 3*(3/4), 159–178.

Maddi, S. R. (2005). On hardiness and other pathways to resilience. *American Psychologist, 60*(3), 261–262.

Meleis, A. I. (2005). Arabs. In J. G. Lipson & S. L. Dibble (Eds.), *Culture and clinical care* (pp. 42–57). San Francisco: UCSF Nursing Press.

Morgan, A.J. & Jorm, A.F. (2008). Self-help interventions for depressive disorders and depressive symptoms: A systematic review, *Annals of General Psychiatry*, 7, 13.

Nowak, T. T. (2005) Vietnamese. In J. G. Lipson & S. L. Dibble (Eds.), *Culture and clinical care* (pp. 446–460). San Francisco: UCSF Nursing Press.

Palacios, J., Butterfly, R., & Strickland, C. J. (2005). American Indians/Alaskan Natives. In J. G. Lipson & S. L. Dibble (Eds.), *Culture and clinical care* (pp. 27–41). San Francisco: UCSF Nursing Press.

Purnell, L. D., & Paulanka, B. J. (Eds.). (2008). *Transcultural healthcare: A culturally competent approach* (3rd ed.). Philadelphia: F. A. Davis.

Reid, J., Lloyd, C., & de Groot, L. (2005). The psychoeducation needs of parents who have an adult son of daughter with a mental illness. *Australian e-Journal for the Advancement of Mental Health, 4*(2), 1–13.

Rodriguez, D. M., de Guzman, C. P., & Cantos, A. (2005). Filipinos. In J. G. Lipson & S. L. Dibble (Eds.), *Culture and clinical care*, (pp. 177– 191). San Francisco: UCSF Nursing Press. Ross, N. (2002). Community belonging and health. Health Reports, 13(3), 33–40.

Shiba, G., Leong, Y. M., & Oka, R. (2005). Japanese. J. G. Lipson & S. L. Dibble (Eds.), *Culture and clinical care* (pp. 304–316). San Francisco: UCSF Nursing Press.

Vanderhorst, R. K., & McLaren, S. (2005). Social relationships as predictors of depression and suicidal ideation in older adults. *Aging and Mental Health, 9*(6), 517–525.

Varela, L. (2005). Cubans. In J. G. Lipson & S. L. Dibble (Eds.), *Culture and clinical care* (pp. 122–131). San Francisco: UCSF Nursing Press.

Waters, C.M. & Locks, S. (2005). African Americans. In J.G. Lipson & S.L. Dibble (Eds). *Culture and clinical care* (pp. 14-26). San Francisco: UCSF Nursing Press.

LEITURAS ADICIONAIS

Birks, M.J., Chapman, Y. & Francis, K. (2007). Breaching the wall: Interviewing people from other cultures. *Journal of Transcultural Nursing*, 18(2), 150-156.

Ida, D.J. (2007). Cultural competency and recovery within diverse populations. *Psychiatric Rehabilitation Journal*, 31(1), 49-53.

Lloyd, R. (2007). Modeling community-based, self-help mental health rehabilitation reform. *Australasian Psychiatry: Bulleting of Royal Australian and New Zealand College of Psychiatrists*, 15(Suppl.1), S99-S103.

Guia de Estudo

QUESTÕES DE MÚLTIPLA ESCOLHA

Escolha a resposta correta para cada uma das seguintes questões.

1. Entre os itens a seguir, qual é importante para os enfermeiros quando administram fármacos psicotrópicos a pessoas não brancas?
   a. Doses menores podem produzir os efeitos desejados.
   b. Ocorrem menos efeitos colaterais com clientes não brancos.
   c. A resposta ao fármaco é similar àquela dos brancos.
   d. Não podem ser feitas generalizações.

2. Dentre o que segue, qual enuncia uma visão naturalista das causas de doenças?
   a. A doença é parte natural da vida, sendo então inevitável.
   b. A doença é causada por frio, calor, vento e umidade.
   c. Apenas agentes naturais são eficientes no tratamento das doenças.
   d. Agentes externos, como espíritos do mal, prejudicam o equilíbrio natural do organismo.

3. Dentre o que segue, qual o elemento mais influente na determinação das crenças e práticas de saúde?
   a. Fatores culturais.
   b. Fatores individuais.
   c. Fatores interpessoais.
   d. Todos os anteriormente citados têm a mesma influência.

4. Qual das avaliações a seguir indica crescimento e desenvolvimento positivos para um adulto de 30 anos de idade?
   a. Estar satisfeito com sua imagem.
   b. Gostar das atividades sociais com três ou mais amigos próximos.
   c. Mudar de emprego com frequência até achar "o emprego certo".
   d. Planejar a saída futura da casa dos pais.

5. Entre os enunciados a seguir, qual causa preocupação relativa ao alcance das tarefas do desenvolvimento de uma mulher com 55 anos de idade?
   a. "Parece que agora é minha vez de cuidar de meus pais."
   b. "Gosto muito de visitar os amigos."
   c. "Meus filhos precisam de mim agora, da mesma forma que quando eram pequenos."
   d. "Quando me aposentar, quero uma casa menor para manter."

6. Entre os enunciados de um cliente, qual dos que seguem indica autoeficiência?
   a. "Gosto de ter várias opiniões antes de decidir como agir."
   b. "Sei que, aprendendo a relaxar, irei me sentir melhor."
   c. "Nunca tenho certeza de ter tomado a decisão correta."
   d. "Independentemente do quanto tente relaxar, sempre aparece alguma coisa."

QUESTÕES DE MÚLTIPLAS RESPOSTAS

Selecione o que é aplicável.

1. Um aperto de mãos é considerado um cumprimento aceitável para todos, em que culturas?
   a. Filipina
   b. Haitiana
   c. México-americana
   d. Dos índios norte-americanos
   e. Asiática do sul
   f. Euramericanos brancos

2. O contato direto do olhar pode ser considerado desrespeitoso em que culturas?
   a. Afro-americana
   b. Árabe-americana
   c. Chinesa
   d. Russa
   e. Dos asiáticos do sul
   f. Dos vietnamitas

QUESTÕES ABERTAS

1. De forma resumida, explique os cuidados de enfermagem com competência cultural.

2. Conforme Erik Erikson, qual é a consequência de ter sucesso ou fracassar para passar por uma tarefa de desenvolvimento psicossocial?

8 Avaliação

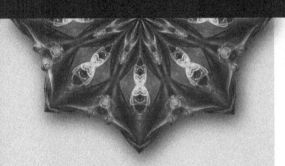

Palavras-chave

- afeto
- afeto amplo
- afeto embotado
- afeto inapropriado
- afeto restrito
- afeto superficial
- alucinações
- autoconceito
- automatismos
- bloqueio de pensamento
- conteúdo do pensamento
- delírio
- flexibilidade passível de modelagem
- fuga de ideias
- humor
- ideias de referência
- inserção de pensamento
- irradiação dos pensamentos
- *insight*
- julgamento
- lábil
- neologismos
- obrigação de avisar
- pensamento abstrato
- pensamento circunstancial
- pensamento concreto
- pensamento desagregado
- pensamento prolixo
- processo de pensamento
- retardo psicomotor
- retirada de pensamentos
- salada de palavras

Objetivos de aprendizagem

Após a leitura deste capítulo, você deverá ser capaz de

1. Identificar as categorias usadas para avaliar a condição de saúde mental do cliente.
2. Fazer perguntas para a obtenção de informações em cada categoria.
3. Descrever o funcionamento do cliente, em termos de autoconceito, papéis e relações.
4. Reconhecer funções fisiológicas fundamentais que costumam prejudicar pessoas com transtornos mentais.
5. Obter e organizar dados de avaliações psicossociais para uso como base do planejamento dos cuidados de enfermagem.
6. Examinar os sentimentos das pessoas e qualquer desconforto, conversando sobre comportamentos suicidas, homicidas e autolesivos com o cliente.

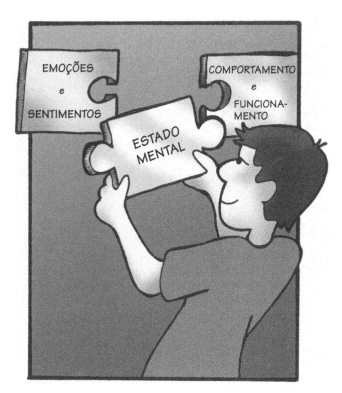

Construção de um quadro de seu cliente por meio de uma investigação psicossocial.

AVALIAÇÃO É O PRIMEIRO PASSO do processo de enfermagem e envolve coleta, organização e análise de informações sobre a saúde do cliente. Na enfermagem em saúde mental e psiquiatria, esse processo costuma ser chamado de avaliação psicossocial e inclui um exame do estado mental. O propósito dessa avaliação é montar um quadro do atual estado emocional, da capacidade mental e do funcionamento comportamental do cliente. A avaliação funciona ainda como a base para a elaboração de um plano de cuidados que atenda às necessidades do cliente. Constitui um conjunto básico de dados clínicos para avaliar a eficácia do tratamento e das intervenções, ou uma medida da evolução do cliente (American Nurses Association, 2007).

FATORES QUE INFLUENCIAM A AVALIAÇÃO

Participação/*feedback* do cliente

Uma avaliação psicossocial completa e abrangente exige a participação ativa do cliente. Se ele não puder ou não quiser participar, algumas áreas da avaliação ficarão incompletas ou vagas. Se estiver muito deprimido, por exemplo, pode ser que ele não tenha energia para responder a perguntas ou completar a avaliação. Clientes que exibem processos mentais psicóticos ou problemas de cognição podem não ter atenção suficiente ou capacidade para compreender as perguntas feitas. Talvez o enfermeiro precise ter vários contatos com o cliente até conseguir completar a avaliação ou obter mais informações, à medida que sua condição permitir.

Estado de saúde do cliente

O estado de saúde do cliente também pode afetar a avaliação psicossocial. Se ele estiver ansioso, cansado ou com dor, talvez o enfermeiro tenha dificuldade em provocar sua participação integral na avaliação. As informações obtidas pelo enfermeiro podem refletir sua dor ou ansiedade e não corresponder a uma avaliação precisa de sua situação. O enfermeiro precisa reconhecer essas situações e lidar com elas antes de continuar a avaliação completa. O cliente pode ter de descansar, receber medicamentos para aliviar a dor ou ser acalmado antes de a avaliação poder continuar.

Experiências prévias/concepções errôneas do cliente sobre cuidados de saúde

A percepção do cliente sobre as suas próprias circunstâncias pode gerar emoções que interferem na obtenção de uma avaliação psicossocial precisa. Se o cliente ficar relutante em buscar tratamento ou tiver passado por experiências insatisfatórias no sistema de saúde, pode ter dificuldades em responder diretamente às perguntas. Ele pode minimizar ou maximizar sintomas ou problemas ou então se recusar a fornecer informações em algumas áreas. O enfermeiro tem de abordar os sentimentos e as percepções do cliente para estabelecer uma relação de trabalho confiável antes de prosseguir com a avaliação.

Habilidade de compreensão do cliente

O enfermeiro também deve determinar a capacidade do cliente para ouvir, ler e compreender o idioma usado na avaliação. Se a língua nativa do cliente for diferente daquela usada pelo enfermeiro, talvez entenda ou interprete de forma equivocada as perguntas, o que resulta em informação imprecisa. Um cliente com problemas de audição também pode não compreender o que o enfermeiro está perguntando. É importante que as informações da avaliação reflitam o estado de saúde do cliente; não devem ser resultado de uma comunicação insatisfatória.

Atitude e abordagem adotadas pelo enfermeiro

A atitude e a abordagem adotadas pelo enfermeiro podem influenciar a avaliação psicossocial. Se o cliente perceber que as perguntas do enfermeiro são curtas e resumidas, ou se sentir que o estão apressando ou pressionando para concluir a avaliação, pode fornecer apenas informações superficiais ou omitir inteiramente a discussão de problemas em algumas áreas. Ele também pode evitar o fornecimento de informações mais delicadas ao perceber que o enfermeiro não está receptivo, fica na defensiva ou faz censuras. Pode acontecer, por exemplo, de ele relutar em contar casos de abuso infantil ou violência doméstica se o profissional lhe parecer pouco à vontade ou não receptivo. O enfermeiro precisa ter consciência dos próprios sentimentos e reações e abordar a avaliação de modo direto.

COMO CONDUZIR A ENTREVISTA

Ambiente

O enfermeiro deve conduzir a avaliação psicossocial em um ambiente confortável, privado e seguro, tanto para si próprio quanto para o cliente. Um ambiente bem tranquilo, com poucas distrações, permite que a atenção fique voltada apenas para a entrevista. Ao realizá-la em um local como uma sala de reunião, garanta ao cliente que ninguém vai escutar o que está sendo discutido. Contudo, não se deve escolher um local isolado, principalmente se o cliente for desconhecido ou tiver uma história de comportamento ameaçador. O enfermeiro deve garantir sua segurança e a do cliente, mesmo que seja necessário para isso a presença de outra pessoa durante a avaliação.

Informações fornecidas pela família e pelos amigos

Havendo membros da família, amigos ou acompanhantes com o cliente, o enfermeiro deve solicitar suas percepções do comportamento e do estado emocional do cliente. O modo como isso deve ser feito depende da situação. Às vezes, o cliente não dá permissão ao enfermeiro para realizar entrevistas separadas com membros da família. O profissional deve saber, assim, que amigos e familiares do cliente podem não se sentir à vontade revelando dados do cliente em sua presença, oferecendo informações limitadas. No entanto, o cliente pode se sentir desconfortável ao participar da avaliação sem a família ou os amigos, o que também pode limitar a quantidade ou o tipo de informação obtida pelo enfermeiro. É desejável a condução de pelo menos parte da avaliação sem outras pessoas, especialmente nos casos em que há suspeita de abuso ou intimidação. O enfermeiro deve usar o que estiver a seu alcance para avaliar o cliente em separado diante de suspeita de abuso.

Como formular as perguntas

O enfermeiro pode usar perguntas aberto-fechadas para iniciar a avaliação (ver o Cap. 6). Isso possibilita ao cliente iniciar a conversa de um modo confortável, dando ao enfermeiro uma ideia de como o cliente percebe a própria situação. Exemplos desse tipo de pergunta incluem:

- O que traz você aqui hoje?
- Conte-me o que está acontecendo com você.
- Como podemos ajudá-lo?

Se o cliente não conseguir organizar os próprios pensamentos ou tiver dificuldades para responder perguntas abertas, o enfermeiro vai precisar usar perguntas mais diretas para obter as informações. As perguntas devem ser claras, simples e focadas em um comportamento ou sintoma específico; não devem fazer com que o cliente se lembre de várias coisas de uma vez. Perguntas relativas a vários comportamentos ou sintomas diferentes – "Como são os seus hábitos alimentares e de sono e, ainda, está tomando algum medicamento sem prescrição médica que afeta a alimentação e o sono?" – podem confundir o cliente. A seguir, apresentamos exemplos de perguntas focadas ou fechadas:

- Quantas horas você dormiu na noite passada?
- Tem pensado em suicídio?
- Quanto você anda bebendo?
- Tem dormido bem?
- Quantas refeições faz ao dia?
- Que medicamentos sem prescrição médica está usando?

O enfermeiro deve usar um tom de voz e uma linguagem que não indique censura, particularmente ao fazer perguntas sobre assuntos delicados, como uso de álcool ou drogas, comportamento sexual, abuso ou violência e práticas da educação dos filhos. Usar uma linguagem que não indique censura e um tom prosaico evita o oferecimento de pistas verbais que levem o cliente a ficar defensivo ou a não dizer a verdade. Ao perguntar, por exemplo, sobre o papel do cliente na educação dos filhos, o enfermeiro deve dizer: "Que tipo de disciplina você usa?", em vez de "Com que frequência pune fisicamente seu filho?". A primeira pergunta aumenta as chances de revelar informações honestas e precisas; a segunda dá a impressão de que a disciplina física é errada, levando o cliente a responder com desonestidade.

CONTEÚDO DA AVALIAÇÃO

As informações reunidas na avaliação psicossocial podem ser organizadas de muitos modos diferentes. A maioria dos instrumentos de avaliação ou estruturas conceituais contém categorias similares, com alguma variação na organização ou na ordem. O enfermeiro deve usar um tipo de estrutura organizadora a fim de avaliar o cliente de modo abrangente e sistemático, que se preste à análise e sirva também de base para o atendimento. A estrutura da avaliação psicossocial, discutida aqui e usada em todo este livro, contém os seguintes componentes:

- História
- Aparência geral e comportamento motor
- Humor e afeto
- Conteúdo e processo de pensamento
- Processos sensoriais e intelectuais
- Julgamento e compreensão
- Autoconceito
- Papéis e relacionamentos
- Preocupações fisiológicas e de autocuidado

O Quadro 8.1 lista os fatores que o enfermeiro deve incluir em cada uma dessas áreas da avaliação psicossocial.

História

Avaliações sobre antecedentes do cliente incluem história, idade e estágio de desenvolvimento, crenças culturais e espirituais e crenças sobre a saúde e a doença. A história do cliente, assim como a de sua família, pode fornecer dados para melhor compreensão de sua situação atual. Por exemplo: o cliente teve dificuldades similares no passado? Foi hospitalizado? Se a resposta for sim, como foi essa experiência? Uma

> **QUADRO 8.1 Componentes de uma investigação psicossocial**
>
> **História**
> Idade
> Estágio do desenvolvimento
> Considerações culturais
> Crenças espirituais
> História anterior
>
> **Avaliação geral e comportamento motor**
> Higiene e apresentação pessoal
> Modo adequado de vestir-se
> Postura
> Contato pelo olhar
> Movimentos ou maneirismos incomuns
> Discurso
>
> **Humor e afeto**
> Emoções expressas
> Expressões faciais
>
> **Processo e conteúdo do pensamento**
> Conteúdo (o que pensa o cliente)
> Processo (como o cliente está pensando)
> Clareza de ideias
> Impulsos autolesivos ou suicidas
>
> **Processo sensorial e intelectual**
> Orientação
> Confusão
> Memória
>
> **Experiências sensoriais anormais ou percepções erradas**
> Concentração
> Capacidades de pensamento abstrato
>
> **Julgamento e *insight***
> Julgamento (interpretação do ambiente)
> Capacidade de tomar decisões
> *Insight* (compreensão da própria participação na situação atual)
>
> **Autoconceito**
> Visão pessoal de si mesmo
> Descrição do *self* físico
> Qualidades ou atributos pessoais
>
> **Papéis e relacionamentos**
> Papéis atuais
> Satisfação com os papéis
> Sucesso nos papéis
> Relações significativas
> Sistemas de apoio
>
> **Considerações fisiológicas e de autocuidado**
> Hábitos alimentares
> Padrões de sono
> Problemas de saúde
> Obediência à medicação prescrita
> Capacidade de realizar as atividades da vida diária

história familiar positiva para alcoolismo, transtorno bipolar ou suicídio é significativa porque aumenta o risco de manifestação desses problemas no cliente.

Idade cronológica e estágio de desenvolvimento do cliente são fatores importantes na avaliação psicossocial. O enfermeiro avalia a idade e o nível de desenvolvimento do cliente em busca de coerência com as normas esperadas. Pode ser, por exemplo, que o cliente esteja lutando com a própria identidade pessoal e tentando ficar independente em relação aos pais. Se tem 17 anos de idade, essas lutas são normais e previsíveis, pois consistem em duas das tarefas básicas do desenvolvimento do adolescente. No entanto, se tem 35 anos e continua lutando com essas questões da autoidentidade e independência, o enfermeiro vai precisar investigar a situação. A idade e o nível de desenvolvimento do cliente também podem ser incongruentes com as normas esperadas quando há algum atraso no desenvolvimento ou retardo mental.

O enfermeiro deve ser sensível a crenças culturais e espirituais do cliente, evitando fazer pressuposições imprecisas sobre seu funcionamento psicossocial (Schultz e Videbeck, 2009). Muitas culturas têm crenças e valores sobre o papel da pessoa na sociedade ou seu comportamento pessoal ou social aceitável diferentes dos do enfermeiro. Geralmente as culturas ocidentais esperam que, à medida que se chega à vida adulta, a pessoa alcance independência financeira, saia da casa dos pais e tome as próprias decisões na vida. Por sua vez, em algumas culturas orientais, três gerações podem viver em uma mesma casa, e os mais velhos da família tomam as decisões mais importantes da vida para todos. Outro exemplo é a investigação sobre contato pelo olhar. As culturas ocidentais consideram um bom contato pelo olhar como uma característica positiva, que indica autoestima e atenção focada. Pessoas de outras culturas, como a japonesa, consideram o contato pelo olhar um sinal de desrespeito.

O enfermeiro não deve, no entanto, estereotipar os clientes. O fato de uma pessoa ter características físicas consistentes com determinada raça não faz, obrigatoriamente, com que tenha atitudes, crenças e comportamentos tradicionalmente atribuídos a esse grupo. Muitas pessoas de ascendência asiática, por exemplo, têm crenças e valores mais consistentes com os ocidentais do que com os tipicamente associados a países asiáticos. Para evitar pressuposições imprecisas, o enfermeiro deve perguntar aos clientes sobre as crenças ou as práticas de saúde importantes, ou sobre os modos como veem a si próprios no contexto da sociedade ou das relações (veja Diferenças e Padrões Culturais, no Cap. 7).

O enfermeiro também deve considerar as crenças do cliente sobre saúde e doença ao avaliar seu funcionamento psicossocial. Alguns consideram problemas emocionais ou mentais questões familiares, que devem ser tratadas apenas entre membros da família. Podem entender a busca de ajuda externa ou profissional como sinal de fraqueza individual. Há os que acreditam que seus problemas só serão resolvidos com a medicação correta, não aceitando outras formas de terapia. Outro problema comum é a concepção errônea de que devemos usar medicação apenas quando estamos doentes. Muitos transtornos mentais, assim como condições médicas, podem exigir o uso de medicação por longo prazo, às vezes pela vida toda. Exatamente como os diabéticos que usam insulina e os hipertensos que precisam de medicamentos anti-hipertensivos, pessoas com depressão recorrente podem precisar de antidepressivos por longo prazo.

Aparência geral e comportamento motor

O enfermeiro avalia a aparência geral do cliente, inclusive roupas, higiene e o modo como cuida de si próprio. O cliente está vestido de acordo com a idade e o clima? Está despenteado ou desalinhado? Parece ter a idade declarada? O enfermeiro também observa postura, contato pelo olhar, expressão facial e tremores ou tiques incomuns. Documenta as observações e exemplos de comportamentos para evitar julgamentos pessoais ou interpretações errôneas. Entre os termos específicos usados em avaliações da aparência geral e do comportamento motor estão:

- **Automatismos:** comportamentos despropositados e repetidos, comumente, indicativos de ansiedade, como tamborilar os dedos, torcer mechas de cabelo ou bater o pé
- **Retardo psicomotor:** movimentos gerais lentos
- **Flexibilidade passível de modelagem:** manutenção da postura ou posição ao longo do tempo, inclusive quando estranha ou desconfortável

O enfermeiro avalia o discurso do cliente em termos de quantidade, qualidade e anormalidades. Ele fala sem parar? Persevera na mesma ideia (parece fixo em algum tópico e incapaz de mudar para outra ideia)? As respostas resumem-se a "sim" ou "não", sem elaboração? O conteúdo do discurso do cliente é relevante para a pergunta feita? A velocidade do discurso é lenta ou rápida? O tom é audível ou alto? O cliente fala de maneira rimada? Usa **neologismos** (inventa palavras que possuem significado apenas para ele)? O enfermeiro observa dificuldades de fala, como gagueira ou cicio.

Humor e afeto

O **humor** refere-se a um estado emocional difundido e duradouro. Por sua vez, o **afeto** é a expressão visível do estado emocional do cliente. Este pode fazer declarações sobre sentimentos, como "Estou deprimido" ou "Estou eufórico", ou o enfermeiro pode inferir seu humor a partir de dados como postura, gestos, tom de voz e expressão facial. Também avalia a consistência entre o humor, o afeto e a situação. Por exemplo, o cliente pode apresentar alguma expressão facial de raiva, mas negar estar sentindo raiva ou estar chateado. Ou pode ser que fale sobre a perda recente de um membro da família em meio a risos ou sorrisos. O enfermeiro deve notar essas inconsistências.

Termos comuns usados na avaliação do afeto incluem:

- **Afeto embotado:** mostrar pouca expressão facial ou uma expressão facial de resposta lenta
- **Afeto amplo:** manifestar ampla variedade de expressões emocionais
- **Afeto superficial:** não mostrar expressão facial
- **Afeto inapropriado:** mostrar expressão facial incongruente com o humor ou a situação; com frequência, expressão tola ou frívola, independentemente das circunstâncias
- **Afeto restrito:** mostrar um tipo de expressão normalmente sério ou sombrio.

O humor do cliente pode ser descrito como alegre, triste, deprimido, eufórico, ansioso ou furioso. Quando exibe mudanças de humor rápidas e imprevisíveis, da depressão e do choro à euforia, sem estímulos aparentes, o humor é chamado de **lábil** (que muda rapidamente).

Pode ser que o enfermeiro considere útil pedir ao cliente uma estimativa da intensidade do próprio humor. Para isso, pode pedir para classificar seu humor em uma escala de 1 a 10. Por exemplo, se ele relata estar deprimido, o enfermeiro pergunta: "Em uma escala de 1 a 10, sendo 1 o menos deprimido e 10 o mais deprimido, onde você se colocaria agora?".

Conteúdo e processo de pensamento

Processo de pensamento é o modo como o indivíduo pensa. O enfermeiro pode inferir o processo de pensamento do cliente a partir de seu discurso e padrões de fala. O **conteúdo do pensamento** é o que o cliente realmente diz. O enfermeiro avalia se as verbalizações fazem ou não sentido, ou seja, se as ideias estão relacionadas e fluem logicamente, uma após a outra. Ele deve determinar também se o cliente parece preocupado, como se falasse e prestasse atenção em outra coisa ou pessoa. Quando encontra clientes com dificuldades acentuadas no conteúdo e no processo de pensamento, pode considerar útil fazer perguntas focadas, que exigem respostas curtas. Termos comumente relacionados com a avaliação do conteúdo e o processo de pensamento incluem (American Psychiatric Association, 2000):

- **Pensamento circunstancial:** no final, o cliente responde à pergunta, mas apenas depois de ter dado excessivos detalhes desnecessários
- **Delírio:** crença falsa fixa, sem base na realidade
- **Fuga de ideias:** quantidade e velocidade excessiva da fala, composta de ideias fragmentadas e não relacionadas
- **Ideias de referência:** interpretação imprecisa do cliente de que eventos gerais são pessoalmente dirigidos a ele, como ouvir alguma notícia nos meios de comunicação e achar que a mensagem tem um significado pessoal

- **Pensamento desagregado:** pensamento desorganizado, que salta de uma ideia a outra, com pouca ou nenhuma relação entre os pensamentos
- **Pensamento prolixo:** rodear o tema e nunca fornecer a informação solicitada
- **Bloqueio de pensamento:** parar abruptamente no meio de uma sentença ou fluxo de pensamento; às vezes, o cliente é incapaz de desenvolver a ideia
- **Irradiação dos pensamentos:** crença ilusória de que os outros podem ouvir ou saber o que se está pensando
- **Inserção de pensamento:** crença ilusória de que os outros estão colocando ideias ou pensamentos dentro de sua cabeça, ou seja, achar que as ideias não são suas
- **Retirada de pensamentos:** crença ilusória de que os outros estão roubando os seus pensamentos e de que não se tem o poder de impedir isso
- **Salada de palavras:** fluxo de palavras desconectadas que não fazem sentido para o ouvinte

AVALIAÇÃO DO RISCO DE SUICÍDIO OU DE DANO DIRECIONADO A OUTRO

O enfermeiro deve determinar se o cliente deprimido ou desesperado tem ideação suicida ou um plano letal. Para isso, pergunta direto ao cliente: "Você tem ideias de suicídio?" ou "Que pensamentos de suicídio você tem?". No Quadro 8.2, estão listadas perguntas de avaliação que o enfermeiro deve fazer a qualquer indivíduo com ideias suicidas.

De modo similar, se o cliente manifesta raiva, hostilidade ou faz comentários com ameaças a um membro da família, cônjuge ou outra pessoa, o enfermeiro precisa perguntar se tem pensamentos ou planos de machucar essa pessoa. Para isso, questiona o cliente de forma direta:

- Que pensamentos você tem acerca de causar lesão a... (nome da pessoa)?
- Qual é o seu plano?
- O que você pretende fazer com... (nome da pessoa)?

Nos Estados Unidos, quando um cliente faz ameaças específicas ou tem um plano de machucar alguém, os profissionais da saúde são obrigados, legalmente, a alertar a pessoa-alvo das ameaças ou do plano. O termo jurídico específico é **obrigação de avisar**. Essa é uma das situações em que o enfermeiro deve quebrar a confidencialidade do cliente para proteger a pessoa ameaçada.

Processos sensoriais e intelectuais

Orientação

A orientação refere-se ao reconhecimento que o cliente faz de pessoa, lugar e tempo – isto é, quem é e onde se encontra, além do dia, da data e do ano corretos. Com frequência, isso é documentado como "orientado × 3". Ocasionalmente se acrescenta uma quarta esfera, a situação (se o cliente percebe ou não, de modo preciso, suas circunstâncias atuais). A ausência de informações corretas sobre pessoa, lugar e tempo é chamada de desorientação, ou registra-se "orientado × 1" (apenas para pessoa) ou "orientado × 2" (para pessoa e lugar). A ordem pessoa, lugar e tempo é significativa. Quando alguém está desorientado, perde em primeiro lugar a noção de tempo, depois de lugar e, por último, de si próprio. A orientação retorna na ordem inversa: primeiro, a pessoa reconhece quem é, depois percebe o lugar e, finalmente, o tempo.

Desorientação não é sinônimo de confusão. A pessoa confusa não consegue dar sentido ao que a rodeia ou perceber as coisas, ainda que esteja completamente orientada.

Memória

Para avaliar diretamente a memória, tanto a recente quanto a remota, o enfermeiro faz perguntas que exigem respostas passíveis de verificação. Se perguntar, por exemplo, "Você tem problemas de memória?", o cliente pode dizer um impreciso "não", e aquele não vai poder confirmar isso. De modo similar, se a pergunta for "O que fez ontem?", não vai ser possível verificar a precisão das respostas do cliente. Portanto, perguntas destinadas a avaliar a memória geralmente incluem:

- Qual é o nome do atual presidente?
- Quem era o presidente antes dele?
- Em que Estado você mora?
- Qual a capital deste Estado?
- Qual seu documento de identidade?

Capacidade de concentração

O enfermeiro avalia a capacidade de concentração do cliente pedindo-lhe diretamente que realize certas tarefas:

- Soletrar a palavra *mundo* de trás para a frente.
- Iniciar com o número 100, subtrair 7, subtrair 7 de novo, etc. Esse exercício é chamado de "setes seriados".
- Repetir os dias da semana de trás para frente.
- Realizar uma tarefa de três partes. Por exemplo: "Pegue uma folha de papel com a mão direita, dobre-a ao meio e coloque-a no chão". (O enfermeiro deve dar todas as instruções de uma vez só.)

QUADRO 8.2 Perguntas para avaliação de ideias suicidas

Ideia: "Está pensando em se matar?"
Plano: "Tem um plano para se matar?"
Método: "Como planeja se matar?"
Acesso: "Como executará esse plano? Tem acesso aos meios de execução do plano?"
Local: "Onde vai se matar?"
Data: "Quando planeja se matar?"
Momento: "Em que dia ou hora do dia planeja se matar?"

Capacidades intelectuais e de pensamento abstrato

Ao avaliar o funcionamento intelectual, o enfermeiro deve considerar o nível de educação formal do cliente. A falta de educação formal pode prejudicar o desempenho em muitas tarefas desta seção da avaliação.

O enfermeiro avalia a habilidade de **pensamento abstrato** do cliente, o que significa fazer associações ou interpretações sobre uma situação ou comentário. Normalmente, para isso, ele pede ao cliente para interpretar um provérbio comum, como "mais vale um pássaro na mão do que dois voando". Se o cliente consegue explicar o provérbio corretamente, suas capacidades de pensamento abstrato estão intactas. Se o cliente dá uma explicação literal do provérbio e não consegue interpretar o significado, essas capacidades estão ausentes. Quando dá, continuamente, traduções literais, há evidência de **pensamento concreto**. Por exemplo:

- *Provérbio*: Mais vale um pássaro na mão do que dois voando.
  Pensamento abstrato: É melhor ter pouca coisa garantida do que muita apenas provável.
  Tradução literal: Segure bem o pássaro que está na sua mão e não se preocupe com os outros, que ainda estão voando (pensamento concreto).
- *Provérbio*: Quem tem telhado de vidro não deve atirar pedras no do vizinho.
  Pensamento abstrato: Não critique os outros em relação àquilo que você também costuma fazer.
  Tradução literal: Se você jogar pedra em um telhado de vidro, este vai se quebrar (pensamento concreto).

Para avaliar o funcionamento intelectual do cliente, o enfermeiro também pode lhe pedir que identifique similaridades entre pares de objetos. Por exemplo: "O que há de semelhante entre uma maçã e uma laranja?" ou "O que o jornal e a televisão têm em comum?".

Alterações sensório-perceptivas

Alguns clientes experimentam **alucinações** (falsas percepções sensoriais ou experiências perceptuais que, na verdade, não existem). As alucinações podem envolver os cinco sentidos, além de sensações físicas. As alucinações auditivas (ouvir vozes) são as mais comuns; as visuais (ver coisas que, na verdade, não existem) aparecem em segundo lugar. Inicialmente, os clientes percebem as alucinações como experiências reais; porém, no decorrer da doença, podem reconhecer que, na verdade, são alucinações.

Julgamento e *insight*

Julgamento refere-se à habilidade de interpretar o ambiente e a situação corretamente e adaptar o próprio comportamento e as decisões com adequação. Problemas de julgamento podem ser evidenciados à medida que o cliente descreve comportamentos e atividades recentes que refletem falta de cuidado razoável consigo mesmo ou com os outros. Por exemplo, pode ser que o cliente gaste grandes somas de dinheiro em itens frívolos quando não tem condições de suprir nem as necessidades básicas, como alimentação e vestimenta. Comportamentos arriscados, como se envolver com estranhos encontrados em bares ou em atividade sexual sem proteção, também podem indicar problemas de julgamento. Para avaliar o julgamento do cliente, o enfermeiro também pode fazer perguntas hipotéticas, como "Se você encontrasse um envelope selado e com o nome do destinatário, o que faria?".

Insight é a habilidade de entender a verdadeira natureza de uma situação e assumir alguma responsabilidade pessoal por ela. Frequentemente, o enfermeiro pode inferir a compreensão do cliente a partir da sua habilidade para descrever, de modo realista, pontos fortes e fracos do seu comportamento. Um exemplo de problemas de compreensão seria um cliente que culpa os outros pelo próprio comportamento: "Minha mulher é a culpada. Bebo e vivo brigando por aí porque ela me incomoda o tempo todo". Esse cliente não está assumindo a responsabilidade pelo ato de beber e brigar. Outro exemplo de uma compreensão insatisfatória seria o do cliente que espera que todos os problemas sejam resolvidos com pouco ou nenhum esforço pessoal: "O problema são os meus remédios. Assim que o médico prescrever o remédio certo, vou melhorar".

Autoconceito

Autoconceito é o modo como a pessoa vê a si mesma em termos de valor pessoal e dignidade. Para avaliar o autoconceito do cliente, o enfermeiro pode lhe pedir que descreva a si próprio e diga quais características o agradam e quais gostaria

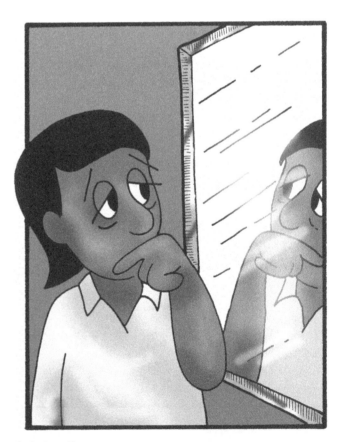

Autoconceito.

de mudar. Quando descreve as próprias características físicas, o cliente fornece informações sobre a sua imagem corporal, o que também faz parte do autoconceito.

Na avaliação do autoconceito, também estão incluídas as emoções frequentemente experimentadas pelo cliente, como tristeza ou raiva, e o fato de se sentir ou não confortável com elas. O enfermeiro também deve avaliar as estratégias do cliente para lidar com as situações. Pode perguntar: "O que você faz quando tem um problema?"; "Como soluciona o problema?"; "Geralmente, o que funciona quando você está lidando com raiva ou decepção?".

Papéis e relacionamentos

As pessoas funcionam na comunidade em vários papéis: mãe, esposa, filho, filha, professor, secretária ou voluntário. O enfermeiro avalia os papéis que o cliente desempenha, se está satisfeito com esses papéis e se acredita estar desempenhando tais papéis de forma adequada. A quantidade de papéis e o seu tipo podem variar, mas normalmente incluem família, trabalho, passatempos ou atividades. Os papéis familiares podem ser de filha ou filho, irmão ou irmã, pai ou mãe, cônjuge ou companheiro. No trabalho, podem estar relacionados com carreira, estudo ou ambos. A capacidade de desempenhar bem um papel ou a falta de um papel desejado costuma ser fundamental para o funcionamento psicossocial do cliente. Mudanças nos papéis também podem consistir em parte da dificuldade do cliente.

Os relacionamentos com outras pessoas são importantes para a saúde emocional e social de cada um. Variam em termos de importância, nível de intimidade ou proximidade e intensidade. A incapacidade de manter relacionamentos satisfatórios pode resultar dos problemas mentais ou contribuir para agravá-los. O enfermeiro deve avaliar os relacionamentos na vida do cliente, a satisfação gerada por eles e as perdas de relacionamento. Perguntas comuns incluem:

- Você se sente próximo da família?
- Você quer ou deseja uma relação com alguém significativo?
- Seus relacionamentos atendem às suas necessidades de companhia e intimidade?
- Você consegue atender às suas necessidades sexuais satisfatoriamente?
- Você já se envolveu em relacionamentos abusivos?

Se as relações familiares do cliente parecem ser fonte significativa de estresse ou ele está intimamente envolvido com a família, pode ser útil uma avaliação mais profunda dessa área. O Quadro 8.3 é o Instrumento de Avaliação Familiar de McMaster, um exemplo desse tipo de avaliação mais aprofundada da família.

Considerações fisiológicas e de autocuidado

Ao fazer a avaliação psicossocial, o enfermeiro deve incluir o funcionamento fisiológico. Embora, às vezes, não seja indicada uma avaliação de saúde completa, com frequência problemas emocionais podem afetar algumas áreas do funcionamento fisiológico. Problemas emocionais podem afetar muito os padrões de alimentação e sono: sob estresse, muitas pessoas comem excessivamente ou não comem nada e podem dormir até 20 horas por dia ou não conseguir dormir mais que 2 a 3 horas por noite. Clientes com transtorno bipolar podem passar dias sem comer ou dormir. Clientes com depressão maior às vezes não conseguem sair da cama. Portanto, o enfermeiro deve avaliar os padrões da alimentação e do sono do cliente e, depois, determinar como mudaram.

O profissional também pergunta ao cliente se tem algum problema de saúde crônico ou grave, se usa medicamentos prescritos da maneira correta e se segue as recomendações alimentares. Além disso, investiga uso de álcool, medicamentos sem prescrição médica ou drogas ilícitas. Esses assuntos exigem uma formulação que não expresse julgamento; o enfermeiro deve lembrar o cliente de que o fornecimento de informações verdadeiras é essencial na determinação do seu plano de cuidados.

A desobediência no cumprimento do regime medicamentoso é uma área importante. Se o cliente interrompe o uso da medicação ou está usando remédios além dos receitados, o enfermeiro deve ajudar o cliente a se sentir bem à vontade para revelar essa informação. Deve investigar ainda as barreiras que impedem o cumprimento das prescrições. O cliente resolveu não seguir as prescrições por causa de efeitos colaterais indesejados? A medicação não produziu os efeitos desejados? O cliente tem dificuldade em obter a medicação? A medicação é muito cara para o cliente?

ANÁLISE DE DADOS

Feita a avaliação psicossocial, o enfermeiro analisa todos os dados coletados. A análise de dados envolve pensar sobre a avaliação geral e não focar trechos isolados de informação. O enfermeiro busca, nos dados, padrões ou temas que levem a conclusões sobre os pontos fortes e as necessidades do cliente e a um diagnóstico de enfermagem específico. Uma única declaração ou um comportamento não são suficientes para se chegar a uma conclusão. O enfermeiro também deve considerar a coerência de todas as informações dadas pelo cliente, pela família ou pelos acompanhantes, assim como aquelas resultantes da sua própria observação. Não é raro que a percepção do cliente a respeito do próprio comportamento ou da situação seja diferente da apresentada por outras pessoas. Avaliações em uma série de áreas são necessárias para sustentar diagnósticos de enfermagem, como Autoestima Crônica Baixa ou Enfrentamento Ineficaz.

Tradicionalmente, a análise de dados leva à formulação de diagnósticos de enfermagem como base para o planejamento do cuidado ao cliente. Os diagnósticos de enfermagem são elementos que integram o processo de enfermagem há muitos anos. Porém, por causa das amplas mudanças ocorridas no serviço de saúde, o enfermeiro também deve articular as necessidades do cliente de modo claro para membros da equipe de saúde que pertencem a outras disciplinas, bem como para familiares e acompanhantes. Por exemplo, um plano de tratamento multidisciplinar ou uma via crítica pode ser o veículo para o planejamento do atendimento em algumas agências.

QUADRO 8.3 Instrumento de McMaster de avaliação da família

Instruções: Há a seguir uma quantidade de enunciados sobre famílias. Leia, por favor, cada um deles com atenção e decida quão bem descrevem sua própria família. Você deve responder de acordo com sua maneira de entender sua família. Para cada enunciado, há quatro respostas possíveis:

Concordo totalmente (CT)	Marque CT se acredita que o enunciado descreve com muita precisão sua família.
Concordo (C)	Marque C se acredita que o enunciado descreve sua família na maior parte.
Discordo (D)	Marque D se acredita que o enunciado não descreve sua família na maior parte.
Discordo totalmente (DT)	Marque DT se acredita que o enunciado não descreve sua família de forma alguma.

Tente não usar tempo demais pensando em cada enunciado; responda da forma mais rápida e franca possível. Se tiver problemas com algum enunciado, responda conforme sua reação inicial. Certifique-se, por favor, de que respondeu a todos os enunciados, marcando todas as suas respostas no espaço junto a cada um.

ENUNCIADOS	CT	C	D	DT
1. Planejar atividades para a família é difícil, porque não nos entendemos.				
2. Resolvemos a maior parte dos problemas em casa.				
3. Quando alguém está aborrecido, os outros sabem o motivo.				
4. Ao pedir que alguém faça alguma coisa, há necessidade de checar o que a pessoa fez.				
5. Se alguém tem problemas, os outros se envolvem demais.				
6. Em momentos de crise, podemos contar uns com os outros como apoio.				
7. Não sabemos o que fazer diante de uma emergência.				
8. Às vezes, ficamos sem as coisas necessárias.				
9. Relutamos em demonstrar afeto recíproco.				
10. Garantimos que todos cumpramos nossas responsabilidades com a família.				
11. Não podemos conversar entre nós sobre nossas tristezas.				
12. Costumamos cumprir nossas decisões sobre os problemas.				
13. Você só tem atenção dos outros quando o assunto lhes interessa também.				
14. Não há como dizer o que alguém sente apenas pelo que fala.				
15. As tarefas familiares não se dividem o suficiente.				
16. As pessoas são aceitas pelo que são.				
17. É fácil não obedecer as regras.				
18. As pessoas chegam e são diretas, em vez de "tatear" primeiro.				
19. Alguns não reagem de maneira emocional.				
20. Sabemos o que fazer em uma emergência.				
21. Evitamos discutir nossos medos e preocupações.				
22. É difícil a conversa entre nós sobre sentimentos delicados.				
23. Temos problemas para pagar as contas.				
24. Após a família resolver um problema, costumamos conversar sobre os resultados.				
25. Somos muito centrados em nós mesmos.				
26. Conseguimos expressar os sentimentos uns para os outros.				
27. Não conhecemos claramente os hábitos de uso do vaso sanitário.				
28. Não demonstramos nosso amor recíproco.				
29. Falamos direto com as pessoas, sem intermediários.				
30. Cada um tem deveres e responsabilidades próprios.				
31. Há muitos sentimentos ruins na família.				
32. Seguimos regras sobre machucar as pessoas.				
33. Envolvemo-nos reciprocamente quando algo nos interessa.				
34. Não há tempo suficiente para a investigação dos interesses pessoais.				

QUADRO 8.3 Instrumento de McMaster de avaliação da família *(continuação)*

ENUNCIADOS	CT	C	D	DT
35. Não costumamos dizer o que pensamos.				
36. Sentimo-nos aceitos pelo que somos.				
37. Mostramos interesse recíproco quando podemos obter alguma coisa disso para nós.				
38. Resolvemos a maior parte dos aborrecimentos emocionais que surgem.				
39. A sensibilidade assume o segundo lugar na família.				
40. Discutimos a respeito de quem deve fazer as tarefas domésticas.				
41. Tomar decisões é um problema na família.				
42. Os membros desta família têm interesse por seus membros apenas quando alguma vantagem pode ser obtida.				
43. Somos honestos uns com os outros.				
44. Não nos atemos a padrões ou regras.				
45. Se alguma coisa é solicitada a alguém, há necessidade de lembrete.				
46. Somos capazes de decidir sobre a forma de resolver problemas.				
47. Diante de desobediência a regras, não sabemos o que esperar.				
48. Tudo pode em nossa família.				
49. Manifestamos sensibilidade.				
50. Controlamos problemas que envolvam sentimentos.				
51. Não nos entendemos bem juntos.				
52. Não conversamos uns com os outros quando zangados.				
53. Costumamos estar insatisfeitos com as tarefas designadas a cada um.				
54. Mesmo bem intencionados, intrometemo-nos demais na vida de todos.				
55. Há regras quanto a situações de perigo.				
56. Confiamos uns nos outros.				
57. Choramos sem nos escondermos.				
58. Não possuímos meio de transporte razoável.				
59. Quando não gostamos de algo feito por alguém, deixamos isso claro.				
60. Tentamos encontrar formas diferentes de resolver os problemas.				

Fonte: Schutle, N.S. e Malouff, J.M. (1995). *Sourcebook of adult assessment strategies*. New York: Plenum Press, Brown University/Butler Hospital Family Research Program, © 1982.

Pode ser necessário um plano de cuidados útil para a família do cliente, no ambiente domiciliar. O enfermeiro deve descrever e documentar metas e intervenções que muitos outros, e não apenas os enfermeiros profissionais, consigam entender. As descrições não podem conter jargão ou termos imprecisos para o cliente, a família ou outros profissionais da saúde.

Testes psicológicos

Os testes psicológicos são outra fonte de dados a ser usada pelos enfermeiros no planejamento do cuidado ao cliente. Dois tipos básicos de testes são os de inteligência e os de personalidade. Os *testes de inteligência* destinam-se a avaliar as habilidades cognitivas do cliente e o seu funcionamento intelectual. Os *testes de personalidade* refletem a personalidade do cliente em áreas como autoconceito, controle de impulsos, teste de realidade e defesas importantes (Adams e Culbertson, 2005). Os testes de personalidade podem ser objetivos (compostos de perguntas que pedem respostas "verdadeiro" ou "falso", ou de múltipla escolha). A Tabela 8.1 descreve testes de personalidade objetivos selecionados. O enfermeiro compara as respostas do cliente com as respostas ou critérios-padrão e obtém um valor ou pontos.

Outros testes de personalidade, chamados projetivos, não são estruturados e costumam ser feitos pelo método de entrevista. Os estímulos para esses testes, como figuras ou manchas de tinta de Roschach, são padronizados, mas os clientes podem dar respostas muito diferentes. O avaliador analisa as

Tabela 8.1 Medições objetivas da personalidade

Teste	Descrição
Minnesota Multiphasic Personality Inventory (MMPI)	566 itens de múltipla escolha; os escores cobrem 10 escalas clínicas, como hipocondria, depressão, histeria e paranoia; quatro escalas especiais, como ansiedade e alcoolismo; três escalas de validade para avaliar a verdade e a exatidão das respostas
MMPI-2	Versão revisada da MMPI, com 567 itens de múltipla escolha; pontua as mesmas áreas da MMPI
Milton Clinical Multiaxial Inventory (MCMI) e MCMI-II (versão revisada)	175 itens tipo verdadeiro-falso; pontua vários traços de personalidade e transtornos da personalidade
Psychological Screening Inventory (PSI)	103 itens tipo verdadeiro-falso; usado para a sondagem da necessidade de ajuda psicológica
Beck Depression Inventory (BDI)	21 itens classificados em uma escala de 0-3 para indicar o nível de depressão
Tennessee Self-Concept Scale (TSCS)	100 itens tipo verdadeiro-falso; oferece informações sobre 14 escalas relacionadas ao autoconceito

Fonte: Adams, R.L. e Culbertson, J.L. (2005). Personality assessment: Adults and children. In B.J. Sadock & V.A. Sadock (Eds.). *Comprehensive textbook of psychiatry* (Vol.1, 8th Ed., pp. 874-895). Philadelphia: Lippincott Williams & Wilkins.

Tabela 8.2 Medidas projetivas da personalidade

Teste	Descrição
Teste de Rorschach	10 cartões de estímulos com manchas de tinta; o cliente descreve as percepções decorrentes das manchas; a interpretação narrativa discute áreas, como estilos de enfrentamento, atitudes interpessoais, características da ideação
Thematic Apperception Test (TAT)	20 cartões de estímulos com desenhos/figuras; o cliente narra uma história sobre a figura; a interpretação narrativa discute temas sobre estado do humor, conflito, qualidade das relações interpessoais
Teste de completar frases	O cliente completa uma frase a partir de inícios como "Costumo desejar...", "A maior parte das pessoas..." e "Quando era jovem..."

Fonte: Adams, R.L., e Culbertson, J.L. (2005). Personality assessment: Adults and children. In B.J. Sadock e V.A. Sadock (Eds.). *Comprehensive textbook of psychiatry* (Vol.1, 8th Ed., pp. 874-895). Philadelphia: Lippincott Williams & Wilkins.

respostas do cliente e fornece um resultado narrativo do teste. A Tabela 8.2 lista os testes de personalidade projetivos comumente usados.

Tanto os testes de inteligência quanto os de personalidade são frequentemente criticados como tendenciosos do ponto de vista cultural. É importante considerar a cultura e o ambiente no momento de avaliar a importância dos pontos ou projeções de qualquer desses testes; eles podem fornecer informações úteis sobre o cliente em algumas circunstâncias, mas podem não ser adequados para todos.

Diagnósticos psiquiátricos

Diagnósticos médicos de transtornos psiquiátricos são encontrados no *Manual diagnóstico e estatístico de transtornos mentais*, 4ª edição, texto revisado (DSM-IV-TR). Essa taxonomia é universalmente usada por psiquiatras e alguns terapeutas para diagnóstico de doenças psiquiátricas. O DSM-IV-TR classifica os transtornos mentais em categorias. Descreve cada transtorno e fornece critérios de diagnóstico para distinguir um do outro.

Embora o DSM-IV-TR não seja um substituto da avaliação de enfermagem psicossocial abrangente, as descrições dos transtornos e dos comportamentos relacionados podem ser um recurso valioso para o enfermeiro, servindo como guia. O DSM-IV-TR usa um sistema multiaxial para a obtenção do formato para um diagnóstico psiquiátrico completo:

- **Eixo I:** transtornos clínicos; outras condições que podem ser foco de atenção clínica
- **Eixo II:** transtornos da personalidade; retardo mental
- **Eixo III:** condições médicas gerais
- **Eixo IV:** problemas psicossociais e ambientais
- **Eixo V:** Avaliação Global do Funcionamento (AGF)

Os problemas psicossociais e ambientais categorizados no eixo IV incluem problemas educacionais, ocupacionais, de moradia, econômicos e jurídicos, assim como dificuldades com o ambiente social, relacionamentos e acesso ao sistema de saúde.

A AGF é usada no julgamento do nível geral de funcionamento do cliente (Quadro 8.4). A pontuação obtida pelo cliente nessa avaliação pode descrever seu nível de funcionamento atual e também seu nível de funcionamento mais elevado nos últimos seis meses ou no último ano. Essa informação é útil na definição dos objetivos apropriados ao tratamento do cliente.

Exame do estado mental

Com frequência, psiquiatras e terapeutas, ou outros clínicos, conduzem um exame breve e superficial, que foca as habilidades cognitivas do cliente. São exames que costumam incluir itens como orientação para pessoa, tempo, local, data, estação do ano e dia da semana; capacidade de interpretar provérbios;

QUADRO 8.4 Escala de Avaliação Global do Funcionamento (AGF)

Pensar no funcionamento psicológico, social e profissional, em uma sequência hipotética que vai da saúde à doença mental. Não incluir prejuízo funcional devido a limites físicos (ou ambientais). (*Nota*: usar códigos intermediários, sempre que apropriado, p. ex., 45, 68, 72.)

CÓDIGO	
100 | 91	Funcionamento superior em uma ampla gama de atividades; problemas de vida jamais parecem sair de controle; é procurado por outros indivíduos devido às suas várias qualidades positivas. Ausência de sintomas.
90 | 81	Sintomas ausentes ou mínimos (p. ex., ansiedade leve antes de um exame), bom funcionamento em todas as áreas, interessado e envolvido em uma ampla gama de atividades, eficiente socialmente e, em geral, satisfeito com a vida; nada além de problemas ou preocupações cotidianas (p. ex., uma discussão ocasional com familiares).
80 | 71	Diante da presença de sintomas, eles são reações transitórias e esperadas a estressores psicossociais (p. ex., dificuldade de concentração após uma discussão familiar); nada além do que um leve prejuízo no funcionamento social, profissional ou acadêmico (p. ex., temporário baixo desempenho na escola).
70 | 61	Alguns sintomas leves (p. ex., humor deprimido e insônia leve), ou certa dificuldade no funcionamento social, profissional ou acadêmico (p. ex., ausências ocasionais ou roubos em casa); porém, o funcionamento costuma ser bom; tem algumas relações interpessoais significativas.
60 | 51	Sintomas moderados (p. ex., afeto superficial e fala circunstancial, ataques de pânico ocasionais), ou dificuldade moderada no funcionamento social, profissional ou escolar (p. ex., poucos amigos, conflitos com colegas ou companheiros de trabalho).
50 | 41	Sintomas graves (p. ex., ideias suicidas, rituais obsessivos severos, pequenos roubos em loja são frequentes), ou algum prejuízo grave no funcionamento social, profissional ou escolar (p. ex., ausência de amigos, não consegue manter o emprego).
40 | 31	Certo prejuízo no teste de realidade ou na comunicação (p. ex., a fala, algumas vezes, é ilógica, incompreensível ou irrelevante), ou há grande prejuízo em várias áreas, como vida profissional ou escolar, relações familiares, julgamento, pensamento ou humor (p. ex., um homem deprimido evita amigos, negligencia a família e não consegue trabalhar; há crianças que costumam bater em crianças menores, desafiam os pais e fracassam na escola).
30 | 21	O comportamento é bastante influenciado por delírios ou alucinações, ou há graves prejuízos na comunicação ou julgamento (p. ex., algumas vezes, age de forma bastante inadequada, preocupação suicida), ou incapacidade de funcionamento é quase que total (p. ex., fica na cama o dia inteiro; não tem emprego, casa ou amigos).
20 | 11	Algum perigo de machucar-se ou machucar outras pessoas (p. ex., tentativas de suicídio sem uma expectativa clara de morte; costuma ser violento e apresentar excitação maníaca), ou, ocasionalmente, fracassa em manter higiene pessoal mínima (p. ex., presença de fezes), ou apresenta prejuízo grave na comunicação (p. ex., bastante incoerente ou mudo).
10 | 1	Perigo persistente de ferir, gravemente, a si mesmo ou outras pessoas (p. ex., violência recorrente), ou incapacidade persistente de manter higiene pessoal mínima, ou ação suicida grave, com clara expectativa de morte.
0	Informações inadequadas.

A pontuação do funcionamento psicológico geral, em uma escala de 0 a 100, foi operacionalizada por Luborsky na Health-Sickness Rating Scale (Luborsky, L. 1962). Clinicians' Judgments of mental health. *Archives of General Psychiatry, 7*, 407-417). Spitzer e colaboradores desenvolveram uma revisão da Health-Sickness Rating Scale, chamada Global Assessment Scale (GAS) (Endicott, J., Spitzer, R.L., Reiss, J.L. e Cohen, J. (1976). The global assessment scale: A procedure for measuring over all severity of psychiatric disturbance. *Archives of General Psychiatry, 33*, 766-771). Uma versão modificada da GAS foi incluída no DSM-III-R como a Global Assessment of Functioning (GAF) Scale.

capacidade de fazer cálculos matemáticos; memorização e lembrança de curto prazo; lista de objetos comuns no ambiente; capacidade de seguir comandos com múltiplas etapas e capacidade para escrever ou copiar um desenho simples. Quanto menor o número de tarefas realizadas com precisão, maior será o déficit cognitivo do cliente. Uma vez que esse exame avalia a capacidade cognitiva, costuma ser usado para avaliar a demência. No entanto, a cognição também pode se mostrar prejudicada (em geral, temporariamente) quando o cliente está deprimido ou psicótico.

QUESTÕES DE AUTOPERCEPÇÃO

A autopercepção é crucial quando o enfermeiro está tentando obter informações completas e precisas do cliente durante o processo de avaliação. Ele precisa ter consciência de quaisquer sentimentos, inclinações (preconceitos) e valores que possam interferir na avaliação psicossocial de um cliente com crenças, valores e comportamentos diferentes. O enfermeiro não pode deixar que sentimentos e crenças pessoais influenciem o tratamento do cliente. A autopercepção não implica que as crenças do enfermeiro estejam erradas ou precisem ser mudadas, mas pode ajudá-lo a ficar mais aberto e aceitar com maior facilidade as crenças e comportamentos dos outros, inclusive quando o profissional não concorda com eles.

Duas áreas que podem ser desconfortáveis ou difíceis para a avaliação do enfermeiro são a sexualidade e os comportamentos autodestrutivos. Pode ser que o enfermeiro iniciante se sinta desconfortável, como se estivesse se intrometendo em problemas pessoais dos outros, ao perguntar sobre relações e comportamentos íntimos do cliente ou sobre comportamentos autodestrutivos ou pensamentos de suicídio. No entanto, essas perguntas são essenciais para a obtenção de uma avaliação completa e abrangente. O enfermeiro precisa lembrar que, para o cliente, também pode ser desconfortável discutir esses tópicos.

Às vezes, o enfermeiro tem crenças que diferem das do cliente, mas não pode julgar suas práticas. Pode ser, por exemplo, que ele considere o aborto um pecado, e uma cliente tenha feito vários abortos voluntários. Ou, então, ele acredita que infidelidade seja algo errado e, durante a avaliação, descobre que o cliente teve vários casos extraconjugais.

Ser capaz de ouvir o cliente sem julgar e de apoiar a discussão de tópicos pessoais exige prática e costuma ficar mais fácil à medida que aumenta a experiência. Conversar com colegas mais experientes sobre esse desconforto e métodos de aliviá-lo com frequência ajuda. Também pode ser útil para o enfermeiro introduzir perguntas incômodas do seguinte modo: "Preciso fazer algumas perguntas pessoais. Lembre-se de que essas informações vão ajudar a equipe a lhe dar um melhor atendimento".

O enfermeiro deve avaliar os pensamentos suicidas do cliente. Alguns enfermeiros iniciantes se sentem desconfortáveis ao discutir o suicídio e acreditam que fazer perguntas sobre isso pode sugerir essa possibilidade a um cliente que, previamente, não tinha pensado nessa hipótese. Na verdade, não é assim. Sabe-se que o modo mais seguro de avaliar um cliente com suspeita de transtorno mental é perguntar-lhe clara e diretamente sobre ideias suicidas. É responsabilidade profissional do enfermeiro pensar, em primeiro lugar e sobretudo, na segurança do cliente, o que inclui superar o próprio desconforto ao conversar sobre suicídio (Schultz e Videbeck, 2009).

Pontos a serem considerados quando fazemos a avaliação psicossocial

- O enfermeiro tenta obter todas as informações importantes para ajudar o cliente. Julgamentos não fazem parte do processo de avaliação.
- Ser aberto, claro e direto ao perguntar sobre tópicos pessoais ou desconfortáveis ajuda a aliviar a ansiedade ou a hesitação do cliente em discutir o tópico.
- Para o enfermeiro, examinar as próprias crenças e adquirir autopercepção é uma experiência que produz crescimento.
- Caso tenha crenças muito diferentes das do cliente, o enfermeiro deve expressar os próprios sentimentos a colegas, ou discutir as diferenças com eles. Não pode permitir que crenças pessoais interfiram na relação enfermeiro-paciente nem no processo de avaliação.

Questões de pensamento crítico

1. O enfermeiro está se preparando para uma avaliação psicossocial de uma cliente que busca ajuda por abusar, fisicamente, dos filhos. Que sentimentos o enfermeiro pode alimentar? Como encarar a cliente?
2. Durante a avaliação, a cliente informa ter três filhos crescidos. Tem contato frequente com um deles, mas nenhum com os outros dois. O que o enfermeiro deve perguntar sobre essas relações? E se a cliente relutar em discutir essas relações? Esse tipo de informação tem importância para a avaliação psicossocial?
3. O enfermeiro está avaliando um cliente analfabeto. Como avaliar a função intelectual desse cliente? Que outras áreas de uma avaliação psicossocial podem ser prejudicadas pelo fato de o cliente não saber ler ou escrever?

PONTOS-CHAVE

- O propósito da avaliação psicossocial é formar um quadro atual do cliente – estado emocional, capacidade mental e funcionamento comportamental. Esse quadro clínico básico serve de ponto de partida para o desenvolvimento de um plano de tratamento que atenda às necessidades do cliente.
- Os componentes da avaliação psicossocial abrangente incluem história do cliente, aparência geral e comportamento motor, humor e afeto, conteúdo e processo mental, processo sensorial e intelectual, julgamento e compreensão, autoconceito, papéis e relacionamentos e considerações fisiológicas e do autocuidado.
- Vários aspectos importantes do cliente podem influenciar a avaliação psicossocial: capacidade de participar e dar *feedback*, estado da saúde física, bem-estar emocional e percepção da situação, bem como capacidade de comunicação.

- A atitude do enfermeiro e a abordagem adotada por ele podem afetar enormemente a avaliação psicossocial. Ele deve conduzir a avaliação de modo profissional, sem julgamento e emoções, sem permitir que sentimentos pessoais influenciem a entrevista.
- Para evitar suposições incorretas sobre o funcionamento psicossocial do cliente, o enfermeiro deve ser sensível às crenças culturais e espirituais dele. Muitas culturas têm valores e crenças sobre o papel de cada um na sociedade ou sobre comportamentos sociais ou pessoais aceitáveis diferentes dos adotados pelo enfermeiro.
- A análise correta dos dados da avaliação envolve considerar a avaliação inteira e identificar padrões de comportamento, assim como a coerência entre componentes e fontes de informação.
- A autopercepção do enfermeiro é imprescindível para a obtenção de uma avaliação psicossocial precisa, objetiva e abrangente.
- Em geral, as áreas que causam dificuldades para os enfermeiros na hora da avaliação incluem sexualidade, comportamentos autodestrutivos e probabilidade de suicídio. A discussão com colegas e a experiência com clientes podem ajudar o enfermeiro a lidar com sentimentos incômodos.
- A segurança do cliente é prioridade; por isso, é essencial que sejam feitas perguntas claras e diretas sobre ideação suicida.

REFERÊNCIAS

Adams, R. L., & Culbertson, J. L. (2005). Personality assessment: Adults and children. In B. J. Sadock & V. A. Sadock (Eds.), *Comprehensive textbook of psychiatry* (Vol. 1, 8th ed., pp. 874–895). Philadelphia: Lippincott Williams & Wilkins.

American Nurses Association. (2007). *Psychiatric-mental health nursing: Scope and standards of practice*. Washington, DC: American Nurses Publishing.

American Psychiatric Association. (2000). *Diagnostic and statistical manual of mental disorders* (4th ed., text revision). Washington, DC: American Psychiatric Association.

Schultz, J. M., & Videbeck, S. (2009). *Lippincott's manual of psychiatric nursing care plans*. Philadelphia: Lippincott Williams & Wilkins (8th ed.).

Guia de Estudo

QUESTÕES DE MÚLTIPLA ESCOLHA

Escolha a resposta correta para cada uma das seguintes questões.

1. Qual dos seguintes itens é um exemplo de pergunta aberto-fechada?
    a. Quem é o atual presidente dos Estados Unidos?
    b. O que mais o preocupa em relação à sua saúde?
    c. Qual é o seu endereço?
    d. Você perdeu peso recentemente?

2. Qual dos seguintes itens é um exemplo de pergunta fechada?
    a. Como tem se sentido ultimamente?
    b. Como está sua relação com sua esposa?
    c. Você teve algum problema de saúde recentemente?
    d. Onde você está trabalhando?

3. Os dados da avaliação sobre os padrões da fala do cliente são classificados em qual das seguintes áreas?
    a. História
    b. Aparência geral e comportamento motor
    c. Processos sensoriais e intelectuais
    d. Autoconceito

4. Ao avaliar se as ideias do cliente são lógicas e fazem sentido, qual destes itens o enfermeiro está examinando?
    a. Conteúdo dos pensamentos
    b. Processo do pensamento
    c. Memória
    d. Sentidos

5. A crença do cliente de que uma notícia jornalística tem um significado especial para si é um exemplo de:
    a. Pensamento abstrato
    b. Fuga de ideias
    c. Ideias de referência
    d. Irradiação dos pensamentos

6. O cliente que acredita que todos estão à espreita para pegá-lo experimenta:
    a. Delírio
    b. Alucinação
    c. Ideias de referência
    d. Pensamento desagregado

7. Para avaliar a capacidade de concentração do cliente, o que o enfermeiro deve instruí-lo a fazer?
    a. Explicar o que significa "pedra que rola não cria limo".
    b. Dizer o nome dos três últimos presidentes.
    c. Repetir os dias da semana de trás para a frente.
    d. Dizer como é um dia típico.

QUESTÕES DE MÚLTIPLAS RESPOSTAS

Selecione o que é aplicável.

1. Avaliar os sentidos e o processo intelectual inclui o que entre os itens a seguir?
    a. Concentração
    b. Sentimentos emotivos
    c. Memória
    d. Julgamento
    e. Orientação
    f. Processo de pensamento

2. Avaliar risco de suicídio inclui o que entre os seguintes:
    a. Intenção de morrer
    b. Julgamento
    c. Entendimento
    d. Método
    e. Plano
    f. Razão

QUESTÕES ABERTAS

Elabore uma pergunta que o enfermeiro pode fazer para avaliar cada um dos itens a seguir:

1 Capacidade de pensamento abstrato

2 *Insight*

3 Autoconceito

4 Julgamento

5 Humor

6 Orientação

EXEMPLO CLÍNICO

Na clínica de saúde mental, o enfermeiro encontra uma cliente pela primeira vez e planeja uma avaliação psicossocial. Ele se depara com uma mulher jovem, que parece um tanto apreensiva, está chorando e amassando lenços de papel nas mãos. A cliente consegue dizer o nome e a idade, mas começa a chorar antes de fornecer qualquer outra informação. O enfermeiro sabe que é essencial obter informações dessa jovem, mas está claro que ela terá dificuldades para responder a todas as perguntas da entrevista no momento.

1. Como o enfermeiro deve abordar essa cliente? O que deve dizer e fazer?

2. Cite cinco perguntas que o enfermeiro não deve fazer à cliente no início da conversa. Dê um motivo para a escolha de cada uma dessas perguntas.

3. Que suposições, se é que deve ser feita alguma, o enfermeiro deve fazer sobre essa cliente e a sua situação?

4. Se a cliente decidir sair da clínica antes do início formal da avaliação, o que o enfermeiro deverá fazer?

Unidade 3

Questões Emocionais e Sociais Atuais

Capítulo 9   Questões Éticas e Legais
Capítulo 10   Raiva, Hostilidade e Agressão
Capítulo 11   Abuso e Violência
Capítulo 12   Pesar e Perda

9 Questões Éticas e Legais

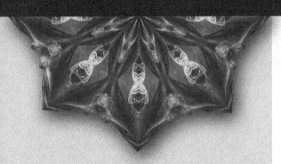

Palavras-chave

- agressão
- ambiente menos restritivo
- autonomia
- beneficência
- contenção
- delito
- deontologia
- dilema ético
- espancamento
- ética
- fidelidade
- isolamento
- justiça
- lesão ou dano
- má prática
- não maleficência
- negligência
- obrigação
- obrigação de avisar
- padrões de atendimento
- princípio da causalidade
- prisão ilegal
- tratamento fora do hospital determinado por ordem judicial
- utilitarismo
- veracidade
- violação da obrigação

Objetivos de aprendizagem

Após a leitura deste capítulo, você deverá ser capaz de

1. Descrever os direitos do cliente em um local de atendimento psiquiátrico.
2. Discutir as questões éticas e legais associadas ao isolamento e à contenção.
3. Descrever os componentes de uma má prática.
4. Identificar questões éticas pertinentes na prática da enfermagem psiquiátrica.
5. Discutir o significado de *padrão de atendimento*.
6. Descrever os tipos mais comuns de delitos em locais de atendimento psiquiátrico.

HISTORICAMENTE, CLIENTES COM DOENÇA MENTAL tinham poucos direitos e eram submetidos a institucionalização, confinamento e tratamento desumano (ver o Cap. 1). Na década de 1970, nos Estados Unidos, o reconhecimento dos direitos do paciente e as mudanças nas leis que tratam da responsabilização melhoraram os direitos do cliente. Este capítulo discute as considerações legais relacionadas com o tratamento da doença mental e questões éticas que costumam surgir em locais de atendimento em saúde mental.

CONSIDERAÇÕES LEGAIS

Direitos dos clientes e questões relacionadas

Os clientes que recebem atendimento em saúde mental também têm todos os direitos civis garantidos às outras pessoas, com exceção do direito de sair do hospital em caso de internação involuntária (discutida a seguir). Têm o direito de recusar o tratamento, enviar e receber correspondência inviolada e receber ou recusar visitas. Qualquer restrição (p. ex., de correspondências, visitas, roupas) só pode ser feita com algo passível de verificação, sendo documentado. São decisões que podem ser judiciais ou tomadas por pessoas designadas para decidir, ou pessoas como um enfermeiro primário, ou por uma equipe de tratamento, dependendo da legislação e dos regulamentos locais. Exemplos incluem:

- A um cliente suicida pode não ser permitido usar cinto, cadarços nos sapatos ou tesouras, pois esses itens podem ser usados por ele para causar danos a si próprio.
- A um cliente que se torna agressivo após a visita de determinada pessoa, pode ser restringida tal visita por certo período.

> **QUADRO 9.1 Foco na declaração de direitos do paciente**
>
> - Ser informado dos benefícios, qualificações de todos os profissionais da saúde, opções de tratamento disponíveis e procedimentos de apelação e processo legal por erro
> - Confidencialidade
> - Escolha dos profissionais da saúde
> - Tratamento determinado por profissionais e não pelos planos de saúde
> - Paridade
> - Ausência de discriminação
> - Todos os benefícios no âmbito do plano de benefícios
> - Tratamento que ofereça a maior proteção e benefícios
> - Processos de revisão de tratamento justos e válidos
> - Tratamento dos profissionais e planos de saúde como os responsáveis por qualquer lesão causada por incompetência grosseira, negligência ou decisões sem justificativa clínica

- A um cliente que faz ameaças por telefone a outras pessoas que estão fora do hospital, podem ser permitidas apenas ligações telefônicas supervisionadas, até que a sua condição melhore.

A American Psychiatric Association (APA) elaborou Princípios para o Fornecimento de Serviços de Tratamento de Abuso de Substância e de Saúde Mental (Principles for the Provision of Mental Health and Substance Abuse Treatment Services). Essa declaração de direitos do paciente de saúde mental está resumida no Quadro 9.1. O documento inteiro pode ser encontrado em http://www.apa.org/pubs/info/brochures/rights.aspx.

Hospitalização involuntária

A maioria dos clientes tem internação voluntária em locais de atendimento, ou seja, buscam o tratamento e concordam em ser hospitalizados. No entanto, alguns não querem ser hospitalizados nem tratados. Os profissionais da saúde respeitam a vontade do cliente, a não ser que seja um perigo para si próprio ou para os outros (ou seja, quando há ameaça de tentar ou já tenha ocorrido tentativa de suicídio, ou se representa um perigo para outras pessoas). Clientes hospitalizados contra a vontade são internados, nessas condições, em uma instituição para tratamento psiquiátrico, lá permanecendo até que deixem de representar um perigo para si próprios ou para os outros. Nos Estados Unidos, existem leis estaduais específicas, que regem o processo de internação civil, mas são similares em todos os 50 Estados. A internação civil ou a hospitalização involuntária restringem o direito do cliente à liberdade (possibilidade de deixar o hospital quando quiser). No entanto, todos os outros direitos permanecem intactos.

O indivíduo pode ser detido em uma instituição psiquiátrica por 48 a 72 horas, em base emergencial, até que seja feita uma audiência para determinar se deve ou não ser internado em uma instituição para tratamento por um período específico. Muitos Estados norte-americanos possuem leis similares, que regem a internação de clientes com problemas de abuso de substâncias e que representam perigo para si próprios ou para os outros quando sob efeito dessas substâncias.

Alta do hospital

Clientes internados em hospitais de forma voluntária têm o direito de sair desde que não representem perigo para si próprios ou para os outros. Nos Estados Unidos, podem assinar uma solicitação de liberação e ser liberados do hospital inclusive se isso for contrário à opinião médica. Caso um cliente voluntário perigoso assine uma solicitação de liberação, o psiquiatra terá de preencher um formulário de internação civil para detê-lo contra sua vontade, até que seja realizada uma audiência para decidir a questão.

Enquanto hospitalizado, o cliente pode usar os medicamentos e melhorar com muita rapidez, o que o tornará candidato à alta quando não mais representar um perigo. Alguns clientes param de usar a medicação após a alta e novamente se tornam ameaçadores, agressivos ou perigosos. Cada vez mais, os médicos da área de saúde mental têm sido imputados legalmente por ações criminais desses clientes; essa situação contribui para o debate sobre a internação civil estendida de clientes perigosos.

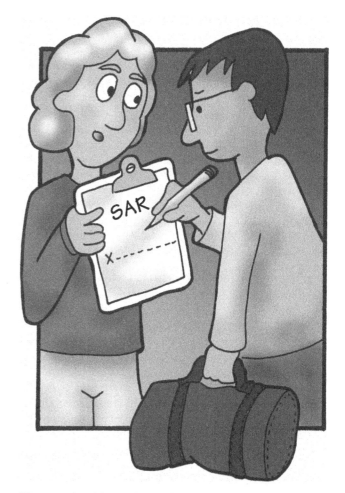

Clientes voluntários podem assinar uma solicitação de alta requerida.

Tratamento fora do hospital determinado por ordem judicial

Nos Estados Unidos, o **tratamento fora do hospital determinado por ordem judicial** (*mandatory outpatient treatment* – MOT) é a exigência de que o cliente continue a participar de um programa de tratamento, mesmo involuntariamente, depois de liberado do hospital para a comunidade. Isso pode envolver usar a medicação prescrita, marcar consultas com os profissionais da saúde para acompanhamento e participar de programas ou grupos de tratamento específicos (Cullen-Drill e Schilling, 2008). Nos Estados Unidos, os Estados, com exceção de oito, possuem leis para algum tipo de tratamento obrigatório fora do hospital. Uma lista completa pode ser obtida no *site* do Treatment Advocacy Center (2009). Os benefícios do MOT incluem permanências mais curtas no hospital, embora, às vezes, os indivíduos sejam hospitalizados com maior frequência (Segal e Burgess, 2006a), redução do risco de mortalidade entre clientes considerados perigosos para si próprios ou para os outros (Segal e Burgess, 2006b) e proteção dos clientes em relação à vitimização criminal por outros.

Às vezes, o MOT também é chamado de liberação condicional ou internação extra-hospitalar. O tratamento fora do hospital determinado judicialmente é mais comum entre pessoas com doença mental grave ou persistente, que tiveram contatos frequentes e variados com órgãos da justiça criminal, serviço social e saúde mental (Swartz, Swanson, Kim e Petrila, 2006). Isso sustenta a ideia de que, aos clientes, são oferecidas várias oportunidades de seguir voluntariamente as recomendações do tratamento extra-hospitalar e de que o tratamento determinado por ordem judicial é levado em conta quando essas tentativas falham repetidas vezes. A preocupação da justiça consiste em que os clientes com transtornos psiquiátricos têm direitos civis, e não deve ser exigido deles, sem fundamentação, que participem de qualquer atividade contra a própria vontade. Outra preocupação é a de que, permitido o tratamento ordenado judicialmente, venha a ser usado por um número cada vez maior de pessoas. Esse aumento, porém, não ocorre (Geller, Fisher, Grudzinskas, Clayfield e Lawlor, 2006). As comunidades contra-atacam, dizendo merecer proteção contra pessoas com histórias de não uso de medicamentos e que possam ser uma ameaça.

Representante legal de pessoas com problemas

A nomeação de um representante legal, ou *tutor*, é outro processo, separado da internação civil. Pessoas com deficiência grave, pessoas consideradas incompetentes, aquelas que não conseguem se prover de comida, roupas e abrigo, ainda que haja recursos para isso, e as que não são capazes de defender os próprios interesses podem precisar da nomeação de um representante legal. Nesses casos, o tribunal aponta uma pessoa que vai atuar como tutor legal e assumir várias responsabilidades em nome do outro, como dar consentimento informado, preencher e assinar cheques e aceitar contratos. O cliente que possui um tutor perde o direito de fazer contratos ou acordos legais que exigem uma assinatura (p. ex., casamento, hipoteca). Isso afeta muitas das atividades diárias normalmente realizadas. Uma vez que os tutores, ou representantes, falam em nome do cliente, o enfermeiro deve obter seu consentimento ou permissão. Há Estados que diferenciam o representante de um cliente nessas condições (sinônimo de tutor legal) do representante da pessoa para assuntos financeiros tão somente – também conhecido como advogado para questões financeiras.

Ambiente menos restritivo

Os clientes têm direito a tratamento em **ambiente menos restritivo**, apropriado às suas necessidades. Esse conceito foi central para o movimento de desinstitucionalização, discutido nos Capítulos 1 e 4. Isso significa que o cliente não deve ser hospitalizado quando pode ser tratado fora do hospital, em local como uma casa coletiva. Significa também que deve ficar livre de restrições ou isolamento, a não ser que sejam necessários.

A **contenção** é a aplicação do direito de uso da força física sobre uma pessoa, sem sua permissão, a fim de restringir sua liberdade de movimentos. A força física pode ser humana, mecânica, ou ambas. A *contenção humana* acontece quando os membros da equipe controlam fisicamente o cliente e levam-no para um lugar isolado. Já a *contenção mecânica* inclui dispositivos que costumam prender os tornozelos e os punhos, estando atrelados à estrutura da cama, impedindo ações físicas agressivas por parte do cliente, como bater, chutar e puxar cabelos.

Por sua vez, o **isolamento** é o confinamento involuntário de uma pessoa em espaço trancado, especialmente construído e equipado com uma janela ou câmera de segurança para monitoramento visual direto. Por questões de segurança, o quarto

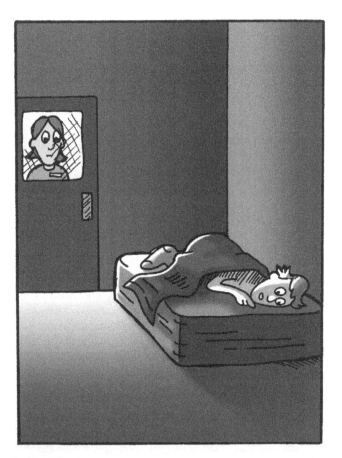

Isolamento.

VINHETA CLÍNICA: Isolamento

A meta do isolamento é oportunizar ao cliente a recuperação do autocontrole emocional e físico. A maior parte dos clientes isolados, entretanto, tem sentimentos e pensamentos diferentes sobre o isolamento. Há os que relatam sentimentos de raiva, agitação, monotonia, frustração, desamparo e medo enquanto isolados. Percebem o isolamento como punição e recebem a mensagem de ser "maus". Muitos não têm clareza dos motivos do isolamento, ou dos critérios de saída da situação de isolamento, acreditando que o período foi longo demais. Geralmente os clientes acham que outras intervenções, como interação com os profissionais, um lugar para acalmarem-se ou gritarem quando necessário, ou a presença de um familiar poderiam reduzir ou eliminar a necessidade de isolamento. Clientes que não foram isolados descrevem esse procedimento como mais positivo, em termos como auxílio, cuidado e preocupação, justiça e algo bom. Esses mesmos clientes, porém, manifestam desejo de que "isso jamais ocorra com eles".

costuma ter uma cama parafusada ao chão e um colchão. Objetos pontiagudos ou potencialmente perigosos, como canetas, vidros, cintos e fósforos, são removidos como medida de precaução. O isolamento reduz o estímulo, protege outras pessoas de ações do cliente, evita destruição de bens e dá privacidade ao cliente. O objetivo é dar-lhe a oportunidade de readquirir o autocontrole físico e emocional.

O uso da contenção ou do isolamento por curto prazo é permitido apenas quando o cliente se mostra bastante agressivo e perigoso para si mesmo ou para outros, ou quando todas as demais formas de acalmá-lo fracassaram (ver o Cap. 10). No caso de clientes adultos, usar contenção e isolamento requer uma avaliação frente a frente, feita por um médico licenciado independente até uma hora após a contenção ou o isolamento, e a cada oito horas daí em diante; uma ordem médica a cada quatro horas, uma avaliação documentada, feita por um enfermeiro, a cada 1 a 2 horas e uma supervisão cuidadosa do cliente. No caso de crianças, a prescrição médica deve ser renovada a cada duas horas, com avaliação face a face a cada quatro horas. O enfermeiro avalia o cliente quanto à presença de lesões e faz o tratamento necessário. Na contenção, os profissionais devem monitorar o cliente continuamente, sendo um profissional para cada indivíduo, durante todo o período restritivo. O cliente isolado é monitorado por um profissional pela primeira hora e, depois, isso pode ser feito por equipamento de áudio e vídeo. O enfermeiro monitora e documenta a condição da pele do cliente, a circulação sanguínea nas mãos e nos pés (em caso de contenção) e o bem-estar emocional, além da prontidão para a interrupção do isolamento ou da contenção. Observa o cliente cuidadosamente, em busca de efeitos colaterais da medicação, que pode ser dada em doses grandes nas emergências. O enfermeiro, ou outro profissional, também implementa e documenta ofertas de alimento, líquidos e oportunidades de usar o banheiro, conforme procedimentos e políticas da instituição (Joint Commission on Accreditation of Health-Care Organizations, 2008).

Tão logo quanto possível, os membros da equipe devem informar o cliente sobre os critérios comportamentais que serão usados para determinar se haverá diminuição ou término do uso da contenção ou do isolamento. Os critérios podem incluir a capacidade do cliente de verbalizar sentimentos e preocupações de modo racional, não fazer ameaças verbais, diminuir a tensão muscular e demonstrar autocontrole. Quando o cliente permanece contido por 1 a 2 horas, dois integrantes da equipe podem liberar um dos membros de cada vez, para que se movimente e faça exercícios. O contato frequente por parte do enfermeiro promove uma constante avaliação do bem-estar e do autocontrole do cliente. Além disso, dá oportunidade ao enfermeiro de garantir ao cliente que a contenção é um procedimento restaurador e não punitivo. Após a liberação do isolamento ou da contenção, deve ocorrer uma reunião para discussão do assunto, em até 24 horas.

O enfermeiro também deve oferecer suporte à família do cliente, que pode estar com raiva ou constrangida por causa da restrição ou do isolamento do parente. É importante dar uma explicação cuidadosa e completa sobre o comportamento do cliente e o uso subsequente da contenção ou do isolamento. No entanto, se o cliente for adulto, essa discussão exige uma liberação da informação por escrito e assinada. Em caso de menores de idade, não é necessário consentimento assinado para informar aos pais ou tutores sobre o uso da restrição ou isolamento. Dar informações à família pode ajudar a evitar dificuldades legais ou éticas, mantendo-a envolvida no tratamento do cliente.

Confidencialidade

Nos Estados Unidos, a proteção e a privacidade das informações sobre a saúde do indivíduo são regulamentadas pelo Governo Federal, pelo Health Insurance Portability and Accountability Act (HIPAA), de 1996. A lei garante a privacidade e a proteção das informações e estabelece penalidades para violações.

O cumprimento obrigatório da regra de Privacidade Final da HIPAA entrou em vigor em 14 de abril de 2003 para todos os profissionais da saúde, inclusive pessoas e organizações que atendam ou paguem pelo atendimento. Há penalidades civis (multas) e criminais (sentenças prisionais) para violação da privacidade do paciente. Informações de saúde protegidas são quaisquer informações de saúde individualmente identificáveis, exibidas na forma escrita, oral ou eletrônica. Registros de abuso de substância e de saúde mental contam com uma proteção especial no âmbito das regras de privacidade.

Alguns acreditam que essas políticas estritas de confidencialidade podem consistir em barreira à colaboração entre fornecedores do serviço de saúde e familiares (Chen, 2008). Em locais comunitários para atendimento de saúde mental, o cumprimento da regra de privacidade diminui o grau de comunicação e colaboração entre profissionais da saúde e os cuidadores na família, o que pode causar um impacto negativo sobre o atendimento ao cliente e os direitos das famílias (Gray, Robinson, Seddon e

> **QUADRO 9.2 Tarasoff vs. Reitoria da Universidade da Califórnia (1976)**
>
> Em 1969, um aluno da graduação, na Universidade da Califórnia, Prosenjit Poddar, namorou uma mulher, Tatiana Tarasoff por período curto. Após o término da rápida relação, Poddar procurou aconselhamento com um psicólogo da universidade. Contou-lhe sobre sua intenção de matar a ex-namorada quando do retorno dela do Brasil, no fim do verão. O psicólogo fez contato com a polícia do *campus*, que deteve e interrogou Poddar. Ele foi liberado por parecer racional e após promessa de se manter afastado de Tarasoff. Informou ainda que não pretendia causar-lhe dano. Dois meses depois, logo após a volta do Brasil, Tatiana Tarasoff foi assassinada por Poddar, em 27 de outubro de 1969. Os pais da garota processaram a Universidade da Califórnia, alegando que o terapeuta tinha o dever de alertar a filha sobre as ameaças de Poddar. A Suprema Corte da Califórnia concluiu que o privilégio de proteção termina onde começa o perigo ao público.

Roberts, 2008). Programas educativos recomendam um sólido programa educativo para clientes e familiares sobre as leis de privacidade, assim como o estabelecimento de linhas abertas de comunicação entre clientes e familiares antes da ocorrência de uma crise, auxiliando a reduzir essas dificuldades.

Obrigação de avisar a terceiros

Uma exceção ao direito de confidencialidade do cliente é a **obrigação de avisar**, baseada na decisão da Suprema Corte da Califórnia (Estados Unidos), no caso Tarasoff vs. Reitoria da Universidade da Califórnia (Quadro 9.2). Em consequência dessa decisão, os médicos da área da saúde mental têm a obrigação de avisar os terceiros identificáveis sobre ameaças feitas por clientes, inclusive quando essas ameaças foram discutidas nas sessões de terapia, que, em outras situações, seriam protegidas por sigilo. Com base na decisão do caso Tarasoff, muitos Estados aprovaram leis relativas à necessidade de avisar terceiros sobre ameaças ou perigos. O médico deve basear a decisão de avisar outras pessoas nos seguintes itens:

- O cliente é perigoso para outros?
- O perigo é resultante de uma doença mental grave?
- O perigo é grave?
- Os meios para concretizar a ameaça encontram-se disponíveis?
- A ameaça tem como alvo vítimas identificáveis?
- A vítima está acessível?

Por exemplo, se um homem for internado em instituição psiquiátrica e disser que vai matar a esposa, ficará clara a obrigação de avisá-la. No entanto, se um cliente com paranoia for internado na instituição e disser: "Vou pegá-los antes que me peguem", sem fornecer outras informações, não haverá uma terceira parte identificável a ser avisada. As decisões sobre a obrigação de avisar terceiros costumam ser tomadas por psiquiatras ou terapeutas da saúde mental qualificados, em locais de atendimento extra-hospitalar.

Defesa por insanidade

Uma questão legal que desperta polêmica é a defesa por insanidade, sendo que essa tem um significado jurídico, mas não uma definição médica. O argumento de que a pessoa acusada de um crime não é culpada por não conseguir controlar as próprias ações ou não ser capaz de entender a totalidade do erro do ato é chamado de Regra de M'Naghten. Quando o indivíduo preenche esses critérios, não é considerado culpado em virtude de insanidade. A percepção pública da defesa por insanidade indica que é usada em 33 a 45% dos principais casos criminais e geralmente é aceita, ou seja, a pessoa acusada do crime "fica livre" e é liberada imediatamente (Melton, Petrila, Poythree e Slobogin, 2007). Na verdade, essa defesa é usada em apenas 0,9% (9 em cada 1.000) de todos os casos criminais, sendo aceita em menos de 20% desses casos.

Quatro Estados – Idaho, Kansas, Montana e Utah – norte-americanos, aboliram a defesa por insanidade. Treze Estados, inclusive Idaho, Kansas, Montana e Utah, têm uma lei que permite o veredicto de culpa, porém com insanidade. Isso significa que a pessoa é considerada responsável pelo comportamento criminoso, mas pode receber tratamento para doença mental. Críticos desse veredicto, incluindo a APA, defendem que as pessoas nem sempre recebem o tratamento psiquiátrico necessário e que esse veredicto absolve o sistema jurídico de sua responsabilidade.

Responsabilidade civil do enfermeiro

Os enfermeiros são responsáveis pelo oferecimento de um atendimento seguro, competente, legal e ético a clientes e familiares. Orientações profissionais, como as do *Code of Ethics for Nurses with Interpretive Statements* (2001) e do *Scope and Standards of Psychiatric-Mental Health Nursing Practice* (2007), da American Nurses Association (ANA), esboçam responsabilidades do enfermeiro e trazem orientações (ver o Cap. 1).* Espera-se que os enfermeiros sigam **padrões de atendimento**, ou seja, deem um atendimento que corresponda às expectativas estabelecidas pelo cliente, sendo esse atendimento o que qualquer enfermeiro faria em situação similar. Os padrões de atendimento são elaborados a partir de padrões profissionais (citados antes neste parágrafo), leis estaduais de prática da enfermagem, regulamentações de órgãos federais, procedimentos e políticas ditados por agências, descrições da atividade profissional e leis civis e criminais.

Delitos

O **delito** é um ato errado, que resulta em lesão, perda ou dano; pode ser intencional ou não.

Delitos não intencionais: negligência e má prática. A **negligência** é um delito não intencional que envolve causar dano por não ter feito o que uma pessoa sensata e prudente faria em circunstâncias similares. Por sua vez, a **má prática** é um tipo de

---

* N. de R.T.: No Brasil, essas orientações profissionais encontram-se no Código de Ética dos Profissionais de Enfermagem e no COFEN (Conselho Federal de Enfermagem).

negligência que se refere, especificamente, a profissionais como enfermeiros e médicos (Springhouse, 2004). Os clientes ou as famílias de clientes podem abrir processo por má prática em qualquer caso de lesão, perda ou morte. Para que a acusação tenha procedência, ou seja, para que o enfermeiro, médico, hospital ou agência sejam imputáveis, é preciso provar a existência destes quatro elementos.

1. **Obrigação:** houve uma relação legalmente reconhecida (p. ex., entre o médico e o cliente, o enfermeiro e o cliente). O enfermeiro tinha alguma obrigação em relação ao cliente, ou seja, agia na qualidade de enfermeiro.
2. **Violação da obrigação:** o enfermeiro (ou médico) não atendeu aos padrões de atendimento e, por isso, violou determinada obrigação ou deixou de cumpri-la. Não agiu como um enfermeiro sensato e prudente agiria em circunstâncias similares.
3. **Lesão ou dano:** o cliente sofreu algum tipo de perda, dano ou lesão.
4. **Princípio da causalidade:** a violação de obrigação foi a causa direta da perda, do dano ou da lesão. Em outras palavras, perda, dano ou lesão não teria ocorrido se o enfermeiro tivesse agido de maneira sensata e prudente.

Nem todas as lesões, ou danos, a um cliente podem ser previstas, e nem todas as lesões sofridas por um cliente resultam de má prática. A questão consiste em decidir se as ações do cliente foram previsíveis (e, assim, evitáveis), e se o enfermeiro realizou ou não, de forma correta, a avaliação, as intervenções e as estimativas, de acordo com os padrões de atendimento. No local de atendimento de saúde mental, é comum as ações judiciais estarem relacionadas com suicídio e tentativas de suicídio. Outras áreas preocupantes incluem clientes que machucam outras pessoas (membros da equipe, familiares, outros clientes), agressão sexual e erros de medicação.

Delitos intencionais: os enfermeiros da área de psiquiatria também podem ser imputáveis por delitos intencionais ou atos voluntários que resultem em dano ao cliente. Exemplos incluem agressão, ofensa física e cárcere privado.

A **agressão** envolve qualquer ação que faça com que a outra pessoa sinta medo de ser tocada de um modo ofensivo, insultuoso ou fisicamente lesivo sem consentimento ou autoridade para tal. Exemplos incluem ameaçar conter o cliente para lhe dar uma injeção, já que não está cooperando. **Espancamento** envolve o contato danoso ou injustificado com um cliente; nesse caso, pode ou não ter ocorrido um dano ou lesão real. Exemplos incluem tocar o cliente sem seu consentimento ou impor-lhe contenção desnecessária. **Prisão ilegal** é definida como a detenção injustificada de um cliente, como acontece quando se usa a contenção ou o isolamento de modo inapropriado.

Ser imputável por causa de um delito intencional envolve três elementos (Springhouse, 2004):

1 O ato foi proposital e voluntário da parte do réu (enfermeiro).
2 O enfermeiro tinha intenção de gerar consequências ou causar lesões à pessoa (cliente).
3 O ato foi um fator substancial para causar a lesão ou as consequências.

QUADRO 9.3 Medidas para evitar imputabilidade

- Praticar sempre nos limites das leis e do ato de prática dos enfermeiros.
- Colaborar com os colegas na determinação do melhor curso de ação.
- Usar padrões de prática estabelecidos para orientar as decisões e as ações.
- Sempre colocar, em primeiro lugar, os direitos e o bem-estar do cliente.
- Desenvolver relações interpessoais eficazes com os clientes e suas famílias.
- De modo preciso e completo, documentar todos os dados de levantamentos, tratamentos, intervenções e avaliações da reação do cliente ao atendimento.

Prevenção da imputabilidade

Para minimizar o risco de ações judiciais, os enfermeiros podem oferecer um atendimento seguro e competente e juntar uma documentação descritiva e precisa. O Quadro 9.3 mostra formas de minimizar o risco de imputabilidade.

QUESTÕES ÉTICAS

A **ética** é um ramo da filosofia que trata dos valores da conduta humana relativos ao certo e ao errado das ações e ao bem e ao mal dos motivos e consequências dessas ações (King, 1984). As teorias éticas são conjuntos de princípios usados para decidir o que está moralmente certo ou errado.

O **utilitarismo** é uma teoria que baseia as decisões em: "o maior bem para o maior número". As decisões baseadas no utilitarismo consideram que a ação deve produzir o maior benefício para a maioria das pessoas. Por sua vez, a **deontologia** consiste em uma teoria segundo a qual as decisões devem se basear na retidão moral da ação, sem consideração do resultado ou das consequências. Os princípios usados como guias para as tomadas de decisão na deontologia incluem autonomia, beneficência, não maleficência, justiça, veracidade e fidelidade.

A **autonomia** refere-se ao direito da pessoa de autodeterminação e independência. Já a **beneficência**, refere-se à obrigação de beneficiar outras pessoas ou promover-lhes o bem. A **não maleficência** é a exigência de não fazer mal a outrem, seja de modo intencional, seja de modo não intencional. A **justiça** está relacionada com a probidade, ou seja, tratar todas as pessoas de modo justo e igual, sem consideração da sua condição social ou econômica, raça, sexo, estado civil, religião, etnia ou crenças culturais. A **veracidade** consiste na obrigação de ser honesto ou verdadeiro. A **fidelidade** refere-se à obrigação de honrar compromissos e contratos.

Cada um desses princípios tem seu significado no serviço de saúde. O enfermeiro respeita a autonomia do cliente por meio dos direitos do paciente, consentimento informado e encorajamento do cliente a fazer escolhas sobre o seu próprio atendimento. O enfermeiro tem a obrigação de realizar ações que promovam a saúde do cliente (beneficência) e que não lhe causem danos (não maleficência). Ele também deve tratar todos os clientes de modo justo (justiça), ser verdadeiro e honesto (veracidade), honrar todas as obrigações e compromissos com os clientes e familiares (fidelidade).

Dilemas éticos na saúde mental

O **dilema ético** é uma situação em que princípios éticos entram em conflito ou em que não há um curso de ação único para determinada situação. Por exemplo, o cliente que recusa a medicação ou o tratamento está autorizado a fazê-lo com base no princípio da autonomia. No entanto, quando representa um perigo iminente para si próprio ou para os outros, o princípio da não maleficência (não provocar danos) está em risco. Para proteger o cliente ou outras pessoas contra dano, pode-se internar o cliente contra sua vontade em um hospital, embora haja quem argumente que essa ação viola seu direito à autonomia. Nesse exemplo, a teoria utilitária, segundo a qual se deve fazer o maior bem ao maior número (internação involuntária), supera a autonomia individual do cliente (direito de recusar o tratamento). Com frequência, dilemas éticos são complicados e carregados de emoção, o que torna difícil as tomadas de decisão justa ou "correta".

Em saúde mental, muitos dilemas envolvem o direito do cliente à autodeterminação e à independência (autonomia) e a preocupação com o "bem público" (utilitarismo). Os exemplos incluem:

- Uma vez estabilizado com medicação psicotrópica, o cliente deve ser obrigado a continuar a medicação, ainda que isso signifique o uso de injeções obrigatórias à força ou a internação extra-hospitalar?
- Os clientes psicóticos são necessariamente incompetentes ou ainda têm o direito de recusar a hospitalização e a medicação?
- Os usuários de cuidados de saúde mental são legitimamente capazes quando profissionais da área da saúde "se antecipam" e tomam decisões "para o próprio bem desses clientes"?
- Os médicos devem quebrar a confidencialidade e revelar o nome de clientes que dirigem carros em alta velocidade e com imprudência?
- O cliente que grita e incomoda outros clientes em uma unidade hospitalar deve ser afastado dos outros e mantido isolado?
- Um profissional do serviço de saúde tem um relacionamento estabelecido com uma pessoa que, mais tarde, se torna cliente na instituição em que trabalha. Esse profissional pode continuar o relacionamento com a pessoa que agora se tornou cliente?
- Para proteger o público, os clientes com história de violência contra terceiros podem ficar detidos após a estabilização dos sintomas?
- Quando a relação terapêutica termina, o profissional da saúde pode ter alguma relação social ou íntima com alguém que conheceu como cliente?
- É possível manter limites estritamente profissionais (p. ex., sem relacionamentos prévio, atual ou futuro com clientes) em comunidades pequenas ou áreas rurais, onde todas as pessoas da comunidade se conhecem?

O enfermeiro vai confrontar alguns desses dilemas diretamente e terá de tomar decisões sobre o que fazer. Pode observar, por exemplo, o comportamento de outro profissional da área da saúde com um cliente que pareça inapropriado ou

---

QUADRO 9.4 Código de ética da ANA (American Nurses Association) para enfermeiros

1. O enfermeiro, em todas as relações profissionais, exerce a prática com solidariedade e respeito pela dignidade, valor e singularidade inerentes de todas as pessoas, sem restrições por situação social ou econômica, atributos pessoais ou a natureza dos problemas de saúde.
2. O principal compromisso do enfermeiro é com o paciente, seja indivíduo, família, grupo ou comunidade.
3. O enfermeiro promove, defende e luta, tendo como objetivo proteger a saúde, a segurança e os direitos do paciente.
4. O enfermeiro é responsável e está comprometido com a prática de saúde individual, determinando a delegação adequada de tarefas consistentes com sua obrigação de oferecer um atendimento ideal ao paciente.
5. O enfermeiro deve os mesmos deveres a si e aos outros, inclusive responsabilidade de preservar a integridade e a segurança, manter a competência e continuar o crescimento pessoal e profissional.
6. O enfermeiro participa do estabelecimento, da manutenção e do aperfeiçoamento do ambiente de cuidados de saúde e de condições de emprego que levem ao oferecimento de atendimento de saúde qualificado e coerente com os valores profissionais, por meio de ações individuais e coletivas.
7. O enfermeiro participa do avanço profissional, por meio de contribuições à prática, desenvolvimento educacional, administrativo e dos conhecimentos.
8. O enfermeiro colabora com outros profissionais da saúde e com o público na promoção dos esforços de comunidades, do país e dos outros países para que sejam atendidas necessidades de saúde.
9. A profissão de enfermeiro, conforme representação de associações e seus membros, é responsável por articular valores da enfermagem com fins de manter a integridade profissional e de sua prática e modelar políticas sociais.

American Nurses Association (2001). *Code of ethics for nurses*. Washington, DC: American Nurses Publishing.

lembre um flerte. Outro dilema pode representar as práticas policiais comuns ou a prática comum da instituição para a qual o enfermeiro trabalha. Nesse caso, ele terá de decidir se vai apoiar essas práticas ou procurar emprego em outro lugar. Um exemplo seria o de uma instituição que aceita clientes com história de não seguir as prescrições de medicação somente se eles se submeterem a injeções ou permanecerem na condição de internação extra-hospitalar. Mas há outros dilemas na arena social; qual deve ser a decisão do enfermeiro: apoiar a prática atual ou defender mudanças em prol dos clientes, como leis que permitam que a pessoa seja detida ao término do tratamento quando há um potencial de risco futuro de violência.

Tomadas de decisão éticas

A ANA publicou um código de ética para enfermeiros (*Code of Ethics for Nurses*, 2001) a fim de orientar escolhas sobre ações éticas (Quadro 9.4). Os modelos de tomadas de decisão éticas incluem reunir informações, esclarecer valores, identificar opções, identificar considerações legais e restrições práticas, buscar o consenso para conseguir tomar uma decisão e revisar e analisar a decisão para determinar qual foi o aprendizado (Abma e Widdershoven, 2006).

QUESTÕES DE AUTOPERCEPÇÃO

Todos os enfermeiros possuem crenças sobre o que é certo ou errado, bom ou ruim, ou seja, possuem valores, como qualquer outra pessoa. No entanto, ser um profissional da enfermagem pressupõe a obrigação de proteger direitos, agir em defesa e a favor dos melhores interesses do cliente, inclusive quando essa obrigação entra em conflito com valores e crenças pessoais. Ele é obrigado a ter autopercepção para identificar com clareza e examinar os próprios valores e crenças de modo a não os confundir com os do cliente, impedindo que os seus sejam obscurecidos. Se, por exemplo, uma cliente está angustiada com a própria decisão de fazer um aborto, o enfermeiro deve ser capaz de fornecer-lhe apoio, ainda que se oponha a essa prática. Caso não consiga agir assim, o profissional deverá conversar com colegas e encontrar alguém que possa atender às necessidades dessa cliente.

Pontos a serem considerados quando nos confrontamos com dilemas éticos

- Converse com colegas ou procure supervisão profissional. Normalmente, o enfermeiro não precisa resolver um dilema ético sozinho.
- Dedique algum tempo para pensar sobre questões éticas e determine quais de seus valores e suas crenças estão relacionados com determinadas situações, antes que aconteçam.
- Disponha-se a discutir questões éticas com colegas ou superiores. Ficar em silêncio significa fechar os olhos para o comportamento.

Questões de pensamento crítico

1. Há clientes com transtornos psiquiátricos que se tornam notícia de jornal ao cometerem crimes contra terceiros, envolvendo lesão grave ou morte. Com tratamento e remédios, eles voltam a ser razoáveis, não mais representando ameaça. Mas levam uma história de interrupção da medicação quando liberados da instituição de saúde. Onde e como devem ser tratados tais clientes? Que medidas podem proteger seus direitos individuais e o direito do público à segurança?
2. Alguns críticos da desinstitucionalização defendem que levar pessoas gravemente doentes e com transtornos mentais persistentes para fora das instituições, além do fechamento de algumas delas ou de todas, piora a crise da área de saúde mental. Esses fechamentos dificultaram, a essas pessoas, o recebimento do tratamento necessário como pacientes internados. Os oponentes reagem dizendo que as instituições causam danos, uma vez que segregam os mentalmente doentes de suas comunidades, limitam sua autonomia e contribuem para a perda de habilidades sociais. Com que ponto de vista você concorda? Por quê?

PONTOS-CHAVE

- Os clientes podem ser hospitalizados involuntariamente quando representam um perigo iminente para si mesmos ou para outras pessoas.
- Os direitos dos pacientes incluem o direito de receber e recusar tratamento, envolver-se no plano de tratamento, ser tratado em ambiente menos restritivo, recusar participação em pesquisas e receber visitas, correspondências e ligações telefônicas sem restrição.
- O uso do isolamento (confinamento em uma sala fechada) e da contenção (aplicação direta de força física) enquadra-se no domínio do direito do paciente a um ambiente menos restritivo. O uso desses recursos por curto prazo é permitido apenas quando o cliente se mostra muito agressivo e perigoso para si próprio ou para outras pessoas.
- Os médicos da área de saúde mental têm a obrigação legal de quebrar a confidencialidade do cliente e alertar terceiros sobre ameaças diretas feitas por ele.
- Os enfermeiros têm a responsabilidade de fornecer cuidado seguro, competente, legal e ético, como esboçado nas leis de prática da enfermagem, no *Scope and Standards of Psychiatric-Mental Health Nursing Practice* e no *Code of Ethics for Nurses*.
- O delito é um ato errado, que resulta em lesão, perda ou dano. A negligência é um delito não intencional, que causa dano pela falta de ação.
- A má prática é a negligência praticada por profissionais da área da saúde em casos que violam uma obrigação que teriam com o cliente, causando-lhe, assim, lesão ou dano.
- Os delitos intencionais incluem agressão, espancamento e prisão ilegal.

RECURSOS NA INTERNET

RECURSOS	ENDEREÇOS ELETRÔNICOS
• American Academy of Psychiatry and the Law	http://www.aapl.org
• Institute of Law, Psychiatry, and Public Policy	http://www.ilppp.virginia.edu
• Mental Health Matters: Information and Resources	http://www.mental-health-matters.com
• State Mental Health Laws	http://www.megalaw.com/top/mentalhealth.php
• Chart of State Insanity Defense Laws	http://www.pbs.org/wgbh/pages/frontline/shows/crime/trial/states.html

- As teorias éticas são conjuntos de princípios usados para decidir o que é moralmente certo ou errado. É o caso do utilitarismo (o maior bem para o maior número) e da deontologia (com princípios como autonomia, beneficência, não maleficência, justiça, veracidade e fidelidade) nas tomadas de decisão ética.
- Dilemas éticos são situações que surgem quando princípios entram em conflito ou quando não há um curso de ação único em dada situação.
- Muitos dilemas éticos em saúde mental envolvem conflito entre a autonomia do cliente e preocupações com o bem público (utilitarismo).

REFERÊNCIAS

Abma, T. A., & Widdershoven, G. A. (2006). Moral deliberation in psychiatric nursing practice. *Nursing Ethics, 13*(5), 546–557.

American Nurses Association. (2007). *Psychiatric-mental health nursing: Scope and standards of practice.* Washington, DC: American Nurses Publishing, American Nurses Foundation/American Nurses Association.

American Nurses Association. (2001). *Code of ethics for nurses with interpretive statements.* Washington, DC: American Nurses Publishing.

Chen, F.P. (2008). A fine line to walk: Case managers perspectives on sharing information with families. *Qualitative Health Research, 18*(11), 1556-1565.

Cullen-Drill, M. & Schilling, K. (2008). The case for mandatory outpatient treatment. *Journal of Psychosocial and Mental Health Nursing, 46*(2), 33-41.

Geller, J.L., Fisher, W.H., Grudzinskas, A.J. Jr, Clayfield, J.C. & Lawlor, T. (2006). Involuntary outpatient treatment as "deinstitutionalized coercion": The net-widening concerns. *International Journal of Law and Psychiatry, 29*(6), 551-562.

Gray, B., Robinson, C., Seddon, D. & Roberts, A. (2008). "Confidentiality smokescreens" and carers for people with mental health problems: The perspective of professionals. *Health and Social Care in the Community, 16*(4), 378-387.

Joint Commission on Accreditation of Healthcare Organizations. (2008). *Restraint and seclusion standards for behavioral health.* Oakbrook, IL: Author.

King, E. C. (1984). *Affective education in nursing: A guide to teaching and assessment.* Rockville, MD: Aspen Systems.

Melton, G., Petrila, J., Poythree, N, & Slobogin, C. (2007). *Psychological evaluations for the courts: A handbook for mental health professionals and lawyers* (3rd ed.). New York: Guilford Press.

Segal, S. P., & Burgess, P. M. (2006a). Conditional release: A less restrictive alternative to hospitalization? *Psychiatric Services, 57*(11), 1600–1606.

Segal, S. P., & Burgess, P. M. (2006b). Effect of conditional release from hospitalization on mortality risk. *Psychiatric Services, 57*(11), 1607– 1613.

Springhouse. (2004). *Nurses' legal handbook* (5th ed.) Philadelphia: Lippincott Williams & Wilkins.

Swartz, M. S., Swanson, J. W., Kim, M., & Petrila, J. (2006). Use of outpatient commitment or related civil court treatment orders in 5 U.S. communities. *Psychiatric Services, 57*(3), 343–349.

Treatment Advocacy Center. (2009) Standards for assisted treatment: State-by-state summary. Acessado em 4 de janeiro de 2009 em http://www.psychlaws.org/LegalResources/statechart.htm.

LEITURAS ADICIONAIS

Appelbaum, P. S. (2005). Assessing Kendra's law: Five years of outpatient commitment in New York. *Psychiatric Services, 56*(7), 791–792.

Appelbaum, P. S. (2006). Insanity, guilty minds, and psychiatric testimony. *Psychiatric Services, 57*(10), 1370–1372.

Campbell, R. J., Yonge, O., & Austin, W. (2005). Intimacy boundaries between mental health nurses & psychiatric patients. *Journal of Psychosocial Nursing, 43*(5), 32–39.

Guia de Estudo

QUESTÕES DE MÚLTIPLA ESCOLHA

Escolha a resposta correta para cada uma das seguintes questões.

1. O cliente internado involuntariamente em uma unidade psiquiátrica hospitalar perde quais dos seguintes direitos?
    a. Direito à liberdade
    b. Direito a recusar o tratamento
    c. Direito a assinar documentos legais
    d. Não perde direitos

2. Um cliente tem uma prescrição de haloperidol oral 5 mg, duas vezes ao dia. Mas ele está receoso e recusa-se a tomar a medicação. O enfermeiro diz: "Se você não tomar esse comprimido, vou obter uma autorização para lhe aplicar uma injeção". A declaração do enfermeiro é um exemplo de:
    a. Tentativa de agressão
    b. Espancamento ou ofensa física
    c. Má prática
    d. Delito não intencional

3. Um cliente hospitalizado tem delírio e grita: "O mundo está chegando ao fim. Temos de correr em busca de segurança!". Quando outros clientes reclamam que ele está gritando e perturbando o ambiente, o enfermeiro decide deixá-lo em isolamento. Ele não fez nenhum gesto nem declarações ameaçadoras a ninguém. A ação do enfermeiro é um exemplo de:
    a. Tentativa de agressão
    b. Prisão ilegal
    c. Má prática
    d. Negligência

4. Dos itens seguintes, qual indica uma obrigação de avisar um terceiro?
    a. Um cliente com delírios declara: "Vou pegá-los antes que me peguem".
    b. Um cliente hostil diz: "Odeio toda a polícia".
    c. Uma cliente diz que planeja explodir o governo federal.
    d. Um cliente declara: "Se a minha namorada não voltar para mim, então não vai ficar com mais ninguém".

5. O enfermeiro comete um erro e dá quetiapina ao cliente em vez da olanzapina prescrita. O cliente não sofre efeitos negativos por causa da quetiapina. Além do erro de medicação, o que mais o enfermeiro cometeu?
    a. Má prática
    b. Negligência
    c. Delito (não intencional)
    d. Nenhum dos anteriores

QUESTÕES DE MÚLTIPLAS RESPOSTAS

Selecione o que é aplicável.

1. Qual dos seguintes elementos é essencial no dever clínico de avisar/alertar?
    a. O cliente dá declarações ameaçadoras.
    b. História de violência.
    c. Vítima potencial é passível de identificação.
    d. Vítima potencial é de fácil localização.
    e. A ameaça não é um delírio.
    f. A ameaça de causar dano é grave.

2. Qual dos elementos a seguir é necessário para comprovar culpa em processo por má prática?
    a. O cliente está lesionado.
    b. Falha em atender aos padrões de cuidado.
    c. A lesão é causada por não atendimento ao dever.
    d. As lesões devem ser visíveis e passíveis de verificação.
    e. O enfermeiro tinha intenção de causar dano.
    f. Relação reconhecida entre cliente e enfermeiro.

10 Raiva, Hostilidade e Agressão

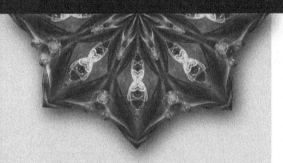

Palavras-chave
- agressão física
- atuação
- catarse
- controle de impulsos
- fase de crise
- fase de desencadeamento
- fase de escalada
- fase de recuperação
- fase pós-crise
- hostilidade
- raiva

Objetivos de aprendizagem
Após a leitura deste capítulo, você deverá ser capaz de
1. Discutir sobre raiva, hostilidade e agressão.
2. Descrever transtornos psiquiátricos que podem ser associados a um aumento do risco de hostilidade e agressão física nos clientes.
3. Descrever sinais, sintomas e comportamentos associados às cinco fases da agressão.
4. Discutir intervenções adequadas de enfermagem para o cliente durante as cinco fases da agressão.
5. Descrever questões importantes que os enfermeiros devem ter sempre em mente no trabalho com cliente que experimenta raiva, hostilidade ou agressividade.

RAIVA, EMOÇÃO HUMANA NORMAL, é uma reação emocional forte e desconfortável a uma provocação real ou percebida. Surge quando a pessoa fica frustrada, sente-se ferida ou com medo. Seu controle apropriado e expressão assertiva podem torná-la uma força positiva que ajuda a resolver conflitos, solucionar problemas e tomar decisões. Ela energiza o corpo físico para a autodefesa, quando necessário, pois ativa mecanismos de resposta do tipo "lutar ou correr", no sistema nervoso simpático. Porém, quando suprimida ou expressa de modo inapropriado, pode causar problemas físicos ou emocionais ou interferir nos relacionamentos (Koh, Kim, Kim, Park e Han, 2008).

A **hostilidade**, também chamada de *agressão verbal*, é uma emoção expressa por meio de abuso verbal, falta de cooperação, violação de regras ou normas ou comportamento ameaçador (Schultz e Videbeck, 2009). A pessoa pode expressar hostilidade quando se sente ameaçada ou impotente. O comportamento hostil tem intenção de intimidar ou causar dano emocional ao outro e pode levar à agressão física. A **agressão física** consiste em um comportamento em que a pessoa ataca ou provoca lesões em outra, ou destrói bens. Tanto a agressão verbal quanto a física buscam causar dano e punir outra pessoa ou forçá-la a ceder. Alguns clientes com transtornos psiquiátricos apresentam um comportamento hostil ou fisicamente agressivo que representa um desafio para enfermeiros e outros membros da equipe.

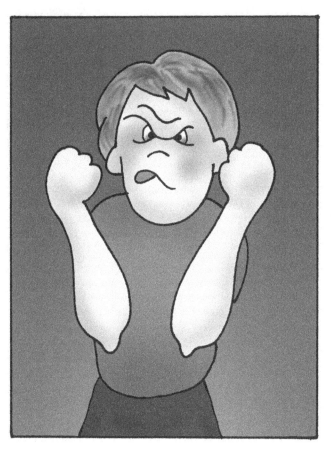
Hostilidade.

A violência e o abuso são discutidos no Capítulo 11, e a agressão autodirecionada, como o comportamento suicida, no Capítulo 15. O foco deste capítulo é o papel do enfermeiro em reconhecer e controlar o comportamento hostil e agressivo apresentado pelo cliente contra outras pessoas em locais de atendimento psiquiátrico.

SURGIMENTO E CURSO CLÍNICO

Raiva

Embora normal, a raiva costuma ser percebida como um sentimento negativo. Muitas pessoas não ficam à vontade quando expressam sua raiva de forma direta. Apesar disso, ela pode ser uma reação normal e saudável quando situações ou circunstâncias são injustas ou incorretas, direitos pessoais não são respeitados ou expectativas realistas não são concretizadas. Se a pessoa consegue expressar a própria raiva de modo assertivo, a solução do problema ou a resolução do conflito será possível.

A raiva torna-se negativa quando o indivíduo a nega, suprime ou expressa de modo inadequado. Ele pode negar ou suprimir (ou seja, guardar) sentimentos de raiva quando se sente desconfortável em expressá-los. As possíveis consequências incluem problemas físicos, como enxaqueca, úlceras, doenças arteriais coronarianas, ou problemas emocionais, como depressão e perda da autoestima.

A raiva expressa de modo inapropriado pode levar à hostilidade e à agressão. O enfermeiro pode ajudar os clientes a expressarem-na de modo apropriado; para isso, deve servir de modelo e praticar técnicas de comunicação assertiva. A comunicação assertiva usa declarações com o pronome "Eu" para expressar sentimentos e é específica à situação. Por exemplo: "Sinto raiva quando você me interrompe" ou "Estou com raiva porque você mudou o cronograma de trabalho sem me avisar". Declarações como essas possibilitam a expressão apropriada desse sentimento e podem levar a discussões produtivas para a solução de problemas e sua redução.

Há pessoas que tentam expressar os sentimentos de raiva, envolvendo-se em atividades agressivas, mas seguras, como socar um saco de pancadas ou gritar. Supõe-se que essas atividades, chamadas de **catarse**, sejam uma forma de liberação da raiva. No entanto, a catarse pode aumentar esse sentimento, em vez de aliviá-lo. Portanto, atividades catárticas podem ser contraindicadas para clientes com raiva. Atividades não agressivas, como caminhar ou conversar com outra pessoa, podem ser mais eficazes para diminuir a raiva (Jacob e Pelham, 2005).

Shapiro (2005) relatou que a hostilidade elevada está associada com aumento do risco de doença arterial coronariana e hipertensão. A hostilidade pode levar a surtos de raiva que não são eficazes para a expressão desse sentimento. Métodos eficazes de expressão da raiva, como a comunicação assertiva, deveriam substituir os surtos temperamentais agressivos, como gritar ou arremessar coisas. Controlar o próprio temperamento, ou administrar a raiva de modo eficaz, não deve ser confundido com suprimi-la, o que pode levar aos problemas descritos.

A supressão da raiva é especialmente comum entre mulheres que foram socializadas para manter e incrementar relacionamentos com os outros e evitar a expressão de emoções chamadas de negativas ou não femininas, como a raiva. A raiva nas mulheres surge quando as pessoas lhes negam poder ou recursos, tratam-nas injustamente ou comportam-se de modo irresponsável em relação a elas. Meninas em idade escolar relatam experiências de desrespeito, destituição e negação do direito de expressar a raiva (van-Daalen-Smith, 2008). Os ofensores não são estranhos; em geral, são íntimos e próximos. Manifestações de supressão de raiva por meio de queixas somáticas e problemas psicológicos são mais comuns em mulheres do que em homens. Elas devem reconhecer que a percepção e a expressão da raiva são necessárias ao crescimento e ao desenvolvimento.

Hostilidade e agressão

Comportamento hostil e agressivo pode ser súbito e inesperado. Com frequência, no entanto, podem ser identificadas etapas ou fases em incidentes agressivos: **fase de desencadeamento**, ou disparo (incidente ou situação que inicia uma reação agressiva), fase de escalada, fase de crise, fase de recuperação e fase pós-crise. Essas fases e seus sinais, sintomas e comportamentos são discutidos adiante, neste capítulo.

À medida que o seu comportamento se intensifica rumo à fase de crise, o cliente perde a habilidade de perceber eventos com precisão, solucionar problemas, expressar sentimentos de modo apropriado ou controlar o próprio comportamento; a es-

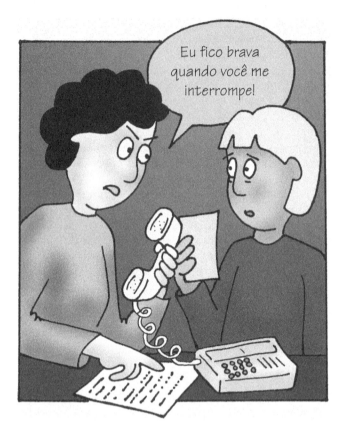

Comunicação assertativa.

calada do comportamento pode levar à agressão física. Portanto, intervenções durante as fases de desencadeamento, ou disparo, e escalada são centrais para prevenir o comportamento fisicamente agressivo (discussão a seguir).

TRANSTORNOS RELACIONADOS

Os meios de comunicação dedicam enorme atenção a pessoas com doença mental que cometem atos agressivos. Isso dá à população em geral a ideia errônea de que a maioria das pessoas com doença mental é agressiva e deve ser temida. Na realidade, é muito mais provável que clientes com transtornos psiquiátricos machuquem a si mesmos do que a outras pessoas.

Embora a maioria dos clientes com transtornos psiquiátricos não seja agressiva, clientes com uma série de diagnósticos psiquiátricos podem exibir comportamento furioso, hostil ou agressivo. Clientes com delírios paranoides podem acreditar que outras pessoas querem pegá-los; assim, pensando em se proteger, agem com hostilidade ou agressão. Alguns clientes têm alucinações auditivas que lhes dão comandos para machucar outras pessoas. O comportamento agressivo também é observado em clientes com demência, *delirium*, lesões craniencefálicas, intoxicação por álcool ou outras drogas e transtornos da personalidade antissocial e *borderline*. Pacientes violentos tendem a ser mais sintomáticos, apresentam funcionamento insatisfatório e forte ausência de entendimento quando comparados com pacientes não violentos (Dolan e Davies, 2006).

Alguns clientes com depressão têm ataques de raiva. Esses períodos súbitos e intensos de raiva ocorrem, em geral, em situações em que a pessoa deprimida se sente emocionalmente presa. Tais ataques envolvem expressões verbais de raiva ou fúria, mas nenhuma agressão física. Clientes descreveram-nos como um comportamento não característico, inapropriado para a situação e seguido de remorso. Os ataques de raiva observados em alguns clientes deprimidos podem estar relacionados com humor irritável, exagero de reação a incômodos menores e diminuição das habilidades necessárias para lidar com as situações (Akiskal, 2005).

O transtorno explosivo intermitente é um diagnóstico psiquiátrico raro, caracterizado por episódios isolados de impulsos agressivos que resultam em tentativas de agressão graves ou destruição de propriedade. O comportamento agressivo que a pessoa apresenta é muito desproporcional à provocação ou ao fator precipitante. Esse diagnóstico é feito apenas quando o cliente não apresenta outros transtornos psiquiátricos comórbidos, como previamente discutido. A pessoa descreve um período de tensão ou excitação que a explosão agressiva parece aliviar. Depois, porém, sente remorso e constrangimento, e não há sinais de agressividade entre os episódios (Greenberg, 2005). O transtorno explosivo intermitente desenvolve-se entre a adolescência e a terceira década de vida (American Psychiatric Association, 2000). Os clientes com esse transtorno costumam ser homens de grande estatura, com aspectos de personalidade dependente, que reagem a sentimentos de inutilidade e ineficácia com explosões violentas.

A **atuação** é um mecanismo de defesa imaturo, pelo qual o indivíduo lida com conflitos emocionais ou estressores por meio de ações em vez de reflexão ou sentimentos. Ele se envolve em um comportamento teatral, como agressão verbal ou física, para se sentir temporariamente menos desamparado ou impotente. Crianças e adolescentes costumam "dramatizar" quando não conseguem lidar com sentimentos fortes ou com conflitos emocionais verbalmente. Para compreender esse tipo de comportamento, é importante considerar a situação e a habilidade da pessoa para lidar com sentimentos e emoções.

ETIOLOGIA

Teorias neurobiológicas

Pesquisadores vêm examinando o papel dos neurotransmissores na agressão em animais e humanos, mas não conseguem identificar uma única causa. Descobertas revelam que a serotonina desempenha papel inibidor importante no comportamento agressivo; portanto, baixos níveis de serotonina podem levar a aumento do comportamento agressivo. Essa descoberta pode estar relacionada a ataques de raiva observados em alguns clientes com depressão. Além disso, atividade aumentada da dopamina e da noradrenalina no cérebro está associada a aumento do comportamento impulsivamente violento. Dano estrutural ao sistema límbico e aos lobos frontal e temporal do cérebro também pode alterar a capacidade da pessoa de modular a agressão; isso pode levar a comportamento agressivo (Siever, 2008).

Teorias psicossociais

Bebês e crianças na primeira infância expressam-se de forma ruidosa e intensa, o que é normal nesses estágios do crescimento e do desenvolvimento. Acessos de raiva são uma resposta comum na primeira infância, quando a criança nem sempre consegue o que quer. Espera-se que, à medida que amadurece, a criança desenvolva o **controle de impulsos** (capacidade de retardar a gratificação) e um comportamento socialmente apropriado. Relações positivas com pais, professores e colegas, sucesso na escola, capacidade de ser responsável por si mesma alimentam o desenvolvimento dessas qualidades. Crianças que vivem em famílias disfuncionais, em que os pais não exercem bem seu papel, crianças que recebem respostas inconsistentes ao próprio comportamento e aquelas cujas famílias têm condição socioeconômica mais baixa correm maior risco de não desenvolver um comportamento socialmente apropriado. Essa falta de desenvolvimento pode resultar em uma pessoa impulsiva, facilmente frustrada e propensa a comportamento agressivo.

Leary, Twenge e Quinlivan (2006) descobriram uma relação entre a rejeição interpessoal e a agressão. A rejeição pode levar a raiva e agressão quando causa dor emocional ou frustração individual ou é uma ameaça à autoestima. Com frequência, o comportamento agressivo é visto como um meio de restabelecer o controle, melhorar o humor ou alcançar retribuição.

CONSIDERAÇÕES CULTURAIS

O que a cultura considera aceitável influencia muito a expressão da raiva. O enfermeiro precisa conhecer as normas culturais a fim de dar um atendimento culturalmente competente. Nos Estados Unidos, há uma cultura de não permitir às mulheres expressar raiva de maneira franca e direta, pois fazer isso não seria "feminino" e desafiaria a autoridade masculina. Essa norma cultural sofreu mudança paulatina ao longo dos últimos 25 anos. Algumas culturas, como a dos asiáticos e a dos nativos norte-americanos, consideram a expressão da raiva algo rude ou desrespeitoso e evitam-na a todo custo. Nessas culturas, tentar ajudar um cliente a expressar raiva verbalmente contra uma figura de autoridade seria inaceitável.

Condição racial ou o fato de pertencer a minorias pode ter um papel no diagnóstico e tratamento da doença psiquiátrica. Clientes com pele escura, independentemente da etnia ou local de nascimento, costumam ser percebidos como mais perigosos em comparação a pacientes de pele clara. Assim, há mais probabilidade de que aqueles sejam hospitalizados compulsoriamente, recebam doses maiores de fármacos, e assim por diante. Há um estudo que descobriu que crianças e adolescentes brancos foram diagnosticados com maior frequência com depressão ou transtornos por abuso de substância. Afro-americanos e hispânico-latinos receberam diagnósticos de transtorno psicótico ou comportamental (Muroff, Edelsohm, Joe e Ford, 2008). O European Board of Medical Specialists (espécie de Comissão Europeia de Especialistas Médicos) admite questões de percepção cultural como um componente essencial do treinamento em psiquiatria, ainda que poucas faculdades médicas ofereçam esse treinamento sobre assuntos culturais (Qureshi, Collatod, Ramos e Casas, 2008). Esses autores defendem a necessidade de desenvolvimento de competência cultural para que seja oferecido atendimento qualificado a pacientes imigrantes e pertencentes a minorias.

A síndrome de *hwa-byung*, ou *hwabyeong*, está ligada à cultura, podendo ser traduzida, de forma literal, como síndrome da raiva, ou doença do fogo, atribuída à supressão da raiva (Choi e Lee, 2007). É encontrada na Coreia, predominantemente nas mulheres, caracterizando-se por gemidos, dor abdominal, insônia, irritabilidade, ansiedade e depressão. Psiquiatras ocidentais possivelmente diagnosticariam essa síndrome como depressão ou transtorno somático.

Duas síndromes relacionadas com a cultura envolvem comportamento agressivo. A *bouffée delirante*, uma condição observada na África Ocidental e no Haiti, é caracterizada por súbita explosão de comportamento agitado e agressivo, confusão acentuada e excitação psicomotora. Esses episódios podem incluir alucinações visuais e auditivas e ideação paranoica, lembrando episódios psicóticos breves. *Amok* é um episódio dissociativo, caracterizado por um período de incubação, seguido de explosão de comportamento violento, agressivo ou homicida direcionado a outras pessoas e objetos. Esse comportamento é precipitado por um insulto ou menosprezo percebido, sendo visto apenas em homens. Originalmente, foi relatado na Malásia, mas padrões similares são observados no Laos, nas Filipinas, em Papua Nova Guiné, na Polinésia (*cafard*), em Porto Rico (*mal de pelea*) e entre os navajos (*iich'aa*) (Moitabai, 2005).

TRATAMENTO

O tratamento de clientes agressivos costuma se concentrar no diagnóstico psiquiátrico subjacente ou comórbido, como esquizofrenia ou transtorno bipolar. O tratamento bem-sucedido de transtornos comórbidos resulta no sucesso do tratamento do comportamento agressivo. O lítio tem sido eficaz no tratamento de clientes agressivos com transtorno bipolar, transtorno da conduta (em crianças) e retardo mental. A carbamazepina e o valproato são usados para tratar agressão associada a demência, psicose e transtornos da personalidade. Agentes antipsicóticos atípicos, como clozapina, risperidona e olanzapina, têm sido eficazes no tratamento de clientes agressivos com demência, lesão cerebral, retardo mental e transtornos da personalidade. Os benzodiazepínicos podem reduzir a irritabilidade e a agitação em adultos mais velhos e com demência, embora possam causar perda da inibição social em outros clientes agressivos, aumentando, portanto, a agressão em vez de reduzi-la.

O haloperidol e o lorazepam são comumente usados em combinação para diminuir a agitação ou a agressão e sintomas psicóticos. Pacientes agitados e agressivos, mas não psicóticos, beneficiam-se muito com o uso de lorazepam, que pode ser dado em doses de 2 mg, a cada 45 a 60 minutos (Garlow, Purselle e D'Orio, 2006). Goedhard e colaboradores (2006) descobriram que antipsicóticos atípicos eram mais eficazes do que os antipsicóticos convencionais para clientes psicóticos agressivos. O uso de medicação antipsicótica exige avaliação cuidadosa do aparecimento de efeitos colaterais extrapiramidais, que podem ser rapidamente tratados com benzotropina. O Capítulo 2 traz uma discussão completa desses medicamentos e seus efeitos colaterais.

Embora não seja um tratamento em si, o uso do isolamento ou da contenção, a curto prazo, pode ser necessário durante a fase de crise do ciclo de agressão a fim de proteger de lesões o próprio cliente e outras pessoas. Muitas salvaguardas legais e éticas regem o uso dessas duas intervenções (ver o Cap. 9).

APLICAÇÃO DO PROCESSO DE ENFERMAGEM

O levantamento de dados e a intervenção eficazes, no caso de clientes furiosos ou hostis, costumam ser capazes de prevenir episódios agressivos (ver o plano de cuidados de enfermagem neste capítulo). Levantar dados precocemente, usar com cautela os fármacos e interagir, de forma verbal, com cliente enfurecido pode, em geral, evitar aumento dessa raiva, que pode chegar até a agressão física.

Plano de cuidados de enfermagem | Comportamento agressivo

Diagnóstico de enfermagem

Risco de violência direcionada a outros: risco de comportamentos em que um indivíduo demonstra poder causar dano físico, emocional e/ou sexual a outros.

FATORES DE RISCO

- Demonstração física real ou potencial de violência
- Destruição de propriedade
- Ideias suicidas ou homicidas
- Perigo físico a si ou a outros
- História de comportamento agressivo ou de prisão por agressividade
- Doença neurológica
- Pensamentos desordenados
- Agitação ou inquietação
- Falta de controle de impulsos
- Delírios, alucinações ou outros sintomas psicóticos
- Transtorno da personalidade ou outros sintomas psiquiátricos
- Comportamento maníaco
- Transtorno da conduta
- Transtorno de estresse pós-traumático
- Uso de substância

RESULTADOS ESPERADOS

Imediatos
O cliente irá
- Evitar causar dano a outros ou destruir propriedades
- Ficar livre de dano autoinfligido
- Demonstrar redução de comportamento exibicionista
- Apresentar inquietação ou agitação menor
- Reduzir o medo, a ansiedade ou a hostilidade

Estabilização
O cliente irá
- Demonstrar capacidade de exercer controle interno sobre seu comportamento
- Livrar-se do comportamento psicótico
- Identificar formas de lidar com a tensão e os sentimentos de agressividade de forma não destrutiva
- Expressar sentimentos de ansiedade, medo, raiva ou hostilidade com palavras, ou de uma forma não destrutiva; por exemplo, conversas com os profissionais da saúde sobre esses sentimentos, no mínimo, uma vez ao dia, até uma data especificada
- Verbalizar entendimento do comportamento agressivo, dos transtornos associados e dos medicamentos, se usar algum

Comunidade
O cliente irá
- Participar de terapia para problemas psiquiátricos subjacentes ou associados
- Demonstrar controle interno do comportamento quando diante de estresse

IMPLEMENTAÇÃO

Intervenções de enfermagem (*denota intervenções colaborativas)

Construir uma relação de confiança com o cliente logo que possível, sendo o ideal bem antes de episódios agressivos.

Justificativa

Familiaridade com os profissionais da saúde e confiança neles podem reduzir os medos do cliente e facilitar a comunicação.

(continua)

Plano de cuidados de enfermagem	Comportamento agressivo *(continuação)*

IMPLEMENTAÇÃO

Intervenções de enfermagem (*denota intervenções colaborativas)	**Justificativa**
Estar atento a fatores que aumentam a probabilidade de comportamento agressivo ou agitação. Usar a comunicação verbal ou medicação (se necessário) para interferir antes que o comportamento do cliente chegue a um ponto destrutivo e haja necessidade de imobilização física.	Um período de acúmulo de tensão costuma anteceder uma exasperação; porém, um cliente intoxicado ou psicótico pode se tornar violento sem sinais de alerta. Sinais de aumento da agitação incluem aumento da inquietação, atividade motora (p. ex., andar de um lado a outro), volume na voz, indícios verbais (Tenho medo de perder o controle), ameaças, menor tolerância à frustração, cenho franzido e punhos fechados.
Se o cliente demonstra (com ou sem palavras) que se sente hostil ou destrutivo, tente ajudá-lo a expressar esses sentimentos por meio de formas não destrutivas (p. ex., uso de técnicas de comunicação ou levar o cliente ao ginásio esportivo para exercitar-se fisicamente).	O cliente pode experimentar novos comportamentos com você, em ambiente livre de ameaças, aprendendo formas não destrutivas para expressar os sentimentos, em vez de exasperar-se.
Estar atento à medicação (se necessário) e a procedimentos para que sejam obtidas ordens de isolar ou mobilizar.	Em uma situação de agressividade, você precisará tomar decisões e agir com rapidez. Se o cliente estiver bastante agitado, pode haver necessidade de medicá-lo para reduzir a agitação.
*Desenvolver e praticar técnicas consistentes de contenção como parte da orientação e educação continuada dos enfermeiros.	Técnicas consistentes levam cada profissional da saúde a saber o que esperar, aumentando a segurança e a eficácia.
*Elaborar instruções sobre técnicas seguras para carregar os clientes.	Técnicas consistentes aumentam a segurança e a eficácia.
Familiarizar-se com procedimentos de imobilização ou contenção, isolamento e assistência de colegas, bem como exigências legais.	Você precisa estar preparado para agir e orientar outros profissionais da saúde acerca do controle seguro do cliente. É sua responsabilidade legal cada decisão e ação.
Sempre manter o controle de si mesmo e da situação e permanecer calmo. Se não tiver competência para lidar com determinada situação, conseguir assim que puder alguma ajuda.	Seu comportamento é modelo para o cliente, comunicando que você consegue manter o controle e que irá fazê-lo.
Com calma e respeito, garantir ao cliente que você (os profissionais) terá o controle se ele não conseguir controlar a si mesmo, mas não ameaçá-lo.	O cliente pode recear perder o controle, tendo medo do que possa fazer se começar a expressar sua raiva. Mostrar que você está no controle sem competir com o cliente é capaz de tranquilizá-lo sem diminuir sua autoestima.
*Informar ao enfermeiro encarregado e ao supervisor, assim que possível, sobre situação (potencialmente) agressiva; relatar seu levantamento de dados da situação e a necessidade de ajuda, nome do cliente, plano de cuidados e ordens de medicamentos, isolamento ou imobilização/contenção.	Você poderá precisar de ajuda de colegas que não conhecem esse cliente. Eles conseguirão ajudar de forma mais eficiente e segura se receberem as informações.
*Obedecer ao plano de assistência aos profissionais da instituição (p. ex., uso do sistema interno de comunicação para informar "Código___", área); em seguida, quando possível, fazer com que um membro da equipe profissional se reúna com mais um membro, na porta da unidade, para dar a eles nome, situação, meta e plano do cliente, e outros dados.	A necessidade de ajuda pode ser imediata em situações de emergência. Qualquer informação que possa ser dada aos profissionais que chegam será útil para garantir a segurança e a eficácia no controle do cliente.

QUANDO O CLIENTE TEM UMA ARMA

Se você não tem treino adequado, ou não é hábil em lidar com a segurança do cliente armado, não tente pegar a arma. Mantenha alguma coisa (algo como travesseiro, colchão ou cobertor enrolado em seu braço) entre você e a arma.	*Evitar lesão pessoal, solicitar ajuda, sair da área ou proteger outros clientes pode ser a única coisa que você pode efetivamente fazer. Há risco de mais dano ao tentar pegar a arma, ou subjugar um cliente armado.*

(continua)

| **Plano de cuidados de enfermagem** | Comportamento agressivo (*continuação*) |

QUANDO O CLIENTE TEM UMA ARMA

Se houver necessidade de remover a arma, tente chutá-la da mão do cliente. (Jamais pegar faca ou outra arma com suas mãos.)

Distrair momentaneamente o cliente para pegar a arma (atirar água em seu rosto, ou gritar de repente).

*Talvez você precise chamar assistência de fora (em especial se o cliente tiver arma de fogo). Isso feito, a responsabilidade total fica delegada às autoridades externas.

Continuar atento ao espaço corporal ou território do cliente; não colocá-lo em uma armadilha.

Dar liberdade para que o cliente se movimente no espaço (dentro de limites seguros), a menos que tente contê-lo.

Reduzir estímulos, colocando a TV fora da visão do cliente, ou reduzindo seu volume, diminuindo a iluminação, solicitando que os demais saiam do local (ou você pode ir com o cliente para outra sala ou quarto).

Conversar com o cliente com voz baixa e calma. Chamá-lo pelo nome, dizer a ele o seu nome, o lugar em que você se encontra, e assim por diante.

Dizer ao cliente o que você irá fazer e o que está fazendo. Usar discurso simples, claro e direto; repetir se necessário. Não ameaçar o cliente, mas fixar limites e expectativas.

Não usar imobilizadores físicos ou técnicas de imobilização sem motivos suficientes.

*Tomada uma decisão de dominar ou conter o cliente, agir com rapidez e de forma cooperativa com outros membros da equipe. Dizer ao cliente, de forma normal, que será imobilizado, dominado ou isolado; não permitir negociação depois que a decisão foi tomada. Tranquilizar o cliente no sentido de que não ficará machucado, e que o imobilizador ou o isolamento busca garantir a segurança.

*Ao dominar ou conter o cliente, conversar com outros membros da equipe para garantir a coordenação da tentativa (p. ex., não tentar levar o cliente sem a certeza de que todos estão prontos).

Não atingir o cliente fisicamente.

Não ajudar a conter ou dominar o cliente se você estiver enfurecido (quando houver profissionais em número suficiente). Não conter ou dominar o cliente como uma punição.

Não recrutar ou permitir que outros clientes ajudem a conter ou dominar um cliente.

Tentar pegar uma arma aumenta sua vulnerabilidade física.

Distrair a atenção do cliente pode oportunizar a retirada da arma ou a dominação do cliente.

Ultrapassar suas capacidades pode colocá-lo em grave perigo. Não há necessidade de tentar lidar com situação além de seu controle ou assumir algum risco pessoal.

Pessoas com potencial de violência ocupam espaço corporal até quatro vezes maior que o de outras pessoas. Isto é, você precisa ficar bem longe deles para que não se sintam aprisionados ou ameaçados.

Interferir na mobilidade do cliente sem intenção de contê-lo pode aumentar sua frustração, seus medos ou sua percepção de ameaça.

Se o cliente se sentir ameaçado, poderá perceber qualquer estímulo como ameaça. Ele não conseguirá lidar com estímulos em excesso quando agitado.

Usar expressão verbal mais contida pode ajudar a evitar aumento da agitação. O cliente pode estar desorientado ou desatento em relação ao que ocorre.

A capacidade do cliente de entender a situação e processar informações está prejudicada. Limites claros permitem que ele saiba o que se espera dele.

O cliente tem direito ao mínimo de contenção possível, nos limites da segurança e da prevenção de comportamento destrutivo.

Limites firmes precisam ser fixados e mantidos. Negociar interpõe a dúvida, prejudicando o limite.

A comunicação verbal direta irá promover a cooperação e a segurança.

A segurança física do cliente é a prioridade.

Colegas da equipe devem manter sempre o autocontrole e agir pensando no melhor interesse do cliente. Não se justifica puni-lo.

A segurança física de todos os clientes é prioritária. Outros clientes não são responsáveis pelo controle do comportamento de um cliente, não devendo assumir o papel de um profissional da equipe.

(continua)

| **Plano de cuidados de enfermagem** | Comportamento agressivo (*continuação*) |

QUANDO O CLIENTE TEM UMA ARMA

Se possível, não permitir que outros clientes assistam aos profissionais dominando o cliente. Levá-los a outra área e envolvê-los em atividades ou conversas.	Os demais clientes podem ficar assustados, agitados ou em perigo pelo comportamento agressivo. Precisam de segurança e tranquilidade em um momento desses.
Conseguir mais assistência de colegas, se necessária. Usar pessoa que libere o caminho quando você retirar o cliente da área.	Transportar cliente agitado pode ser perigoso quando tentado sem ajuda e espaço suficientes.
Ao imobilizar o cliente, ou isolá-lo, dizer o que fará e os motivos disso (p. ex., para ter novamente o controle, ou proteger o cliente contra autolesão ou dano a outros). Usar linguagem simples e concisa, de forma normal e sem emitir juízo. Ver Diagnóstico de Enfermagem: Risco de Lesão.	A capacidade do cliente para compreender o que ocorre a ele pode estar prejudicada.
Dizer ao cliente onde ele se encontra, dizer que ficará seguro e que os membros da equipe verificarão como está. Informar-lhe como solicitar ajuda aos profissionais. Reorientá-lo ou lembrá-lo do motivo da contenção, de acordo com a necessidade.	Ser colocado em isolamento ou imobilizado pode aterrorizar o cliente. Tranquilizá-lo pode ajudar a reduzir seus medos.
Novamente avaliar a necessidade de manter o isolamento ou a imobilização do cliente, liberando-o ou reduzindo a contenção assim que for seguro e terapêutico. Fundamentar suas decisões nas necessidades do cliente e não nas da equipe de profissionais.	É direito do cliente um mínimo de mobilização possível, nos limites da segurança e da prevenção do comportamento destrutivo.
Continuar atento aos sentimentos do cliente (inclusive medo), à sua dignidade e a seus direitos.	O cliente tem valor, independentemente de seu comportamento inaceitável.
Com cuidado, observar o cliente e, rapidamente, preencher a documentação conforme a política da instituição. Sempre levar em conta a possibilidade de implicações legais.	Uma documentação precisa e completa é essencial, uma vez que imobilizar, isolar, agredir, e assim por diante, são situações capazes de resultar em ação legal.
Administrar os fármacos com segurança; cuidar para preparar a dose correta, identificar os locais de administração, retirar o êmbolo para verificar presença de sangue no aspirado, e assim por diante.	Diante de situação de estresse e sob pressão para agir com rapidez, a possibilidade de erros na dose ou na administração de medicamentos fica maior.
Ter todo o cuidado para evitar lesão por picada de agulha e outras lesões capazes de envolver exposição ao sangue ou líquidos corporais do cliente.	Hepatite C, HIV e outras doenças são transmitidas por exposição ao sangue e a líquidos corporais.
Monitorar o cliente quanto a efeitos dos medicamentos, intervindo se necessário.	Fármacos psicoativos podem causar efeitos adversos, como reações alérgicas, hipotensão e sintomas de pseudoparkinsonismo.
Conversar com outros clientes após a solução da situação; deixar que expressem seus sentimentos sobre o ocorrido.	Os demais clientes têm suas necessidades; cuidar para não dar atenção apenas ao cliente em surto.

Adaptado de Schultz, J.M. e Videbeck, S.L. (2009). *Lippincott's manual of psychiatric nursing care plans* (8th Ed.). Philadelphia: Lippincott Williams & Wilkins.

Investigação

O enfermeiro deve ter consciência dos fatores que influenciam a agressão no ambiente psiquiátrico ou no ambiente hospitalar. O comportamento agressivo é menos comum em unidades psiquiátricas com forte liderança psiquiátrica, papéis de equipe bem definidos e eventos planejados e adequados, como interação equipe-cliente, interação em grupo e atividades. No entanto, quando falta previsibilidade dos encontros ou grupos e das interações equipe-cliente, é comum os clientes sentirem-se frustrados e entediados, e a agressão fica mais comum e intensa. A falta de espaço psicológico – ausência de privacidade, impossibilidade de obter descanso suficiente – pode ser mais importante para o desencadeamento da agressão do que a falta de espaço físico.

Além de investigar o ambiente, o enfermeiro precisa levantar dados sobre cada cliente, de modo individual e cuidadoso. Uma história de comportamento violento e agressivo é um dos melhores fatores de previsão de agressão futura. É preciso determinar como o cliente com história de agressão lida com a raiva e o que acredita ser útil para o controle ou o manejo não agressivo dos sentimentos de raiva. Clientes com raiva e frustração, que acreditam que não exista quem os escute, estão mais propensos a comportar-se de forma hostil ou agressiva. Além disso, uma história pregressa de violência, de ter sido vítima, bem como história de abuso de substância, aumenta a possibilidade de comportamento agressivo de sua parte. Indicadores individuais podem ajudar o enfermeiro no reconhecimento da iminência do comportamento agressivo (Pryor, 2005). Esses indicadores incluem: o que o cliente está dizendo, há mudanças em sua voz – volume, tom, velocidade; há mudanças na expressão facial do cliente e em seu comportamento.

Cabe ao enfermeiro investigar o comportamento do cliente para determinar em que fase do ciclo agressivo ele se encontra a fim de implementar as intervenções necessárias. As cinco fases da agressão e seus sinais, sintomas e comportamentos são parte da Tabela 10.1. A avaliação de clientes deve ser feita a uma distância segura. O enfermeiro pode abordar o cliente enquanto mantém a distância adequada, de modo que não se sinta acuado nem ameaçado. Para garantir a segurança dos profissionais e exibir um trabalho de conjunto, pode ser prudente que dois membros da equipe se aproximem do cliente.

Análise de dados

Os diagnósticos de enfermagem em geral usados quando se trabalha com clientes agressivos incluem:

- Risco de violência direcionada a outros
- Enfrentamento ineficaz.

Se o cliente estiver intoxicado, deprimido ou psicótico, podem ser indicados diagnósticos de enfermagem adicionais.

Identificação de resultados

Os resultados esperados no caso de clientes agressivos podem incluir os seguintes itens:

1 O cliente não vai machucar nem ameaçar outras pessoas.
2 O cliente vai se conter, evitando comportamentos que intimidam e assustam os outros.
3 O cliente vai descrever os próprios sentimentos e preocupações sem agressão.
4 O cliente vai seguir o tratamento.

Intervenção

Hostilidade ou comportamento verbalmente agressivo pode ser algo intimidador ou assustador, inclusive para enfermeiros experientes. Os clientes que exibem esses comportamentos também ameaçam outros clientes, a equipe e os visitantes. Em situações sociais, a resposta mais frequente a pessoas hostis consiste em manter-se o mais longe possível delas. Em cenários de atendimento psiquiátrico, no entanto, engajar a pessoa hostil em um diálogo é a forma mais eficaz de evitar que o comportamento chegue até a agressão física.

As intervenções são mais eficazes e menos restritivas quando implementadas logo no início do ciclo de agressão. Esta seção apresenta intervenções para controle do ambiente (que beneficia todos os clientes, seja qual for o local) e intervenções específicas para cada fase do ciclo de agressão.

Controle do ambiente

É importante levar em conta o ambiente para todos os clientes que estão tentando reduzir ou eliminar o comportamento agressivo. Atividades planejadas e em grupo, como jogar cartas, assistir a filmes e discutir filmes ou participar de discussões

Tabela 10.1 Ciclo de agressão em cinco fases

Fase	Definição	Sinais, sintomas e comportamentos
Desencadeamento	Um evento ou circunstância no ambiente dá início à reação do cliente, reação essa que costuma ser de raiva ou hostilidade.	Inquietação, ansiedade, irritabilidade, andar de um lado a outro, respiração rápida, transpiração, voz elevada, raiva.
Escalada	As reações do cliente representam comportamentos que aumentam, indicativos de movimento na direção da perda do controle.	Rosto pálido ou avermelhado, gritos, promessas, agitação, ameaças, exigências, punhos fechados, gestos ameaçadores, hostilidade, perda da capacidade de resolver problemas ou pensar com clareza.
Crise	Durante o período de crise emocional e física, o cliente perde o controle.	Perda do controle emocional e físico, arremesso de objetos, chutes, pancadas, cuspidas, mordidas, arranhões, sons agudos, gritos, incapacidade de comunicar-se com clareza.
Recuperação	O cliente recupera o controle físico e o emocional.	Tom mais baixo de voz, tensão muscular reduzida, comunicação mais racional, relaxamento físico.
Pós-crise	O cliente tenta reconciliar-se com os outros e volta ao nível de funcionamento anterior ao incidente agressivo e seus antecedentes.	Remorso, desculpas, choro, comportamento de retraimento silencioso.

Adaptada de Keltner, N.L., Schwecke, L.H. e Bostrom, C.E. (2007). *Psychiatric nursing* (5th Ed.). St. Louis: Mosby, Inc.

VINHETA CLÍNICA: Fase de escalada

John, 35 anos de idade, internado na instituição de saúde devido a esquizofrenia. Tem uma história de comportamento agressivo que costuma ser precipitado por vozes que lhe dizem que será lesionado pelos profissionais da saúde e que deve matá-los para sua proteção. Ele não toma o medicamento há duas semanas e é, então, hospitalizado. O enfermeiro observa John andando de um lado para outro no corredor, conversando consigo mesmo e evitando o contato direto com qualquer pessoa.

De repente, John começa a gritar: "Não aguento! Não consigo ficar aqui!". Os punhos estão fechados e ele está muito agitado. O enfermeiro se aproxima de John, mantendo uma distância de 1,80 metro entre ambos. Diz: "John, conte o que está acontecendo". John corre até o final do corredor, sem falar com o enfermeiro. Este pede que John tome a medicação e vá para o quarto. Ele recusa as duas ordens. Quando começa a pegar objetos de uma mesa nas proximidades, o enfermeiro chama outros colegas para ajudá-lo.

---

informais oportunizam aos clientes conversar sobre eventos ou temas quando estão calmos. As atividades também envolvem os clientes no processo terapêutico e minimizam o tédio. O agendamento de interações presenciais entre enfermeiro e cliente indica genuíno interesse do profissional e desejo de ouvir as preocupações, os pensamentos e os sentimentos do cliente. Saber o que esperar incrementa os sentimentos de segurança do cliente.

Caso os clientes tenham conflitos ou disputas entre si, o enfermeiro pode oferecer a oportunidade de solucionar o problema ou resolver o conflito. Expressar sentimentos de raiva de modo apropriado, usando declarações da comunicação assertiva, e negociar uma solução são habilidades importantes que devem ser praticadas pelos clientes. Essas habilidades serão úteis no momento de retorno à comunidade.

Se o cliente estiver psicótico, hiperativo ou intoxicado, o enfermeiro deve levar em conta a segurança e a garantia dos outros clientes, que podem precisar de proteção diante da conduta invasiva ou ameaçadora do primeiro. É útil conversar com os outros clientes sobre esses sentimentos, sendo essencial supervisionar de perto o cliente com potencial agressivo.

Controle do comportamento agressivo

Na *fase de desencadeamento, ou disparo*, o enfermeiro deve abordar o cliente de maneira calma e não ameaçadora a fim de reverter a escalada da sua emoção e comportamento. Mostrar empatia pela raiva ou frustração do cliente é importante. O enfermeiro pode encorajá-lo a expressar sentimentos de raiva verbalmente, sugerindo-lhe que ainda está no controle e é capaz de mantê-lo. É útil usar declarações claras, simples e curtas. O enfermeiro deve dar ao cliente tempo suficiente para se expressar. Pode sugerir que vá para uma área tranquila, ou pedir ajuda para retirar do local outros clientes a fim de diminuir o estímulo. Medicações (*pro re nata*, ou seja, conforme necessário) devem ser oferecidas. À medida que a raiva do cliente cede, o enfermeiro pode ajudá-lo a usar técnicas de relaxamento e a buscar modos de solucionar algum problema ou conflito existente (Marder, 2006). Uma atividade física, como caminhar, também pode ajudá-lo a relaxar e ficar mais calmo.

Se essas técnicas não funcionarem, e o cliente passar à **fase de escalada** (período em que se aproxima da perda de controle), o enfermeiro deve tomar o controle da situação. Precisa dar orientações para o cliente, com voz calma e firme. Convém orientá-lo a sair um pouco para esfriar a cabeça em uma área calma ou no seu próprio quarto. É preciso dizer-lhe que comportamentos agressivos não são aceitos e que ele, enfermeiro, está à disposição para ajudá-lo a recuperar o controle. Se o cliente recusou a medicação durante a fase de disparo, é preciso oferecê-la novamente.

Caso o comportamento continue em escalada e não haja disposição de aceitar a orientação de ir para uma área calma, o enfermeiro deve pedir assistência de outros membros da equipe. Inicialmente, 4 a 6 deles devem permanecer disponíveis, à vista do cliente, mas não tão próximos quanto o enfermeiro que conduz a conversação. Essa técnica, às vezes chamada de "exibição de força", indica ao cliente que a equipe vai controlar a situação caso ele não o faça. Às vezes, a presença de uma equipe adicional convence-o a aceitar a medicação e a se afastar pelo tempo necessário para readquirir controle.

Quando o cliente torna-se fisicamente agressivo (**fase de crise**), a equipe tem de controlar a situação para garantir a segurança do próprio cliente, dos profissionais e dos outros clientes. As instalações psiquiátricas oferecem treinamento e prática de técnicas seguras para controle de emergências comportamentais, e apenas a equipe treinada deve participar do processo de contenção de cliente fisicamente agressivo. A decisão do enfermeiro de usar o isolamento ou a contenção física deve se basear nos protocolos da instituição e nos padrões de imobilização e isolamento. O enfermeiro deve obter uma prescrição do médico, assim que possível, após decidir usar esses recursos.

São necessários 4 a 6 profissionais treinados para conter um cliente agressivo com segurança. Crianças, adolescentes e mulheres podem ser tão agressivos quanto homens adultos. O cliente é informado de que o seu comportamento está fora de controle e que a equipe vai assumir o controle para oferecer segurança e evitar lesões. Quatro integrantes da equipe seguram pernas e braços do cliente, um quinto protege sua cabeça, e o último ajuda a controlar seu tronco, se necessário. O cliente é então transportado em uma cama estreita portátil e com rodas, ou carregado até o quarto de isolamento; lá são aplicados a cada membro imobilizadores, presos à estrutura da cama. Caso a medicação *pro re nata* (conforme necessário) não tenha sido tomada antes, o enfermeiro pode, nesse tipo de situação de emergência, obter uma prescrição para aplicação intramuscular (IM). Como observado previamente, o enfermeiro realiza a avaliação cuidadosa do cliente em isolamento ou imobilizado e documenta suas ações.

À medida que o cliente recupera o controle (**fase de recuperação**), é encorajado a falar sobre a situação ou o que acionou o comportamento agressivo. O enfermeiro deve ajudá-lo a relaxar, talvez dormir, e voltar ao estado de calma. É importante ajudá-lo a investigar alternativas para o comportamento agressivo; pode-se perguntar o que o cliente ou a equipe podem fazer, na próxima vez, para evitar outro episódio agressivo. O enfermeiro também deve avaliar os membros da equipe, ver se houve lesões e preencher a documentação exigida, que pode incluir relatórios de incidentes e fluxogramas de progressão. Normalmente a equipe faz uma sessão de conversa para revisar e analisar o episódio agressivo, como foi controlado, o que funcionou bem ou precisa melhorar e como a situação poderia ter sido neutralizada com mais eficácia. Também é importante encorajar outros clientes a conversarem sobre os próprios sentimentos em relação ao incidente. No entanto, não se deve discutir sobre o cliente agressivo, de forma detalhada, com outros clientes.

Na **fase pós-crise**, o cliente é removido da imobilização ou do isolamento assim que atender aos critérios comportamentais. O enfermeiro não deve repreendê-lo nem castigá-lo pelo comportamento agressivo; deve, sim, discutir esse comportamento de maneira racional e calma. Pode-se dar ao cliente um *feedback* para recuperação do controle, com a expectativa de que seja capaz de lidar com sentimentos ou eventos de maneira não agressiva no futuro. Ele deve ser reintegrado ao meio e a suas atividades assim que tiver condições de participar delas.

Avaliação

O atendimento é mais eficaz quando a raiva do cliente pode ser neutralizada na fase inicial, mas, às vezes, é necessária a imobilização ou o isolamento para lidar com o comportamento fisicamente agressivo. O objetivo é ensinar clientes furiosos, hostis e potencialmente agressivos a expressarem os sentimentos verbalmente e com segurança, sem ameaças nem danos a outras pessoas e sem destruição de bens.

HOSTILIDADE NO LOCAL DE TRABALHO

Em julho de 2008, a Joint Commission on Accreditation of Healthcare Organizations (JCAHO) divulgou um alerta de evento-sentinela sobre "comportamentos intimidadores e de ruptura" que prejudicam a cultura da segurança e levam a erros, redução da satisfação do cliente, resultados adversos passíveis de prevenção, aumento dos custos do atendimento de saúde e perda de profissionais qualificados (JCAHO, 2008). Esses comportamentos indesejados incluem ações diretas, como repentes verbais e ameaças físicas, bem como atividades passivas, como recusa a realizar tarefas designadas ou atitudes inadequadas. Comportamentos de ruptura e intimidação costumam ser demonstrados por profissionais da saúde em situação de chefia, podendo manifestar-se como relutância ou recusa em responder a perguntas, retorno de telefonemas ou chamados de outros tipos, linguagem condescendente ou intimidadora, tom/volume de voz intimidador ou condescendente, bem como impaciência.

Esse problema levou a JCAHO a incluir novos padrões de liderança, obrigatórios desde janeiro de 2009. Qualquer instituição de saúde acreditada deve ter um código de conduta que defina comportamentos aceitos, de ruptura e inadequados. Além disso, as lideranças dessas instituições devem criar e implementar um processo de controle de comportamentos desagregadores e inapropriados (JCAHO, 2008). Foram sugeridas várias etapas de ação para o alcance desse novo padrão de comportamento.

CUIDADOS NA COMUNIDADE

No caso de muitos clientes com comportamento agressivo, o controle eficaz do transtorno psiquiátrico comórbido é a chave para o controle da agressão. Consultas regulares de acompanhamento, uso correto da medicação prescrita e participação em programas de suporte da comunidade ajudam o cliente a alcançar a estabilidade. Nos Estados Unidos, estão disponíveis grupos de administração de sentimentos de raiva para ajudar o cliente a expressar sentimentos e aprender técnicas de solução de problemas e resolução de conflitos.

Estudos de tentativas de agressão de clientes a membros da equipe de saúde na comunidade são cada vez mais importantes, à medida que mais clientes são liberados rapidamente dos hospitais e instituições de saúde e cuidados intensivos. Agressão de clientes na comunidade costuma ser causada, em parte, por situações estressantes de vida, aumento do acesso a álcool e drogas, disponibilidade de armas letais e abandono da medicação. Episódios de agressão com frequência são precipitados por negação de serviços, psicose aguda e estimulação excessiva (Flannery, Laudani, Levitre e Walker, 2006).

Flannery, Juliano, Cronin e Walker (2006) estudaram episódios de agressão por parte de clientes em residências comunitárias, incluindo agressões físicas ou sexuais, intimidação não verbal e ameaças verbais. Dentre os clientes que realizaram essas tentativas, a maior probabilidade era de homens mais velhos, com esquizofrenia, e clientes mais jovens, com transtornos da personalidade. Esses autores descreveram o programa de ação em prol de profissionais vítimas de tentativas de agressão (Assaulted Staff Action Program – ASAP), estabelecido em Massachusetts (Estados Unidos) e destinado a ajudar vítimas da equipe de saúde a lidar com sequelas psicológicas de tentativas de agressão efetuadas por clientes em programas residenciais comunitários. Além disso, o ASAP trabalha com os profissionais para determinar melhores métodos de enfrentamento de situações com clientes agressivos, além de modos de incrementar a segurança em locais na comunidade. A crença é que programas como o ASAP são benéficos a equipes que trabalham em cenários residenciais de outros Estados.

QUESTÕES DE AUTOPERCEPÇÃO

O enfermeiro deve conhecer bem o modo como lida com a raiva antes de ajudar os clientes a fazê-lo. O profissional que teme sentimentos de raiva pode evitar a raiva de um cliente, o que pode levar à escalada da raiva. Se sua reação envolver raiva, a situação pode evoluir para uma luta pelo poder, e o enfermeiro perde a oportunidade de "levar na conversa" o cliente enfurecido.

É importante praticar as técnicas de contenção e isolamento e adquirir experiência em seu uso antes de tentar implementá-las com clientes em crise. Há risco de lesão da equipe quando o cliente está agressivo. A educação continuada e a prática de técnicas seguras são essenciais para minimizar ou evitar lesões aos profissionais e aos clientes. Ao usar as técnicas de controle

RECURSOS NA INTERNET

RECURSOS	ENDEREÇOS ELETRÔNICOS
Anger management	http://www.apa.org/topics/controlanger.htm l
Intermittent explosive disorder	http://www.mayoclinic.com/health/intermittent-explosive-disorder/DS00730
Workplace hostility in healthcare	http://www.nursezone.com/Nursing-News-Events/more-news.aspx?ID=18428

do comportamento agressivo do cliente, o enfermeiro deve ficar calmo, não emitir julgamento nem punir. Para aprender, os enfermeiros inexperientes podem observar como os mais experientes lidam com clientes hostis ou agressivos.

Quando as técnicas verbais não são eficazes para diluir a raiva do cliente e este se torna agressivo, o enfermeiro pode se sentir frustrado ou com raiva, como se tivesse falhado. No entanto, o comportamento agressivo do cliente não reflete, necessariamente, as habilidades e as capacidades do enfermeiro. Alguns clientes têm capacidade limitada de controlar os próprios comportamentos agressivos, e o enfermeiro pode ajudá-los a aprender modos alternativos para lidar com impulsos de raiva ou agressão.

Pontos a serem considerados no trabalho com clientes enfurecidos, hostis ou agressivos

- Identifique como você lida com sentimentos de raiva; avalie o modo como usa a comunicação assertiva e a solução de conflitos. Aumente as próprias habilidades de lidar com sentimentos agressivos, o que irá ajudá-lo a trabalhar com os clientes de maneira mais eficaz.
- Discuta com enfermeiros experientes as situações ou o cuidado de clientes potencialmente agressivos.
- Não interprete o comportamento de raiva ou agressão do cliente como algo pessoal ou como uma medida de sua eficácia como enfermeiro.

PONTOS-CHAVE

- A raiva expressa de maneira apropriada pode ser um fator positivo, que ajuda a pessoa a solucionar problemas e tomar decisões.
- A hostilidade, também chamada de agressão verbal, é um comportamento destinado a intimidar ou causar dano emocional a outra pessoa, podendo levar à agressão física.
- A agressão física é o comportamento destinado a machucar ou punir alguém ou a forçá-lo a ceder.
- A maioria dos clientes com transtornos psiquiátricos não é agressiva. Aqueles com esquizofrenia, transtorno bipolar, demência, lesão craniencefálica, transtornos da personalidade antissocial ou *borderline*, ou transtorno da conduta, bem como os intoxicados por álcool e outras drogas, podem ser agressivos. É raro que clientes possam ser diagnosticados com transtorno explosivo intermitente.
- O tratamento de clientes agressivos costuma envolver o enfrentamento do transtorno psiquiátrico comórbido com estabilizadores do humor ou medicamentos antipsicóticos.
- A avaliação e a intervenção eficaz, no caso de clientes com raiva ou hostis, costumam evitar episódios agressivos.
- O comportamento agressivo é menos comum e menos intenso em unidades com forte liderança psiquiátrica, papéis de equipe bem definidos e eventos planejados e adequados, como interação equipe-cliente, interação em grupo e atividades.
- O enfermeiro deve se familiarizar com sinais, sintomas e comportamentos associados às fases de disparo, escalada, crise, recuperação e pós-crise do ciclo de agressão.
- Na fase de disparo, as intervenções de enfermagem incluem conversar calmamente e de modo não ameaçador, mostrar empatia, ouvir, oferecer a medicação (quando necessário) e sugerir a ida a uma área calma.
- Na fase de escalada, as intervenções incluem usar uma abordagem diretiva, tomar o controle da situação, usar uma voz calma e firme para dar orientações, orientar o cliente a fazer um intervalo em local calmo, oferecer medicação (quando necessário) e fazer uma "exibição de força".
- Na fase de crise, uma equipe experiente e treinada pode usar técnicas de isolamento ou imobilização para lidar rapidamente com a agressão do cliente.
- Durante a fase de recuperação, intervenções incluem ajudar o cliente a relaxar, a recuperar o autocontrole, bem como a discutir sobre o evento agressivo de modo racional.
- Na fase pós-crise, o cliente é reintegrado ao meio.
- Questões importantes de autopercepção incluem examinar como você próprio lida com os sentimentos de raiva e com as próprias reações a clientes furiosos.

Questões de pensamento crítico

1. Muitos programas residenciais nas comunidades não admitem clientes com história recente de agressão. Isso seria justo para o cliente? Que fatores devem influenciar essas decisões?
2. Quando um cliente agressivo causa lesão a outro cliente ou a um profissional da saúde, deve ser iniciado processo legal contra ele? Por que sim? Por que não?

REFERÊNCIAS

Akiskal, H. S. (2005). Mood disorders: Historical introduction and conceptual overview. In B. J. Sadock & V. A. Sadock (Eds.), *Comprehensive textbook of psychiatry* (Vol. 1, 8th ed., pp. 1559–1575). Philadelphia: Lippincott Williams & Wilkins.

American Psychiatric Association. (2000). *Diagnostic and statistical manual of mental disorders* (4th ed., text revision). Washington, DC: American Psychiatric Association.

Choi, Y. J. & Lee, K. J. (2007). Evidence-based nursing: Effects of a structured nursing program for the health promotion of Korean women with Hwa-Byung. *Archives of Psychiatric Nursing, 21* (1), 12-16.

Dolan, M., & Davies, G. (2006). Psychopathy and institutional oucome in patients with schizophrenia in forensic settings in the UK. *Schizophrenia Research, 81*(277-281.

Flannery, R. J., Jr., Juliano, J., Cronin. S., & Walker, A. P. (2006). Characteristics of assaultive patients: Fifteen-year analysis of the Assaulted Staff Action Program (ASAP). *Psychiatric Quarterly, 77*(3), 239–249.

Flannery, R. J. Jr., Laudani, L., Levitre, V., & Walker, A. P. (2006). Precipitants of psychiatric patient assaults on staff: Three-year empirical inquiry of the Assaulted Staff Action Program (ASAP). *International Journal of Emergency Mental Health, 8*(1), 15–22.

Garlow, S.J., Purselle, D., & D'Orio, B. (2006). Psychiatric emergencies. In A.F. Schatzberg & C.B. Nemeroff (Eds.). *Essentials of clinical psychopharmacology* (2nd ed., pp. 707-724). Washington, DC: American Psychiatric Publishing.

Goedhard, L. E., Stolker, J. J., Heerdink, E. R., et al. (2006). Pharmacotherapy for the treatment of aggressive behavior in general adult psychiatry: A systematic review. *Journal of Clinical Psychiatry, 67*(7), 1013–1024.

Greenberg, H. A. (2005). Impulse-control disorders not elsewhere specified. In B. J. Sadock & V. A. Sadock (Eds.), *Comprehensive textbook of psychiatry* (Vol. 1, 8th ed., pp. 2035–2054). Philadelphia: Lippincott Williams & Wilkins.

Jacob, R.G., & Pelham, W.E. (2005). Behavior therapy. In B.J. Sadock & V.A. Sadock (Eds.). *Comprehensive textbook of psychiatry* (Vol.2, 8th ed., pp. 2498-2548). Philadelphia: Lippincott Williams & Wilkins.

JCAHO. (2008). Sentinel event alert: Behaviors that undermine a culture of safety. Acessado em 5 de janeiro de 2008 em http://www.jointcommission.org.

Kohl, K.B., Kim, D.K., Kim, S.Y., Park, J.K., & Han, M. (2008). The relation between anger management style, mood and somatic symptoms in anxiety disorders and somatoform disorders. *Psychiatry Research, 160*(3), 372-379.

Leary, M. R., Twenge, J. M., & Quinlivan, E. (2006). Interpersonal rejection as a determinant of anger and aggression. *Personality and Social Psychology Review, 10*(2), 1111–1132.

Marder, S. R. (2006). A review of agitation in mental illness: Treatment guidelines and current therapies. *Journal of Clinical Psychiatry, 67*(Suppl 10), 13–21.

Moitabai, R. (2005). Culture-bound syndromes with psychotic features. In B. J. Sadock & V. A. Sadock (Eds.), *Comprehensive textbook of psychiatry* (Vol. 1, 8th ed., pp. 1538–1542). Philadelphia: Lippincott Williams & Wilkins.

Muroff, J., Edelsohm, G.A., Joe, S., & Ford, B.C. (2008). The role of race in diagnostic dsposition decision making in a pediatric psychiatric emergency service. *General Hospital Psychiatry, 30*(3), 269-276.

Pryor, J. (2005). What cues do nurses use to predict aggression in people with acquired brain injury? *Journal of Neuroscience Nursing, 37*(2), 117–121.

Qureshi, A., Collazos, F., Ramos, M. & Casas, M. (2008). Cultural competence training in psychiatry. *European Psychiatry, 23*(Suppl.1), 49-58.

Schultz, J. M., & Videbeck, S. L. (2009) *Lippincott's manual of psychiatric nursing care plans* (8th ed.). Philadelphia: Lippincott Williams & Wilkins.

Shapiro, P. A. (2005). Cardiovascular disorders. In B. J. Sadock & V. A. Sadock (Eds.), *Comprehensive textbook of psychiatry* (Vol. 2, 8th ed., pp. 2136–2148). Philadelphia: Lippincott Williams & Wilkins.

Slever, L. J. (2008). Neurobiology of aggression and violence. *American Journal of Psychiatry, 165*(4), 429-442.

van-Daalen-Smith, C. (2008). Living as a chameleon: Girls, anger, and mental health. *Journal of School Nursing, 24*(3), 116-123.

LEITURAS ADICIONAIS

Bjorkdahl, A., Hellig, M., Palmstierna, T. & Hansebo, G. (2007). Changes in the occurrences of coercive interventions and staff injuries on a psychiatric intensive care unit. *Archives of Psychiatric Nursing, 21*(5), 270-277.

Brescoli, V.L., & Uhlmann, E.L. (2008). Can an angry woman get ahead? Status conferral, gender, and expression of emotion in the workplace. *Psychological Science, 19*(3), 268-275.

Needham, I., Abderhalden, C., Halfens, R. J., et al. (2005) Non-somatic effects of patient aggression on nurses: A systematic review. *Journal of Advanced Nursing, 49*(3), 283–296.

Guia de Estudo

QUESTÕES DE MÚLTIPLA ESCOLHA

Escolha a resposta correta para cada uma das seguintes questões.

1. Qual dos seguintes itens é um exemplo de comunicação assertiva?
   a. "Queria que você parasse de me provocar raiva."
   b. "Fico com raiva quando estou falando e você me deixa sozinho."
   c. "Você nunca me ouve quando estou falando."
   d. "Você me deixa com raiva quando me interrompe."

2. Qual das seguintes declarações sobre a raiva é verdadeira?
   a. Expressar raiva de modo aberto e direto normalmente leva a discussões.
   b. A pessoa fica com raiva quando se sente frustrada, machucada ou com medo.
   c. Suprimir a raiva é um sinal de maturidade.
   d. Sentimentos de raiva são uma resposta negativa à situação.

3. Qual dos seguintes tipos de fármacos exige cuidados quando usado por clientes potencialmente agressivos?
   a. Medicamentos antipsicóticos
   b. Benzodiazepínicos
   c. Estabilizadores do humor
   d. Lítio

4. Um cliente está andando de um lado a outro pelo corredor, com os punhos fechados e o rosto inflamado. Ele grita e pragueja. Em que fase do ciclo de agressão está?
   a. Raiva
   b. Desencadeamento ou disparo
   c. Escalada
   d. Crise

5. O enfermeiro vê que um cliente está resmungando consigo mesmo e socando o punho na outra mão enquanto anda de um lado a outro no corredor. Qual dos seguintes princípios deve orientar a ação do enfermeiro?
   a. Apenas um enfermeiro deve se aproximar do cliente irritado para que ele não se sinta ameaçado.
   b. Clientes que podem verbalizar sentimentos de raiva são menos propensos a se tornar fisicamente agressivos.
   c. Conversar com um cliente que tem delírios não ajuda em nada, pois ele não consegue raciocinar.
   d. Clientes verbalmente agressivos costumam se acalmar por conta própria quando os membros da equipe não os incomodam.

QUESTÕES DE MÚLTIPLAS RESPOSTAS

Selecione o que é aplicável.

1. Comportamentos observados durante a fase de recuperação do ciclo de agressão.
   a. Sentimentos de raiva
   b. Ansiedade
   c. Cliente desculpa-se com os profissionais da saúde
   d. Menor tensão muscular
   e. Volume reduzido da voz
   f. Comunicação racional

2. Declarações que constituem exemplos de comportamentos inaceitáveis, de acordo com os padrões do JCAHO em prol da cultura da segurança.
   a. "Conforme a avaliação de seu desempenho, você precisa reduzir as faltas."
   b. "Não me mande aviso novamente. Estou muito ocupado."
   c. "Se contar ao meu supervisor, jamais saberá o final do que houve."
   d. "Não mereço que gritem assim comigo."
   e. "Não via comportamento estúpido assim desde meus primeiros anos escolares."
   f. "Quero uma tarefa diferente hoje."

11 Abuso e Violência

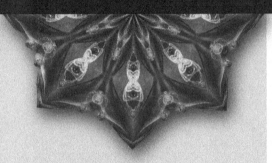

Palavras-chave
- abuso
- abuso de idoso
- abuso físico
- abuso infantil
- abuso psicológico (abuso emocional)
- abuso sexual
- ciclo de violência
- dissociação
- estupro
- estupro de companheiro (estupro feito por conhecido)
- memórias reprimidas
- negligência
- ordem de restrição
- perseguição sorrateira
- processo de transmissão entre gerações
- sobrevivente
- sodomia
- técnicas de ancoragem (*grounding*)
- transtorno de estresse agudo
- transtorno de estresse pós-traumático
- transtornos dissociativos
- violência de parceiro íntimo
- violência doméstica

Objetivos de aprendizagem

Após a leitura deste capítulo, você deverá ser capaz de

1. Discutir as características, os fatores de risco e a dinâmica familiar do comportamento abusivo e violento.
2. Examinar as incidências e as tendências de violência doméstica, abuso infantil e do idoso, e estupro.
3. Descrever as reações a abuso, em especial o transtorno de estresse pós-traumático e o transtorno dissociativo de identidade.
4. Aplicar o processo de enfermagem ao atendimento de clientes que sobreviveram a abuso e violência.
5. Oferecer educação a clientes, famílias e comunidades de modo a promover a prevenção e a intervenção precoce ao abuso e à violência.
6. Avaliar suas próprias experiências, sentimentos, atitudes e crenças sobre comportamento abusivo e violento.

O COMPORTAMENTO VIOLENTO vem sendo identificado como questão de saúde pública nacional e prioridade de intervenção nos Estados Unidos, onde as ocorrências excedem 2 milhões por ano. As estatísticas mais alarmantes estão relacionadas com violência e **abuso** domésticos, uso nocivo de outra pessoa e maus-tratos infligidos a outros. As estatísticas mostram que a maior parte do abuso é perpetrada por um conhecido. São encontradas vítimas de abuso de todas as idades e diferentes laços com o ofensor – cônjuges ou companheiros, crianças ou pais idosos.

Este capítulo discute abuso doméstico (abuso de cônjuge, abuso/negligência de crianças e abuso de idosos) e estupro. Uma vez que muitos sobreviventes de abuso sofrem trauma emocional de longo prazo, discutimos também transtornos associados a abuso e violência: transtorno de estresse pós-traumático (TEPT) e transtornos dissociativos. Outros problemas de longo prazo relacionados com essa questão incluem abuso de substância (ver o Cap. 17) e depressão (ver o Cap. 15).

QUADRO CLÍNICO DE ABUSO E VIOLÊNCIA

Vítimas de abuso ou violência certamente podem ter lesões físicas que exigem cuidados médicos, mas também têm "lesões" psicológicas, com uma ampla gama de reações. Alguns clientes ficam agitados e visivelmente descontrolados; outros, retraídos e desinteressados, parecendo insensíveis ou alheios ao mundo que os rodeia. Com frequência, a violência doméstica permanece encoberta por meses e até anos, pois as vítimas temem os ofensores. Elas costumam suprimir a própria raiva e o ressentimento e não dizem nada a ninguém. Isso vale, em particular, para casos de abuso sexual na infância.

Sobreviventes de abuso costumam sofrer em silêncio e sentem-se constantemente culpados e envergonhados. As crianças, em particular, passam a acreditar que fizeram algo errado e que merecem ou provocaram o abuso. Ficam mais propensas a faltar à escola e é menos provável que cheguem à universidade, além de continuarem com problemas durante toda a adolescência até a vida adulta. Quando adultos, habitualmente se sentem culpados ou envergonhados por não terem tentado impedir o abuso. Os sobreviventes sentem-se degradados, humilhados e desumanizados. Sua autoestima é extremamente baixa e não se sentem dignos do amor dos outros. Acreditam que não merecem ser aceitos pelos outros, que estão contaminados ou arruinados. Depressão, comportamento suicida e dificuldades conjugais e sexuais são comuns (Child Welfare Information Gateway, 2008).

Vítimas e sobreviventes de abuso podem ter problemas relacionados com outras pessoas. Acham difícil confiar nos demais, em especial em figuras de autoridade. Em relacionamentos, suas reações emocionais tendem a ser irregulares, intensas e percebidas como imprevisíveis. As relações íntimas podem desencadear respostas emocionais extremas, como pânico, ansiedade, medo e terror. Inclusive quando desejam proximidade com outra pessoa, podem perceber essa proximidade como invasiva ou ameaçadora.

Os enfermeiros devem ser particularmente sensíveis às necessidade do cliente vítima de abuso, em termos de segurança, proteção e controle do próprio corpo. Devem manter o espaço pessoal do cliente, avaliar seu nível de ansiedade e pedir permissão antes de tocá-lo, seja qual for a razão. Uma vez que nem sempre o enfermeiro tem consciência da história de abuso quando começa a trabalhar com o cliente, deve tomar certas precauções em relação a todos os clientes em locais de atendimento de saúde mental.

CARACTERÍSTICAS DE FAMÍLIAS VIOLENTAS

A **violência doméstica** abrange espancamento de cônjuge, negligência e abuso físico, emocional ou sexual de criança, abuso de idoso e estupro conjugal. Em muitos casos, os membros da família toleram o comportamento abusivo de parentes, coisas que jamais tolerariam de estranhos. Em famílias violentas, a casa, normalmente um porto seguro de amor e proteção, pode ser o local mais perigoso para as vítimas.

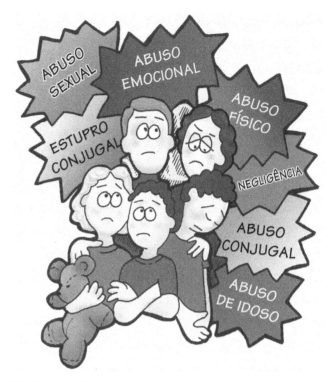

Violência familiar.

Estudos recentes identificaram algumas características comuns a famílias violentas, independentemente do tipo de abuso existente. Elas estão no Quadro 11.1 e são discutidas a seguir.

Isolamento social

Uma das características das famílias violentas é o isolamento social. Os membros dessas famílias mantêm-se sozinhos e, normalmente, não convidam outras pessoas para visitá-los nem contam o que está acontecendo. Com frequência, os ofensores ameaçam causar danos ainda maiores à vítima caso revele o segredo. Podem dizer aos filhos que um dos pais, um irmão ou o animal doméstico vai morrer se alguém de fora da família ficar sabendo do abuso. Assim, as crianças mantêm segredo por medo, o que impede que outros "interfiram nas questões particulares da família".

QUADRO 11.1 Características de famílias violentas

Isolamento social
Abuso de poder e controle
Abuso de álcool e outras drogas
Processo de transmissão entre gerações

Abuso de poder e controle

O membro da família que comete abuso em geral tem uma posição de poder e controle sobre a vítima (filho, esposa ou pai/mãe idosos). Ele não só exerce poder físico, mas também controle econômico e social. O ofensor com frequência é o único membro da família que toma decisões, gasta dinheiro ou passa algum tempo fora de casa com outras pessoas. Deprecia e culpa a vítima, usando ameaças e manipulação emocional. Quando percebe qualquer indicação, real ou imaginada, de independência ou desobediência da parte da vítima, aumenta o nível de violência. Vinte e dois por cento das violências não fatais contra mulheres são perpetrados por um companheiro íntimo, em comparação com 3% de homens que sofrem lesões provocadas pela companheira íntima. Os parceiros íntimos são responsáveis por 30% dos homicídios de mulheres, enquanto apenas 3% dos homicídios masculinos são cometidos pela companheira íntima (Bureau of Justice Statistics, 2007).

Abuso de álcool e outras drogas

O abuso de substância, em especial o alcoolismo, vem sendo associado à violência na família. Essa descoberta não implica uma relação de causa e efeito. O álcool não transforma a pessoa em abusador; em vez disso, aquele que abusa de outros provavelmente também usa álcool ou outras drogas. Dois terços das vítimas de violência íntima relatam que o álcool estava envolvido no incidente violento. Mulheres cujos parceiros abusavam do álcool tinham 3,6 vezes mais probabilidade de sofrer tentativa de agressão por parte dos companheiros (Marin Institute, 2008). Embora não cause abuso, muitos pesquisadores acreditam que o álcool possa diminuir inibições e tornar o comportamento violento mais intenso ou frequente.

O álcool é ainda citado como um fator no estupro de pessoa conhecida ou companheiro. De acordo com o Marin Institute (2008), 40% dos ofensores que praticaram tentativas de agressão e estupro e foram condenados relataram ter ingerido bebida alcoólica no momento do crime. Além disso, o uso do fármaco ilegal flunitrazepam para subjugar potenciais vítimas de estupro vem aumentando nos Estados Unidos (van der Kolk, 2005).

Processo de transmissão entre gerações

O **processo de transmissão entre gerações** mostra que padrões de violência são perpetuados de uma geração à seguinte por meio de modelagem de papéis e aprendizado social (van der Kolk, 2005). A transmissão entre gerações sugere que a violência doméstica é um padrão de comportamento aprendido. Por exemplo, filhos que testemunham violência entre os pais aprendem que a violência é um modo de resolver conflitos e parte integral da relação íntima. Estatísticas mostram que um terço dos homens que praticam abuso provavelmente vieram de lares violentos, onde testemunharam o espancamento da mãe ou sofreram abuso. Mulheres que cresceram em lares violentos têm 50% mais probabilidade de esperar ou aceitar a violência em seus próprios relacionamentos. No entanto, nem todas as pessoas expostas à violência doméstica se tornam adultos que cometem abuso ou violência. Portanto, esse fator, por si só, não explica a perpetuação do comportamento violento.

CONSIDERAÇÕES CULTURAIS

Embora a violência doméstica afete famílias de todas as etnias, raças, idades, nacionalidades, orientações sexuais, religiões e situações socioeconômicas, nos Estados Unidos, suma população específica encontra-se particularmente em situação de risco: mulheres imigrantes. As vítimas de espancamento enfrentam problemas legais, sociais e econômicos diferentes daqueles enfrentados por cidadãs estadunidenses que sofrem esse mesmo tipo de ofensa e por pessoas de outras origens culturais, raciais e étnicas que não passam por isso:

- A mulher vítima de espancamento vem de uma cultura que aceita a violência doméstica.
- Pode ser que ela acredite que tem menos acesso a serviços jurídicos e sociais do que as cidadãs estadunidenses.
- Se não for uma cidadã do país, talvez seja obrigada a deixá-lo caso denuncie o marido ou tente separar-se dele por meios legais.
- Ela fica isolada por causa da dinâmica cultural, que não lhe permite deixar o marido; economicamente talvez não seja capaz de obter recursos suficientes para sair de casa, trabalhar ou estudar.
- Barreiras na linguagem podem interferir na possibilidade de chamar o serviço de emergência, conhecer os próprios direitos ou opções legais e obter abrigo, assistência financeira ou alimento.

Pode ser que o enfermeiro tenha de conseguir ajuda de um intérprete da confiança da cliente, fazer encaminhamentos aos serviços jurídicos e ajudá-la a entrar em contato com o Departamento de Imigração para lidar com as outras questões.

VIOLÊNCIA DE PARCEIRO ÍNTIMO

A **violência de parceiro íntimo** é o mau tratamento ou uso errado de uma pessoa por outra no contexto de um relacionamento emocionalmente íntimo. A relação pode ser de cônjuge, parceiros, namorados ou uma relação diferente. O abuso pode ser emocional ou psicológico, físico, sexual ou uma combinação deles (o que é comum). O **abuso psicológico (abuso emocional)** inclui insultos, depreciação, gritos, berros, destruição de patrimônio e ameaças, e também formas mais sutis, como se recusar a conversar ou ignorar a vítima. O **abuso físico** varia de empurrar e dar safanões a espancar e reprimir fisicamente, estrangular e sufocar, e pode envolver membros e costelas quebrados, hemorragia interna, dano cerebral e até homicídio. O abuso sexual inclui tentativas de agressão durante relações sexuais, como morder mamilos, puxar cabelos, esbofetear ou bater e estuprar (discutido mais adiante).

Das vítimas de violência doméstica, 90 a 95% são mulheres, e estima-se que 1 em cada 3 mulheres nos Estados Unidos já tenha apanhado do cônjuge pelo menos uma vez. Nesse país, a cada ano, por volta de 5,3 milhões de mulheres sofrem alguma tentativa de agressão grave feita pelo companheiro. Também nos Estados Unidos, 8% dos homicídios envolvem a morte de

VINHETA CLÍNICA: Violência de parceiro íntimo

Darlene sentou-se no chão do banheiro, tentando recuperar o equilíbrio, com um pano molhado com água fria no rosto. Olhou-se no espelho e viu uma área grande, avermelhada e inchada ao redor do olho e no seio da face, onde Frank, o marido, havia lhe atingido. Estavam casados há apenas seis meses, e esta fora a segunda vez em que ele se enfureceu e a atingiu o rosto antes de sair de casa furioso. Na vez anterior, mostrou-se tão arrependido no dia seguinte ao ocorrido, que lhe trouxe flores e levou-a para jantar como um pedido de desculpas. Disse que a amava mais do que nunca e que se sentia péssimo diante do ocorrido. Explicou que o motivo envolveu uma discussão com o patrão por causa de aumento salarial, o que o levou a embebedar-se após o trabalho antes de voltar para casa. Prometera não sair mais de casa para beber e que o evento não se repetiria. Durante várias semanas parou de beber; esteve maravilhoso, tudo parecendo com como era antes do casamento. Ela recordou ter pensado que deveria tentar de tudo para manter o esposo feliz, uma vez que sabia que ele realmente a amava.

Durante as duas últimas semanas, porém, Frank ficara cada vez mais calado e sombrio, queixando-se de tudo. Não gostava dos jantares que ela preparava, dizendo querer sair para comer mesmo com um orçamento apertado e cartões de crédito com dívidas que não consegue pagar. Começou a beber outra vez. Depois de algumas horas bebendo nesta noite, gritou com ela e disse que era a causa de todos os problemas financeiros. Ela tentou conversar, mas foi atingida pelo esposo. Desta vez, foi empurrada para o chão, tendo batido a cabeça em uma mesa. Ela agora estava realmente assustada; o que fazer? Não podia sair de casa; seu salário não era suficiente para suas despesas. Deveria voltar para a casa dos pais? Não poderia lhes contar sobre o acontecido, porque eles jamais quiseram seu casamento. É provável que dissessem: "Falamos que não deveria casar com ele e você não nos escutou. Vocês casaram e cabe a você resolver o problema". Ela se sentia envergonhada demais para contar aos amigos, sendo que a maior parte deles era formada de amigos "dele". Jamais assistiram a manifestações do lado violento de Frank e não acreditariam nela. O que fazer? O rosto e a cabeça estavam doendo agora. "Conversarei com ele amanhã, quando estiver sóbrio, dizendo que deveria procurar ajuda para o problema com a bebida. Quando sóbrio, consegue ser razoável, com chances de perceber que a bebida é causadora de um grave problema para o casamento", pensou.

um cônjuge pelo outro, e 3 de cada 10 vítimas femininas de homicídio são mortas por cônjuge, ex-cônjuge, namorado ou ex-namorado. De todos os homicídios de parceiros íntimos, 25% são do sexo masculino e 75%, feminino (Centers for Disease Control and Prevention – CDC, 2008).

Há estimativas de que 324 mil mulheres sofram violência na gravidez. Espancamento durante a gestação leva a resultados adversos, como aborto e nascimento de feto morto, além de outros problemas físicos e psicológicos para a mulher. O aumento da violência costuma resultar de ciúmes do companheiro, sentimento de posse, insegurança e menor disponibilidade física e emocional da mulher grávida (Bacchus, Mezey e Bewley, 2006).

Ocorre violência doméstica em relacionamentos entre pessoas do mesmo sexo com frequência estatística igual à de relacionamentos heterossexuais, afetando 50 mil mulheres lésbicas e 500 mil homens homossexuais por ano. Embora o espancamento entre parceiros do mesmo sexo reproduza o espancamento heterossexual, em termos de prevalência, as vítimas têm menos proteção. Nos Estados Unidos, sete Estados definem a violência doméstica de um modo que exclui vítimas do mesmo sexo. Outros 21 Estados têm leis contra sodomia (intercurso anal), considerada crime; portanto, as vítimas primeiro têm de confessar o crime de sodomia para provar uma relação doméstica com o companheiro agressor. O ofensor do mesmo sexo tem uma arma adicional que pode ser usada contra a vítima: a ameaça de revelar a homossexualidade do companheiro a amigos, família, empregadores ou comunidade.

Quadro clínico

Uma vez que o abuso em geral é perpetrado pelo marido contra a esposa, nesta seção usamos esse exemplo. No entanto, esses mesmos padrões são consistentes entre companheiros que não são casados, entre os que são do mesmo sexo e em relacionamentos em que as mulheres abusam dos maridos.

O marido que abusa da esposa normalmente acredita que esta lhe pertence (como um patrimônio) e torna-se cada vez mais violento e abusivo quando a companheira mostra qualquer sinal de independência, como conseguir um emprego ou ameaçar deixá-lo. Em geral, o ofensor tem fortes sentimentos de inadequação e baixa autoestima, além de poucas habilidades sociais e de solução de problemas. É imaturo, carente do ponto de vista emocional, irracionalmente ciumento e possessivo. Pode até ter ciúmes da atenção que a esposa dedica aos filhos ou bater nos filhos e na esposa. Com intimidação e punição física à família, o abusador experimenta um senso de poder e controle, sentimento que inexiste fora de casa. Em consequência, o comportamento violento costuma ser compensador e aumenta a autoestima do ofensor.

A dependência é o traço encontrado com mais frequência em esposas que sofrem abuso e permanecem com os maridos. Costumam citar a dependência pessoal e financeira como razão para acharem extremamente difícil terminar a relação abusiva. Sejam quais forem os talentos ou habilidades da vítima, ela se percebe incapaz de sobreviver sem o marido. Com frequência, também sofrem de baixa autoestima e definem o próprio sucesso pessoal por meio da capacidade de permanecer fiel ao casamento e fazer com que "dê certo". Algumas internalizam as críticas que recebem e, erroneamente, acreditam-se culpadas. Também têm medo de serem mortas pelo ofensor caso tentem deixá-lo. Esse medo é real, uma vez que, segundo estatísticas dos Estados Unidos, 65% das mulheres assassinadas por maridos ou namorados estavam tentando deixá-los ou já tinham terminado o relacionamento (Bureau of Justice Statistics, 2007).

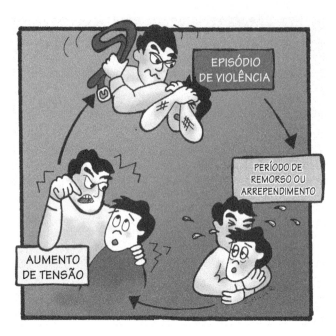

Ciclo de violência.

Ciclo de abuso e violência

O **ciclo de violência** ou abuso é outra razão em geral citada por mulheres com dificuldade para sair de relacionamentos abusivos. Há um padrão típico: normalmente o episódio de ofensa física ou violência inicial é seguido de um período em que o ofensor expressa arrependimento, desculpas e promessas de que isso nunca mais vai acontecer. Ele declara seu amor pela esposa e pode, inclusive, engajar-se em um comportamento romântico (p. ex., comprar presentes e flores). Esse período de contrição ou remorso é, às vezes, chamado de *período de lua de mel*. Naturalmente, a mulher quer acreditar no marido e espera que a violência tenha sido um incidente isolado. Após o período de lua de mel, tem início a fase de acúmulo de tensão; podem acontecer discussões, silêncios sepulcrais ou queixas da parte do marido. A tensão termina em outro episódio de violência, após o qual o ofensor, mais uma vez, sente arrependimento e remorso e promete mudar. Esse ciclo repete-se continuamente. A vítima continua sempre a esperar o fim da violência.

A princípio, o período de lua de mel pode durar semanas ou até meses, fazendo com que a mulher acredite que o relacionamento melhorou e que o comportamento do marido mudou. Ao longo do tempo, no entanto, os episódios violentos tornam-se mais frequentes, o período do remorso desaparece por completo, e o nível de violência e a gravidade das lesões pioram. E a violência vira rotina – várias vezes por semana ou, até mesmo, diariamente.

Ao mesmo tempo em que a violência constitui o padrão mais comum de violência de parceiro da intimidade, esse dado não se aplica a todas as situações. Muitos sobreviventes relatam apenas 1 ou 2 elementos do ciclo. Por exemplo, podem ocorrer apenas episódios periódicos de comportamento violento, sem período posterior de lua de mel, ou sem um período observável de aumento de tensão.

Avaliação

Uma vez que muitas mulheres que sofrem abuso não procuram auxílio direto para o problema, os enfermeiros devem ajudar a identificá-las em vários cenários. Podem encontrar mulheres vítimas de abuso em salas de emergência, clínicas ou consultórios de pediatria. Algumas vítimas, às vezes, buscam tratamento para outras condições médicas que não estão diretamente relacionadas, ou buscam acompanhamento de uma gravidez. Identificar mulheres que sofrem abuso e precisam de assistência é uma prioridade do Department of Health and Human Services. Não se espera que o enfermeiro generalista enfrente esse problema complicado sozinho. Ele pode, no entanto, fazer encaminhamentos e entrar em contato com profissionais da saúde apropriados, com experiência no trabalho com mulheres vítimas de abuso. Acima de tudo, pode oferecer carinho e apoio durante todo o processo. A Tabela 11.1 resume técnicas para trabalhar com vítimas de violência do companheiro.

Muitos hospitais, clínicas e consultórios médicos têm profissionais que perguntam às mulheres sobre questões de segurança como parte de todas as histórias de saúde ou entrevistas iniciais. Uma vez que esse tema é delicado e melindroso e muitas mulheres vítimas de abuso ficam com medo e constrangidas em admitir o problema, os enfermeiros precisam ter a habilidade de fazer perguntas apropriadas sobre o abuso. O Quadro 11.2 dá exemplos de perguntas, com base no acrônimo SAFE (em inglês, *stress/safety, afraid/abused, friends/family* e *emergency plan* – estresse/segurança, medo/abuso, amigos/família e plano de emergência). As duas primeiras categorias destinam-se a detectar o abuso. O enfermeiro deve fazer perguntas das duas outras categorias quando houver abuso. As perguntas devem ser feitas quando a mulher está sozinha; o enfermeiro pode reelaborar as perguntas ou editá-las conforme a necessidade e a situação.

Tratamento e intervenção

Nos Estados Unidos, todos os Estados permitem que a polícia faça prisões em casos de violência doméstica; mais da metade dos Estados têm leis que exigem que a polícia faça prisões em, pelo menos, alguns crimes de violência doméstica. Por vezes, após a polícia ter sido chamada à cena, permite-se que o ofensor continue em casa depois de ter conversado com os policiais e se acalmado. Se feita uma detenção, o ofensor pode ficar detido por apenas algumas horas ou uma noite. Com frequência, ele faz retaliações após a liberação; portanto, a mulher tem um medo legítimo de chamar a polícia. Estudos mostram que a prisão do ofensor pode reduzir a violência no curto prazo, mas aumentá-la no longo prazo.

A mulher pode obter uma **ordem de restrição** (ordem de proteção) no seu município de residência, proibindo legalmente o ofensor de se aproximar dela ou entrar em contato. Porém, essa ordem oferece apenas proteção limitada. O ofensor pode decidir violar a ordem e causar lesões graves à mulher ou matá-la antes da intervenção da polícia. Ordens civis de proteção são mais eficazes na prevenção de violência futura se associadas a outras intervenções, como aconselhamento jurídico, abrigo e consulta com o profissional da saúde (McCloskey et al., 2006).

Tabela 11.1 Procedimentos certos e errados no trabalho com vítimas de abuso do companheiro

O que não fazer	O que fazer
Não diga à vítima o que fazer.	Acredite na vítima.
Não manifeste desgosto, desconfiança ou raiva.	Assegure e mantenha a confidencialidade da cliente.
Não revele o que conversou com a cliente sem seu consentimento.	Ouça, transmita segurança e diga: "Sinto muito pela agressão que você sofreu".
Não dê lição de moral, sermão nem mostre que duvida da cliente.	Manifeste-se: "Estou preocupado com a sua segurança".
Não minimize o impacto da violência.	Diga à vítima: "Você tem o direito de viver em segurança e ser respeitada".
Não expresse ofensas contra o agressor.	Diga: "O abuso não é culpa sua".
Não insinue que a cliente é responsável pelo abuso.	Recomende um grupo de apoio ou aconselhamento individual.
Não recomende aconselhamento para casais.	Identifique recursos comunitários e encoraje a cliente a desenvolver um plano de segurança.
Não oriente a cliente a deixar o relacionamento.	Ofereça ajuda para que a cliente entre em contato com um abrigo, a polícia ou outros recursos.
Não assuma a situação e faça tudo pela cliente.	Aceite e respeite a decisão da vítima.
	Encoraje a elaboração de um plano de segurança.

No grupo de mulheres que abandonaram relações abusivas, havia maior probabilidade de êxito entre as mais jovens, as que receberam uma visita médica relacionada com o abuso e as que já tinham tentado deixar o relacionamento antes e tinham uma ordem civil de proteção (Koepsell, Kernic e Holt, 2006).

QUADRO 11.2   Perguntas sobre segurança

- Estresse/Segurança: que tipo de tensão/estresse você vivencia em suas relações? Você se sente segura no relacionamento? Devo me preocupar com sua segurança?
- Medo/Abuso: há situações em suas relações em que um dos componentes é o medo? Seu parceiro alguma vez a ameaçou ou abusou de você ou de seus filhos? Alguma vez você foi machucada ou ameaçada pelo parceiro? Você está no momento em uma relação assim? Seu parceiro já a obrigou a envolver-se em intercurso sexual contra sua vontade? As pessoas nos relacionamentos/casamentos costumam discutir; o que acontece entre você e seu marido diante de discordância?
- Amigos/Família: seus amigos sabem de seus ferimentos? Seus pais ou irmãos sabem sobre o abuso? Acha que poderia contar a eles e acredita que receberia apoio deles?
- Plano de Emergência: você tem algum local seguro para onde ir (com os filhos) e recursos necessários diante de uma emergência? Se estiver em perigo no momento, gostaria de encontrar um abrigo? Gostaria de conversar com uma assistente social/conselheiro/comigo para elaborar um plano de emergência?

Ashur, M.L.C. (1983). Asking about domestic violence: SAFE questions. JAMA, 269(18), 2367. © American Medical Association.

Inclusive depois que a vítima de ofensa física "termina" o relacionamento, seus problemas podem continuar. A **perseguição sorrateira** ou tentativas repetidas e persistentes de impor uma comunicação ou contato indesejado à outra pessoa é um problema. Esse tipo de perseguidor costuma ser um "pseudoamante" em busca de relações que já terminaram ou nunca existiram. Pode-se estimar que 25% das mulheres e 10% dos homens sejam vítimas de perseguição continuada e indesejada. Cerca de 1 em cada 22 adultos, quase 10 milhões de pessoas, já foi alvo de uma perseguição assim nos Estados Unidos, sendo 80% das vítimas do sexo feminino (Basile, Swahn, Chen e Saltzman, 2006).

Abrigos para mulheres vítimas de espancamento podem fornecer residência e alimentação temporárias a mulheres e seus filhos que decidem abandonar a relação abusiva. No entanto, em muitas cidades, os abrigos estão lotados; alguns têm listas de espera e o alívio fornecido por eles é temporário. A mulher que abandona uma relação abusiva pode ter insuficiência de suporte financeiro e de habilidades ou experiência profissionais. É comum ter os filhos ainda dependentes. Essas barreiras são de difícil superação, e a assistência pública ou privada é limitada.

Além das muitas lesões físicas sofridas por mulheres no relacionamento abusivo, há consequências emocionais e psicológicas. A psicoterapia individual ou aconselhamento, a terapia de grupo ou grupos de mútua ajuda ou apoio podem ajudar a mulher vítima de abuso a lidar com o trauma e a começar a construir novos e mais saudáveis relacionamentos. O espancamento também pode resultar no transtorno de estresse pós-traumático (TEPT), que será discutido mais adiante neste capítulo.

ABUSO INFANTIL

Maus-tratos, ou **abuso infantil**, costumam ser definidos como lesão intencional causada a uma criança. Podem incluir abu-

VINHETA CLÍNICA: Abuso infantil

Johnny, 7 anos de idade, foi encaminhado à enfermeira escolar devido a um hematoma grande no rosto. O professor informou que se trata de um menino calado, tímido e relutante em participar de jogos ou atividades com colegas durante os intervalos. O menino desconversou, sem dar uma boa explicação do ocorrido no rosto, quando o professor perguntou a respeito.

A enfermeira já examinara o garoto antes por outros hematomas, lesões e até uma queimadura nas mãos. Anteriormente, a mãe de Johnny descrevera-o como desajeitado, sempre tropeçando e caindo. Conforme seu relato, o filho é "inquieto demais", sempre tentando manobras com a bicicleta, os patins, além de subir em árvores e cair ou saltar para o chão. Disse ainda que já tentara de tudo para desacelerá-lo, fracassando.

Quando a enfermeira conversa com o menino, ele reluta em conversar sobre o hematoma no rosto. Não faz contato com os olhos e oferece uma explicação vaga: "Acho que bati em alguma coisa". A enfermeira suspeita de que em casa alguém está abusando de Johnny.

---

so ou lesões físicas, negligência ou fracasso em evitar danos, providenciar supervisão ou cuidados físicos ou emocionais adequados, abandono, violência sexual ou intrusão e tortura ou mutilação evidente (Bernet, 2005). Nos Estados Unidos, cada Estado decide como definir os maus-tratos à criança, identificar procedimentos específicos de relatos e estabelecer sistemas de fornecimento de serviços. Embora haja similaridades entre as leis dos 50 Estados, há também muita variação. Por essa razão, é difícil obter dados precisos sobre tipo, frequência e gravidade dos maus-tratos a crianças em todo o país.

Em 2006, nos Estados Unidos, 905 mil crianças foram vítimas de maus-tratos. Das crianças vítimas de maus-tratos, 64% sofreram negligência, 16%, abuso físico, 8,8%, abuso sexual e 6,6%, abuso psicológico ou emocional; 2,2% sofreram negligência médica. Além disso, 15% foram vítimas de "outros" tipos de maus-tratos, como abandono, ameaças físicas e adição congênita a drogas. O total ultrapassa 100%, porque há aquelas crianças classificadas em mais de uma categoria. Morreram, em decorrência de maus-tratos, 1.530 crianças, 75% delas tinham menos de 4 anos e 44%, menos de 1 ano (Childhelp, 2008).

Com frequência, pais, padrastos, tios, irmãos mais velhos e companheiros que vivem com a mãe da criança cometem abuso de meninas. Cerca de 75% dos casos relatados envolvem incesto pai-filha; o incesto mãe-filho é muito menos frequente. Há estimativas de que 15 milhões de mulheres nos Estados Unidos sofreram abuso sexual na infância, e um terço de todas as vítimas de abuso sexual foram molestadas quando tinham menos de 9 anos de idade. É difícil obter estatísticas precisas sobre abuso sexual, porque muitas incidências não são relatadas como tal por causa de vergonha e constrangimento. Em outros casos, as mulheres só reconhecem o abuso sexual depois que se tornam adultas. Risco de depressão, tentativas de suicídio, problemas conjugais e casamento com alcoolista é maior entre adultos com história de abuso sexual na infância (Harris, Lieberman e Marans, 2007).

Tipos de abuso infantil

O abuso físico de criança costuma resultar de uma punição corporal insensatamente severa ou injustificada, como bater em uma criança porque está chorando ou porque sujou as fraldas. Tentativas intencionais ou deliberadas de agressão infantil incluem queimar, morder, cortar, esmurrar, torcer braços ou pernas ou escaldar com água quente. Com frequência, a vítima tem evidências de lesões antigas (p. ex., cicatrizes, fraturas não tratadas, várias contusões de épocas diferentes) não explicadas de modo adequado pela história relatada pelos pais ou pelo cuidador.

O **abuso sexual** envolve atos sexuais de adultos com crianças com menos de 18 anos. Exemplos incluem incesto, estupro e sodomia, perpetrados diretamente pela pessoa ou por meio de um objeto, contato oral-genital e atos de molestamento, como esfregar-se na criança, acariciá-la ou expor-lhe os genitais. O abuso sexual pode consistir em um único incidente ou em vários episódios, por período prolongado. Um segundo tipo de abuso sexual envolve exploração, como produzir, promover ou vender pornografia envolvendo menores, e coerção de menores à participação em atos obscenos.

A **negligência** consiste em recusar-se, por malícia ou ignorância, a atender às necessidades físicas, emocionais ou educacionais relacionadas com o bem-estar da criança. O abuso infantil por negligência é o tipo mais prevalente de maus-tratos e inclui recusa em buscar os serviços de saúde ou o adiamento desse procedimento; abandono; supervisão inadequada; desconsideração, por indiferença, da segurança da criança; tratamento emocional punitivo, explorador ou abusivo; abuso de cônjuge na presença da criança; permissão para a criança faltar aulas e não inscrição desta na escola.

O abuso psicológico (abuso emocional) inclui agressão verbal, como xingar, gritar, falar palavrões e usar sarcasmo; discórdia familiar constante, caracterizada por briga, gritaria e caos e privação emocional ou falta de afeto, estímulos e experiências normais, que geram aceitação, amor, segurança e autovalorização. O abuso emocional costuma estar acompanhado de outros tipos de abuso (p. ex., físico ou sexual). Exposição a alcoolismo, uso de drogas ou prostituição por parte dos pais – e a negligência resultante disso – também se enquadram nessa categoria.

Quadro clínico

Pais que abusam dos filhos normalmente têm pouco conhecimento e habilidades relacionados com paternidade/maternidade. Podem não compreender ou não saber o que os filhos precisam, ou ficam com raiva ou frustrados porque não estão capacitados, emocional ou financeiramente, para atender a essas necessidades. Embora contribuam para o abuso e a negligência de crianças, a falta de educação e a pobreza não explicam o fenômeno por completo. Muitas incidências de abuso e violência ocorrem em famílias que parecem ter tudo – pais educados, com carreiras de sucesso e famílias financeiramente estáveis.

Os pais que abusam dos filhos costumam ser emocionalmente imaturos, carentes e incapazes de atender às próprias necessidades e, muito menos, às de um filho. Como no abuso de cônjuge, o ofensor costuma ver os filhos como uma propriedade, algo que lhe pertence. Ele não valoriza a criança como pessoa, com direitos e sentimentos. Em alguns casos, o pai sente a necessidade de ter filhos para compensar a própria infância de dificuldades e desapontamentos; quer sentir o amor pai-filho que não teve quando pequeno. A realidade das enormes demandas emocionais, físicas e financeiras surgidas à medida que se educa um filho costuma arruinar essas expectativas fantasiosas. Quando as expectativas fantasiosas do pai não são concretizadas, muitas vezes ocorre o inverso e esses pais usam os mesmos métodos de quem os criou.

Essa tendência de criar os filhos do modo como a própria pessoa foi criada perpetua o ciclo da violência familiar. Adultos que foram vítimas de abuso na infância, com frequência, abusam dos próprios filhos (Bernet, 2005).

Avaliação

Assim como em todos os tipos de violência doméstica, a detecção e a identificação precisas são os primeiros passos. O Quadro 11.3 lista sinais que podem levar o enfermeiro a suspeitar de negligência ou abuso. Queimaduras ou escaldaduras às vezes têm uma forma identificável, como é o caso das marcas de cigarro ou da distribuição da lesão por partes desnudas, deixando marcado o local das mangas, por exemplo. O pai/mãe de um bebê com fratura grave do crânio pode relatar que ele "caiu da cama", ainda que esse bebê seja muito pequeno para fazer isso, ou que a lesão seja muito grave para uma queda da altura da cama. Hematomas podem ter formatos familiares reconhecíveis, como fivelas de cintos ou marcas de dentes.

Crianças vítimas de abuso sexual podem ter infecções no trato urinário, genitália com hematoma, vermelhidão ou edema, lacerações no reto ou na vagina e contusão. A resposta emocional dessas crianças varia muito. Costumam conversar ou comportar-se de formas a indicar conhecimento mais avançado de temas sexuais em comparação ao que seria esperado em sua idade. Outras vezes, sentem-se amedrontadas e ansiosas e podem ou apegar-se a um adulto ou rejeitar inteiramente a atenção de adultos. O ponto-chave está em reconhecer quando o comportamento da criança está fora da normalidade esperada para a idade e o estágio de desenvolvimento em que se encontra. Comportamentos aparentemente inexplicáveis, como recusa a comer ou agressividade no trato com colegas, podem indicar abuso.

QUADRO 11.3 Sinais de alerta de crianças abusadas/negligenciadas

- Lesões graves, como fraturas, queimaduras ou lacerações, sem relato de história de trauma.
- Atraso em procurar tratamento de lesão grave.
- Criança ou pais que relatam uma história inconsistente com a gravidade da lesão, como o caso de bebê com lesões cerebrais decorrentes de *contrecoud* (síndrome do bebê sacudido), que os pais alegam ser consequência de queda do sofá.
- Inconsistências ou mudanças na história da criança durante a avaliação, seja por parte dela ou do adulto.
- Lesões raras para a idade e o nível de desenvolvimento da criança, como fêmur fraturado em bebê com 2 meses de vida, ou ombro deslocado em criança com 2 anos de idade.
- Elevada incidência de infecções do trato urinário, genitais com hematomas, edema ou avermelhados, lacerações ou contusões no reto ou na vagina.
- Evidências de antigas lesões não relatadas, como cicatrizes, fraturas não tratadas e contusões múltiplas que os pais/cuidador não conseguem explicar de forma adequada.

O enfermeiro não deve estabelecer com certeza se houve ou não abuso. Sua responsabilidade é relatar a suspeita de abuso de criança e apresentar uma documentação precisa e abrangente e uma avaliação de dados. Todos os 50 Estados norte-americanos possuem leis, comumente chamadas de lei do relato obrigatório, que exigem que os enfermeiros informem suspeitas de abuso. O enfermeiro, sozinho ou após consulta a outros membros da equipe de saúde (p. ex., médicos ou assistentes sociais), pode informar sobre suspeita de abuso a autoridades governamentais locais específicas. A pessoa que dá a informação pode permanecer no anonimato, se for seu desejo. As pessoas que trabalham nesses órgãos são especialmente formadas para a investigação de abuso. Devem ser feitas perguntas de modo a não traumatizar futuramente a criança, nem impedir ações jurídicas possíveis. O enfermeiro geral não deve realizar investigações, interrogando a criança; isso pode causar mais prejuízo do que benefício.

Tratamento e intervenção

A primeira parte do tratamento, em caso de abuso ou negligência de criança, é garantir sua segurança e seu bem-estar (Bernet, 2005). Isso talvez envolva remover a criança de casa, o que também pode ser traumático. Considerado o alto risco de problemas psicológicos, indica-se também uma avaliação psiquiátrica completa. É crucial uma relação de confiança entre o terapeuta e a criança para ajudar a vítima a lidar com o trauma do abuso. Dependendo da gravidade e da duração do abuso e da reação da criança, pode ser indicada uma terapia por período prolongado.

O tratamento de longo prazo costuma envolver profissionais de várias disciplinas, como psiquiatria, assistência social e psicologia. As crianças muito pequenas podem se comunicar melhor por meio da terapia lúdica, em que desenham ou interpretam situações com marionetes ou bonecos, em vez de falar sobre o que aconteceu ou sobre os próprios sentimentos. Os órgãos de serviço social estão envolvidos em determinar se o retorno da criança ao lar paterno/materno é possível, levando em conta se os pais podem se beneficiar com o tratamento. A terapia familiar pode ser indicada caso a reunião da família seja factível. Os pais podem precisar de tratamento psiquiátrico ou devido a abuso de substâncias. Caso seja improvável o retorno da criança ao lar, talvez sejam indicados serviços de atendimento em lar adotivo, por maior ou menor tempo.

ABUSO DE IDOSO

Abuso de idoso envolve maus-tratos praticados contra idosos por membros da família ou pessoas que cuidam deles. Pode incluir abuso físico, sexual e psicológico, negligência, autonegligência, exploração financeira e negação de tratamento médico adequado. Estima-se que pessoas com mais de 65 anos de idade sofrem lesões, exploração, abuso ou negligência por parte de quem cuida delas e que apenas 1 em cada 14 casos de maus-tratos de idosos é informado (Muehlbauer e Crane, 2006). Cerca de 60% dos perpetradores são os cônjuges; 20%, os filhos adultos, e outros 20%, outras pessoas, como irmãos, netos e moradores pensionistas.

A maioria dos idosos que são vítimas de abuso tem 75 anos de idade ou mais; 60 a 65% são mulheres. O abuso é mais provável quando o idoso tem vários problemas crônicos físicos e mentais e quando depende de outras pessoas para se alimentar, receber cuidados médicos e fazer várias atividades da vida diária.

As pessoas que abusam de idosos quase sempre exercem a função de cuidador, ou o idoso depende delas de algum modo.

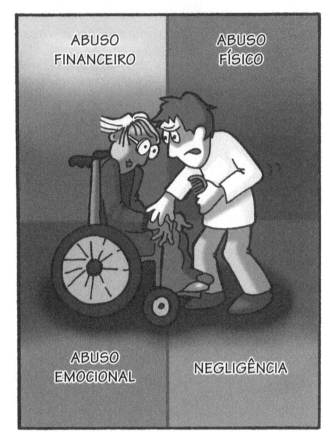

Abuso de idoso.

A maioria dos casos de abuso de idoso ocorre quando um cônjuge idoso toma conta do outro. Esse tipo de abuso conjugal costuma acontecer por vários anos, a partir do momento em que uma incapacidade impossibilita a vítima de cuidar-se sozi-

VINHETA CLÍNICA: Abuso de idoso

Josephine é uma senhora idosa que se mudou para a casa do filho, onde residem a nora e dois netos; isso se deu após a morte do esposo. Ela mora em um apartamento no andar inferior da casa, tendo um banheiro próprio. Já começaram atritos com a nora, ocorrendo sempre que Josephine tenta ajudar nos afazeres domésticos. A idosa tece comentários sobre a falta de educação dos netos adolescentes e sua forma desleixada de vestir. Costuma colocar mais temperos à comida preparada pela nora. Critica o horário em que os netos ficam pelas ruas, seus amigos e o quanto o filho trabalha. Tudo incomoda, ainda que não cause danos maiores.

A nora de Josephine está ficando impaciente; costuma comentar com o marido: "Eu é que tenho que escutar sua mãe o dia inteiro". Um dia, após outra crítica, a nora esbofeteia a sogra. Em seguida, pede que vá para o quarto e fique longe de sua vista se quiser um lugar para morar. Uma amiga de Josephine telefona e a nora mente, dizendo que a sogra está dormindo.

Josephine passa a maior parte do tempo sozinha no quarto, cada vez mais isolada e deprimida, alimentando-se e dormindo de forma insatisfatória. Receia ser levada para um lar para idosos se não se entender bem com a nora. O filho parece estar ocupado demais para perceber o que está acontecendo, e Josephine teme contar a ele, achando que não acreditará nela ou ficará do lado da esposa. As amigas parecem ter desistido de telefonar, e ela não tem com quem conversar sobre sua vida difícil. Sua companhia tem sido ela mesma na maior parte do dia.

nha. Quando o ofensor é um filho adulto, as probabilidades são as mesmas para filhos e filhas. Um transtorno psiquiátrico ou um problema de abuso de substância também pode agravar o abuso de idosos (Goldstein, 2005).

Os idosos costumam relutar em relatar abuso, inclusive quando têm oportunidade, pois geralmente a situação envolve membros da família que a vítima deseja proteger. As vítimas também receiam perder o apoio dessas pessoas e ser levadas para uma instituição.

Nos Estados Unidos, não há estimativas de abuso de idosos que vivem em instituições. No entanto, de acordo com um mandado federal de 1978, é permitida a visita de fiscais a essas instituições para verificar o atendimento prestado. Esses fiscais relatam ser comum o abuso de idosos nessas instituições (Goldstein, 2005).

Quadro clínico

A vítima pode ter hematomas ou fraturas, não usar óculos nem aparelhos de surdez necessários, não receber comida, líquidos ou medicamentos, podendo ainda ficar presa à cama ou a uma cadeira. O ofensor pode usar os recursos financeiros da vítima para satisfação própria, enquanto o idoso fica sem comida ou medicação. Pode também sonegar o serviço médico necessário ao idoso com doença aguda ou crônica. A autonegligência envolve a impossibilidade do idoso de cuidar de si próprio.

Avaliação

A avaliação criteriosa de idosos e das suas relações com quem cuida deles é essencial para detectar abuso. Costuma ser difícil determinar se a condição do idoso resulta de deterioração associada a uma doença crônica ou de abuso. Vários indicadores potenciais de abuso exigem levantamento de dados extensivo e avaliação criteriosa (Quadro 11.4). Esses indicadores, por si só, no entanto, não significam, obrigatoriamente, abuso ou negligência.

O enfermeiro deve suspeitar de abuso quando as lesões foram ocultadas ou não tratadas, ou se mostram incompatíveis com a explicação fornecida. Algumas lesões podem incluir cortes, lacerações, feridas com perfuração, contusões, pancadas ou queimaduras. Estas podem ser de cigarro, escaldadura, ácido, substância corrosiva ou fricção nos pulsos e tornozelos, causadas por imobilização com cordas, roupas ou correntes. Sinais de negligência física incluem odor forte de urina ou fezes, sujeira, erupções, feridas, piolho ou roupas inadequadas. Desidratação ou desnutrição não relacionada com uma doença específica também indicam abuso.

Possíveis indicadores de abuso emocional ou psicológico incluem um idoso que hesita em falar abertamente com o enfermeiro ou se mostra temeroso, retraído, deprimido ou desamparado. Ele também pode expressar raiva ou agitação sem razão aparente. Pode negar qualquer problema, inclusive quando fatos indicam o contrário.

Possíveis indicadores de autonegligência incluem incapacidade de lidar com dinheiro (esconder ou esbanjar e, ao mesmo tempo, deixar de pagar contas vencidas) e de executar tarefas da vida diária (cuidados pessoais, compras, preparo das refeições e limpeza), além de mudanças na função intelectual (confusão, desorientação, respostas inapropriadas, perda de memória e isolamento). Outros indicadores de autonegligência incluem sinais de desnutrição ou desidratação, feridas ou erupções pelo corpo e odor de urina ou de fezes, ou, ainda, não comparecimento às consultas médicas. Para diagnosticar autonegligência, é preciso que o idoso seja avaliado como incapaz de administrar a vida cotidiana e de tomar conta de si próprio. A autonegligência não pode ser estabelecida simplesmente com base na crença de membros da família de que o idoso não pode administrar as próprias finanças. Por exemplo, um idoso não pode ser considerado autonegligente só porque doa grandes somas a instituições de caridade ou grupos, ou investe em algum empreendimento arriscado, desaprovado pelos membros da família.

Sinais de alerta de exploração ou abuso financeiro podem incluir várias contas vencidas (quando o cliente tem dinheiro suficiente para pagá-las), movimentação incomum de contas bancárias, cheques assinados por outra pessoa além do idoso ou mudanças recentes no testamento ou em procurações, quando o idoso não é capaz de tomar essas decisões. Pode ser que o idoso não tenha itens de conforto que pode adquirir, como roupas, produtos pessoais ou televisão. Ele pode relatar perda de bens valiosos e o fato de não ter contato com amigos ou parentes.

O enfermeiro também pode detectar possíveis indicadores de abuso no comportamento do cuidador. Pode ser que este reclame da dificuldade de cuidar do idoso, da incontinência do idoso, da dificuldade em alimentá-lo ou dos custos excessivos da medicação. Talvez demonstre raiva ou indiferença em relação ao idoso e tente impedir que o enfermeiro converse com ele sozinho. O abuso de idoso é mais provável quando o cuidador tem uma história de violência familiar ou problemas com álcool ou drogas.

Nos Estados Unidos, todos os Estados, inclusive Distrito de Colúmbia, Ilha de Guam, Porto Rico e Ilhas Virgens, têm leis que regulam os serviços de proteção a adultos. Por meio deles, há cobertura a cidadãos idosos e, na maior parte dos Estados, estão incluídos adultos considerados dependentes, incapacitados ou prejudicados que devem contar com outras pessoas para o atendimento de suas necessidades básicas. São leis que oferecem um sistema que defina, informe e investigue abuso, além do oferecimento de serviços às vítimas. Relato de abuso, no entanto, não é obrigatório para idosos ou adultos dependentes em todos os Estados e territórios. Os enfermeiros devem se familiarizar com as leis ou estatutos de relato de abuso do Estado onde trabalham. Muitos casos não são informados. Os órgãos locais para a terceira idade podem providenciar procedimentos para relato de abuso de acordo com as leis estaduais.

QUADRO 11.4 Possíveis indicadores de abuso de idosos

INDICADORES DE ABUSO FÍSICO
- Lesões frequentes e sem explicação, acompanhadas de um hábito de buscar assistência médica em vários locais
- Relutância em procurar atendimento médico para as lesões ou negação de sua existência
- Desorientação ou estado como de embriaguez, indicativo de mau uso dos medicamentos
- Medo ou nervosismo na presença de membro da família ou cuidador

INDICADORES DE ABUSO PSICOSSOCIAL
- Mudança no humor geral e no comportamento normal do idoso
- Isolamento dos antigos amigos ou de familiares
- Repentina falta de contato de pessoas fora da casa do idoso
- Desamparo
- Hesitação em conversar com franqueza
- Raiva ou agitação
- Retraimento ou depressão

INDICADORES DE ABUSO MATERIAL
- Contas não pagas
- Padrão de vida abaixo dos recursos do idoso
- Venda ou descarte repentino de propriedade/pertences do idoso
- Atividade incomum ou rara nas contas bancárias
- Assinaturas em cheques diferentes da do idoso
- Mudanças recentes no testamento ou nos poderes do representante legal quando o idoso não é capaz de tomar tais decisões
- Falta de pertences valiosos que não foram guardados em outro local
- Falta de uma televisão, roupas ou itens pessoais que o idoso poderia adquirir
- Preocupação incomum do cuidador quanto a despesas do tratamento do idoso, quando não é o cuidador que paga tais despesas

INDICADORES DE NEGLIGÊNCIA
- Higiene pessoal insatisfatória
- Falta de medicamentos ou terapias necessárias
- Cheiro de sujeira, urina ou fezes, ou outros materiais de risco no ambiente em que mora o idoso
- Exantemas, feridas ou piolhos no idoso
- O idoso tem uma condição médica não tratada, ou está desnutrido ou desidratado, sem que isso tenha relação com alguma doença conhecida
- Itens materiais inadequados, como roupas, lençóis, mobiliário e televisão

INDICADORES DE AUTONEGLIGÊNCIA
- Incapacidade de controle das finanças pessoais, como dinheiro guardado, dilapidação de patrimônio ou disponibilidade de dinheiro, ao mesmo tempo em que as contas não são pagas
- Incapacidade de controlar as atividades cotidianas, como cuidados pessoais, compras ou tarefas domésticas
- Perambulação, recusa em buscar atenção médica necessária, isolamento e uso de substância
- Fracasso em manter as consultas médicas marcadas
- Confusão, perda da memória e ausência de reação
- Falta de instalações sanitárias ou moradia em locais infestados por animais ou vermes

INDICADORES DE ALERTA EM RELAÇÃO AO CUIDADOR
- O idoso não tem oportunidade de falar sobre si, receber visitas ou ver pessoas sem a presença do cuidador
- Atitudes de indiferença ou raiva contra o idoso
- Culpabilização do idoso por sua doença ou limitações
- Atitude defensiva
- Relatos conflitantes das capacidades, dos problemas do idoso, e assim por diante
- História anterior de abuso ou problemas com álcool ou drogas

Tratamento e intervenção

O abuso de idoso pode se desenvolver gradualmente, à medida que a carga do cuidado excede os recursos físicos ou emocionais do cuidador. Aliviar o estresse do cuidador e disponibilizar recursos adicionais pode ajudar a corrigir a situação abusiva, deixando a relação idoso/cuidador intacta. Em outros casos, a negligência ou o abuso são intencionais e destinados a resultar em ganhos pessoais ao cuidador, como acesso aos recursos financeiros da vítima. Nessas situações, é necessária a remoção do idoso ou do cuidador.

ESTUPRO E AGRESSÃO SEXUAL

O **estupro** é um crime de violência e humilhação da vítima expresso por meios sexuais. É a perpetração de um ato de intercurso sexual com uma mulher contra a vontade e sem o consentimento dela, de modo que a vontade da vítima é vencida por força, medo da força, drogas ou intoxicantes. Considera-se também estupro a situação em que a mulher é incapaz de fazer um julgamento racional por causa de deficiência mental, ou quando está abaixo de certa idade, determinada por lei (nos Estados Unidos, de acordo com o Estado, varia de 14 a 18 anos; van der Kolk, 2005). O crime de estupro exige apenas uma penetração leve da vulva externa; não são necessárias ereção completa nem ejaculação. Atos forçados de felação e penetração anal, em geral acompanhando o estupro, são considerados, legalmente, **sodomia**. A mulher estuprada também pode sofrer espancamento e lesões.

Pode ocorrer estupro entre estranhos, conhecidos, cônjuges e pessoas do mesmo sexo, embora sete Estados norte-americanos definam a violência doméstica de modo a excluir vítimas do mesmo sexo. Quase dois terços dos estupros são cometidos por alguém conhecido da vítima (RAINN, 2009). Um fenômeno chamado **estupro de companheiro (estupro**

VINHETA CLÍNICA: Estupro

Cynthia tem 22 anos de idade, é universitária. Passou a tarde de sábado com um grupo de amigos em um jogo de futebol. Depois, o grupo foi a várias festas diferentes para celebrar a vitória. Havia álcool à vontade; em uma das festas, Cynthia separou-se dos amigos, mas começou a conversar com Ron, reconhecido por ela como colega das aulas de literatura inglesa. Ficaram juntos o resto da noite, conversando, dançando e bebendo. Cynthia bebera mais do que costumava, e Ron continuou a embebedá-la. No final da noite, ele perguntou se ela queria uma carona para casa; os amigos ficariam um pouco mais na festa.

Quando Ron e Cynthia chegaram ao apartamento dela, nenhuma de suas colegas havia chegado; ela, assim, convidou Ron para entrar. Estava se sentindo um pouco tonta, e ambos começaram a se beijar. Ela sentiu que Ron estava excitado, pois ele começou a tirar sua saia, embora ela tenha dito "Não". Tentou se afastar dele. Lembrou as palavras dele: "O que há contigo? É pudica ou o quê?". A garota explicou que haviam passado boas horas juntos, mas não queria ir além disso. Ao que ele respondeu: "Como é? Há horas está tentando me excitar; você quer isso tanto quanto eu". Colocou-se sobre ela, com o braço em torno do pescoço, e a estuprou.

Quando as companheiras de apartamento chegaram, quase uma hora depois, Cynthia estava encolhida no canto do quarto; parecia estupidificada e chorava de modo incontrolável. Sentia-se enjoada e confusa. Teria feito alguma coisa para causar tudo isso? Não parou de se perguntar se não teria se metido nisso se não estivesse tonta. Sentia-se tão confusa.

feito por conhecido) pode ocorrer em um primeiro encontro, em uma carona para casa após uma festa ou quando as duas pessoas envolvidas se conhecem há algum tempo. Esse tipo é mais prevalente perto do *campus* de universidades e faculdades. A taxa de lesões graves associadas à violência em encontros é maior à medida que aumenta o consumo de álcool pela vítima ou o perpetrador.

O estupro é crime que não costuma ser informado. Segundo estimativas, de cada 4 a 10 estupros ocorridos, apenas 1 é relatado. Isso é atribuído à vergonha e à culpa sentidas pela vítima, ao medo de lesões futuras e à crença da vítima de que não vai encontrar auxílio no sistema judiciário. Vítimas de estupro podem ter qualquer idade: há casos relatados de vítimas com 15 meses a 82 anos. A maior incidência ocorre entre moças e mulheres de 16 a 24 anos. Adolescentes com menos de 18 anos foram as vítimas em 61% dos estupros relatados (van der Kolk, 2005).

Os estupros ocorrem mais comumente no bairro onde a mulher mora, dentro ou perto de sua casa. A maioria deles é premeditada. Estranhos cometem 43% dos estupros; maridos e namorados, 19%; e outros parentes são responsáveis por 38%. O estupro resulta em gravidez em cerca de 10% dos casos (van der Kolk, 2005).

Com significativa frequência, o estupro de homens não é denunciado. Pode ocorrer entre parceiros homossexuais ou pessoas estranhas, porém, é mais prevalente em instituições, como prisões ou hospitais de segurança máxima. Estimativas mostram que 2 a 5% dos companheiros do sexo masculino sofrem agressão sexual, mas a porcentagem pode ser muito maior. Esse tipo de estupro é particularmente violento, e a dinâmica de poder e controle é a mesma do estupro heterossexual.

Dinâmica do estupro

A maioria dos homens que comete estupro têm de 25 a 44 anos de idade. Em termos de raça, 51% são brancos e tendem a estuprar vítimas brancas, e 47% são afro-americanos e tendem a estuprar vítimas também afro-americanas; os restantes 2% vêm de todas as outras raças. O álcool está envolvido em 34% dos casos. O estupro costuma acompanhar outro crime. Quase 75% dos estupradores detidos tinham antecedentes criminais, incluindo outros estupros, agressão, roubo e homicídio (van der Kolk, 2005).

Uma pesquisa recente (van der Kolk, 2005) classificou os homens estupradores em quatro categorias:

- Sádicos sexuais estimulados pela dor das vítimas
- Predadores exploradores que, impulsivamente, usam as vítimas como objeto de gratificação
- Homens inadequados que acreditam que nenhuma mulher vai querer ter relações com eles voluntariamente e são obcecados por fantasias sobre sexo
- Homens para quem o estupro é uma expressão deslocada de raiva ou fúria.

A teoria feminista propõe que as mulheres têm servido, historicamente, como objeto de agressão, situação que remonta ao tempo em que elas (e as crianças) eram, por lei, propriedade do homem. Nos Estados Unidos, em 1982, pela primeira vez um homem casado foi condenado por ter estuprado a própria mulher, sinalizando o fim da ideia de que o intercurso sexual não possa ser negado no contexto do casamento.

Mulheres estupradas normalmente se encontram em situação de ameaça à própria vida; assim, sua motivação primária é manter-se viva. Às vezes, tentativas de resistir ou lutar com o agressor são bem-sucedidas; em outras situações, lutar ou gritar resulta em lesões físicas mais graves ou até em morte. O grau de submissão é mais elevado quando o agressor tem uma arma, como um revólver ou uma faca. Além da penetração forçada, entre as ações de um estuprador mais violento pode estar urinar ou defecar na mulher ou inserir objetos estranhos na vagina ou no reto da vítima.

É grave o trauma físico e psicológico sofrido por vítimas de estupro. Os problemas médicos associados podem incluir lesão grave, doenças sexualmente transmissíveis, gravidez e queixas médicas por longo tempo. Um estudo cruzado de pacientes médicos revelou que mulheres estupradas classificavam-se como

> **QUADRO 11.5 Mitos comuns sobre estupro**
>
> - Estupro significa fazer sexo.
> - Quando uma mulher se submete ao estupro, realmente quer que aconteça.
> - As mulheres que se vestem de forma provocadora estão atrás de problemas.
> - Algumas mulheres gostam de sexo violento; mais tarde, porém, chamam-no de estupro.
> - Quando um homem é excitado por uma mulher, não consegue parar de agir.
> - Andar sozinha à noite é um convite para ser estuprada.
> - O estupro não é capaz de acontecer entre pessoas casadas.
> - O estupro excita algumas mulheres.
> - Ocorre estupro apenas entre casais heterossexuais.
> - Se a mulher tem orgasmo, não se trata de estupro.
> - Estupro costuma acontecer entre estranhos.
> - O estupro é um crime passional.
> - Estupros ocorrem de maneira espontânea.

significativamente menos saudáveis, consultavam o médico com frequência duas vezes maior e tinham gastos médicos duas vezes maiores do que mulheres que não tinham experimentado nenhuma vitimização criminosa. Descobriu-se que o nível de violência vivido durante a agressão era um poderoso fator na previsão de uso futuro de serviços médicos. Muitas vítimas de estupro têm medo, sentem-se desamparadas, em choque e ficam descrentes, sentem-se culpadas, humilhadas e envergonhadas. Pode ser também que evitem o local ou as circunstâncias do estupro, desistam de atividades previamente prazerosas e passem por depressão, ansiedade, transtorno de estresse pós-traumático, disfunção sexual, insônia e problemas de memória, ou pensem em suicídio (RAINN, 2009).

Até recentemente, os direitos de vítimas de estupro eram bastante ignorados. Por exemplo, quando vítimas desse crime o relatavam a autoridades, enfrentavam dúvidas e perguntas constrangedoras por parte de policiais do sexo masculino. Os tribunais não protegiam os direitos das vítimas; por exemplo, o comportamento sexual pregresso da mulher era aceito no tribunal, enquanto o registro criminal pregresso do agressor acusado não. Nos Estados Unidos, leis para corrigir esses problemas vêm sendo promulgadas em âmbito estadual desde meados de 1980.

Embora o tratamento de vítimas de estupro e a instauração de processo contra estupradores tenham evoluído nas décadas mais recentes, muitas pessoas ainda acreditam que, de algum modo, a mulher apresenta um comportamento que provoca o estupro e é parcialmente responsável por esse crime. O Quadro 11.5 resume mitos e erros de compreensão comuns quando o assunto é estupro.

Avaliação

Para preservar possíveis indícios, o exame físico deve ocorrer antes de a mulher se lavar, escovar os dentes, tomar uma ducha, trocar de roupa ou beber alguma coisa. Às vezes, isso não é possível, porque ela faz alguma dessas coisas antes de procurar ajuda. Se não houver relato de sexo oral, então lavar a boca ou ingerir líquidos pode ser permitido de imediato.

Para avaliar o estado físico da mulher, a enfermeira pede à vítima que descreva o que aconteceu. Se ela não puder fazê-lo, a enfermeira pode fazer perguntas necessárias, de forma delicada e cautelosa. Há *kits* e protocolos para casos de estupro na maioria dos locais de atendimento de emergência; eles fornecem o equipamento e as instruções necessários à coleta de evidências físicas. O médico é o responsável primário por essa etapa do exame.

Tratamento e intervenção

Vítimas de estupro sentem-se melhor quando recebem apoio imediato e podem expressar medo e raiva a membros da família, enfermeiros, médicos e funcionários da polícia que acreditam nelas. Ter conhecimentos sobre o estupro e as necessidades da vítima é uma exigência contínua para profissionais da área da saúde, funcionários da polícia e público em geral.

O Quadro 11.6 relaciona sinais de alerta de violência na relação. Esses sinais, usados na State University of New York, em Buffalo (2008), para instruir estudantes sobre o estupro cometido por namorados podem alertar as mulheres a respeito das características de homens mais propensos a cometer alguma violência em encontros. Exemplos incluem expressar negatividade a respeito das mulheres, agir de modo violento, beber demais, demonstrar ciúmes, fazer comentários depreciativos, expressar raiva e usar intimidação.

Nos Estados Unidos, os centros de tratamento de estupro (atendimento de emergência que coordena serviços para traumas psiquiátrico, ginecológico e físico em um único local e trabalha junto com órgãos de aplicação da lei) são os mais úteis para a vítima. Nos locais de atendimento de emergência, o enfermeiro é um integrante da equipe essencial ao oferecimento de apoio emocional à vítima. Ele deve deixar a mulher seguir seu ritmo, sem apressá-la durante a entrevista ou os procedimentos de exame.

É importante devolver à vítima o máximo possível de controle. Modos de fazer isso incluem permitir que tome decisões, quando possível, sobre as pessoas para quem vai telefonar, o que fará em seguida, o que gostaria que fosse feito, etc. Cabe à mulher decidir se será feita uma denúncia e se vai testemunhar contra o perpetrador. A vítima tem de assinar formulários de consentimento para que sejam tiradas fotografias ou obtidas amostras dos cabelos e das unhas como evidência futura.

Deve ser oferecido tratamento profilático para doenças sexualmente transmissíveis, como clamídia ou gonorreia. Esse procedimento é eficaz em termos de custo: muitas vítimas de estupro não voltam para pegar os resultados definitivos de testes dessas doenças. Encoraja-se fortemente a realização do teste de HIV a intervalos específicos, pois a soroconversão para um estado positivo não ocorre de imediato. As mulheres são estimuladas também a práticas de sexo seguro, até que os resultados do teste de HIV estejam disponíveis. Profilaxia com etinilestradiol e norgestrel pode ser oferecida para evitar a gravidez. Algumas mulheres podem decidir esperar e iniciar

> **QUADRO 11.6 Sinais de alerta de violência na relação**
>
> - Você sofre abuso emocional (insultos, comentários depreciativos ou mudança de humor ou surgimento de raiva quando tem uma ideia ou sugere uma atividade).
> - É informada sobre quem pode ser sua amiga ou como deve se vestir, ou constata tentativas de controle sobre outros elementos de sua vida.
> - Ouve conversas negativas sobre as mulheres em geral.
> - Ocorre ciúme sem motivo.
> - Uso de muito álcool, drogas, ou ocorrem tentativas de embebedá-la.
> - Atos intimidadores, por meio de invasão de seu espaço pessoal, como colocar-se muito perto ou tocá-la quando você não deseja isso.
> - Não consegue lidar com a frustração sexual ou emocional sem ficar enraivecido.
> - Não a vê como igual; entende a si mesmo como mais inteligente ou socialmente superior.
> - Protege a masculinidade agindo de forma grosseira.
> - Mostra-se enfurecido ou ameaçador a ponto de você mudar sua vida ou você mesma para não provocá-lo.
> - Evidencia altos e baixos; é gentil em um momento e, logo depois, cruel.
> - Repreende-a por não ingerir álcool ou drogas, ou por não querer fazer sexo com ele.
> - Mostra-se fisicamente agressivo, agarrando-a, ou puxando-a e empurrando-a.
>
> Adaptado da State University of New York at Buffalo Counseling Center (2008). Disponível em http://ub-counseling.buffalo.edu/warnings.php.

a intervenção apenas em caso de resultado positivo do teste de gravidez ou de ausência da próxima menstruação.

Centros de crise de estupro, grupos de defesa da mulher e outros recursos locais costumam fornecer um consultor ou voluntário que fica com a vítima na sala de emergência e durante o acompanhamento de longo prazo. Essa pessoa dá apoio emocional, serve de defensor da mulher durante todo o processo e pode ficar inteiramente à disposição da vítima. Esse tipo de apoio completo e incondicional costuma ser fundamental para a recuperação.

Normalmente a terapia tem uma abordagem de apoio e foca os seguintes pontos: retomada do senso de controle da vítima, alívio de sentimentos de desamparo e dependência e da obsessão de tentativas de agressão que costumam se seguir ao estupro, reconquista da confiança, melhora do funcionamento diário, busca de apoio social adequado e da capacidade de lidar com sentimentos de culpa, vergonha e raiva. Terapia em grupo, com outras mulheres vítimas de estupro, é um tratamento particularmente eficaz. Algumas mulheres frequentam terapias individual e de grupo.

Leva cerca de um ano ou mais até que sobreviventes de estupro recuperem os níveis anteriores de funcionamento. Em alguns casos, os sobreviventes sofrem consequências de longo prazo, como o transtorno de estresse pós-traumático (TEPT), discutido mais adiante neste capítulo.

VIOLÊNCIA NA COMUNIDADE

O National Center for Education Statistics (NCES), o Institute of Education Sciences (IES) e o Bureau of Justice publicam em conjunto um relatório anual sobre crime e segurança nas escolas. Os dados mais recentes publicados incluem o período acadêmico de 2005-2006. Ocorreram em escolas 14 homicídios e 3 suicídios, envolvendo crianças de 5 a 18 anos, ou seja, uma morte a cada 3,2 milhões de alunos. Houve 1,5 milhão de crimes não fatais entre jovens de 12 a 18 anos de idade, inclusive roubo e crimes violentos. Entre as escolas, 86% relataram um incidente grave ou mais, roubo ou outros crimes em propriedade escolar, ou uma taxa de 46 crimes a cada 1.000 alunos. Entre os alunos do ensino médio (da 9ª à 12ª séries, nos Estados Unidos), 14% informaram brigas dentro da escola, 13% levaram armas para a escola, 4% consumiram bebida alcoólica na escola e 5% usaram maconha na escola (NCES, 2008).

O CDC faz um trabalho com escolas, em uma tentativa de combater ali a violência, buscando desenvolver currículos que enfatizam habilidades de solução de problemas, controle da raiva e desenvolvimento de habilidades sociais. Além disso, programas de instrução de pais que promovem vínculos fortes entre pais e filhos e incentivam o controle de conflitos em casa, assim como programas de aconselhamento de jovens, mostram-se promissores como forma de lidar com a violência relacionada com a escola. Algumas pessoas responsáveis por essa violência receberam o diagnóstico de algum transtorno psiquiátrico, com frequência um transtorno da conduta, discutido no Capítulo 20. No entanto, essa violência parece ocorrer quando predomina a alienação, a desconsideração pelos outros e a pouca consideração por si próprio.

O *bullying* é outro problema encontrado nas escolas, incluindo agressão verbal, atos físicos que vão de empurrões a fratura de ossos contra um aluno que é evitado ou ignorado pelos colegas. Há ainda o *bullying* pela internet, envolvendo mensagens eletrônicas, mensagens de texto ou fotografias indesejadas ali postadas (McGuinness, 2007). Cerca de um terço dos estudantes dos Estados Unidos relatam experiências com o *bullying* (intimidação e agressão discriminatórias praticadas por colegas de escola), seja como alvo dele, seja como perpetrador. Mais de 16% disseram que sofreram *bullying* ocasionalmente, e 8%, pelo menos uma vez por semana. A frequência do *bullying* foi maior entre estudantes dos três últimos anos do ensino fundamental. Crianças vítimas dessa intimidação relataram maior solidão e dificuldade em fazer amigos; os que praticaram o *bullying* mostraram-se mais propensos a ter notas baixas e a usar álcool e tabaco. Crianças com necessidades especiais relacionadas com algum problema de saúde física sofrem *bullying* com maior frequência; estudantes com algum problema crônico emocional, comportamental ou de desenvolvimento estão mais propensos a ser tanto perpetradores quanto vítimas do *bullying* (Van Cleave e Davis, 2006).

Trotes ou ritos de iniciação são comuns tanto no ensino médio quanto na faculdade. Quarenta e oito por cento dos estudantes do ensino médio relataram pertencer a grupos envolvidos em atividades de trote. Quarenta e três por cento disseram ter sido submetidos a atividades humilhantes, e 30% relataram trotes que envolviam atividades ilegais. Setenta e um por cento dos estudantes submetidos a trotes apontaram consequências negativas, como brigar, sofrer lesões, machucar outras pessoas, ter desempenho ruim na escola, apresentar dificuldade para comer, dormir ou concentrar-se e ter sentimentos de raiva, confusão, constrangimento ou culpa (Lipkins, 2006).

A exposição à violência na comunidade afeta extremamente crianças e jovens. Quando testemunham violência, as crianças evidenciam sintomas relacionados com o estresse, que aumentam de acordo com a quantidade de violência observada. Além disso, testemunhar violência pode levar a problemas futuros com agressão, depressão, relacionamentos, resultados escolares e abuso de drogas e álcool. Tratar o problema da exposição à violência pode ajudar a aliviar o ciclo de disfunção e mais violência.

Em maior escala, certo tipo de violência, como o caso dos ataques terroristas em Nova York, Washington e Pennsylvania em 2001, também produz efeitos de longo alcance sobre os cidadãos. No caso citado, como consequência imediata, as crianças ficaram com medo de ir à escola ou de ficar longe dos pais, independentemente do motivo. Os adultos tiveram dificuldade em ir para o trabalho, sair de casa, usar o transporte público e aviões. Um ano depois, 1 em cada 10 residentes de Nova York sofriam de estresse e depressão prolongados em consequência do episódio de 11 de setembro, e 532.240 casos adicionais de TEPT foram relatados apenas na área metropolitana da cidade de Nova York. Além disso, as pessoas relataram taxas mais elevadas de reincidência de depressão e transtornos de ansiedade. No entanto, ao contrário do que se pensou inicialmente, não houve aumento do TEPT no país inteiro motivado pelo fato de os indivíduos terem assistido os ataques e à cobertura televisiva associada. Três anos depois, em 2004, a prevalência de TEPT era de 12,6% entre moradores de Manhattan que residam perto do World Trade Center. Fatores de risco para TEPT entre esses moradores incluíram ocorrência de lesões, testemunho de eventos aterrorizantes, exposição à poeira e auxílio na evacuação, salvamento e trabalhos de recuperação após o ocorrido (DiGrande, 2008).

A intervenção precoce e o tratamento são a chave para lidar com vítimas de violência. Após vários casos de tiros em escolas ou locais de trabalho, de imediato foram instituídos aconselhamento, encaminhamento e tratamento continuado para ajudar as pessoas envolvidas a lidar com o horror dessas experiências. Desde os ataques terroristas de 2001, equipes de médicos, terapeutas e outros profissionais da área da saúde (muitos deles associados a universidades e centros médicos) têm trabalhado com sobreviventes, familiares e outras pessoas afetadas. Apesar desses esforços, muitos indivíduos vão continuar a ter dificuldades no longo prazo, conforme descritas aqui.

TRANSTORNOS PSIQUIÁTRICOS RELACIONADOS COM ABUSO E VIOLÊNCIA

Transtorno de estresse pós-traumático

O **transtorno de estresse pós-traumático** (TEPT) é um padrão de perturbação do comportamento demonstrado por alguém que experimentou um evento traumático, como desastres naturais, combates ou agressão. Quem tem TEPT foi exposto a um evento que representou uma ameaça de morte ou lesão grave, tendo respondido com medo, desamparo ou terror intenso. Três grupos de sintomas estão presentes: reviver o evento, evitar lembranças do evento e manter-se alerta ou ter *hiperexcitação*. A pessoa experimenta, de modo persistente, o trauma por meio de lembranças, sonhos, *flashbacks* ou reações a indicadores externos sobre o evento e, portanto, evita estímulos associados ao trauma. A vítima sente inibição da responsividade geral e apresenta sinais persistentes de aumento da excitação, como insônia, hiperexcitação ou hipervigilância, irritabilidade ou surtos de raiva. Relata a perda do senso de conexão com a própria vida e do controle sobre ela. No TEPT, os sintomas ocorrem três meses ou mais após o trauma, o que o distingue do **transtorno de estresse agudo**. Este último diagnóstico, encontrado do *Manual diagnóstico e estatístico de transtornos mentais*, 4ª edição, texto revisado (DSM-IV-TR; American Psychiatric Association [APA], 2000), é apropriado quando os sintomas aparecem no primeiro mês após o trauma e não persistem por mais de quatro semanas.

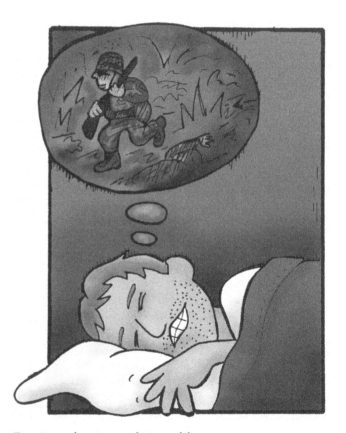

Transtorno de estresse pós-traumático.

VINHETA CLÍNICA: Transtorno de estresse pós-traumático

Julie sentou-se na cama. Sentia o coração pulsando, estava transpirando e parecia que não conseguiria respirar. Estava sem ar, com uma pressão na garganta! A visão daquela figura escura empurrando-a para o chão, com as mãos em torno de sua garganta, estava nítida em sua mente. O coração pulsava e ela estava vivendo tudo outra vez: a dor e o terror daquela noite! O ataque e o estupro no parque enquanto corria, há dois anos, pareciam ter ocorrido ontem. Ela tinha pesadelos de pânico quase todas as noites; jamais se esqueceria daquela fatídica noite.

Mais tarde, o terror de reviver o pesadelo deixou-a com medo de adormecer, e ela não andava dormindo muito. Sentia-se exausta. Não desejava alimentar-se e estava emagrecendo. O ocorrido estava atrapalhando sua vida. Estava faltando ao trabalho cada vez mais. Quando trabalhava, costumava ter uma sensação aterradora de medo. Algumas vezes, mesmo à luz do dia, tinha lembranças e *flashbacks* daquela noite.

Os amigos pareciam não querer se aproximar dela, já que sempre estava triste, sem poder se divertir. É claro que deram apoio e a escutaram nos seis primeiros meses. Dois anos depois, no entanto, era tempo demais. Antes do ocorrido, Julie estava sempre pronta para ir a festas ou sair para jantar e ir ao cinema com os amigos. Agora só queria ficar em casa. Havia se cansado de ouvir da mãe e dos amigos que precisava sair e divertir-se. Ninguém conseguia compreender o que passara e como se sentia. A garota tivera muitos namorados desde o ocorrido, mas as relações pareciam nunca dar certo. Estava triste e, com frequência, sentia-se ansiosa e deprimida por nenhuma razão aparente. Cancelava os encontros no último minuto. Todos já estavam cansados de seu estado de humor; mas ela sentia não poder controlar isso.

O TEPT pode ocorrer em qualquer idade, inclusive na infância. Estimativas apontam que até 60% das pessoas sob risco, entre elas veteranos de guerra e vítimas de violência e desastres naturais, desenvolvem esse transtorno. Para cerca de 50% das vítimas, a recuperação completa se dá em três meses. A gravidade e a duração do trauma e a proximidade da pessoa em relação ao evento são os fatores mais importantes para a probabilidade de desenvolvimento do TEPT (APA, 2000). Um quarto de todas as vítimas de agressão física desenvolve esse transtorno. Vítimas de estupro apresentam uma das maiores taxas de TEPT – aproximadamente 70% (van der Kolk, 2005).

Transtornos dissociativos

A **dissociação** é um mecanismo de defesa subconsciente que ajuda o indivíduo a proteger seu *self* emocional, evitando que reconheça os efeitos integrais de um evento horrível ou traumático e permitindo que a mente esqueça a situação ou a lembrança dolorosa, ou se afaste dela. A dissociação pode ocorrer tanto durante quanto após o evento. Como acontece com qualquer outro mecanismo de proteção, a dissociação torna-se mais fácil com o uso repetido.

Os **transtornos dissociativos** têm uma característica essencial – a perturbação das funções habitualmente integradas da consciência, da memória, da identidade ou da percepção do ambiente. Com frequência, isso interfere nos relacionamentos, na capacidade de funcionamento cotidiano e na capacidade de lidar com a realidade do evento abusivo ou traumático. Essa perturbação varia muito de intensidade, de acordo com a pessoa, e seu surgimento pode ser súbito ou gradual, temporário ou crônico. Sintomas dissociativos são observados em clientes com TEPT.

O DSM-IV-TR descreve tipos diferentes de transtornos dissociativos:

- *Amnésia dissociativa*: o cliente não consegue recordar informações pessoais importantes (normalmente de natureza traumática ou estressora).
- *Fuga dissociativa*: o cliente tem episódios de fuga repentina de casa ou do local de trabalho sem explicação alguma, viaja para outra cidade e não consegue se lembrar do próprio passado ou identidade. Pode, ainda, assumir uma nova identidade.
- *Transtorno dissociativo de identidade* (anteriormente *transtorno de personalidade múltipla*): o cliente apresenta duas ou mais identidades ou estados de personalidade distintos,

---

CRITÉRIOS DIAGNÓSTICOS DO DSM-IV-TR:
Principais sintomas do transtorno de estresse pós-traumático

- Recordações aflitivas, recorrentes e intrusivas do evento
- Pesadelos
- *Flashbacks*
- Esforços no sentido de evitar pensamentos, sentimentos ou conversas associadas com o trauma
- Esforços no sentido de evitar de atividades, lugares ou pessoas que ativem recordações do trauma
- Incapacidade de recordar algum aspecto importante do trauma
- Redução acentuada do interesse ou da participação em atividades significativas
- Sensação de distanciamento ou afastamento em relação a outras pessoas
- Faixa de afeto restrita
- Sentimento de um futuro abreviado
- Dificuldade em conciliar ou manter o sono
- Irritabilidade ou surtos de raiva
- Dificuldade de concentração
- Hipervigilância
- Resposta de sobressalto exagerada

Adaptado do DSM-IV-TR, 2000.

que assumem, de forma recorrente, o controle do seu comportamento. Isso é acompanhado pela incapacidade de recordar informações pessoais importantes.
- *Transtorno de despersonalização*: o cliente tem um sentimento persistente e recorrente de estar desligado dos próprios processos mentais ou do próprio corpo. É acompanhado por um teste de realidade intacto, ou seja, o cliente não é psicótico nem está fora de contato com a realidade.

Transtornos dissociativos, relativamente raros na população em geral, são muito mais prevalentes entre pessoas com história de abuso físico e sexual na infância. Alguns acreditam que o aumento recente no número de diagnósticos de transtornos dissociativos nos Estados Unidos é resultado de maior conscientização dos profissionais da saúde mental a respeito deles (APA, 2000).

A mídia tem dedicado muita atenção à teoria das **memórias reprimidas** em vítimas de abuso. Muitos profissionais acreditam que as memórias de abuso na infância podem estar reprimidas ou profundamente guardadas na mente subconsciente, pois são dolorosas demais para serem aceitas pelas vítimas. Portanto, seria possível ajudar as vítimas a recuperá-las ou relembrá-las. Se uma pessoa procura o profissional da área da saúde com queixas de que está experimentando problemas graves de relacionamento, sintomas de TEPT ou *flashbacks* que envolvem abuso, o profissional será capaz de ajudá-la a relembrar ou recuperar essas lembranças de abuso. Há profissionais de saúde mental que acreditam na existência de risco de indução de falsas memórias de abuso sexual na infância a partir da imaginação em psicoterapia (Rubin e Berndtson, 2007). A chamada *síndrome da falsa memória* cria problemas nas famílias, pois os clientes fazem acusações de abuso sem fundamento. Há o medo, porém, de que pessoas vítimas de abuso na infância fiquem mais relutantes em falar sobre a própria história de abuso, pois, mais uma vez, ninguém vai acreditar nelas. Há ainda outros terapeutas que argumentam que as pessoas com diagnóstico de transtorno dissociativo de identidade sofrem de ansiedade, terror, ideias e emoções invasivas, precisando, assim, de ajuda, e o terapeuta deve manter a mente aberta na hora de fazer o diagnóstico.

CRITÉRIOS DIAGNÓSTICOS DO DSM-IV-TR:
Principais sintomas do transtorno dissociativo de identidade

- Presença de duas ou mais identidades distintas ou estados de personalidade
- No mínimo duas identidades que, com frequência, controlam o comportamento da pessoa
- Incapacidade de lembrar-se de informações pessoais importantes; algo mais amplo que o esquecimento comum
- Sintomas não relacionados a uso de qualquer substância ou condição medicamentosa

Adaptado do DSM-IV-TR, 2000.

Tratamento e intervenções

Sobreviventes de trauma e abuso com TEPT ou transtornos dissociativos costumam ser submetidos à terapia individual ou em grupo na comunidade para o tratamento dos efeitos de longo prazo de suas experiências. A terapia cognitivo-comportamental é eficaz para lidar com os pensamentos e subsequentes sentimentos e comportamento de sobreviventes de trauma e abuso. Para clientes que dissociam, a terapia foca a reassociação ou a recomposição da consciência. A paroxetina ou a sertralina são usadas com êxito no tratamento. Clientes com transtornos dissociativos podem ser tratados de modo sintomático, ou seja, com medicamentos contra ansiedade, depressão ou ambos, caso esses sintomas sejam predominantes.

Clientes com TEPT e transtornos dissociativos são encontrados em todos os ambientes da saúde, desde clínicas a consultórios de atendimento primário. É mais provável que o enfermeiro encontre esses clientes em locais de tratamento intensivo, quando há preocupação com a sua segurança ou a de outros, ou quando sintomas agudos ficam intensos e exigem estabilização. Normalmente o atendimento no serviço de atendimento a pacientes graves é de curto prazo, e o cliente retorna ao tratamento na comunidade o mais rapidamente possível.

APLICAÇÃO DO PROCESSO DE ENFERMAGEM

Investigação

A história de saúde revela que o cliente passou por um trauma ou abuso. Esse abuso pode ter ocorrido na infância ou em um relacionamento atual ou recente. Em geral, não é necessário nem desejável que o cliente conte detalhes de eventos específicos de abuso ou trauma; a discussão profunda do abuso real costuma ocorrer durante sessões de psicoterapia individual.

Aparência geral e comportamento motor

O enfermeiro investiga a aparência geral e o comportamento motor do cliente que costuma parecer hiperalerta e reage com uma resposta de susto, inclusive a ruídos ambientais muito baixos. Sente-se desconfortável quando o enfermeiro fica muito próximo fisicamente e pode exigir um espaço ou distância pessoal maior do que a maioria das pessoas. Pode parecer ansioso ou agitado e ter dificuldade para permanecer sentado, precisando, com frequência, caminhar ou movimentar-se pelo cômodo. Às vezes, senta-se e fica bem quieto, encolhido, com os braços em torno dos joelhos.

Humor e afeto

Ao avaliar o humor e o afeto, o enfermeiro deve se lembrar de que é possível uma grande variedade de emoções, da passividade à fúria. O cliente pode parecer amedrontado, assustado ou agitado e hostil, dependendo da experiência vivida. Quando vive um *flashback*, parece aterrorizado e pode chorar, gritar ou tentar correr ou fugir. Quando está dissociando, pode falar em um tom de voz diferente ou parecer entorpecido, com um olhar vago. Talvez relate raiva ou fúria intensa ou sensação de morte interior, bem como incapacidade de identificar qualquer sentimento ou emoção.

Plano de cuidados de enfermagem | Para pacientes com transtorno de estresse pós-traumático

Diagnóstico de enfermagem

Síndrome pós-trauma: resposta contínua de má adaptação a evento traumático e opressivo

DADOS DA INVESTIGAÇÃO

- *Flashbacks* ou repetição do(s) evento(s) traumático(s)
- Pesadelos ou sonhos recorrentes do evento ou outro trauma
- Distúrbios do sono (p. ex., insônia, despertar muito cedo ou choro durante o sono)
- Depressão
- Negação dos sentimentos ou entorpecimento emocional
- Projeção dos sentimentos
- Dificuldades para expressar os sentimentos
- Raiva (pode não ser explícita)
- Culpa ou remorso
- Autoestima baixa
- Frustração e irritabilidade
- Ansiedade, pânico ou ansiedade de separação
- Medos – podem ser deslocados ou generalizados (como o medo que as vítimas de estupro têm dos homens)
- Redução da concentração
- Dificuldades para expressar amor ou empatia
- Dificuldades para ter prazer
- Dificuldades nas relações interpessoais, problemas conjugais e divórcio
- Abuso nas relações
- Problemas sexuais
- Uso de substância
- Problemas no emprego
- Sintomas físicos

RESULTADOS ESPERADOS

Imediatos
O cliente irá
- Identificar o evento traumático
- Demonstrar redução dos sintomas físicos
- Verbalizar a necessidade de lamentar perda(s)
- Estabelecer um equilíbrio adequado entre repouso, sono e atividades
- Demonstrar menor ansiedade, medo, culpa, e assim por diante
- Participar do programa de tratamento, por exemplo, unir-se a atividade em grupo ou conversar com os profissionais por, no mínimo, 30 minutos, duas vezes/dia, até determinada data

Estabilização
O cliente irá
- Iniciar o processo de pesar
- Expressar sentimentos de forma direta e franca de formas não destrutivas
- Identificar seus pontos positivos e fraquezas de maneira realista
- Demonstrar aumento da capacidade de enfrentar o estresse
- Eliminar o uso de substâncias
- Verbalizar conhecimento da doença, do plano de tratamento ou do uso seguro dos fármacos, se usar algum

Comunidade
O cliente irá
- Demonstrar início de uma integração da experiência traumática à sua vida fora do hospital
- Identificar sistemas de apoio na comunidade, por exemplo, identificar grupos de apoio específicos, amigos, familiares
- Implementar planos de acompanhamento, ou terapia continuada, quando indicado. Por exemplo, identificar um terapeuta e agendar consulta antes da alta

IMPLEMENTAÇÃO

Intervenções de enfermagem (*Indica intervenções colaborativas)

Ao aproximar-se do cliente, não usar ameaças e ser profissional.

Inicialmente, designar os mesmos profissionais para o cliente, sempre que possível; tentar respeitar seus medos e sentimentos. Pouco a pouco, aumentar a quantidade e a variedade dos profissionais que interagem com o cliente.

Justificativa

Os medos do cliente podem ser desencadeados por figuras de autoridade com outras características (p. ex., gênero e etnia).

Limitar a quantidade de profissionais do atendimento que interagem com o cliente inicialmente facilitará a familiaridade e a confiança. O cliente pode ter sentimentos fortes de medo ou desconfiança em relação ao trabalho com profissionais com determinadas características. Esses sentimentos podem ter sido reforçados em encontros anteriores com profissionais, podendo interferir na relação terapêutica.

(continua)

| **Plano de cuidados de enfermagem** | Para pacientes com transtorno de estresse pós-traumático (*continuação*) |

IMPLEMENTAÇÃO

Intervenções de enfermagem (*Indica intervenções colaborativas)	**Justificativa**
* Informar-se sobre a experiência e o comportamento pós-traumático do cliente. Os outros membros da equipe devem fazer o mesmo.	Conhecer a experiência do cliente ajudará a preparar-se para os sentimentos dele e os detalhes de sua experiência.
Examinar os próprios sentimentos em relação a experiência, sentimentos e comportamento do cliente. Mantê-los sempre em mente. Conversar com outros membros da equipe para expor os seus sentimentos e lidar com eles.	Eventos traumáticos criam sentimentos fortes nos outros e podem ser bastante ameaçadores. Talvez você se lembre de uma experiência relacionada, ou de sua própria vulnerabilidade, ou de assuntos relacionados à sexualidade, à moralidade, à segurança ou ao bem-estar. É essencial continuar atento a seus sentimentos para não projetá-los, de forma inconsciente, evitar assuntos ou, diferentemente, não agir de maneira terapêutica com o cliente.
Continuar a interagir com o cliente sem fazer julgamentos.	É importante não reforçar a culpa que o cliente pode ter internalizado em relação à experiência.
Ser consistente com o cliente; transmitir a ideia de que o aceita como pessoa, ao mesmo tempo em que estabelece e mantém limites em relação aos comportamentos.	Pode ser que o cliente teste os limites ou a relação terapêutica. Problemas com aceitação, confiança e autoridade com frequência ocorrem no comportamento pós-traumático.
* Avaliar a história de uso de substâncias do cliente (informações de outras pessoas significativas podem ser úteis).	É comum o cliente usar substâncias para ajudar a reprimir (ou liberar) as emoções.
Tomar consciência do uso ou abuso de substâncias pelo cliente. Definir limites e indicar as consequências desse comportamento; pode ser útil permitir que o cliente ou o grupo seja informado dessas decisões.	O uso de substâncias mina a terapia e pode colocar a saúde do cliente em perigo. Permitir que o cliente ou o grupo sejam informados pode minimizar as lutas por poder.
* Se o uso de substâncias for um problema maior, encaminhar o cliente a um programa de tratamento de dependência de substância.	É preciso tratar o uso de substância, pois pode afetar todas as outras áreas da vida do cliente.
Encorajar o cliente a falar sobre suas experiências; reagir com aceitação e sem julgamentos aos relatos e percepções do cliente.	Recontar as experiências pode ajudá-lo a identificar a realidade do que aconteceu e a lidar com sentimentos relacionados.
Encorajar o cliente a expressar os sentimentos por meio de conversas, escrita, choro ou outros modos com os quais se sinta confortável.	A identificação e a expressão de sentimentos são centrais para o processo de chorar as perdas.
Encorajar especialmente a expressão de raiva, culpa e ódio.	Esses sentimentos ocorrem com frequência em clientes que experimentaram trauma. O cliente pode sentir a culpa do sobrevivente, gerada pelo fato de ter sobrevivido, ao contrário do que aconteceu com outros, ou culpa em relação ao comportamento que adotou para sobreviver (matar outras pessoas em um combate, suportar um estupro, não salvar outras pessoas).
Oferecer ao cliente um *feedback* positivo sobre a expressão de sentimentos e a partilha de experiências. Manter uma atitude sem julgamento em relação a ele.	Pode ser que o cliente sinta que está sobrecarregando outras pessoas com os seus problemas. É importante não reforçar sua culpa internalizada.
*Fornecer ao cliente, à família ou a outras pessoas informações sobre o comportamento pós-traumático e o tratamento.	Conhecimentos sobre o comportamento pós-traumático podem ajudar a aliviar a ansiedade ou culpa e podem aumentar a esperança de recuperação.
*Auxiliar o cliente a aprender e praticar técnicas de controle do estresse e relaxamento, assertividade ou treino da autodefesa, ou outras habilidades se apropriadas.	A experiência traumática do cliente pode ter resultado em perda da autoconfiança, da sensação de segurança ou da capacidade de lidar com o estresse, ou tudo isso pode ter diminuído.
*Na medida do tolerável, encorajar o cliente a compartilhar sentimentos e experiências na terapia de grupo, em um grupo de apoio relacionado ao pós-trauma ou com outros clientes, de modo informal.	O cliente precisa saber que os seus sentimentos são aceitos por outras pessoas e podem ser compartilhados. Grupos de apoio ou colegas podem oferecer compreensão, apoio e a oportunidade de compartilhar experiências.

(*continua*)

Plano de cuidados de enfermagem	Para pacientes com transtorno de estresse pós-traumático (*continuação*)

IMPLEMENTAÇÃO

Intervenções de enfermagem (*Indica intervenções colaborativas)	Justificativa
*Quando o cliente tem uma orientação religiosa ou espiritual, encaminhá-lo a um membro do grupo religioso ou um padre ou pastor; o que for adequado.	Culpa e perdão costumam ser assuntos religiosos ou espirituais para o cliente.
Encorajar o cliente a fazer planos realistas para o futuro, integrando sua experiência traumática.	Integrar experiências traumáticas e fazer planos futuros são etapas de resolução importantes no processo de pesar.
*Oferecer aconselhamento sobre habilidades sociais e tempo de lazer, ou encaminhar o cliente a um terapeuta recreacional, se adequado.	Isolamento social e falta de interesse em atividades recreativas são problemas comuns após traumas.
*Conversar com o cliente sobre emprego, estresse associado ao trabalho, e assim por diante. Encaminhá-lo a serviços profissionais conforme a necessidade.	Problemas com o emprego costumam ocorrer em clientes com comportamento pós-traumático.
*Ajudar o cliente a providenciar terapia de acompanhamento se necessário.	Recuperar-se de um trauma pode ser um processo prolongado. A terapia de acompanhamento pode oferecer suporte continuado à recuperação do cliente.

Adaptado de Schultz, J.M. e Videbeck, S.L. (2009). *Lippincott's manual of psychiatric nursing care plans* (8th Ed.). Philadeplhia: Lippincott Williams & Wilkins.

Processo e conteúdo mental

O enfermeiro faz perguntas sobre o processo e o conteúdo mental. Clientes que sofreram abuso ou trauma costumam reviver a situação em pesadelos ou *flashbacks*. Pensamentos invasivos persistentes sobre o trauma interferem na capacidade de pensar em outras coisas ou focar na vida cotidiana. Alguns clientes relatam alucinações ou vozes intermitentes em suas cabeças. Pensamentos e impulsos autodestrutivos, assim como ideação suicida intermitente, também são comuns. Alguns clientes relatam fantasias em que se vingam dos agressores.

Processo intelectual e sensorial

Durante a investigação dos processos sensoriais e intelectuais, o enfermeiro costuma descobrir que o cliente está orientado para a realidade, exceto quando vive um *flashback* ou episódio de dissociação. Durante essas experiências, pode ser que não responda ao enfermeiro ou fique completamente incapaz de se comunicar. O enfermeiro também pode descobrir que os clientes vítimas de abuso ou trauma têm *lapsos de memória*, que são períodos dos quais não guardam lembranças claras. Esses períodos podem ser curtos ou longos e, habitualmente, estão relacionados com o momento do abuso ou trauma. Pensamentos ou ideias invasivas de autolesão costumam prejudicar a capacidade de concentrar-se ou prestar atenção em algo.

Julgamento e compreensão

É normal a compreensão do cliente estar relacionada à duração de seus problemas de dissociação ou TEPT. No início do tratamento, pode relatar ter pouca consciência da relação entre o trauma passado e os sintomas e problemas atuais. Outros clientes podem ter melhor compreensão à medida que avançam no tratamento. A habilidade de tomar decisões ou resolver problemas pode estar prejudicada.

Autoconceito

É provável que o enfermeiro descubra que esses clientes têm autoestima baixa. Podem acreditar ser pessoas más, que, de algum modo, mereceram ou provocaram o abuso. Muitos creem que não valem coisa alguma, ou que ficaram tão prejudicados pela experiência de abuso que nunca mais terão valor algum. Há aqueles que pensam estar enlouquecendo, fora de controle e sem esperança de reconquistar esse controle. Talvez vejam a si mesmos como desamparados, desesperançados e inúteis.

Papéis e relacionamentos

Geralmente os clientes relatam enorme dificuldade em todos os tipos de relacionamentos. Problemas com figuras de autoridade costumam levar a problemas no trabalho, como incapacidade de aceitar orientações dadas por outra pessoa ou de ver o próprio desempenho monitorado por outros. Relações íntimas são difíceis ou impossíveis, pois a capacidade de confiar nos outros está gravemente comprometida. Com frequência, o cliente abandonou o emprego ou foi demitido e pode ser que tenha sido marginalizado por membros da família. Pensamentos intrusivos, *flashbacks* ou episódios dissociativos podem interferir na habilidade de socializar-se com a família ou amigos, e o comportamento de evitar tudo e todos pode impedi-lo de participar em eventos sociais ou familiares.

Considerações fisiológicas

A maioria dos clientes relata dificuldade de dormir por causa de pesadelos ou ansiedade por antecipação de sua ocorrência. Comer demais ou não ter apetite também é comum. Frequentemente esses clientes usam álcool ou outras drogas para tentar dormir ou eliminar pensamentos ou lembranças invasivas.

Análise de dados

Os diagnósticos de enfermagem comumente usados, em locais de atendimento, no trabalho com clientes que dissociam ou têm TEPT relacionado a trauma ou abuso, incluem:

- Risco de Automutilação
- Enfrentamento Ineficaz
- Reações Pós-trauma
- Autoestima Crônica Baixa

Além desses, os seguintes diagnósticos de enfermagem podem ser pertinentes para os clientes, durante períodos mais longos, embora nem todos sejam aplicáveis a todos os clientes:

- Padrão de Sono Perturbado
- Disfunção Sexual
- Síndrome do Trauma de Estupro
- Pesar Complicado
- Isolamento Social

Identificação de resultados

Os resultados do tratamento de clientes que sobreviveram a trauma ou abuso podem incluir os itens a seguir. O cliente:

1. Ficará fisicamente seguro
2. Fará a distinção entre ideias de autoagressão e a sua colocação em prática
3. Demonstrará modos saudáveis e eficazes de lidar com o estresse
4. Expressará emoções de modo não destrutivo
5. Estabelecerá um sistema social de apoio na comunidade

Intervenção

Promoção da segurança do cliente

A segurança do cliente é uma prioridade. O enfermeiro tem de avaliar continuamente o seu potencial para a autolesão ou suicídio e agir de acordo com a situação. O enfermeiro e a equipe de tratamento precisam implementar medidas de segurança quando o cliente não é capaz de fazê-lo (ver os Caps. 10 e 15). Para aumentar a sensação de controle pessoal, o próprio cliente deve começar a administrar as necessidades de segurança o mais cedo possível. O enfermeiro pode conversar com ele sobre a diferença entre ter pensamentos de autolesão e colocá-los em prática: ter esses pensamentos não significa que o cliente os esteja transformando em ação. De modo gradual, o enfermeiro pode ajudá-lo a descobrir modos de tolerar os pensamentos até que a sua intensidade diminua.

O enfermeiro também pode ajudá-lo a aprender a buscar um local seguro no momento dos pensamentos e impulsos destrutivos, de modo a se acalmar até tudo isso passar. Inicialmente, ele pode apenas ficar sentado com o enfermeiro ou perto de outras pessoas. Mais tarde, pode encontrar algum local seguro em casa, comumente um cômodo pequeno ou local onde são guardadas as roupas. Pode ser que queira deixar ali uma colcha ou travesseiros, por questão de conforto, e fotos ou uma fita gravada que sirva de lembrança do tempo presente.

Como ajudar o cliente a lidar com o estresse e as emoções

As **técnicas de ancoragem** (*grounding*) são úteis para clientes que estão dissociando ou tendo um *flashback*. Elas lembram ao cliente que este se encontra no tempo presente, é adulto e está seguro. Validar o que o cliente está sentindo durante essas experiências é importante: "Sei que isso é assustador, mas você está seguro agora". Além disso, o enfermeiro pode aumentar o contato com a realidade e diminuir a experiência de dissociação, ajudando o cliente a focar o que está experimentando atualmente por meio dos sentidos:

- "O que está sentindo?"
- "Está ouvindo alguma coisa?"
- "Em que está tocando?"
- "Consegue me ver? Consegue ver o quarto onde estamos?"

INTERVENÇÕES DE ENFERMAGEM

Promover a segurança do cliente

- Discutir pensamentos de autoagressão.
- Ajudar o cliente a desenvolver um plano de ida para um lugar seguro quando surgirem pensamentos ou impulsos destrutivos.

Ajudar o cliente a lidar com o estresse e as emoções

- Usar técnicas de ancoragem (*grounding*) para ajudar o cliente que está dissociando ou experimentando *flashbacks*.
- Validar os sentimentos de medo do cliente, mas tentar aumentar o seu contato com a realidade.
- Durante a experiência dissociativa ou o *flashback*, ajudar o cliente a mudar a posição do corpo, mas sem segurá-lo ou forçá-lo a ficar de pé ou se movimentar.
- Usar o toque de apoio caso o cliente responda bem a ele.
- Ensinar técnicas de respiração profunda e relaxamento.
- Usar técnicas de distração, como fazer um exercício físico, ouvir música, conversar com outras pessoas ou envolver-se em um *hobby* ou outra atividade agradável.
- Ajudar a fazer uma lista de atividades e a manter os materiais à mão, para que o cliente se ocupe quando os sentimentos forem intensos.

Ajudar a promover a autoestima do cliente

- Referir-se ao cliente como "sobrevivente" e não como "vítima".
- Estabelecer um sistema de apoio social na comunidade.
- Fazer uma lista de pessoas e atividades na comunidade que o cliente possa procurar quando precisar de ajuda.

- "Está sentindo os pés no chão?"
- "Está sentindo seu braço no apoio da cadeira?"
- "Está sentindo o relógio no punho?"

Para clientes que estão experimentando sintomas dissociativos, o enfermeiro pode usar técnicas de ancoragem (*grounding*) para focar o presente. Por exemplo, o enfermeiro aborda o cliente e conversa em um tom calmo e tranquilizador. Primeiro, chama-o pelo nome, depois se apresenta e diz o próprio nome e função. Se o local estiver escuro, acende a luz. Ele pode reorientar o cliente, dizendo:

"Olá, Janet, estou aqui com você. Meu nome é Sheila. Sou a enfermeira que vai trabalhar com você hoje. Hoje é quinta-feira, dia 8 de fevereiro de 2010. Você está aqui no hospital. Este é seu quarto no hospital. Você pode abrir os olhos e olhar para mim? Janet, meu nome é Sheila."

O enfermeiro repete essas informações de reorientação conforme necessário. Pedir ao cliente que dê uma olhada no quarto o encoraja a mover os olhos e a evitar o aprisionamento em um torpor ou *flashback*.

Assim que possível, o profissional encoraja o cliente a mudar de posição. É comum, durante um *flashback*, o cliente ficar encolhido, em uma postura defensiva. Fazer com que ele se levante e caminhe pelo cômodo dissipa a experiência de dissociação ou *flashback*. Nesse momento, o cliente pode focar os próprios pés em movimento pelo chão ou os movimentos de balanço dos braços. O enfermeiro não deve segurá-lo nem tentar forçá-lo a ficar de pé ou se movimentar. Ao experimentar um *flashback*, o cliente pode responder a essas tentativas de modo agressivo ou defensivo e pode, inclusive, bater no enfermeiro. O ideal é que, antes da ocorrência de um desses episódios, o enfermeiro pergunte ao cliente como costuma responder ao toque quando está dissociando ou experimentando um *flashback* e, assim, descubra se o toque é benéfico. O enfermeiro também pode pedir-lhe que toque o braço dele. Se o cliente o fizer, significa que o toque de apoio é benéfico.

Muitos clientes têm dificuldade em identificar ou medir a intensidade das próprias emoções. Podem também relatar o surgimento de emoções extremas de modo súbito e sem avisos. O enfermeiro pode ajudá-los a entrar em contato com seus sentimentos usando um diário ou relatório. Inicialmente, os clientes podem fazer uma "lista de sentimentos" e selecionar o sentimento que se aproxima mais da experiência vivida. O enfermeiro estimula o cliente a anotar os sentimentos experimentados ao longo do dia, a intervalos específicos, por exemplo, a cada 30 minutos. Depois de identificar os próprios sentimentos, os clientes podem medir sua intensidade, classificando-os, por exemplo, em uma escala de 1 a 10. Por esse processo, terão maior consciência dos próprios sentimentos e de suas diferentes intensidades; esse passo é importante para o controle e a expressão dos sentimentos.

Após identificar sentimentos e intensidades, os clientes podem começar a observar os fatores que os disparam ou os sentimentos que antecedem os episódios de *flashback* ou dissociação. Eles podem começar a usar as técnicas de ancoragem (*grounding*) para diminuir ou evitar esses episódios. Podem usar a respiração profunda e o relaxamento, o foco na informação sensorial ou nos estímulos do ambiente ou então o envolvimento em distrações positivas, até que os sentimentos cessem. Essas distrações podem incluir fazer um exercício físico, ouvir música, conversar com outras pessoas ou envolver-se em um *hobby* ou atividade. Os clientes devem descobrir as distrações que funcionam bem no seu caso; devem anotá-las e deixar a lista e os materiais das atividades sempre disponíveis. Quando começarem a experimentar sentimentos intensos, podem pegar a lista e ler um livro, ouvir um CD ou desenhar, por exemplo.

Como ajudar a promover a autoestima do cliente

Costuma ser útil ver o cliente como **sobrevivente** do trauma ou abuso e não como vítima. Para clientes que acreditam que são inúteis e não têm poder sobre a situação, é útil concentrar-se na visão que têm de si próprios – precisam passar de vítimas a sobreviventes. Definir-se como sobrevivente permite ver a si mesmo como uma pessoa forte o bastante para vencer a provação. Essa imagem fornece maior poder do que ver a si mesmo como vítima.

Estabelecimento de um apoio social

O cliente precisa descobrir pessoas ou atividades de apoio na comunidade. O enfermeiro pode ajudá-lo a preparar uma lista de pessoas de apoio. É difícil usar habilidades de solução de problemas quando se está sob estresse, por isso, ter uma lista pronta elimina a confusão ou estresse. Essa lista deve incluir telefones de locais que fazem atendimento em momentos de crise, para onde o cliente pode ligar quando tiver pensamentos ou ímpetos de autoagressão, e telefones de amigos ou parentes que podem ser chamados quando estiver se sentindo só ou deprimido. O cliente também pode identificar atividades ou grupos locais que fornecem distração e a oportunidade de sair de casa. É preciso que estabeleça pontos de apoio na comunidade para reduzir a dependência dos profissionais da saúde.

Avaliação

Pode levar anos para que os resultados do tratamento de longo prazo de clientes que sobreviveram a traumas ou abusos sejam alcançados. Comumente esses clientes progridem de modo gradual, aprendendo a se proteger, a lidar com o estresse e as emoções e a funcionar em suas vidas cotidianas. Embora os clientes aprendam a controlar os próprios sentimentos e respostas, os efeitos do trauma e do abuso podem ter longo alcance e durar a vida toda.

QUESTÕES DE AUTOPERCEPÇÃO

Às vezes, os enfermeiros relutam em perguntar a mulheres sobre abuso, em parte porque acreditam em alguns mitos comuns sobre essa experiência. Pode ser que acreditem que perguntas sobre abuso vão ofender o cliente, ou temam que intervenções incorretas possam piorar a situação. Talvez até acreditem que uma mulher que se encontra em um relacionamento abusivo mereça ou deseje o abuso, ou que abuso entre marido e mulher seja assunto particular. Alguns enfermeiros podem acreditar também que o abuso é um problema social ou jurídico e não de saúde.

Ouvir histórias de violência ou estupro doméstico é tarefa difícil; o enfermeiro pode sentir horror ou repugnância. Uma vez que os clientes com frequência percebem a reação do enfermeiro, é importante conter esses sentimentos e focar as necessidades dos clientes. O enfermeiro deve estar preparado para ouvir a história do cliente, por mais perturbadora que seja, e para apoiar e validar seus sentimentos com comentários do tipo: "Isso deve ter sido assustador" ou "Parece que você temia pela própria vida". O enfermeiro deve transmitir aceitação e respeito pelo cliente como uma pessoa com valor e dignidade, independentemente das circunstâncias. Esses clientes têm autoestima baixa e culpa. Precisam aprender a aceitar e enfrentar o que aconteceu. Se o cliente acreditar que o enfermeiro pode aceitá-lo após ouvir o que aconteceu, vai adquirir autoaceitação. Ainda que normalmente dolorosa, essa aceitação é essencial para a cura. O enfermeiro deve lembrar que não pode consertar nem mudar as coisas; seu papel é ouvir e transmitir aceitação e apoio ao cliente.

Enfermeiros com história pessoal de abuso ou trauma precisam buscar ajuda profissional para lidar com esses temas antes de trabalhar com sobreviventes de trauma e abuso. Eles podem ser muito eficazes e servir de apoio para outros sobreviventes, mas apenas após o engajamento em um trabalho terapêutico e após a aceitação e a compreensão do próprio trauma.

Pontos a serem considerados quando trabalhamos com clientes que sofreram abuso ou trauma

- Esses clientes têm muitos pontos positivos de que não se dão conta. O enfermeiro pode ajudá-los a passar de vítimas a sobreviventes.
- Os enfermeiros devem perguntar a todas as mulheres sobre abuso. Algumas ficarão ofendidas e com raiva, o mais importante, porém, é não perder a oportunidade de ajudar as que respondem: "Sim. Você pode me ajudar?".
- O enfermeiro deve ajudar o cliente a focar o presente em vez de se fixar nas coisas horríveis do passado.
- Em geral, o enfermeiro trabalha melhor ou com sobreviventes de abuso ou com os agressores. A maioria considera muito difícil do ponto de vista emocional trabalhar com ambos os grupos.

Questões de pensamento crítico

1. Bater em uma criança é uma forma aceitável de disciplina ou é abuso? O que determina a adequação da disciplina? Quem deve tomar essas decisões e por quê?
2. Um cliente acaba de relatar ao enfermeiro que, no passado, perdeu o controle e bateu em um filho. De que forma o enfermeiro deve reagir? Que fatores podem influenciar a reação do profissional?

PONTOS-CHAVE

- O U.S. Department of Health and Human Services identifica a violência e o comportamento abusivo como preocupações nacionais na área da saúde.
- Mulheres e crianças são as vítimas mais prováveis de abuso e violência.
- As características de famílias violentas incluem processo de transmissão entre gerações, isolamento social, poder, controle e uso de álcool e outras drogas.
- O abuso de cônjuge pode ser emocional, físico, sexual ou todos esses três.
- As mulheres têm dificuldade de sair de relacionamentos abusivos por causa da dependência emocional e financeira em relação aos agressores, bem como do risco de sofrer ainda mais violência ou de morrer.
- Em vários locais de atendimento, os enfermeiros podem descobrir casos de abuso perguntando às mulheres sobre a segurança em seus relacionamentos. Atualmente, muitos hospitais e clínicas fazem perguntas às mulheres sobre questões de segurança como parte integral da entrevista de baixa ou da história de saúde.
- O estupro é um crime de violência e humilhação por meios sexuais. Metade dos casos relatados é perpetrada por alguém que a vítima conhece.
- O abuso infantil inclui negligência e abuso físico, emocional e sexual. Afeta 3 milhões de crianças nos Estados Unidos.
- O abuso de idoso pode incluir abuso físico, sexual e psicológico, negligência, exploração e abuso médico.
- Sobreviventes de abuso e trauma costumam experimentar culpa e vergonha, baixa autoestima, abuso de substância, depressão, TEPT e transtornos dissociativos.
- O TEPT é uma resposta a um evento traumático. Pode incluir *flashbacks*, pesadelos, insônia, desconfiança, comportamentos de isolamento e intensa angústia psicológica.
- A dissociação é um mecanismo de defesa que protege o *self* emocional da realidade integral dos eventos abusivos ou traumáticos durante e após esses eventos.
- A característica essencial dos transtornos dissociativos é a perturbação das funções habitualmente integradas de consciência, memória, identidade ou percepção do ambiente. Os quatro tipos são amnésia dissociativa, fuga dissociativa, transtorno dissociativo de identidade e transtorno de despersonalização.
- Sobreviventes de trauma e abuso podem ser hospitalizados por questões de segurança ou para estabilização de sintomas intensos, como *flashbacks* ou episódios dissociativos.
- O enfermeiro pode ajudar o cliente a minimizar episódios dissociativos ou *flashbacks*. Para isso, pode usar técnicas de ancoragem (*grounding*) e orientação para a realidade.
- Intervenções de enfermagem importantes para sobreviventes de abuso e trauma incluem proteger a segurança do cliente, ajudá-lo a aprender a controlar o estresse e as emoções e trabalhar com ele a fim de estabelecer uma rede de apoio na comunidade.

RECURSOS NA INTERNET

RECURSOS	ENDEREÇOS ELETRÔNICOS*
• Domestic Violence Safety Plan	http://www.aardvarc.org/dv/plan.shtml
• National Domestic Violence Hotline	http://www.ndvh.org
• Domestic Violence	http://www.nlm.nih.gov/medlineplus/domesticviolence.html
• Child Abuse	http://www.childabuse.com
• National Center on Elder Abuse	http://www.ncea.aoa.gov/NCEAroot/Main_Site/Index.aspx

*Todos esses locais na rede têm *links* múltiplos com outros recursos acerca dos assuntos abordados.

- Questões de autopercepção importantes para o enfermeiro incluem manejar os próprios sentimentos e reações a respeito do abuso, estar disposto a perguntar sobre o abuso, reconhecer e lidar com questões do abuso que pode ter experimentado pessoalmente.

REFERÊNCIAS

American Psychiatric Association. (2000). *Diagnostic and statistical manual of mental disorders* (4th ed., Text Revision). Washington, DC: American Psychiatric Association.

Bacchus, L., Mezey, G., & Bewley, S. (2006). A qualitative exploration of the nature of domestic violence in pregnancy. *Violence Against Women, 12*(6), 558–604.

Basile, K. C, Swahn, M. H., Chen, J., & Saltzman, L. E. (2006). Stalking in the United States: Recent national prevalence rates. *American Journal of Preventative Medicine, 31*(2), 172–175.

Bernet, W. (2005). Child maltreatment. In B. J. Sadock & V. A. Sadock (Eds.), *Comprehensive textbook of psychiatry* (Vol. 2, 8th ed., pp. 3412–3424). Philadelphia: Lippincott Williams & Wilkins.

Bureau of Justice Statistics. (2007). Disponível em http://www.ojp.usdoj.gov/bjs.

Centers for Disease Control and Prevention (CDC, 2008). Disponível em http://www.cdc.gov/cdc.html.

Childhelp. (2008). *National child abuse statistics*. Acessado em 1 de janeiro de 2009, em http://www.childhelp.org/resources/learning-center/statistics.

Child Welfare Information Gateway. (2008). *Child abuse and neglect.* Acessado em 10 de janeiro de 2009, em http://www.childwelfare.gov/can/index.cfm.

DiGrande, L., Perrin, M.A., Thorpe, L.E., Thjalji, L., Murphy, J., Wu, D. et al. (2008). Posttraumatic stress symptoms, PTSD, and risk factors among lower Manhattan residents 2-3 years after the September 11, 2001 terrorist attacks. *Journal of Traumatic Stress, 21*(3), 264-273.

Goldstein, M. Z. (2005). Elder abuse, neglect, and exploitation. In B. J. Sadock & V. A. Sadock (Eds.), *Comprehensive textbook of psychiatry* (Vol. 2, 8th ed., pp. 3828–3834). Philadelphia: Lippincott Williams & Wilkins.

Harris, W. W., Lieberman, A.F. & Marans, S. (2007). In the best interests of society. *Journal of Child Psychology and Psychiatry, 48*(3-4), 392-411.

Koepsell, J. K., Kernic, M. K., & Holt, V. L. (2006). Factors that influence battered women to leave their abusive relationships. *Violence and Victims, 21*(2), 131–147.

Lipkins, S. (2006). *How parents, teachers, and coaches can stop the violence, harassment, and humiliation.* San Francisco: Guilford Press.

Marin Institute. (2008). *Fact sheet: Violence and alcohol.* Acessado em 5 de janeiro de 2009: http://www.marininstitute.org.

McCloskey, L. A., Williams, C.M., Lichter, E., Gerber, M., Ganz, M.L. & Sege, R. (2006). Assessing intimate partner violence in health care settings leads to women's receipt of interventions and improved health. *Public Health Reports, 121*(14), 435–444.

McGuiness, T.M. (2007. Dispelling the myths of bullying. *Journal of Psychosocial Nursing, 45*(10), 19-22.

Muehlbauer, M., & Crane, P. A. (2006). Elder abuse and neglect. *Journal of Psychosocial Nursing, 44*(11), 43–48.

National Center for Education Statistics (NCES). (2008). *Indicators of school crime and safety: 2007.* Acessado em 15 de janeiro de 2009: http://www.nces.ed.gov/crimeindicators/crimeindicators2007.

RAINN (Rape, Abuse, & Incest National Network). (2009). *Who are the victims? The offenders.* Acessado em 19 de janeiro de 2009: http://www.rainn.org.

Rubin, D.C., & Berndtson, D. (2007). People believe it is plausible to have forgotten memories if childhood sexual abuse. *Psychonomic Bulletin & Review, 14*(4), 776-778.

State University of New York at Buffalo Counseling Center. (2008). Disponível em http://up-counseling,buffalo,edu/warnings,php.

Van Cleave, J., & Davis M.M. (2006). Bullying and peer victimization among children with special health care needs. *Pediatrics, 118*(4), e1212-e1219.

van der Kolk, B.A. (2005). Physical and sexual abuse of adults. In B.J. Sadock & V.A. Sadock (Eds.), *Comprehensive textbook of psychiatry* (Vol.2, 8th ed., pp. 2393-2398). Piladelphia: Lippincott Williams & Wilkins.

LEITURAS ADICIONAIS

Burgess, A.W., Mahoney, M., Visk, J. & Morgenbesser, L. (2008). Cyber child sexual exploitation. *Journal of Psychosocial Nursing, 46*(9), 38-44.

Carretta, C.M. (2008). Domestic violence: A worldwide exploration. *Journal of Psychosocial Nursing, 46*(3), 26-34.

Johnson, D. M., & Zlotnick, C. (2006). A cognitive-behavioral treatment for battered women with PTSD in shelters: Findings from a pilot study. *Journal of Traumatic Stress, 19*(4), 559–564.

McGuiness, T.M. & Schneider, K. (2007). Poverty, child maltreatment, and foster care. *Journal of the American Psychiatric Nurses Association, 13*(5), 296-301.

Guia de Estudo

QUESTÕES DE MÚLTIPLA ESCOLHA

Escolha a resposta correta para cada uma das seguintes questões.

1. Das ações a seguir, qual a melhor para o enfermeiro que está avaliando uma criança supostamente vítima de abuso?
    a. Confrontar os pais com os fatos e perguntar-lhes o que aconteceu.
    b. Consultar um profissional da equipe de saúde sobre a redação de um relatório.
    c. Perguntar à criança se foi o pai ou a mãe quem causou a lesão.
    d. Não dizer nem fazer nada; o enfermeiro só tem suspeitas e não indícios.

2. Das seguintes intervenções, qual seria mais útil para um cliente com transtorno dissociativo e dificuldades para expressar os próprios sentimentos?
    a. Distração
    b. Orientação para a realidade
    c. Escrever um diário
    d. Técnicas de ancoragem (*grounding*)

3. Das seguintes afirmações, qual está correta quando o assunto é tocar um cliente que está experimentando *flashback*?
    a. O enfermeiro deve ficar de pé, diante do cliente, antes de tocá-lo.
    b. O enfermeiro nunca deve tocar um cliente que está tendo um *flashback*.
    c. O enfermeiro deve tocar o cliente apenas após receber permissão para fazê-lo.
    d. O enfermeiro deve tocar o cliente para aumentar a sensação de segurança.

4. Dos seguintes itens, qual está correto quando o assunto é a violência doméstica entre companheiros do mesmo sexo?
    a. Esse tipo de violência é menos comum do que entre companheiros heterossexuais.
    b. A frequência e a intensidade da violência são maiores do que entre parceiros heterossexuais.
    c. As taxas de violência são mais ou menos as mesmas dos companheiros heterossexuais.
    d. Nenhuma das anteriores.

5. O enfermeiro que está trabalhando com um cliente durante um *flashback* diz: "Sei que você está apavorado, mas agora está em um lugar seguro. Está vendo esta cama no quarto? Está sentindo a cadeira em que está sentado?". Esse enfermeiro está usando qual das seguintes técnicas?
    a. Distração
    b. Orientação para a realidade
    c. Relaxamento
    d. Ancoragem (*grounding*)

6. Qual das seguintes descobertas de uma avaliação pode indicar autonegligência de um idoso?
    a. Hesitação em conversar abertamente com o enfermeiro
    b. Incapacidade de administrar as finanças pessoais
    c. Perda de bens que não estão guardados em outros locais
    d. Explicações incomuns para lesões

7. Que tipo de abuso de criança pode ser mais difícil de ser tratado com eficácia?
    a. Emocional
    b. Por negligência
    c. Físico
    d. Sexual

8. Mulheres em relacionamentos com espancamento costumam permanecer neles por causa de crenças errôneas ou incorretas. Qual dessas crenças é válida?
    a. Se tentar sair do relacionamento, ela vai correr maior risco de violência.
    b. Se ela se esforçasse mais para atender às necessidades dele, a violência teria fim.
    c. Ninguém mais suportaria o comportamento dependente e pegajoso dela.
    d. Ela costuma fazer coisas que provocam os episódios violentos.

QUESTÕES DE MÚLTIPLAS RESPOSTAS

Selecione o que é aplicável.

1. O enfermeiro que está avaliando um cliente com transtorno de estresse pós-traumático esperaria que este relatasse o que entre as opções a seguir:
    a. Incapacidade para relaxar
    b. Aumento do consumo de álcool
    c. Insônia, mesmo quando fatigado
    d. Suspeita de pessoas estranhas
    e. Falar com os amigos sobre os problemas
    f. Desejar dormir todo o tempo

2. Uma cliente do sexo feminino vem a uma clínica de urgência e diz: "Acabei de ser estuprada". O que o enfermeiro deve fazer?
    a. Oportunizar à cliente a expressão do que ela desejar.
    b. Perguntar à cliente se os funcionários podem telefonar para algum amigo ou familiar dela.
    c. Oferecer café, chá ou o que quer que a cliente queira beber.
    d. Fazer rapidamente o exame para reduzir o trauma da cliente.
    e. Dar privacidade à cliente – permitir que vá para um local privado onde possa usar o telefone.
    f. Permanecer com a cliente até que outra pessoa apareça para ficar com ela.

12 Pesar e Perda

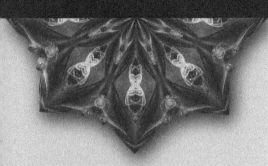

Palavras-chave
- aculturação
- comportamentos de vínculo
- espiritualidade
- homeostase
- luto
- negação adaptativa
- pesar
- pesar antecipado
- pesar complicado
- pesar inaceitável
- presença atenta
- privação
- processo de pesar
- protesto
- recuperação
- tarefas do pesar
- teorias do pesar

Objetivos de aprendizagem
Após a leitura deste capítulo, você deverá ser capaz de
1. Identificar os tipos de perdas que causam sofrimento às pessoas.
2. Discutir as várias teorias relacionadas à compreensão do processo de pesar.
3. Descrever as cinco dimensões do pesar.
4. Discutir rituais de luto universais e culturalmente específicos.
5. Discutir o pesar inaceitável.
6. Identificar os fatores que aumentam a suscetibilidade da pessoa a complicações associadas ao pesar.
7. Discutir os fatores críticos à integração da perda à vida.
8. Aplicar o processo de enfermagem para facilitar o pesar para os clientes e as famílias.

Experiências de perda são normais e essenciais para a vida humana. Desapegar-se, ceder e seguir adiante são etapas inevitáveis à medida que a pessoa avança pelos estágios do crescimento e do desenvolvimento. Com frequência, dizemos adeus a lugares, pessoas, sonhos e objetos familiares. Exemplos de perdas necessárias, que acompanham o crescimento, incluem largar o cobertor ou brinquedo favorito, afastar-se da professora do primeiro ano e desistir da esperança adolescente de tornar-se um cantor de *rock* famoso. A perda permite-nos mudar, desenvolver e concretizar o potencial humano inato. Ela pode ser planejada, esperada ou súbita. Embora, algumas vezes, seja difícil, pode ser benéfica. Outras vezes, é devastadora e debilitante.

O **pesar** refere-se a emoções e afeto subjetivos, que são respostas normais a uma experiência de perda. O **processo de pesar**, também chamado de **privação**, refere-se ao processo de sofrimento ou luto de uma pessoa. Envolve não apenas o conteúdo (*o que* a pessoa pensa, diz ou sente), mas também o processo (*como* pensa, diz ou sente). Todos experimentam sofrimento de perda, quando passam por mudanças e perdas na vida. Comumente, esse sofrimento é um dos processos mais difíceis e desafiadores da existência humana; raramente é confortável ou

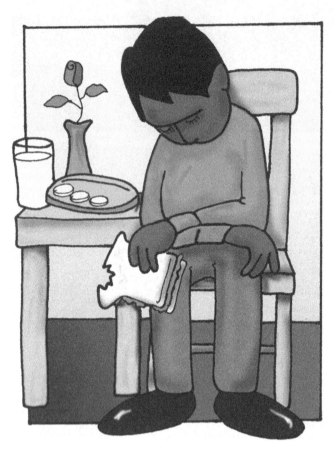

Pesar ou sofrimento.

agradável. O **pesar antecipado** acontece quando alguém que enfrenta uma perda iminente começa a avaliar a possibilidade muito real de perda ou morte em futuro próximo (Ziemba e Lynch-Sauer, 2005). O **luto** é a expressão exterior do sofrimento. Rituais de luto incluem velar o morto, rezar para Shiva, mandar rezar uma missa de sétimo dia ou realizar outras cerimônias religiosas e providenciar o funeral.

Este capítulo examina a experiência humana da perda e o processo pelo qual a pessoa passa pelo luto e integra a perda à sua vida. Para apoiar um cliente em luto e cuidar dele, o enfermeiro deve compreender o processo do luto, bem como as reações culturais à perda. Às vezes, o sofrimento é o foco do tratamento. A seção do processo de enfermagem esboça o papel do enfermeiro no sofrimento ou pesar e traz orientações para oferecimento de apoio e ensino de habilidades de enfrentamento aos clientes. Este capítulo também resume a importância da autopercepção e da competência do enfermeiro ao auxiliar clientes e famílias durante um período de privação.

TIPOS DE PERDAS

Uma estrutura que permite o exame de diferentes tipos de perda consiste em usar a hierarquia das necessidades humanas de Abraham Maslow (1954). Segundo ele, as ações humanas são motivadas por uma hierarquia das necessidades, que começa por necessidades fisiológicas (alimento, ar, água, sono), seguidas de necessidades de segurança (um lugar seguro para morar e trabalhar) e de proteção e pertencimento (relacionamentos satisfatórios). O próximo conjunto de necessidades inclui a autoestima, que leva a sentimentos de adequação e confiança. A última e derradeira necessidade é a autorrealização, ou seja, a habilidade de concretizar o próprio potencial inato de modo integral. Quando, por alguma razão, essas necessidades humanas não são alcançadas, a pessoa experimenta a perda. Exemplos de perda relacionada às necessidades humanas específicas da hierarquia de Maslow são:

- *Perda fisiológica:* exemplos incluem amputação de um membro, mastectomia ou histerectomia, ou perda da mobilidade.
- *Perda de segurança:* a perda de um ambiente seguro é evidente nos casos de violência doméstica, abuso infantil ou violência pública. O lar da pessoa deve ser um paraíso seguro, em que haja confiança de que os familiares darão proteção e não causarão danos ou serão violentos. Algumas instituições públicas, como escolas e igrejas, costumam estar associadas também à segurança. Essa sensação de segurança fica abalada quando ocorre violência pública nas universidades ou em lugares sagrados.
- *Perda da proteção e do senso de pertencimento:* a perda de um ente amado afeta a necessidade de amor e o sentimento de ser amado. Essa perda acompanha mudanças nos relacionamentos, como nascimento, casamento, divórcio, doença e morte; à medida que muda o significado do relacionamento, a pessoa pode perder papéis dentro da família ou grupo.
- *Perda da autoestima:* qualquer mudança no modo como a pessoa é valorizada no trabalho ou nos relacionamentos, ou por ela mesma, pode ameaçar a autoestima. Pode incluir uma mudança real ou a percepção da pessoa de que algo mudou no valor. Morte de um ente querido, final de um relacionamento, perda do emprego e aposentadoria constituem exemplos de mudança que representa perda, podendo resultar em ameaça à autoestima.
- *Perda relacionada à autorrealização:* uma crise externa ou interna que bloqueia ou inibe avanços na direção das realizações pode ameaçar objetivos pessoais e o potencial individual. Uma pessoa que queria ir para a universidade, escrever livros e ser professor universitário chega a um ponto na vida em que fica claro que tais planos jamais se concretizarão. Ou a pessoa perde a esperança de encontrar um companheiro e ter filhos. Essas são perdas que a pessoa irá lamentar.

O atendimento às necessidades humanas exige um movimento dinâmico pelos vários níveis da hierarquia de Maslow. A manutenção simultânea das necessidades nas áreas de integridade humana, segurança, proteção e senso de pertencimento, autoestima e autorrealização é um desafio que exige flexibilidade e foco. Às vezes, o foco na proteção pode ter prioridade sobre objetivos profissionais ou de autorrealização. Igualmente, perdas humanas demandam um processo de sofrimento que desafia cada um dos níveis de necessidades.

O PROCESSO DE PESAR

Os enfermeiros interagem com clientes que reagem a uma miríade de perdas ao longo do *continuum* de saúde e doença. Seja qual for o tipo de perda, os enfermeiros precisam ter uma compreensão básica do que está envolvido para o enfrentamento do desafio que o pesar ou o sofrimento traz aos clientes. Por meio da compreensão dos fenômenos que eles vivem à medida que lidam com o desconforto da perda, os enfermeiros podem promover a expressão e a liberação da dor emocional e física nesse período. Oferecer suporte a esse processo significa atender a necessidades psicológicas e físicas.

As habilidades de relação e de comunicação terapêutica, como ouvir ativamente, são essenciais no atendimento a clientes em processo de perda (ver os Caps. 5 e 6). Reconhecer o conteúdo da comunicação verbal e não verbal das várias etapas do sofrimento pode ajudar o enfermeiro a selecionar intervenções que atendam às necessidades psicológicas e físicas do cliente.

Teorias do pesar

Entre as **teorias do pesar** bem conhecidas, encontramos as sugeridas por Elizabeth Kubler-Ross, John Bowlby, George Engel e Mardi Horowitz.

Estágios do pesar de Kubler-Ross

Elisabeth Kubler-Ross (1969) estabeleceu uma base para a compreensão de como a perda afeta a vida humana. Durante o atendimento de clientes com doenças terminais, conseguiu distinguir o processo de morrer. Por meio das próprias observações e do trabalho com clientes à beira da morte e suas famílias, Kubler-Ross desenvolveu um modelo de cinco etapas para explicar a experiência de pessoas que se encontram em processo de pesar e luto:

1. A *negação* é o choque e a descrença em relação à perda.
2. A *raiva* pode ser contra Deus, parentes, amigos ou profissionais da área da saúde.
3. A *barganha* ocorre quando a pessoa pede a Deus ou ao destino que adie a perda inevitável.
4. A *depressão* surge quando a consciência da perda torna-se muito forte.
5. A *aceitação* acontece quando a pessoa apresenta indícios de aceitar a morte.

Esse modelo tornou-se um protótipo para profissionais da saúde que procuram maneiras de compreender e ajudar os clientes no processo do sofrimento devido à perda.

A teoria de Bowlby sobre as fases do pesar

John Bowlby, psicanalista britânico, propôs a teoria de que os seres humanos, instintivamente, formam e mantêm ligações afetivas com pessoas significativas por meio de **comportamentos de vínculo**. Esses comportamentos de vínculo são cruciais para o desenvolvimento do senso de segurança e sobrevivência. As pessoas têm as emoções mais fortes quando *formam* um vínculo ao apaixonar-se, *mantêm* um vínculo ao amar alguém, *rompem* um vínculo como ao divorciar-se e *renovam* um vínculo, como o que se dá ao solucionar um conflito ou renovar um relacionamento (Bowlby, 1980). Um vínculo mantido é fonte de segurança; um vínculo renovado é fonte de enorme alegria. No entanto, quando um vínculo está ameaçado ou é rompido, a pessoa reage com ansiedade, protesto e raiva.

Bowlby descreveu o processo de pesar com quatro fases:

1. Experiências de entorpecimento e negação da perda
2. Anseio emocional pelo ente amado perdido e protesto contra a permanência da perda
3. Experiência de desorganização cognitiva e desespero emocional, com dificuldades de funcionamento no mundo cotidiano
4. Reorganização e reintegração do senso do *self* para retomar a vida

Estágios do pesar de Engel

George Engel (1964) descreveu cinco estágios de pesar. São eles:

1. *Choque e descrença*: a primeira reação a uma perda é de pasmaceira, entorpecimento, acompanhada pela recusa em admitir a realidade da perda, em uma tentativa de proteger-se contra muito estresse.
2. *Desenvolvimento da percepção*: à medida que a pessoa começa a admitir a perda, pode ocorrer choro, sentimentos de desamparo, frustração, desespero e raiva que podem ser contra si ou outras pessoas, inclusive Deus, ou a pessoa falecida.
3. *Restituição*: participar de rituais associados à morte, como enterro, velório, reunião familiar ou cerimônias religiosas que ajudam a pessoa a aceitar a realidade da perda e começar o processo de recuperação.
4. *Resolução da perda*: a pessoa preocupa-se com a perda, levando-a a idealizar a pessoa ou o objeto perdido; pode ser até que imite a pessoa perdida. Finalmente, diminui a preocupação, em um prazo que pode levar um ano ou até mais.
5. *Recuperação*: a preocupação e a obsessão anteriores têm um fim, e a pessoa consegue levar a vida adiante de modo a incorporar a perda.

Estágios de perda e adaptação de Horowitz

Mardi Horowitz (2001) divide o pesar normal em quatro estágios de perda e adaptação:

1. *Protesto*: primeira percepção da perda. O protesto pode ser manifesto, evidenciado por gritos, lamentos, choro ou colapso. Esse sentimento de protesto pode ainda ser suprimido, quando a pessoa se mostra estoica, tentando manter o controle emocional. Independentemente da reação, sentimentos de protesto demandam muita energia para sua manutenção e tendem a durar pouco.
2. *Negação e intrusão*: as pessoas vêm e vão, neste estágio, entre negar e intrometer-se. Na negação, ficam tão distraídas ou envolvidas nas atividades que, algumas vezes, não pensam na perda. Há ainda momentos em que a perda, e

Tabela 12.1 Estágios de pesar: comparação entre teóricos

Teórico/clínico	Fase I	Fase II	Fase III	Fase IV
Kubler-Ross (1969)	Estágio I: Negação	Estágio II: Raiva Estágio III: Barganha	Estágio IV: Depressão	Estágio V: Aceitação
Bowlby (1980)	Entorpecimento; negação	Anseio emocional pelo ente querido; protesto contra a permanência da perda	Desorganização cognitiva; desespero emocional, dificuldade de funcionamento	Reorganização cognitiva, reintegração do senso de si mesmo
Engel (1964)	Choque e descrença	Surgimento da percepção; choro, frustração e raiva	Restituição – rituais Resolução – preocupação com a perda	Recuperação
Horowitz (2001)	Protesto – expressão evidente de sentimentos, ou repressão dos sentimentos	Negação ou intrusão – oscila entre não pensar na perda até imersão total na perda	Enfrentamento do pesar – começa a encontrar novas formas de controlar a vida e a perda	Finalização – a vida volta novamente ao normal, embora diferente de antes da perda

tudo o que representa, está presente em todos os momentos e atividades, com sentimentos novamente fortes demais.
3. *Enfrentamento:* com o passar do tempo, a pessoa passa menos parte de seu dia indo e vindo entre negar e intrometer-se, e as emoções não são tão fortes e gigantes. A pessoa ainda pensa na perda, mas também encontra novas maneiras de controlar sua vida após ela.
4. *Finalização:* a vida começa a ficar novamente "normal", ainda que diferente após a perda. As lembranças causam menos sofrimento e não interferem com tanta regularidade no cotidiano. Episódios de sentimentos fortes podem ocorrer, em especial nas datas de celebração, embora tenham natureza transitória.

A Tabela 12.1 compara as teorias sobre o sofrimento de perda.

Tarefas do pesar

As **tarefas do pesar**, envolvidas no sofrimento dos que ficaram, incluem participação mais ativa que passiva. Chamam-se, às vezes, "trabalhar o pesar", uma vez que são difíceis e exigem grande esforço e energia até seu término.

Rando (1984) descreveu as tarefas inerentes ao sofrimento de perda. São os chamados "seis R's":

1. *Reconhecer:* viver a perda e compreender que é real, que aconteceu.
2. *Reagir:* reação emocional à perda, viver os sentimentos.
3. *Reviver e novamente ter a experiência:* as lembranças são revividas e revisadas.
4. *Renunciar:* aceitar que o mundo mudou (em consequência da perda) e que não há como voltar ao estado anterior.
5. *Reajustar-se:* começar a voltar à vida diária; a perda é sentida com menos intensidade e fica menos avassaladora.
6. *Reinvestir:* aceitar as mudanças ocorridas; reingressar no mundo, formando novas relações e assumindo novos compromissos.

Worden (2008) entende as tarefas do pesar da seguinte forma:

1. **Aceitar a realidade da perda:** é comum, no começo, a negação da ocorrência da perda, uma vez que a dor é forte demais para admiti-la. Com o tempo, a pessoa fica entre a crença e a negação ao lidar com a perda. Rituais tradicionais, como enterros e velórios, ajudam algumas pessoas.
2. **Enfrentamento da dor da perda:** uma perda causa dor física e emocional, que deve ser admitida e enfrentada. Tentar evitá-la ou suprimi-la pode retardar ou prolongar o processo do pesar. A intensidade da dor e a forma como é vivida variam entre as pessoas, mas ela precisa ser vivida para que a pessoa siga adiante.
3. **Adaptar-se a um ambiente modificado devido à perda:** pode haver necessidade de meses para que a pessoa perceba como será sua vida após a perda. Quando morre um ente querido, os papéis mudam, as relações ficam ausentes ou diferentes, o modo de vida pode mudar e o senso ou identidade da pessoa, bem como sua autoestima, podem ficar muito afetados. Sentimentos de fracasso, inadequação ou desamparo, algumas vezes, são comuns. A pessoa deve desenvolver novas estratégias de enfrentamento, adaptar-se a um ambiente novo ou modificado, encontrar sentido na nova vida e recuperar o controle sobre a vida para continuar seu crescimento. De outra forma, pode ficar em um estado de desenvolvimento atrasado, fixando-se no luto.
4. **Realocar, emocionalmente, o que foi perdido e continuar sua vida:** a pessoa enlutada identifica um lugar especial para o que foi perdido e para as lembranças. A pessoa e o relacionamento perdidos não são esquecidos ou diminuídos em importância; passam a ocupar outro lugar na vida do enlutado à medida que ele forma novas relações, tem novos amigos, rituais de vida, indo adiante com sua vida.

DIMENSÕES DO PESAR

As pessoas têm respostas variadas a uma perda. Expressam sua privação em pensamentos, palavras, sentimentos e ações, assim como por meio de respostas fisiológicas. Portanto, os enfermeiros precisam usar um modelo holístico do pesar que englobe as dimensões cognitiva, emocional, espiritual, comportamental e fisiológica (Lobb et al., 2006).

Respostas cognitivas ao pesar

Em alguns aspectos, a dor que acompanha o sofrimento de perda resulta da perturbação das crenças da pessoa. A perda desorganiza, por vezes abala as concepções básicas sobre o significado e o propósito da vida. Com frequência o pesar faz com que a pessoa mude as próprias crenças sobre o *self* e o mundo, como as percepções da benevolência do mundo, do significado da vida na sua relação com a justiça e o senso do destino ou do caminho de vida. Outras mudanças de pensamento e atitude incluem a revisão e a classificação de valores, a aquisição de sabedoria, o abandono de ilusões sobre a imortalidade, uma visão mais realista do mundo e a reavaliação de crenças religiosas ou espirituais (Zisook e Zisook, 2005).

Questionamento e tentativa de dar algum sentido à perda

A pessoa em sentimento de pesar precisa dar a ele um sentido. Ela se autoavalia e questiona modos de pensar antes aceitos. A perda põe em xeque antigas concepções de vida. Por exemplo, quando um ente querido morre prematuramente, quem está sofrendo a perda costuma questionar a crença de que "a vida é justa", ou de que "temos controle sobre a nossa própria vida ou destino". Busca respostas que possam explicar por que ocorreu o trauma. O objetivo dessa busca é dar sentido e propósito à perda. Pode ser que o enfermeiro ouça as seguintes perguntas:

- "Por que isso tinha que acontecer? Ele se cuidava tão bem!"
- "Por que uma pessoa tão nova tem que morrer?"
- "Era alguém tão bom! Por que aconteceu isso com ele?"

O questionamento pode ajudar a aceitar a realidade do motivo da morte. Por exemplo, talvez a morte esteja relacionada com as práticas de saúde da pessoa – talvez ela tenha morrido porque não cuidava bem de si nem fazia os exames regulares. O questionamento também pode resultar na compreensão de que a perda e a morte são realidades que todo mundo vai ter de enfrentar um dia. Outros podem descobrir explicações e significado e, inclusive, encontrar conforto em uma perspectiva religiosa ou espiritual, como acreditar que a pessoa morta está com Deus e em paz (Neimeyer et al., 2006).

Tentativa de manter presente a pessoa que partiu

A crença em uma vida após a morte e a ideia de que a pessoa que faleceu se torna um guia pessoal são respostas cognitivas que servem para manter presente aquele que partiu. Dialogar internamente com o ente amado enquanto faz alguma atividade é um exemplo: "John, fico pensando no que você faria nesta situação. Queria que você estivesse aqui para me mostrar como lidar com isso. Vamos ver... acho que provavelmente você...". Esse método de manter alguém presente ajuda a abrandar os efeitos da perda enquanto se assimila a realidade.

Respostas emocionais ao sofrimento

Raiva, tristeza e ansiedade são as respostas emocionais predominantes quando ocorre uma perda. A pessoa que sofre a perda pode direcionar a raiva e o ressentimento contra quem morreu, o modo como cuidava da própria saúde, os parentes, os profissionais ou as instituições de saúde. Entre as reações comuns que o enfermeiro pode ouvir estão:

- "Ele devia ter parado de fumar há anos."
- "Se eu o tivesse levado ao médico antes, talvez isso não tivesse acontecido."
- "Vocês demoraram muito para diagnosticar a doença dele."

Culpa em relação a coisas que não foram feitas ou ditas na relação perdida é outra emoção dolorosa. Sentimentos de ódio e vingança são comuns quando a morte resulta de circunstâncias extremas, como suicídio, assassinato ou guerra (Zisook e Zisook, 2005). Além do desespero e raiva, algumas pessoas podem experimentar também sentimentos de perda de controle das próprias vidas, sentimentos incomuns de dependência em relação a outras pessoas e, inclusive, ansiedade relativa à própria morte.

Respostas emocionais são evidentes em todas as fases do processo do pesar. Durante a fase de torpor, comumente a primeira resposta a notícias de perda é ficar atordoado, como se não percebesse a realidade. As emoções oscilam quanto à frequência e à intensidade. A pessoa pode agir de forma automática, em um estado de calma e, de repente, ficar sobrecarregada, em pânico. O protesto emocional pode envolver choro e gritos ou supressão dos sentimentos, com a pessoa mostrando-se estoica para o mundo.

Em seguida, a realidade começa a se impor. A pessoa retoma comportamentos infantis, agindo como uma criança que se perde da mãe em uma loja ou praça. O enlutado pode evidenciar irritabilidade, amargura e hostilidade em relação a padres, médicos, parentes, pessoas que a confortam e, inclusive, em relação à pessoa morta. O desejo impossível, mas ainda intenso, de recuperar a ligação com o ente perdido impele quem sofreu a perda a buscar e a retomar esse ente. Ocorre uma interpretação de sons, sinais e odores associados com a pessoa falecida como sinais da presença dela, o que pode dar um conforto temporário e despertar a esperança de uma reunião. Por exemplo, se o telefone toca na hora em que o falecido costumava ligar, isso dispara a excitação de ouvir sua voz. Ou então o perfume do marido insinua-se pelo quarto e desperta um sorriso no rosto da viúva. À medida que se dissipam as esperanças de ver o ente perdido retornar, a tristeza e a solidão tornam-se uma constante. Esse tumulto emocional pode perdurar meses e parecer necessário para que a pessoa comece a admitir a real permanência da perda.

À medida que a pessoa enlutada começa a compreender que a perda é permanente, reconhece que os padrões de pensar, sentir e agir ligados à vida com o falecido precisam ser modifi-

VINHETA CLÍNICA: Pesar

"**Se soubesse como** era o luto, jamais teria casado, ou teria rezado diariamente enquanto casada para ser a primeira a morrer", reflete Margaret, nove anos após a morte do esposo.

Ela tem lembrança do primeiro pensamento, negação e admissão da realidade, de forma simultânea, quando James foi diagnosticado com mieloma múltiplo, em outubro de 1987: "Está errado, eu disse, embora soubesse que não".

Durante dois anos e meio, Margaret e James obedeceram, religiosamente, ao regime de tratamento, ao mesmo tempo em que trabalharam e se divertiram, realizando o melhor que podiam naquele momento. "Não éramos melodramáticos. Dissemos um ao outro 'Isso está acontecendo; enfrentemos'".

Para Margaret, foi um choque dar-se conta de que alguns amigos, antes sempre presentes nas reuniões sociais, não estavam mais disponíveis. Ela começou a mudar a forma de pensar: "Você começa a avaliar suas percepções dos outros. Perguntei a mim mesma: 'Quem está me ajudando? *Amigos seriam reais?*' Pode ser doloroso descobrir que não são. Mais tarde isso a liberta. Você consegue esquecer-se deles".

Quando James morreu, Margaret continuou "de cabeça erguida e composta", até que um dia, logo após o enterro, de repente se deu conta de seu cansaço. Enquanto fazia compras, descobriu-se protestando contra a dor emocional, querendo gritar: "Será que ninguém sabe que acabo de perder o marido?". Surpresa com esses sentimentos fortes, um dos piores momentos envolveu colocar a irmã em um avião e ir para casa, "uma casa vazia". Foi então que começou a sentir o primeiro choque da perda. O corpo parecia "ligado na luz". Sentia-se "indo ao sabor dos movimentos", realizando tarefas de rotina, como fazer as compras para a casa e colocando gasolina no carro, sempre entorpecida.

As crises de choro duraram seis meses. Ficou "cansada de passar pelo luto" e perguntou a si mesma: "Quando isso irá diminuir?". Também sentia raiva, "Estava chateada com James, perguntando-me por que não fizera um exame físico completo. Talvez sua morte não tivesse ocorrido tão cedo".

Alguns meses depois e em pleno processo de pesar, Margaret percebeu que precisava "fazer alguma coisa construtiva". E foi o que fez. Participou de grupos de apoio, viajou e envolveu-se nas atividades da igreja.

Quase 10 anos após a morte de James, Margaret entende o processo de pesar como uma "busca" profunda e fisicamente doída "de sentido para a vida. Se ele não tivesse morrido, não teria chegado onde cheguei na vida. Estou satisfeita, confiante e feliz com a autenticidade da vida". Mesmo assim, ainda tem a sensação da presença de James sempre que revê como ele era antes de morrer. Em suas palavras: "Isso me faz bem".

---

cados. À medida que abandonamos toda a esperança de recuperar a pessoa perdida, inevitavelmente experimentamos momentos de depressão, apatia ou desespero. A dor forte e aguda do início fica menos intensa e frequente.

Finalmente, a pessoa que sofreu a privação começa a restabelecer um senso de identidade pessoal, direção e propósito de vida. Adquire independência e segurança. Novas formas de controlar a vida aparecem, formam-se novos relacionamentos. A vida pessoal fica reorganizada e parece normal mais uma vez, ainda que diferente da vida anterior. Há ainda a falta do falecido, mas pensar nele já não evoca sentimentos dolorosos.

Respostas espirituais ao pesar

Estreitamente associados à dimensão cognitiva e emocional do pesar estão valores pessoais profundamente arraigados, que dão significado e propósito à vida. Esses valores e os sistemas de crenças que os sustentam são componentes centrais da **espiritualidade** e da resposta espiritual ao pesar. Durante a perda, é no âmago da dimensão espiritual da experiência humana que a pessoa pode se sentir mais confortada, desafiada ou devastada. Quem sofre uma perda pode ficar desiludido e com raiva de Deus ou de outras figuras religiosas, ou de padres e pastores. A angústia do abandono, a falta de esperança ou de sentido para a vida pode causar profundo sofrimento espiritual.

Atender as necessidades espirituais de quem está de luto é um aspecto essencial do cuidado de enfermagem. As respostas emocionais e espirituais do cliente tornam-se entrelaçadas durante a luta com a dor. Tendo aguçada consciência desse sofrimento, os enfermeiros podem promover uma sensação de bem-estar. Fornecer aos clientes oportunidades de compartilhar o próprio sofrimento ajuda na transformação psicológica e espiritual que pode se desenvolver após a perda. Ao encontrar explicações e sentido em crenças religiosas ou espirituais, o cliente pode começar a identificar aspectos positivos do pesar. Quem sofre a perda também pode experimentá-la como significativa para o próprio crescimento e desenvolvimento.

Respostas comportamentais ao pesar

Com frequência, as respostas comportamentais ao sofrimento são observadas mais facilmente. O enlutado pode agir de modo "automático" ou rotineiro, sem pensar muito, o que é indicativo de que está em uma fase de torpor – a realidade da perda não foi estabelecida. Lágrimas e soluços, choro descontrolado, enorme inquietação e busca pela pessoa perdida são indícios da fase de emoções de protesto. De fato, pode ser que a pessoa chame pelo falecido ou vasculhe o quarto com os olhos em busca dele. Irritabilidade e hostilidade em relação a outras pessoas revelam raiva e frustração no processo. Tanto buscar o falecido quanto evitar lugares ou atividades compartilhadas com ele e manter ou querer descartar valores e bens que lhe pertenciam são exemplos que revelam as oscilações das emoções e da percepção de esperança de uma religação.

Durante a fase de desorganização ou enfrentamento do pesar, o ato cognitivo de redefinir a autoidentidade é essencial, mas difícil. Embora superficiais no início, os esforços feitos em atividades sociais ou profissionais são meios comportamentais para aguentar as mudanças emocionais e cognitivas. Abuso de drogas ou álcool indica uma resposta comportamental mal-adaptativa ao desespero emocional e espiritual. Tentativas de suicídio e homicídio podem ser respostas extremas quando a pessoa que sofreu a privação não consegue avançar no processo de pesar.

Na fase de reorganização, ou **recuperação**, quem sofreu a perda participa de atividades e reflexões pessoalmente significativas e satisfatórias. Redefinir o sentido da vida, encontrar novas atividades e relações restaura o sentimento da pessoa de que a vida é novamente boa.

Respostas fisiológicas ao pesar

Sintomas e problemas fisiológicos associados a reações ao pesar costumam ser fonte de ansiedade e preocupação para a pessoa que sofreu a perda e também para seus amigos ou cuidadores. Quem está de luto pode reclamar de insônia, dores de cabeça, falta de apetite, perda de peso, falta de energia, palpitações, indigestão e mudanças nos sistemas imune e endócrino. Perturbações do sono estão entre os sintomas mais frequentes e persistentes associados à privação (Zisook e Zisook, 2005).

CONSIDERAÇÕES CULTURAIS

Reações universais à perda

Embora todos sofram com a perda de entes queridos, os rituais e os hábitos relacionados à morte variam de acordo com a cultura. Cada cultura define o contexto em que se expressa significativamente o sofrimento de perda, o luto e a integração da perda à vida. O contexto de expressão é consistente com as crenças sobre vida, morte e vida após a morte. Certos aspectos da experiência são mais importantes do que outros para cada cultura.

Reações universais incluem a resposta inicial de choque e desorientação social, tentativas de continuar o relacionamento com o falecido, raiva contra os supostos responsáveis pela morte e um período de luto. No entanto, cada cultura define modos aceitáveis específicos de demonstrar choque e tristeza, expressar raiva e luto. Ter consciência cultural dos ritos de luto pode ajudar os enfermeiros a compreenderem o comportamento do indivíduo e da família.

Rituais culturais específicos

À medida que migram para os Estados Unidos e o Canadá, pessoas de outras culturas podem perder suas ricas raízes culturais e étnicas durante o ajuste de **aculturação** (alteração de valores ou comportamentos culturais como modo de se adaptar a outra cultura). Os funcionários da funerária, por exemplo, podem desencorajar ritos de passagem específicos, que homenageiam ou choram os entes queridos, ou relutar em permitir expressões comportamentais percebidas como quebra da normalidade. Muitas dessas expressões estão relacionadas com a cultura, e os profissionais da saúde precisam estar cientes desses casos. Os Hmong (povo de uma região montanhosa do sudoeste da Ásia), por exemplo, acreditam que a pessoa morta entra no outro mundo na forma em que se encontrava no momento da morte. Isso pode levá-los a pedir a retirada de agulhas, tubos ou outros "objetos estranhos" antes da morte.

Uma vez que os rituais culturais de privação têm as suas raízes em várias das principais religiões do mundo (p. ex., budismo, cristianismo, hinduísmo, islamismo, judaísmo), as crenças e práticas religiosas ou espirituais relativas à morte costumam orientar o luto do cliente. Nos Estados Unidos, há vários rituais e práticas de luto. Alguns dos principais estão resumidos a seguir.

Afro-americanos

A maioria dos ancestrais dos afro-americanos de hoje foi levada aos Estados Unidos como massa de escravos, vivendo sob a influência de práticas religiosas euramericanas e cristãs. Portanto, muitos rituais de luto estão ligados a tradições religiosas. Nos serviços católicos e episcopais, cantam-se hinos, leem-se poemas e faz-se uma elegia fúnebre; as tradições batista e *holiness*, menos formais, podem envolver cantos, transes e danças litúrgicas. Em geral, o morto é velado na igreja antes de ser enterrado no cemitério. O luto também pode ser expresso por missas públicas, roupas pretas e redução das atividades sociais. O período de luto pode durar de poucas semanas a vários anos.

Americanos muçulmanos

O islamismo não permite a cremação. É importante seguir as cinco etapas do procedimento de sepultamento, que especificam o modo de lavar, vestir e posicionar o corpo. A primeira etapa é a tradicional lavagem do corpo por um muçulmano do mesmo sexo (Facing bereavement, 2009).

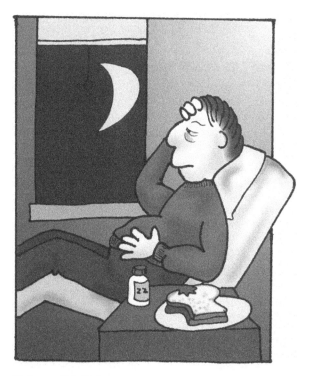

Sintomas fisiológicos.

Americanos haitianos

Alguns americanos haitianos praticam o vodu, também chamado de "medicina de raízes". Derivado dos rituais católico-romanos e de práticas culturais da África Ocidental (Benim e Togo) e do Sudão, o vodu consiste em invocar um grupo de espíritos com os quais, periodicamente, são feitas as pazes durante eventos específicos da vida. A morte de um ente querido pode ser um desses eventos. A prática do vodu pode ser encontrada em vários Estados norte-americanos (Alabama, Louisiana, Flórida, Carolina do Norte, Carolina do Sul e Virgínia) e em algumas comunidades de Nova York.

Sino-americanos

Maior população asiática nos Estados Unidos, os chineses possuem normas rígidas para anunciar a morte, preparar o corpo, organizar o funeral e o enterro e conduzir o luto após o sepultamento. Queimar incenso e ler as escrituras são formas de prestar assistência ao morto em sua jornada pós-vida. Se o morto e a família são budistas, é importante meditar antes da santificação do quarto. Após a morte, a família pode, durante um ano, colocar tigelas com alimentos em uma mesa para o espírito.

Nipo-americanos

Os nipo-americanos budistas consideram a morte como uma passagem da vida. Familiares próximos podem banhar o morto em água quente e vestir o corpo com um quimono branco após os ritos de purificação. Por dois dias, a família e os amigos podem fazer visitas, levando presentes, ou oferecer dinheiro ao falecido enquanto entoam orações e queimam incenso.

Americanos filipinos

A maioria dos americanos filipinos é católica e, dependendo do grau de proximidade com o falecido, vestir roupas pretas ou prender faixas pretas nos braços é comum durante o luto. A família e os amigos colocam coroas de flores no caixão e penduram uma grande faixa preta na casa do falecido. Os membros da família costumam publicar anúncios em jornais locais, pedindo orações e bênçãos para a alma do morto.

Americanos vietnamitas

Os americanos vietnamitas são predominantemente budistas, dão banho no morto e vestem-no com roupas pretas. Pode ser que coloquem grãos de arroz na boca do morto e dinheiro, de modo que ele possa comprar uma bebida durante a passagem do espírito para a vida após a morte. O corpo pode ser velado em casa antes do enterro. Quando os amigos entram, toca-se música como modo de avisar o morto sobre sua chegada.

Hispano-americanos

Os hispano-americanos, ou latinos, têm suas origens em países como Espanha, México, Cuba, Porto Rico e República Dominicana. São predominantemente católico-romanos. Podem rezar pela alma dos mortos durante uma novena (devoção de nove dias) e um rosário (oração devocional). Manifestam o luto pelo uso de roupas pretas ou pretas e brancas, além de manter um comportamento de recolhimento. O respeito pelos mortos inclui não assistir à televisão, não ir ao cinema, não ouvir rádio nem dançar ou participar de outros eventos sociais por certo tempo. Amigos e parentes levam flores e cruzes para decorar o túmulo.

Os americanos guatemaltecos podem incluir uma banda de marimba na procissão e serviços fúnebres. Acender velas e abençoar o morto durante o velório em casa são práticas comuns.

Norte-americanos nativos

As crenças e práticas ancestrais influenciam as mais de 500 tribos de norte-americanos nativos nos Estados Unidos, embora muitas agora sejam cristãs. O pajé ou o curandeiro espiritual da tribo, que presta assistência aos amigos e à família do morto para que readquiram equilíbrio espiritual, é um guia espiritual essencial. Cerimônias de batismo para o espírito do morto parecem ajudar a abrandar a depressão de quem sofreu a perda. As concepções sobre o significado da vida e os seus efeitos sobre a família e os amigos são tão variadas quanto o número de comunidades tribais.

A morte pode ser vista como um estado de amor incondicional, em que o espírito do morto permanece presente, conforta a tribo e encoraja o movimento rumo ao propósito de vida, que é ser feliz e viver em harmonia com a natureza e os outros. Acreditar em fantasmas e ter medo deles e crer que a morte significa o fim de tudo que é bom são outras concepções. Mas há outra concepção, ainda, que envolve a crença em uma vida feliz após a morte, chamada de "terra dos espíritos"; o luto apropriado é essencial não apenas para a alma do morto, mas também para a proteção dos membros da comunidade. Para designar o fim do luto, realiza-se uma cerimônia no cemitério, durante a qual o túmulo é coberto com um lençol ou um corte de tecido. Mais tarde, o tecido é dado a um membro da tribo. Para completar a cerimônia, é realizado um jantar, com canções, discursos e distribuição de dinheiro.

Americanos judeus ortodoxos

Segundo o costume judeu ortodoxo, um parente deve ficar com o morto, de modo que a sua alma não deixe o corpo quando a pessoa está sozinha. É desrespeitoso deixar o corpo sozinho após a morte. A família do morto pode pedir que cubram o seu corpo com um lençol. Os olhos do morto devem ser fechados, e o corpo deve permanecer coberto e intocado até que a família, um rabino ou um agente funerário judeu possa iniciar os ritos. Embora a doação de órgãos seja permitida, não se permite a autópsia (somente por exigência legal); o enterro deve ocorrer dentro de 24 horas, a não ser que o atraso se deva ao sabá. A *Shivah* é o período de sete dias, iniciado no dia do enterro, que representa um momento em que os enlutados interrompem a vida cotidiana e refletem sobre a mudança ocorrida (Weinstein, 2003).

O papel do enfermeiro

Nos Estados Unidos, o ambiente cultural diversificado oportuniza ao enfermeiro sensível situações para individualizar o cuidado ao trabalhar com clientes de luto. Em famílias grandes, pode ser que haja diferentes expressões e respostas à perda, de acordo com o grau de aculturação em relação à cultura dominante na sociedade. Em vez de pressupor que compreende certos comportamentos de pesar de determinada cultura, o enfermeiro deve encorajar o cliente a descobrir e a usar o que é eficaz e significativo para ele. Pode, por exemplo, perguntar a um cliente hispânico ou latino, praticante do catolicismo, se gostaria de rezar pelo falecido. Se um judeu ortodoxo acabou de morrer, o enfermeiro pode se oferecer para ficar ao lado do corpo enquanto os parentes são avisados.

A aculturação pode ter levado muitas pessoas a perder, minimizar ou modificar rituais relacionados à cultura. Muitos norte-americanos, todavia, vivenciam uma consciência renovada e aprofundada do luto significativo por meio de ritos. Um exemplo disso foi a criação do AIDS Memorial Quilt. Outro ritual criado foi o de fincar uma bandeira nos escombros do local dos ataques de 11 de setembro de 2001 ao World Trade Center. À medida que os corpos eram localizados e removidos, a diligência cuidadosa e a presença solícita de pessoas que facilitaram o seu transporte deram prosseguimento a esse significativo rito de passagem. Por conta dos meios de comunicação, os Estados Unidos e grande parte do mundo tornaram-se parceiros no luto. Em abril de 2000, um memorial foi dedicado às 168 pessoas que morreram no bombardeio do Alfred P. Murrah Federal Building, na cidade de Oklahoma. Durante a cerimônia, um capelão da polícia dirigiu-se às famílias e aos amigos dos mortos, dizendo-lhes que "vivessem o presente e sonhassem com o futuro". Memoriais e cerimônias públicas têm papel importante na cicatrização das feridas.

PESAR INACEITÁVEL

O **pesar inaceitável** é aquele relacionado a uma perda que não é nem pode ser reconhecida abertamente, e portanto não é lamentada em público ou apoiada pela sociedade. As circunstâncias que podem resultar em pesar inaceitável incluem:

- a relação não tem legitimidade
- a perda não é reconhecida
- a pessoa que sofreu a perda não é reconhecida
- a perda envolve estigma social

Em cada uma dessas situações, há um vínculo, seguido de uma perda que gera pesar. O processo de pesar é mais complexo, porque as formas de apoio habituais que o facilitam e auxiliam a cura estão ausentes (Schultz e Videbeck, 2009).

Na cultura norte-americana, relacionamentos baseados em parentesco recebem a maior atenção em casos de morte. No entanto, relacionamentos entre amantes, amigos, vizinhos, parentes adotados, colegas e cuidadores podem ser intensos e prolongados, mas as pessoas que sofrem perdas nesses relacionamentos não podem, muitas vezes, demonstrar luto publicamente, tendo o reconhecimento e o apoio social dados a membros da família. Além disso, há relações nem sempre reconhecidas em público, ou sancionadas pela sociedade. Possíveis exemplos incluem relações entre pessoas do mesmo sexo (Smolinski e Colon, 2006), coabitação sem casamento e casos extraconjugais.

Há outras perdas não reconhecidas, ou vistas como socialmente importantes; assim, acompanhar o pesar não é legitimado, esperado ou apoiado. Exemplos dessa categoria incluem morte no pré-natal, aborto, não conclusão da adoção de uma criança, morte de um animal doméstico (Kaufman e Kaufman, 2006), ou outras perdas que não envolvem morte, como demissão, separação, divórcio e saída dos filhos da casa dos pais. Embora essas perdas possam causar intenso pesar a quem as sofre, outras pessoas consideram-nas sem importância (Schultz e Videbeck, 2009).

Há pessoas que experimentam perdas que podem não ser reconhecidas e não são totalmente apoiadas como pessoas em processo de pesar. Por exemplo, idosos e crianças recebem limitado reconhecimento social por perdas e necessidade de luto. À medida que as pessoas envelhecem, "é esperado" que os seus coetâneos morram. Os adultos, às vezes, acham que as crianças "não compreendem nem abarcam a totalidade" da perda, podendo pressupor, erroneamente, que o luto entre elas é mínimo. Na verdade, a criança pode vivenciar a perda de "uma figura parental que cuida dela" por morte, divórcio ou alguma disfunção familiar, como alcoolismo ou abuso. Essas perdas são muito significativas, embora possam não ser reconhecidas. A morte de alguém encarcerado ou executado por algum crime carrega um estigma social que costuma evitar que os familiares sofram luto público ou recebam apoio pela perda (Beck e Jones, 2008).

Pode ser que os enfermeiros enfrentem pesar inaceitável quando sua necessidade de chorar a perda não é reconhecida. Por exemplo, enfermeiros que trabalham em áreas relacionadas a doação e transplante de órgãos ficam intimamente envolvidos com a morte de clientes que podem doar órgãos a outras pessoas. A intensidade diária das relações entre enfermeiros e clientes/famílias cria fortes ligações entre eles. Os efeitos emocionais da perda são significativos para esses profissionais; no entanto, é raro haver um local ou tempo destinado, socialmente, a sua necessidade de passar pelo pesar. A solidão em que esse sentimento ocorre costuma proporcionar pouco ou nenhum conforto (Doka, 2006).

PESAR COMPLICADO

Há os que creem que o **pesar complicado** seja uma resposta que foge à norma e ocorre quando a pessoa apresenta um vazio de emoções, sofre por períodos prolongados ou expressa pesar aparentemente em grau desproporcional ao evento. Pode ser que as pessoas suprimam as respostas emocionais à perda ou fiquem obsessivamente preocupadas com a pessoa falecida ou o objeto perdido. Outros, na verdade, podem sofrer depressão clínica quando não conseguem avançar no processo de pesar (Zhang, El-Jawahri e Prigerson, 2006). A Figura 12.1 descreve uma visão geral do pesar complicado.

Transtornos psiquiátricos previamente existentes também podem complicar o processo de pesar. Por isso, os enfermeiros

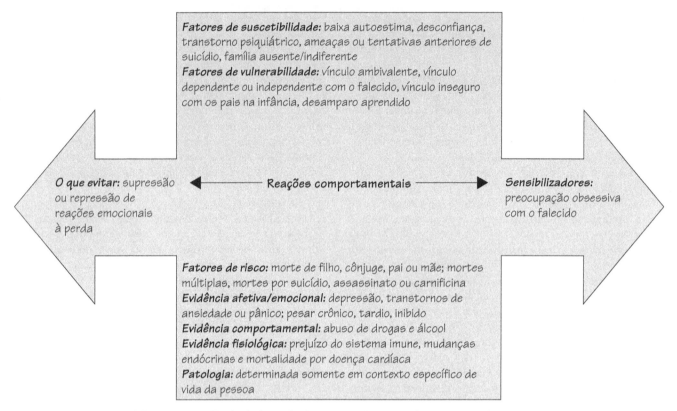

Figura 12.1 Visão geral do pesar complicado. (Adaptada de Groot, Keijser e Neeleman, 2006; Zhang, El-Jawahri e Prigerson, 2006; Zisook e Zisook, 2005.)

precisam estar particularmente atentos a clientes com transtornos psiquiátricos que estão passando por uma perda. O pesar pode precipitar uma depressão maior na pessoa com história de transtorno. Esses clientes também podem experimentar sofrimento e uma sensação de perda, quando encontram mudanças nos locais de tratamento, na rotina, no ambiente ou, inclusive, na equipe.

Embora os enfermeiros devam reconhecer que podem surgir complicações no pesar, ele é único e dinâmico para cada pessoa. Há imensa variedade de determinantes culturais na comunicação da experiência e diferenças individuais nas reações emocionais, na profundidade da dor e no tempo necessário para admitir e apreender o significado pessoal ou assimilar a perda.

Características da suscetibilidade

Para alguns, os efeitos do pesar são particularmente devastadores, pois sua personalidade, seu estado emocional ou sua situação fazem com que fiquem suscetíveis a complicações durante o processo. Dentre os fatores de vulnerabilidade ao pesar complicado, estão pessoas com as seguintes características:

- Baixa autoestima
- Baixa confiança em outras pessoas
- Transtorno psiquiátrico anterior
- Ameaças ou tentativas prévias de suicídio
- Familiares ausentes ou indiferentes

Um vínculo ambivalente, dependente ou inseguro pode estabelecer-se com a lembrança da pessoa falecida.

- Em um *vínculo ambivalente*, pelo menos um parceiro não tem clareza do amor existente na relação, ou os parceiros não se amam. Por exemplo, quando uma mulher não tem certeza se deve ou não fazer um aborto e se sente pressionada por outros a fazê-lo, está sendo ambivalente em relação ao filho em gestação.
- No *vínculo dependente*, um parceiro acredita que o outro vai atender a todas as suas necessidades sem que ele precise satisfazer às necessidades do outro.
- O *vínculo inseguro* comumente se forma durante a infância, em especial quando a criança aprendeu o medo e a impotência (i.e., por meio de intimidação, abuso ou controle exercido pelos pais).

A percepção individual é outro fator que contribui para a vulnerabilidade. A percepção, ou o modo como a pessoa pensa a situação ou se sente em relação a ela, nem sempre corresponde à realidade. Após a morte de um ente amado, a pessoa pode acreditar não mais ser capaz de continuar a vida e se sentir em desvantagem. Pode ficar cada vez mais triste e deprimida, sem apetite ou sono, com possibilidade de alimentar pensamentos suicidas.

Fatores de risco que levam à vulnerabilidade

Zhang, El-Jawahri e Prigerson (2006) e Zisook e Zisook (2005) identificaram experiências que aumentam o risco de ocorrência de pesar complicado entre os indivíduos vulneráveis há pouco referidos. Essas experiências estão relacionadas com trauma ou percepções individuais de vulnerabilidade e incluem:

- Morte de cônjuge ou filho
- Morte de pai ou mãe (particularmente no início da infância ou adolescência)
- Morte súbita, inesperada ou precoce
- Mortes múltiplas
- Morte por suicídio ou assassinato

Com base nas experiências já identificadas, as pessoas mais intimamente afetadas pelos ataques terroristas de 11 de setembro de 2001 podem ser consideradas sob maior risco de pesar complicado.

Pesar complicado como experiência única e variável

Quem passa por pesar complicado também pode ter reações fisiológicas e emocionais. As reações físicas podem incluir sistema imune prejudicado, incremento da atividade adrenocortical, aumento dos níveis séricos de prolactina e do hormônio de crescimento, transtornos psicossomáticos e aumento da mortalidade por doença cardíaca. Reações emocionais características incluem depressão, ansiedade ou transtorno de pânico, sofrimento inibido ou adiado e sofrimento crônico (Zisook e Zisook, 2005).

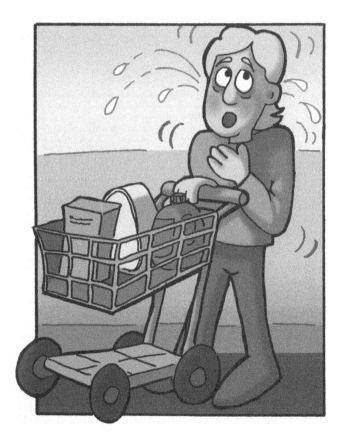

Ataque de pânico.

Uma vez que o processo de pesar é único para cada pessoa, o enfermeiro deve avaliar o grau dos danos no contexto da vida e das experiências do cliente – por exemplo, examinando as respostas atuais de enfrentamento comparadas a experiências prévias e avaliando se o cliente está engajado em comportamentos mal-adaptativos, como abuso de drogas ou álcool, para lidar com a experiência dolorosa.

APLICAÇÃO DO PROCESSO DE ENFERMAGEM

Considerando-se que o forte vínculo emocional criado em uma relação significativa não é facilmente liberado, a perda dessa relação gera uma crise maior com consequências momentâneas. Aquilera e Messick (1982) desenvolveram uma abordagem ampla de investigação e intervenção durante o seu trabalho de intervenção em crises. O estado de desequilíbrio de uma crise causa grande consternação, que força a pessoa a retornar à **homeostase**, estado de equilíbrio ou harmonia. Fatores que influenciam o retorno da pessoa em processo de pesar à homeostase incluem percepção adequada da situação, apoio situacional adequado e modo de enfrentamento apropriado. Esses fatores ajudam a readquirir o equilíbrio e a retornar ao funcionamento prévio ou, até mesmo, a usar a crise como oportunidade de crescimento. Uma vez que qualquer perda pode ser percebida como uma crise pessoal, parece apropriado que o enfermeiro relacione a teoria de compreensão da crise com o processo de enfermagem.

Para apoiar e facilitar o processo de pesar dos clientes, o enfermeiro deve observar e ouvir pistas cognitivas, emocionais, espirituais, comportamentais e fisiológicas. Mesmo que esteja familiarizado com as fases, as tarefas e as dimensões da resposta humana à perda, o enfermeiro deve estar ciente de que a experiência de cada cliente é única. Uma comunicação hábil é a chave para realizar uma investigação e providenciar intervenções.

Para atender às necessidades do cliente de modo eficiente, o enfermeiro deve examinar as próprias atitudes pessoais, manter uma presença atenta e propiciar um ambiente seguro do ponto de vista psicológico para o compartilhamento profundamente íntimo. Ter consciência das próprias crenças e atitudes é essencial para que o enfermeiro possa evitar impô-las ao cliente. A **presença atenta** consiste em estar com o cliente e focar, atentamente, a comunicação com ele e a forma de compreendê-lo. Para mantê-la, o enfermeiro pode usar a linguagem corporal aberta, como ficar de pé ou sentado com os braços soltos, de frente para o cliente, mantendo um contato moderado pelo olhar, em especial enquanto o cliente estiver falando. Criar um ambiente psicologicamente seguro inclui garantir a confidencialidade, evitar julgamentos ou conselhos específicos e permitir que o cliente compartilhe pensamentos e sentimentos com liberdade.

Investigação

Uma investigação eficaz envolve observar todas as dimensões da resposta humana: o que a pessoa está pensando (cognitiva), como está se sentindo (emocional), quais os seus valores e crenças (espiritual), como está agindo (comportamental) e o que está acontecendo em seu corpo (fisiológica) (Quadro 12.1). Habilidades eficazes de comunicação durante a investigação podem levar o cliente à compreensão da própria experiência. Portanto, a investigação facilita o processo de pesar do cliente.

Ao mesmo tempo em que observa as respostas do cliente nas dimensões do pesar, o enfermeiro examina a fundo três componentes críticos na investigação:

- Percepção adequada da perda
- Apoio adequado durante o sofrimento de perda
- Comportamentos adequados de enfrentamento durante o processo

Percepção da perda

A investigação tem início com um levantamento da percepção que o cliente tem da perda. O que a perda significa para ele? Para a mulher que perde o primeiro filho em um aborto espontâneo e para outra que decide abortar, as respostas a essa pergunta podem ser similares ou diferentes. De qualquer modo, a questão é útil para começar a facilitar o processo do sofrimento de pesar.

Outras perguntas que levantam dados sobre a percepção e encorajam o avanço do cliente por meio do processo do sofrimento incluem:

- O que pensa e sente a respeito da perda?
- Como a perda vai afetar sua vida?
- De que informação o enfermeiro precisa para esclarecer a situação ou permitir que o cliente se abra com ele?

Levantar dados sobre o que o cliente "precisa saber", em linguagem direta e simples, convida-o a verbalizar percepções que podem ter de ser esclarecidas. Isso vale, especificamente, para quem está antecipando uma perda, como em casos de doença terminal ou perda de parte do corpo. O enfermeiro usa perguntas abertas e ajuda a esclarecer possíveis mal-entendidos.

QUADRO 12.1 Dimensões (reações) e sintomas do cliente em processo de pesar

Dimensão	Sintomas
Reações cognitivas	Ruptura de pressupostos e crenças Questionamentos e tentativa de dar sentido à perda Tentativa de manter presente aquele que se foi Crença em vida após a morte e na ideia de que o ente que partiu serve de guia
Reações emocionais	Raiva, tristeza, ansiedade Ressentimento Culpa Sensação de entorpecimento Emoções vacilantes Tristeza e solidão profundas Desejo intenso de restaurar o elo com a pessoa ou o objeto perdido Depressão, apatia, desespero durante a fase de desorganização Senso de independência e confiança à medida que evolui a fase de reorganização
Reações espirituais	Desiludido e enfurecido com Deus Angústia e abandono, ou abandono percebido Desesperança, falta de sentido
Reações comportamentais	Funcionamento "automático" Soluços, choro sem controle Grande inquietação, busca de comportamentos Irritabilidade e hostilidade Busca e evitamento de locais e atividades compartilhadas com o ente que se foi Manutenção dos pertences da pessoa que se foi ao mesmo tempo em que deseja descartá-los Possível abuso de drogas ou álcool Possíveis gestos ou tentativas de suicídio ou homicídio Busca de atividade e reflexo pessoal durante a fase de reorganização
Reações fisiológicas	Cefaleias, insônia Apetite prejudicado, perda de peso Falta de energia Palpitações, indigestão Mudanças nos sistemas imune e endócrino

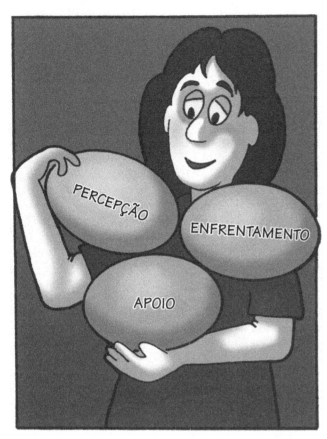

Três principais áreas quando cliente em processo de pesar é investigado.

Analise a situação seguinte: o médico acaba de informar à sra. Morrison que o caroço em seu seio é cancerígeno e que ela pode ter a mastectomia agendada para dali a dois dias. A enfermeira visita a cliente no final do turno e encontra-a silenciosa, assistindo à televisão.

 Enfermeira: "Como se sente?" *(oferecimento de interesse; pergunta ampla)*
Cliente: "Ah, estou bem. Estou bem mesmo."
Enfermeira: "Sei que o médico passou aqui. Você poderia me explicar o que foi que ele disse?" *(usa perguntas abertas para descrição da percepção)*
Cliente: "É... acho que ele disse que vão operar meu seio."
Enfermeira: "Como você se sente com essa notícia?" *(usa uma pergunta aberta para saber o que isso significa para a cliente)*

Investigar as crenças da pessoa em relação ao processo de pesar também é importante. Será que o cliente tem ideias preconcebidas sobre o momento ou o modo como deve ocorrer esse processo? O enfermeiro pode ajudar o cliente a perceber que o pesar é muito pessoal e único: cada pessoa chora a perda a seu modo.

Mais tarde, na troca de turnos, encontra a sra. Morrison batendo no travesseiro e chorando. Alimentou-se pouco e recusou-se a receber visitas.

 Enfermeira: "Sra. Morrison, vejo que a senhora está aborrecida. Diga-me, o que está acontecendo agora?" *(compartilha observações; encoraja a descrição)*
Cliente: "Ah, estou tão chateada comigo mesma. Desculpe-me, não queria que você me visse desse jeito. Devia me controlar. Muitas mulheres perdem o seio por causa do câncer e continuam vivendo bem."
Enfermeira: "A senhora está muito chateada consigo mesma e acha que devia agir de outro modo." *(usando a reflexão)*
Cliente: "Sim, é isso mesmo. Você também acha isso?"
Enfermeira: "Hoje a senhora teve de enfrentar um choque muito grande. Acho que está esperando demais de si mesma. O que acha?" *(usa a reflexão; compartilha percepções; busca confirmação)*
Cliente: "Não sei, talvez. Por quanto tempo isso vai continuar? Estou muito abalada emocionalmente."
Enfermeira: "A senhora está passando pelo sofrimento de perda, e não há um limite de tempo fixo para lidar com isso. Cada um tem o seu próprio tempo e também uma forma pessoal de cumprir essa tarefa." *(informa; valida a experiência)*

Apoio

A investigação dos sistemas de apoio permite que o cliente que sofreu a perda tome consciência da lista de pessoas capazes de atender às suas necessidades espirituais de segurança e amor. O enfermeiro pode ajudá-lo a identificar os sistemas de apoio e a acessar e aceitar o que têm para oferecer.

 Enfermeira: "Em sua vida, quem pode ou quer saber realmente sobre o que a senhora conversou com o médico?" *(busca informações sobre o apoio situacional)*
Cliente: "Ai, na verdade, estou completamente sozinha. Não sou casada e não tenho parentes na cidade."
Enfermeira: "Não há alguém que possa se interessar por essa notícia?" *(expressa dúvida)*
Cliente: "É... talvez uma amiga com quem converso por telefone de vez em quando."

Comportamentos de enfrentamento

Provavelmente é o comportamento do cliente que dá ao enfermeiro as informações mais fáceis e concretas sobre suas habilidades de enfrentamento. O enfermeiro tem de ser cuidadoso e observar o comportamento do cliente durante todo o processo de pesar e nunca pressupor que ele está em determinada fase. É preciso usar habilidades eficazes de comunicação para avaliar como o comportamento do cliente reflete em sua forma de enfrentamento, suas emoções e seus pensamentos.

No dia seguinte, a enfermeira ouviu o relato de que a sra. Morrison tivera uma noite inquieta. Entra no quarto da cliente e a encontra chorando, ao lado da bandeja de comida intocada.

 Enfermeira: "Será que a senhora está preocupada com a cirurgia que vai fazer?" *(faz uma observação, pressupondo que o choro da cliente seja um comportamento de perda e pesar esperado)*

Cliente: "Não farei nenhuma cirurgia. Você deve estar me confundindo com outra pessoa." (usa a negação para lidar com a situação)

A enfermeira deve ainda levar em conta várias outras perguntas ao investigar a maneira como o cliente lida com a situação. Como lidou com perdas anteriores? Qual o atual grau de desestruturação da pessoa? Como essa experiência se relaciona com experiências anteriores? O que o cliente considera um problema? Tem relação com ideias nada reais sobre o que a cliente deve sentir ou fazer? A interação das dimensões da reação humana é fluida e dinâmica. O que a pessoa pensa durante o pesar afeta seus sentimentos, que, por sua vez, influenciam seu comportamento. Os fatores críticos da percepção, do suporte e do enfrentamento da situação estão inter-relacionados e fornecem um quadro para a investigação do cliente e a assistência prestada a ele.

Análise de dados e planejamento

O enfermeiro deve basear os diagnósticos da pessoa que vive uma perda em dados subjetivos e objetivos. Os diagnósticos de enfermagem da NANDA-I (2009), usados para clientes que experimentam pesar, incluem:

- *Pesar* – processo complexo e normal que inclui reações emocionais, físicas, espirituais, sociais e intelectuais, bem como comportamentos por meio dos quais indivíduos, famílias e comunidades incorporam uma perda real, antecipada ou percebida a seu cotidiano
- *Pesar complicado* – transtorno que ocorre após a morte de pessoa significativa, em que a experiência de sofrimento que acompanha o luto fracassa em atender às expectativas normativas, manifestando-se em prejuízo funcional (antes chamado de pesar disfuncional)

Identificação dos resultados

Seguem exemplos de resultados. O cliente irá:

- identificar os efeitos da perda
- identificar o sentido de sua perda
- buscar apoio adequado
- elaborar um plano para enfrentar a perda
- aplicar estratégias eficazes de enfrentamento, enquanto expressa e assimila todas as dimensões da resposta humana à perda em sua vida
- reconhecer os efeitos negativos da perda em sua vida
- buscar ou aceitar assistência profissional, se necessária, para promover o processo de pesar.

Intervenções

A orientação do enfermeiro ajuda o cliente a examinar a situação e fazer mudanças. As mudanças implicam movimento à medida que o cliente avança no processo de pesar. Às vezes, o cliente dá um passo doloroso de cada vez. Outras vezes, parece pisar no mesmo lugar, repetidamente.

Investigação da percepção da perda

As respostas cognitivas estão significativamente conectadas com a agitação emocional intensa que acompanha o pesar. Investigar a percepção do cliente e o significado da perda é o primeiro passo para ajudar a aliviar a dor do que alguns chamariam de sobrecarga emocional inicial do pesar. O enfermeiro poderia perguntar o que significa estar sozinho para a pessoa e levantar dados sobre a possibilidade do apoio de outras pessoas. É especialmente importante que o enfermeiro escute as emoções expressas pela pessoa, mesmo que não "concorde" com eles. Por exemplo, raiva da pessoa falecida ou de Deus, crítica a outros "indiferentes ao que sinto" ou pessoas que não oferecem apoio podem parecer injustificadas para o enfermeiro. É, todavia, essencial aceitar os sentimentos da pessoa, sem tentar dissuadi-la quanto a eles. O enfermeiro precisa incentivar a pessoa a expressar qualquer sentimento e todos eles, sem buscar acalmá-los ou aplacá-los.

Quando ocorre a perda, especialmente quando súbita e sem aviso, o mecanismo cognitivo de defesa pela negação atua como um amortecedor que suaviza os efeitos. Respostas verbais características incluem: "Não posso acreditar que isso aconteceu", "Não pode ser verdade" e "Deve haver algum erro".

A **negação adaptativa**, em que o cliente se ajusta gradualmente à realidade da perda, pode ajudá-lo a abandonar as percepções prévias (antes da perda), ao mesmo tempo em que cria novos modos de pensar sobre si, os outros e o mundo. Aceitar a perda na íntegra, de uma só vez, parece demasiado; lidar com ela pouco a pouco, em incrementos pequenos, parece muito mais controlável. É possível que a pessoa tivesse pressupostos acerca de como os outros deveriam agir ou reagir à perda – mas eles se mostraram incorretos.

Habilidades eficazes de comunicação podem ser úteis para ajudar o cliente que se encontra na negação adaptativa a avançar na direção da aceitação. Observe a intervenção feita pela enfermeira no caso da sra. Morrison. A enfermeira entra no quarto e vê a cliente chorando ao lado de uma bandeja de comida intocada.

Enfermeira: "A senhora deve estar muito desconcertada com as notícias que recebeu do médico sobre a cirurgia." (usa a reflexão, pressupondo que o choro da cliente seja uma resposta esperada ao sofrimento; focar a cirurgia é uma abordagem indireta ao tema do câncer)

Cliente: "Não vou fazer nenhuma cirurgia. Você deve estar me confundindo com outra pessoa." (usa a negação)

Enfermeira: "Vi a senhora chorando e fiquei imaginando qual seria o problema. Gostaria de saber como a senhora está se sentindo." (foca o comportamento e compartilha a observação, enquanto indica preocupação e aceitação da negação da cliente)

Cliente: "Só estou sem fome. Estou sem apetite e não entendi muito bem o que o doutor disse." (foca a resposta fisiológica; desconsidera o modo como a enfermeira tenta encorajá-la a falar sobre sentimentos; admite a visita do médico, mas não sabe bem o que disse – começa a ajustar-se cognitivamente à realidade da condição)

Enfermeira: "Será que a falta de apetite não estaria relacionada com o que a senhora está sentindo? Por acaso, alguma vez a senhora já ficou sem fome quando aborrecida com alguma coisa?" (sugere uma conexão entre a resposta fisiológica e os sentimentos; promove a negação adaptativa)

Cliente: "Bem, na verdade, já aconteceu isso sim. Mas, desta vez, não tenho por que ficar chateada." (reconhece uma conexão entre o comportamento e o sentimento; continua a negar a realidade)

Enfermeira: "Você disse que não sabia muito bem o que o médico tinha dito. Será que as coisas não ficaram claras porque, talvez, a senhora poderia ficar aborrecida com o que ele tinha para dizer? E agora à noite está sem apetite." (usa a experiência da cliente para estabelecer uma conexão entre as notícias do médico e a resposta e o comportamento fisiológico da cliente)

Cliente: "O que ele disse? Você sabe?" (solicita informações; demonstra prontidão para ouvir a informação de novo, enquanto continua a se ajustar à realidade)

Nesse exemplo, a enfermeira orienta o cliente de modo gentil, mas persistente, a admitir a realidade da perda iminente.

Como conseguir apoio

O enfermeiro pode ajudar o cliente a acessar e aceitar o apoio que outras pessoas querem lhe dar durante o processo de pesar pela perda. Observe que, na sequência da investigação, desenvolve-se um plano de apoio.

Enfermeiro: "Em sua vida, quem realmente gostaria de saber o que a senhora acabou de ouvir do médico?" (busca informações sobre o apoio situacional ao cliente)

Cliente: "Ai, na verdade, estou completamente sozinha. Não sou casada."

Enfermeira: "Não há alguém que possa se interessar por essa notícia?" (expressa dúvida)

Cliente: "É... talvez uma amiga com quem converso por telefone de vez em quando."

Enfermeira: "Posso buscar a agenda de telefones, para que você telefone para essa pessoa agora mesmo." (continua a oferecer presença; sugere uma fonte imediata de apoio; desenvolve um plano de ação para fornecer mais apoio)

Na internet, há muitos recursos disponíveis para enfermeiros que desejam ajudar o cliente a localizar informações, grupos de apoio e atividades relacionadas com o processo de pesar. Com as palavras "privação" e "instituição de cuidados paliativos", o enfermeiro pode conseguir o *link* de várias organizações que fornecem apoio e instruções. Se não tiver acesso à internet, o cliente poderá buscar em bibliotecas públicas informações sobre a localização de grupos e atividades que atendam às suas necessidades. Há também grupos específicos para quem perdeu filhos, o cônjuge ou outra pessoa amada em casos de suicídio, assassinato, acidente de carro ou câncer.

Promoção de comportamentos de enfrentamento

Ao tentar direcionar o foco para a realidade da cirurgia, a enfermeira estava ajudando a sra. Morrison a passar do mecanismo

INTERVENÇÕES DE ENFERMAGEM

Para o pesar

Investigar a percepção do cliente e o significado de sua perda.
Permitir a negação adaptativa.
Encorajar ou ajudar o cliente a buscar apoio e a aceitá-lo.
Encorajar o cliente a examinar padrões de enfrentamento em situações passadas e na atual situação de perda.
Incentivar o cliente a revisar os pontos positivos e seu poder pessoais.
Incentivar o cliente a cuidar de si mesmo.
Oferecer alimentos ao cliente sem pressioná-lo a comer.
Usar a comunicação eficaz:
- Oferecer presença e uma ampla abertura.
- Usar perguntas aberto-fechadas.
- Encorajar as descrições.
- Partilhar as observações.
- Usar a reflexão.
- Buscar a validação das percepções.
- Dar informações.
- Evidenciar as dúvidas.
- Usar o foco.
- Tentar traduzir em sentimentos ou verbalizar o que é implícito.

Estabelecer *rapport* e manter habilidades interpessoais, como
- Presença atenta
- Respeito ao processo único de pesar do cliente
- Ser confiável: honesto, com quem se possa contar, consistente
- Autoinventário periódico das atitudes e assuntos relativos à perda.

inconsciente de negação ao enfrentamento consciente da realidade. A enfermeira usou as habilidades de comunicação para encorajá-la a examinar sua experiência e comportamento como possíveis modos de lidar com a notícia de perda.

A intervenção envolve dar ao cliente a oportunidade de comparar e contrastar os modos como enfrentou perdas no passado, ajudando-o a revisar, criticamente, seus pontos positivos e a renovar o senso de poder pessoal. Lembrar e praticar antigos comportamentos em uma situação nova pode levar à experimentação de novos métodos e à autodescoberta. Ter uma perspectiva histórica ajuda a pessoa a trabalhar o sofrimento, possibilitando mudanças no modo de pensar sobre si mesmo, sobre a perda e, talvez, seu significado.

Encorajar o cliente a cuidar de si mesmo é outra intervenção que o ajuda a lidar com a situação. O enfermeiro pode oferecer alimentos sem pressioná-lo a comer. Alimentar-se e dormir bem, praticar exercícios, dedicar um tempo para atividades reconfortantes são modos de se cuidar. Assim como um peregrino cansado precisa parar, descansar e se reabastecer, a pessoa que sofreu uma privação tem de descansar do exaustivo processo do pesar. Voltar à rotina do trabalho ou focar outros membros da família pode ser um modo de fazer esse repouso. Atividades como voluntário – trabalhar em um asilo ou no jardim botânico, participar de atividades na igreja ou de grupos de instrução de privação, por exemplo – podem confirmar talentos e habilidades do cliente e renovar sentimentos de autovalorização.

As habilidades interpessoais e de comunicação são ferramentas eficazes do enfermeiro, tanto quanto o estetoscópio, a tesoura e as luvas. O cliente acredita que o enfermeiro tenha os recursos necessários para ajudá-lo no pesar. Além das habilidades antes mencionadas, esses recursos incluem:

- Usar declarações simples e sem julgamento para admitir a perda: "Quero que saiba que me preocupo com você."
- Referir-se à pessoa amada ou ao objeto perdido pelo nome (se aceitável na cultura do cliente)
- Lembrar que nem sempre são necessárias palavras; um leve toque no cotovelo, ombro ou mão, ou apenas ficar ali perto indica carinho
- Respeitar o processo de pesar específico de cada cliente
- Respeitar as crenças pessoais do cliente
- Ser honesto, confiável, consistente e merecedor da confiança do cliente

Um sorriso de boas-vindas e o contato pelo olhar de parte do cliente, durante as conversas íntimas, costumam indicar a confiança no enfermeiro, embora este deva estar ciente de que comportamentos não verbais podem ter significados ou conotações diferentes em outras culturas.

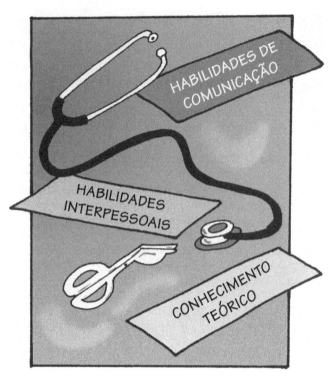

Recursos de enfermagem.

 Plano de cuidados de enfermagem | Pesar

Diagnóstico de enfermagem

Pesar: processo normal e complexo que inclui reações emocionais, físicas, espirituais, sociais e intelectuais, além de comportamentos, por meio dos quais indivíduos, famílias e comunidades incorporam uma perda real, antecipada ou percebida às suas vidas cotidianas.

DADOS DA INVESTIGAÇÃO

- Perda potencial da saúde, de capacidades ou da vida
- Expressão de sofrimento acerca da perda potencial
- Raiva, hostilidade ou furor
- Culpa
- Anedonia (incapacidade de sentir prazer)
- Ideias ou sentimentos suicidas
- Depressão
- Tristeza
- Desespero
- Ressentimento
- Sentimentos de desesperança ou ausência de valor
- Sentimentos de desamparo ou impotência
- Ansiedade ou medo
- Comportamento retraído
- Mudança nos hábitos alimentares
- Distúrbios do sono

RESULTADOS ESPERADOS

Imediatos
O cliente irá

- Ficar seguro e livre de dano autoinfligido
- Demonstrar redução de sintomas suicidas, de retraimento ou depressivos

Estabilização
O cliente irá

- Verbalizar percepção de sua doença
- Discutir a doença com membros da equipe de atendimento, por exemplo, conversas com os profissionais sobre a doença, pelo menos durante 15 minutos, no mínimo duas vezes/dia, até uma data marcada
- Discutir a doença com as pessoas significativas
- Identificar e expressar sentimentos de forma verbal e não verbal

Comunidade
O cliente irá

- Identificar e usar fontes de apoio social na comunidade (p. ex., grupos de apoio, pessoas significativas)
- Participar de terapia contínua quando indicada
- Evoluir durante o processo de pesar

(continua)

Plano de cuidados de enfermagem | Pesar *(continuação)*

IMPLEMENTAÇÃO

Intervenções de enfermagem (*denota intervenções colaborativas)

Ficar atento a comportamento suicida. Instituir precauções contra suicídio conforme a necessidade.

No começo, designar os mesmos atendentes ao cliente. Aos poucos, apresentar novos profissionais.

Aproximar-se do cliente sem julgá-lo. Garantir que consegue lidar com os próprios sentimentos de desconforto, se houver algum, relacionados à situação ou ao pesar do cliente.

Aproximar-se do cliente e começar as interações; usar silêncio e ouvir ativamente para facilitar a comunicação.

*Na medida da tolerância do cliente, encorajar a conversa sobre sua doença ou situação, primeiro com os demais profissionais, depois com as pessoas significativas na vida do cliente e com outros clientes. Ser suave em sua abordagem; conversar sobre a situação com simplicidade e normalidade.

Encorajar o cliente a expressar seus sentimentos com palavras ou sem elas, de formas não destrutivas.

Com o cliente, identificar seus pontos positivos, recursos e fontes de esperança, prazer e apoio.

Dar ao cliente um elogio honesto pelo que ele consegue realizar; admitir suas tentativas no contexto da doença, prejuízo das capacidades ou processo de morte.

Garantir ao cliente que a doença não constitui forma de punição e que ele não a merece.

*Encaminhar ao capelão ou religioso da instituição, ou outra pessoa com recursos espirituais pode ser indicada.

*Indicar ao cliente e às pessoas significativas na sua vida que ter uma doença crônica ou terminal e estar em estado de luto são tarefas difíceis e dar a ele *feedback* positivo pelos esforços.

*Encorajar o cliente a identificar e manter relações de apoio fora do hospital.

*Auxiliar o cliente a identificar recursos auxiliares na comunidade ou por meio da internet. Pode haver indicação de encaminhamento a assistente social.

*Incentivar o cliente a continuar a terapia após a alta, se indicada.

Justificativa

Clientes que sofrem perda de saúde e funcionamento podem correr risco maior de suicídio.

A capacidade do cliente para relacionar-se com outros pode estar prejudicada. Limitar a quantidade de novos contatos, no início, irá promover familiaridade e confiança, reduzindo sentimentos de sobrecarga.

O cliente pode recear as reações dos outros à doença ou à situação terminal. Ficar atento e lidar com os próprios sentimentos ajudará a evitar que interfiram em seu trabalho com o cliente.

O cliente pode ter receio de rejeição de outros se conversar sobre a doença. Sua presença indica cuidado e aceitação.

Admitir a doença e a perda é necessário ao processo de pesar. A delicadeza demonstra consideração com os sentimentos do cliente. Olhar a doença com objetividade pode ajudar a separá-la das questões emocionais.

Falar pode ajudar a diminuir os sentimentos de desespero, e assim por diante, auxiliando a evoluir durante do processo de pesar.

O cliente pode se sentir tão sobrecarregado que não consegue ver alguma coisa positiva.

O cliente não terá benefícios com desonestidade ou bajulação, mas pequenas conquistas podem, na verdade, merecer elogios no contexto de uma doença grave.

O cliente e outras pessoas podem achar que a doença seja uma punição, ou que seja sua a culpa por estar doente.

O cliente pode ter conforto conversando assuntos espirituais com um conselheiro que tenha o mesmo sistema de crenças.

O cliente pode não se dar conta da dificuldade de sua tarefa de encarar a doença e viver com ela.

O cliente pode temer a rejeição dos outros em sua vida, precisando de encorajamento para fazer contato com outras pessoas.

O cliente pode precisar de apoio ininterrupto após a alta. Os assistentes sociais podem ajudá-lo a identificar e a fazer contato com os recursos. Muitas comunidades e organizações oferecem informação, serviços e grupos de apoio a clientes com doenças crônicas ou terminais.

Pesar ou doença crônica ou terminal podem exigir terapia prolongada.

RECURSOS NA INTERNET

RECURSOS
- Grief support services
- Hospice
- The Jewish Bereavement Project
- History of funeral customs

ENDEREÇOS ELETRÔNICOS
- http://www.griefsupportservices.org
- http://www.hospicenet.org
- http://www.jewishbereavement.com
- http://www.wyfda.org/basics_2.html

Avaliação

A avaliação do progresso depende das metas estabelecidas para o cliente. Uma revisão crítica das tarefas e fases do pesar (discutidas antes neste capítulo) pode ser útil na hora de fazer alguma declaração sobre a condição do cliente. Podemos dizer que o cliente ainda está passando pela negação ou pela declaração expressa das emoções. Ou ainda que ele está evidenciando sinais de reorganização, recuperação ou cura.

QUESTÕES DE AUTOPERCEPÇÃO

Os clientes que estão sofrendo uma perda precisam não apenas de uma pessoa dotada de habilidades e conhecimento básico; precisam do apoio de alguém a quem possam confiar emoções e pensamentos. Para serem vistos pelos clientes como confiáveis, os enfermeiros precisam examinar com atenção as próprias atitudes pessoais a respeito da perda e do processo de pesar.

Pontos a serem considerados quando trabalhamos com clientes que tiveram uma perda e estão em processo de pesar

Manter um relatório de autopercepção significa refletir periodicamente sobre questões como:

- Em minha vida, quais são as perdas e como me afetam?
- Atualmente estou lamentando alguma perda significativa? Como a minha perda afeta a minha habilidade de me apresentar ao cliente?
- Com quem posso contar durante o sofrimento de pesar?

Questões de pensamento crítico

1. Quais seriam algumas perdas que o cliente pode ter além da morte de ente querido ou de doença com risco de morte? Entre clientes de saúde mental, quais são algumas perdas comumente identificadas em sua história?
2. Pense sobre uma perda significativa em sua vida. Como os outros reagiram a você? O que ajudou? Ficou algo dessa experiência que irá influenciar sua forma de reagir aos outros?

- Como estou enfrentando minha perda?
- Minha dor decorrente de meu pesar pessoal está influenciando enquanto ouço e observo indícios do pesar do cliente?
- Estou fazendo pressupostos sobre a experiência do cliente, com base em meu próprio processo?
- Sou capaz de manter os limites corretos entre cliente-enfermeiro ao mesmo tempo em que atendo às necessidades do cliente?
- Tenho força para estar presente e facilitar o pesar do cliente?
- O que meu supervisor ou um colega de confiança observa sobre minha capacidade atual de dar apoio a um cliente em processo de pesar?

O exame continuado é um método eficiente de manutenção da uma relação terapêutica voltada a metas e bastante atenta às necessidades do cliente.

PONTOS-CHAVE

- O sofrimento refere-se a emoções e afeto subjetivos que são respostas normais à experiência de perda.
- Pesar é o processo pelo qual a pessoa passa à medida que experimenta a dor da perda.
- Os tipos de perdas podem ser identificados como necessidades humanas não atendidas ou não satisfeitas. A hierarquia das necessidades humanas estabelecida por Maslow é um modelo útil para que se entenda a perda em sua relação com necessidades humanas insatisfeitas.
- Trabalhar o sofrimento é um dos desafios mais difíceis da vida. O desafio de integrar a perda exige da pessoa todo o potencial de sua mente, seu corpo e seu espírito.
- Uma vez que interage constantemente com clientes, em vários pontos do *continuum* saúde-doença, o enfermeiro precisa entender a perda e o processo de pesar.
- O processo de pesar é descrito por vários teóricos, como Kubler-Ross, Bowlby, Engel e Horowitz.
- As dimensões da resposta humana incluem aspectos cognitivo, emocional, espiritual, comportamental e fisiológico. Pode ser que as pessoas estejam experimentando mais de uma fase do processo do sofrimento de perda de uma só vez.

- Reações à perda ligadas a questões culturais com frequência dominam as normais sociais. Tanto os rituais universais quanto os específicos de cada cultura facilitam o pesar.
- Pesar inaceitável costuma envolver mortes, lutos ou situações que não têm apoio social ou sanção da sociedade, ou trazem um estigma a quem sofre o pesar.
- O pesar complicado é uma resposta localizada fora da norma. Pode ser que a pessoa não tenha emoção, sofra por um período prolongado ou expresse sentimentos que parecem desproporcionais.
- Baixa autoestima, desconfiança em relação a outras pessoas, algum transtorno psiquiátrico, ameaças ou tentativas prévias de suicídio e membros familiares ausentes ou inúteis aumentam o risco de pesar complicado.
- Situações consideradas fatores de risco de pesar complicado em pessoas que já estão vulneráveis incluem morte de um cônjuge ou filho, morte súbita inesperada e assassinato.
- Durante a investigação, o enfermeiro observa e ouve as pistas sobre o que a pessoa pensa e sente e como se comporta; em seguida, usa esses dados relevantes para orientar o processo de pesar.
- A teoria da crise pode ser usada para ajudar o enfermeiro a trabalhar com um cliente que sofreu uma perda. A percepção, o suporte e o enfrentamento adequado são fatores essenciais.
- Habilidades de comunicação eficazes são a chave para uma avaliação e intervenções bem-sucedidas.
- As intervenções focadas na percepção da perda incluem explorar o significado da perda e permitir a negação adaptativa, que é o processo de ajuste gradual à realidade da perda.
- Estar presente para ajudar o cliente enquanto o auxilia na busca de outras fontes de apoio é uma intervenção essencial.
- Encorajar o cliente a cuidar de si mesmo promove um enfrentamento adequado.
- Para ganhar a confiança do cliente, o enfermeiro deve examinar suas atitudes em relação à perda e, periodicamente, redigir um relatório de autopercepção.

REFERÊNCIAS

Aquilera, D. C., & Messick, J. M. (1982). *Crisis intervention: Theory and methodology.* St. Louis: C. V. Mosby.

Beck, E. & Jones, S.J. (2008). Children of the condemned: Grieving the loss of a father to death row. *Omega, 56*(2), 191-215.

Bowlby, J. (1980). *Attachment and loss, Vol.3: Loss, sadness, and depression.* New York: Basic Books.

Doka, K. J. (2006). Grief: The constant companion of illness. *Anesthesiology Clinics, 24*(1), 205–212.

Engel, G.L. (1964). Grief and grieving. *American Journal of Nursing, 64*(9),93-98.

Facing bereavement. Muslin funeral. (2009). Acessado em 13 de janeiro de 2009: http://www.facingbereavement.co.uk/muslim-funeral.html.

Groot, M. H., Keijser, J., & Neeleman, J. (2006). Grief shortly after suicide and natural death: A comparative study among spouses and first-degree relatives. *Suicide & Life-threatening Behavior, 36*(4), 418–431.

Horowitz, M.J. (2001). *Stress response syndromes: Personality styles and interventions.* Lanham, MD: Jason Aronson Publishers/Rowman & Littlefield Publishing Group.

Kaufman, K. R., & Kaufman, N. D. (2006). And then the dog died. *Death Studies, 30*(1), 61–76.

Kubler-Ross, E. (1969). *On death and dying.* New York: Macmillan.

Lobb, E. A., Clayton, J. M., & Price, M. A. (2006). Suffering, loss and grief in palliative care. *Australian Family Physician, 35*(10), 772–775.

Maslow, A. H. (1954). *Motivation and personality.* New York: Harper.

Neimeyer, R. A., Baldwin, S. A., & Gillies, J. (2006) Continuing bonds and reconstructing meaning: Mitigating complications in bereavement. *Death Studies, 30*(8), 715–738.

North American Nursing Diagnosis Association. (2007). *Nursing diagnosis: Definitions & Classifications 2007-2009.* Philadelphia: NANDA International.

Rando, T. A. (1984). *Grief, dying, and death: Clinical interventions for caregivers.* Champaign, IL: Research Press.

Schultz, J. M., & Videbeck, S. L. (2009). *Lippincott's manual of psychiatric nursing care plans* (8th ed.). Philadelphia: Lippincott Williams & Wilkins.

Smolinski, K. M., & Colon, Y. (2006). Silent voices and invisible walls: Exploring end of life care with lesbians and gay men. *Journal of Psychosocial Oncology, 24*(1), 51–64.

Weinstein, L. B. (2003). Bereaved orthodox Jewish families and their community: A cross-cultural perspective. *Journal of Community Health Nursing, 20*(4), 233–243.

Worden, J.W. (2008). *Grief counseling and grief therapy: A handbook for the mental health practitioner* (4th ed.). New York: Springer.

Zhang, B., El-Jawahri, A., & Prigerson, H. G. (2006). Update on bereavement research: Evidence-based guidelines for the diagnosis and treatment of complicated bereavement. *Journal of Palliative Medicine, 9*(5), 1188–1203.

Ziemba, R. A., Lynch-Sauer, J. M. (2005). Preparedness for taking care of elderly parents: "First, you get ready to cry." *Journal of Women & Aging, 17*(1–2), 99–113.

Zisook, S., & Zisook, S. A. (2005). Death, dying, and bereavement. In B. J. Sadock & V. A. Sadock (Eds.), *Comprehensive Textbook of Psychiatry* (Vol. 2., 8th ed., pp. 2367–2393). Philadelphia: Lippincott Williams & Wilkins.

LEITURA ADICIONAL

Stroebe, M. S., Folkman, S., Hansson, R. O., & Schut, H. (2006). The prediction of bereavement outcome: Development of an integrative risk factor framework. *Social Science & Medicine, 63*(9), 2440–2451.

Guia de Estudo

QUESTÕES DE MÚLTIPLA ESCOLHA

Escolha a resposta correta para cada uma das seguintes questões.

1. Qual das seguintes pistas indica ao enfermeiro que o cliente pode estar no processo de pesar por perda?
    a. Afeto superficial, raiva, ansiedade e mudanças súbitas de humor
    b. Pensamentos, sentimentos, comportamento e queixas fisiológicas
    c. Alucinações, ansiedade no nível de pânico e senso de ruína iminente
    d. Queixas de dor abdominal, diarreia e perda de apetite

2. São situações consideradas fatores de risco de pesar complicado:
    a. Apoio inadequado e idade avançada
    b. Parto, casamento e divórcio
    c. Morte de cônjuge ou filho, morte por suicídio, morte repentina e inesperada
    d. Percepção inadequada da crise de pesar

3. Respostas fisiológicas de pesar complicado incluem:
    a. Choro ao trazer à tona memórias significativas sobre a pessoa falecida
    b. Apetite prejudicado, perda de peso, falta de energia, palpitações
    c. Depressão, transtorno de pânico, pesar crônico
    d. Problemas no sistema imune, maior nível de prolactina sérica, aumento da taxa de mortalidade por doença cardíaca

4. São fatores críticos para a integração bem-sucedida da perda durante o processo de pesar:
    a. Uma percepção adequada por parte do cliente, apoio adequado e enfrentamento adequado
    b. Caráter confiável do enfermeiro e atitudes saudáveis em relação ao sofrimento
    c. Investigação e intervenção precisas do enfermeiro ou da pessoa que presta auxílio
    d. Movimento previsível e regular do cliente de uma etapa a outra do processo

QUESTÕES DE MÚLTIPLAS RESPOSTAS

Selecione o que é aplicável.

1. Os seis R de Rando das **tarefas do pesar** incluem:
    a. Reagir
    b. Ler (do inglês Read)
    c. Readaptar
    d. Recuperar-se
    e. Reinvestir
    f. Restituir

2. As intervenções de enfermagem que são úteis para o cliente em processo de pesar incluem:
    a. Permitir a negação quando útil
    b. Garantir ao cliente que tudo irá melhorar
    c. Corrigir pressupostos errados
    d. Desencorajar conversas negativas e pessimistas
    e. Oferecer uma presença atenta
    f. Revisar comportamentos anteriores de enfrentamento

Unidade 4
Prática de Enfermagem em Transtornos Psiquiátricos

Capítulo 13 Ansiedade, Transtornos de Ansiedade e Doenças Relacionadas com o Estresse

Capítulo 14 Esquizofrenia

Capítulo 15 Transtornos do Humor

Capítulo 16 Transtornos da Personalidade

Capítulo 17 Abuso de Substância

Capítulo 18 Transtornos da Alimentação

Capítulo 19 Transtornos Somatoformes

Capítulo 20 Transtornos da Infância e da Adolescência

Capítulo 21 Transtornos Cognitivos

13 Ansiedade, Transtornos de Ansiedade e Doenças Relacionadas com o Estresse

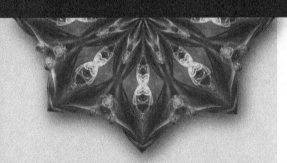

Palavras-chave

- agorafobia
- ansiedade
- ansiedade de pânico
- ansiedade leve
- ansiedade moderada
- ansiedade severa
- ataques de pânico
- automatismos
- comportamento de esquiva
- compulsões
- descatastrofização
- desconcretização
- despersonalização
- dessensibilização sistemática
- estresse
- exposição
- fobia
- ganho primário
- ganho secundário
- inundação
- mecanismos de defesa
- medo
- obsessões
- prevenção da resposta
- reestruturação positiva
- transtorno de pânico
- transtornos de ansiedade
- treinamento da assertividade

Objetivos de aprendizagem

Após a leitura deste capítulo, você deverá ser capaz de

1. Descrever a ansiedade como uma reação ao estresse.
2. Descrever os níveis de ansiedade e as mudanças comportamentais relacionadas a cada nível.
3. Discutir o uso de mecanismos de defesa por pessoas com transtornos de ansiedade.
4. Descrever as teorias modernas sobre as etiologias de importantes transtornos de ansiedade.
5. Avaliar a eficácia do tratamento, inclusive dos medicamentos, para clientes com transtornos de ansiedade.
6. Aplicar o processo de enfermagem ao cuidado de clientes com ansiedade e transtornos de ansiedade.
7. Oferecer ensino a clientes, famílias, cuidadores e comunidades para aumentar sua compreensão da ansiedade e dos transtornos relacionados ao estresse.
8. Examinar seus sentimentos, suas crenças e suas atitudes relativas a clientes com transtornos de ansiedade.

A ANSIEDADE É UM SENTIMENTO VAGO de receio ou apreensão; uma resposta a estímulos externos ou internos, que pode envolver sintomas comportamentais, emocionais, cognitivos e físicos. Distingue-se do **medo**, que é o sentir-se amedrontado ou ameaçado por um estímulo externo claramente identificável, indicador de perigo para a pessoa. Na vida, a ansiedade é inevitável e pode ter muitas funções positivas, como motivar o indivíduo a agir para resolver problemas ou solucionar crises. É considerada normal quando se mostra apropriada para a situação e dissipa-se assim que esta é resolvida.

Os **transtornos de ansiedade** abrangem um grupo de condições com uma característica comum – ansiedade excessiva, seguida de respostas comportamentais, emocionais, cognitivas e fisiológicas. Clientes com transtornos de ansiedade podem demonstrar comportamentos incomuns, como pânico sem razão, medo injustificado de objetos ou condições de vida, ações repetitivas incontroláveis, reviver de eventos traumáticos ou preocupação inexplicável e opressiva. Sentem uma grande angústia ao longo do tempo, e o transtorno prejudica significativamente a rotina diária, a vida social e o funcionamento profissional.

Este capítulo aborda a ansiedade como uma resposta esperada ao estresse. Também explora os transtornos de ansiedade, com ênfase particular no transtorno de pânico e no transtorno obsessivo-compulsivo (TOC).

ANSIEDADE COMO RESPOSTA AO ESTRESSE

O **estresse** é um desgaste que a vida causa no corpo (Selye, 1956). Ocorre quando a pessoa tem dificuldade de lidar com situações, problemas e metas. Cada pessoa lida com o estresse a seu modo: alguns crescem e se desenvolvem em situações que criam enorme angústia em outros. Muitas pessoas, por exemplo, consideram falar em público algo assustador, mas, para professores e atores, essa é uma experiência cotidiana agradável. Casamento, filhos, aviões, cobras, um emprego novo, uma escola nova e sair da casa dos pais são exemplos de eventos que causam estresse.

O endocrinologista Hans Selye (1956, 1974) identificou os aspectos fisiológicos do estresse, que rotulou de *síndrome de adaptação geral*. Selye usou animais de laboratório para investigar mudanças no sistema biológico, as etapas das respostas físicas do corpo a dor, calor, toxinas e contenção e, mais tarde, as respostas emocionais da mente a estressores reais ou percebidos. Determinou três estágios de reação ao estresse:

- No *estágio da reação de alarme*, o estresse estimula o corpo a enviar mensagens do hipotálamo para as glândulas (p. ex., mensagens à glândula adrenal para enviar adrenalina e noradrenalina como combustíveis) e órgãos (p. ex., mensagens ao fígado para reconverter as reservas de glicogênio em glicose para nutrição) a fim de preparar-se para potenciais necessidades de defesa.
- No *estágio da resistência*, o sistema digestório reduz a função de desviar sangue para as áreas necessárias à defesa. Os pulmões consomem mais ar, e o coração bate mais rápido e forte para fazer circular nos músculos esse sangue altamente oxigenado e nutrido, para que defendam o corpo por meio de fuga, luta ou comportamentos paralisantes. Quando a pessoa se adapta ao estresse, as respostas do corpo relaxam, e as respostas sistêmicas, das glândulas e dos órgãos, arrefecem.
- O *estágio de exaustão* ocorre quando se responde negativamente à ansiedade e ao estresse: as reservas do corpo são exauridas ou os componentes emocionais não são resolvidos, resultando em excitação contínua das respostas fisiológicas e pouca capacidade de reserva.

As respostas do sistema nervoso autônomo ao medo e à ansiedade geram atividades involuntárias do corpo, envolvidas com a autopreservação. As fibras nervosas simpáticas "agitam" os sinais vitais a qualquer sinal de perigo, a fim de preparar as defesas do corpo. As glândulas adrenais liberam adrenalina (epinefrina), que faz com que o corpo inspire mais oxigênio, dilate as pupilas e aumente a pressão arterial e a frequência cardíaca, enquanto contrai os vasos periféricos e desvia o sangue dos sistemas gastrintestinal e reprodutivo e aumenta a glicogenólise para liberar a glicose como combustível ao coração, aos músculos e ao sistema nervoso central. Quando o perigo passa, as fibras nervosas parassimpáticas revertem esse processo e fazem com que o corpo volte às condições de operação normais, até que o próximo sinal de ameaça reative as respostas simpáticas.

A ansiedade causa respostas cognitivas, psicomotoras e fisiológicas desconfortáveis, como dificuldades no pensamento lógico, atividade motora progressivamente agitada e sinais vitais elevados. Para diminuir essas sensações de desconforto, a pessoa tenta reduzir o nível de desconforto, implementando novos comportamentos adaptativos ou mecanismos de defesa. Os comportamentos adaptativos podem ser positivos e ajudar a pessoa a aprender, por exemplo, a usar técnicas de imagem para refocalizar a atenção para uma cena agradável, praticar o relaxamento sequencial do corpo, da cabeça aos pés, e respirar lenta e regularmente para reduzir a tensão muscular e os sinais vitais. Respostas negativas à ansiedade podem resultar em comportamentos mal-adaptativos, como cefaleias tensionais, síndromes de dor e respostas relacionadas ao estresse, que reduzem a eficiência do sistema imune.

As pessoas podem comunicar ansiedade umas às outras, tanto de modo verbal quanto não verbal. Se alguém grita "Fogo!", quem está ao redor fica logo ansioso, pois imagina um incêndio e a possível ameaça que isso representa. Ver uma mãe desesperada, procurando o filho no *shopping center*, pode causar ansiedade em outras pessoas, que imaginam o pânico

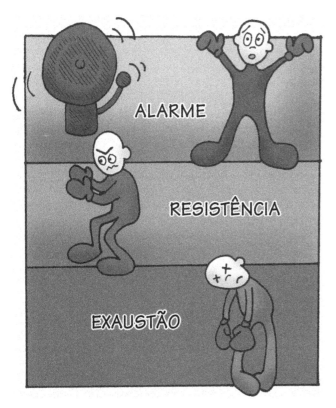

Três reações ou estágios do estresse.

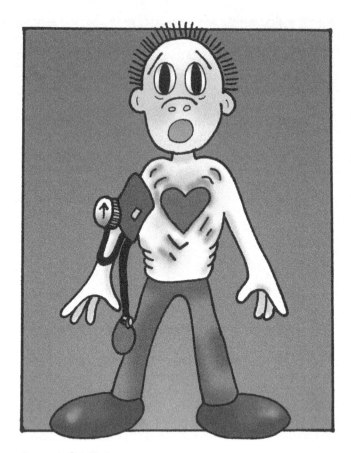

Resposta fisiológica.

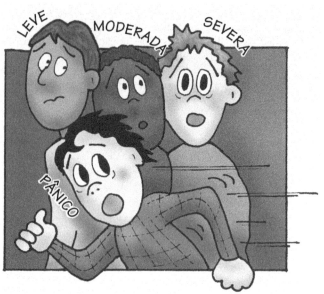

Níveis de ansiedade.

experimentado por ela. Essas pessoas podem transmitir ansiedade sem palavras, por empatia, que é a sensação de estar na pele de outro por algum tempo (Sullivan, 1952). Exemplos de comunicação empática não verbal incluem: a família de um cliente submetido a cirurgia deduz, pela linguagem corporal do médico, que o ente querido morreu; o enfermeiro lê um pedido de socorro nos olhos do cliente, ou uma pessoa sente a tensão em um quarto em que duas pessoas estavam discutindo, sendo que agora não estão falando uma com a outra.

Níveis de ansiedade

A ansiedade tem aspectos saudáveis e prejudiciais, dependendo de seu grau e duração, assim como do modo como se lida com ela. São quatro os níveis da ansiedade: leve, moderado, grave e de pânico (Tab. 13.1). Cada nível causa mudanças fisiológicas e emocionais.

A **ansiedade leve** é uma sensação de que algo está diferente e demanda atenção especial. A estimulação sensorial aumenta e ajuda a pessoa a focar a atenção para aprender, solucionar problemas, pensar, agir, sentir e proteger-se. Com frequência, esse nível de ansiedade a motiva a fazer mudanças ou a engajar-se em atividades direcionadas a um objetivo. Por exemplo, ajuda os estudantes a focarem o estudo para algum exame.

A **ansiedade moderada** é um sentimento perturbador de que algo está definitivamente errado; o indivíduo fica nervoso ou agitado. Na ansiedade moderada, ainda é possível processar informações, solucionar problemas e aprender coisas novas com a ajuda de outras pessoas. Fica difícil concentrar-se de modo independente, mas é possível ser redirecionado ao tópico. Por exemplo, o enfermeiro pode dar instruções pré-operatórias a um cliente que está ansioso a respeito do procedimento cirúrgico iminente. Enquanto fornece as instruções, a atenção do cliente se dispersa, mas o enfermeiro pode reconquistar essa atenção e redirecioná-la à tarefa momentânea.

À medida que a pessoa passa à **ansiedade severa**, ou de pânico, habilidades de sobrevivência mais primitivas assumem a direção, surgem respostas defensivas e as habilidades cognitivas diminuem significativamente. Com ansiedade severa, a pessoa tem dificuldades para pensar e raciocinar. Os músculos contraem-se, e os sinais vitais aumentam. A pessoa anda de um lado a outro, fica inquieta, irritável e com raiva, ou usa outros meios psicomotores e emocionais similares para liberar a tensão. No pânico, predomina o reino psicomotor-emocional, acompanhado de respostas de luta, fuga ou paralisação. A adrenalina aumenta enormemente os sinais vitais. As pupilas expandem-se para deixar mais luz entrar, e o único processo cognitivo foca a defesa pessoal.

Como trabalhar com clientes ansiosos

Os enfermeiros deparam-se com clientes e famílias ansiosos em uma ampla variedade de situações, como antes de uma cirurgia, na sala de emergência, nas unidades de tratamento intensivo, em consultórios e clínicas. Antes de tudo, o enfermeiro deve avaliar o nível de ansiedade da pessoa, pois é isso que determina as intervenções que provavelmente terão eficácia.

Tabela 13.1 Níveis de ansiedade

Nível de ansiedade	Respostas psicológicas	Respostas fisiológicas
Leve	Campo perceptivo amplo Sentidos aguçados Aumento da motivação Solução eficaz de problemas Aumento da capacidade para aprender Irritabilidade	Inquietação Incomodação "Borboletas" no estômago Dificuldade para dormir Excesso de sensibilidade a ruídos
Moderada	Campo perceptivo estreitado para uma tarefa intermediária Atenção seletiva Incapacidade de conectar pensamentos ou eventos de forma independente Uso aumentado de automatismos	Tensão muscular Diaforese Pulso palpitante Cefaleia Boca seca Tom de voz elevado Discurso mais rápido Incômodo gastrintestinal Micção frequente
Grave	Campo perceptivo reduzido a um detalhe, ou detalhes disseminados Incapacidade para concluir tarefas Incapacidade para resolver problemas ou aprender com eficiência Comportamento voltado ao alívio da ansiedade, sendo normalmente ineficaz Ausência de resposta ao redirecionamento Sensação de terror, medo ou horror Choro Comportamento ritualista	Cefaleia severa Náusea, vômito e diarreia Tremores Atitude rígida Vertigem Palidez Taquicardia Dor no peito
Pânico	Campo perceptivo reduzido a foco em si mesmo Incapacidade para processar qualquer estímulo ambiental Percepções distorcidas Perda do pensamento lógico Ausência de reconhecimento de perigo potencial Incapacidade para comunicar-se por palavras Possibilidade de delírio e alucinação Possibilidade de suicidar-se	Possibilidade de empacar ou correr OU Totalmente imobilizado e sem palavras Pupilas dilatadas Aumento da pressão sanguínea e das pulsações Fuga, enfrentamento ou congelamento

A ansiedade leve é um bem para o cliente e não exige intervenção direta. Com ansiedade leve, as pessoas podem aprender e resolver problemas e, inclusive, ficam ansiosas por informação. O aprendizado é muito eficaz quando o cliente está levemente ansioso.

Já na ansiedade moderada, o enfermeiro deve conferir se o cliente está acompanhando o que é dito. A atenção deste pode ficar dispersa, e talvez ele tenha dificuldade de se concentrar ao longo do tempo. É eficaz o uso de frases curtas, simples e de fácil compreensão; o enfermeiro deve fazer pausas para confirmar se o cliente ainda está assimilando as informações corretamente. Pode ser preciso redirecionar o cliente ao tópico, caso se disperse, abordando um assunto tangente não relacionado.

Quando a ansiedade se torna grave, o cliente não consegue mais prestar atenção nem assimilar informações. Nesse caso, a meta do enfermeiro deve ser reduzir o nível de ansiedade do indivíduo para um nível moderado ou leve antes de prosseguir com qualquer outra coisa. Também é essencial permanecer junto da pessoa, pois é provável que a ansiedade piore se ela for deixada sozinha. Conversar com o cliente com voz baixa, calma e suave pode ser útil. Quando a pessoa não consegue ficar sentada quieta, pode ser eficaz caminhar com ela, conversando. O que o enfermeiro fala não é tão importante quanto o modo como pronuncia as palavras. Ajudar a inspirar profundamente pode contribuir para reduzir a ansiedade.

No nível de pânico da ansiedade, a segurança do cliente é a preocupação primordial. Não se conseguem perceber danos potenciais, e pode não haver capacidade de pensamento racional. O enfermeiro deve conversar continuamente com o cliente de uma maneira reconfortante, inclusive quando este não consegue processar o que é dito. Ficar em um ambiente pequeno, quieto e não estimulante pode ajudar a reduzir a ansiedade. O enfermeiro pode garantir ao cliente que o que está ocorrendo é ansiedade e que irá passar, e que ele se encontra em lugar seguro. O profissional deve permanecer com o cliente até que o

Tabela 13.2 Fármacos ansiolíticos

Nome genérico	Velocidade de início	Meia-vida (horas)	Efeitos colaterais	Implicações de enfermagem
Benzodiazepínicos			Tontura, falta de jeito, sedação, cefaleia, fadiga, disfunção sexual, visão turva, garganta e boca secas, constipação, alto potencial de abuso e dependência	Evitar outros depressivos do SNC, como anti-histamínicos e álcool Evitar cafeína Cuidar com atividades potencialmente perigosas, como dirigir Erguer-se devagar da posição deitada ou sentada Usar bebidas sem açúcar ou balas duras Beber líquidos adequadamente Ingerir apenas conforme a prescrição Não interromper a administração do fármaco de forma repentina
Diazepam	Rápido	20-100		
Alprazolam	Intermediário	6-12		
Clordiazepóxido	Intermediário	5-30		
Lorazepam	Intermediário	10-20		
Clonazepam	Lento	18-50		
Oxazepam	Lento	4-15		
Não benzodiazepínicos			Tontura, inquietação, agitação, sonolência, cefaleia, fraqueza, náusea, vômito, excitação paradoxal ou euforia	Erguer-se devagar da posição sentada Ser cuidadoso em atividades potencialmente perigosas, como dirigir Cuidar da alimentação Informar inquietação, agitação, excitação ou euforia persistente ao médico
Buspirona	Muito lento			
Meprobamato	Rápido			

 Plano de cuidados de enfermagem | Ansiedade

Diagnóstico de enfermagem

Ansiedade: vago e incômodo sentimento de desconforto ou temor, acompanhado por resposta autonômica (a fonte é frequentemente não específica ou desconhecida para o indivíduo); sentimento de apreensão causada pela antecipação do perigo. É um sinal de alerta que chama a atenção para um perigo iminente e permite ao indivíduo tomar medidas para lidar com a ameaça.

DADOS DA INVESTIGAÇÃO

- Alcance menor de atenção
- Inquietação, irritabilidade
- Controle insatisfatório dos impulsos
- Sensações de desconforto, apreensão ou desamparo
- Hiperatividade, andar de um lado a outro
- Mãos que se agitam
- Déficits de atenção perceptiva
- Redução da capacidade de comunicação verbal

Além disso, na ansiedade de pânico

- Incapacidade de discriminar entre estímulos ou situações perigosas
- Processos de pensamento desorganizados
- Delírios

RESULTADOS ESPERADOS

Imediatos
O cliente irá
- Livrar-se de lesões
- Discutir sensações de medo, ansiedade, e assim por diante
- Reagir a técnicas de relaxamento com menor nível de ansiedade

Estabilização
O cliente irá
- Demonstrar a capacidade de colocar em prática técnicas de relaxamento
- Reduzir o próprio nível de ansiedade

Público
O cliente irá
- Deixar de ter ataques de ansiedade
- Controlar a resposta de ansiedade ao estresse de forma eficaz

(continua)

| Plano de cuidados de enfermagem | Ansiedade *(continuação)* |

IMPLEMENTAÇÃO

Intervenções de enfermagem (*denota intervenções colaborativas)	Justificativa
Ficar com o cliente em todos os momentos em que os níveis de ansiedade estiverem altos (severa ou de pânico).	A segurança do cliente é uma prioridade. Cliente altamente ansioso não deve ficar sozinho – ocorrerá aumento de sua ansiedade.
Levar o cliente para uma área calma, com estímulos mínimos ou diminuídos, como quarto pequeno ou área de isolamento.	O comportamento ansioso pode aumentar com estímulos externos. Em uma área maior, o cliente pode se sentir perdido e em pânico; em um ambiente menor, pode ter aumento da sensação de segurança.
Medicamentos (se necessário) podem ser indicados para níveis altos de ansiedade, delírios, pensamentos desorganizados, e assim por diante.	Os medicamentos podem ser necessários para reduzir a ansiedade a um nível em que o cliente possa se sentir seguro.
Permanecer calmo em sua abordagem do cliente.	O cliente irá se sentir mais seguro se você estiver calmo e sentir que você tem o controle da situação.
Usar declarações curtas, simples e claras.	A capacidade do cliente para lidar com a abstração ou a complexidade está prejudicada.
Evitar pedir que o cliente faça escolhas, ou obrigá-lo a isso.	O cliente pode não tomar boas decisões, ou pode não conseguir tomar decisões ou resolver problemas.
Ficar atento às próprias sensações e nível de desconforto.	A ansiedade é comunicada entre as pessoas. Estar com um cliente ansioso pode aumentar seu próprio nível de ansiedade.
Estimular a participação do cliente em exercícios de relaxamento, como respiração profunda, relaxamento muscular progressivo, meditação e uso de imagens, em ambiente silencioso e pacífico.	Exercícios de relaxamento são formas eficazes e sem químicos de redução da ansiedade.
Ensinar o cliente a usar as técnicas de relaxamento sozinho.	O uso de técnicas de relaxamento pode dar ao cliente confiança de ter controle sobre a ansiedade.
Ajudar o cliente a ver que ansiedade leve pode ser um catalisador positivo de mudança, não tendo de ser evitada.	O cliente pode achar que toda a ansiedade é ruim, sem utilidade.

Adaptado de Schultz, J.M. e Videbeck, S.L. (2009). *Lippincott's manual of psychiatric care plans* (8th Ed.). Philadelphia: Lippincott Williams and Wilkins.

pânico ceda. A ansiedade de pânico não se sustenta indefinidamente, mas pode durar de 5 a 30 minutos.

Ao trabalhar com uma pessoa ansiosa, o enfermeiro deve estar consciente do próprio nível de ansiedade. É fácil tornar-se progressivamente ansioso. Permanecer calmo e manter o controle é essencial para que trabalhe de modo eficaz com o cliente.

A ansiedade de curto prazo pode ser tratada com medicamentos ansiolíticos (Tab. 13.2). A maioria desses fármacos inclui benzodiazepínicos, comumente prescritos contra ansiedade; no entanto, têm elevado potencial para abuso e dependência, e o seu uso deve ser de curta duração – o ideal é que não ultrapasse 4 a 6 semanas. Esses fármacos destinam-se a aliviar a ansiedade, de modo que a pessoa possa lidar de modo mais eficaz com qualquer crise ou situação que esteja causando estresse. Infelizmente, muitos os consideram uma "cura" da ansiedade e continuam a usá-los em vez de aprender habilidades mais eficazes de enfrentamento ou fazer as mudanças necessárias. O Capítulo 2 contém informações adicionais sobre fármacos ansiolíticos.

Doenças relacionadas ao estresse

Doenças relacionadas ao estresse é uma expressão ampla que abarca um espectro de doenças resultantes de estresse crônico, prolongado ou não resolvido, ou estresse que piorou. O estresse crônico reprimido pode causar transtornos da alimentação, como anorexia nervosa e bulimia, assuntos abordados em profundidade no Capítulo 18. Estresse reprimido pode causar sintomas físicos sem doença orgânica real, os transtornos somatoformes (ver o Cap. 19). O estresse também pode exacerbar os sintomas de muitas doenças médicas, como hipertensão e colite ulcerativa. Ansiedade crônica ou recorrente, consequência de estresse, também pode ser diagnosticada como transtorno de ansiedade.

VISÃO GERAL DOS TRANSTORNOS DE ANSIEDADE

Os transtornos de ansiedade são diagnosticados quando a ansiedade não funciona mais como um sinal de perigo nem como motivação para uma mudança necessária, mas se torna crônica e permeia porções grandes da vida da pessoa, resultando em comportamentos mal-adaptativos e inabilidades emocionais. Esses transtornos podem ter muitas manifestações, mas a ansiedade é a característica-chave de todos eles (American Psychiatric Association [APA], 2000). Os tipos de transtornos de ansiedade incluem:

- Agorafobia com ou sem transtorno de pânico
- Transtorno de pânico
- Fobia específica
- Fobia social
- TOC
- Transtorno de ansiedade generalizada (TAG)
- Transtorno de estresse agudo
- Transtorno de estresse pós-traumático

O transtorno de pânico e o TOC, os mais comuns, são o foco deste capítulo. O transtorno de estresse pós-traumático é tratado no Capítulo 11.

INCIDÊNCIA

Nos Estados Unidos, dentre todos os transtornos mentais, os de ansiedade têm as taxas de prevalência mais elevadas. Cerca de 1 em cada 4 adultos é afetado, e a magnitude dos transtornos de ansiedade em jovens é similar (Merikangas, 2005). Os transtornos de ansiedade são mais prevalentes entre mulheres, pessoas com menos de 45 anos, divorciados ou separados e indivíduos de condição socioeconômica mais baixa. A exceção é o TOC, igualmente frequente entre homens e mulheres, porém mais comum entre garotos do que garotas.

SURGIMENTO E CURSO CLÍNICO

O surgimento e o curso clínico dos transtornos de ansiedade são extremamente variáveis, de acordo com o transtorno específico. Esses aspectos são discutidos mais adiante, no contexto de cada transtorno.

TRANSTORNOS RELACIONADOS

O *transtorno de ansiedade devido a uma condição médica geral* é diagnosticado quando se avalia que sintomas proeminentes de ansiedade resultam diretamente de uma condição fisiológica. A pessoa pode ter ataques de pânico, ansiedade generalizada ou obsessões ou compulsões. As condições médicas que causam esse transtorno podem incluir disfunção endócrina, doença pulmonar obstrutiva crônica, insuficiência cardíaca congestiva e condições neurológicas.

O *transtorno de ansiedade induzido por substância* consiste em ansiedade diretamente causada por abuso de drogas, medicamento ou exposição a uma toxina. Os sintomas incluem ansiedade proeminente, ataques de pânico, fobias, obsessões ou compulsões.

O *transtorno de ansiedade de separação* tem a ver com uma ansiedade excessiva, relativa a uma separação de casa ou de pessoas, pais ou cuidadores, a quem o cliente está ligado. Ocorre quando já não é apropriado do ponto de vista do desenvolvimento e antes dos 18 anos de idade.

Os *transtornos da adaptação* consistem em uma resposta emocional a um evento estressor, como dificuldades financeiras, doença ou problemas de relacionamento, que resultam em sintomas clinicamente significativos, como angústia acentuada ou funcionamento prejudicado.

ETIOLOGIA

Teorias biológicas

Teorias genéticas

A ansiedade pode ter um componente herdado, pois parentes de primeiro grau de clientes com ansiedade aumentada apresentam taxas mais elevadas de desenvolvimento da ansiedade. A *hereditariedade* refere-se à proporção de um transtorno que pode ser atribuída a fatores genéticos. As hereditariedades

- elevadas são superiores a 0,6 e indicam que as influências genéticas são dominantes.
- moderadas variam de 0,3 a 0,5 e sugerem uma influência maior de fatores genéticos e não genéticos.
- inferiores a 0,3 indicam que a genética é um fator insignificante como causa primária do transtorno.

O transtorno de pânico e as fobias social e específicas, incluindo a agorafobia, têm hereditariedade moderada. O TAG e o TOC tendem a ser mais comuns em famílias, indicando um forte componente genético, mas ainda requerem estudos aprofundados (McMahon e Kassem, 2005). Por enquanto, pesquisas atuais indicam clara suscetibilidade genética ou vulnerabilidade a transtornos de ansiedade; no entanto, fatores adicionais são necessários para que esses transtornos realmente se desenvolvam.

Teorias neuroquímicas

O ácido gama-aminobutírico (ácido γ-aminobutírico; GABA) é o neurotransmissor considerado disfuncional em transtornos de ansiedade. Esse neurotransmissor inibidor funciona como o agente ansiolítico natural do corpo, reduzindo a excitabilidade celular e, portanto, diminuindo a taxa de disparo neuronal. Está disponível em um terço das sinapses nervosas, especialmente naquelas do sistema límbico e do *locus ceruleus*, área onde é produzido o neurotransmissor noradrenalina, que excita a função celular. Uma vez que a ansiedade é reduzida pelo GABA e aumentada pela noradrenalina, os pesquisadores acreditam que, em transtornos de ansiedade, ocorre um problema com a regulação desses neurotransmissores.

A serotonina, o neurotransmissor de indolamina comumente implicado na psicose e nos transtornos do humor, apresenta muitos subtipos. O tipo 5-hidroxitriptamina 1a desempenha certo papel na ansiedade e também afeta a agressão e o humor. Acredita-se que a serotonina desempenhe um papel distinto no TOC, no transtorno de pânico e no TAG. Suspeita-se de excesso de noradrenalina no transtorno de pânico, TAG e transtorno de estresse pós-traumático (Neumeister, Bonne e Charney, 2005).

CRITÉRIOS DIAGNÓSTICOS DO DSM-IV-TR: Sintomas dos transtornos de ansiedade

TRANSTORNO	SINTOMAS
Agorafobia – trata-se de ansiedade a respeito de locais ou situações de onde possa ser difícil escapar ou onde possa não haver auxílio disponível, ou trata-se de esquiva de tais locais.	Ato de evitar sair sozinho ou ficar sozinho em casa; esquiva de longas viagens; habilidade de trabalho prejudicada; dificuldade para cumprir obrigações diárias (p. ex., fazer compras, comparecer a encontros); consciência de que a resposta é extremada.
Transtorno de pânico – caracterizado por **ataques de pânico** inesperados e recorrentes, que causam preocupação constante. Consiste em surgimento súbito de apreensão intensa, temor ou terror associado a uma sensação de evento negativo iminente.	Episódio isolado de pânico, que alcança um pico em 10 minutos e apresenta quatro ou mais dos seguintes sintomas: palpitações, sudorese, tremores ou abalos, falta de ar, sensação de asfixia ou sufocamento, dor no peito ou desconforto, náusea, desrealização ou despersonalização, medo de morrer ou enlouquecer, parestesias, calafrios ou ondas de calor.
Fobia específica – caracterizada por uma ansiedade significativa, provocada por um objeto ou uma situação fóbica específica que, com frequência, leva a comportamento de esquiva.	Marcante resposta de ansiedade em relação a um objeto ou uma situação; esquiva ou sustentação sofrida do objeto ou da situação; angústia significativa ou problemas na rotina diária e profissional, ou no funcionamento social; adolescentes e adultos reconhecem o próprio medo como excessivo ou irracional.
Fobia social – caracterizada por ansiedade provocada por certos tipos de situações sociais ou de desempenho, que, com frequência, resulta em comportamento de esquiva.	Medo de embaraço ou incapacidade de desempenho; esquiva ou sustentação aterrorizada do comportamento ou da situação; reconhecimento de que a resposta é irracional ou excessiva; crença de que os outros fazem julgamentos negativos a seu respeito; angústia significativa ou problemas em relacionamentos, na vida profissional ou social; pode haver ansiedade em nível grave ou de pânico.
Transtorno obsessivo-compulsivo – envolve obsessões (pensamentos, impulsos ou imagens), que causam notável ansiedade e/ou compulsões (comportamentos ou atos mentais repetitivos) que tentam neutralizar a ansiedade.	Pensamentos, impulsos ou imagens recorrentes, persistentes, indesejados e intrusivos e que não consistem em meras preocupações com problemas reais da vida; tentativas de ignorar, suprimir ou neutralizar obsessões com compulsões que, na maioria das vezes, são ineficazes; adultos e adolescentes reconhecem que as obsessões e as compulsões são excessivas e irracionais.
Transtorno de ansiedade generalizada – caracterizado por, pelo menos, seis meses de preocupação e ansiedade excessivas e persistentes.	Expectativas apreensivas a respeito de vários eventos ou atividades por mais de seis meses; preocupação incontrolável; angústia significativa ou problemas no funcionamento social ou profissional; três dos seguintes sintomas: inquietação, fadiga fácil, dificuldade de concentração ou "brancos mentais", irritabilidade, tensão muscular, perturbação do sono.
Transtorno de estresse agudo – desenvolvimento de ansiedade, dissociação e outros sintomas até um mês após a exposição a um estressor extremamente traumático; dura 2 dias a 4 semanas.	Exposição a evento traumático, causador de medo intenso, sensação de desamparo ou horror; sintomas acentuados de ansiedade ou maior excitação; angústia significativa ou problemas de funcionamento; reviver persistente do evento; três dos seguintes sintomas: sensação de ausência de resposta emocional ou distanciamento, sentimento de "estar em um sonho", desrealização, despersonalização, amnésia dissociativa (incapacidade de recordar um aspecto importante do evento).
Transtorno de estresse pós-traumático – caracterizado pela repetição da vivência de um evento extremamente traumático, esquiva de estímulos associados com tal evento, ausência de reação e excitação aumentada persistente; começa entre três meses a anos após o evento e pode durar alguns meses ou anos.	Exposição a evento traumático, envolvendo medo intenso, desamparo ou horror; reviver (recordações ou sonhos intrusivos, *flashbacks*, angústia física e psicológica em relação a fatores que lembram o evento); esquiva de estímulos que provocam lembranças e ausência de reação generalizada (esquiva de pensamentos, sentimentos, conversas, pessoas e locais; amnésia; redução de interesse ou participação em eventos da vida; sensação de distanciamento ou estranhamento em relação a outras pessoas; afeto restrito; maus pressentimentos); excitação aumentada (perturbação do sono, surtos de irritabilidade ou raiva; dificuldade de concentração; hipervigilância; resposta de sobressalto exagerada); angústia ou prejuízos significativos.

Adaptado de *Manual diagnóstico e estatístico de transtornos mentais*, 4ª edição, texto revisado (DSM-IV-TR; APA 2000). Washington, DC: Author.

Teorias psicodinâmicas
Teorias intrapsíquicas/psicanalíticas
Freud (1936) considerava a ansiedade inata da pessoa como o estímulo para o comportamento. Ele descreveu mecanismos de defesa como a tentativa humana de controlar a percepção e reduzir a ansiedade (ver o Cap. 3). Os **mecanismos de defesa** são distorções cognitivas que a pessoa usa inconscientemente para manter a sensação de estar no controle da situação, abrandar o desconforto e lidar com o estresse. Uma vez que os mecanismos de defesa brotam do inconsciente, o indivíduo não toma consciência do seu uso. O uso excessivo dos mecanismos de defesa impede de aprender uma série de métodos apropriados para resolver situações que produzem ansiedade. A dependência em relação a um ou dois mecanismos de defesa também pode inibir o crescimento emocional, empobrecer as habilidades de solução de problemas e criar dificuldades nos relacionamentos.

Teoria interpessoal
Harry Stack Sullivan (1952) considerava a ansiedade como gerada em problemas nos relacionamentos interpessoais. Os cuidadores podem transmiti-la a bebês e crianças por meio de educação inadequada, agitação ao segurá-los ou ao lidar com eles e por mensagens distorcidas. Essa ansiedade comunicada pode resultar em disfunção, como falha em completar as tarefas de desenvolvimento próprias de cada idade. Em adultos, a ansiedade surge da necessidade de adequar-se a normas e valores do seu grupo cultural. Quanto maior o nível de ansiedade, menor a habilidade de comunicar-se e resolver problemas e maior a chance de desenvolvimento de transtornos de ansiedade.

Hildegard Peplau (1952) entendia que os seres humanos existem nos territórios interpessoal e fisiológico; portanto, o enfermeiro pode ajudar melhor o cliente a alcançar a saúde quando atende a ambas as áreas. Ela identificou quatro níveis de ansiedade e desenvolveu intervenções de enfermagem e técnicas de comunicação interpessoal baseadas na visão interpessoal da ansiedade proposta por Sullivan. Hoje, os enfermeiros usam as técnicas de comunicação terapêutica interpessoal de Peplau para desenvolver e alimentar a relação enfermeiro-cliente e aplicar o processo de enfermagem.

Teoria comportamental
Os teóricos comportamentais consideram que a ansiedade se aprende por meio de experiências. Diferentemente, as pessoas podem mudar ou "desaprender" comportamentos por meio de novas experiências. Os comportamentalistas acreditam que se possa modificar comportamentos mal-adaptativos sem buscar a compreensão das suas causas. Defendem que comportamentos perturbadores, que se desenvolvem e interferem na vida da pessoa, podem ser extintos ou desaprendidos por meio de muitas experiências, orientadas por um terapeuta treinado.

CONSIDERAÇÕES CULTURAIS
Cada cultura tem regras que governam os modos apropriados de expressar e lidar com a ansiedade. Enfermeiros culturalmente competentes devem estar cientes desses modos, tomando cuidado para não estereotipar os clientes.

As pessoas oriundas de culturas asiáticas costumam expressar a ansiedade por meio de sintomas somáticos, como dores de cabeça, dores nas costas, fadiga, tontura e problemas estomacais. Uma reação de ansiedade intensa é o *koro*, um medo masculino profundo de que o seu pênis se retraia para dentro do abdome, vindo a causar a morte. Formas aceitas de tratamento incluem pedir ao homem que segure firmemente o próprio pênis até o medo passar, normalmente com a ajuda de parentes ou amigos, e segurar o pênis em uma posição fixa em uma caixa de madeira. Em mulheres, o *koro* é o medo de que a vulva e os mamilos desapareçam (Spector, 2008).

O *susto* é diagnosticado em alguns hispânicos (peruanos, bolivianos, colombianos e indígenas das Américas Central e do Sul) durante casos de elevada ansiedade, tristeza, agitação, perda de peso, fraqueza e mudanças na frequência cardíaca. Acredita-se que os sintomas ocorram porque espíritos sobrenaturais ou o mau ar, oriundo de lugares perigosos e cemitérios, invadem o corpo.

TRATAMENTO
O tratamento dos transtornos de ansiedade comumente envolve medicamentos e terapia. Essa combinação produz melhores resultados do que o uso de apenas um método (Charney, 2005). Os fármacos usados para tratar transtornos de ansiedade estão na Tabela 13.3. Os antidepressivos são discutidos em detalhes no Capítulo 15. A terapia cognitivo-comportamental é usada com êxito para tratar transtornos de ansiedade. A **reestruturação positiva** significa a transformação de mensagens negativas em positivas. O terapeuta ensina a pessoa a criar mensagens positivas, que serão usadas durante os episódios de pânico. Por exemplo, em vez de pensar: "Meu coração está disparado, acho que vou morrer", o cliente pensa: "Consigo suportar isso. É apenas ansiedade. E vai passar". O cliente pode anotar essas mensagens e mantê-las prontamente acessíveis em uma agenda, um caderno ou uma carteira.

A **descatastrofização** envolve o uso de perguntas, feitas pelo terapeuta, para avaliar a situação de modo mais realista. Ele pode perguntar: "Qual a pior coisa que pode acontecer? É provável que aconteça? Você conseguiria sobreviver a isso? Isso é tão ruim quanto você imagina?". O cliente usa técnicas de distração e interrupção do pensamento para dar uma sacudida em si mesmo e tirar o foco dos pensamentos negativos. Jogar água fria no rosto, puxar uma tira de borracha usada no punho ou gritar são técnicas que podem quebrar o ciclo de pensamentos negativos.

O **treinamento da assertividade** ajuda a adquirir mais controle sobre as situações da vida. As técnicas auxiliam a pessoa a negociar situações interpessoais e promovem autoconfiança. Envolvem o uso de declarações com o pronome "eu" para identificar sentimentos e comunicar preocupações ou necessidades a outras pessoas. Os exemplos incluem: "Eu fico com raiva quando você vira as costas para mim enquanto estou falando", "Eu quero ter cinco minutos do seu tempo para uma

Tabela 13.3 Fármacos usados para tratar transtornos de ansiedade

Nome genérico	Classificação	Usado para tratar
Alprazolam	Benzodiazepínico	Ansiedade, transtorno de pânico, TOC, fobia social, agorafobia
Buspirona	Não benzodiazepínico ansiolítico	Ansiedade, TOC, fobia social, TAG
Clorazepato	Benzodiazepínico	Ansiedade
Clordiazepóxido	Benzodiazepínico	Ansiedade
Clomipramina	Antidepressivo tricíclico	TOC
Clonazepam	Benzodiazepínico	Ansiedade, transtorno de pânico, TOC
Cloridina	Betabloqueador	Ansiedade, transtorno de pânico
Diazepam	Benzodiazepínico	Ansiedade, transtorno de pânico
Fluoxetina	Antidepressivo ISRS	Transtorno de pânico, TOC, TAG
Fluvoxamina	Antidepressivo ISRS	TOC
Hidroxizina	Anti-histamínico	Ansiedade
Imipramina	Antidepressivo tricíclico	Ansiedade, transtorno de pânico, agorafobia
Meprobamato	Não benzodiazepínico ansiolítico	Ansiedade
Oxazepam	Benzodiazepínico	Ansiedade
Paroxetina	Antidepressivo ISRS	Fobia social, TAG
Propranolol	Agonista alfa-adrenérgico	Ansiedade, transtorno de pânico, TAG
Sertralina	Antidepressivo ISRS	Transtorno de pânico, TOC, fobia social, TAG

Transtorno de ansiedade generalizada (TAG); transtorno obsessivo-compulsivo (TOC); inibidor seletivo da recaptação de serotonina (ISRS)

conversa ininterrupta sobre algo importante" e "Eu gostaria de ter 30 minutos à noite para relaxar sem ser incomodado".

CONSIDERAÇÕES SOBRE IDOSOS

A ansiedade que começa, pela primeira vez, na fase mais avançada da vida costuma estar associada a alguma outra condição, como depressão, demência, doença física, toxicidade medicamentosa ou retirada de medicação. As fobias, em particular a agorafobia, e o TAG são os transtornos de ansiedade mais comuns entre idosos. A maioria das pessoas com agorafobia de surgimento tardio atribui o início do transtorno ao surgimento abrupto de uma doença física ou a uma resposta a um evento traumático, como queda ou assalto. O TAG de surgimento tardio é comumente associado com a depressão. Embora menos comuns, os ataques de pânico podem ocorrer na velhice e com frequência estão relacionados com depressão ou uma doença física, como doença cardiovascular, gastrintestinal ou pulmonar crônica. A ruminação de pensamentos é comum na depressão dos idosos e pode tomar a forma de obsessões, como medo de contaminação, dúvida patológica ou medo de causar danos aos outros. O tratamento preferido para transtornos de ansiedade em idosos é feito com antidepressivos inibidores seletivos da recaptação de serotonina (ISRSs). No início, o tratamento envolve doses mais baixas do que as iniciais usuais para adultos, porque é preciso confirmar se o idoso vai tolerar a medicação: se iniciados com uma dose elevada demais, os ISRSs podem exacerbar os sintomas de ansiedade em clientes idosos (Sakauye, 2008).

CUIDADOS NA COMUNIDADE

Os enfermeiros encontram mais pessoas com transtornos de ansiedade em locais comunitários do que de internação. O tratamento formal para esses clientes comumente ocorre em clínicas comunitárias de saúde mental e em consultórios de médicos, especialistas clínicos psiquiátricos, psicólogos ou outros consultores de saúde mental. Uma vez que é comum a pessoa com transtornos de ansiedade acreditar que os sintomas esporádicos estão relacionados com problemas médicos, o médico de família ou o enfermeiro prático avançado pode ser o primeiro profissional da área da saúde a avaliar o cliente.

Conhecer os recursos comunitários ajuda o enfermeiro a orientar o cliente e a fazer os encaminhamentos apropriados para investigação, diagnóstico e tratamento. O enfermeiro pode encaminhá-lo a um psiquiatra ou a um enfermeiro psiquiátrico para diagnóstico, terapia e medicação. Outros recursos comunitários, como grupos de transtornos de ansiedade ou de mútua ajuda, podem fornecer apoio e ajudar o cliente a se sentir menos isolado e solitário.

PROMOÇÃO DA SAÚDE MENTAL

Com muita frequência, a ansiedade é vista de modo negativo, como algo a ser evitado a todo custo. Na verdade, para muitas pessoas, é um aviso de que não estão lidando com o estresse de modo eficaz. Aprender a prestar atenção a esse aviso e a fazer as mudanças necessárias é um modo saudável de lidar com o estresse dos eventos diários.

O estresse e a ansiedade resultante não estão associados exclusivamente com os problemas da vida. Eventos "positivos" ou desejados, como sair da casa dos pais para estudar na universidade, conquistar o primeiro emprego, casar-se e ter filhos, são estressantes e causam ansiedade. Na vida, é importante administrar os efeitos do estresse e da ansiedade para manter-se saudável. Dicas para o manejo do estresse incluem:

- Manter uma atitude positiva e acreditar em si mesmo.
- Aceitar que há eventos que você não pode controlar.
- Comunicar-se de modo assertivo com as outras pessoas; falar sobre os seus sentimentos com os outros e expressar os sentimentos por meio de risos, choro, etc.
- Aprender a relaxar.
- Exercitar-se com regularidade.
- Alimentar-se de modo bem balanceado.
- Limitar a ingestão de cafeína e álcool.
- Descansar e dormir bem.
- Estabelecer expectativas e metas realistas e encontrar uma atividade pessoalmente significativa.
- Aprender técnicas de controle do estresse, como relaxamento, imagens orientadas e meditação; praticá-las como parte da rotina diária.

Para pessoas com transtornos de ansiedade, é importante enfatizar que o objetivo é o manejo eficaz do estresse e da ansiedade e não a sua eliminação total. Embora seja importante para aliviar a ansiedade excessiva, a medicação não resolve nem elimina o problema inteiramente. Aprender técnicas para controle da ansiedade e métodos eficazes para enfrentar a vida e seus estresses é essencial para a melhoria geral da qualidade de vida.

TRANSTORNO DE PÂNICO

O **transtorno de pânico** é composto de episódios descontínuos de **ataques de pânico**, ou seja, 15 a 30 minutos de uma ansiedade rápida, intensa e progressiva, em que a pessoa experimenta enorme medo emocional, assim como desconforto fisiológico. Durante o ataque de pânico, sente-se uma ansiedade intensa e opressiva e apresentam-se quatro ou mais dos seguintes sintomas: palpitações, sudorese, tremores, falta de ar, sensação de sufocação, dores no peito, náusea, desconforto abdominal, tontura, parestesia e calafrios ou ondas de calor.

O transtorno de pânico é diagnosticado quando a pessoa tem ataques de pânico inesperados e recorrentes, seguidos de, pelo menos, um mês de preocupação ou inquietação persistente a respeito de ataques futuros ou de seu significado ou então

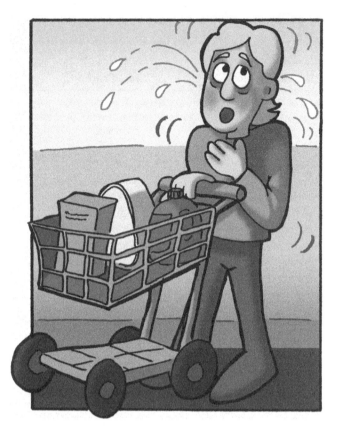

Ataque de pânico.

uma mudança de comportamento significativa relacionada com eles. Pouco mais de 75% das pessoas com transtorno de pânico têm ataques iniciais espontâneos sem um fator ambiental de disparo. Por sua vez, metade das pessoas com transtorno de pânico tem agorafobia concomitante. O transtorno de pânico é mais comum entre os que não concluíram um curso universitário e os não casados. O risco aumenta em 18% entre as pessoas com depressão (Merikangas, 2005).

Curso clínico

O pico de surgimento do transtorno de pânico ocorre no final da adolescência e em meados da 30ª década de vida. Embora a **ansiedade de pânico** possa ser normal em pessoas que estão passando por uma situação de ameaça à vida, quem tem esse transtorno experimenta essas respostas emocionais e fisiológicas sem esse estímulo. A lembrança do ataque de pânico, conjugada com o medo de ter outro, pode levar ao **comportamento de esquiva**. Em alguns casos, a pessoa quer sempre voltar para casa, ou permanece em uma área limitada, perto de casa, como a quadra onde mora ou os limites da cidade. Esse comportamento é conhecido como **agorafobia** ("medo de lugares públicos e grandes espaços abertos" ou de estar fora de casa). Algumas pessoas com agorafobia têm medo de colocar o pé fora de casa, pois podem sofrer um ataque de pânico assim que passam pela porta. Outros

> **VINHETA CLÍNICA:** Transtorno de pânico
>
> **Nancy passou no** condomínio da amiga Jen tanto tempo quanto no seu. Foi na casa da amiga que Nancy teve o primeiro ataque de pânico. Sem qualquer razão aparente, sentiu que as paredes estavam se fechando em torno dela, o ar começou a rarear e o coração palpitava no peito. Precisou sair – correr! Só assim continuaria viva. Ao mesmo tempo em que uma parte muito pequena e ainda racional de sua mente garantia não haver motivo para correr, era grande a necessidade de escapar. Ela correu do apartamento em direção às escadas, repetidas vezes pressionando o botão do elevador, com a parte mais cheinha das mãos, à espera de uma resposta instantânea. "E se o elevador não aparecer?". "Onde estavam as escadas que desejava tão desesperadamente e não conseguia encontrar?".
>
> A porta do elevador abriu; ela entrou correndo sem respirar. Nancy expirou com alívio momentâneo. Parecia que alguém a seguia para perguntar: "O que há de errado?". Não conseguiu responder! Ainda não conseguia respirar. Apoiou-se no corrimão dentro do elevador, já que era a única forma de evitar uma queda. "Respire", falou a si mesma, obrigando-se a inspirar. Procurou o botão certo para pressionar até o térreo; não poderia se enganar, pressionar o botão errado, levar mais tempo no elevador do que o necessário, já que não conseguiria. O coração palpitante, falta de ar, corre, corre! Quando a porta do elevador abriu, ela saiu correndo e dobrou o corpo, com as mãos nos joelhos. Foram necessários 5 minutos para perceber que estava segura e que estava tudo bem. Arrastando-se até o banco, respirando com mais facilidade, sentou-se o tempo suficiente para a frequência cardíaca diminuir. Exausta e assustada, perguntava-se: "Estou tendo um ataque cardíaco? Enlouquecendo? O que está acontecendo comigo?".
>
> Em vez de voltar para a casa da Jen, Nancy atravessou a rua até o próprio apartamento. Só voltaria à casa da amiga após recuperada. Ela sinceramente esperava que isso jamais ocorresse de novo; na verdade, talvez não fosse uma boa ideia ir à casa da amiga durante uns dias. Sentada no apartamento, pensou no ocorrido naquela tarde e em como evitar que se repetisse.

conseguem sair de casa, mas só se sentem livres do medo que antecipa um ataque de pânico quando estão dentro de uma área limitada. A agorafobia também pode ocorrer isoladamente, sem ataques de pânico.

Os padrões de comportamento de quem tem agorafobia demonstram claramente os conceitos de ganho primário e secundário associados a muitos transtornos de ansiedade. O **ganho primário** consiste no alívio alcançado pelo desempenho de um comportamento específico, orientado pela ansiedade, como ficar em casa para evitar ficar ansioso ao sair de um local seguro. Já o **ganho secundário** é a atenção recebida de outras pessoas em consequência desses comportamentos. Por exemplo, a pessoa com agorafobia pode receber atenção e preocupação atenta de membros da família, que também assumem todas as responsabilidades da vida familiar fora de casa (p. ex., trabalhar, fazer compras). Essencialmente, esses outros indivíduos cheios de compaixão tornam-se pessoas que viabilizam o autoaprisionamento dos agorafóbicos.

Tratamento

O transtorno de pânico é tratado com técnicas cognitivo-comportamentais, respiração profunda, relaxamento e medicamentos, como benzodiazepínicos, antidepressivos ISRSs, antidepressivos tricíclicos e anti-hipertensivos, como a clonidina e o propranolol.

APLICAÇÃO DO PROCESSO DE ENFERMAGEM: TRANSTORNO DE PÂNICO

Investigação

O Quadro 13.1 apresenta a Escala de Classificação da Ansiedade proposta por Hamilton. O enfermeiro pode usar esse recurso, junto com a discussão detalhada apresentada a seguir, para se orientar na hora de avaliar o cliente com transtorno de pânico.

História

O cliente costuma procurar tratamento para o transtorno de pânico após ter vivido vários ataques de pânico. Ele pode informar: "Acho que vou enlouquecer. Pensei estar tendo um ataque cardíaco, mas o médico disse ser ansiedade". Normalmente o cliente não é capaz de identificar qualquer elemento que tenha desencadeado esses eventos.

Aparência geral e comportamento motor

O enfermeiro avalia a aparência geral e o comportamento motor do cliente. Pode ser que este pareça inteiramente "normal" ou tenha alguns sinais de ansiedade se estiver apreensivo, com medo de ter logo um ataque de pânico. Se estiver ansioso, sua fala pode mudar de ritmo, tom e volume, e a pessoa pode ter dificuldades para ficar sentada. **Automatismos** – maneirismos automáticos inconscientes – podem ocorrer. Exemplos incluem tamborilar os dedos, balançar chaves ou torcer os cabelos. Os automatismos são orientados para o alívio da ansiedade e aumentam de frequência e intensidade à medida que aumenta o nível da ansiedade.

Humor e afeto

A investigação do humor e do afeto pode revelar que o cliente está ansioso, preocupado, tenso, deprimido, sério ou triste. Ao discutir os ataques de pânico, pode ser que o cliente chore. Ele pode expressar raiva de si mesmo por "não ser capaz de se controlar". A maioria dos clientes fica angustiada por causa da intrusão de ataques de ansiedade em suas vidas. Durante um ataque de pânico, o cliente pode descrever a sensação de estar desconectado de si próprio (**despersonalização**), ou de que as coisas não são reais (**desconcretização**).

QUADRO 13.1 Escala de Classificação de Hamilton para Ansiedade

Instrução: Esta lista de verificação pretende auxiliar o médico ou o psiquiatra a avaliar cada paciente quanto a seu grau de ansiedade e condição patológica. Dê, por favor, a pontuação apropriada:

Nenhuma = 0   Leve = 1   Moderada = 2   Severa = 3   Severa e predominantemente debilitante = 4

Item		Pontuação
Humor ansioso	Preocupações, antecipação do pior, antecipação medrosa, irritabilidade	_____
Tensão	Sensações de tensão, propensão à fadiga, reação de susto, choro fácil, tremores, sensações de inquietação, incapacidade para relaxar	_____
Medos	Do escuro, de estranhos, de ficar sozinho, de animais, do trânsito, de multidões	_____
Insônia	Dificuldade para adormecer, sono interrompido, sono insatisfatório e fadiga ao acordar, sonhos, pesadelos, terrores noturnos	_____
Intelectual (cognitivo)	Dificuldade para concentrar-se, memória insatisfatória	_____
Humor deprimido	Perda de interesse, falta de prazer nos *hobbies*, depressão, despertar cedo, oscilação diurna	_____
Somático (muscular)	Dores e incômodos, contorções, rigidez, reflexos mioclônicos, ranger de dentes, voz instável, aumento do tônus muscular	_____
Somático (sensorial)	Zumbido, embaçamento da visão, ondas de calor e frio, sensações de fraqueza, sensação de coceira	_____
Sintomas cardiovasculares	Taquicardia, palpitações, dor no peito, vasos pulsantes, sensações de desmaio, ausência de batimentos	_____
Sintomas respiratórios	Pressão ou constrição no peito, sensações de sufocação, suspiros, dispneia	_____
Sintomas gastrintestinais	Dificuldade para deglutir, expulsão de gases, dor abdominal, sensação de ardência, plenitude abdominal, náusea, vômito, ruído intestinal, intestino solto, perda de peso, constipação	_____
Sintomas geniturinários	Frequência urinária, urgência urinária, amenorreia, menorragia, aparecimento de frigidez, ejaculação precoce, perda da libido, impotência	_____
Sintomas autônomos	Boca seca, calorões, palidez, tendência à sudorese, sensação de vertigem, cefaleia tensional, crescimento de pelos	_____
Comportamento na entrevista	Comportamento nervoso, inquietação ou andar de um lado a outro, tremor nas mãos, cenho franzido, rosto tenso, suspiros ou respiração rápida, palidez facial, deglutição, expulsão ruidosa de gases, contorções rápidas do tendão, pupilas dilatadas, exoftalmia	_____

Comentários adicionais:

Assinatura do investigador:
_____

Reimpresso com a permissão do *British Journal of Medical Psychology* (1959), *32*, 50-55. © British Psychological

Conteúdo e processos mentais

Durante o ataque de pânico, o cliente fica oprimido, acredita que está morrendo, perdendo o controle ou "ficando louco". Pode, inclusive, considerar o suicídio. Os pensamentos ficam desorganizados, e ele perde a habilidade de pensar racionalmente. Outras vezes, pode ser consumido por preocupações sobre a possível ocorrência de um outro ataque de pânico e sobre o modo como vai lidar com ele.

Processos sensorial e intelectual

Durante um ataque de pânico, o cliente pode ficar confuso e desorientado. Não consegue apreender pistas ambientais nem responder apropriadamente. Essas funções normalizam-se quando o ataque de pânico cede.

Julgamento e compreensão

O julgamento fica suspenso durante ataques de pânicos; em um esforço para escapar, a pessoa pode sair correndo de um edifício e atravessar uma rua movimentada sem olhar para os lados e antes de retomar a habilidade de avaliar a segurança. A compreensão do transtorno de pânico ocorre apenas após o cliente ter recebido instruções a esse respeito. Ainda assim, inicialmente os clientes acreditam que são impotentes e não têm controle sobre os próprios ataques de ansiedade.

Autoconceito

Para o enfermeiro, é importante avaliar o autoconceito de clientes com transtorno de pânico. Com frequência esses clientes fazem declarações de autoculpa, como "Não posso acreditar que sou tão fraco e descontrolado" ou "Eu era uma pessoa alegre, bem ajustada". Pode ser que se avaliem negativamente em todos os aspectos da vida e percebam que se consomem em preocupações com ataques iminentes, sem conseguir fazer a maioria das coisas que faziam antes dos ataques de pânico.

Papéis e relacionamentos
Por causa da intensa antecipação de outro ataque de pânico, o indivíduo pode relatar alterações na vida social, profissional ou familiar. Em geral, o cliente evita pessoas, lugares ou eventos associados com ataques de pânico prévios. Às vezes, por exemplo, a pessoa não anda mais de ônibus porque teve um ataque de pânico nesse meio de transporte. Embora evitar certos objetos não ponha fim aos ataques, a sensação de desamparo é tão grande que o indivíduo pode tomar medidas ainda mais restritivas para evitá-los, como abandonar o emprego e ficar em casa.

Preocupações fisiológicas e com o autocuidado
O cliente costuma relatar problemas para dormir e comer. A ansiedade da apreensão vivida entre os ataques de pânico pode interferir no sono adequado e restaurador, ainda que a pessoa possa ficar horas na cama. Pode ocorrer perda de apetite ou ingestão constante de comida, na tentativa de abrandar a ansiedade.

Análise de dados
Os seguintes diagnósticos de enfermagem podem se aplicar ao cliente com transtorno de pânico:
- Risco de Lesão
- Ansiedade
- Autoestima Situacional Baixa
- Enfrentamento Ineficaz
- Desempenho do Papel Ineficaz
- Padrão de Sono Prejudicado

Identificação dos resultados
Os resultados para quem apresenta transtorno de pânico incluem os seguintes itens. O cliente irá:
- Ficar livre de lesões
- Verbalizar os próprios sentimentos
- Demonstrar o uso de mecanismos eficazes para lidar com as situações
- Demonstrar o uso eficaz de métodos de controle da resposta à ansiedade
- Verbalizar sensação de controle pessoal
- Restabelecer a ingestão nutricional adequada
- Dormir pelo menos seis horas por noite

Intervenção
Promoção de segurança e conforto
Durante um ataque de pânico, a primeira preocupação do enfermeiro é proporcionar um ambiente seguro ao cliente e garantir sua privacidade. Se o ambiente for muito estimulante, o cliente deve ser transferido para um lugar em que haja

INTERVENÇÕES DE ENFERMAGEM

Para transtornos de pânico

- Proporcionar um ambiente seguro e garantir a privacidade do cliente durante o ataque de pânico.
- Permanecer com o cliente durante o ataque de pânico.
- Ajudar o cliente a fazer respiração profunda.
- Conversar com o cliente com uma voz calma e tranquilizadora.
- Ensinar o cliente a usar técnicas de relaxamento.
- Ajudar o cliente a usar técnicas de reestruturação cognitiva.
- Envolver o cliente na exploração de modos de diminuir os estressores e as situações que provocam ansiedade.

menos estímulos. Um local tranquilo reduz a ansiedade e dá privacidade.

O enfermeiro fica com o cliente para ajudar a acalmá-lo e investigar seus comportamentos e preocupações. Depois de conseguir sua atenção, o profissional usa uma voz calma e confortadora para lhe dar instruções breves a fim de garantir que se sinta seguro:

"John, olhe ao seu redor. Aqui é seguro, e estou com você. Não vai acontecer nada. Respire profundamente."

Tranquilização e comportamento calmo podem ajudar a reduzir a ansiedade. Quando o cliente sente que perdeu o controle, o enfermeiro pode lhe informar que ficará no controle até que seu autocontrole seja retomado.

Uso da comunicação terapêutica
Clientes com transtornos de ansiedade podem colaborar com o enfermeiro na avaliação e no planejamento do atendimento; portanto, é importante uma atmosfera harmoniosa entre o enfermeiro e o cliente. A comunicação deve ser simples e calma, pois o cliente com ansiedade grave não consegue prestar atenção em mensagens longas e pode ter de andar de um lado a outro, agitado, para liberar energia. O enfermeiro pode caminhar com o cliente que se sente incapaz de ficar sentado e conversar. Deve avaliar com cuidado o uso do toque, pois clientes com ansiedade elevada podem interpretar o toque de um estranho como ameaça e afastar-se abruptamente.

À medida que a ansiedade do cliente diminui, a cognição começa a voltar. Quando a ansiedade regride até um nível controlável, o enfermeiro usa técnicas da comunicação aberta para discutir a experiência.

Enfermeiro: "Parece que sua ansiedade está cedendo. É isso mesmo?" ou "Você pode me dizer o que aconteceu alguns minutos atrás?"

Nesse ponto, o cliente pode discutir as próprias respostas emocionais a processos fisiológicos e comportamentos e pode tentar recuperar o senso de controle.

Controle da ansiedade

O enfermeiro pode ensinar ao cliente técnicas de relaxamento que podem ser usadas quando se experimenta estresse ou ansiedade. A respiração profunda é simples, qualquer um pode fazê-la. A formação orientada de imagens e o relaxamento progressivo são métodos para relaxar músculos tensos. A formação orientada de imagens envolve imaginar um local seguro e agradável para descansar. No relaxamento progressivo, de modo sequencial, a pessoa contrai os grupos musculares, mantém a contração e depois relaxa, deixando a tensão sair do corpo por meio da respiração rítmica. As técnicas de reestruturação cognitiva (discutidas antes) também podem ajudar a manejar a resposta à ansiedade.

Para qualquer uma dessas técnicas, é importante que o cliente as aprenda e pratique quando estiver relativamente calmo. Adquirindo experiência nessas técnicas, ele fica mais propenso a usá-las com êxito durante os ataques de pânico ou períodos de aumento da ansiedade. O indivíduo tende a acreditar que está retomando o autocontrole quando o uso dessas técnicas o ajuda a controlar a ansiedade. Quando acredita que pode administrar o ataque de pânico, gasta menos tempo preocupado com a antecipação do próximo ataque, o que reduz seu nível geral de ansiedade.

Fornecimento de instruções ao cliente e à família

Dar instruções ao cliente e à família é primordial no trabalho com clientes com transtornos de ansiedade. O cliente aprende modos de manejar o estresse e lidar com reações a ele e com situações que o provocam. Com informações sobre a eficácia da combinação entre psicoterapia e medicação e sobre os efeitos da medicação prescrita, ele pode se tornar o administrador-chefe do tratamento do transtorno de ansiedade. Para o enfermeiro, é importante instruir o cliente e os membros da família a respeito da fisiologia da ansiedade e do mérito de usar os manejos psicoterapêutico e farmacológico juntos. Essa abordagem de tratamento combinado, junto com técnicas que reduzem o estresse, pode ajudar o cliente a controlar as reações drásticas e permitir que adquira uma sensação de autocontrole. O enfermeiro pode ajudá-lo a compreender que essas terapias e fármacos não "curam" o transtorno, mas são métodos que o ajudam a controlá-lo e manejá-lo. Orientar o cliente e a família em relação à medicação deve incluir a dosagem recomendada e o regime das doses, os efeitos esperados, os efeitos colaterais e o modo de lidar com eles e as substâncias que possuem um efeito sinérgico ou antagonista com o fármaco.

O enfermeiro encoraja o cliente a exercitar-se regularmente. O exercício rotineiro ajuda a metabolizar a adrenalina, reduz reações de pânico e aumenta a produção de endorfinas; todas essas atividades aumentam a sensação de bem-estar.

Avaliação

A avaliação do plano de cuidados deve ser individualizada. Quando contínua, fornece dados para que se determine se os resultados previstos foram alcançados. A percepção do cliente em relação ao êxito do tratamento também desempenha um papel importante na avaliação. Mesmo quando todos os resultados previstos são alcançados, o enfermeiro deve perguntar se o cliente se sente confortável e satisfeito com sua qualidade de vida.

A avaliação do tratamento do transtorno de pânico baseia-se nos seguintes itens:

- O cliente compreende o regime de medicação prescrito e está comprometido com o seu cumprimento?
- Os episódios de ansiedade do cliente diminuíram de frequência ou intensidade?
- O cliente entendeu vários métodos de enfrentamento e sabe como usá-los?
- O cliente acredita que sua qualidade de vida seja satisfatória?

FOBIAS

A **fobia** é o medo intenso, ilógico e persistente de um objeto ou situação social que causa extrema angústia e interfere no funcionamento normal. Comumente, não resulta de experiências passadas negativas. Na verdade, pode ser que a pessoa nunca tenha entrado em contato com o objeto da fobia. Quem tem essa condição compreende que seu medo é incomum e irracional e, às vezes, até faz piada sobre a sua "tolice". Apesar disso, sente-se incapaz de eliminá-lo (Andreasen e Black, 2006).

As pessoas que sofrem de fobia desenvolvem uma ansiedade por antecipação, inclusive quando apenas pensam sobre um possível encontro com a situação ou o objeto fóbico temido. Envolvem-se em comportamentos de esquiva que, com frequência, limitam suas vidas. Comumente, esse comportamento de esquiva não alivia a ansiedade por antecipação durante muito tempo.

Há três categorias de fobias:

- Agorafobia (discutida anteriormente)
- Fobia específica – medo irracional de um objeto ou uma situação

---

INSTRUÇÕES AO CLIENTE E À FAMÍLIA

Para transtorno de pânico

- Revisar o controle respiratório e as técnicas de relaxamento.
- Discutir estratégias positivas de enfrentamento.
- Estimular a prática regular de exercícios.
- Enfatizar a importância de manter o regime de medicação prescrito, bem como o acompanhamento regular.
- Descrever técnicas de administração do tempo, como elaborar listas de coisas "a fazer", com prazos estimados realistas para cada atividade, riscar itens realizados na lista para ter uma sensação de cumprimento da tarefa e dizer "não".
- Enfatizar a importância de manter contato com a comunidade e de participar de organizações de apoio.

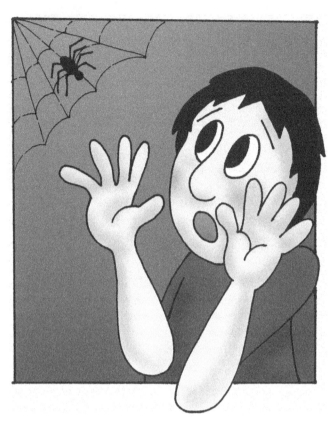

Fobias específicas.

- Fobia social – ansiedade provocada por certas situações sociais ou de desempenho.

Muitas pessoas expressam "fobias" em relação a cobra, aranha, rato ou afins. Esses medos são muito específicos, fáceis de evitar e não causam ansiedade nem preocupação. O diagnóstico de um transtorno fóbico é feito apenas quando o comportamento fóbico interfere significativamente na vida do indivíduo, criando angústia marcante ou dificuldade de funcionamento interpessoal ou profissional.

As fobias específicas são subdivididas nas seguintes categorias:

- **Fobias do ambiente natural:** medo de tempestade, água, altura ou outros fenômenos naturais
- **Fobias de sangue-injeção:** medo de ver sangue de outras pessoas ou o próprio sangue, de lesões traumáticas ou procedimentos médicos invasivos, como a injeção
- **Fobias situacionais:** medo de ficar em uma situação específica, como em cima de uma ponte ou dentro de túnel, elevador, cômodo pequeno, hospital ou avião
- **Fobia de animais:** medo de animais ou insetos (em geral de um tipo específico; é frequente esse medo surgir na infância, podendo continuar na vida adulta tanto em homens quanto em mulheres; gatos e cães são os objetos fóbicos mais comuns)
- Outros tipos de fobias específicas: por exemplo, medo de se perder quando está dirigindo e de não ser capaz de virar a direção no lugar certo (direita ou esquerda) para chegar ao destino

Na *fobia social*, também conhecida como *transtorno de ansiedade social*, surge uma ansiedade grave, no nível do pânico ou de incapacitação, quando se é confrontado com situações que envolvem pessoas. Exemplos incluem fazer um discurso, comparecer a um compromisso social sozinho, interagir com pessoas do sexo oposto ou com estranhos e fazer reclamações. A raiz do medo está na autoestima baixa e na preocupação com o julgamento alheio. A pessoa teme parecer socialmente inapta e ansiosa ou fazer algo embaraçoso, como eructar ou derramar comida. Outras fobias sociais incluem medo de comer ou escrever em público, usar banheiros públicos ou tornar-se o centro das atenções. Uma única pessoa pode ter uma ou várias fobias sociais; este último caso é conhecido como fobia social generalizada (Culpepper, 2006).

Surgimento e curso clínico

Fobias específicas comumente ocorrem na infância e na adolescência. Em alguns casos, apenas pensar no objeto temido ou segurar um modelo de plástico já gera medo. Quando persistem até a fase adulta, em 80% dos casos as fobias específicas duram a vida toda.

O pico da idade de surgimento da fobia social é o meio da adolescência; às vezes, surge em quem era tímido na infância. O curso da fobia social costuma ser contínuo, embora possa se tornar mais grave na vida adulta. A gravidade dos prejuízos oscila de acordo com o estresse e as demandas da vida.

Tratamento

A terapia comportamental funciona bem. Inicialmente, os terapeutas comportamentais concentram-se em explicar o que é a ansiedade, ajudando o cliente a identificar respostas de ansiedade, ensinando técnicas de relaxamento, definindo metas, discutindo métodos para alcançar essas metas e auxiliando o cliente a visualizar situações fóbicas. Terapias que ajudam o cliente a desenvolver a autoestima e o autocontrole são comuns e incluem a reestruturação positiva e o treinamento assertivo (explicado anteriormente).

Uma terapia comportamental com frequência usada para tratar fobias é a **dessensibilização sistemática** (seriada), em que o terapeuta expõe o cliente, progressivamente, ao objeto temido, em um local seguro, até que a ansiedade diminua. A cada exposição, a complexidade e a intensidade aumentam gradualmente, mas o cliente se sente menos ansioso. A ansiedade reduzida serve de reforço positivo, até que seja finalmente eliminada. No caso de cliente com medo de voar, por exemplo, o terapeuta pode encorajá-lo a segurar um modelo de avião pequeno enquanto fala de suas experiências; mais tarde, ele segura um modelo maior e fala sobre a experiência de voar. Mesmo exposições posteriores podem incluir passar em frente ao aeroporto, sentar em um avião parado e, finalmente, voar por pouco

>
> **VINHETA CLÍNICA:** Transtorno obsessivo-compulsivo
>
> **Sam acabou de chegar** em casa após o trabalho. Imediatamente, tirou a roupa e entrou debaixo do chuveiro. Enquanto se banhava, ensaboou o pano higiênico e repetiu a operação, esfregando com ele o corpo: "Não posso deixar nada de fora da operação! Preciso me livrar de todos os germes". Repetia isso a si mesmo. Usou 30 minutos no ato de esfregar-se. Ao sair do chuveiro, cuidou para pisar no tapete limpo e branco no chão. Secou-se completamente, certificando-se de que a toalha não tocasse o chão ou a pia. Pretendia vestir roupas limpas após o banho e preparar alguma coisa para o jantar. Agora, porém, não tinha mais certeza de estar limpo. Só poderia vestir-se se estivesse limpo. Lentamente, Sam virou-se, voltou ao banho e começou tudo outra vez.

tempo. O desafio de cada sessão baseia-se no êxito alcançado na anterior (Andreasen e Black, 2006).

A **inundação** é uma forma de dessensibilização rápida, em que um terapeuta comportamental confronta o cliente com o objeto fóbico (uma foto ou o objeto real) até que não produza mais ansiedade. Já que o pior medo do cliente concretizou-se e ele não morreu, não resta razão para continuar temendo a situação. O objetivo é livrá-lo da fobia em 1 ou 2 sessões. Esse método tem potencial para gerar elevada ansiedade e só deve ser conduzido por psicoterapeuta treinado, sob circunstâncias controladas e com o consentimento do cliente. Os fármacos usados para o tratamento das fobias encontram-se na Tabela 13.3.

TRANSTORNO OBSESSIVO-COMPULSIVO

Obsessões são pensamentos, imagens ou impulsos recorrentes, persistentes, intrusivos e indesejados, que causam intensa ansiedade e interferem no funcionamento interpessoal, social ou profissional. A pessoa sabe que os pensamentos são excessivos ou irracionais, mas acredita não ter controle sobre eles. **Compulsões** são comportamentos ritualísticos ou repetitivos, ou atos mentais realizados continuamente na tentativa de neutralizar a ansiedade. Comumente, o tema do ritual está associado ao da obsessão, como a repetida lavagem das mãos quando alguém está obcecado por contaminação, orações ou confissões repetidas, com a obsessão de pensamentos de blasfêmia. Compulsões comuns incluem:

- Rituais de checagem (confirmar repetidamente se a porta está trancada ou se a tampa da garrafa de café está bem fechada)
- Rituais de contagem (cada passo dado, placas do teto, blocos de concreto, carteiras da sala de aula)
- Lavar-se e esfregar-se até provocar lesão na pele
- Rezar ou entoar hinos
- Tocar, esfregar ou dar batidinhas (sentir a textura de cada material em uma loja de roupas; tocar pessoas, portas, paredes ou o próprio corpo)
- Juntar itens (por medo de jogar fora alguma coisa importante)
- Organizar (arrumar e novamente arrumar os móveis ou itens em cima da mesa ou na prateleira para manter uma ordem perfeita; aspirar a parte felpuda do tapete em uma única direção)
- Exibir comportamento rígido (usar sempre um padrão invariável de roupas)
- Ter ímpetos agressivos (p. ex., de jogar o filho de outras pessoas na parede)

O transtorno obsessivo-compulsivo (TOC) é diagnosticado apenas quando esses pensamentos, imagens e impulsos consomem a pessoa ou ela fica tão compelida a realizar os comportamentos que isso interfere em seu funcionamento pessoal, social ou profissional. Exemplos incluem o homem que não consegue mais trabalhar porque passa a maior parte do dia alinhando e realinhando itens no apartamento, ou a mulher que se sente compelida a lavar as mãos após tocar um objeto ou uma pessoa.

O TOC pode se manifestar em muitos comportamentos, sendo todos eles repetitivos, sem significado e de difícil controle. A pessoa compreende que esses rituais são incomuns e desarrazoados, mas se sente forçada a executá-los como modo de aliviar a ansiedade ou evitar pensamentos terríveis. Obsessões e compulsões são fontes de angústia e vergonha para a pessoa, a qual pode fazer de tudo para mantê-las em segredo.

Surgimento e curso clínico

O TOC pode começar na infância, especialmente em homens. Em mulheres, costuma surgir em torno dos 20 anos de idade. Geralmente o surgimento é gradual, embora haja casos de surgimento agudo, com períodos de diminuição e aumento dos sintomas. A exacerbação dos sintomas pode estar relacionada com o estresse. Das pessoas tratadas com terapia comportamental e medicação, 80% relatam êxito no controle das obsessões e compulsões, enquanto 15% mostram deterioração progressiva no funcionamento profissional e social (APA, 2000).

Tratamento

Como em outros transtornos de ansiedade, o tratamento ideal do TOC combina medicação e terapia comportamental. A Tabela 13.3 relaciona fármacos usados para tratar esse transtorno. A terapia comportamental inclui, especificamente, exposição e prevenção da resposta. A **exposição** envolve ajudar o cliente a confrontar deliberadamente as situações e os estímulos que costuma evitar. A **prevenção da resposta** busca atrasar ou evitar a realização de rituais. A pessoa aprende a tolerar a ansiedade e a reconhecer que ela vai abrandar, sem as consequências desastrosas imaginadas. Outras técnicas discutidas previamente, como a respiração profunda e o relaxamento, também podem ajudar a pessoa até que consiga manejar a ansiedade (Bandelow, 2008).

APLICAÇÃO DO PROCESSO DE ENFERMAGEM: TRANSTORNO OBSESSIVO-COMPULSIVO

Investigação

O Quadro 13.2 apresenta a Escala de Sintomas Obsessivo-compulsivos de Yale-Brown. O enfermeiro pode usar essa ferramenta junto com a discussão detalhada a seguir para orientar a investigação do cliente com TOC.

História

Comumente, o cliente busca tratamento apenas quando as obsessões tornam-se opressivas demais, interferem na vida diária (p. ex., ir ao trabalho, preparar as refeições, participar de atividades de lazer com a família ou os amigos), ou ambos. Os clientes são hospitalizados apenas quando se tornam completamente incapazes de cumprir a rotina diária. A maior parte do tratamento é feita fora do hospital. Com frequência, o cliente relata que os rituais começaram muitos anos antes; alguns, ainda na infância. Quanto mais responsabilidade tem o cliente à medida que envelhece, mais os rituais interferem em sua capacidade de cumprir essas responsabilidades.

Aparência geral e comportamento motor

O enfermeiro avalia a aparência e o comportamento do cliente. É comum que clientes com TOC pareçam tensos, ansiosos, preocupados e irascíveis. Podem ter dificuldades em relatar os sintomas por causa de constrangimento. Sua aparência geral é irretocável, isto é, nada do que se observa parece "fora do comum". A exceção é o cliente que fica quase imobilizado pelos próprios pensamentos e pela ansiedade resultante.

Humor e afeto

Durante a investigação do humor e do afeto, os clientes relatam sentimentos de ansiedade contínuos e opressivos em resposta a pensamentos, imagens ou impulsos obsessivos. Podem parecer tristes e ansiosos.

Conteúdo e processos de pensamento

O enfermeiro explora o conteúdo e os processos de pensamento do cliente. Muitos clientes descrevem que as obsessões surgem do nada, no meio das atividades normais. Quanto mais tenta pôr um fim ao pensamento ou à imagem, mais intenso se torna. O cliente descreve como essas obsessões não são o que gostaria de pensar e que, voluntariamente, nunca teria esse tipo de ideia ou imagem.

A investigação revela um funcionamento intelectual intacto. Pode ser que o cliente descreva dificuldades para se concentrar ou fixar a atenção quando as obsessões são fortes. Não há problemas de memória ou de funcionamento sensorial.

Julgamento e compreensão

O enfermeiro examina o julgamento e a capacidade de compreensão do cliente. Este reconhece que as obsessões são irracionais, mas não consegue interrompê-las. Faz julgamentos razoáveis (p. ex., "Sei que minha casa é um lugar seguro"), mas não consegue expressá-los em ações. Ainda se engaja no comportamento ritualístico quando a ansiedade se torna opressiva.

Autoconceito

Durante a investigação do autoconceito, o cliente verbaliza a preocupação de "estar ficando louco". Sentimentos de impotência para controlar as obsessões ou as compulsões contribuem para a baixa autoestima. O cliente pode acreditar que, se fosse "mais forte" ou tivesse mais força de vontade, poderia controlar esses pensamentos e comportamentos.

Papéis e relacionamentos

É importante que o enfermeiro avalie os efeitos do TOC sobre os papéis e relacionamentos do cliente. À medida que aumenta o tempo gasto na execução dos rituais, diminui a capacidade de desempenhar com êxito os papéis assumidos na vida. Os relacionamentos também sofrem, pois a família e os amigos começam a ficar cansados do comportamento repetitivo, e o cliente se torna menos disponível para eles, à medida que se consome com a ansiedade e o comportamento ritualístico.

Considerações fisiológicas e com o autocuidado

O enfermeiro examina os efeitos do TOC sobre a fisiologia e o autocuidado. Assim como em outros transtornos de ansiedade, no TOC, o cliente pode ter problemas para dormir. A execução dos rituais pode tomar o tempo de sono, ou a ansiedade pode interferir na capacidade de dormir e acordar revigorado. Os clientes também podem relatar perda indesejada de apetite ou de peso. Nos casos graves, a higiene pessoal pode ser negligenciada, uma vez que o cliente não consegue realizar as tarefas necessárias.

Análise de dados

Dependendo da obsessão específica e das compulsões que a acompanham, os sintomas podem variar. Os diagnósticos de enfermagem podem incluir:

- Ansiedade
- Enfrentamento Ineficaz
- Fadiga
- Autoestima Situacional Baixa
- Integridade da Pele Prejudicada (havendo rituais de lavar e esfregar)

Identificação de resultados

Para clientes com TOC, os resultados incluem que estes irão:
- Realizar as atividades cotidianas dentro de um período de tempo realista
- Demonstrar uso eficaz das técnicas de relaxamento
- Discutir sentimentos com outra pessoa

QUADRO 13.2 Escala de Sintomas Obsessivo-compulsivos de Yale-Brown

Para cada item, circule o número que identifica a resposta que melhor caracteriza o paciente.

1. *Tempo ocupado com pensamentos obsessivos*
   Quanto de seu tempo é ocupado por pensamentos obsessivos?
   Com que frequência ocorrem os pensamentos obsessivos?
   0 Nenhum
   1 Pouco (menos de 1 hora/dia), ou ocasional (intrusão que se dá em não mais do que oito vezes/dia)
   2 Moderado (1-3 horas/dia), ou frequente (intrusão que ocorre mais do que oito vezes/dia, embora na maior parte das horas do dia está sem obsessões)
   3 Severo (mais do que 3 e até 8 horas/dia), ou muito frequente (intrusão que ocorre durante a maior parte das horas do dia)
   4 Extremo (superior a 8 horas/dia), ou intrusão quase consistente (numerosa demais para contar e raramente, uma hora, passa sem ocorrência de várias obsessões)

2. *Interferência devida a pensamentos obsessivos*
   Quanto seus pensamentos obsessivos interferem em seu funcionamento social ou profissional (papel)?
   Há alguma coisa que você deixa de fazer por causa deles?
   0 Nada
   1 Leve: pequena interferência nas atividades sociais e profissionais; o desempenho geral, porém, não fica prejudicado
   2 Moderada: interferência definida no desempenho social ou profissional, mas ainda assim passível de controle
   3 Severa: causa prejuízo substancial no desempenho social ou profissional
   4 Extrema: incapacitante

3. *Sofrimento associado a pensamentos obsessivos*
   Quanto sofrimento seus pensamentos obsessivos lhe causam?
   0 Nenhum
   1 Leve, infrequente e nem um pouco perturbador
   2 Moderado, frequente e perturbador, embora ainda passível de controle
   3 Severo, muito frequente e bastante perturbador
   4 Extremo, quase constante e incapacitante

4. *Resistência às obsessões*
   Quanto esforço você faz para resistir aos pensamentos obsessivos?
   Com que frequência tenta desconsiderar ou afastar sua atenção desses pensamentos quando entram em sua mente?
   0 Tenta sempre resistir, ou os sintomas são tão mínimos que não necessitam de resistência ativa a eles
   1 Tenta resistir na maior parte do tempo
   2 Faz certo esforço para resistir
   3 Rende-se a todas as obsessões sem tentar controlá-las, mas tem certa relutância ao agir assim
   4 Total e voluntariamente rende-se a todas as obsessões

5. *Grau de controle sobre os pensamentos obsessivos*
   Quanto controle você tem sobre seus pensamentos obsessivos?
   Qual sua taxa de sucesso ao interromper ou desviar seu pensamento obsessivo?
   0 Controle total
   1 Muito controle: costuma conseguir parar ou desviar as obsessões com algum esforço e concentração
   2 Controle moderado: consegue, às vezes, parar e desviar as obsessões
   3 Pouco controle: raramente é bem-sucedido em interromper as obsessões
   4 Nenhum controle: vivido como totalmente involuntário, raramente capaz de, mesmo por momentos, desviar o pensamento

6. *Tempo gasto realizando pensamentos compulsivos*
   Quanto tempo é gasto na realização de pensamentos compulsivos?
   Com que frequência você implementa as compulsões?
   0 Nenhum
   1 Leve (menos de 1 hora/dia realizando as compulsões), ou ocasional (implementação das compulsões ocorre em não mais de oito vezes/dia)
   2 Moderado 1-3 horas/dia realizando compulsões, ou execução frequente de comportamentos compulsivos
   3 Severo (além de 3 e até 8 horas/dia desempenhando as compulsões), ou muito frequente (desempenho das compulsões ocorre mais do que oito vezes/dia e durante a maior parte das horas do dia)
   4 Extremo (além de 8 horas/dia concretizando as compulsões), ou concretização quase consistente das compulsões (muito numerosas para contagem e raramente se passa uma hora sem que várias compulsões sejam concretizadas)

7. *Interferência devida a comportamentos compulsivos*
   Quantos de seus comportamentos compulsivos interferem em seu funcionamento social ou profissional (papel)? Há alguma coisa que você não faz devido às compulsões?
   0 Nada
   1 Leve: pouca interferência nas atividades sociais e profissionais, embora não haja prejuízo para o desempenho geral
   2 Moderado: interferência definida no desempenho social ou profissional, embora ainda passível de controle
   3 Severo: causa prejuízo substancial ao desempenho social ou profissional
   4 Extremo: incapacitante

8. *Sofrimento associado ao comportamento compulsivo*
   Como se sentiria se não pudesse concretizar suas compulsões? Qual seu grau de ansiedade devido a isso? Qual seu grau de ansiedade enquanto concretiza as compulsões até ficar satisfeito com sua conclusão?
   0 Nenhum
   1 Leve: somente levemente ansioso se as compulsões impediram ou apenas levemente ansioso durante o desempenho da compulsões
   2 Moderado: informa que a ansiedade irá aumentar, mas é ainda passível de controle se as compulsões são impedidas ou que a ansiedade aumenta ainda que continue controlável durante o desempenho das compulsões.

(continua)

> **QUADRO 13.2** Escala de Sintomas Obsessivo-compulsivos de Yale-Brown (*continuação*)
>
> 3 Severo: aumento saliente e bastante perturbador da ansiedade se compulsões são interrompidas, ou aumentos salientes e muito perturbadores na ansiedade durante a concretização das compulsões
> 4 Extremo: ansiedade incapacitante decorrente de qualquer intervenção voltada à modificação da atividade, ou ansiedade incapacitante durante o desempenho das compulsões
> 9. *Resistência às compulsões*
> Quanto esforço é feito para resistir às compulsões?
> 0 Faz um esforço para sempre resistir, ou os sintomas são tão poucos que não há necessidade de resistência ativa
> 1 Tenta resistir na maior parte do tempo
> 2 Faz certo esforço para resistir
> 3 Cede a todas as compulsões sem tentar controlá-las, mas age assim com alguma relutância
>
> 4 Total e voluntariamente cede a todas às compulsões
> 10. *Grau de controle sobre comportamento compulsivo*
> 0 Controle total
> 1 Muito controle: sofre pressão para concretizar o comportamento, mas costuma conseguir exercer controle voluntário sobre ele
> 2 Controle moderado: pressão forte para desempenhar comportamentos; consegue controlar somente com dificuldade
> 3 Pouco controle: impulso muito forte para realizar o comportamento; precisa ser levado à conclusão; é capaz somente de retardar com dificuldades
> 4 Nenhum controle: impulso sentido para desempenhar o comportamento é totalmente involuntário
>
> Reimpresso com permissão de Goodman, W.K., Price, L.H., Rasmussen, S.A. *et al.* (1989). The Yale-Brown Obsessive-Compulsive Scale: Development, use, and reliability. *Archives of General Psychiatry, 46*, 1006.

- Demonstrar uso eficaz das técnicas da terapia comportamental
- Gastar menos tempo na execução de rituais.

Intervenção

Uso da comunicação terapêutica

Oferecer apoio e encorajar o cliente é importante para ajudá-lo a manejar as respostas à ansiedade. O enfermeiro pode validar os sentimentos opressivos experimentados pelo cliente enquanto indica a crença de que este é capaz de fazer as mudanças necessárias e reconquistar o senso de controle. Ele estimula o cliente a falar sobre os sentimentos e a descrevê-los, contando tantos detalhes quanto puder tolerar. Uma vez que muitos clientes tentam esconder seus rituais e manter em segredo suas obsessões, discutir pensamentos, comportamentos e sentimentos resultantes com o enfermeiro é um passo importante. Desse modo, é possível começar a aliviar a "carga" que o cliente leva sozinho.

Instruções sobre relaxamento e técnicas comportamentais

O enfermeiro pode ensinar ao cliente técnicas de relaxamento, como respiração profunda, relaxamento muscular progressivo e formação orientada de imagens. Essa intervenção deve acontecer quando a ansiedade estiver baixa e o indivíduo for capaz de aprender de modo mais eficaz. Inicialmente, o enfermeiro pode demonstrar e praticar as técnicas com o cliente. Depois, ele o encoraja a praticá-las até que se sinta confortável em fazer isso sozinho. Depois de dominar as técnicas de relaxamento, o cliente pode usá-las nos momentos em que a ansiedade aumentar. Além de diminuir sua ansiedade, ele ganha um aumento da sensação de controle que pode levar à melhora da autoestima.

Para manejar a ansiedade e os comportamentos ritualísticos, são necessários dados básicos sobre sua frequência e duração. O cliente pode manter um diário com as situações crônicas que disparam obsessões, a intensidade da ansiedade, o tempo gasto na execução dos rituais e os comportamentos de esquiva. Esse registro fornece um quadro claro para o cliente e para o enfermeiro. Só assim o cliente pode começar a usar as técnicas comportamentais de exposição e prevenção de respostas. No início, pode diminuir o tempo gasto na execução de rituais ou adiar a execução do ritual enquanto tem a ansiedade. Finalmente, o cliente consegue eliminar a resposta ritualística ou reduzi-la bastante, a ponto de ser mínima sua interferência na vida cotidiana. Os clientes podem usar técnicas de relaxamento para ajudá-los a controlar e a tolerar a ansiedade vivida.

É importante observar que o cliente deve estar disposto a se engajar na exposição e na prevenção de respostas. Assim, essas técnicas não podem ser impostas a ele.

Como desempenhar a rotina diária

Para concluir as tarefas de modo eficaz, pode ser que, no início, o cliente precise de um tempo adicional para os rituais. Por exemplo, se o café da manhã está agendado para as 8h e o cliente cumpre um ritual de 45 minutos antes de comer, o enfermeiro deve incluir também esse tempo no planejamento. É importante que o enfermeiro não interrompa nem tente concluir o ritual, pois, fazendo isso, vai provocar o aumento progressivo e marcante da ansiedade do cliente. Mais uma vez, este deve

INTERVENÇÕES DE ENFERMAGEM

Para TOC

- Oferecer encorajamento, apoio e compaixão ao cliente.
- Deixar claro que você acredita que o cliente pode mudar.
- Encorajar o cliente a falar sobre sentimentos, obsessões e rituais de modo detalhado.
- Diminuir, aos poucos, o tempo que o cliente gasta em comportamentos ritualísticos.
- Ajudar o cliente a usar as técnicas comportamentais de exposição e prevenção de respostas.
- Encorajar o cliente a usar técnicas de controle e a tolerar as respostas de ansiedade.
- Ajudar o cliente a completar a rotina e as atividades diárias dentro de limites de tempo combinados.
- Estimular o cliente a desenvolver e a seguir um cronograma escrito, com horários e atividades especificados.

INSTRUÇÕES AO CLIENTE E À FAMÍLIA

Para TOC

- Ensinar sobre o transtorno obsessivo-compulsivo.
- Revisar a importância de conversar abertamente sobre obsessões, compulsões e ansiedade.
- Enfatizar o atendimento ao regime medicamentoso como elemento importante do tratamento.
- Discutir as técnicas comportamentais necessárias ao controle da ansiedade e à redução da predominância das obsessões.

estar disposto a fazer as mudanças no próprio comportamento. De comum acordo, ambos podem fazer o planejamento para limitar o tempo gasto na execução de rituais. Podem limitar o ritual matutino a 40 minutos, depois a 35, e assim por diante, tomando o cuidado de fazer uma diminuição gradual, em um ritmo tolerável para o cliente. Ao completar o ritual ou depois de passado o tempo concedido, o cliente deve se envolver na atividade esperada. Pode ser que isso cause ansiedade; nesse caso, o cliente pode usar técnicas de relaxamento ou redução do estresse. Em casa, ele pode continuar a seguir a rotina diária ou o cronograma escrito, que o ajuda a dar continuidade a tarefas e a conseguir realizar atividades e cumprir suas obrigações.

Fornecimento de instruções ao cliente e à família

Tanto para o cliente quanto para a família, é importante conhecer o TOC. Costumam ficar aliviados em saber que o cliente não está "ficando louco" e que as obsessões são indesejadas e não reflexo de um "lado negro" de sua personalidade. Ajudar o cliente e a família a falar abertamente sobre obsessões, ansiedade e rituais elimina a necessidade do primeiro de manter essas coisas em segredo e carregar a carga de culpa sozinho. Quando inteiramente informados, os membros da família também podem dar, com maior eficácia, o apoio emocional de que o cliente precisa.

É essencial dar instruções sobre a importância de seguir a prescrição da medicação para combater o TOC. O cliente pode ter de experimentar medicamentos diferentes até obter uma resposta satisfatória. As chances de melhoria dos sintomas do TOC aumentam quando ele usa tanto a medicação quanto as técnicas comportamentais.

Avaliação

O tratamento mostra-se eficaz quando os sintomas não interferem mais na habilidade do cliente de cumprir suas obrigações. Quando as obsessões ocorrem, ele maneja a ansiedade resultante sem se engajar em rituais complicados, que consomem tempo. Relata que readquiriu o controle da própria vida e que é capaz de tolerar e manejar a ansiedade, com interrupção mínima.

TRANSTORNO DE ANSIEDADE GENERALIZADA

Quem tem transtorno de ansiedade generalizada (TAG) preocupa-se em excesso e sente-se altamente ansioso durante pelo menos 50% do tempo, por seis meses ou mais. Incapaz de controlar esse foco na preocupação, a pessoa tem três ou mais dos seguintes sintomas: desassossego, irritabilidade, tensão muscular, fadiga, dificuldade de pensar e alterações no sono. São os médicos de família, mais do que os psiquiatras, que descobrem pessoas com esse transtorno crônico. A qualidade de vida de idosos com TOC fica enormemente prejudicada. O antidepressivo buspirona e os ISRSs são os tratamentos mais eficazes (Starcevic, 2006).

TRANSTORNO DE ESTRESSE PÓS-TRAUMÁTICO

O transtorno de estresse pós-traumático (TEPT) pode ocorrer em uma pessoa que testemunhou algum evento terrível e potencialmente mortal. Após o evento traumático, ela revive tudo ou parte do evento por meio de sonhos ou rememorações em vigília e responde defensivamente aos *flashbacks*. Desenvolvem-se novos comportamentos relacionados com o trauma, como dificuldades para dormir, hipervigilância, dificuldades de raciocínio, resposta de sobressalto grave e agitação (APA, 2000; ver o Cap. 11).

TRANSTORNO DE ESTRESSE AGUDO

O transtorno de estresse agudo é similar ao TEPT, em que a pessoa vive uma situação traumática, embora a resposta seja mais dissociativa. Tem-se a sensação de que o evento não foi real, acredita-se que não seja real e são esquecidos alguns aspectos do evento por meio de amnésia, distanciamento emocional e esquecimento confuso em relação ao ambiente (APA, 2000).

QUESTÕES DE AUTOPERCEPÇÃO

Trabalhar com pessoas com transtorno de ansiedade é um tipo diferente de desafio para o enfermeiro. Normalmente, em outros aspectos, esses clientes são pessoas normais e estão conscientes de que os próprios sintomas são incomuns, mas se sentem incapazes de controlá-los. Têm muita frustração e sentimentos de desamparo e fracasso. Não têm o controle das próprias vidas e vivem com medo do próximo episódio. Tomam medidas extremas para tentar prevenir episódios, evitando pessoas e lugares em que eventos prévios ocorreram.

Para enfermeiros e outros, pode ser difícil compreender por que a pessoa simplesmente não para de ter esses comportamentos bizarros que interferem em sua vida. Por que aquele homem que vive lavando as mãos até ficarem em carne viva não para de esfregar as pobres mãos várias vezes por hora? Os enfermeiros devem entender o que são os comportamentos de ansiedade e como funcionam, não apenas para atender o cliente, mas para compreender o papel que a ansiedade desempenha no cumprimento das obrigações da enfermagem. Espera-se que os enfermeiros trabalhem com dedicação e impeçam que os próprios sentimentos e necessidades atrapalhem o cuidado. No entanto, como indivíduos com emoções, são tão vulneráveis ao estresse e à ansiedade quanto os outros, com as próprias necessidades.

Pontos a serem considerados quando trabalhamos com clientes com ansiedade e doenças relacionadas ao estresse

- Lembrar que todo mundo, ocasionalmente, sofre de estresse e ansiedade capazes de interferir na vida diária e no trabalho.
- Evitar cair na armadilha de tentar "consertar" os problemas do cliente.
- Discutir todos os sentimentos desconfortáveis com um enfermeiro mais experiente a fim de obter sugestões sobre o modo de lidar com os próprios sentimentos em relação a esses clientes.
- Lembrar-se de praticar as técnicas de controle do estresse e da ansiedade na própria vida.

Questões de pensamento crítico

1. Uma vez que todas as pessoas, ocasionalmente, têm ansiedade, é importante que os enfermeiros conheçam os próprios mecanismos de enfrentamento. Faça uma autoavaliação: o que causa sua ansiedade? Que resposta física, emocional e cognitiva ocorre quando você está ansioso? Que mecanismos de enfrentamento você usa? São saudáveis?
2. Clientes com transtornos de ansiedade envolvem-se em comportamentos de esquiva, esperando fugir de desencadeadores ambientais, evitando, assim, ataques futuros de ansiedade. Como o enfermeiro pode garantir que esses clientes continuem envolvidos em suas vidas cotidianas? Que intervenções ou ensino pode funcionar?

PONTOS-CHAVE

- A ansiedade é um sentimento vago de receio ou apreensão. Trata-se de uma resposta a estímulos externos ou internos que se manifestam em sintomas comportamentais, emocionais, cognitivos e físicos.
- A ansiedade apresenta efeitos colaterais positivos e negativos. Os positivos produzem crescimento e mudança adaptativa. Os negativos, baixa autoestima, medo, inibição e transtornos de ansiedade (além de outros transtornos).
- Os quatro níveis da ansiedade são: leve (ajuda a pessoa a aprender, crescer e mudar); moderada (aumenta o foco sobre o alarme; o aprendizado ainda é possível); grave (diminui enormemente a função cognitiva; aumenta a preparação para respostas físicas; aumenta as necessidades de espaço) e

RECURSOS NA INTERNET

RECURSOS
- Anxiety Disorders Association of America
- Obsessive Compulsive Foundation
- OCD Online Home Page
- Panic Anxiety Disorders Help and Support
- Phobia List
- Social Anxiety Network Home Page
- Social Phobia/Social Anxiety Disorder

ENDEREÇOS ELETRÔNICOS
- http://www.adaa.org
- http://www.ocfoundation.org
- http://www.ocdonline.com
- http://www.panicdisorder.about.com
- http://www.phobia-fear-release.com/phobia-list.html
- http://www.social-anxiety-network.com
- http://www.socialphobia.org

de pânico (resposta de luta, fuga ou paralisação; o indivíduo fica tentando se libertar do desconforto desse elevado nível de ansiedade; sem possibilidade de aprendizado).
- Os mecanismos de defesa são distorções intrapsíquicas que o indivíduo usa para se sentir em uma posição de maior controle. Acredita-se que esses mecanismos sejam usados em demasia quando a pessoa desenvolve um transtorno de ansiedade.
- As teorias e os estudos etiológicos atuais sobre os transtornos de ansiedade mostram incidência familiar, com implicações dos neurotransmissores GABA, noradrenalina e serotonina.
- O tratamento dos transtornos de ansiedade envolve medicação (ansiolíticos, ISRSs e antidepressivos tricíclicos, clonidina e propranolol) e terapia.
- As técnicas cognitivo-comportamentais incluem reestruturação positiva, descatastrofização, interrupção do pensamento e distração. As técnicas comportamentais para o TOC incluem exposição e prevenção de respostas.
- No ataque de pânico, a pessoa sente-se morrer. Os sintomas podem incluir palpitações, sudorese, tremores, falta de ar, sensação de sufocação, dor no peito, náusea, desconforto abdominal, tontura, parestesia e labilidade vasomotora. O indivíduo tem uma dessas três respostas: lutar, fugir ou paralisar-se.
- As fobias são uma ansiedade excessiva resultante de estar em público ou em lugares abertos (agorafobia), de um objeto específico ou de algumas situações sociais.
- O TOC envolve pensamentos, imagens ou impulsos (obsessões) recorrentes, persistentes, intrusivos e indesejados, bem como comportamentos ritualísticos ou repetitivos, ou atos mentais (compulsões) realizados para eliminar as obsessões ou neutralizar a ansiedade.
- A autopercepção da própria ansiedade e das respostas a ela melhora muito os relacionamentos pessoais e profissionais.

REFERÊNCIAS

American Psychiatric Association. (2000). *DSM-IV-TR: Diagnostic and statistical manual of mental disorders* (4th ed., text revision). Washington, DC: American Psychiatric Association.
Andreasen, N. C., & Black, D. W. (2006). *Introductory textbook of psychiatry* (4th ed.). Washington DC: American Psychiatric Publishing.
Bandelow, B. (2008). The medical treatment of obsessive-compulsive disorder and anxiety. *CNS Spectrums, 13*(9) Suppl. 14), 37-46.
Charney, D. S. (2005). Anxiety disorders: Introduction and overview. In B. J. Sadock & V. A. Sadock (Eds.), *Comprehensive textbook of psychiatry* (Vol. 1, 8th ed., pp. 1718–1719). Philadelphia: Lippincott Williams & Wilkins.
Culpepper, L. (2006). Social anxiety disorder in the primary care setting. *Journal of Clinical Psychiatry, 67*(Suppl 12), 31–37.
Freud, S. (1936). *The problem of anxiety.* New York: W. W. Norton.
McMahon, F. J., & Kassem, L. (2005). Anxiety disorders: Genetics. In B. J. Sadock & V. A. Sadock (Eds.), *Comprehensive textbook of psychiatry* (Vol. 1., 8th ed., pp. 1759–1762). Philadelphia: Lippincott Williams & Wilkins.
Merikangas, K. R. (2005). Anxiety disorders: Epidemiology. In B. J. Sadock & V. A. Sadock (Eds.), *Comprehensive textbook of psychiatry* (Vol. 1, 8th ed., pp. 1720–1728). Philadelphia: Lippincott Williams & Wilkins.
Neumeister, A., Bonne, O., & Charney, D. S. (2005). Anxiety disorders: Neurochemical aspects. In B. J. Sadock & V. A. Sadock (Eds.), *Comprehensive textbook of psychiatry* (Vol. 1, 8th ed., pp. 1739–1748). Philadelphia: Lippincott Williams & Wilkins.
Peplau, H. (1952). *Interpersonal relations.* New York: Putnam.
Sakauye, K. (2008). *Geriatric Psychiatry basics.* New York: WW Norton.
Schultz, J. M., & Videbeck, S. L. (2009). *Lippincott's manual of psychiatric nursing care plans* (8th ed.). Philadelphia: Lippincott Williams & Wilkins.
Selye, H. (1956). *The stress life.* St. Louis: McGraw-Hill.
Selye, H. (1974). *Stress without distress.* Philadelphia: J. B. Lippincott.
Spector, R. E. (2008). *Cultural diversity in health and illness* (7th ed.). Upper Saddle River, NJ: Prentice-Hall Health.
Starcevic, V. (2006). Anxiety states: A review of conceptual and treatment issues. *Current Opinion in Psychiatry, 19*(1), 79–83.
Sullivan, H. S. (1952). *Interpersonal theory of psychiatry.* New York: W. W. Norton.

LEITURAS ADICIONAIS

Iancu, I., Levin, J., Hermesh, H., Dannon, P., Poreh, A., Ben-Yehuda, Y., et al. (2006). Social phobia symptoms: Prevalence, sociodemographic correlates, and overlap with specific phobia symptoms. *Comprehensive Psychiatry, 47*(5), 399–405.
Mataix-Cois, D., do Rosario-Campos, M. C., & Leckman, J. F. (2005). A multidimensional model of obsessive-compulsive disorder. *American Journal of Psychiatry, 162*(2), 228–238.
Uhlenhuth, E. H., Leon, A. C., & Matuzas, W. (2006). Psychopathology of panic attacks in panic disorder. *Journal of Affective Disorders, 92*(1), 55–62.

Guia de Estudo

QUESTÕES DE MÚLTIPLA ESCOLHA

Escolha a resposta correta para cada uma das seguintes questões.

1. O enfermeiro observa um cliente que está ficando cada vez mais irritado. Caminha com rapidez de um lado a outro, hiperventila, cerra os dentes, retorce as mãos e treme. O tom de sua fala é alto e impetuoso; parece preocupado com os próprios pensamentos e está socando a palma de uma mão com o punho cerrado da outra. O enfermeiro identifica que sua ansiedade é de grau:
   a. Leve
   b. Moderado
   c. Severo
   d. De pânico

2. Na investigação de um cliente com ansiedade, as perguntas do enfermeiro devem ser:
   a. Evitadas até que a ansiedade desapareça
   b. Abertas
   c. Adiadas até que o cliente ofereça as informações de modo voluntário
   d. Específicas e diretas

3. Durante a investigação, a cliente diz ao enfermeiro que não consegue parar de se preocupar com a própria aparência e que, com frequência, tira a maquiagem "velha" e aplica uma nova a cada 1 ou 2 horas ao longo do dia. O enfermeiro identifica esse comportamento como indicativo de:
   a. Transtorno de estresse agudo
   b. Transtorno de ansiedade generalizada
   c. Transtorno de pânico
   d. Transtorno obsessivo-compulsivo

4. O principal objetivo de um cliente que está aprendendo a técnica de relaxamento é:
   a. Confrontar diretamente a fonte da ansiedade
   b. Experimentar ansiedade sem se sentir oprimido
   c. Relatar a ausência de episódios de ansiedade
   d. Suprimir sentimentos de ansiedade

5. Qual destas quatro classes de medicamentos usados no transtorno de pânico é considerada a mais segura por causa da baixa incidência de efeitos colaterais e da ausência de dependência fisiológica?
   a. Benzodiazepínicos
   b. Tricíclicos
   c. Inibidores da monoaminoxidase
   d. Inibidores seletivos da recaptação de serotonina

6. Qual das seguintes opções seria a melhor intervenção no caso de cliente que está sofrendo um ataque de pânico?
   a. Envolver o cliente em uma atividade física
   b. Oferecer-lhe uma distração, como música
   c. Permanecer com o cliente
   d. Ensinar uma técnica de relaxamento ao cliente

7. Um cliente com transtorno de ansiedade generalizada declara: "Aprendi que a melhor coisa que posso fazer é esquecer minhas preocupações". Como o enfermeiro avaliaria essa declaração?
   a. O cliente está desenvolvendo a própria compreensão
   b. As habilidades de enfrentamento do cliente melhoraram
   c. O cliente precisa de encorajamento para verbalizar seus sentimentos
   d. O tratamento do cliente está sendo bem-sucedido

8. Um cliente com ansiedade está começando o tratamento com lorazepam. Para o enfermeiro, o mais importante é avaliá-lo no seguinte aspecto:
   a. Motivação para o tratamento
   b. Apoio familiar e social
   c. Uso de mecanismos de enfrentamento
   d. Uso de álcool

QUESTÕES DE MÚLTIPLAS RESPOSTAS

Selecione o que é aplicável.

1. Intervenções para cliente com transtorno obsessivo-compulsivo incluiriam
   a. Encorajamento para que o cliente manifeste seus sentimentos
   b. Ajuda ao cliente para evitar pensamento obsessivo
   c. Interrupção dos rituais, com distrações adequadas
   d. Planejamento de limitação dos rituais com o cliente
   e. Instrução ao cliente sobre exercícios de relaxamento
   f. Solicitar ao cliente que tolere todos os sentimentos de ansiedade

2. No trabalho com cliente com ansiedade moderada, o enfermeiro deve esperar encontrar
   a. Incapacidade de concluir tarefas
   b. Fracasso em responder ao redirecionamento
   c. Aumento de automatismos ou gestos
   d. Estreitamento do campo perceptivo
   e. Atenção seletiva
   f. Incapacidade de conectar os pensamentos de forma independente

EXEMPLO CLÍNICO

Martha Cummings contatou a Visiting Nurses Association (VNA) para discutir suas preocupações com Susan, a filha de 22 anos de idade, uma *designer* gráfica. Martha explica que Susan sempre foi tímida, com poucos amigos e com dificuldade de lidar com situações novas. Nos últimos quatro anos, conforme Martha, Susan ficou cada vez mais relutante em sair do apartamento, inventando desculpas para não visitar a família e pedindo à mãe que faça as tarefas de rua e até a compra dos suprimentos para ela. Martha informa ainda que Susan deixou de ir ao escritório. Mantém o trabalho em casa. O empregador permitiu isso durante várias semanas, embora esteja ficando bastante impaciente com Susan. Martha receia que a filha perca o emprego.

Quando Martha tenta conversar com Susan sobre essa situação, a filha fica muito ansiosa e agitada; não quer conversar sobre seus problemas, insistindo que "não pode mais ir lá". Martha não conseguiu convencer a filha a ir ao médico, daí o motivo do contato com a VNA; sua esperança é a visita de alguém ao apartamento da filha. Susan concordou em conversar com um enfermeiro nessas condições.

1. Que investigações o enfermeiro teria de fazer durante a primeira visita a Susan?

2. Que tipo(s) de tratamento existe(m) para Susan?

3. De que forma o comportamento de Martha afeta a situação de Susan? Que sugestões o enfermeiro poderia dar a Martha?

14 Esquizofrenia

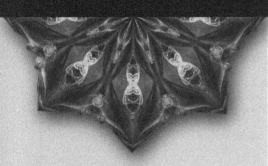

Objetivos de aprendizagem

Após a leitura deste capítulo, você deverá ser capaz de

1. Discutir várias teorias da etiologia da esquizofrenia.
2. Descrever sintomas positivos e negativos da esquizofrenia.
3. Descrever uma investigação do estado funcional e mental de um cliente com esquizofrenia.
4. Aplicar o processo de enfermagem ao atendimento de cliente com esquizofrenia.
5. Avaliar a eficácia dos medicamentos antipsicóticos para clientes com esquizofrenia.
6. Oferecer instruções a clientes, familiares, cuidadores e membros da comunidade para o aumento dos conhecimentos e da compreensão da esquizofrenia.
7. Descrever as necessidades de suporte e reabilitação de clientes com esquizofrenia moradores da comunidade.
8. Avaliar seus próprios sentimentos, crenças e atitudes a respeito de clientes com esquizofrenia.

Palavras-chave

- acatisia
- afeto embotado
- afeto hipomodulado ou superficial
- alogia
- alucinações
- alucinações de comando
- anedonia
- bloqueio de pensamento
- catatonia
- delírios
- despersonalização
- discinesia tardia
- ecolalia
- ecopraxia
- efeitos colaterais extrapiramidais
- Escala de Movimentos Involuntários Anormais (AIMS – Abnormal Involuntary Movement Scale)
- flexibilidade cérea
- ideias de referência
- inserção de pensamentos
- irradiação do pensamento
- latência de resposta
- neurolépticos
- polidipsia
- pseudoparkinsonismo
- psicose
- reações distônicas
- retardo psicomotor
- roubo de pensamentos
- salada de palavras
- síndrome neuroléptica maligna (SNM)

> **CRITÉRIOS DIAGNÓSTICOS DO DSM-IV-TR: Sintomas positivos e negativos da esquizofrenia**
>
> **SINTOMAS POSITIVOS OU GRAVES**
> **Ambivalência:** manutenção de crenças ou sentimentos contraditórios sobre uma mesma pessoa, evento ou situação
> **Desorganização do pensamento:** pensamentos e ideias fragmentados ou insatisfatoriamente relacionados
> **Delírios:** crenças fixas falsas, sem base na realidade
> **Ecopraxia:** imitação dos movimentos e gestos de outra pessoa, observada no momento pelo cliente
> **Discurso desorganizado:** fluxo contínuo de verbalização em que a pessoa salta rapidamente de um tópico a outro
> **Alucinações:** percepções sensoriais falsas ou experiências de percepção que não existem na realidade
> **Ideias de referência:** impressões falsas de que eventos externos têm significado especial para a pessoa
> **Perseverança:** adesão persistente a uma única ideia ou um único tópico; repetição verbal de uma frase, palavra ou expressão; resistência a tentativas de mudança de tópico
>
> **SINTOMAS NEGATIVOS OU BRANDOS**
> **Alogia:** tendência a falar muito pouco ou a transmitir um significado pouco substancial (pobreza de conteúdo)
> **Anedonia:** não sentir prazer nem alegria na vida nem em qualquer atividade ou relacionamento
> **Apatia:** sentimentos de indiferença em relação a pessoas, atividades e eventos
> **Afeto embotado:** faixa restrita de tom, humor ou sensações emocionais
> **Catatonia:** imobilidade induzida psicologicamente, marcada, em alguma ocasiões, por períodos de agitação ou excitação; o cliente parece imobilizado, como em um transe
> **Afeto hipomodulado:** ausência de expressão facial que indique emoções ou humor
> **Abulia:** ausência de desejo, ambição ou impulso para realizar ações ou completar tarefas
>
> Adaptado do DSM-IV-TR, 2000.

A ESQUIZOFRENIA CAUSA PENSAMENTOS, percepções, emoções, movimentos e comportamentos distorcidos e bizarros. Não pode ser definida como uma doença única; em vez disso, é considerada uma síndrome ou um processo de doença com muitas variedades e sintomas diferentes, à semelhança dos tipos de câncer. Por décadas, a população em geral teve uma compreensão bastante equivocada da esquizofrenia, temendo-a como algo perigoso e incontrolável que causaria perturbações selvagens e surtos violentos. Muitos acreditavam que pessoas com esquizofrenia deveriam ficar presas longe da sociedade, em instituições específicas. Apenas recentemente a indústria da saúde mental fez outras descobertas, divulgadas ao público em geral – a esquizofrenia tem muitos sintomas e formas de apresentação diferentes e é uma doença que pode ser controlada por medicação. Graças à maior eficácia de fármacos antipsicóticos atípicos mais novos e aos avanços no tratamento comunitário, muitos clientes com esquizofrenia vivem bem em suas comunidades. Aqueles cuja doença é supervisionada por médicos e mantêm o tratamento costumam continuar suas vidas e, às vezes, trabalhar na comunidade, com apoio da família e externo.

O normal é a esquizofrenia ser diagnosticada no final da adolescência ou início da vida adulta. Ela raramente se manifesta na infância. O pico de incidência do surgimento vai dos 15 aos 25 anos de idade para homens e dos 25 aos 35 para mulheres (American Psychiatric Association [APA], 2000). Sua prevalência é estimada em cerca de 1% da população total. Nos Estados Unidos, isso significada cerca de 3 milhões de pessoas que têm ou já tiveram a doença ou que serão afetadas por ela. A incidência e a prevalência pelo tempo de vida são aproximadamente as mesmas em todo o mundo (Buchanan e Carpenter, 2005).

Os sintomas de esquizofrenia estão divididos em duas categorias principais: *sintomas/sinais positivos*, ou *graves*, que incluem delírios, alucinações e pensamento, fala e comportamento amplamente desorganizados e *sintomas/sinais negativos*, ou *brandos*, que incluem afeto hipomodulado, falta de volição e retraimento ou desconforto social. Para os critérios diagnósticos do *Manual diagnóstico e estatístico de transtornos mentais*, 4ª edição, texto revisado (DSM-IV-TR; APA, 2000), consulte a seção Critérios Diagnósticos do DSM-IV-TR. A medicação pode controlar os sintomas positivos, mas com frequência os sintomas negativos persistem após os positivos terem diminuído. A persistência dos sintomas negativos ao longo do tempo representa uma importante barreira à recuperação e à melhora do funcionamento na vida diária do cliente.

A seguir, estão os tipos de esquizofrenia relacionados no DSM-IV-TR (APA, 2000). O diagnóstico é feito de acordo com os sintomas predominantes:

- *Esquizofrenia tipo paranoide:* caracterizada por delírios e alucinações grandiosos e persecutórios (sensação de ser vítima ou estar sendo espionado) e, ocasionalmente, religiosidade excessiva (foco religioso delirante) ou comportamento hostil e agressivo.
- *Esquizofrenia tipo desorganizado:* caracterizada por afeto hipomodulado ou inapropriado, incoerência, associações soltas e comportamento extremamente desorganizado.
- *Esquizofrenia tipo catatônico:* caracterizada por perturbação psicomotora marcante, ausência de movimento ou atividade motora excessiva. A imobilidade motora pode se manifestar como catalepsia (**flexibilidade cérea**) ou estupor. A atividade motora excessiva parece não ter propósito e não ser influenciada por estímulos externos. Outros fatores incluem negativismo extremo, mutismo, peculiaridades dos movimentos voluntários, ecolalia e ecopraxia.
- *Esquizofrenia tipo indiferenciado:* caracterizada por sintomas esquizofrênicos mistos (ou de outros tipos), junto com perturbação do pensamento, do afeto e do comportamento.

VINHETA CLÍNICA: Esquizofrenia

Ricky estava visitando o pai há algumas semanas. Durante a primeira semana, tudo transcorreu muito bem, mas Ricky esqueceu-se de tomar a medicação durante alguns dias. O pai sabia que ele não estava dormindo à noite, e conseguia escutar o filho conversando sozinho no quarto ao lado.

Certo dia, enquanto o pai estava no trabalho, Ricky começou a ouvir vozes fora do apartamento. As vozes ficaram mais altas: "Você não é bom; não consegue fazer qualquer coisa direito. Não é capaz de cuidar de si mesmo ou de proteger seu pai. Vamos pegar vocês dois". O garoto ficou cada vez mais amedrontado e foi para o armário em que o pai tinha as ferramentas. Pegou um martelo e saiu do apartamento. Quando o pai chegou em casa mais cedo do trabalho, o garoto não estava, embora seu casaco e carteira estivessem ali. O pai foi até um vizinho e ambos andaram pelo condomínio à procura do rapaz. Foi finalmente encontrado, encolhido atrás de arbustos. Embora fizesse um frio de 7 °C, Ricky vestia somente uma camiseta e calções, sem sapatos. O vizinho chamou o pessoal da emergência. O pai do garoto tentou, sem sucesso, levá-lo até o carro. As vozes haviam se intensificado, e Ricky estava convencido de que o demônio havia sequestrado o pai e estava chegando para buscá-lo também. Viu outra pessoa no carro com o pai. As vozes disseram que se acidentariam de carro se ele entrasse ali. Estavam rindo dele! Ele não poderia entrar no veículo, era uma armadilha. O pai fez de tudo, mas também caiu na armadilha. As vozes disseram a Ricky que usasse o martelo e destruísse o carro para matar o demônio. Ele começou a balançar o martelo na direção do para-brisa, mas alguém o segurou.

A equipe dos serviços de emergência chegou e conversou de forma calma e firme, ao mesmo tempo em que retiraram o martelo das mãos de Ricky. Disseram-lhe que o estavam levando ao hospital, onde ele e o pai estariam seguros. Com delicadeza, colocaram-no em uma maca com contenção e o levaram, com o pai no mesmo veículo, até o hospital.

- *Esquizofrenia tipo residual:* caracterizada por, pelo menos, um episódio prévio, embora não atual; retraimento social; afeto plano; e descarrilhamento de associações.

O *transtorno esquizofrênico* é diagnosticado quando o cliente tem os sintomas psicóticos de esquizofrenia e atende aos critérios de um transtorno importante afetivo ou do humor. O transtorno do humor pode ser mania, depressão ou humores mistos. Há discordância entre psiquiatras acerca da validade desse diagnóstico, com muitos deles acreditando que um diagnóstico de transtorno psicótico do humor seja mais adequado (Lake e Hurwitz, 2007). Outros clínicos creem que seria mais benéfico diagnosticar o cliente com esquizofrenia e um transtorno do humor, como o bipolar (Mahli, Green, Faglioni, Peselow e Kumari, 2008), e não combinar os dois diagnósticos.

CURSO CLÍNICO

Embora os sintomas da esquizofrenia sejam sempre graves, o curso de longo prazo nem sempre envolve deterioração progressiva. O curso clínico varia de acordo com o cliente.

Surgimento

O surgimento pode ser abrupto ou insidioso, mas a maioria dos clientes desenvolve, de modo lento e gradual, sinais e sintomas como retraimento social, comportamento incomum, perda de interesse pela escola ou pelo trabalho e higiene negligenciada. O diagnóstico de esquizofrenia comumente é feito quando a pessoa começa a apresentar, mais ativamente, sintomas positivos como delírios, alucinações e pensamento desordenado (**psicose**). Não importa quando e como a doença começa nem o seu tipo – as consequências para a maioria dos clientes e suas famílias são substanciais e permanentes.

Parece que a época e o modo de desenvolvimento da doença afetam o resultado. A idade no momento do surgimento parece ser um fator importante no curso da saúde do cliente: quem desenvolve a doença mais cedo mostra piores resultados do que os que a desenvolvem mais tarde. Clientes mais jovens apresentam um ajuste pré-morbido pior, sinais negativos mais salientes e maior prejuízo cognitivo do que os mais velhos. Quem experimenta surgimento gradual da doença (cerca de 50%) tende a ter, tanto de imediato quanto a longo prazo, um curso pior do que os que experimentam um surgimento súbito e agudo (Buchanan e Carpenter, 2005). Cerca de um terço dos clientes com esquizofrenia apresenta recidiva do episódio agudo em um ano (Ucok, Polat, Cakir e Genc, 2006).

Curso imediato

Nos anos imediatamente posteriores ao surgimento dos sintomas psicóticos, emergem dois padrões clínicos típicos. Em um deles, o cliente apresenta psicose contínua e nunca se recupera completamente, embora os sintomas possam mudar de gravidade ao longo do tempo. No outro padrão, o cliente tem episódios de sintomas psicóticos que se alternam com episódios de recuperação relativamente completa em relação à psicose.

Curso de longo prazo

A intensidade da psicose tende a diminuir com a idade. Muitos clientes com prejuízo de longo prazo recuperam algum grau de funcionamento social e ocupacional. Ao longo do tempo, a doença torna-se menos destruidora para a vida da pessoa e mais fácil de ser administrada, mas raramente o cliente consegue superar os efeitos de muitos anos de disfunção (Buchanan e Carpenter, 2005). Mais tarde, esses clientes podem viver de modo independente ou em um local estruturado do tipo familiar e ter sucesso no trabalho, com estabilidade e apoio no sustento. No entanto, a maioria dos clientes com esquizofrenia tem dificuldades de funcionamento na comunidade, e poucos levam vidas independentes (Carter, 2006). Isso se deve principalmente a sintomas negativos persistentes, problemas de cognição ou sintomas positivos refratários ao tratamento.

Os medicamentos antipsicóticos desempenham papel crucial no curso da doença e nos resultados individuais. Não curam o transtorno, mas são essenciais ao sucesso do controle. Quanto melhores forem a resposta e a adesão do cliente ao regime de medicação, melhores serão os resultados. Marshall e Rathbone (2006) descobriram que a detecção precoce e o tratamento agressivo do primeiro episódio psicótico estão associados a resultados melhores.

TRANSTORNOS RELACIONADOS

Outros transtornos estão relacionados à esquizofrenia, mas se distinguem dela em termos de apresentação de sintomas e duração ou magnitude do prejuízo. O DSM-IV-TR (APA, 2000) categoriza esses transtornos do seguinte modo:

- *Transtorno esquizofreniforme:* o cliente exibe os sintomas da esquizofrenia, mas por menos tempo do que os seis meses necessários para atender aos critérios diagnósticos da esquizofrenia. O funcionamento social ou profissional pode ou não ficar prejudicado.
- *Transtorno delirante:* o cliente tem um ou mais delírios não bizarros – ou seja, o foco do delírio é crível. O funcionamento psicossocial não fica notavelmente prejudicado, e o comportamento não é obviamente estranho ou bizarro.
- *Transtorno psicótico breve:* o cliente experimenta o surgimento súbito de pelo menos um sintoma psicótico, como delírios, alucinações ou fala ou comportamento desorganizado, que dura de um dia a um mês. O episódio pode ou não ter um estressor identificável, ou pode se seguir ao parto.
- *Transtorno psicótico compartilhado (folie à deux):* duas pessoas compartilham um delírio similar. A pessoa com esse diagnóstico desenvolve o delírio no contexto de uma relação íntima com alguém que tem delírios psicóticos.

O transtorno da personalidade esquizoide e o transtorno da personalidade esquizotípica não são transtornos psicóticos e não devem ser confundidos com a esquizofrenia, embora os nomes pareçam similares. Esses dois diagnósticos são tratados no Capítulo 16.

ETIOLOGIA

Seria a esquizofrenia uma doença orgânica com patologia físico-cerebral subjacente? Essa é uma pergunta importante para pesquisadores e clínicos desde o início dos estudos da doença. Na primeira metade do século XX, os estudos focaram a tentativa de encontrar uma estrutura patológica particular, associada à doença, em grande parte por meio da autópsia. Esse local não foi encontrado. Nas décadas de 1950 e 1960, a ênfase mudou para o exame das causas psicológicas e sociais. Teóricos interpessoais sugeriram que a esquizofrenia resultava de relações disfuncionais no início da vida e na adolescência. Nenhuma das teorias interpessoais foi provada, e estudos científicos mais novos estão encontrando mais indícios que sustentam causas neurológicas/neuroquímicas. No entanto, alguns terapeutas ainda acreditam que a esquizofrenia resulte de uma criação ou dinâmica familiar disfuncional. Para pais ou membros da família de pessoas diagnosticadas com esquizofrenia, essas crenças causam a agonia de não saber se fizeram algo "errado" ou deixaram de fazer algo que poderia ter ajudado a prevenir a condição.

Estudos científicos mais recentes começaram a demonstrar que esse transtorno resulta de um tipo de disfunção cerebral. Na década de 1970, os estudos passaram a focar possíveis causas neuroquímicas, que permanecem, atualmente, como foco primário de pesquisadores e teóricos. Essas teorias neuroquímicas/neurológicas têm sustentação nos efeitos dos medicamentos antipsicóticos, que ajudam a controlar os sintomas psicóticos, e nas ferramentas da neuroimagem, como a tomografia computadorizada, que mostram que o cérebro de pessoas com esquizofrenia difere, em estrutura e função, do de sujeitos-controle.

Teorias biológicas

As teorias biológicas sobre esquizofrenia focam fatores genéticos, neuroanatômicos e neuroquímicos (estrutura e função do cérebro) e a imunovirologia (resposta do corpo à exposição a um vírus).

Fatores genéticos

A maioria dos estudos genéticos foca a família imediata (p. ex., pais, irmãos, prole) com o objetivo de examinar se a esquizofrenia é transmitida geneticamente ou herdada. Poucos examinam

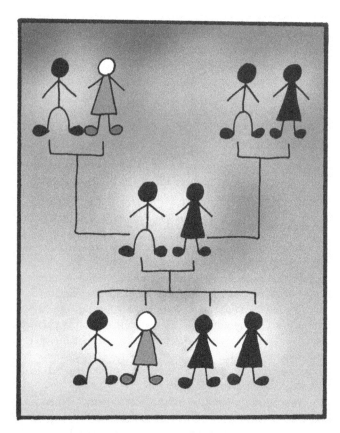

A genética tem um papel na doença mental.

os parentes mais distantes. Os estudos mais importantes centram-se em gêmeos; essas descobertas demonstram que gêmeos idênticos têm um risco de 50% de esquizofrenia; ou seja, se um dos gêmeos tem o transtorno, o outro tem 50% de chance de também desenvolvê-lo. Gêmeos fraternos têm um risco de apenas 15% (Kirkpatrick e Tek, 2005). Essa descoberta indica que a esquizofrenia é, pelo menos parcialmente, herdada.

Outros estudos importantes mostram que os filhos com um dos pais biológicos esquizofrênico têm um risco de 15%, que aumenta para 35% se pai e mãe tiverem a doença. As crianças adotadas no nascimento por uma família sem história de esquizofrenia, mas cujos pais biológicos têm história desse transtorno, ainda refletem o risco genético dos pais biológicos. Todos esses estudos indicam um risco genético ou uma tendência de esquizofrenia, mas a genética não pode ser o único fator: gêmeos idênticos têm apenas 50% de risco, embora os seus genes sejam 100% idênticos (Riley e Kendler, 2005).

Fatores neuroanatômicos e neuroquímicos

Nos últimos 25 anos, com o desenvolvimento de técnicas de imagem não invasivas, como tomografia computadorizada, ressonância magnética e tomografia por emissão de pósitrons, os cientistas conseguem estudar a estrutura cerebral (neuroanatomia) e a atividade cerebral (neuroquímica) de pessoas com esquizofrenia. Descobertas demonstram que essas pessoas têm relativamente menos tecido cerebral e fluido cerebrospinal do que as sem esquizofrenia (Schneider-Axmann et al., 2006); isso pode representar uma falha no desenvolvimento ou uma perda de tecido subsequente. As varreduras por tomografia computadorizada mostram ventrículos aumentados no cérebro e atrofia cortical. Estudos de tomografia por emissão de pósitrons sugerem que o metabolismo da glicose e o oxigênio estão diminuídos nas estruturas corticais frontais do cérebro. Pesquisas revelam, consistentemente, menor volume cerebral e função anormal do cérebro na área frontal e temporal dessas pessoas. Essa patologia está correlacionada com os sinais positivos de esquizofrenia (lóbulo temporal), como a psicose, e com os negativos (lóbulo frontal), como falta de volição ou motivação e anedonia. Não sabemos se essas mudanças nos lóbulos frontal e temporal são resultado de uma falha no desenvolvimento adequado dessas áreas, ou se um vírus, trauma ou resposta imunológica os danificou. Influências intrauterinas, como má nutrição, tabaco, álcool e outras drogas, e o estresse, também estão sendo estudadas como possíveis causas da patologia cerebral encontrada em indivíduos com esquizofrenia (Buchanan e Carpenter, 2005).

Estudos neuroquímicos vêm demonstrando, de forma consistente alterações nos sistemas neurotransmissores do cérebro em pessoas com esse transtorno. Parece que as redes de neurônios que transmitem informações por sinais elétricos de uma célula nervosa, por meio de seu axônio e pelas sinapses, a receptores pós-sinápticos em outras células nervosas funcionam mal. A transmissão de sinais pela sinapse exige uma série complexa de eventos bioquímicos. Estudos têm implicado as ações da dopamina, da serotonina, da noradrenalina, da acetilcolina, do glutamato e de vários peptídeos neuromodulares.

Atualmente, as teorias neuroquímicas mais importantes envolvem a dopamina e a serotonina. Uma teoria proeminente sugere excesso de dopamina como causa. Essa teoria foi desenvolvida com base em duas observações: a primeira, de que os fármacos que aumentam a atividade no sistema dopaminérgico, como anfetamina e levodopa, às vezes induzem uma reação paranoide similar à da esquizofrenia. A segunda indica que os fármacos que bloqueiam os receptores pós-sinápticos de dopamina reduzem os sintomas psicóticos; na verdade, quanto maior a capacidade do fármaco para bloquear os receptores de dopamina, maior a sua eficácia na diminuição de sintomas da esquizofrenia (Buchanan e Carpenter, 2005).

Mais recentemente, a serotonina foi incluída entre os principais fatores neuroquímicos que afetam a esquizofrenia. A teoria relativa à serotonina sugere que ela modula e ajuda a controlar a dopamina em excesso. Alguns acreditam que serotonina em excesso, por si só, contribui para o desenvolvimento da esquizofrenia. Antipsicóticos atípicos mais novos, como a clozapina, são antagonistas tanto da dopamina quanto da serotonina. Os estudos de fármacos mostram que a clozapina pode reduzir drasticamente os sintomas psicóticos e reduzir os sinais negativos da esquizofrenia (Kane e Marder, 2005).

Pesquisadores também estão investigando a possível existência, na esquizofrenia, de três complexos de sintomas ou síndromes separadas: alucinações/delírios, desorganização do pensamento e do comportamento e sintomas negativos (Buchanan e Carpenter, 2005). Investigações mostram que as três síndromes estão relacionadas com diferenças neurobiológicas no cérebro. Foi postulado que a esquizofrenia tem (esses três) subgrupos, que podem ser homogêneos em termos de curso, fisiopatologia e, portanto, tratamento.

Fatores imunovirológicos

Há teorias populares segundo as quais a exposição a um vírus, ou a resposta imunológica do corpo a um vírus, poderia alterar a fisiologia do cérebro de pessoas com esquizofrenia. Embora os cientistas continuem a estudar essas possibilidades, poucas são as descobertas que as validam.

As citocinas são mensageiros químicos entre as células imunológicas que mediam respostas inflamatórias e imunológicas. Citocinas específicas também desempenham um papel na sinalização ao cérebro para produzir as mudanças comportamentais e neuroquímicas necessárias em face de estresse físico ou psicológico, a fim de manter a homeostase. Acredita-se que as citocinas tenham um papel no desenvolvimento de transtornos psiquiátricos maiores, como a esquizofrenia (Brown, Bresnahan e Susser, 2005).

Recentemente, pesquisadores têm se concentrado em infecções em mulheres grávidas como uma possível origem do transtorno. Ondas de esquizofrenia em países como Inglaterra, País de Gales, Dinamarca, Finlândia e outros aconteceram em uma geração após epidemias de gripe *influenza*. Além disso, há taxas mais elevadas de esquizofrenia entre crianças nascidas em áreas populosas no inverno, condições que são propícias a males respiratórios (Brown, Bresnahan e Susser, 2005).

CONSIDERAÇÕES CULTURAIS

É importante ter consciência das diferenças culturais ao avaliar os sintomas da esquizofrenia. Ideias consideradas delirantes em uma cultura, como crenças em magia ou feitiçaria, podem ser comumente aceitas em outras. Além disso, alucinações auditivas ou visuais, como ver a Virgem Maria ou ouvir a voz de Deus, podem ser parte normal das experiências religiosas em algumas culturas. A avaliação do afeto exige sensibilidade a diferenças no contato pelo olhar, na linguagem corporal e na expressão emocional aceitável; tudo isso varia de acordo com a cultura (APA, 2000).

Comportamentos psicóticos observados em outros países além dos Estados Unidos ou entre grupos étnicos específicos são identificados como uma síndrome "ligada à cultura". Embora ocorram principalmente em certos países, esses episódios podem ser encontrados também em outros, quando as pessoas visitam outras regiões ou migram para outros lugares. Mojtabai (2005) resumiu alguns desses comportamentos psicóticos:

- *Bouffée délirante*, síndrome encontrada na África Ocidental e no Haiti, envolve um surto repentino de comportamento agitado e agressivo, confusão notável e excitação psicomotora. Às vezes, é acompanhada de alucinações visuais e auditivas ou ideação paranoide.
- *Mal-estar de fantasmagoria (ghost sickness)* é a preocupação com a morte e os mortos, bastante observada entre membros de algumas tribos de nativos americanos. Os sintomas incluem sonhos ruins, fraqueza, sensação de perigo, perda de apetite, desmaio, tontura, medo, ansiedade, alucinações, perda da consciência, confusão, sensações de futilidade e sensação de sufocação.
- *Locura* refere-se a uma psicose crônica experimentada por latinos nos Estados Unidos e na América Latina. Os sintomas incluem incoerência, agitação, alucinações visuais e auditivas, incapacidade de seguir regras sociais, imprevisibilidade e, possivelmente, comportamento violento.
- A reação psicótica *Qi-gong* é um episódio agudo, de tempo limitado, caracterizado por sintomas dissociativos, paranoides ou psicóticos de outro tipo, que ocorrem após a participação na prática folclórica chinesa do *qi-gongi*, destinado a melhorar a saúde. São especialmente vulneráveis as pessoas que se envolvem demais na prática.
- *Zar*, experiência de possessão de uma pessoa por espíritos, é observada em países como Etiópia, Somália, Egito, Sudão, Irã e em outras sociedades da África do Norte e do Oriente Médio. A pessoa atormentada pode gargalhar, gritar, lamentar, bater a cabeça na parede ou ficar apática e retraída, recusar-se a comer ou a realizar as tarefas diárias. Localmente, esse comportamento não é considerado patológico.

A etnia também pode ser um fator importante no modo como a pessoa responde a medicamentos psicotrópicos. Essa diferença de resposta provavelmente seja resultado da constituição genética. Alguns metabolizam certos fármacos mais lentamente, de modo que o nível na corrente sanguínea fica mais elevado do que o desejado. Parece que afro-americanos, americanos brancos e os hispano-americanos precisam das mesmas doses terapêuticas de medicamentos antipsicóticos. Os clientes asiáticos, no entanto, necessitam de doses mais baixas de fármacos como o haloperidol para obter os mesmos efeitos; portanto, a probabilidade é de que experimentem efeitos colaterais mais graves se receberem as doses usuais.

TRATAMENTO

Psicofarmacologia

O tratamento médico primário para esquizofrenia é psicofarmacológico. No passado, era usada a eletroconvulsoterapia, a terapia de choque insulínico e a psicocirurgia, mas, desde a criação da clorpromazina, em 1952, todas as outras modalidades de tratamento se tornaram obsoletas. Os medicamentos antipsicóticos, também conhecidos como **neurolépticos**, são prescritos principalmente pela eficácia na diminuição dos sintomas psicóticos. Não curam a esquizofrenia; são usados para administrar os sintomas da doença.

Os medicamentos antipsicóticos mais antigos, ou convencionais, são os antagonistas da dopamina. Os mais novos, ou atípicos, são antagonistas tanto da dopamina quanto da serotonina (ver o Cap. 2). Esses medicamentos, comumente administrados em dosagens diárias, e seus efeitos colaterais estão listados na Tabela 14.1. Os antipsicóticos convencionais têm como alvo os sinais positivos da esquizofrenia, como delírios, alucinações, pensamento perturbado e outros sintomas psicóticos, mas não têm efeito observável sobre os sinais negativos. Os antipsicóticos atípicos, além de diminuir os sintomas positivos, também abrandam, para muitos clientes, os sinais negativos de falta de volição e motivação, retraimento social e anedonia.

Terapia de manutenção

Dois antipsicóticos estão disponíveis na forma de injeção para a terapia de manutenção: a flufenazina, nas preparações decanoato e enantato, e o decanoato de haloperidol. O veículo das injeções *depot* é o óleo de gergelim; portanto, os medicamentos são absorvidos lentamente, ao longo do tempo, pelo sistema do cliente. Os efeitos duram de 2 a 4 semanas, eliminando a necessidade de antipsicótico oral diário (ver o Cap. 2). A duração da ação é de 7 a 28 dias para a flufenazina e de quatro semanas para o haloperidol. Podem ser necessárias várias semanas de terapia oral com esses medicamentos até se alcançar um nível de dosagem estável, quando será possível a transição para as injeções *depot*. Portanto, esses preparados não são adequados ao controle de episódios agudos de psicose. Porém, são muito úteis para clientes que precisam de supervisão no cumprimento das prescrições por período prolongado.

Efeitos colaterais

Os efeitos colaterais dos antipsicóticos são significativos e podem variar desde o desconforto leve até transtornos de movimento permanentes (Kane e Marder, 2005). Uma vez que muitos desses efeitos colaterais são assustadores ou incômodos, são citados com frequência como a razão primária que leva o cliente a descontinuar ou reduzir a dose da medicação. Efeitos colaterais neurológicos graves incluem os **efeitos colaterais extrapiramidais** (reações distônicas agudas, acatisia e parkinsonismo),

Tabela 14.1 Fármacos antipsicóticos, doses diárias usuais e incidência dos efeitos colaterais

Nome genérico	Dose diária usual *(mg)	Sedação	Hipotensão	ECEs	Anticolinérgico
Antipsicóticos convencionais					
Clorpromazina	200–1.600	++++	+++	++	+++
Perfenazina (Trifalon)	16–32	++	++++	+	
Flufenazina	2,5–20	+	+	++++	+
Tioridazina	200–600	++++	+++	+	+++
Mesoridazina	75–300	++++	++	+	++
Tiotixeno	6–30	+	+	++++	+
Haloperidol	2–20	+	+	++++	+/0
Loxapina	60–100	+++	++	+++	++
Molindona	50–100	+	+/0	+	++
Perfenazina (Etrafon)	16–32	++	++	+++	+
Trifluoperazina	6–50	+	+	++++	+
Antipsicóticos atípicos					
Clozapina	150–500	++++	++	+/0	++
Risperidona	2–8	+++	++	++	+
Olanzapina	5–20	++++	+++	+	++
Quetiapina	150–500	+/0	++++	+	+
Ziprasidona	40–160	++	+/0	+	+
Paliperidona	6	++	++	++	+
Aripiprazol	10-40	+	++	+	+++

* Apenas dosagem oral.
ECE, efeitos colaterais extrapiramidais.
++++, muito significativo; +++, significativo; ++, moderado; + leve; +/0, raro ou ausente.

discinesia tardia, convulsões e síndrome neuroléptica maligna (SNM; discutida a seguir). Os efeitos colaterais não neurológicos incluem ganho de peso, sedação, fotossensibilidade e sintomas anticolinérgicos, como boca seca, visão embaçada, constipação, retenção urinária e hipotensão ortostática. A Tabela 14.2 lista os efeitos colaterais dos antipsicóticos e as intervenções de enfermagem apropriadas.

Efeitos colaterais extrapiramidais. São transtornos de movimento reversíveis, induzidos por neurolépticos. Incluem reações distônicas, parkinsonismo e acatisia.

As **reações distônicas** a medicamentos antipsicóticos aparecem logo no início do curso do tratamento e são caracterizadas por espasmos em grupos musculares isolados, como os músculos do pescoço (torcicolo) ou dos olhos (crise oculogírica). Esses espasmos também podem ser acompanhados de protrusão da língua, disfagia e espasmos da laringe e da faringe, capazes de comprometer as vias aéreas do cliente, causando uma emergência médica. As reações distônicas são extremamente assustadoras e dolorosas. O tratamento agudo consiste em difenidramina, administrada via intramuscular ou venosa, ou benzotropina intramuscular.

O **pseudoparkinsonismo**, ou parkinsonismo induzido por neuroléptico, inclui andar arrastado, faces como máscara, rigidez muscular (contínua) ou rigidez do tipo roda dentada (movimentos das articulações do tipo catraca), salivação e acinesia (lentidão e dificuldade ao iniciar movimentos). Esses sintomas em geral aparecem nos primeiros dias após o início ou o aumento da dosagem dos antipsicóticos. O tratamento do pseudoparkinsonismo e a prevenção de futuras reações distônicas são alcançados por meio dos medicamentos listados na Tabela 14.3.

A **acatisia** é caracterizada por movimentação inquieta, andar de um lado a outro, incapacidade de permanecer parado e relatos de inquietação interna pelo cliente. Comumente se desenvolve quando o antipsicótico é iniciado ou a dose é aumentada. Os clientes sentem-se muito desconfortáveis com essas sensações e podem parar de tomar o antipsicótico para evitar tais efeitos. Betabloqueadores, como propranolol, mostram-se mais eficientes no tratamento da acatisia, e os benzodiazepínicos também têm obtido algum sucesso.

A detecção precoce e o sucesso do tratamento dos efeitos colaterais extrapiramidais são muito importantes para promover a adesão do cliente ao regime medicamentoso. O enfermeiro costuma ser a pessoa que observa tais sintomas, ou a pessoa a quem o cliente os relata. Para oferecer consistência investigativa entre os enfermeiros, uma escala classificatória padronizada dos sintomas extrapiramidais é útil. A Escala Simpson-Angus para

Tabela 14.2 Efeitos colaterais dos medicamentos antipsicóticos e intervenções de enfermagem

Efeito colateral	Intervenções de enfermagem
Reações distônicas	Administrar os medicamentos conforme prescrição; investigar se houve eficácia; tranquilizar o cliente se estiver amedrontado
Discinesia tardia	Avaliar com ferramentas do tipo AIMS (Abnormal Involuntary Movement Scale); relatar ocorrências ou aumento dos valores ao médico
Síndrome neuroléptica maligna	Interromper todos os medicamentos antipsicóticos; notificar o médico imediatamente
Acatisia	Administrar os medicamentos conforme prescritos; avaliar a eficácia
Efeitos colaterais extrapiramidais ou parkinsonismo induzido por neurolépticos	Administrar os medicamentos conforme prescritos; avaliar a eficácia
Convulsões	Interromper a medicação; notificar o médico; proteger o cliente de lesões durante a convulsão; providenciar sua segurança e privacidade após a convulsão
Sedação	Cuidado em relação a atividades que exigem um estado de alerta total do cliente, como dirigir um automóvel
Fotossensibilidade	Alertar o cliente para evitar exposição ao sol; aconselhá-lo a usar, sob o sol, roupas protetoras e bloqueador solar
Ganho de peso	Estimular uma dieta balanceada, com porções controladas e exercício regular; focar a minimização do ganho de peso
Sintomas anticolinérgicos	
Boca seca	Usar pedaços de gelo ou balas duras para aliviar o problema
Visão obscura	Avaliar o efeito colateral, que deve melhorar com o tempo; relatar ao médico se não houver melhora
Constipação	Aumentar a ingestão de líquidos e fibras na dieta; se não resolver, talvez o cliente precise de um emoliente fecal
Retenção urinária	Instruir o cliente a relatar a frequência da micção e a presença de ardência ao urinar; relatar ao médico se não houver melhora com o tempo
Hipotensão ortostática	Orientar o cliente a erguer-se devagar da posição sentada ou deitada; aguardar para deambular até desaparecer a tontura ou a vertigem

Tabela 14.3 Eficácia dos fármacos usados para tratar efeitos colaterais extrapiramidais e respectivas intervenções de enfermagem

Nome genérico	Acatisia	Distonia	Rigidez	Tremor	Intervenções de enfermagem
Benzotropina	2	2	3	2	Aumentar a ingestão de líquidos e fibras para evitar constipação; consumir lascas de gelo ou balas duras para boca seca; investigar se há prejuízo da memória (outro efeito colateral)
Triexifenidil	2	3	3	3	
Biperideno	1	3	3	3	
Prociclidina	1	3	3	3	
Amantadina	3	2	3	2	Consumir lascas de gelo ou balas duras para boca seca; avaliar se ocorre piora da psicose (efeito colateral ocasional)
Difenidramina	2	2–3	1	2	Consumir lascas de gelo ou balas duras para boca seca; observar se ocorre sedação
Diazepam	2	1–2	1–2	0–1	Observar se ocorre sedação; potencial para abuso ou mau uso
Lorazepam	2	1–2	1–2	0–1	Observar se ocorre sedação; potencial para abuso ou mau uso
Propranolol	3	0	0	1–2	Avaliar se ocorre palpitações, vertigem, mãos e pés frios

QUADRO 14.1	**Procedimento de exame com a Escala de Movimentos Involuntários Anormais (AIMS)**

Identificação do cliente:_____ Data:_____
Classificado por:_____

Antes ou depois de realizar o exame, observar o cliente de forma discreta em repouso (p. ex., na sala de espera). A cadeira a ser usada nesse exame deve ter assento firme e duro e não ter braços.
Após observar o cliente, ele pode receber pontos, em uma escala de 0 (nada), 1 (mínimo), 2 (leve), 3 (moderado) e 4 (grave), conforme a gravidade dos sintomas.
Perguntar ao cliente se há alguma coisa em sua boca (i.e, goma de mascar, balas, etc.), havendo, retirá-la.
Perguntar ao cliente a respeito da condição atual dos dentes. Perguntar se usa dentadura. Dentes ou dentaduras incomodam-no no momento?
Perguntar ao cliente se percebe algum movimento na boca, no rosto, nas mãos ou nos pés. Em caso positivo, pedir que descreva o movimento e o quanto ele o incomoda no momento, ou se interfere nas demais atividades.

0 1 2 3 4	Pedir ao cliente para sentar-se na cadeira, com as mãos nos joelhos, as pernas um pouco afastadas e os pés apoiados no chão. (Observar todo o corpo quanto a movimentos enquanto o cliente estiver nessa posição.)
0 1 2 3 4	Pedir ao cliente para sentar-se com as mãos soltas e sem apoio. Se for homem, colocá-las entre as pernas; se for mulher e usar vestido, colocá-las pendentes dos joelhos. (Observar as mãos e outras áreas do corpo.)
0 1 2 3 4	Pedir ao cliente para abrir a boca. (Observar a língua em repouso na boca.) Fazer isso duas vezes.
0 1 2 3 4	Pedir ao cliente para colocar a língua para fora. (Observar se há anormalidades nos movimentos da língua.) Fazer isso duas vezes.
0 1 2 3 4	Pedir ao cliente para encostar o polegar em cada um dos demais dedos, o mais rapidamente possível, durante 10-15 segundos; em separado, com a mão direita; depois, com a esquerda. (Observar movimentos do rosto e das pernas.)
0 1 2 3 4	Flexionar e estender o braço esquerdo e o direito do cliente. (Um de cada vez.)
0 1 2 3 4	*Pedir ao cliente para esticar os dois braços o máximo possível para a frente, com as palmas para baixo. (Observar o tronco, as pernas e a boca.)
0 1 2 3 4	*Pedir que o cliente dê alguns passos, vire-se e caminhe de volta para a cadeira. (Observar as mãos e a marcha.) Fazer isso duas vezes.

*Movimentos ativados.

Efeitos Colaterais Extrapiramidais é um dos instrumentos que pode ser usado.

Discinesia tardia. A **discinesia tardia**, um efeito colateral dos medicamentos antipsicóticos que aparece tardiamente, caracteriza-se por movimentos involuntários e anormais, como estalar os lábios, apresentar protrusão da língua, mastigar, piscar, fazer caretas e movimentos de coreia dos membros e dos pés. Esses movimentos involuntários constrangem o cliente, podendo levá-lo ao isolamento social. Depois de aparecer, a discinesia tardia é irreversível, mas diminuir ou descontinuar a medicação pode impedir sua progressão. Não foi descoberto esse efeito com a clozapina, fármaco antipsicótico atípico, por isso, costuma-se recomendá-la a clientes com discinesia tardia enquanto usam fármacos antipsicóticos convencionais.

É importante a sondagem de transtornos de movimento de aparecimento tardio, como a discinesia tardia. A **Escala de Movimentos Involuntários Anormais (AIMS – Abnormal Involuntary Movement Scale)** é usada para verificar sintomas de transtornos de movimento. O cliente é observado em várias posições, e a gravidade dos sintomas é classificada de 0 a 4. A AIMS pode ser aplicada a cada 3 a 6 meses. Se for detectado aumento dos valores da AIMS, indicando aumento dos sintomas de discinesia tardia, o enfermeiro deve notificar o médico para que a dosagem ou o fármaco do cliente seja mudado a fim de prevenir o avanço dessa discinesia. O procedimento de avaliação pela AIMS é apresentado no Quadro 14.1.

Convulsões. As convulsões são um efeito colateral raro, associado aos medicamentos antipsicóticos. Incidem em 1% das pessoas que usam antipsicóticos. A notada exceção é a clozapina, que tem incidência de 5%. As convulsões podem estar associadas a doses elevadas da medicação. O tratamento é uma dosagem mais baixa ou outro medicamento antipsicótico.

Síndrome neuroléptica maligna (SNM). A **síndrome neuroléptica maligna** é uma condição grave e frequentemente fatal observada em pessoas tratadas com medicamentos antipsicóticos. Caracteriza-se por rigidez muscular, febre alta, aumento de enzimas musculares (em particular da creatina fosfoquinase) e leucocitose (aumento dos leucócitos). Estima-se que 0,1 a 1% de todos os clientes que tomam antipsicóticos desenvolvem SNM. Qualquer medicamento antipsicótico pode causar SNM, tratada pela interrupção da medicação. A capacidade do cliente de tolerar outros antipsicóticos após a SNM varia, mas o uso de outro antipsicótico parece possível na maioria dos casos.

Agranulocitose. A clozapina tem um efeito colateral potencialmente fatal: a agranulocitose (falha na produção adequada de leucócitos pela medula óssea). Essa condição desenvolve-se de repente, sendo caracterizada por febre, mal-estar, dor de garganta ulcerativa e leucopenia. Pode ser que esse efeito colateral não se manifeste imediatamente, mas bem depois, até 18 a 24 semanas após o início da terapia. O fármaco deve ser descontinuado de imediato. Clientes que tomam esse antipsicótico precisam fazer contagens semanais de leucócitos durante os primeiros seis meses da terapia com clozapina e, depois, a cada duas semanas. A clozapina é fornecida apenas a cada 7 a 14 dias, sendo necessária uma evidência de contagem de leucócitos acima de 3.500 células/mm^3 antes do fornecimento da reposição.

Tratamento psicossocial

Além do farmacológico, muitos outros modos de tratamento podem ajudar a pessoa com esquizofrenia. Terapias individuais e em grupo, terapia familiar, educação familiar e treinamento de habilidades sociais podem ser instituídos para os clientes, tanto em hospitais quanto nas comunidades.

As sessões de terapia individuais e em grupo com frequência oferecem apoio ao cliente, dando-lhe a oportunidade de manter contato social e relações significativas com outras pessoas. Os grupos que focam tópicos preocupantes, como administração da medicação, uso de suportes comunitários e questões familiares, também são benéficos para clientes com esquizofrenia (Pfammatter, Jungham e Brenner, 2006).

Esses clientes podem melhorar a competência social pelo treinamento de habilidades sociais, o que se traduz em um funcionamento mais eficaz na comunidade. O treinamento de habilidades sociais básicas envolve repartir o comportamento social complexo em etapas mais simples, praticar a encenação de papéis e aplicar os conceitos na comunidade ou no mundo real. O treinamento da adaptação cognitiva, usando apoios ambientais, destina-se a melhorar o funcionamento adaptativo no cenário doméstico. Apoios ambientais individualizados, como sinais, calendários, itens de higiene e caixinhas de medicamentos, indicam ao cliente as tarefas associadas que devem ser executadas (Velligan et al., 2006). Moriana, Alarcon e Herruzo (2006) descobriram que o treinamento de habilidades psicossociais foi mais eficaz quando realizado durante visitas a domicílio, no próprio ambiente do cliente e não em local externo a ele.

Uma terapia nova, a de incremento cognitivo (CET, do inglês *cognitive enhancement therapy*), combina o treinamento cognitivo em computador com sessões em grupo que permitem aos clientes praticar e desenvolver habilidades sociais. Essa abordagem destina-se a remediar ou melhorar os déficits neurocognitivos e sociais do cliente em áreas como atenção, memória e processamento de informações. Os exercícios experimentais ajudam o cliente a enxergar a perspectiva do outro, em vez de focar inteiramente o *self*. Resultados positivos da CET incluem aumento da energia mental, processamento de informações mais ativo do que passivo e negociação apropriada e espontânea de desafios sociais não ensaiados (Hogarty, Greenwald e Eack, 2006).

Sabe-se que a educação e a terapia familiares diminuem os efeitos negativos da esquizofrenia e reduzem a taxa de recidiva (Penn, Waldheter, Perkins, Mueser e Lieberman, 2005). Embora a inclusão da família seja um fator importante para a melhora dos resultados do cliente, o envolvimento familiar costuma ser negligenciado pelos profissionais do serviço de saúde. As famílias normalmente passam por momentos difíceis, tentando lidar com as complexidades e as ramificações da doença do cliente. Isso cria, entre os membros da família, um estresse que não é benéfico para o cliente ou os familiares. A educação da família ajuda a promover a participação de todos na equipe de tratamento. Ver, no Capítulo 3, uma discussão sobre o curso *Family to Family Education*, da *National Alliance for the Mentally Ill*.

Além disso, os membros da família podem se beneficiar de um ambiente sustentado, que os ajuda a lidar com as muitas dificuldades que surgem quando um ente amado tem esquizofrenia. Essas preocupações incluem continuar a cuidar da criança que agora é um adulto, preocupar-se com quem vai cuidar do cliente quando os pais partirem, lidar com o estigma social da doença mental e, possivelmente, enfrentar problemas financeiros, desavenças conjugais e isolamento social. Nos Estados Unidos, esse suporte é disponibilizado pela National Alliance for the Mentally Ill e por grupos de apoio locais. O fornecedor do serviço de saúde pode fazer encaminhamentos para atender a necessidades familiares específicas.*

APLICAÇÃO DO PROCESSO DE ENFERMAGEM

Investigação

A esquizofrenia afeta o conteúdo e os processos de pensamento, a percepção, a emoção, o comportamento e o funcionamento social; mas afeta cada indivíduo de modo diferenciado. O grau de prejuízo tanto na fase aguda, ou psicótica, quanto na crônica, ou de longo prazo, varia enormemente; o mesmo acontece, então, com as necessidades e as intervenções de enfermagem para cada cliente afetado. O enfermeiro não deve fazer pressupostos sobre as capacidades ou limitações com base apenas no diagnóstico médico de esquizofrenia.

Pode ser, por exemplo, que o enfermeiro cuide do cliente em um hospital para casos graves. O cliente pode estar amedrontado, ouvir vozes (alucinação), não fazer contato pelo olhar e murmurar constantemente. O enfermeiro estaria lidando, então,

---

* N. de R.T.: No Brasil, a atenção à saúde mental e o suporte às pessoas que necessitam de auxílio são oferecidos por programas como o Centro de Atenção Psicossocial (CAPS), os Serviços Residenciais Terapêuticos, o Programa Volta para Casa e outros programas de inclusão social.

com sinais positivos ou psicóticos da doença. Já outro enfermeiro pode encontrar, em um local na comunidade, um cliente com esquizofrenia que não está apresentando sintomas psicóticos; em vez disso, falta-lhe energia para as tarefas diárias e ele se sente solitário e isolado (sinais negativos da esquizofrenia). Embora ambos os clientes tenham o mesmo diagnóstico médico, a abordagem e as intervenções de cada enfermeiro serão muito diferentes.

História

Em primeiro lugar, o enfermeiro levanta informações sobre a história prévia de esquizofrenia do cliente para estabelecer dados de partida. Pergunta sobre o modo como o cliente estava antes do desenvolvimento da crise; por exemplo: "Como costuma gastar seu tempo?" e "Poderia descrever o que faz em um dia normal?".

O enfermeiro levanta dados sobre a idade de surgimento da esquizofrenia, já sabendo que piores resultados estão associados a uma idade de surgimento mais precoce. Também é importante saber a história prévia de admissões em hospitais e a resposta à hospitalização.

O enfermeiro também investiga se o cliente já teve tentativas de suicídio. Dez por cento das pessoas com esquizofrenia cometem suicídio. O enfermeiro pode perguntar: "Você alguma vez tentou o suicídio?" ou "Já ouviu vozes que lhe dizem para causar algum dano a você mesmo?". De modo similar, é importante levantar todas as informações sobre história de violência ou agressão, pois a história de comportamento agressivo é forte fator de predição de agressão futura. O enfermeiro pode perguntar: "O que você faz quando fica com raiva, frustrado, chateado ou amedrontado?".

O enfermeiro investiga se o cliente tem usado sistemas de apoio presentes, perguntando ao cliente ou a pessoas significativas:

- O cliente mantém contato com a família ou os amigos?
- O cliente comparece aos encontros de grupos ou às sessões de terapia?
- O cliente parece ficar sem dinheiro entre as datas de pagamentos?
- As providências de moradia do cliente mudaram recentemente?

No final, investiga a percepção que o cliente tem da própria situação atual, ou seja, o que considera eventos ou estressores significativos no momento. O enfermeiro pode reunir informações, perguntando: "O que você considera o principal problema hoje?" ou "Agora você precisa de ajuda para administrar o quê?".

Aparência geral, comportamento motor e fala

A aparência pode variar amplamente entre os clientes com esquizofrenia. Alguns parecem normais no modo de vestir e na maneira de sentar em uma cadeira para conversar com o enfermeiro, sem evidências de qualquer postura ou gesto estranho e incomum. Outros manifestam comportamento estranho ou bizarro. Podem parecer descuidados e desleixados, ficando evidente que não se preocupam com a própria higiene, ou podem vestir roupas estranhas ou inapropriadas (p. ex., um casaco de lã pesado e meias grossas no calor).

O comportamento motor geral também pode parecer estranho. O cliente pode estar inquieto e não conseguir ficar sentado parado; pode exibir agitação e andar de um lado a outro; ou parecer imobilizado (**catatonia**). Também pode apresentar gestos aparentemente sem propósito (comportamento estereotipado) e expressões faciais estranhas, como caretas. Pode imitar os movimentos e gestos de alguém a quem está observando (**ecopraxia**). Há probabilidade de que uma fala confusa, com ou sem sentido para o ouvinte, acompanhe esses comportamentos.

Além disso, pode exibir **retardo psicomotor** (uma lentidão geral em todos os movimentos). Às vezes, pode ficar quase imóvel, enrolado como uma bola (posição fetal). Clientes com o tipo catatônico da esquizofrenia podem exibir flexibilidade congelada: mantém qualquer posição em que são colocados, inclusive sendo estranha ou desconfortável.

O cliente pode exibir um padrão de fala incomum. Dois padrões típicos são a **salada de palavras** (palavras e frases desordenadas e desconectadas ou incoerentes, que não fazem sentido para o ouvinte) e a **ecolalia** (repetição ou imitação do que outra pessoa diz). A fala pode ficar lenta ou acelerada e alta ou baixa: o cliente pode falar por sussurros ou em tons bem baixinhos, ou em tom alto ou aos gritos. A **latência de resposta** refere-se à hesitação antes de responder a perguntas. Essa latência, ou hesitação, pode durar 30 a 45 segundos e comumente indica dificuldade do cliente nos processos cognitivo e mental. O Quadro 14.2 lista esses padrões de fala incomuns e dá exemplos.

Humor e afeto

Clientes com esquizofrenia relatam e demonstram amplas variações de humor e afeto. Com frequência, são descritos como possuidores de **afeto hipomodulado ou superficial** (sem expressão facial) ou **afeto embotado** (poucas expressões faciais observáveis). A expressão facial típica costuma ser descrita como semelhante a uma máscara. O afeto também pode ser descrito como abobalhado, caracterizado por gargalhadas desequilibradas sem razão aparente. O cliente pode exibir uma expressão inapropriada ou emoções incongruentes com o contexto da situação. Essa incongruência varia de leve ou sutil a extremamente inapropriada. Ele pode, por exemplo, gargalhar e sorrir ao descrever a morte de um membro da família ou chorar ao falar sobre o tempo.

Pode ser que, por um lado, se diga deprimido, sem prazer nem alegria na vida (**anedonia**) e, por outro, pode relatar uma sensação de onipotência e poder absoluto, sem preocupação com a circunstância ou situação. É mais comum que relate sentimentos exagerados de bem-estar durante os episódios de pensamento psicótico ou delirante e falta de energia ou de sentimentos de prazer na fase crônica ou de longo prazo da doença.

Conteúdo e processo mental

Comumente a esquizofrenia é chamada de transtorno do pensamento, porque essa é a principal característica da doença: os processos de pensamento tornam-se desordenados, e há uma ruptura na continuidade dos pensamentos e no processamento das informações. O enfermeiro pode levantar dados sobre os processos de pensamento, inferindo a partir do que o cliente diz. Pode investigar o conteúdo dos pensamentos, avaliando o que ele realmente diz. Por exemplo, há clientes que podem parar de falar subitamente no meio de uma frase, permanecendo em silêncio por vários segundos a um minuto (**bloqueio de**

QUADRO 14.2 — Padrões incomuns de fala de clientes com esquizofrenia

Associações por som são ideias inter-relacionadas, com base mais no som ou na rima do que no significado. Exemplo: "Tomarei um comprimido se tiver dormido." (final –ido)
Neologismo são palavras inventadas pelo cliente.
  Exemplo: "Tenho medo de zuiz. Se aqui houver zuiz, terei que ir embora. Você é um zuiz?"
Verbigeração é a repetição continuada de palavras ou expressões estereotipadas que podem ou não ter significado para o ouvinte.
  Exemplo: "Quero ir para casa, para casa, para casa, para casa."
Ecolalia é a imitação pelo cliente, ou a repetição do que o enfermeiro diz.
  Exemplo: *Enfermeiro:* "Pode relatar como se sente?" *Cliente:* "Pode relatar como se sente, como se sente?"
Linguagem artificial é o uso de palavras ou expressões enfeitadas, pomposas, excessivas.
  Exemplo: "Você faria o favor especial para mim, como representante de Florence Nightigale, e teria a honra de me oferecer só um pouco de algo refrescante, talvez na forma de água transparente de fonte?"
Perseverança é a adesão persistente a uma única ideia ou assunto e a repetição verbal de uma frase, expressão ou palavra, mesmo que a outra pessoa tente mudar de assunto.
  Exemplo: *Enfermeiro:* "Como tem dormido ultimamente?" *Cliente:* "Acho que há pessoas me seguindo." *Enfermeiro:* "Onde mora?" *Cliente:* "Onde moro há pessoas me seguindo." *Enfermeiro:* "O que gosta de fazer no tempo livre?" *Cliente:* "Nada, porque há pessoas me seguindo."
Salada de palavras é uma combinação de palavras e expressões embaralhadas, desconectadas ou incoerentes, que não fazem sentido a quem as escuta.
  Exemplo: "Milho, batatas, saltar, jogar, grama, xícara."

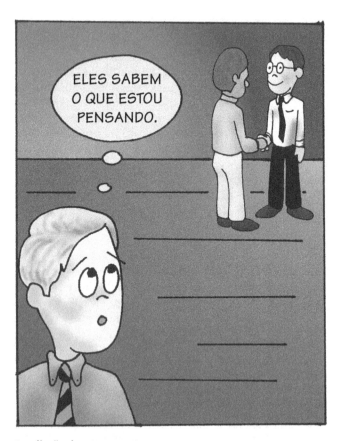

Irradiação do pensamento.

pensamento). Também pode ser que declarem acreditar que outras pessoas possam ouvir seus pensamentos (**irradiação do pensamento**), roubá-los (**roubo de pensamentos**) ou colocar pensamentos em sua mente contra a sua vontade (**inserção de pensamentos**).

Os clientes também podem exibir um pensamento tangencial, que é a mudança súbita para tópicos não relacionados, sem nunca responder à pergunta original:

Enfermeiro: "Como você tem dormido ultimamente?"
  Cliente: "Ah, tento dormir à noite. Gosto de ouvir música para me ajudar a dormir. Adoro música sertaneja. E você, gosta de quê? Posso comer alguma coisa logo? Estou com fome."
Enfermeiro: "Pode me dizer como tem dormido?"

As circunstâncias podem ficar evidentes quando o cliente dá detalhes desnecessários ou se desvia do tópico, mas, no final, fornece as informações solicitadas:

Enfermeiro: "Como tem dormido ultimamente?"
  Cliente: "Ah, vou para a cama cedo para descansar bastante. Gosto de ouvir música ou ler antes de deitar. Estou lendo um bom livro de mistério. Talvez escreva um livro desses algum dia. Mas isso não ajuda em nada, quero dizer, ler. Consigo dormir apenas 2 a 3 horas por noite."

Pobreza de conteúdo (**alogia**) descreve falta de qualquer significado ou substância real naquilo que o cliente diz:

Enfermeiro: "Como tem dormido ultimamente?"
Cliente: "Bem, eu acho... Não sei. É difícil dizer."

Delírios

Clientes esquizofrênicos costumam ter **delírios** (crenças fixas falsas, sem base na realidade) na fase psicótica da doença. Uma característica comum dos delírios esquizofrênicos é que o cliente tem certeza direta, imediata e total dessas crenças. Uma vez que acredita no delírio, age de acordo com ele. Quem tem delírios persecutórios, por exemplo, provavelmente desconfia e suspeita dos outros e evita revelar informações pessoais; pode ser que examine o quarto periodicamente ou converse baixinho e em segredo.

O tema ou o conteúdo dos delírios pode variar. O Quadro 14.3 descreve e fornece exemplos dos vários tipos de delírios. Informações ou fatos externos contraditórios não podem alterar essas crenças delirantes. Quando lhe perguntam por que acredita em uma ideia tão improvável, o cliente com frequência replica: "Apenas sei".

Inicialmente, o enfermeiro avalia o conteúdo e a profundidade do delírio para saber que comportamentos esperar e para estabelecer a realidade para o cliente. Ao provocar informações sobre as crenças delirantes, precisa ter o cuidado de não apoiá-las ou desafiá-las. Para saber em que o cliente acredita, pode lhe dizer o seguinte: "Por favor, explique isso para mim" ou "Diga-me o que pensa sobre isso".

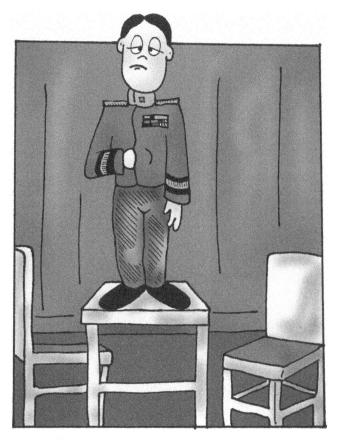

Delírios de grandeza.

 Plano de cuidados de enfermagem | Cliente com delírio

Diagnóstico de enfermagem

Processos do pensamento perturbados: distúrbio nas operações e atividades cognitivas.

DADOS DA INVESTIGAÇÃO

- Pensamento não baseado na realidade
- Desorientação
- Afeto instável
- Breve alcance da atenção
- Juízo prejudicado
- Possibilidade de distração

RESULTADOS ESPERADOS

Imediatos
O cliente irá
- Estar sem lesão
- Demonstrar nível de ansiedade reduzido
- Reagir a interações baseadas na realidade iniciadas por outros, por exemplo, interagir verbalmente com os funcionários durante tempo específico

Estabilização
O cliente irá
- Interagir em assuntos baseados na realidade, como as atividades cotidianas ou eventos locais
- Manter a atenção e a concentração para realizar tarefas ou atividades

(continua)

| **Plano de cuidados de enfermagem** | Cliente com delírio *(continuação)* |

Comunidade
O cliente irá
- Verbalizar reconhecimento de pensamentos delirantes, se persistirem
- Livrar-se dos delírios ou demonstrar a capacidade de funcionamento sem responder a pensamentos delirantes persistentes

IMPLEMENTAÇÃO

Intervenções de enfermagem (*denota intervenções colaborativas)	Justificativa
Ser sincero e franco ao comunicar-se com o cliente. Evitar comentários vagos ou evasivos.	Clientes com delírio são extremamente sensíveis em relação aos outros e podem identificar falta de sinceridade. Comentários evasivos ou hesitação reforçam a falta de confiança ou os delírios.
Ser consistente no estabelecimento de expectativas, cobrança de regras, e assim por diante.	Limites claros e consistentes proporcionam uma estrutura firme para o cliente.
Não fazer promessas que não consegue cumprir.	Promessas quebradas reforçam a desconfiança do cliente nos outros.
Encorajar o cliente a conversar com você, mas não forçar o oferecimento de informações.	Sondar aumenta a suspeita do cliente e interfere na relação terapêutica.
Explicar os procedimentos antes de colocá-los em prática.	Quando o cliente tem conhecimento profundo dos procedimentos, tem menor probabilidade de se sentir enganado pelos funcionários.
Dar *feedback* positivo aos êxitos do cliente.	*Feedback* positivo pelo sucesso verdadeiro intensifica a sensação de bem-estar do cliente e ajuda a tornar a realidade dos delírios uma situação mais positiva para ele.
Reconhecer os delírios do cliente à medida que ele percebe o ambiente.	O reconhecimento das percepções do cliente pode ajudar você a entender os sentimentos que vive.
No começo, não discutir com o cliente ou tentar convencê-lo de que os delírios são falsos ou irreais.	Argumentos lógicos não afugentam ideias delirantes e podem interferir no desenvolvimento da confiança.
Interagir com o cliente com base em coisas reais; não lidar com material dos delírios.	Interagir sobre a realidade é saudável para o cliente.
Envolver o cliente, inicialmente em atividades individuais; depois, em pequenos grupos e, aos poucos, em grupos maiores.	Um cliente desconfiado pode lidar melhor com uma pessoa, para começar. A introdução gradativa de outros, à medida que o cliente tolera, é menos ameaçadora.
Reconhecer e apoiar as conquistas do cliente (projetos concluídos, responsabilidades assumidas, interações iniciadas).	O reconhecimento das realizações do cliente pode diminuir a ansiedade e a necessidade de delírios como fonte de autoestima.
Mostrar empatia pelos sentimentos do cliente; tranquilizá-lo quanto a sua presença e sua aceitação.	Os delírios do cliente podem causar sofrimento. Empatia transmite que você se importa com o cliente, interessa-se por ele e o aceita.
Não julgar ou diminuir, ou fazer brincadeiras sobre as crenças do cliente.	Os delírios e os sentimentos do cliente não são engraçados para ele. Ele pode não compreender ou sentir-se rejeitado por investidas contra seu humor.
Jamais transmitir ao cliente que você aceita seus delírios como realidade.	A indicação de crença nos delírios os reforça (e à doença do cliente).
Incutir dúvida direta ou imediata em relação aos delírios assim que o cliente pareça pronto para aceitar isso (p. ex., "Acho difícil de acreditar"). Não discutir, mas apresentar um relato factual da situação tal como você a vê.	À medida que o cliente começa a confiar em você, pode desejar duvidar do delírio se você expressar suas dúvidas.
Perguntar ao cliente se é capaz de entender que os delírios interferem nos problemas ou são causa deles em sua vida.	Uma discussão dos problemas causados pelos delírios é um foco no presente, sendo baseado na realidade.

Adaptado de Schultz, J.M. e Videbeck, S.L. (2009). *Lippincott's manual of psychiatric nursing care plans* (8th Ed.). Philadelphia: Lippincott Williams & Wilkins.

QUADRO 14.3 Tipos de delírios

Delírios persecutórios/paranoides envolvem a crença do cliente de que "outras pessoas" estão planejando prejudicá-lo, ou o estão espionando, seguindo, ridicularizando ou diminuindo de alguma maneira. Há momentos em que o cliente não consegue definir quem são esses "outros". Exemplos: o cliente pode achar que a comida foi envenenada, ou que os quartos têm dispositivos de escuta. Algumas vezes, o "perseguidor" é o governo, o FBI ou outra organização poderosa. Ocasionalmente, indivíduos específicos, mesmo membros da família, podem ser os "perseguidores".

Delírios de grandeza caracterizam-se pela alegação do cliente de associação com pessoas famosas ou celebridades; por uma crença de que o cliente é famoso ou capaz de grandes realizações.
Exemplos: o cliente alega envolvimento com astro do cinema famoso ou um relacionamento com alguma figura pública, que pode ser a filha do presidente do país; pode ainda alegar ter encontrado a cura para o câncer.

Delírios religiosos costumam centralizar-se em torno da segunda vinda de Cristo, ou outra figura religiosa ou profeta importante. Esses delírios religiosos aparecem de repente, como parte das psicoses do cliente, não sendo parte de sua fé religiosa ou de outras pessoas.
Exemplos: o cliente diz ser o Messias ou outro profeta enviado por Deus; acredita que Deus se comunica diretamente com ele e que possui uma missão religiosa "especial" na vida, ou poderes religiosos especiais.

Delírios somáticos costumam ser crenças imprecisas e irreais sobre a saúde ou as funções corporais do cliente. Informações factuais ou exames diagnósticos não mudam tais crenças.
Exemplo: cliente do sexo masculino pode dizer estar grávido, ou um cliente pode informar que os intestinos estão deteriorados, ou que há vermes em seu cérebro.

Delírios referenciais, ou ideias de referência, envolvem a crença do cliente de que as transmissões da televisão, a música, ou os jornais têm um sentido especial para ele.
Exemplos: o cliente pode informar que o presidente estava falando direto com ele em um noticiário da televisão, ou que mensagens especiais são enviadas por meio de artigos de jornais.

Processo intelectual e sensorial

Um sintoma que constitui marca registrada da psicose esquizofrênica são as **alucinações** (falsas percepções sensoriais ou experiências perceptivas que não existem na realidade). As alucinações podem envolver os cinco sentidos, além de sensações corporais. Podem ser ameaçadoras ou aterrorizantes para o cliente; menos frequente é o relato de alucinações causadoras de prazer. Inicialmente, o cliente as percebe como reais, mas, no decorrer da doença, pode reconhecê-las como alucinações.

Elas se distinguem das *ilusões*, que são percepções errôneas sobre estímulos ambientais reais. Por exemplo, ao andar pela mata, alguém acha que viu uma cobra à beira do caminho. Quando chega mais perto, no entanto, descobre que, na verdade, o que viu foi um galho retorcido. A realidade ou a informação factual corrigiu a ilusão. As alucinações, no entanto, não têm essa base na realidade.

A seguir são apresentados vários tipos de alucinações (Kirkpatrick e Tek, 2005):

- *Alucinações auditivas* – são o tipo mais comum. Envolvem ouvir sons, com maior frequência vozes que falam com o cliente ou a respeito dele. Pode haver uma ou múltiplas vozes; a voz pode ser familiar ou não. As **alucinações de comando** são vozes que demandam do cliente alguma ação, com frequência para causar dano a si próprio ou a outras pessoas; são consideradas perigosas.
- *Alucinações visuais* – envolvem ver imagens que realmente não existem, como luzes ou uma pessoa morta, ou distorções, como ver um monstro ameaçador em vez do enfermeiro. São o segundo tipo mais comum de alucinações.
- *Alucinações olfativas* – envolvem cheiros ou odores. Pode ser um odor específico, como de fezes ou urina, ou mais geral, como de algo estragado ou rançoso. Além de clientes com esquizofrenia, esse tipo de alucinação costuma manifestar-se também em casos de demência, convulsões ou acidentes cerebrovasculares.
- *Alucinações táteis* – referem-se a sensações como uma descarga de eletricidade correndo pelo corpo ou um inseto rastejando pela pele. Costumam ocorrer em clientes em abstinência de álcool; raramente ocorrem em clientes esquizofrênicos.
- *Alucinações gustativas* – envolvem sabor prolongado na boca ou sensação de que a comida tem sabor de outra coisa. O gosto pode ser metálico ou amargo, ou apresentar-se como um sabor específico.
- *Alucinações cenestésicas* – envolvem o relato do cliente de que está sentindo funções corporais que comumente não são detectáveis. Exemplos incluem a sensação da formação da urina ou de impulsos transmitidos pelo cérebro.
- *Alucinações cinestéticas* – ocorrem quando o cliente está imóvel, mas relata a sensação de movimento. Ocasionalmente, o movimento corporal é algo incomum, como flutuar acima do chão.

Durante episódios de psicose, os clientes costumam ficar desorientados em termos de tempo e, às vezes, de espaço. A forma mais extrema de desorientação é a **despersonalização**, em que o cliente se sente separado do próprio comportamento. Embora possa dizer o próprio nome corretamente, sente como se ele pertencesse a outra pessoa, ou que seu espírito está separado desse corpo.

É difícil levantar dados sobre os processos intelectuais de um cliente com esquizofrenia quando está experimentando a psicose. Em geral ele demonstra funcionamento intelectual insatisfatório em consequência de pensamentos desordenados. Apesar disso, o enfermeiro não deve pressupor que o cliente tenha capacidade intelectual limitada, levando em conta esses processos de pensamento prejudicados. Pode ser que não consiga focalizar, concentrar-se ou prestar atenção suficiente para demonstrar suas habilidades intelectuais com precisão. O enfermeiro tem mais chances de obter avaliações precisas das habilidades intelectuais dos clientes quando seus processos de pensamento estão mais claros.

Com frequência os clientes têm dificuldades no pensamento abstrato e podem responder de modo muito literal a outras pessoas e ao ambiente. Por exemplo, quando é solicitado ao cliente que interprete o provérbio "Mais vale um pássaro na mão do que dois voando", pode ser que ele o explique com estas palavras: "Tenho que pegar um passarinho". O cliente pode não entender o que está sendo dito e, facilmente, interpretar instruções de modo errado. Isso pode gerar problemas graves durante a administração da medicação. Por exemplo, o enfermeiro lhe diz: "É importante tomar sempre todos os seus medicamentos"; o cliente pode entender mal a declaração e tomar todos os comprimidos da cartela de uma vez só.

Julgamento e compreensão

O julgamento costuma ficar prejudicado no cliente esquizofrênico. Devido ao cliente se basear em sua habilidade para interpretar o ambiente, estando com os processos de pensamento desordenados e interpretações ambientais errôneas, terá enorme dificuldade de julgamento. Às vezes, a falta de julgamento é tão grave que ele não consegue atender às próprias necessidades de segurança e proteção e coloca-se em situações de perigo. Essa dificuldade pode variar desde não vestir roupas quentes em um dia de frio até deixar de procurar o serviço médico, ainda que esteja extremamente doente. Pode ser também que ele não reconheça as próprias necessidades de sono ou alimentos.

A compreensão também pode ficar gravemente prejudicada, em especial logo no início da doença, quando o cliente, a família e os amigos não compreendem o que está acontecendo. Ao longo do tempo, alguns podem aprender sobre a doença, antecipar problemas e buscar assistência apropriada quando necessário. No entanto, surgem dificuldades crônicas no cliente que fracassa em entender que a esquizofrenia é um problema de saúde de longo prazo, que exige um controle consistente.

Autoconceito

A deterioração do conceito do *self* é um dos principais problemas da esquizofrenia. A expressão *perda dos limites do ego* descreve a ausência de um senso claro de onde termina o próprio corpo, a mente e a influência e onde começam os aspectos de outros objetos animados e inanimados. Essa falta de fronteiras do ego é evidenciada pela despersonalização, pela desconcretização (os objetos do ambiente tornam-se menores ou maiores ou parecem incomuns) e pelas **ideias de referência**. O cliente pode acreditar que se fundiu com outra pessoa ou objeto, pode não reconhecer partes do próprio corpo como suas, ou não conseguir dizer se é homem ou mulher. Essas dificuldades são fonte de muitos comportamentos bizarros, como despir-se ou masturbar-se em público, referir-se a si mesmo na terceira pessoa, ou agarrar-se fisicamente a objetos do ambiente. Também pode ocorrer distorção da imagem corporal.

Papéis e relacionamentos

O isolamento social é prevalente em clientes com esquizofrenia, sendo, em parte, resultado de sinais positivos como delírios, alucinações e perda das fronteiras do ego. Relacionar-se com outras pessoas é difícil quando o próprio autoconceito não está claro. O cliente também tem problemas com confiança e intimidade, o que interfere em sua habilidade de estabelecer relacionamentos satisfatórios. A baixa autoestima, um dos sinais negativos desse transtorno, complica ainda mais a habilidade de interagir com outras pessoas e com o ambiente. O cliente tem falta de confiança, sente-se estranho ou diferente dos outros indivíduos e não acredita no próprio valor. O resultado é comportamento de esquiva em relação a outras pessoas.

O cliente pode ter enorme frustração ao tentar desempenhar papéis na família e na comunidade. O êxito na escola ou no trabalho pode ficar gravemente comprometido devido à dificuldade de pensar claramente, lembrar-se, prestar atenção e concentrar-se. Termina passando por falta de motivação. Quem desenvolve esquizofrenia no início da vida tem mais dificuldades do que quem a desenvolve mais tarde, pois os primeiros perdem a oportunidade de êxito nessas áreas antes da doença.

Cumprir papéis familiares, como o de filho/a ou de irmão é difícil para esses clientes. Com frequência, seu comportamento errático ou imprevisível assusta ou constrange os membros da família, que se tornam inseguros em relação ao que esperar. As famílias também se sentem culpadas ou responsáveis e acreditam que, de algum modo, não proporcionaram uma vida doméstica de amor e apoio. O cliente também pode acreditar que desapontou a família, porque não conseguiu ser independente ou bem-sucedido.

Considerações fisiológicas e de autocuidado

Clientes com esquizofrenia podem ter déficits de autocuidado significativos. É comum a falta de atenção à higiene e de cuidados com a aparência, em especial durante episódios psicóticos. O cliente pode ficar tão preocupado com os delírios ou alucinações, que não consegue realizar nem mesmo as atividades básicas da vida diária.

Pode ser também que o cliente não consiga reconhecer sensações como fome ou sede, e a ingestão de alimentos ou líquidos torna-se inadequada. Isso pode resultar em má nutrição e constipação. Esta também é um efeito colateral comum dos medicamentos antipsicóticos, complicando o problema. Paranoia ou medo excessivo de envenenamento de alimentos e líquidos são comuns e podem interferir na alimentação. Se o cliente estiver agitado e andar de um lado para o outro, pode não ser capaz de permanecer sentado o tempo necessário para se alimentar.

Ocasionalmente, desenvolve **polidipsia** (ingestão excessiva de água), que leva a intoxicação por água. Os níveis séricos de sódio podem ficar perigosamente baixos, levando a convulsões. Essa condição é comumente observada em clientes com doença

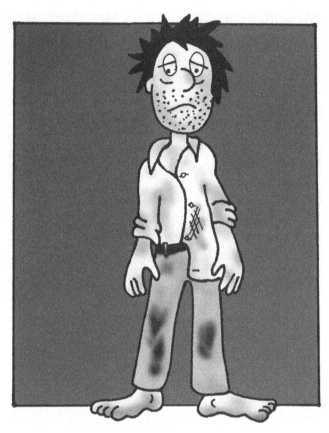

Déficit no autocuidado.

mental grave e persistente há muitos anos e também entre os que seguem uma terapia de longo prazo com medicamentos antipsicóticos. A polidipsia pode ser causada pelo próprio estado comportamental ou então ser precipitada pelo uso de antidepressivos ou antipsicóticos (Dundas, Harris e Narasimhan, 2007).

Problemas de sono são comuns. As alucinações podem estimular os clientes, resultando em insônia. Outras vezes, o cliente fica desconfiado e acha que vai acontecer algo ruim enquanto estiver dormindo. Assim como em outras áreas do autocuidado, ele pode não perceber ou não reconhecer corretamente sinais físicos, como a fadiga.

Para ajudar o cliente a viver em comunidade, o enfermeiro avalia suas habilidades funcionais e da vida diária. Essas habilidades – ter conta em banco e pagar contas, comprar comida e preparar refeições e usar o transporte público – costumam ser tarefas difíceis para quem tem esquizofrenia. Pode ser que o cliente nunca tenha adquirido essas habilidades, ou seja incapaz de colocá-las em prática com consistência.

Análise de dados

O enfermeiro deve analisar os dados da investigação dos clientes com esquizofrenia para determinar prioridades e estabelecer um plano de cuidados eficaz. Nem todos os clientes têm os mesmos problemas ou necessidades, e é improvável que um único indivíduo apresente todos os problemas capazes de acompanhar essa doença. Os níveis de apoio da família e da comunidade e os serviços disponíveis podem variar, e tudo isso influencia os resultados e o cuidado.

A análise dos dados levantados em geral se enquadra em duas categorias principais: dados associados aos sinais positivos da doença e dados associados aos sinais negativos. Os diagnósticos de enfermagem da North American Nursing Diagnosis Association geralmente estabelecidos com base na avaliação de sintomas psicóticos ou sinais positivos são:

- Risco de Violência Direcionada a Outros
- Risco de Suicídio
- Processos do Pensamento Perturbados
- Percepção Sensorial Perturbada
- Distúrbios da Identidade Pessoal
- Comunicação Verbal Prejudicada

Os diagnósticos de enfermagem da North American Nursing Diagnosis Association baseados na investigação dos sinais negativos e das habilidades funcionais incluem:

- Déficit no Autocuidado
- Isolamento Social
- Atividade de Recreação Deficiente
- Manutenção Ineficaz da Saúde
- Controle do Regime Terapêutico Comunitário Ineficaz

Identificação de resultados

É provável que no episódio psicótico agudo de esquizofrenia o cliente receba tratamento em local de terapia intensiva, como unidades de internação hospitalar. Nessa fase, o foco do atendimento é estabilizar os processos mentais do cliente e a orientação para a realidade, assim como garantir sua segurança. Esse também é o momento de avaliar recursos, fazer encaminhamentos e começar a planejar a reabilitação do cliente e o retorno à comunidade.

Exemplos de resultados apropriados no tratamento na fase psicótica aguda são os seguintes:

1. O cliente não causará dano a si ou a outros.
2. O cliente irá estabelecer contato com a realidade.
3. O cliente irá interagir com outros no ambiente.
4. O cliente irá expressar os pensamentos e os sentimentos de uma forma segura e aceita pela sociedade.
5. O cliente irá participar das intervenções de tratamento prescritas.

Assim que a crise ou os sintomas psicóticos agudos desaparecem, o foco desloca-se para o desenvolvimento da habilidade de viver em comunidade, do modo mais independente e bem-sucedido possível. Comumente, isso requer acompanhamento contínuo e participação da família nos serviços de apoio comunitários. A prevenção e o pronto reconhecimento e tratamento dos sintomas de recidiva são partes importantes do êxito da reabilitação. Lidar com os sinais negativos da esquizofrenia, que costumam não ser alterados pela medicação, é um dos principais desafios do cliente e dos cuidadores. Exemplos de resultados do tratamento do atendimento continuado após a estabilização de sintomas agudos são apresentados a seguir. O cliente irá:

1. Participar do regime prescrito (incluindo medicações e consultas de acompanhamento)
2. Manter rotinas adequadas de sono e ingestão de alimentos e fluidos
3. Demonstrar independência nas atividades de autocuidado
4. Comunicar-se de modo eficaz com outras pessoas da comunidade para atender às próprias necessidades
5. Buscar ou aceitar assistência para atender às próprias necessidades quando indicado

O enfermeiro deve avaliar a gravidade da esquizofrenia e os efeitos profundos e, às vezes, devastadores na vida dos clientes e das respectivas famílias. É igualmente importante evitar tratar o cliente como "um caso sem esperança", como alguém não mais capaz de levar uma vida significativa e satisfatória. Não ajuda em nada esperar muito ou pouco dele. É necessária uma avaliação contínua cuidadosa, de modo que o tratamento apropriado e as intervenções tratem das necessidades e dificuldades do cliente, ao mesmo tempo em que o ajudam a alcançar um nível ótimo de funcionamento.

Intervenção

Promoção da segurança do cliente e de outras pessoas

A segurança, tanto do cliente quanto do enfermeiro, é a prioridade no atendimento a pessoas com esquizofrenia. Pode ser que o primeiro esteja paranoico e desconfie do enfermeiro e do ambiente, sentindo-se ameaçado e intimidado. Embora o comportamento do cliente possa ser ameaçador para o profissional da saúde, o cliente também se sente inseguro e pode achar que o seu bem-estar esteja em perigo. Portanto, o enfermeiro deve aproximar-se do cliente de modo não ameaçador. Demandar coisas ou ser autoritário apenas aumenta os medos. Dar-lhe um amplo espaço pessoal costuma aumentar sua sensação de segurança.

Um cliente amedrontado ou agitado tem potencial para machucar a si próprio ou outras pessoas. O enfermeiro deve observar se há sinais de agitação crescente ou um comportamento escalar, como aumento da intensidade do andar de um lado a outro, fala em tom elevado ou aos gritos e batidas ou socos em objetos. Ele precisa instituir intervenções para proteger o cliente, ele próprio e outras pessoas presentes no ambiente. Isso pode envolver a administração da medicação, a mudança do cliente para um ambiente quieto e menos estimulante e, em situações extremas, o uso temporário de isolamento ou restrições. Ver, no Capítulo 10, uma discussão sobre o modo de lidar com a raiva e a hostilidade; e, no Capítulo 15, o modo de lidar com clientes suicidas.

Estabelecimento da relação terapêutica

O estabelecimento da confiança entre cliente e enfermeiro também ajuda a afastar os medos de um indivíduo aterrorizado. Inicialmente, o cliente pode tolerar apenas 5 a 10 minutos de contato por vez. Para estabelecer uma relação terapêutica, é preciso tempo, e o enfermeiro deve ser paciente. Ele fornece explicações claras, diretas e fáceis de compreender. A linguagem corporal deve incluir contato pelo olhar, mas sem fixar os olhos, postura corporal relaxada e expressões faciais que transmitam interesse e preocupação genuínos. Quando o enfermeiro diz seu nome ao cliente e trata-o pelo nome, fica mais fácil estabelecer uma atmosfera de confiança e promover a orientação para a realidade.

O enfermeiro deve avaliar com cuidado a resposta do cliente ao uso do toque. Algumas vezes, um toque delicado indica cuidado e preocupação. Outras vezes, o cliente pode interpretar mal o toque do enfermeiro, como uma ameaça, e, portanto, algo indesejável. Quando o enfermeiro senta perto do cliente, este se movimenta ou olha para o outro lado? Mostra-se assustado ou

---

INTERVENÇÕES DE ENFERMAGEM

Para clientes com Esquizofrenia

- Promover a segurança do cliente e dos outros, além do direito à privacidade e à dignidade.
- Estabelecer uma relação terapêutica, estabelecendo a confiança.
- Usar a comunicação terapêutica (esclarecendo sentimentos e enunciados quando discurso e pensamentos estão desorganizados e confusos).
- Intervenções para delírios:
  - Não confrontar, abertamente, o delírio ou discutir com o cliente.
  - Estabelecer e manter a realidade para o cliente.
  - Usar técnicas para distrair
  - Ensinar ao cliente o discurso positivo, o pensamento positivo e a ignorar as crenças delirantes.
- Intervenções para alucinações:
  - Ajudar a apresentar e a manter a realidade por meio de contato e comunicação frequentes com o cliente.
  - Provocar a descrição da alucinação para proteger o cliente e os demais. A compreensão que o enfermeiro tem das alucinações ajuda-o a saber como acalmar ou tranquilizar o cliente.
  - Envolver o cliente em atividades baseadas na realidade, como jogo de cartas, terapia ocupacional ou ouvir música.
- Enfrentar comportamentos socialmente inadequados:
  - Redirecionar o cliente para longe de situações problemáticas.
  - Lidar com comportamentos inadequados sem julgar e com naturalidade; oferecer declarações factuais; não criticar nem reprimir.
  - Tranquilizar os outros, informando que os comportamentos ou comentários inapropriados do cliente não são culpa sua (sem violar a confidencialidade do cliente).
  - Tentar reintegrar o cliente ao meio de tratamento logo que possível.
  - Não provocar situações nas quais o cliente se sinta punido ou evitado por comportamentos inadequados.
  - Ensinar habilidades sociais por meio da orientação, da modelagem de papéis e da prática.
- Instruções ao cliente e à família.
- Estabelecimento de sistemas de apoio e cuidado na comunidade.

cauteloso em relação à presença do enfermeiro? Se acontecer isso, pode ser que ele não se sinta confortável com o toque, mas assustado ou ameaçado.

Uso da comunicação terapêutica

A comunicação com um cliente que está experimentando sintomas psicóticos pode ser difícil e frustrante. O enfermeiro tenta entender o que ele diz e dar a isso algum sentido, mas pode haver dificuldades diante de um estado de alucinação, afastamento da realidade ou relativa mudez. O enfermeiro deve manter a comunicação não verbal com o cliente, em especial quando a verbal não é bem-sucedida. Isso envolve passar algum tempo com ele, talvez com períodos razoavelmente longos de silêncio. A presença do enfermeiro é um contato com a realidade e também pode demonstrar interesse e cuidado genuínos. Chamar o cliente pelo nome, fazer referências ao dia e à hora e comentar sobre o ambiente são modos úteis de continuar a fazer contato com alguém que tem problemas com a orientação para a realidade e a comunicação verbal. Clientes que são deixados sozinhos por períodos longos tornam-se profundamente envolvidos na própria psicose; por isso, o contato frequente e algum tempo com o cliente são importantes inclusive quando o enfermeiro não sabe ao certo se o cliente tem consciência de sua presença.

Ouvir ativamente é uma habilidade importante para o enfermeiro que está tentando se comunicar com um cliente cujas verbalizações são desorganizadas ou despropositadas. Em vez de descartar o que ele diz por causa da falta de clareza, é preciso fazer esforços para determinar o significado que ele está tentando transmitir. Ficar alerta quanto a temas ou declarações recorrentes, fazer perguntas de esclarecimento e explorar o significado das declarações do cliente são técnicas úteis para aumentar a compreensão.

O enfermeiro deve indicar ao cliente quando o significado do que diz não está claro. Nunca é útil fingir que entendeu, ou simplesmente concordar com o que o cliente está dizendo ou expressar aprovação; isso é desonesto e viola o acordo de confiança entre ambos.

Enfermeiro: "Como você está se sentindo hoje?"
(usa uma declaração aberta ampla)
   Cliente: "Invisível."
   Enfermeiro: "Você pode me explicar isso?"
(busca esclarecimento)
   Cliente: "Ah, isso não importa."
   Enfermeiro: "Estou interessado em saber como você se sente; apenas não tenho certeza se entendi bem." (se oferece/busca esclarecimento)
   Cliente: "Não significa muito."
   Enfermeiro: "Deixe-me ver se consigo entender. Você se sente como se fosse ignorado, como se ninguém realmente o ouvisse?" (verbaliza o implícito)

Implementação de intervenções para pensamentos delirantes

O cliente que experimenta delírios acredita totalmente neles, e não é possível convencê-lo de que são falsos ou enganosos. Esses delírios influenciam fortemente o comportamento. Se, por exemplo, o delírio consiste em achar que está sendo envenenado, o cliente ficará desconfiado, receoso e, provavelmente, resistente na hora de dar informações e tomar os medicamentos.

O enfermeiro deve evitar o confronto aberto do delírio ou discuti-lo com o cliente. Além disso, precisa evitar o reforço da crença delirante, o que acontece quando o enfermeiro "concorda" com o que o cliente está dizendo. É responsabilidade do enfermeiro apresentar e manter a realidade, fazendo declarações simples, como:

"Não vi nenhuma evidência disso." (apresenta a realidade)
   ou
   "Para mim, isso não se apresenta desse modo." (lança dúvidas)

À medida que os antipsicóticos começam a ter um efeito terapêutico, torna-se possível para o enfermeiro a discussão das ideias delirantes com o cliente e a identificação do modo como os delírios interferem na vida diária.

O enfermeiro também pode ajudá-lo a minimizar os efeitos do pensamento delirante. Técnicas de distração, como ouvir música, assistir à televisão, escrever ou conversar com amigos, são úteis. Ações diretas, como se engajar em autoconversas positivas e no pensamento positivo e ignorar os pensamentos delirantes, podem ser igualmente benéficas.

Implementação de intervenções para alucinações

Intervir quando o cliente experimenta alucinações requer que o enfermeiro foque o que é real e ajude a mudar a resposta do cliente, direcionando-o para a realidade. Inicialmente, é preciso determinar o que o cliente está experimentando – ou seja, o que as vozes estão dizendo ou o que está vendo. Agindo assim, o enfermeiro compreende a natureza dos sentimentos e do comportamento do cliente. Em alucinações de comando, o cliente ouve vozes que o orientam a fazer alguma coisa, com frequência algo prejudicial a si próprio ou a outra pessoa. Por essa razão, o enfermeiro deve conseguir uma descrição do conteúdo da alucinação, de modo que os profissionais da saúde possam tomar precauções para proteger o cliente e as outras pessoas sempre que necessário. O enfermeiro pode dizer:

"Não estou ouvindo voz alguma; o que você está ouvindo?" (apresenta a realidade/busca esclarecimento)

Isso pode ajudar o enfermeiro a entender como aliviar os medos ou a paranoia do cliente. Por exemplo, este pode estar vendo fantasmas ou imagens semelhantes a monstros. Nesse caso, o enfermeiro responderia:

"Não estou vendo nada, mas você deve estar assustado. Você está seguro aqui no hospital." (apresenta a realidade/traduz a realidade em sentimentos)

Essa resposta reconhece seu medo, mas reafirma que não vai acontecer nada de ruim com ele.

Nem sempre os clientes relatam ou identificam as alucinações. Às vezes, o enfermeiro deve inferir, a partir do comportamento, que estão acontecendo alucinações. Exemplos de comportamentos que indicam alucinações incluem ouvir e falar alternadamente quando não há ninguém presente, gargalhar de forma inadequada sem razão observável e murmurar ou movimentar os lábios sem emitir som.

Uma estratégia útil para a intervenção em casos de alucinação consiste em envolver o cliente em uma atividade baseada na realidade, como jogar cartas, participar de terapia ocupacional ou ouvir música. Para o cliente, é difícil prestar atenção ao mesmo tempo às alucinações e a uma atividade baseada na realidade; portanto, essa técnica de distração costuma ser útil.

Também pode ser útil trabalhar com o cliente para identificar certas situações, ou uma estrutura mental específica que precederia ou serviria para disparar as alucinações auditivas. A intensidade das alucinações costuma estar relacionada com os níveis de ansiedade; portanto, monitorar e intervir para reduzir a ansiedade pode diminuir a intensidade das alucinações. Quando reconhecem que certos estados de espírito ou padrões de pensamento precedem o surgimento das vozes, os clientes podem conseguir manejar estados mentais particulares ou evitá-los. Isso pode envolver aprender a relaxar quando surgem as vozes, engajar-se em atividades de diversão, corrigir autoconversas negativas e buscar ou evitar a interação social.

Ensinar o cliente a retrucar às vozes com firmeza também pode ajudá-lo a controlar as alucinações auditivas. Isso deve ser feito em um lugar relativamente privado e não público. Há um movimento de autoajuda internacional, chamado *"voice-hearer groups"* (grupos que ouvem vozes), criado para ajudar as pessoas a controlar alucinações auditivas. Um grupo desenvolveu a estratégia de andar sempre com um celular (falso ou verdadeiro) para lidar com as vozes em locais públicos. Pelo celular, os integrantes podem conversar com as vozes na rua – e mandar que fiquem caladas – sem fazer papel ridículo e parecendo uma parte normal da cena urbana. Ser capaz de verbalizar a resistência pode ajudar o cliente a se sentir mais poderoso e apto a lidar com as alucinações (Farhall, Greenwood e Jackson, 2007).

Os clientes também podem se beneficiar de discussões francas com pessoas escolhidas sobre a experiência de ouvir vozes. Conversar com outros clientes com experiências similares de alucinações auditivas tem se mostrado útil (McLeod, Morris, Birchwood e Dovey, 2007); assim, o cliente não se sente tão isolado e solitário com a experiência alucinatória. Houve clientes que quiseram discutir as alucinações com seus enfermeiros comunitários em saúde mental (Coffey e Hewitt, 2008) para melhor compreender as alucinações e seu significado para eles.

Como enfrentar comportamentos socialmente inapropriados

Clientes com esquizofrenia costumam apresentar perda dos limites do ego, o que traz dificuldades para eles e outras pessoas que vivem no mesmo ambiente ou comunidade. Comportamentos potencialmente bizarros ou estranhos incluem tocar outras pessoas sem aviso ou convite, introduzir-se nos espaços de vida dos outros, conversar com objetos inanimados ou acariciá-los e engajar-se em comportamentos socialmente inapropriados, como despir-se, masturbar-se ou urinar em público. Pode ser que abordem outras pessoas e façam declarações provocadoras, insultantes ou sexuais. Nessas situações, o enfermeiro deve considerar as necessidades dos outros, assim como as do cliente.

Proteger o cliente é uma responsabilidade básica da enfermagem e inclui protegê-lo da retaliação de outros indivíduos que foram vítimas de suas intromissões e comportamentos socialmente inaceitáveis. Redirecionar o cliente, afastando-o para longe das situações ou das pessoas envolvidas, pode interromper o comportamento indesejado e evitar que surjam outros comportamentos intrusivos. O enfermeiro também deve tentar proteger o direito do cliente à privacidade e à dignidade. Levá-lo para seu quarto ou para uma área quieta, com menos estimulação e menor número de pessoas, costuma ajudar. Envolvê-lo em atividades apropriadas também é indicado. Por exemplo, se ele está se despindo diante de outras pessoas, o enfermeiro pode dizer:

"Vamos para seu quarto, e você pode colocar as suas roupas de novo." (encoraja a colaboração/ redireciona para a atividade apropriada)

Se o cliente faz declarações verbais a outras pessoas, o enfermeiro deve pedir que caminhe um pouco ou ouça música em outra área. O enfermeiro deve lidar com o comportamento socialmente inapropriado de modo prático e sem fazer julgamentos. Isso significa emitir declarações factuais, sem excessos nem críticas irritadas e sem tratar o cliente como se fosse uma criança desobediente.

Alguns comportamentos podem ser tão ofensivos ou ameaçadores que os outros indivíduos respondem aos gritos, com zombarias ou, inclusive, com ações agressivas contra o cliente. Embora o oferecimento de proteção física seja a primeira consideração do enfermeiro, ajudar as pessoas afetadas pelo comportamento do cliente também é importante. Comumente, o enfermeiro pode oferecer declarações simples e factuais aos outros, sem violar a confidencialidade do cliente. Ele pode dizer coisas do tipo:

"Você não fez nada para provocar esse comportamento. Às vezes, a doença faz com que o indivíduo se comporte de modo estranho e incômodo. É importante não rir desses comportamentos, que são parte da doença da pessoa." (apresenta a realidade/dá informações)

O enfermeiro assegura à família do cliente que esses comportamentos são parte de sua doença e não dirigidos pessoalmente a alguém. Essas situações oportunizam a explicação aos membros da família sobre o que é a esquizofrenia e os ajuda a lidar com sentimentos de culpa, vergonha ou responsabilidade.

É essencial reintegrar o cliente ao ambiente de tratamento o mais cedo possível. Ele não deve se sentir marginalizado nem punido por causa do comportamento inapropriado. Os profissionais da saúde devem introduzir, gradualmente, estimulação limitada. Por exemplo, quando o cliente se sente confortável e demonstra um comportamento apropriado em relação ao enfermeiro, 1 ou 2 pessoas podem ser envolvidas em uma atividade estruturada com ele. O envolvimento do cliente aumenta de modo gradual, passando a abranger grupos pequenos, depois maiores e menos estruturados, na medida do tolerável, de modo que ele suporte o nível de estimulação sem descompensar (regresso a comportamentos prévios e menos eficazes para lidar com as situações).

Instruções ao cliente e à família

Lidar com a esquizofrenia é um ajuste importante para o cliente e sua família. Compreender a doença, a necessidade de manter a medicação e fazer o acompanhamento e a incerteza do prognóstico ou da recuperação são temas-chave. Os clientes e as famílias precisam de ajuda para enfrentar a mudança drástica causada pela esquizofrenia. Ver tópicos em Instruções ao Cliente e à Família sobre esquizofrenia.

Identificar e administrar as próprias necessidades de saúde são preocupações importantes de qualquer pessoa e um desafio particular para clientes com esquizofrenia, pois suas necessidades de saúde podem ser complexas e suas habilidades para lidar com elas podem estar prejudicadas. O enfermeiro ajuda o cliente a controlar a doença e as necessidades de saúde do modo mais independente possível. Isso pode ser alcançado apenas por meio do fornecimento de instruções e do apoio continuado.

QUADRO 14.4 Primeiros sinais de recidiva

- Raciocínio sobre causa e efeito prejudicado
- Processamento de informações prejudicado
- Nutrição insatisfatória
- Falta de sono
- Falta de apetite
- Fadiga
- Habilidades sociais insatisfatórias, isolamento social, solidão
- Dificuldades interpessoais
- Falta de controle, irritabilidade
- Mudanças de humor
- Controle ineficaz da medicação
- Autoestima baixa
- Aparência e atos diferentes
- Sentimentos de desesperança
- Perda de motivação
- Desinibição
- Aumento da negatividade
- Negligência da aparência
- Esquecimento

Ensinar o cliente e os membros da família a evitar ou controlar recidivas é parte essencial de um plano de cuidados abrangente. Inclui fornecer dados sobre a esquizofrenia, identificar sinais iniciais da recidiva e ensinar práticas de saúde para promover bem-estar físico e psicológico. Descobriu-se que a identificação precoce dos sinais de recidiva (Quadro 14.4) reduz sua frequência; quando não é possível preveni-la, sua identificação logo no início oferece os fundamentos para intervenções de controle. Por exemplo, se o enfermeiro acha que o cliente está fatigado, não tem dormido o suficiente ou não está bem nutrido, intervenções para promover o descanso e a nutrição podem evitar uma recidiva ou minimizar sua intensidade e duração.

O enfermeiro pode usar a lista de fatores de risco de recidiva de vários modos. Pode incluir esses fatores ao dar informações antes da liberação do cliente do local de internação, de modo que ele e a família saibam o que precisam observar e quando devem buscar assistência. O enfermeiro também pode usar a lista ao avaliar o cliente em cenários não hospitalares ou clínicos ou quando trabalha com o cliente em um programa de apoio comunitário. Também pode fornecer instruções ao pessoal auxiliar, que talvez trabalhe com o cliente, para que saibam quando entrar em contato com o profissional da saúde mental. Usar os medicamentos conforme prescritos, manter as consultas de acompanhamento regulares e evitar álcool e outros fármacos são comportamentos associados a internações hospitalares menos frequentes e mais curtas. Além disso, os clientes que conseguem identificar e evitar situações estressantes ficam menos propensos a sofrer recidivas frequentes. Usar uma lista de fatores de risco de recidiva é um modo de avaliar o progresso do cliente na comunidade.

INSTRUÇÕES AO CLIENTE E À FAMÍLIA

Para esquizofrenia

- Modo de administrar a doença e os sintomas
- Reconhecimento dos sinais iniciais de recidiva
- Elaboração de um plano para tratar sinais de recidiva
- Importância da manutenção do regime de medicação prescrito e do acompanhamento regular
- Exclusão do álcool e de outras drogas da vida do cliente
- Autocuidado e nutrição adequada
- Aprendizado de habilidades sociais por meio de instruções, modelagem de papéis e prática
- Busca de assistência para evitar ou controlar situações estressantes
- Aconselhamento e fornecimento de instruções à família e a outras pessoas significativas sobre as causas biológicas e o curso clínico da esquizofrenia e a necessidade de um apoio continuado
- Importância da manutenção do contato com a comunidade e da participação em organizações de apoio e cuidado

As famílias experimentam uma ampla variedade de respostas à doença do ente querido. Alguns membros da família podem ficar envergonhados, constrangidos ou amedrontados por causa dos comportamentos estranhos ou ameaçadores do cliente. Preocupam-se com possíveis recidivas. Podem se sentir culpados por ter esses sentimentos ou temer pela própria saúde ou bem-estar mental. Quando o cliente experimenta problemas repetidos e profundos da esquizofrenia, os membros da família podem ficar emocionalmente exaustos ou, inclusive, alienados em relação ao cliente, sentindo que já não podem mais lidar com a situação. Os familiares precisam de apoio e orientação contínuos, incluindo a garantia de que não são a causa da esquizofrenia.

Instruções sobre autocuidado e nutrição adequada. Por causa da apatia ou falta de energia ao longo do curso da doença, a deterioração da higiene pessoal pode ser um problema para clientes que estão experimentando sintomas psicóticos, assim como para quem tem esquizofrenia. Quando está psicótico, o cliente pode dar pouca atenção à higiene ou não ser capaz de manter a atenção ou a concentração exigidas para realizar tarefas de cuidado pessoal. Às vezes, o enfermeiro precisa conduzi-lo pelas etapas necessárias para tomar banho, lavar os cabelos, vestir-se, etc. Ele dá as orientações por meio de declarações breves e claras para aumentar a capacidade do cliente de fazer as tarefas. O profissional oferece o tempo necessário para os cuidados com a aparência e a higiene e não tenta apressar ou preocupar o cliente. Desse modo, o enfermeiro encoraja-o a ficar mais independente logo que possível – ou seja, quando estiver mais bem orientado para a realidade e for mais capaz de manter a concentração e a atenção necessárias a essas tarefas.

Se o cliente apresentar déficits de higiene e cuidados pessoais resultantes de apatia ou falta de energia para a realização das tarefas, o enfermeiro pode variar a abordagem usada para promover sua independência nessas áreas. O cliente fica mais propenso a realizar as tarefas de higiene e cuidados pessoais quando se tornam parte da rotina diária. Quando tem uma estrutura estabelecida que incorpora suas preferências, tem mais chance de êxito que aquele que espera para decidir sobre as tarefas de higiene ou as realiza de modo aleatório. Pode ser, por exemplo, que prefira tomar uma ducha e lavar os cabelos na segunda, quarta e sexta-feira, ao acordar pela manhã. Nesse caso, o enfermeiro pode ajudá-lo a incorporar esse plano na rotina diária, fazendo com que se torne um hábito. Assim, ele evita as tomadas de decisão diárias sobre tomar uma ducha ou não em determinado dia.

Nutrição e ingestão adequadas de líquidos são essenciais para o bem-estar físico e emocional do cliente. A avaliação cuidadosa dos padrões e preferências alimentares permite que o enfermeiro determine se o cliente precisa de assistência nessas áreas. Assim como acontece com qualquer déficit no autocuidado, o enfermeiro fornece assistência pelo tempo necessário e, depois, gradualmente promove a independência do cliente assim que ele se mostrar capaz.

Quando o cliente está na comunidade, outros fatores, além da doença, podem contribuir para uma ingestão nutricional inadequada. Exemplos incluem falta de dinheiro para comprar comida, falta de conhecimento sobre dietas nutritivas, transporte inadequado ou capacidades limitadas para preparar a comida. Uma investigação completa das habilidades funcionais do cliente para a vida em comunidade ajuda o enfermeiro a planejar intervenções apropriadas. Ver a seção Cuidados na Comunidade, mais adiante.

Instruções sobre habilidades sociais. Os clientes podem ficar isolados de outras pessoas por uma série de razões. Comportamento ou declarações bizarras daquele que está delirando ou alucinando podem assustar ou constranger a família ou os membros da comunidade. Clientes desconfiados ou receosos podem evitar o contato com outras pessoas. Às vezes, eles não têm as habilidades sociais ou de conversação necessárias para estabelecer e manter relacionamentos. Além disso, o estigma da doença mental permanece particularmente vinculado a clientes cuja medicação não alivia os sinais positivos da doença.

O enfermeiro pode ajudar o cliente a desenvolver habilidades sociais por meio de educação, modelagem de papéis e prática. Pode ser que o cliente não consiga distinguir entre tópicos que devem ser compartilhados com o enfermeiro e tópicos adequados para iniciar uma conversa no ônibus. O enfermeiro pode ajudá-lo a aprender tópicos sociais neutros apropriados a qualquer conversa, como o tempo ou os eventos locais. Também pode ser benéfico para o cliente aprender que deve compartilhar certos detalhes da doença, como o conteúdo dos delírios ou das alucinações, apenas com os profissionais da saúde.

A modelagem e a prática de habilidades sociais com o cliente podem ajudá-lo a obter maior êxito nas interações sociais. Habilidades específicas, como o contato pelo olhar, a escuta atenta e a alternância dos turnos de fala, podem aumentar as habilidades e a confiança do cliente na hora da socialização.

Administração da medicação. Manter o regime da medicação é vital para que os clientes com esquizofrenia alcancem um bom resultado. Deixar de usar os medicamentos de acordo com as prescrições é uma das razões mais frequentes de recorrência de sintomas psicóticos e admissões em hospitais (Kane e Marder, 2005). Clientes que respondem bem ao regime de antipsicóticos e o mantêm podem levar uma vida relativamente normal, apenas com recidivas ocasionais. Aqueles que não respondem bem a agentes antipsicóticos podem enfrentar uma vida de luta com ideias delirantes e alucinações, sinais negativos e prejuízos notáveis. Muitos clientes encontram-se em algum ponto entre esses dois extremos. Ver Instruções ao Cliente e à Família sobre a administração da medicação: antipsicóticos.

São muitas as razões que levam os clientes a não manter o regime medicamentoso. O enfermeiro deve determinar as dificuldades para o cumprimento das prescrições em cada caso. Às vezes, os clientes têm intenção de usar os medicamentos como prescritos, mas encontram dificuldades para se lembrar dos horários e das doses que já tomaram. Podem achar difícil aderir à rotina do cronograma dos medicamentos. Vários métodos

> **INSTRUÇÕES AO CLIENTE E À FAMÍLIA**
>
> *Para administração da medicação: antipsicóticos*
>
> - Beber líquidos sem açúcar e chupar balas duras sem açúcar para aliviar os efeitos anticolinérgicos da boca seca.
> - Evitar bebidas e doces muito calóricos, pois causam cáries, contribuem para o ganho de peso e pouco fazem para aliviar a sensação de boca seca.
> - Para prevenir ou aliviar a constipação, pode-se aumentar a ingestão de água e alimentos que aumentam o volume estomacal e praticar exercícios.
> - Emolientes fecais são permitidos, mas laxantes devem ser evitados.
> - Usar protetor solar para prevenir queimaduras. Evitar longos períodos de exposição ao sol e usar roupas que protegem a pele. A fotossensibilidade deixa a pessoa mais suscetível a queimaduras.
> - Levantar-se lentamente quando estiver sentado ou deitado evita quedas decorrentes de hipotensão ortostática ou vertigens em função de queda da pressão sanguínea. Antes de começar a andar, esperar qualquer tontura passar.
> - Monitorar a quantidade de sono ou sonolência experimentada. Evitar dirigir ou executar outras atividades potencialmente perigosas enquanto o tempo de resposta e os reflexos não se normalizarem.
> - Quando esquecer uma dose do antipsicótico, tomá-la apenas se o atraso for de até 3 a 4 horas. Se o atraso for de mais tempo, ou já estiver na hora da outra dose, simplesmente desconsiderar a dose esquecida.
> - Diante de dificuldade para lembrar-se de tomar a medicação, usar uma tabela com o registro das doses tomadas ou uma caixa de comprimidos com etiquetas para indicar o horário e/ou o dia da semana, a fim de ajudar a lembrar quando cada medicamento deve ser tomado.

encontram-se disponíveis para ajudá-los a lembrar a hora de tomar os medicamentos. Um deles consiste em usar uma caixinha de remédios com compartimentos para cada dia da semana e horário do dia. Depois de encher a caixinha com a assistência do enfermeiro ou do gerente de caso, talvez o cliente não tenha mais dificuldades. Também é útil fazer um quadro de todos os horários dos medicamentos, de modo que o cliente possa riscar o espaço correspondente cada vez que toma um deles.

Podem surgir barreiras práticas ao cumprimento das prescrições da medicação, como não ter dinheiro suficiente para comprar medicamentos caros, não ter transporte ou conhecimento sobre o modo de obter novos medicamentos de acordo com as prescrições ou não ter habilidade de planejar com antecedência a busca de novas receitas diante do término dos medicamentos já prescritos. Normalmente os clientes podem superar todos esses obstáculos assim que os identificam.

Às vezes, o cliente decide diminuir ou descontinuar o uso de medicamentos por causa de efeitos colaterais desconfortáveis ou incômodos. Efeitos colaterais indesejados costumam ser relatados como a razão dessa interrupção (Kane e Marder, 2005). Intervenções como adotar uma dieta adequada e tomar fluidos suficientes, além de usar um emoliente fecal para evitar constipação, chupar balas duras para minimizar a boca seca ou usar protetor solar para evitar queimaduras, podem ajudar a controlar alguns desses efeitos colaterais desagradáveis (ver a Tab. 13.2). Alguns efeitos colaterais, como boca seca e visão turva, melhoram com o tempo ou com a diminuição das doses. Pode ser fornecida medicação para combater efeitos colaterais neurológicos comuns, como os efeitos extrapiramidais ou a acatisia.

Para o cliente, é constrangedor relatar alguns efeitos colaterais, como os que afetam o funcionamento sexual; ele consegue confirmar sua ocorrência apenas quando o enfermeiro pergunta diretamente a esse respeito. Pode ser necessário ligar para o médico do cliente ou para um profissional primário da saúde para a prescrição de outro tipo de antipsicótico.

Às vezes o cliente interrompe os medicamentos porque não gosta de usá-los, ou acha que não precisa deles. Quando sente os sintomas psicóticos, pode querer tomá-los; quando, porém, se sente bem, começa a achá-los desnecessários. Ao se recusar a tomá-los, pode estar negando a existência ou a gravidade da doença. Os temas do não cumprimento das prescrições da medicação são muito mais difíceis de resolver. O enfermeiro pode explicar ao cliente o que é a esquizofrenia, a natureza da doença crônica e a importância das medicações no manejo dos sintomas e na prevenção de recidivas. Ele pode dizer, por exemplo: "Essa medicação ajuda você a pensar com mais clareza" ou "Tomar a medicação vai diminuir as chances de que vozes incômodas venham à sua mente de novo".

Inclusive após ouvir as instruções, alguns clientes ainda se recusam a tomar os medicamentos; pode ser que compreendam a conexão entre a medicação e a prevenção da recidiva apenas depois de experimentarem um retorno dos sintomas psicóticos. Ainda assim, há clientes que não compreendem a importância de tomar a medicação de modo consistente e, inclusive após numerosas recidivas, continuam a experimentar psicose, sendo hospitalizados com bastante frequência.

Avaliação

O enfermeiro deve considerar a avaliação do planejamento do cuidado no contexto de cada cliente e família. A investigação contínua fornece dados para determinar se os resultados individuais foram alcançados. A percepção do cliente sobre o êxito do tratamento também desempenha parte importante na avaliação. Mesmo quando todos os resultados são alcançados, o enfermeiro deve perguntar se ele se sente confortável ou está satisfeito com a qualidade de vida.

Em um sentido global, a avaliação do tratamento da esquizofrenia baseia-se no seguinte:

- Os sintomas psicóticos do cliente desapareceram? Se a resposta for não, ele consegue levar sua vida diária apesar da persistência de alguns sintomas psicóticos?
- O cliente compreende o regime de medicação prescrito? Está comprometido com o cumprimento desse regime?
- O cliente tem as habilidades funcionais necessárias à vida em comunidade?
- Os recursos comunitários são adequados para ajudá-lo a viver bem na comunidade?
- Encontra-se disponível um planejamento suficiente para as situações de crise ou pós-tratamento capaz de lidar com a recidiva de sintomas ou dificuldades encontradas na comunidade?
- O cliente e a família estão adequadamente informados sobre a esquizofrenia?
- O cliente acredita ter uma qualidade de vida satisfatória?

CONSIDERAÇÕES SOBRE IDOSOS

Esquizofrenia de surgimento tardio refere-se ao surgimento da doença após os 45 anos; a princípio, não se diagnostica esquizofrenia em idosos. Os sintomas psicóticos que aparecem em épocas avançadas da vida comumente estão relacionados com depressão ou demência, não com esquizofrenia. Há pessoas com esquizofrenia que sobrevivem até a velhice, com uma variedade de resultados a longo prazo. Cerca de um quarto dos clientes experimentaram demência, resultando em um declínio regular e degenerativo da saúde; outros 25% realmente tiveram redução dos sintomas positivos, algo semelhante a uma recidiva, e a esquizofrenia permaneceu em grande parte inalterada nos demais clientes (Sakauye, 2008).

CUIDADOS NA COMUNIDADE

Clientes com esquizofrenia não ficam mais hospitalizados por longos períodos. A maioria retorna à vida na comunidade, com assistência fornecida pela família e por serviços de apoio. Podem viver com os familiares, de modo independente ou em um programa de moradia, como a casa coletiva, onde podem receber os serviços necessários sem admissão hospitalar. Os programas de tratamento comunitário assertivo têm se mostrado bem-sucedidos na redução das taxas de admissão em hospitais por meio do controle dos sintomas e dos medicamentos, assistência aos clientes em suas necessidades sociais, recreativas e profissionais e oferecimento de apoio a clientes e seus familiares. O enfermeiro em psiquiatria é um dos membros da equipe multidisciplinar que trabalha com clientes em programas de tratamento comunitário assertivo com foco na administração de medicamentos e dos seus efeitos colaterais e na promoção da saúde e do bem-estar. O atendimento de saúde comportamental domiciliar também está se expandindo, e os enfermeiros dão atendimento a pessoas com esquizofrenia (assim como com outras doenças mentais), usando a abordagem holística para integrar os clientes à comunidade. Nos Estados Unidos, embora muito tenha sido feito para dar a esses clientes o apoio de que necessitam para viver em comunidade, ainda é preciso aumentar os serviços para pessoas com esquizofrenia que não têm moradia ou estão em prisões.

Programas de apoio comunitários costumam ser um elo importante que ajuda as pessoas com esquizofrenia e suas famílias. Às vezes, um gerente de caso é destinado ao cliente para fornecer-lhe assistência na hora de lidar com a série de desafios enfrentados em ambientes comunitários. O cliente com esquizofrenia pode, por algum tempo, contar com um gerente de caso na comunidade. Outros clientes podem precisar de assistência para conseguir esse profissional. Dependendo do tipo de recurso financeiro e das agências disponíveis em determinada comunidade, o enfermeiro pode encaminhar o cliente a um assistente social ou diretamente aos serviços de gerenciamento de casos.

É comum que esses serviços incluam ajuda ao cliente nas questões de moradia e transporte, administração de dinheiro e cumprimento dos compromissos, assim como na socialização e na recreação. O contato frequente, face a face ou por telefone, com clientes da comunidade ajuda a tratar suas preocupações imediatas e a evitar recidivas e hospitalização. As preocupações comuns dos clientes incluem dificuldades com o tratamento e o atendimento posterior, formas de lidar com os procedimentos relativos aos sintomas psiquiátricos, estresses ambientais e questões financeiras. Embora, na comunidade, seja vital o apoio dos profissionais, o enfermeiro não deve negligenciar a necessidade do cliente de ter autonomia e desenvolver habilidades potenciais para administrar a própria saúde.

PROMOÇÃO DA SAÚDE MENTAL

A reabilitação psiquiátrica tem como meta a recuperação de clientes com doença mental grave, indo além do controle de sintomas e da administração de medicação (ver o Cap. 4). Trabalhar com os clientes para que administrem a própria vida, tomem decisões orientadas para um tratamento eficaz e tenham melhor qualidade de vida – do ponto de vista do cliente – é componente central desses programas. A promoção da saúde mental envolve o fortalecimento da habilidade de superar a adversidade e controlar obstáculos inevitáveis encontrados na vida. As estratégias incluem o fortalecimento da autoeficácia e a capacitação do cliente para ter controle sobre a própria vida; melhorar a resiliência ou a capacidade de superar eventos estressantes em termos emocionais e melhorar a capacidade de lidar com problemas, estresse e tensões da vida cotidiana. Ver, no Capítulo 7, uma discussão sobre a resiliência e a autoeficácia.

A intervenção precoce em casos de esquizofrenia é um objetivo novo da pesquisa que investiga os sinais iniciais da doença, ocorridos, predominantemente, na adolescência e no início da vida adulta (Borgmann-Winter, Calkins, Kniele e Gur, 2006). A correta identificação de indivíduos que correm maior risco é a chave da intervenção precoce. Iniciativas de detecção, intervenção e prevenção precoces são estabelecidas no trabalho com os profissionais da saúde para o reconhecimento dos sinais prodrômicos que predizem episódios psicóticos posteriores, como dificuldade para dormir, mudança de apetite, perda de energia e interesse, fala estranha, ouvir vozes, comportamento peculiar, expressão inapropriada de sentimentos, escassez de fala, ideias de referência e sensações de irrealidade. Depois de identificar esses indivíduos de alto risco, implementam-se intervenções individualizadas, que podem incluir orientações, controle do estresse ou da medicação neuroléptica ou uma combinação desses itens. O tratamento também inclui envolvimento da família, aconselhamento individual e profissional e estratégias de enfrentamento para fortalecer o autodomínio do assunto. As intervenções são intensivas e contam com visitas domiciliares e sessões diárias, se necessário.

Estudos na Suíça (Simon et al., 2006) focalizaram a identificação de indivíduos em risco e demonstraram um déficit central de sintomas prodrômicos, incluindo prejuízo cognitivo, sintomas afetivos, isolamento social e declínio no funcionamento social. Na Alemanha, vem sendo desenvolvida uma terapia cognitivo-comportamental abrangente para pacientes no início da fase prodrômica, enquanto os clientes que se encontram no final dessa fase recebem antipsicótico em doses baixas, junto com a terapia cognitivo-comportamental (Bechdolf, Ruhrmann e Wagner, 2006b; Hafner e Maurer, 2006). Essas intervenções precoces implementadas na Alemanha, na Austrália e no Reino Unido resultaram em melhora dos sintomas prodrômicos, na prevenção da estagnação ou do declínio social e na prevenção ou adiamento da progressão para psicose (Bechdorf, Phillips e Francey, 2006a).

QUESTÕES DE AUTOPERCEPÇÃO

Trabalhar com clientes com esquizofrenia pode envolver muitos desafios ao enfermeiro. Os clientes têm muitas experiências com as quais o enfermeiro tem dificuldade de lidar, como delírios e alucinações. O comportamento desconfiado ou paranoico do cliente pode fazer o enfermeiro se sentir uma pessoa não confiável ou cuja integridade está sendo questionada. Ele deve reconhecer esse tipo de comportamento como parte da doença, sem interpretá-lo como uma afronta pessoal e sem reagir a ele como tal. Considerar as declarações ou o comportamento do cliente como uma acusação pessoal apenas leva o enfermeiro a responder de modo defensivo, o que é contraprodutivo para o estabelecimento da relação terapêutica.

O enfermeiro também pode ficar genuinamente amedrontado ou sentir-se ameaçado quando o comportamento do cliente é hostil ou agressivo. É preciso reconhecer esses sentimentos e tomar medidas para garantir a própria segurança. Isso pode envolver conversar com o cliente em uma área aberta e não em local isolado, ou contar com a presença de mais alguém da equipe em vez de ficar sozinho com ele. Se o enfermeiro fingir que não está com medo, pode ser que o cliente perceba o medo de qualquer modo e fique menos seguro, o que leva a um maior potencial de perda do controle pessoal.

Como acontece com muitas doenças crônicas, o enfermeiro pode ficar frustrado caso o cliente não siga o regime de medicação, falte às consultas agendadas ou tenha recidivas repetidas. O enfermeiro pode sentir como se tivesse desperdiçado grande quantidade de trabalho duro ou a situação fosse fútil ou sem esperança. A esquizofrenia é uma doença crônica, e os clientes podem sofrer numerosas recidivas e passar por várias admissões hospitalares. O enfermeiro não deve assumir a responsabilidade pelo êxito ou pelo fracasso dos esforços de tratamento, nem deve ver o estado do cliente como uma conquista ou derrota pessoal. Ele precisa buscar apoio dos colegas e discutir essas questões de autopercepção.

Pontos a serem considerados quando trabalhamos com clientes com esquizofrenia

- Lembrar que, embora esses clientes costumem sofrer numerosas recidivas e passar por repetidas internações, eles voltam a viver e a funcionar na comunidade. Focar a quantidade de tempo que o cliente fica fora do ambiente hospitalar pode ajudar a diminuir a frustração resultante do trabalho com clientes com uma doença crônica.
- Visualizar o cliente não na sua pior fase, mas à medida que melhora e os sintomas se tornam menos graves.
- Lembrar que as observações do cliente não são dirigidas ao enfermeiro em pessoa, são um subproduto do pensamento desordenado e confuso causado pela esquizofrenia.
- Discutir essas questões com um enfermeiro mais experiente em busca de sugestões para lidar com os próprios sentimentos e ações em relação a esses clientes. Não se espera que o enfermeiro tenha todas as respostas.

Questões de pensamento crítico

1. Os clientes que deixam de tomar a medicação regularmente com frequência são admitidos em hospitais repetidas vezes, e isso pode ficar bastante caro. Como você conciliaria os direitos do cliente (de recusar o tratamento e as medicações) com a necessidade de cortar custos evitáveis na área da saúde?
2. Que qualidade de vida tem um cliente com esquizofrenia cuja resposta aos antipsicóticos é mínima e, portanto, cujos resultados do tratamento são ruins?
3. Imagine um cliente com esquizofrenia que experimenta recidivas constantes e tem um filho pequeno. O filho deve ficar com o pai? Que fatores influenciam essa decisão? Quem está capacitado a tomar uma decisão desse tipo?

PONTOS-CHAVE

- A esquizofrenia é uma doença crônica que exige estratégias de manejo e habilidades de enfrentamento de longo prazo. É uma doença do cérebro, uma síndrome clínica, que envolve os pensamentos, as percepções, as emoções, os movimentos e os comportamentos do indivíduo.
- Os efeitos da esquizofrenia sobre o cliente podem ser profundos, envolvendo todos os aspectos da vida: interações sociais, saúde emocional e habilidade de trabalhar e funcionar na comunidade.

RECURSOS NA INTERNET

RECURSOS
- National Alliance for the Mentally Ill
- Schizophrenia Information and Support
- Schizophrenia National Mental Health Information Center
- Schizophrenia Society of Canada

ENDEREÇOS ELETRÔNICOS
- http://www.nami.org
- http://www.schizophrenia.com
- http:mentalhealth.samhsa.gov/publications/allpubs/ken98-0052/default.asp
- http://www.schizophrenia.ca

- A esquizofrenia é conceituada em termos de sinais positivos, como delírios, alucinações e processos de pensamento desordenados, e também de sinais negativos, como isolamento social, apatia, anedonia e falta de motivação e volição.
- Quadro clínico, prognósticos e resultados para clientes com esquizofrenia variam amplamente. Portanto, é importante que cada cliente seja avaliado de modo cuidadoso e individualizado, com determinação das necessidades e das intervenções apropriadas.
- A investigação criteriosa de cada cliente como indivíduo é essencial ao planejamento de um cuidado eficaz.
- As famílias dos clientes com esquizofrenia podem experimentar medo, constrangimento e culpa em resposta à doença desse familiar. Elas devem receber informações sobre o transtorno, seu curso e como pode ser controlado.
- Deixar de seguir as prescrições do regime de tratamento e da medicação e usar álcool ou outras drogas são comportamentos associados a piores resultados no tratamento da esquizofrenia.
- Para clientes com sintomas psicóticos, as intervenções-chave na área de enfermagem incluem ajudar a garantir a segurança do cliente e o seu direito a privacidade e dignidade, lidar com comportamentos socialmente inapropriados sem fazer julgamentos e de modo prático e direto, ajudar a apresentar e manter a realidade para o cliente, com frequente contato e comunicação, e garantir a administração apropriada da medicação.
- Para o cliente cuja condição está estabilizada com medicação, intervenções-chave na área de enfermagem incluem continuar a oferecer uma abordagem de apoio e sem confronto, manter a relação terapêutica por meio do estabelecimento de uma atmosfera de confiança e tentar esclarecer os sentimentos e as declarações do cliente quando a fala e os pensamentos estiverem desorganizados ou confusos, ajudar a desenvolver habilidades sociais pela modelagem e pela prática e ajudar a instruir o cliente e a família sobre a esquizofrenia e a importância de manter o regime terapêutico e outros hábitos de autocuidado.
- Para o enfermeiro que trabalha com clientes com esquizofrenia, as questões de autopercepção incluem lidar com os sintomas psicóticos, temer pela segurança pessoal e lidar com a frustração resultante de recidivas e repetidas admissões hospitalares.

REFERÊNCIAS

American Psychiatric Association. (2000). *Diagnostic and statistical manual of mental disorders* (4th ed., text revision). Washington, DC: American Psychiatric Association.

Bechdolf, A., Phillips, L. J., Francey, S. M, et al. (2006a). Recent approaches to psychological interventions for people at risk of psychosis. *European Archives of Psychiatry and Clinical Neuroscience, 256*(3), 159–173.

Bechdolf, A., Ruhrmann, S., Wagner, M., et al. (2006b), Interventions in the prodromal states of psychosis in Germany: Concept and recruitment. *British Journal of Psychiatry, 48*(Suppl.), s45–s48.

Borgmann-Winter, K., Calkins, M. E., Kniele, K., & Gur, R. E. (2006). Assessment of adolescents at risk for psychosis. *Current Psychiatry Reports, 8*(4), 313–321.

Brown, A. S., Bresnahan, M., & Susser, E. S. (2005). Schizophrenia: Environmental epidemiology. In B. J. Sadock & V. A. Sadock (Eds.), *Comprehensive textbook of psychiatry* (Vol. 1, 8th ed., pp. 1371–1380). Philadelphia: Lippincott Williams & Wilkins.

Buchanan, R. W., & Carpenter, W. T. (2005). Concept of schizophrenia. In B. J. Sadock & V. A. Sadock (Eds.), *Comprehensive textbook of psychiatry* (Vol. 1, 8th ed., pp. 1329–1345). Philadelphia: Lippincott Williams & Wilkins.

Carter, C. S. (2006). Editorial: Understanding the glass ceiling for functional outcome in schizophrenia. *American Journal of Psychiatry, 163*(3), 356–358.

Coffey, M. & Hewitt, J. (2008). "You don't talk about the voices": Voice hearers and community mental health nurses talk about responding to voice hearing experiences. *Journal of CLinical Nusing, 17*(12), 1591-1600.

Dundas, B., Harris, M. & Narasimhan, M. (2007). Psychogenic polydipsia review: Etiology, differential, and treatment. *Current Psychiatry Reports, 9*(3), 236-241.

Farhall, J., Greenwood, K.M., & Jackson, H.J. (2007). Coping with hallucinated voices in schizophrenia: A review of self-initiated strategies and therapeutic interventions. *Clinical Psychology Review, 27*(4), 476-493.

Hafner, H., & Maurer, K. (2006). Early detection of schizophrenia: Current evidence and future perspectives. *World Psychiatry, 5*(3), 130–138.

Hogarty, G. E., Greenwald, D. P., & Eack, S. M. (2006). Durability and mechanism of effects of cognitive enhancement therapy. *Psychiatric Services, 57*(12), 1751–1757.

Kane, J. M., & Marder, S. R. (2005). Schizophrenia: Somatic treatment. In B. J. Sadock & V. A. Sadock (Eds.), *Comprehensive textbook of psychiatry* (Vol. 1, 8th ed., pp. 1467–1476). Philadelphia: Lippincott Williams & Wilkins.

Kirkpatrick, B., & Tek, C. (2005). Schizophrenia: Clinical features and psychopathology concepts. In B. J. Sadock & V. A. Sadock (Eds.), *Comprehensive textbook of psychiatry* (Vol. 1, 8th ed., pp. 1416–1436). Philadelphia: Lippincott Williams & Wilkins.

Lake, C.R. & Hurwitz, N. (2007). Schizoaffective disorder merges schizophrenia and bipolar disorders as one disease – there is no schizoaffective disorder. *Current Opinion in Psychiatry, 20*(4), 365-379.

Mahli, G.S., Green, M., Fagiolini, A., Peselow, E.D. & Kumari, V. (2008). Schizoaffective disorder: Diagnostic issues and future recommendations. *Bipolar Disrorders, 10*(1), 215-230.

Marshall, M., & Rathbone, J. (2006). Early intervention for psychosis. *Cochrane Database of Systematic Review (online)*, 4(CD004718).

McLeod, T., Morris, M., Birchwood, M. & Dovey, A. (2007). Cognitive behavioural therapy group work with voice hearers. Part 1, *British Journal of Nursing*, 16(4), 248-252.

Mojtabai, R. (2005). Culture-bound syndromes with psychotic features. In B.J. Sadock & V. A. Sadock (Eds.), *Comprehensive textbook of psychiatry* (Vol. 1, 8th ed., pp. 1538–1541). Philadelphia: Lippincott Williams & Wilkins.

Moriana, J. A., Alarcon, E., & Herruzo, J. (2006). In-home psychosocial training for patients with schizophrenia. *Psychiatric Services*, 57(2), 260–262.

Penn, D. L., Wadheter, E. J., Perkins, D. O., Mueser, K. T., & Lieberman, J. A. (2005). Psychosocial treatment for first-episode psychosis: A research update. *American Journal of Psychiatry*, 162(12), 2220–2232.

Pfammatter, M., Junghan, U. M., & Brenner, H. D. (2006). Efficacy of psychological therapy in schizophrenia: Conclusions from meta-analysis. *Schizophrenia Bulletin*, 32(Suppl. 1), S64–S80.

Riley, B. P., & Kendler, K. S. (2005). Schizophrenia: Genetics. In B. J. Sadock & V. A. Sadock (Eds.), *Comprehensive textbook of psychiatry* (Vol. 1, 8th ed., pp. 1354–1371). Philadelphia: Lippincott Williams & Wilkins.

Sakauye, K. (2008). *Geriatric psychiatry basics*. New York: W. W. Norton.

Schneider-Axmann, T., Kamer, T., Moroni, M., et al. (2006). Relation between cerebrospinal fluid, gray matter and white matter changes in families with schizophrenia. *Journal of Psychiatric Research*, 40(7), 646–655.

Schultz, J. M., & Videbeck, S. L. (2009). *Lippincott's manual of psychiatric nursing care plans* (8th ed.). Philadelphia: Lippincott Williams & Wilkins.

Simon, A. E., Dvorsky, D. N., Boesch, J., Roth, B., Isler, G., Schueler, P., et al. (2006). Defining subjects at risk for psychosis: A comparison of two approaches. *Schizophrenia Research*, 81(1), 83–90.

Ucok, A., Polat, A., Cakir, S., & Genc, A. (2006). One year outcome in first episode schizophrenia: Predictors of relapse. *European Archives of Psychiatry and Neuroscience*, 256(1), 37–43.

Velligan, D. I., Mueller, J., Wang, M., Dicocco, M., Diamond, P.M., Maples, N.J., et al. (2006). et al. (2006). Use of environmental supports among patients with schizophrenia. *Psychiatric Services*, 57(2), 219–224.

LEITURAS ADICIONAIS

Hunt, I. M., Kapur, N., Windfuhr, K., Robinson, J., Bickley, H., Flynn, S. et al. (2006). Suicide in schizophrenia: Findings from a national clinical survey. *Journal of Psychiatric Practice*, 12(3), 139–147.

Kane, J. M. (2006). Utilization of long-acting antipsychotic medication in patient care. *CNS Spectrums*, 11(12 Suppl. 14), 1–8.

Klam, J. McLay, M., & Grabke, D. (2006). Personal empowerment program: Addressing health concerns in people with schizophrenia. *Journal of Psychosocial Nursing*, 44(8), 20–28.

Kopelwicz, A., Liberman, R. P., & Zarate, R. (2006). Recent advances in social skills training for schizophrenia. *Schizophrenia Bulletin*, 32(Suppl. 1), S12–s23.

Guia de Estudo

QUESTÕES DE MÚLTIPLA ESCOLHA

Escolha a resposta correta para cada uma das seguintes questões.

1. A família de um cliente com esquizofrenia pergunta ao enfermeiro sobre a diferença entre os antipsicóticos convencionais e os atípicos. A resposta vai se basear em qual dos seguintes itens?
    a. Os antipsicóticos atípicos são medicamentos mais novos, mas agem do mesmo modo que os convencionais.
    b. Os antipsicóticos convencionais são antagonistas da dopamina; já os atípicos inibem a recaptação de serotonina.
    c. Os antipsicóticos convencionais têm efeitos colaterais graves; os atípicos praticamente não têm efeitos colaterais.
    d. Os antipsicóticos atípicos são antagonistas da dopamina e da serotonina; os convencionais, apenas da dopamina.

2. O enfermeiro está planejando as instruções para um cliente que vai ter alta, com uso de clozapina. Dentre os itens a seguir, qual é essencial?
    a. Alertar o cliente para não ficar ao sol, ao ar livre, sem roupas que protejam a pele.
    b. Lembrar o cliente de que deve passar no laboratório e tirar sangue para a contagem de leucócitos.
    c. Instruir o cliente sobre restrições da dieta.
    d. Dar ao cliente uma tabela para registrar a pulsação diária.

3. O enfermeiro cuida de um cliente que está usando flufenazina há dois dias. De repente, ele começa a gritar e torce o pescoço para o lado, e seus olhos parecem revirar nas órbitas. O enfermeiro encontra os medicamentos *pro re nata* (se necessário) a seguir prescritos para o cliente. Qual deles deve administrar?
    a. Benzotropina, 2 mg PO, 2 vezes/dia, se necessário
    b. Flufenazina, 2 mg PO, 3 vezes/dia, se necessário
    c. Haloperidol, 5 mg IM, se necessário, agitação extrema
    d. Difenidramina, 25 mg IM, se necessário

4. Qual das seguintes declarações indica que as instruções dadas à família sobre a esquizofrenia foram eficazes?
    a. "Se usar a medicação corretamente, nosso filho não vai ter outro episódio psicótico."
    b. "Acho que temos de aceitar o fato de que nossa filha, no final, ficará internada em uma instituição."
    c. "É um alívio saber que não fomos nós que causamos a esquizofrenia do nosso filho."
    d. "É uma pena que nossa filha nunca possa ter filhos."

5. Quando o cliente descreve o medo de deixar seu apartamento, assim como o desejo de sair e encontrar outras pessoas, isso é chamado de:
    a. Ambivalência
    b. Anedonia
    c. Alogia
    d. Esquiva

6. O cliente que hesita 30 segundos antes de responder a qualquer pergunta é descrito como tendo:
    a. Afeto embotado
    b. Latência de resposta
    c. Delírios paranoicos
    d. Pobreza de discurso

7. O objetivo geral da reabilitação psiquiátrica é que o cliente consiga:
    a. Controlar os sintomas
    b. Ter alta do hospital
    c. Administrar a ansiedade
    d. Recuperar-se da doença

QUESTÕES DE MÚLTIPLAS RESPOSTAS

Selecione o que é aplicável.

1. Um plano de ensino para cliente que toma medicação antipsicótica deve incluir:
    a. Aplicar bloqueador solar antes de sair.
    b. Ingerir líquidos sem açúcar para boca seca.
    c. Verificar os níveis séricos do sangue uma vez ao mês.
    d. Levantar-se devagar da posição sentada.
    e. Deixar para trás todas as doses não tomadas na hora certa.
    f. Tomar a medicação com a comida para evitar náusea.

2. Quais, entre os seguintes, são considerados sinais positivos de esquizofrenia?
    a. Anedonia
    b. Delírios
    c. Alucinações
    d. Pensamento desorganziado
    e. Ilusões
    f. Retraimento social

EXEMPLO CLÍNICO

John Jones tem 33 anos e foi admitido no hospital pela terceira vez, com um diagnóstico de esquizofrenia paranoica. Ele estava tomando haloperidol, mas parou há duas semanas e disse ao gerente de caso que era "o veneno que está me dando enjoo". Ontem John foi trazido ao hospital. Os vizinhos tinham chamado a polícia, porque gritara a noite toda em seu apartamento. Eles relataram que John dizia: "Não posso fazer isso! Eles não merecem morrer!" e outras coisas similares.

John parece reservado e desconfiado e tem pouco a dizer a quem quer que seja. Seus cabelos estão desgrenhados; ele exala um forte odor corporal e está usando várias camadas de roupa pesada apesar da alta temperatura. Desde que chegou, John tem recusado toda oferta de alimento ou líquido. Quando o enfermeiro se aproximou dele para lhe dar uma dose de haloperidol, ele disse: "Você quer que eu morra?".

1. De que outros dados de investigação o enfermeiro precisa para planejar o cuidado do John?

2. Identifique três prioridades, diagnósticos de enfermagem e resultados esperados para o cuidado do John. Justifique suas escolhas.

3. Identifique pelo menos duas intervenções de enfermagem para as três prioridades listadas no item 2.

4. Que encaminhamentos ou apoios comunitários podem ser benéficos para John quando tiver alta?

15 Transtornos do Humor

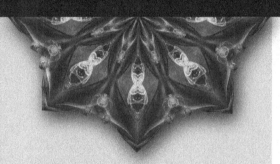

Palavras-chave
- abrasamento
- agitação psicomotora
- anedonia
- anergia
- crise hipertensiva
- eletroconvulsoterapia (ECT)
- emoções lábeis
- eutímico
- fuga de ideias
- hipomania
- ideação suicida
- latência de resposta
- mania
- precauções contra o suicídio
- retardo psicomotor
- ruminar
- suicídio
- taquilalia
- transtorno afetivo sazonal (TAS)
- transtornos do humor

Objetivos de aprendizagem
Após a leitura deste capítulo, você deverá ser capaz de
1. Discutir teorias etiológicas da depressão e do transtorno bipolar.
2. Descrever os fatores de risco para transtornos do humor e as características desses transtornos.
3. Aplicar o processo de enfermagem ao cuidado de clientes e famílias com transtornos do humor.
4. Instruir os clientes, as famílias, os cuidadores e os membros da comunidade de modo a aumentar conhecimentos e entendimento dos transtornos do humor.
5. Identificar as populações com risco de suicídio.
6. Aplicar o processo de enfermagem ao cuidado de um cliente suicida.
7. Avaliar seus sentimentos, crenças e atitudes quanto a transtornos do humor e suicídio.

OCASIONALMENTE, QUALQUER um se sente triste, abatido e cansado, com vontade de ficar na cama e se desligar do resto do mundo. Esses episódios costumam estar acompanhados de **anergia** (falta de energia), exaustão, agitação, intolerância ao barulho e lentidão dos processos mentais, e tudo isso dificulta as tomadas de decisão.

As responsabilidades profissionais, familiares e sociais levam a maior parte das pessoas a continuar com suas rotinas diárias, inclusive quando parece que nada está dando certo e seu mau humor fica evidente para todos. Em poucos dias, esses "períodos de baixa" passam, e a energia volta. Oscilações no humor são tão comuns à condição humana que não nos preocupamos quando alguém diz: "Estou deprimido porque tenho coisas demais para fazer". O uso cotidiano da palavra *deprimido*, na verdade, não significa que a pessoa esteja clinicamente deprimida, mas apenas enfrentando um dia difícil. O humor triste também pode ser uma resposta a infortúnios: morte de um amigo ou parente, problemas financeiros ou perda do emprego podem fazer com que a pessoa sofra (ver o Cap. 12).

Na outra extremidade da faixa de humor estão episódios de comportamento exageradamente energético. A pessoa tem a sensação exata de ser capaz de assumir qualquer tarefa ou relacionamento. No humor jubiloso, a energia para o trabalho, a família e os eventos sociais é inesgotável. Essa sensação de estar "no topo

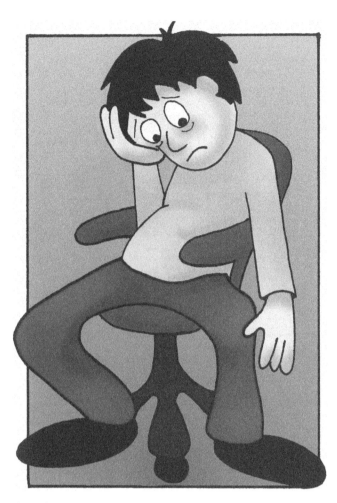

Anergia.

do mundo" também regride em alguns poucos dias até chegar a um humor **eutímico** (afeto e atividade médios). Os eventos felizes estimulam a alegria e o entusiasmo. Essas alterações do humor são normais e não interferem significativamente na vida da pessoa.

Os **transtornos do humor**, também chamados transtornos afetivos, são alterações difusas nas emoções, manifestadas na forma de depressão, mania ou ambas. Interferem na vida da pessoa e a incomodam com tristeza profunda e de longo prazo, agitação ou intensa alegria. Insegurança, culpa e raiva que acompanham essa condição alteram as atividades da vida, em especial as que envolvem autoestima, trabalho e relacionamentos.

Desde a história antiga, as pessoas sofrem por causa de transtornos do humor. Em crânios antigos, arqueólogos encontraram orifícios feitos para aliviar os "maus humores" de quem sofria com sentimentos de tristeza e comportamentos estranhos. Os babilônios e os hebreus antigos acreditavam que tristeza opressiva e comportamento extremado atingiam as pessoas por desejo de Deus ou de outros seres divinos. Os reis Saul e Nabucodonosor, além de Moisés, figuras bíblicas famosas, tinham sofrimentos que oprimiam seus corações, espíritos impuros e amargura da alma, sendo todos esses sintomas de depressão. Abraham Lincoln, presidente dos Estados Unidos de 1861 a 1865, e a rainha Vitória, soberana do Reino Unido de 1837 a 1901, tinham episódios recorrentes de depressão. Outras pessoas famosas com transtornos do humor são os escritores Virginia Woolf, Sylvia Plath e Eugene O'Neill; o compositor George Frideric Handel; o músico Jerry Garcia; o pintor Vincent van Gogh; o filósofo Frederic Nietzsche; o comentarista de televisão e apresentador do programa *60 Minutes* Mike Wallace e a atriz Patty Duke.

Até meados da década de 1950, não havia tratamento disponível para ajudar pessoas com depressão ou mania grave. Elas sofriam as alterações de humor e pensavam que tinham alguma fraqueza sem solução, que fazia com que sucumbissem a esses sintomas devastadores. A família e os profissionais da saúde mental tendiam a concordar com essa ideia e viam esses sofredores como pessoas egocêntricas ou dotadas de uma visão negativa da vida. Embora ainda não haja cura para os transtornos do humor, tratamentos eficazes, tanto para a depressão quanto para a mania, agora se encontram disponíveis.

Os transtornos do humor são os diagnósticos psiquiátricos mais comumente associados ao suicídio; a depressão é um dos fatores de risco mais importantes nesses casos (Sudak, 2005). Por isso, este capítulo aborda a depressão grave, o transtorno bipolar e o suicídio. É importante observar que os clientes com esquizofrenia, transtornos por uso de substâncias, transtornos da personalidade *borderline* e antissocial e transtornos de pânico também correm maior risco de cometer ou tentar suicídio.

CATEGORIAS DOS TRANSTORNOS DO HUMOR

Os principais transtornos do humor são o depressivo grave e o bipolar (antes chamado de doença maníaco-depressiva). Um episódio de depressão grave dura pelo menos duas semanas, durante as quais a pessoa experimenta um humor deprimido ou perda do prazer em praticamente todas as atividades. Além disso, quatro dos sintomas seguintes estão presentes: mudanças no apetite, no peso, no sono ou na atividade psicomotora; diminuição da energia; sentimento de inutilidade ou culpa; dificuldade de raciocinar, concentrar-se ou tomar decisões, ou pensamentos de morte recorrentes ou ideação, planos ou tentativas suicidas. Esses sintomas devem estar presentes todos os dias durante duas semanas e resultar em significativa angústia ou prejuízo social, profissional ou em outras áreas importantes do funcionamento (American Psychiatric Association [APA], 2000). Algumas pessoas também têm delírios e alucinações; essa combinação é chamada de depressão psicótica.

O transtorno bipolar é diagnosticado quando o humor oscila ciclicamente entre extremos de mania e depressão (como já descrito). A **mania** é um período distinto, durante o qual o humor fica elevado, expansivo ou irritável de modo anormal e persistente. Normalmente esse período dura cerca de uma semana (a não ser que a pessoa esteja hospitalizada e seja tratada mais cedo), mas pode durar mais para alguns indivíduos. Pelo menos três dos seguintes sintomas acompanham o episódio maníaco: autoestima inflada ou grandiosidade, redução da necessidade de sono, **taquilalia** (conversa incessante, rápida e com frequência alta, sem pausas); **fuga de ideias** (pensamentos acelerados, com frequência desconectados), distração, aumento do envolvimento em atividades direcionadas a um objetivo específico ou agitação psicomotora e envolvimento excessivo em atividades de busca de prazer, com alto potencial para consequências lesivas (APA, 2000). Algumas pessoas também exibem delírios e alucinações durante o episódio maníaco. A **hipomania** é um período de humor anormal e persistentemente elevado, expansivo ou irritável, com duração de quatro dias e que inclui 3 ou 4 dos sintomas adicionais descritos anteriormente. A diferença está em que os episódios hipomaníacos não prejudicam a capacidade de funcionamento (na verdade, a pessoa pode até estar bastante produtiva) e não há aspectos psicóticos (delírios e alucinações). O episódio misto é diagnosticado quando a pessoa vivencia mania e depressão quase todos os dias por pelo menos uma semana. Esses episódios mistos costumam ser chamados de ciclagem rápida. Para diagnóstico médico, os transtornos bipolares são descritos da seguinte forma:

- **Transtorno bipolar I** – um ou mais episódios maníacos ou mistos, comumente acompanhados de episódios depressivos maiores
- **Transtorno bipolar II** – um ou mais episódios depressivos maiores acompanhados de pelo menos um episódio hipomaníaco

Quem tem transtorno bipolar pode experimentar humor e afeto eutímicos ou normais entre episódios extremos, ou oscilação de humor deprimido, após um episódio maníaco, antes de retornar ao humor eutímico. Para alguns, os períodos eutímicos entre os extremos são bastante curtos. Para outros, a eutimia dura meses ou até anos.

TRANSTORNOS RELACIONADOS

Outros transtornos classificados no *Manual diagnóstico e estatístico de transtornos mentais*, 4ª edição, texto revisado (APA, 2000) como transtornos do humor, mas com sintomas menos graves ou de menor duração, incluem:

- **Transtorno distímico**, caracterizado por pelo menos dois anos em que há mais dias com humor deprimido do que sem ele, e ainda algum sintoma adicional menos grave, que não atende aos critérios de um episódio depressivo grave.
- **Transtorno ciclotímico**, caracterizado por dois anos de numerosos períodos de sintomas hipomaníacos que não atendem aos critérios do transtorno bipolar.
- **Transtorno do humor induzido por substância**, caracterizado por perturbação marcante e persistente do humor, considerada consequência fisiológica direta de substâncias ingeridas, como álcool, outras drogas ou toxinas.
- **Transtorno do humor causado por uma condição médica geral**, caracterizado por uma perturbação proeminente e persistente no humor, considerada consequência fisiológica direta de uma condição médica, como condições neurológicas degenerativas, doença cerebrovascular, condições metabólicas ou endócrinas, transtornos autoimunes, infecções por vírus da imunodeficiência humana (HIV) ou certos cânceres.

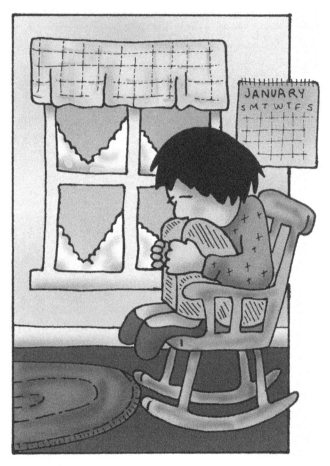

Transtorno afetivo sazonal.

Outros transtornos que envolvem mudanças no humor incluem:

- **Transtorno afetivo sazonal (TAS)**, que tem dois subtipos. Em um deles, mais comumente chamado de depressão do inverno ou TAS com surgimento no outono, as pessoas evidenciam aumento do sono, do apetite e da ânsia por carboidratos; ganho de peso; conflito interpessoal; irritabilidade; e sensação de peso nos membros, com início no final do outono e atenuação na primavera e no verão. O outro subtipo, chamado de TAS com surgimento na primavera, é menos comum e apresenta sintomas de insônia, perda de peso e falta de apetite; dura do final da primavera ou começo do verão até o começo do outono. O TAS costuma ser tratado com terapia leve (Rastad, Ulfberg e Lindberg, 2008).
- A tristeza pós-parto, ou tristeza da maternidade, é uma experiência normal frequente após o parto. Caracteriza-se por humor e afeto lábeis, surtos de choro, tristeza, insônia e ansiedade. Os sintomas começam cerca de um dia após o parto, em geral atingem o pico em 3 a 7 dias e desaparecem rapidamente, sem tratamento médico (Sit, Rothschild e Wisner, 2006).
- A depressão pós-parto atende a todos os critérios do episódio depressivo grave, com surgimento cerca de quatro semanas após o parto.

- A psicose pós-parto é um episódio psicótico que se desenvolve cerca de três semanas após o parto e começa com fadiga, tristeza, labilidade emocional, memória insatisfatória e confusão, progredindo para delírios e alucinações, compreensão e julgamento falhos e perda do contato com a realidade. Essa emergência médica exige tratamento imediato (Sit et al., 2006).

ETIOLOGIA

Há várias teorias para explicar a etiologia dos transtornos do humor. As pesquisas mais recentes focam desequilíbrios biológicos e químicos como causa. Entretanto, estressores psicossociais e eventos interpessoais parecem disparar certas mudanças fisiológicas e químicas no cérebro que alteram, significativamente, o equilíbrio dos neurotransmissores (Akiskal, 2005). O tratamento eficaz aborda o componente biológico e o psicossocial dos transtornos do humor. Portanto, ao trabalhar com clientes que experimentam esses transtornos, os enfermeiros precisam de um conhecimento básico sobre as duas perspectivas.

Teorias biológicas

Teorias genéticas

Os estudos genéticos implicam a transmissão da depressão grave entre familiares de primeiro grau, que correm risco duas vezes maior de desenvolver depressão em comparação com a população em geral (APA, 2000). Os familiares de primeiro grau de pessoas com transtorno bipolar têm um risco entre 3 e 8% de seu desenvolvimento, em comparação com 1% de risco na população em geral. Para todos os transtornos do humor, gêmeos monozigóticos (idênticos) têm uma taxa de concordância (ambos os gêmeos com o transtorno) 2 a 4 vezes maior do que os dizigóticos (fraternos). Embora a hereditariedade seja um fator significativo, a taxa de concordância para gêmeos monozigóticos não é de 100%; portanto, a genética por si só não é responsável por todos os transtornos do humor (Kelsoe, 2005).

Markowitz e Milrod (2005) discutiram indicações de uma sobreposição genética entre o transtorno bipolar de surgimento precoce e o alcoolismo de surgimento precoce. Observaram que pessoas com os dois problemas têm taxa mais elevada de ciclagem rápida e mista, resposta mais insatisfatória ao lítio, taxa de recuperação mais lenta e mais baixas hospitalares. A mania manifestada por esses clientes envolve mais agitação do que alegria intensa; os clientes podem responder melhor a anticonvulsivantes do que ao lítio.

Teorias neuroquímicas

As influências neuroquímicas dos neurotransmissores (mensageiros químicos) focam a serotonina e a noradrenalina como as duas principais aminas biogênicas implicadas nos transtornos do humor. A serotonina desempenha muitos papéis no comportamento: humor, atividade, agressividade e irritabilidade, cognição, dor, biorritmias e processos neuroendócrinos (p. ex., os níveis do hormônio do crescimento, do cortisol e da prolactina ficam anormais na depressão). Em pessoas com depressão, ocorrem déficits de serotonina, de seu precursor, o triptofano, ou de um metabólito da serotonina (o ácido acético 5-hidroxi--indol ou 5-HIAA), encontrado no sangue ou no líquido cerebrospinal. A tomografia por emissão de pósitron demonstra redução do metabolismo no córtex pré-frontal, o que pode promover depressão (Tecott e Smart, 2005).

Os níveis de noradrenalina podem ser deficientes na depressão e aumentados na mania. Essa catecolamina fornece energia ao corpo para se mobilizar durante o estresse e inibe o abrasamento. Pelo processo do **abrasamento**, a atividade convulsiva em uma área específica do cérebro é, no início, estimulada pelo alcance de um determinado limiar dos efeitos cumulativos do estresse, baixas quantidades de impulsos elétricos ou substâncias químicas, como a cocaína, que sensibilizam células e vias nervosas. Essas vias altamente sensibilizadas reagem, não mais precisando de estímulos para induzir a atividade convulsiva, que passa a ocorrer espontaneamente. Teoriza-se que o abrasamento pode ser a base da ciclagem dos transtornos do humor e também do vício. Os anticonvulsivantes inibem o abrasamento; isso pode explicar sua eficácia no tratamento do transtorno bipolar (Akiskal, 2005).

A desregulagem da acetilcolina e da dopamina também está sendo estudada em sua relação com os transtornos do humor. Os fármacos colinérgicos alteram o humor, o sono, o funcionamento neuroendócrino e o padrão eletroencefalográfico; portanto, parece que a acetilcolina está implicada na depressão e na mania. O problema dos neurotransmissores talvez não seja tão simples como a subprodução ou a depleção pelo excesso de uso durante o estresse. Mudanças na sensibilidade, assim como a quantidade de receptores, estão sendo avaliadas para que se determine seu papel nos transtornos do humor (Tecott e Smart, 2005).

Influências neuroendócrinas

As flutuações hormonais vêm sendo estudadas em relação à depressão. Transtornos do humor foram documentados em pessoas com distúrbios endócrinos como os da tireoide, adrenais, da paratireoide e da hipófise. A elevada atividade glicocorticoide está associada com a resposta do estresse, e é aparente a evidência de aumento da secreção de cortisol em cerca de 40% dos clientes com depressão, sendo que as taxas mais elevadas são encontradas em clientes idosos. Alterações de hormônios no pós-parto precipitam transtornos do humor, como depressão e psicose pós-parto. Cerca de 5 a 10% das pessoas com depressão têm disfunção da tireoide, notadamente nível elevado do hormônio que estimula a tireoide. Esse problema deve ser corrigido com o tratamento para a tireoide, ou o tratamento do transtorno do humor ficará afetado de modo adverso (Thase, 2005).

Teorias psicodinâmicas

Muitas teorias psicodinâmicas sobre a causa dos transtornos do humor pareciam "culpar a vítima" e sua família (Markowitz e Milrod, 2005).

- Freud examinou a autodepreciação de pessoas com depressão e atribuiu essa autorreprovação à raiva introvertida relacionada com uma perda real ou percebida. Sentindo-se abandonada por causa da perda, a pessoa fica com raiva, ao mesmo tempo em que ama e odeia o objeto perdido.

- Bibring acreditava que o próprio ego (ou *self*) objetivava ser ideal (ou seja, bom e amoroso, superior ou forte) e que, para ser amada e valorizada, a pessoa teria de alcançar esses padrões elevados. A depressão surgiria quando, na realidade, ela não fosse capaz de atingir esses ideais todo o tempo.
- Jacobson comparou o estado de depressão a uma situação em que o *ego* é uma criança impotente e desamparada, vitimizada pelo *superego*, lembrando uma mãe poderosa e sádica que sente prazer em torturar o filho.
- A maioria das teorias psicanalíticas sobre a mania considera os episódios maníacos como uma "defesa" contra a depressão subjacente, com o *id* dominando o *ego* e agindo como um ser (criança) hedonista indisciplinado.
- Meyer considerava a depressão uma reação a uma experiência de vida causadora de sofrimento, um evento com causa psíquica.
- Horney acreditava que crianças criadas por pais que as rejeitaram ou não amaram ficavam propensas a sentimentos de insegurança e solidão, mais suscetíveis a depressão e desamparo.
- Beck via a depressão como resultante de distorções cognitivas específicas em pessoas suscetíveis. Experiências iniciais modelariam formas distorcidas de pensar a respeito de si mesmo, do mundo e do futuro; essas distorções envolvem ampliação de eventos, traços e expectativas negativos, com simultânea minimização de todas as coisas positivas.

CONSIDERAÇÕES CULTURAIS

Outros comportamentos, considerados apropriados para a idade, podem mascarar a depressão, o que torna difícil a identificação e o diagnóstico desse transtorno em certas faixas etárias. Crianças depressivas costumam parecer esquisitas. Podem ter fobia escolar, hiperatividade, transtornos da aprendizagem, notas baixas e comportamentos antissociais. Por sua vez, adolescentes depressivos podem abusar de substâncias, entrar em gangues, engajar-se em comportamentos de risco, não conseguir o que desejam ou sair da escola. Nos adultos, as manifestações de depressão podem incluir abuso de substância, transtornos da alimentação, comportamentos compulsivos, como compulsão pelo trabalho e pelo jogo, e hipocondria. Idosos esquisitos e inclinados a discussões podem, na verdade, ter depressão.

Muitos males somáticos (males fisiológicos) acompanham a depressão. Essa manifestação varia de acordo com a cultura e é mais aparente naquelas que evitam a verbalização de emoções. Os asiáticos ansiosos ou deprimidos, por exemplo, são mais propensos a ter queixas somáticas como cefaleia e dores nas costas, ou outros sintomas. Nas culturas latinas, reclama-se "dos nervos" ou de cefaleias; no Oriente Médio, de problemas cardíacos (Andrews e Boyle, 2007).

TRANSTORNO DEPRESSIVO MAIOR

O transtorno depressivo maior costuma envolver duas ou mais semanas de humor triste ou falta de interesse em atividades da vida, com pelo menos quatro outros sintomas da depressão, como anedonia e alterações no peso, no sono, na energia, na concentração, nas tomadas de decisão, na autoestima e em objetivos. A depressão maior é duas vezes mais comum em mulheres e tem incidência 1,5 a 3 vezes maior em familiares de primeiro grau do que na população em geral. A incidência da depressão diminui com a idade em mulheres e aumenta em homens. Pessoas solteiras e divorciadas têm maior incidência. A depressão em garotos e garotas na pré-puberdade ocorre em igual proporção (Kelsoe, 2005).

Surgimento e curso clínico

Um episódio de depressão não tratado pode durar de 6 a 24 meses antes da remissão. Das pessoas que tiveram um episódio de depressão, 50 a 60% terão outro. Após um segundo episódio, há 70% mais chances de recidiva. Os sintomas depressivos podem variar de leves a graves. O grau de depressão é comparável à sensação de desamparo e desesperança da pessoa. Alguns indivíduos com depressão maior (9%) apresentam características psicóticas (APA, 2000).

VINHETA CLÍNICA: Depressão

"**Saia**! Não estou interessada na comida", falou Chris ao marido, Matt, que veio até seu quarto para convidá-la para o jantar que ele e a filha haviam preparado. "Não podem me deixar sozinha?", pensou ela, ao mesmo tempo em que, como uma vítima, puxou as cobertas até os ombros. Mas se sentia, mesmo assim, culpada com a forma de tratar Matt. Sabia não ter dado importância às tentativas familiares de ajudá-la, mas não conseguia parar de agir assim.

Chris estava exausta, física e emocionalmente. "Não consigo me lembrar de quando me senti bem... talvez em algum período do ano passado, ou, quem sabe, nunca", pensava preocupada. Sempre trabalhou muito para fazer as coisas; ultimamente não conseguia fazer coisa alguma a não ser queixar-se. Kathy, a filha de 13 anos, acusou-a de odiar tudo e todos, inclusive a família. Linda, a filha de 11 anos, disse: "Tudo tem que ser do seu jeito, mãe. Você se irrita com a gente por tudo. Nunca escuta". Há muito que Matt deixou de dar atenção ao humor da esposa, às palavras ásperas e ao desinteresse por sexo. Um dia, Chris escutou o marido dizer ao irmão que ela estava "de mau humor, agitada e centrada nela mesma e, se não fossem as filhas, não saberia o que fazer. Tentei convencê-la a ir ao médico, mas ela diz que a culpa é da gente; em seguida, silencia durante dias. Que culpa a gente tem? Não sei o que fazer por ela. Sinto como se vivesse num campo minado, jamais sabendo o que poderá desencadear uma explosão. Tento recordar o amor que tínhamos, mas seu comportamento está 'envelhecendo'".

Chris perdeu 6 kg em dois meses, tem dificuldades para dormir e está hostil, enfurecida e culpada quanto a isso. Não deseja nada que lhe dê prazer. "Por que se incomodar? Não há o que agrade. A vida é sombria." Sente-se presa, sem valor, desesperançosa e desamparada. Sem alimentar esperança, pensa sozinha: "Gostaria de estar morta. Não teria que fazer qualquer coisa outra vez".

> **CRITÉRIOS DIAGNÓSTICOS DO DSM-IV-TR:**
> **Sintomas do transtorno depressivo maior**
>
> - Humor deprimido
> - Anedonia (redução da atenção e da satisfação com atividades que antes davam prazer)
> - Mudança de peso sem intenção de 5% ou mais em um mês
> - Mudança no padrão do sono
> - Agitação ou retardo psicomotor
> - Cansaço
> - Ausência de valor ou culpa inapropriada à situação (possivelmente por delírio)
> - Dificuldade para pensar, concentrar-se ou tomar decisões
> - Desesperança, desamparo e/ou ideias suicidas
>
> Adaptado do DSM-IV-TR, 2000.

Tratamento e prognóstico
Psicofarmacologia

As principais categorias de antidepressivos incluem os cíclicos, os inibidores da monoaminoxidase (IMAOs), os inibidores seletivos da recaptação de serotonina (ISRSs) e os atípicos. O Capítulo 2 detalha os tratamentos biológicos. A escolha do antidepressivo baseia-se nos sintomas, na idade e nas necessidades da saúde física do cliente; em fármacos que funcionaram ou não antes, ou que funcionaram em um familiar consanguíneo com depressão e em outros medicamentos tomados pelo cliente no momento.

Os pesquisadores acreditam que os níveis dos neurotransmissores, em especial da noradrenalina e da serotonina, ficam diminuídos na depressão. Comumente, os neurônios pré-sinápticos liberam esses neurotransmissores para permitir que entrem nas sinapses e se liguem a receptores pós-sinápticos. A depressão surge nas seguintes situações: é liberada uma quantidade pequena demais de neurotransmissores; eles ficam muito pouco tempo nas sinapses; os neurônios pré-sinápticos que os liberam fazem a recaptação rápido demais; as condições nas sinapses não oferecem apoio à ligação com os receptores pós-sinápticos, ou há redução do número de receptores pós-sinápticos. O objetivo consiste em aumentar a eficácia dos neurotransmissores disponíveis e a absorção pelos receptores pós-sinápticos. Para tanto, os antidepressivos estabelecem um bloqueio à recaptação da noradrenalina e da serotonina nos terminais nervosos específicos. Isso permite que permaneçam mais tempo nas sinapses e fiquem mais disponíveis aos receptores pós-sinápticos. Os antidepressivos também aumentam a sensibilidade dos locais dos receptores pós-sinápticos (Rush, 2005).

Para clientes com depressão aguda com características psicóticas, usa-se um antipsicótico em combinação com um antidepressivo. O antipsicótico trata os aspectos psicóticos; após algumas semanas de tratamento, o cliente é reavaliado para determinar se o antipsicótico pode ser retirado e o antidepressivo, mantido.

Há evidências crescentes de que a terapia com antidepressivos deve ser prolongada por mais do que os 3 a 6 meses considerados necessários anteriormente. Menor número de recidivas ocorre em pessoas com depressão submetidas a terapias com antidepressivos por 18 a 24 meses. Via de regra, os antidepressivos devem ser reduzidos gradualmente até serem descontinuados.

Inibidores seletivos da recaptação de serotonina. Os ISRSs, a mais nova categoria de antidepressivos (Tab. 15.1), são eficazes para a maioria dos clientes. Sua ação é específica aos inibidores da recaptação de serotonina; esses fármacos produzem poucos efeitos colaterais sedativos, anticolinérgicos e cardiovasculares, o que torna mais seguro seu uso por idosos. Devido aos baixos efeitos colaterais e à relativa segurança dos ISRSs, as pessoas que os utilizam apresentam mais disposição a cumprir as prescrições do regime de tratamento do que os clientes que usam medicamentos mais problemáticos. A insônia diminui em 3 a 4 dias, o apetite volta a um estado relativamente normal em 5 a 7 dias, e a energia retorna em 4 a 7 dias. Em 7 a 10 dias, melhoram o humor, a concentração e o interesse pela vida.

A fluoxetina produz uma taxa um pouco mais elevada de agitação leve e perda de peso, mas causa menos sonolência. Tem uma meia-vida de mais de sete dias, o que difere da meia-vida de 25 horas dos outros ISRSs.

Antidepressivos cíclicos. Os tricíclicos, introduzidos no tratamento da depressão em meados da década de 1950, são os antidepressivos mais antigos. Aliviam os sintomas de desesperança, desamparo, anedonia, culpa inapropriada, ideação suicida e variações diárias do humor (irritável de manhã e melhor no final da tarde). Outras indicações incluem transtorno de pânico, transtorno obsessivo-compulsivo e transtornos da alimentação. Cada fármaco tem um grau diferente de eficácia de bloqueio da atividade da noradrenalina e da serotonina ou de aumento da sensibilidade dos locais dos receptores pós-sinápticos. Os antidepressivos tricíclicos e heterocíclicos têm um período de atraso de 10 a 14 dias até que atinjam um nível sérico que começa a alterar os sintomas; levam seis semanas para alcançar um efeito completo. Devido a sua meia-vida sérica longa, há um período de defasagem de 1 a 4 semanas antes de serem alcançados níveis constantes no plasma e abrandamento dos sintomas. Seu custo é menor, principalmente porque estão no mercado há mais tempo e há formas genéricas disponíveis.

Os antidepressivos tricíclicos são contraindicados em caso de insuficiência hepática e infarto do miocárdio (fase de recuperação aguda). Não podem ser usados concomitantemente com IMAOs. Devido a seus efeitos colaterais anticolinérgicos, os antidepressivos tricíclicos têm de ser usados com cuidado por clientes com glaucoma, hipertrofia prostática benigna, retenção ou obstrução urinária, diabetes melito, hipertireoidismo, doença cardiovascular, prejuízo renal ou distúrbios respiratórios (Tab. 15.2).

A *overdose* de antidepressivos tricíclicos ocorre ao longo de vários dias e resulta em confusão, agitação, alucinações, hiperpirexia e reflexos aumentados. Convulsões, coma e toxicidade cardiovascular podem ocorrer junto com taquicardia resultante, débito cardíaco reduzido, capacidade de contração deprimida e bloqueio atrioventricular. Uma vez que muitos idosos têm problemas de saúde concomitantes, entre a população geriátrica os antidepressivos cíclicos são usados com menos frequência do

Tabela 15.1 Antidepressivos inibidores seletivos de recaptação da serotonina

Nome genérico	Efeitos colaterais	Implicações de enfermagem
Fluoxetina	Cefaleia, nervosismo, ansiedade, sedação, tremor, disfunção sexual, anorexia, constipação, náusea, diarreia e perda de peso	Administrar pela manhã (se nervoso) ou à tardinha (se sonolento). Monitorar ocorrência de hiponatremia. Estimular ingestão adequada de líquidos. Relatar disfunção sexual ao médico.
Sertralina	Tontura, sedação, cefaleia, insônia, tremor, disfunção sexual, diarreia, boca e garganta secas, náusea, vômito e transpiração	Administrar pela manhã se o cliente estiver sonolento. Estimular o consumo de bebidas sem açúcar e balas. Beber líquidos adequados. Monitorar hiponatremia, relatar dificuldades sexuais ao médico.
Paroxetina	Tontura, sedação, cefaleia, insônia, fraqueza, fadiga, constipação, boca e garganta secas, náusea, vômito, diarreia e transpiração	Administrar com a comida. Administrar pela manhã se o cliente estiver sonolento. Estimular o consumo de balas ou bebidas sem açúcar. Estimular ingestão adequada de líquidos.
Citalopram	Sonolência, sedação, insônia, náusea, vômito, aumento de peso, constipação e diarreia	Monitorar ocorrência de hiponatremia. Administrar com a comida. Administrar a dose às 18 horas ou mais tarde. Promover uma nutrição equilibrada e exercícios.
Escitalopram	Sonolência, tontura, aumento do peso, disfunção sexual, inquietação, boca seca, cefaleia, náusea e diarreia	Verificar a pressão sanguínea ortostática. Auxiliar o cliente a levantar-se devagar da posição sentada. Estimular o consumo de bebidas ou balas sem açúcar. Administrar com a comida.

que os tipos mais novos de antidepressivos, que possuem menos efeitos colaterais e menos interações com fármacos.

Antidepressivos tetracíclicos. A amoxapina pode causar sintomas extrapiramidais, discinesia tardia e síndrome neuroléptica maligna. Pode gerar intolerância em 1 a 3 meses. Aumenta o apetite e provoca ganho de peso e ânsia por doces.

A maprotilina traz risco de convulsões (em especial nas pessoas que bebem muito álcool), constipação e retenção urinária graves, estomatite e outros efeitos colaterais; isso leva a maior índice de não cumprimento das prescrições. O fármaco é iniciado e retirado gradualmente. Depressores do sistema nervoso central podem aumentar os efeitos desse fármaco.

Antidepressivos atípicos. São usados quando o cliente tem uma resposta inadequada aos efeitos colaterais dos ISRSs. Os antidepressivos atípicos incluem venlafaxina, duloxetina, bupropiona, nefazodona e mirtazapina (Tab. 15.3).

A venlafaxina bloqueia a recaptação de serotonina, noradrenalina e dopamina (fracamente). Já a bupropiona provoca modesta inibição da recaptação da noradrenalina; inibe fracamente a recaptação da dopamina; e não tem efeitos sobre a serotonina. A bupropiona é comercializada para quem quer parar de fumar.

Por sua vez, a nefazodona inibe a recaptação de serotonina e noradrenalina e tem poucos efeitos colaterais. Sua meia-vida é de quatro horas e pode ser usada em clientes com doenças do fígado e rins. Aumenta a ação de certos benzodiazepínicos (alprazolam, estazolam e triazolam) e da terfenadina, bloqueador de H2. A mirtazapina também inibe a recaptação de serotonina e noradrenalina e tem poucos efeitos colaterais sexuais; no entanto, seu uso é acompanhado de maior incidência de ganho de peso, sedação e efeitos colaterais anticolinérgicos (Facts and Comparisons, 2009).

Inibidores da monoaminoxidase. Essa classe de antidepressivos é usada com pouca frequência por causa dos efeitos colaterais potencialmente fatais e de interações com vários fármacos, prescritos ou preparados sem receita médica (Tab. 15.4). O efeito colateral mais grave é a **crise hipertensiva**, uma condição que põe a vida em risco e pode ocorrer quando um cliente em tratamento com IMAOs ingere alimentos e líquidos ou outros medicamentos (ver o Cap. 2, Quadro 2.1) com tiramina. Os sintomas são cefaleia occipital, hipertensão, náusea, vômito, calafrios, sudorese, inquietação, rigidez da nuca, pupilas dilatadas, febre e agitação motora. Eles podem levar a hiperpirexia, hemorragia cerebral e morte. A interação IMAO-tiramina produz sintomas dentro de 20 a 60 minutos após a ingestão. Na crise hipertensiva, são dados agentes anti-hipertensivos temporários, como o mesilato de fentolamina, para dilatar os

Tabela 15.2 Medicamentos antidepressivos tricíclicos

Nome genérico	Efeitos colaterais	Implicações de enfermagem
Amitriptilina	Tontura, hipotensão ortostática, taquicardia, sedação, cefaleia, tremor, visão embaçada, constipação, boca e garganta secas, aumento do peso, hesitação urinária e transpiração	Auxiliar o cliente a levantar-se devagar da posição sentada. Administrar quando for dormir. Estimular o consumo de bebidas e balas sem açúcar. Garantir líquidos adequados e nutrição equilibrada. Estimular o exercício. Monitorar a função cardíaca.
Amoxapina	Tontura, hipotensão ortostática, sedação, insônia, constipação, boca e garganta secas e exantemas	Ajudar o cliente a erguer-se devagar quando sentado. Administrar à hora de dormir se o cliente estiver sedado. Garantir líquidos adequados. Estimular o consumo de bebidas e balas duras sem açúcar. Informar exantema ao médico.
Doxepina	Tontura, hipotensão ortostática, taquicardia, sedação, visão embaçada, constipação, boca e garganta secas, aumento do peso e transpiração	Ajudar o cliente a erguer-se lentamente quando sentado. Administrar à hora de dormir se o cliente estiver sedado. Garantir líquidos adequados e nutrição equilibrada. Estimular o consumo de bebidas e balas sem açúcar. Estimular o exercício.
Imipramina	Tontura, hipotensão ortostática, fraqueza, fadiga, visão embaçada, constipação, boca e garganta secas e aumento de peso	Ajudar o cliente a erguer-se devagar quando deitado ou sentado. Garantir líquidos adequados e nutrição equilibrada. Estimular o consumo de bebidas e balas sem açúcar. Estimular o exercício.
Desipramina	Arritmias cardíacas, tontura, hipotensão ortostática, excitação, insônia, disfunção sexual, boca e garganta secas e exantemas	Monitorar a função cardíaca. Ajudar o cliente a erguer-se devagar da posição sentada. Administrar pela manhã se o cliente tiver insônia. Estimular ingestão de bebidas e balas sem açúcar. Informar exantemas ou dificuldades sexuais ao médico.
Nortriptilina	Arritmias cardíacas, taquicardia, confusão, excitação, tremor, constipação, boca e garganta secas	Monitorar a função cardíaca. Administrar pela manhã quando estimulado. Garantir ingestão de líquidos adequada. Estimular o consumo de bebidas e balas sem açúcar. Relatar confusão ao médico.

vasos sanguíneos e diminuir a resistência vascular (Facts and Comparisons, 2009).

Há um período de defasagem de 2 a 4 semanas antes de os IMAOs alcançarem os níveis terapêuticos. Por causa dessa defasagem, períodos de eliminação adequados, de 5 a 6 semanas, são recomendados nos intervalos em que os IMAOs são descontinuados e é iniciada outra classe de antidepressivo.

Outros tratamentos médicos e psicoterapia

Eletroconvulsoterapia. Os psiquiatras podem usar a **eletroconvulsoterapia (ECT)** para tratar a depressão de grupos seletos, como clientes que não respondem aos antidepressivos ou experimentam efeitos colaterais intoleráveis com as doses terapêuticas (isso é particularmente válido para idosos). Além disso, as mulheres grávidas podem ser submetidas a ECT com

Tabela 15.3 Antidepressivos atípicos

Nome genérico	Efeitos colaterais	Implicações de enfermagem
Venlafaxina	Aumento da pressão sanguínea e das pulsações, náusea, vômito, cefaleia, tontura, sonolência, boca seca e transpiração; pode alterar muitos exames laboratoriais, p. ex., AST, ALT, fosfatase alcalina, creatinina, glicose e eletrólitos	Administrar com a comida. Garantir ingestão adequada de líquidos. Administrar à tarde. Estimular o consumo de bebidas e balas sem açúcar.
Duloxetina	Aumento da pressão sanguínea e pulsação, náusea, vômito, sonolência ou insônia, cefaleia, boca seca, constipação, baixo limiar convulsivo e disfunção sexual	Administrar com a comida. Garantir ingestão de líquidos adequada. Estimular o consumo de bebidas e balas sem açúcar.
Bupropiona	Náusea, vômito, baixo limiar convulsivo, agitação, inquietação, insônia, pode alterar o paladar, visão embaçada, aumento do peso e cefaleia	Administrar com a comida. Administrar a dose pela manhã. Garantir uma dieta equilibrada e exercícios.
Nefazodona	Cefaleia, tontura, sonolência; altera resultados de AST, ALT, LDH, colesterol, glicose e hematócritos	Administrar antes das refeições (o alimento inibe a absorção). Monitorar função do fígado e dos rins.
Mirtazapina	Sedação, tontura, boca e garganta secas, aumento de peso, disfunção sexual e constipação	Administrar à tarde. Estimular o consumo de bebidas e balas sem açúcar. Garantir ingestão de líquidos adequada e nutrição equilibrada. Informar dificuldades sexuais ao médico.

ALT, aminotransferase alamina; AST, aminotransferase aspartato; LDH, deidrogenase lactato.

Tabela 15.4 Antidepressivos inibidores da monoaminoxidase (IMAOs)

Nome genérico	Efeitos colaterais	Implicações de enfermagem
Isocarboxazida Fenelzina Tranilcipromina	Sonolência, boca seca, atividade excessiva, insônia, náusea, anorexia, constipação, retenção urinária e hipotensão ortostática	Ajudar o cliente a erguer-se devagar quando sentado. Administrar pela manhã. Administrar com a comida. Garantir ingestão de líquidos adequada. Oferecer as instruções essenciais sobre a importância da dieta com pouca tiramina.

segurança, sem dano ao feto. Clientes ativamente suicidas podem recebê-la caso haja preocupação com a sua segurança enquanto aguardam durante semanas pelos efeitos completos da medicação antidepressiva.

A ECT envolve a aplicação de eletrodos à cabeça do cliente para transmitir um impulso elétrico ao cérebro, o que causa convulsão. Acredita-se que o choque estimule a química cerebral a corrigir o desequilíbrio químico da depressão. Historicamente, os clientes não recebiam nenhum anestésico ou outra medicação antes da ECT e tinham convulsões completas tipo grande mal, que, com frequência, resultavam em lesões, variando de mordidas na língua até ossos quebrados. A ECT caiu em desgraça por um período e foi considerada um método "bárbaro". Hoje, embora seja administrada de modo seguro e humano, praticamente sem lesões, ainda sofre críticas.

Em geral os clientes recebem uma série de 6 a 15 tratamentos, agendados três vezes por semana. São necessários no mínimo seis tratamentos para que se observe uma melhora sustentada nos sintomas depressivos. O benefício máximo é alcançado com 12 a 15 tratamentos.

A preparação do cliente para a ECT é similar à de qualquer procedimento cirúrgico menor sem hospitalização: o cliente não recebe nada pela boca após a meia-noite, remove o esmalte das unhas e evacua logo antes do procedimento. É iniciada uma linha intravenosa para a administração da medicação.

Alerta sobre Fármacos!

Síndrome serotoninérgica

Ocorre a síndrome serotonérgica quando há um período inadequado de eliminação entre a ingestão dos IMAOs e os ISRSs ou quando aqueles são combinados com meperidina. Os sintomas dessa síndrome incluem:

- Mudança no estado mental: confusão ou agitação
- Excitação neuromuscular: rigidez muscular, fraqueza, pupilas inativas, calafrios, tremores, movimentos espasmódicos mioclônicos, colapso e paralisia muscular
- Anormalidades autonômicas: hipertermia, taquicardia, taquipneia, hipersalivação e diaforese

Alerta sobre Fármacos!

***Overdose* de IMAO e antidepressivos cíclicos**

Tanto os compostos cíclicos quanto os IMAOs têm potencial letal quando ingeridos em doses excessivas. Para reduzir esse risco, clientes depressivos ou impulsivos que estejam tomando algum antidepressivo dessas duas categorias podem precisar de prescrições e reposições em quantidades limitadas.

Alerta sobre Fármacos!

Interações de fármacos IMAOs

Há numerosos fármacos que interagem com os IMAOs. Os listados a seguir causam interações potencialmente fatais:
- Anfetaminas
- Efedrina
- Fenfluramina
- Isoproterenol
- Meperidina
- Fenilefrina
- Fenilpropanolamina
- Pseudoefedrina
- Antidepressivos ISRSs
- Antidepressivos tricíclicos
- Tiramina

No começo, o cliente recebe um anestésico de curta ação para não ficar acordado durante o procedimento. Em seguida, um relaxante/paralisante muscular, em geral succinilcolina, que relaxa todos os músculos para reduzir bastante os sinais externos da convulsão (p. ex., contrações musculares clônico-tônicas). São colocados eletrodos na cabeça do cliente, um de cada lado (bilateral) ou os dois de um lado (unilateral). Aplica-se, então, a estimulação elétrica, que causa uma atividade convulsiva no cérebro monitorada por um eletroencefalograma (EEG). O cliente recebe oxigênio e é auxiliado na respiração com um reanimador Ambu. Geralmente começa a despertar poucos minutos depois. Os sinais vitais são monitorados, e o cliente é avaliado em relação ao retorno do reflexo de vômito.

Após o tratamento com a ECT, o cliente pode apresentar leve confusão ou ficar brevemente desorientado. Fica muito cansado e costuma ter cefaleia. Os sintomas são exatamente iguais aos de qualquer pessoa que sofre uma convulsão tipo grande mal. Além disso, o cliente tem algum prejuízo de memória de curto prazo. Após o tratamento, pode comer assim que tiver fome e em geral dorme por um período. As cefaleias são tratadas de acordo com os sintomas.

A ECT unilateral resulta em menos perda de memória para o cliente, mas pode ser necessário maior número de tratamentos para alcançar melhoras prolongadas. A bilateral resulta em melhora mais rápida, mas com maior perda de memória de curto prazo.

A literatura continua dividida a respeito da eficácia da ECT. Alguns estudos relatam que é eficaz contra depressão, enquanto outros registram apenas melhoras de curto prazo. Similarmente, alguns estudos relatam que os efeitos colaterais de perda de memória da ECT são de curto prazo, enquanto outros afirmam que são graves e de longo prazo (Fenton, Fasula, Ostroff e Sanacora, 2006; Ross, 2006).

A ECT também é usada na depressão para prevenção de recidivas. Os clientes podem continuar a receber os tratamentos (p. ex., um por mês) para manter a melhora do humor. Em geral, recebem terapia antidepressiva após a ECT para prevenir recidiva. Há estudos que descobriram que a manutenção da ECT pode ser eficaz para prevenir recidivas (Frederikse, Petrides e Kellner, 2006).

Psicoterapia. A combinação da psicoterapia com medicamentos é considerada o tratamento mais eficaz para transtornos depressivos. Não há um tipo específico de terapia melhor para o tratamento da depressão (Rush, 2005). Os objetivos da terapia combinada são remissão dos sintomas, restauração psicossocial, prevenção de recidiva ou relapso, redução de consequências secundárias, como discórdia conjugal ou dificuldades no trabalho e aumento da adesão ao tratamento.

A terapia interpessoal foca as dificuldades de relacionamento, como reações de pesar, disputa e transição de papéis. Por exemplo, uma pessoa que, quando criança, nunca aprendeu a fazer amizade fora da estrutura da família e nem a confiar em amigos tem dificuldade em estabelecer amizades na vida adulta. A terapia interpessoal ajuda o indivíduo a encontrar modos de cumprir essa tarefa do desenvolvimento.

A terapia comportamental busca aumentar a frequência das interações de reforço positivas do cliente com o ambiente e diminuir as interações negativas. Também pode focar a melhora das habilidades sociais.

A terapia cognitiva foca o modo como a pessoa pensa sobre si mesma, os outros e o futuro e como interpreta as próprias experiências. Esse modelo concentra-se no pensamento distorcido que, por sua vez, influencia sentimentos, comportamentos e habilidades funcionais. A Tabela 15.5 descreve distorções cognitivas que são foco da terapia cognitiva.

Tratamentos em fase de teste. Outros tratamentos para depressão estão sendo testados. Incluem estimulação magnética

Tabela 15.5 Distorções tratadas por terapia cognitiva

Distorção cognitiva	Definição
Pensamento absoluto e dicotômico	Tendência a ver as coisas em categorias polarizadas, isto é, tudo ou nada, preto ou branco.
Inferência arbitrária	Chegar a uma conclusão específica sem evidências suficientes, isto é, conclusões rápidas (negativas).
Abstração específica	Foco em um só detalhe (normalmente pequeno) ao mesmo tempo em que ignora outros aspectos mais significativos da experiência, isto é, concentração em um detalhe menor (negativo) ao mesmo tempo em que desconta aspectos positivos.
Generalização excessiva	Formação de conclusões baseadas em pouca experiência, ou experiência pouco rica, isto é, uma experiência foi negativa, assim, experiências similares serão negativas.
Aumento e minimização	Pouca ou muita valorização da importância de determinado evento, isto é, um evento pequeno e negativo é o fim do mundo, ou uma experiência positiva é totalmente descontada.
Personalização	Tendência a eventos externos de autorreferência sem embasamento, isto é, crença de que os eventos têm relação direta com o próprio *self*, independentemente de terem ou não.

transcraniana (EMT), terapia convulsiva magnética, estimulação cerebral profunda e estimulação nervosa vagal. Desses tratamentos, a EMT é a que está mais próxima de aprovação para uso clínico. Essas técnicas inovadoras de estimulação cerebral parecem seguras, mas sua eficácia no alívio da depressão ainda deve ser estabelecida (Eitan e Lerer, 2006).

APLICAÇÃO DO PROCESSO DE ENFERMAGEM: DEPRESSÃO

Investigação

História

O enfermeiro pode coletar dados da avaliação junto a clientes, familiares ou outras pessoas significativas, por meio de informações de prontuários anteriores e junto a outros indivíduos envolvidos no suporte ou atendimento. Pode haver necessidade de vários períodos curtos de tempo até a finalização da investigação, pois clientes gravemente deprimidos sentem-se exaustos e oprimidos. Às vezes, demora algum tempo até que processem a pergunta feita e formulem uma resposta. É importante que o enfermeiro não tente apressá-los, pois fazer isso leva a frustração e dados incompletos.

Para avaliar a percepção que o cliente tem do problema, o enfermeiro pergunta sobre mudanças comportamentais: quando começaram, o que estava acontecendo na época, quanto tempo durará e o que o cliente já tentou fazer em relação a elas. Levantar dados sobre a história é importante para determinar episódios prévios de depressão, tratamentos e resposta do cliente ao tratamento. O enfermeiro também pergunta sobre a história familiar de transtornos do humor, suicídio ou tentativa de suicídio.

Aparência geral e comportamento motor

Muitas pessoas com depressão têm aparência triste e, às vezes, parecem doentes. Com frequência assumem uma postura relaxada, com a cabeça baixa, e fazem um contato mínimo pelo olhar. Apresentam **retardo psicomotor** (movimentos corporais lentos, processamento cognitivo lento e interação verbal lenta). As respostas às perguntas podem ser mínimas, com apenas 1 ou 2 palavras. **Latência de resposta** é observada quando os clientes levam até 30 segundos para responder a pergunta. Pode ser que respondam a algumas perguntas com um "Não sei", isso porque estão simplesmente fatigados e oprimidos demais para pensar em uma resposta ou dar algum detalhe. Os clientes também podem exibir sinais de agitação ou ansiedade, como torcer as mãos e ter dificuldade para ficar sentados e quietos. Diz-se que esses clientes têm **agitação psicomotora** (aumento dos movimentos corporais e pensamentos), que inclui andar de um lado a outro, pensamento acelerado e agressividade verbal.

Humor e afeto

Clientes com depressão podem descrever a si mesmos como desesperançosos, desamparados, abatidos ou ansiosos. Também podem dizer que são um fardo para outras pessoas ou um fracasso na vida, ou podem fazer declarações similares. Ficam facilmente frustrados e com raiva de si mesmos e podem ter raiva de outras pessoas (APA, 2000). Experimentam **anedonia**, perda do senso de prazer advindo de atividades antes agradáveis. Podem ficar apáticos, ou seja, não se preocupar consigo mesmos nem com atividades e não se interessar muito por coisa alguma.

Seu afeto é triste ou deprimido ou pode ser plano, sem expressões emocionais. Normalmente, clientes deprimidos ficam sozinhos, olhando o espaço ou perdidos em seus pensamentos. Quando outras pessoas se dirigem a eles, interagem minimamente, com poucas palavras ou um gesto. Sentem-se oprimidos pelo barulho e por pessoas que lhes fazem demandas, por isso se afastam da estimulação promovida pela interação com outros indivíduos.

Conteúdo e processo mental

Clientes com depressão evidenciam processos mentais lentos: seu pensamento parece ocorrer em câmera lenta. Com depressão grave, podem não responder verbalmente a perguntas. Tendem a

Plano de cuidados de enfermagem | Depressão

Diagnóstico de enfermagem

Enfrentamento Ineficaz: *incapacidade de desenvolver uma avaliação válida dos estressores, escolhas inadequadas de respostas praticadas e/ou incapacidade de utilizar os recursos disponíveis.*

DADOS DA INVESTIGAÇÃO

- Ideias ou comportamento suicida
- Processos mentais mais lentos
- Pensamentos desorientados
- Sentimentos de desespero, desesperança e desvalorização
- Culpa
- Anedonia (incapacidade de ter prazer)
- Desorientação
- Inquietação ou agitação generalizada
- Perturbações do sono: despertar muito cedo, insônia ou sono excessivo
- Raiva ou hostilidade (pode não ser explícita)
- Ruminação
- Delírios, alucinações ou outros sintomas psicóticos
- Menor interesse na atividade sexual
- Medo da intensidade dos sentimentos
- Ansiedade

RESULTADOS ESPERADOS

Imediatos
O cliente irá
- Livrar-se de dano autoinfligido
- Envolver-se em interações baseadas na realidade
- Ficar orientado para pessoa, lugar e tempo
- Manifestar raiva ou hostilidade de forma aberta e segura (p. ex., conversas com os profissionais da saúde)

Estabilização
O cliente irá
- Expressar sentimentos de forma direta, com mensagens verbais e não verbais coerentes
- Livrar-se de sintomas psicóticos
- Demonstrar um nível funcional de atividade psicomotora

Comunidade
O cliente irá
- Demonstrar adesão aos medicamentos e conhecimento em relação a eles, se usar algum
- Demonstrar aumento da capacidade de enfrentar ansiedade, estresse ou frustração
- Verbalizar ou demonstrar aceitação de perda ou mudança, se ocorrer
- Identificar um sistema de apoio na comunidade

IMPLEMENTAÇÃO

Intervenções de enfermagem (*denota intervenções colaborativas)

Oferecer um ambiente seguro ao cliente.

Levantar continuamente dados sobre o potencial do cliente para o suicídio. Ficar sempre atento ao potencial suicida.

Observar de forma atenta o cliente, em especial diante das seguintes circunstâncias:
- Após a medicação antidepressiva, o humor do cliente começa a melhorar.
- Momentos não estruturados dos horários na unidade ou horários em que a quantidade de funcionários na unidade fica limitado.
- Após qualquer mudança drástica no comportamento (alegria repentina, alívio ou desprendimento de objetos pessoais).

Justificativa

A segurança física do cliente é prioridade. Muitos itens comuns podem ser usados de forma autodestrutiva.

Clientes deprimidos podem ter potencial de suicídio passível de ser expresso ou não, podendo mudar com o tempo.

Você precisa ficar atento às atividades do cliente em todos os momentos quando houver potencial para suicídio ou autolesão. Aumenta o risco de suicídio à medida que o cliente tem seu nível de energia aumentado pela medicação, quando seus horários ficam sem estrutura e quando diminuem as observações do cliente. Essas mudanças podem indicar que ele decidiu cometer suicídio.

(continua)

Plano de cuidados de enfermagem | Depressão (*continuação*)

IMPLEMENTAÇÃO

Intervenções de enfermagem (*denota intervenções colaborativas)	**Justificativa**
Reorientar o cliente para pessoa, lugar e tempo conforme indicação (chamar o cliente pelo nome, dizer-lhe o seu nome, dizer ao cliente onde ele está, e assim por diante).	A apresentação repetida da realidade é um reforço concreto para o cliente.
Passar algum tempo com o cliente.	Sua presença física é a realidade.
Se o cliente estiver em ruminação, dizer-lhe que você irá conversar sobre a realidade ou sobre seus sentimentos (do cliente), mas limitar a atenção dada a expressões repetidas de ruminação.	Minimizar a atenção pode ajudar a reduzir a ruminação. Oferecer reforço à orientação para a realidade e à expressão dos sentimentos irá encorajar esses comportamentos.
No começo, designar os mesmos funcionários para trabalhar com o cliente, sempre que possível.	A capacidade do cliente para responder aos demais pode estar prejudicada. Limitar a quantidade de novos contatos no começo facilitará a familiaridade e a confiança. No entanto, a quantidade de pessoas que interagem com o cliente deve aumentar logo que possível, para minimizar a dependência e facilitar as capacidades do cliente para comunicar-se com uma variedade de pessoas.
Ao aproximar-se do cliente, usar tom de voz moderado e nivelado. Evitar ser muito caloroso.	Ser excessivamente alegre pode indicar ao cliente que ficar assim é a meta e que outros sentimentos não são aceitos.
Usar o silêncio e o ouvir ativamente ao interagir com o cliente. Deixar que ele saiba que você está preocupado e que o vê como um indivíduo de valor.	O cliente pode não se comunicar se você falar demais. Sua presença e o uso do ouvir ativamente irão comunicar seu interesse e sua preocupação.
Ficar confortável sentado com o cliente, em silêncio. Fazer com que ele saiba que você está disponível para conversar, mas que não há necessidade de que ele converse.	Seu silêncio irá transmitir sua expectativa de que o cliente se comunique, bem como sua aceitação da dificuldade dele para comunicar-se.
Na primeira comunicação com o cliente, usar frases simples e diretas, evitar frases ou instruções complicadas.	A capacidade do cliente para perceber e responder a estímulos complicados está prejudicada.
Evitar fazer muitas perguntas ao cliente, em especial aquelas que exijam apenas respostas curtas.	Fazer perguntas e exigir apenas respostas breves pode desestimular o cliente a expressar os sentimentos.
Não interromper as interações com comentários alegres ou tom banal (p. ex., "Na verdade, ninguém deseja morrer" ou "Logo você irá se sentir melhor."). Não diminuir os sentimentos do cliente. Aceitar suas verbalizações dos sentimentos como reais e oferecer apoio à expressão das emoções, em especial aquelas que podem ser difíceis para o cliente (como a raiva).	Você pode ficar pouco à vontade com sentimentos manifestados pelo cliente. Se for o caso, é importante reconhecer isso e discutir a respeito com colegas e não comunicar, de forma direta ou indireta, seu desconforto ao cliente. Dizer que os sentimentos do cliente são inadequados ou de pouco valor é prejudicial.
Encorajar o cliente a expressar os sentimentos da forma que lhe for confortável – verbal e não verbal. Deixar que ele saiba que você irá escutar e aceitar o que expressa.	Expressar os sentimentos pode ajudar a aliviar o desespero, a desesperança, e assim por diante. Sentimentos não são, por si só, bons ou maus. Você não deve julgar os sentimentos do cliente e expressar isso a ele.
Permitir (e encorajar) que o cliente chore. Ficar com o cliente e apoiá-lo se for desejo dele. Oferecer privacidade se ele desejar e se for seguro que isso seja feito.	O choro é uma forma saudável de expressar os sentimentos de tristeza, desesperança e desespero. O cliente pode não ficar à vontade ao chorar, precisando de estímulo ou privacidade.
Interagir com o cliente nos assuntos em que ele se sente confortável. Não investigar demais em busca de informações.	Os assuntos que trazem desconforto ao cliente e a busca aprofundada de informações podem ser ameaçadores e desencorajar a comunicação. Estabelecida a confiança, o cliente conseguirá discutir assuntos mais difíceis.

(continua)

| **Plano de cuidados de enfermagem** | Depressão (*continuação*) |

IMPLEMENTAÇÃO

Intervenções de enfermagem (*denota intervenções colaborativas)	**Justificativa**
Ensinar ao cliente o processo de resolução de problemas: investigar possíveis opções, examinar as consequências de cada alternativa, escolher e implementar uma alternativa e avaliar os resultados.	O cliente pode desconhecer um método sistemático de solução de problemas. O sucesso do uso de um processo para resolver problemas facilita a confiança do cliente no uso das habilidades de enfrentamento.
Dar *feedback* positivo a cada etapa do processo. Se o cliente não estiver satisfeito com a alternativa escolhida, ajudá-lo a escolher outra.	*Feedback* positivo a cada etapa dará ao cliente muitas oportunidades de sucesso, irá encorajá-lo a persistir na solução do problema e reforçará sua confiança. Ele também pode aprender a "sobreviver" diante de um erro.

Adaptado de Schultz, J.M. e Videbeck, S.L. (2009). *Lippincott's manual of psychiatric nursing care plans* (8th Ed.). Philadelphia: Lippincott Williams & Wilkins.

ser negativos e pessimistas no modo de pensar, ou seja, acreditam que sempre vão se sentir mal, que as coisas nunca vão melhorar e que nada pode ajudá-los. Fazem comentários autodepreciativos, criticam-se de forma rude e focam apenas fracassos ou atributos negativos. Tendem a **ruminar**, ou seja, a repassar repetidas vezes os mesmos pensamentos. Aqueles que experimentam sintomas psicóticos têm delírios; com frequência acreditam ser responsáveis por todas as tragédias e misérias do mundo.

É comum que clientes com depressão pensem em morrer ou cometer suicídio. É importante investigar a ideação suicida fazendo perguntas diretas. O enfermeiro pode perguntar: "Você está pensando em suicídio?" ou "Que pensamentos suicidas está tendo?". A maioria dos clientes admite de pronto o pensamento suicida. Mais adiante, neste capítulo, discutimos o suicídio com maior detalhamento.

Processos sensoriais e intelectuais

Alguns clientes com depressão mantêm a orientação em relação a pessoa, tempo e lugar; outros experimentam dificuldade na orientação, sobretudo quando apresentam sintomas psicóticos ou são retirados de seu ambiente. Investigar conhecimentos gerais é difícil por causa de sua limitada habilidade para responder a perguntas. São comuns prejuízos de memória. Os clientes têm extrema dificuldade de se concentrar ou fixar a atenção. Se psicóticos, podem ouvir vozes que os degradam e menosprezam, e podem até ter alucinações de comando, que dão ordens para que cometam suicídio.

Julgamento e compreensão

Clientes com depressão têm o julgamento prejudicado, pois não conseguem usar as habilidades cognitivas para resolver problemas ou tomar decisões. Com frequência não conseguem tomar decisões nem fazer escolhas por causa da extrema apatia ou da crença negativa de que "não faz a menor diferença".

A compreensão pode permanecer intacta, sobretudo se o cliente já teve depressão. Há aqueles com compreensão mui-

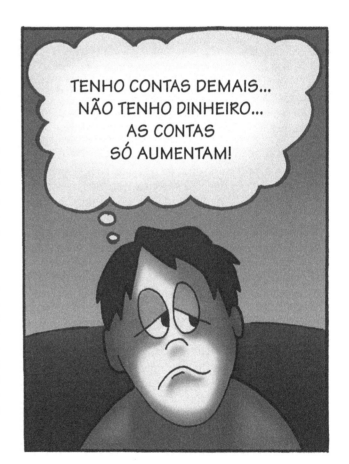

Ruminação.

to limitada e que não tomam qualquer consciência do próprio comportamento e de seus sentimentos e, às vezes, nem da própria doença.

Autoconceito

O sentimento de autoestima fica extremamente reduzido; é comum os clientes usarem termos como "imprestável" ou "sem valor" para descrever a si mesmos. Sentem-se culpados por não serem capazes de funcionar e com frequência personalizam os eventos ou assumem a responsabilidade por incidentes sobre os quais não têm controle algum. Acreditam que as outras pessoas ficariam melhor sem eles, uma crença que leva a pensamentos suicidas.

Papéis e relacionamentos

Clientes com depressão têm dificuldade em desempenhar papéis e assumir responsabilidades. Quanto mais grave a depressão, maior a dificuldade. Eles têm problemas para ir ao trabalho ou à escola; quando já estão lá, parecem incapazes de atender às responsabilidades. O mesmo vale para as responsabilidades familiares. São menos capazes de cozinhar, cuidar da limpeza ou dos filhos. Além da inabilidade de desempenhar papéis, costumam ficar ainda mais convencidos da própria "inutilidade" por não conseguirem cumprir com as obrigações da vida.

A depressão pode causar grande tensão nos relacionamentos. Os familiares com pouco conhecimento sobre depressão podem acreditar que os clientes deviam "apenas lidar bem com isso". É comum os clientes evitarem a família e os relacionamentos sociais, porque se sentem oprimidos, não têm prazer nas interações e se sentem inúteis. À medida que se afastam dos relacionamentos, a tensão aumenta.

Considerações fisiológicas e de autocuidado

Os clientes deprimidos costumam ter perda de peso acentuada devido a falta de apetite ou desinteresse pela comida. Perturbações do sono são comuns: ou não conseguem dormir ou sentem-se exaustos e não revigorados, independentemente do tempo que passam na cama. Perdem o interesse por atividades sexuais, e os homens costumam experimentar impotência. Alguns clientes negligenciam a higiene pessoal porque perdem o interesse ou a energia. É comum ocorrer constipação como consequência da diminuição da ingestão de alimentos e líquidos, bem como da inatividade. Se a ingestão de líquidos tornar-se demasiadamente limitada, os clientes também podem ficar desidratados.

Escalas de classificação da depressão

Os próprios clientes podem preencher algumas escalas de classificação da depressão; os profissionais da área da saúde mental aplicam outras. Essas ferramentas de avaliação, junto com a avaliação do comportamento, dos processos mentais, da história, da história familiar e dos fatores situacionais, ajudam a criar um quadro diagnóstico. As escalas de autoclassificação dos sintomas da depressão incluem a Escala de Autoclassificação da Depressão de Zung e o Inventário da Depressão de Beck. As escalas de autoavaliação são usadas para descoberta de casos entre a população em geral, podendo ser empregadas ao longo do tratamento para determinar a melhora a partir da perspectiva do cliente.

A Escala de Avaliação de Hamilton para Depressão (Tab. 15.6) é uma escala da depressão avaliada pelo médico e é usada como uma entrevista clínica. O médico avalia em que faixa encontram-se certos comportamentos do cliente, como humor deprimido, culpa, suicídio e insônia. Há também uma seção para marcar variações diurnas, despersonalização (sensação de não realidade de si mesmo), sintomas paranoides e obsessões.

Análise de dados

O enfermeiro analisa dados da avaliação para determinar prioridades e estabelecer um plano de cuidados. Os diagnósticos de enfermagem normalmente estabelecidos para clientes com depressão incluem:

- Risco de Suicídio
- Nutrição Desequilibrada: Menos do que as Necessidades Corporais
- Ansiedade
- Enfrentamento Ineficaz
- Desesperança
- Desempenho do Papel Ineficaz
- Déficit no Autocuidado
- Autoestima Crônica Baixa
- Padrão de Sono Prejudicado
- Interação Social Prejudicada

Identificação dos resultados

Os resultados para clientes com depressão referem-se ao modo como a depressão se manifesta – por exemplo, se a pessoa está lenta ou agitada, dorme demais ou muito pouco, come demais ou muito pouco. Exemplos de resultados para um cliente com depressão na forma de retardo psicomotor incluem os seguintes itens. O cliente:

- Não machucará a si mesmo nem a outras pessoas.
- Realizará as atividades da vida diária (tomar banho, trocar de roupa, cuidar da aparência) de modo independente.
- Estabelecerá um equilíbrio entre descanso, sono e atividade.
- Estabelecerá um equilíbrio entre nutrição adequada, hidratação e eliminação.
- Avaliará seus atributos pessoais de forma realista.
- Irá socializar com a equipe, os colegas, os familiares e os amigos.
- Retornará ao trabalho ou às atividades escolares.
- Cumprirá as prescrições do regime antidepressivo.
- Verbalizará sintomas de uma recidiva.

Intervenção

Como oferecer segurança

A prioridade inicial é determinar se o cliente com depressão é suicida. Quando ele tem ideação suicida ou ouve vozes que lhe mandam cometer suicídio, são necessárias medidas para fornecer-lhe um ambiente seguro. Se ele tem um plano suicida, o enfermeiro faz perguntas adicionais para determinar a letalidade do intento e do plano. O enfermeiro relata essa informação à equipe de tratamento. Os profissionais da saúde seguem

Tabela 15.6 Escala de Avaliação de Hamilton para Depressão

Para cada item, selecionar a "indicação" que melhor caracteriza o paciente.

1: Humor deprimido (tristeza, desesperança, desamparo, inutilidade)
   0 Ausente
   1 Indica esses estados emocionais apenas se questionado
   2 Relata esses estados emocionais de modo verbal e espontâneo
   3 Comunica esses estados emocionais não verbalmente – ou seja, por meio de expressão facial, postura, voz e tendência a chorar
   4 Relata praticamente apenas esses estados emocionais em sua comunicação espontânea verbal e não verbal
2: Sentimentos de culpa
   0 Ausentes
   1 Autorreprovação, sente que deixa as pessoas abatidas
   2 Ideias de culpa ou ruminação de erros do passado ou de ações pecaminosas
   3 A doença atual é uma punição. Delírios de culpa
   4 Ouve vozes que o acusam ou denunciam e/ou experimenta alucinações visuais ameaçadoras
3: Suicídio
   0 Ausente
   1 Sente que não vale a pena viver
   2 Deseja estar morto ou alimenta pensamentos de morte possível do *self*
   3 Ideias ou gestos suicidas
   4 Tentativas de suicídio (qualquer tentativa grave vale 4)
4: Insônia inicial
   0 Sem dificuldade para pegar no sono
   1 Queixas de dificuldade ocasional para pegar no sono, ou seja, mais de um quarto de hora
   2 Queixas de dificuldade para pegar no sono a noite toda
5: Insônia média
   0 Sem dificuldade
   1 O paciente queixa-se de ficar inquieto e perturbado durante a noite
   2 Acorda durante a noite – qualquer saída da cama vale 2 (exceto com o propósito de urinar)
6: Insônia tardia
   0 Sem dificuldade
   1 Acorda nas primeiras horas da manhã, mas volta a dormir
   2 Não consegue pegar no sono de novo depois de ter levantado da cama
7: Trabalho e atividades
   0 Sem dificuldade
   1 Pensamentos e sentimentos de incapacidade, fadiga ou fraqueza relacionados com atividades, trabalho ou *hobbies*
   2 Perda de interesse por atividades, *hobbies* ou trabalho – diretamente relatada pelo paciente ou inferida de forma indireta por sua indiferença, indecisão e hesitação (sente-se que o cliente deve se obrigar a trabalhar ou realizar atividades)
   3 Diminuição do tempo real gasto em atividades ou redução da produtividade. No hospital, marque 3 se o paciente não passa pelo menos três horas do dia em atividades (trabalho hospitalar ou *hobbies*), fora aquelas da ala
   4 Parou de trabalhar por causa da doença atual. No hospital, marque 4 se o paciente não se engaja em atividade alguma, a não ser nos serviços da ala, ou se não realiza esses serviços sem assistência
8: Retardo (lentidão de pensamento e fala; prejuízo na capacidade de se concentrar; diminuição da atividade motora)
   0 Fala e pensamento normais
   1 Retardo leve na entrevista
   2 Retardo óbvio na entrevista
   3 Entrevista difícil
   4 Estupor completo
9: Agitação
   0 Nenhuma
   1 "Brinca" com as mãos, cabelo, etc.
   2 Torce as mãos, rói unhas, puxa cabelos, morde os lábios
10: Ansiedade psíquica
    0 Sem dificuldade
    1 Tensão subjetiva e irritabilidade
    2 Preocupação com problemas menores
    3 Atitude apreensiva aparente na face ou na fala
    4 Medos expressos sem questionamento
11: Ansiedade somática

0 Ausente	Concomitantes fisiológicos de ansiedade, do tipo
1 Leve	Gastrintestinal – boca seca, presença de gases, indigestão, diarreia, cólica, eructação
2 Moderado	Cardiovascular – palpitações, cefaleias
3 Severo	Respiratório – hiperventilação, suspiros
4 Incapacitante	Frequência urinária, transpiração

12: Sintomas somáticos gastrintestinais
    0 Nenhum
    1 Perda de apetite, mas o cliente come sem o encorajamento da equipe. Sensação de peso no abdome.
    2 Dificuldade de comer sem a insistência da equipe. Pede ou exige laxantes ou medicação para os intestinos ou sintomas gastrintestinais
13: Sintomas somáticos gerais
    0 Nenhum
    1 Sensação de peso nos membros, nas costas ou na cabeça. Dores nas costas, dores de cabeça, dores musculares. Perda de energia; presença de fadiga
    2 Qualquer sintoma bem definido vale 2
14: Sintomas genitais

0 Ausentes	Sintomas como:
1 Leves	Perda da libido
2 Severos	Distúrbios menstruais

15: Hipocondria
    0 Ausente
    1 Autoabsorção (corporalmente)
    2 Preocupação com a saúde
    3 Queixas frequentes, pedidos de ajuda, etc.
    4 Delírios hipocondríacos

(continua)

Tabela 15.6 Escala de Avaliação de Hamilton para Depressão *(continuação)*

Para cada item, selecionar a "indicação" que melhor caracteriza o paciente.

16: Perda de peso
  A: Classificação pelos dados da história
    0 Sem perda de peso
    1 Provável perda de peso associada à doença atual
    2 Perda de peso definida (de acordo com o paciente)
  B: Dados levantados semanalmente pelo psiquiatra da ala, quando há realmente mudanças no peso avaliado
    0 Menos de 500 g de perda de peso por semana
    1 Mais de 500 g de perda de peso por semana
    2 Mais de 1 kg de perda de peso por semana
17: Compreensão
  0 Reconhece que está deprimido e doente
  1 Reconhece que está doente, mas atribui a causa a má alimentação, clima, excesso de trabalho, vírus, necessidade de descanso, etc.
  2 Nega inteiramente estar doente
18: Variação diurna

Antes do meio-dia	Após o meio-dia		
0	0	Ausente	Se os sintomas pioram de manhã ou após o meio-dia, anotar qual é o caso e classificar a gravidade da variação
1	1	Leve	
2	2	Severo	

19: Despersonalização ou desconcretização
  0 Ausente
  1 Leve   Sensações como
  2 Moderada   sensação de irrealidade
  3 Grave   Ideias niilistas
  4 Incapacitante
20: Sintomas paranoides
  0 Nenhum
  1
    Desconfiança
  2
  3 Ideias de referência
  4 Delírios de referência e de perseguição

21: Sintomas obsessivos e compulsivos
  0 Ausentes
  1 Leves
  2 Graves
22: Desamparo
  0 Ausente
  1 Sentimentos subjetivos provocados apenas se questionado
  2 Conta sobre sentimentos de desamparo voluntariamente
  3 Precisa de insistência, orientação e encorajamento de outros para realizar tarefas ou higiene pessoal
  4 Precisa de assistência física para se vestir, cuidar da aparência, comer, realizar tarefas à cabeceira da cama ou cuidar da higiene pessoal
23: Desesperança
  0 Ausente
  1 Dúvidas intermitentes quanto à possibilidade de "tudo melhorar", mas pode ser convencido dessa possibilidade
  2 Sente-se consistentemente "desesperançoso", mas aceita ser encorajado
  3 Expressa sentimentos de desânimo, desespero e pessimismo sobre o futuro, os quais não podem ser afastados
  4 De modo espontâneo e inapropriado, persevera no "Eu nunca vou ficar bem" ou equivalente
24: Inutilidade (varia de perda leve da autoestima, sentimentos de inferioridade e autodepreciação até noções delirantes de inutilidade)
  0 Ausente
  1 Indica sentimentos de inutilidade (perda da autoestima) apenas se questionado
  2 Indica sentimentos de inutilidade espontaneamente (perda da autoestima)
  3 Difere do 2 pelo grau. O paciente diz voluntariamente que "não é bom", "é inferior", etc.
  4 Noções delirantes de inutilidade, ou seja, "Sou um monte de lixo" ou equivalentes

Reimpressa com permissão de Hamilton, M. (1960). A rating scale for depression. *Journal of Neurology, Neurosurgery, and Psychiatry, 23,* 56.

políticas do hospital ou do plano de saúde e procedimentos para instituir **precauções contra o suicídio** (p. ex., remoção de itens perigosos, aumento da supervisão). Uma discussão abrangente é apresentada mais adiante, neste capítulo.

Como promover a relação terapêutica

É importante ter um contato significativo com clientes com depressão e iniciar uma relação terapêutica, seja qual for o estado da depressão. Alguns clientes são bastante abertos ao descrever os próprios sentimentos ou tristezas, desesperança, desamparo ou agitação. Alguns podem não conseguir manter uma interação longa; por isso, várias visitas mais curtas ajudam o enfermeiro a avaliar o *status* e a estabelecer uma relação terapêutica.

O enfermeiro pode achar difícil interagir com esses clientes por causa de sua empatia com a tristeza e a depressão. Pode ser que o enfermeiro também se sinta incapaz de "fazer alguma coisa" pelo cliente que dá respostas limitadas. Os clientes com retardo psicomotor (fala lenta, movimentos lentos, processos mentais lentos) não são muito comunicativos ou, inclusive, ficam mudos. O enfermeiro pode se sentar junto com esses clientes por alguns minutos, em certos intervalos, ao longo do dia. Sua presença transmite interesse e cuidado genuínos. Não é necessário que o enfermeiro converse com o cliente o tempo todo; em vez disso, o silêncio pode transmitir ao cliente a mensagem de que têm valor, mesmo que não esteja interagindo.

"Meu nome é Sheila. Sou sua enfermeira hoje. Vou me sentar com você aqui por alguns minutos. Se precisar de algo ou quiser conversar, é só me dizer."

Passado algum tempo, a enfermeira diz o seguinte:

"Agora estou indo. Dentro de uma hora voltarei para vê-lo de novo."

INTERVENÇÕES DE ENFERMAGEM

Para depressão

- Cuidar da segurança do cliente e de outras pessoas.
- Instituir precauções contra suicídio, se indicadas.
- Iniciar a relação terapêutica, passando um tempo com o cliente sem apresentar demandas.
- Promover a realização das atividades da vida diária, ajudando o cliente apenas se necessário.
- Estabelecer nutrição e hidratação adequadas.
- Promover sono e descanso.
- Engajar o cliente nas atividades.
- Encorajar o cliente a verbalizar e descrever emoções.
- Trabalhar com o cliente para administrar medicamentos e efeitos colaterais.

Também é importante que o enfermeiro evite demonstrar alegria demais ou tente "alegrar" os clientes. É impossível tirar os clientes da depressão por meio de bajulação ou bom humor. Na verdade, uma abordagem excessivamente empolgada pode fazer com que essas pessoas se sintam piores, ou pode transmitir a mensagem de que o enfermeiro não compreendeu o desespero delas.

Como promover atividades da vida diária e cuidado físico

A habilidade de realizar as tarefas diárias está relacionada com o nível do retardo psicomotor. Para avaliar a habilidade de executar atividades cotidianas de modo independente, o enfermeiro primeiro pede ao cliente que realize uma tarefa mais ampla. Por exemplo:

"Martin, é hora de vestir a roupa." (tarefa mais ampla)

Se o cliente não conseguir responder à solicitação global, o enfermeiro divide a tarefa em segmentos menores. Clientes com depressão podem se sentir oprimidos com muita facilidade por causa de uma tarefa que inclui muitas etapas. O enfermeiro pode usar o êxito em etapas pequenas e concretas como base para incrementar a autoestima e formar a competência necessária para uma tarefa um pouquinho mais complexa da próxima vez.

Se o cliente não consegue escolher peças de roupa, o enfermeiro faz a seleção para ele e o orienta a vesti-las. Por exemplo:

"Aqui está sua calça cinza. Agora coloque a calça."

Ainda assim, o cliente participa da tarefa de vestir a roupa. Se, nesse momento, puder realizar exatamente isso, essa atividade já vai reduzir a dependência em relação à equipe. A solicitação é concreta e, se o cliente não puder atendê-la, o enfermeiro terá uma informação sobre o nível do retardo psicomotor.

Se o cliente não consegue vestir a calça, o enfermeiro pode ajudá-lo, dizendo:

"Deixe-me ajudá-lo com a calça, Martin."

O enfermeiro ajuda o cliente a se vestir apenas quando este não consegue realizar qualquer das etapas citadas. Isso permite ao cliente fazer o máximo possível por si mesmo e evitar a dependência em relação à equipe. O enfermeiro pode estabelecer esse mesmo processo com os clientes na hora de comer, tomar banho e realizar atividades rotineiras de autocuidado.

Uma vez que as habilidades mudam ao longo do tempo, o enfermeiro precisa avaliá-las continuamente. Essa avaliação contínua demanda mais tempo do que a simples ajuda ao cliente a se vestir. Além disso, promove a independência e fornece dados de avaliação dinâmicos sobre as habilidades psicomotoras.

É comum os clientes rejeitarem o envolvimento em atividades porque estão fatigados demais ou não têm interesse. O enfermeiro pode validar esses sentimentos e, ainda assim, promover a participação. Por exemplo:

"Sei que você está com vontade de ficar na cama, mas é hora de se levantar para tomar o café da manhã."

Com frequência os clientes querem ficar na cama até "sentirem vontade de se levantar" ou de se engajar em atividades da vida diária. O enfermeiro pode dar ao cliente a informação de que tem de ficar mais ativo para se sentir melhor, em vez de esperar passivamente pela melhora. Pode ser útil evitar fazer perguntas que pedem respostas "sim ou não". Em vez de perguntar: *"Quer levantar agora?"*, o enfermeiro deve dizer: *"Agora é hora de levantar"*.

O restabelecimento de uma nutrição balanceada pode ser um desafio quando os clientes não têm apetite ou não sentem vontade de comer. O enfermeiro pode explicar que começar a comer ajuda a estimular o apetite. O alimento oferecido com frequência e em pequenas quantidades pode evitar que o cliente se sinta oprimido por causa de uma refeição grande que não consegue comer. Sentar-se com o cliente, calmamente, durante as refeições pode ajudá-lo a comer. Às vezes, é necessário monitorar a ingestão de alimentos e líquidos até que o cliente comece a consumir quantidades adequadas.

Promover o sono pode incluir o uso, por curto prazo, de um sedativo ou a administração da medicação à noite, se sonolência ou sedação forem efeitos colaterais. Também é importante encorajar o cliente a permanecer fora da cama e ativo durante o dia para facilitar o sono à noite. É importante monitorar o número de horas que os clientes dormem e o modo como se sentem ao despertar – se mais ou menos revigorados.

Como usar a comunicação terapêutica

Clientes com depressão costumam ficar oprimidos com a intensidade das próprias emoções. Falar sobre esses sentimentos pode ser benéfico. Inicialmente o enfermeiro encoraja o cliente a descrever em detalhes como está se sentindo. Compartilhar o fardo com outra pessoa pode fornecer algum alívio. Nessas horas, o enfermeiro pode ouvi-lo com atenção, encorajá-lo e validar a intensidade de sua experiência. Por exemplo:

Enfermeiro: "Como está se sentindo hoje?" *(abertura ampla)*
Cliente: "Eu me sinto péssimo... horrível."
Enfermeiro: "Conte-me mais. Como é isso para você?" *(usa uma introdução geral; encoraja a descrição)*
Cliente: "Sinto como se não fosse eu. Não sei o que fazer."
Enfermeiro: "Deve ser assustador." *(valida)*

É importante, nesse ponto, que o enfermeiro não tente "consertar" as dificuldades do cliente nem ofereça clichês, como "As coisas vão melhorar" ou "Mas você sabe que a sua família realmente precisa de você". Embora o enfermeiro possa ter boas intenções, comentários desse tipo menosprezam os sentimentos do cliente, ou fazem com que se sinta mais culpado e inútil.

À medida que o cliente melhora, o enfermeiro pode ajudá-lo a aprender ou a redescobrir estratégias mais eficazes para lidar com as situações, como conversar com amigos, usar o tempo de lazer para relaxar, dar passos positivos para lidar com os estressores, etc. Melhores habilidades de enfrentamento podem não evitar a depressão, mas são capazes de ajudar os clientes a lidar com efeitos da depressão de modo mais eficaz.

Como administrar os medicamentos

O aumento da atividade e a melhora do humor produzidos pelos antidepressivos podem fornecer a clientes suicidas a energia para a concretização de seus planos. Portanto, o enfermeiro deve avaliar o risco de suicídio inclusive quando os clientes estão usando antidepressivos. Também é importante conferir se os clientes realmente ingerem a medicação em vez de guardá-la para tentar cometer suicídio. À medida que o cliente fica pronto para a alta, a avaliação cuidadosa do potencial de suicídio é importante, porque ele vai receber um suprimento da medicação antidepressiva para tomar em casa. Os ISRSs raramente são fatais quando em *overdose*, mas os cíclicos e os IMAOs o são. Pode ser preciso limitar as prescrições ao necessário apenas para uma semana se houver preocupações a respeito de uma *overdose*.

Um componente importante do atendimento ao cliente é o controle dos efeitos colaterais. O enfermeiro deve observar o cliente com cuidado e fazer-lhe perguntas pertinentes para determinar como está a tolerância aos medicamentos. As Tabelas 15.1 a 15.4 citam intervenções específicas para controlar os efeitos colaterais dos medicamentos antidepressivos.

Os clientes e a família precisam aprender a administrar o regime da medicação, pois pode haver necessidade de seu uso por vários meses, anos ou, inclusive, a vida inteira. O conhecimento promove o cumprimento das prescrições. Os clientes devem saber com que frequência precisam retornar ao monitoramento e aos testes diagnósticos.

INSTRUÇÕES AO CLIENTE E À FAMÍLIA

Para depressão

- Fornecer informações sobre a doença da depressão.
- Identificar sinais iniciais de recidiva.
- Discutir a importância dos grupos de apoio e ajudar a localizar recursos.
- Explicar ao cliente e à família os benefícios da terapia e das consultas de acompanhamento.
- Encorajar a participação do cliente em grupos de apoio.
- Explicar a ação e os efeitos colaterais dos medicamentos e fornecer instruções especiais relacionadas.
- Discutir métodos de controle dos efeitos colaterais da medicação.

Como instruir o cliente e a família

É importante fornecer instruções ao cliente e à família sobre a depressão. Eles precisam entender que a depressão é uma doença e não falta de vontade ou motivação. Saber quais são os sintomas iniciais da recidiva pode ajudar a buscar tratamento mais cedo e a evitar uma recidiva prolongada.

Os clientes e as famílias devem saber que os resultados do tratamento são melhores quando se combinam psicoterapia e antidepressivos. A psicoterapia ajuda a explorar raiva, dependência, culpa, desesperança, desamparo, perda do objeto, temas interpessoais e crenças irracionais. O objetivo é reverter visões negativas do futuro, melhorar a autoimagem e ajudar o cliente a adquirir competência e autodomínio. O enfermeiro pode ajudar os clientes a encontrar um terapeuta por meio de centros de saúde mental em comunidades específicas.

A participação em grupos de apoio também ajuda alguns clientes e suas famílias. Os clientes podem receber apoio e encorajamento de outras pessoas que lutam contra a depressão, e os membros da família podem oferecer apoio recíproco.

Avaliação

A avaliação do plano de cuidados baseia-se no alcance dos resultados individuais. É fundamental que os clientes se sintam seguros e não tenham desejos incontroláveis de cometer suicídio. Participar de terapia e aderir ao regime medicamentoso produz resultados mais favoráveis a clientes depressivos. Conseguir identificar os sinais de recaída e buscar tratamento imediato pode reduzir muito a gravidade de um episódio depressivo.

TRANSTORNO BIPOLAR

O transtorno bipolar envolve alterações extremas de humor, de episódios de mania a episódios de depressão. (Antes esse transtorno era conhecido como doença maníaco-depressiva.) Durante as fases de mania, os clientes ficam eufóricos e cheios de energia, sentem-se grandiosos e não têm sono. Têm capacidade insatisfatória de julgamento, pensamentos, ações e fala rápidos.

VINHETA CLÍNICA: Episódio maníaco

"**Todos são estúpidos!** Qual é o problema? Estão todos ingerindo pílulas de estupidez? Pílulas de burrice ou estupidez, pílulas de 'esquisitice'!" Mitch gritava enquanto aguardava a atenção dos funcionários e a continuação do programa. Iniciara o Pickle Barn há 10 anos e tinha agora um negócio lucrativo em que eram enlatadas e entregues conservas de alta qualidade.

Ele sabia como conduzir tudo no local e, indo de uma pessoa a outra para observar o que cada uma fazia, não gostou do que viu. Era oito horas da manhã e ele já havia despedido o supervisor, empregado que estava com ele há cinco anos.

Às 8h02min, Mitch já despedira seis assistentes porque não gostara de sua aparência. Em seguida, jogou vidros e pedaços de madeira nas pessoas porque não estavam deixando o local com a pressa necessária. Rich, irmão de Mitch, andava pelo espaço enquanto tudo isso ocorreu, dizendo a todos que ficassem onde estavam, para então pedir a Mitch que saísse um pouco com ele.

"Está maluco?". Mich gritou para o irmão: "Estão todos descontrolados aqui. Tenho de fazer tudo.". Mitch tremia. Havia três dias que não dormia e não precisava dormir. O único momento em que deixara o prédio nesses três dias fora para um encontro sexual com uma mulher que concordara com isso. Sentia-se eufórico, todo poderoso, capaz de pular de um prédio a outro em um só movimento. Encarou Rich: "Sinto-me tão bem! Por que está me incomodando?". Bateu a porta, repetindo em alto e bom tom: "Rich e Mitch! Rich e Mitch! O rei rico das conservas!".

"Rich e Mitch, Rich e Mitch. Com nossa velha e querida tia, somos ricos agora." Mitch não conseguia parar de falar e andar com pressa. Observando-o, Rich falou com delicadeza: "Tia Jen telefonou ontem à noite. Disse que você estava maníaco outra vez. Quando parou de tomar o lítio?".

"Maníaco? Quem é maníaco? Estou numa boa. Quem precisa de lítio? Gosto de me sentir assim. É maravilhoso, maravilhoso, estupendo. Não sou maníaco", gritava Mitch enquanto desviava do olhar do irmão. Rich, cansado e triste, falou: "Vou levá-lo à unidade de emergência psiquiátrica. Se não concordar em ir, a polícia fará esse trabalho. Sei que você não identifica isso em si mesmo, mas está fora de controle e ficando perigoso".

Durante as fases de depressão, o humor, o comportamento e os pensamentos são iguais aos de pessoas diagnosticadas com depressão maior (ver discussão anterior). Na verdade, se o primeiro episódio da doença bipolar for a fase de depressão, pode ser que a pessoa receba o diagnóstico de depressão maior; o diagnóstico de transtorno bipolar só será feito quando ela experimentar o episódio de mania. Para aumentar a percepção do transtorno bipolar, os profissionais da área da saúde podem usar ferramentas como o Questionário do Transtorno do Humor (Quadro 15.1).

Em todo o mundo, o transtorno bipolar perde apenas para a depressão maior como causa de incapacidade. O risco de transtorno bipolar por toda a vida é de pelo menos 1,2%, com um risco de suicídio concretizado de 15%. Homens jovens, no início do curso da doença, correm o maior risco de suicídio, em especial aqueles com história de tentativas de suicídio ou abuso de álcool, assim como os que tiveram alta do hospital recentemente (Rihmer e Angst, 2005).

Enquanto, na depressão maior, a pessoa percorre esse caminho lentamente até uma depressão que pode durar de 6 meses a 2 anos, no transtorno bipolar, há ciclos de depressão e comportamento normal (bipolar deprimido), ou de mania e comportamento normal (maníaco bipolar). Quem tem episódios bipolares mistos alterna episódios maníacos e depressivos graves com períodos de comportamento normal. Cada tipo de humor pode durar semanas ou meses antes que o padrão comece a descender ou ascender de novo. A Figura 15.1 mostra as três categorias de ciclos bipolares.

O transtorno bipolar ocorre quase igualmente entre homens e mulheres. É mais comum em pessoas de formação escolar elevada. Já que algumas pessoas com transtorno bipolar negam a própria mania, as taxas de prevalência podem, na verdade, ser mais elevadas do que o relatado.

Surgimento e curso clínico

A idade média do primeiro episódio maníaco é o começo da segunda década de vida, mas algumas pessoas têm o surgimento na adolescência, enquanto outras começam a experimentar os sintomas quando já estão com mais de 50 anos (APA, 2000). Atualmente se discute se algumas crianças diagnosticadas com transtorno de déficit de atenção/hiperatividade na verdade não teriam um surgimento precoce do transtorno bipolar. Episódios maníacos costumam começar de repente, com rápida escalada de sintomas ao longo de alguns poucos dias, e podem durar de algumas semanas a vários meses. Tendem a ser mais breves e a terminar mais subitamente do que os episódios depressivos. Os adolescentes são mais propensos a manifestações psicóticas.

O diagnóstico de episódio maníaco ou de mania exige pelo menos uma semana de humor incessantemente agitado e incomum, grandioso e aumentado, além de três ou mais dos seguintes sintomas: autoestima exagerada, ausência de sono, pressão de fala, fuga de ideias, reduzida habilidade de filtrar estímulos externos, facilidade para distrair-se, aumento de atividades com energia aumentada e atividades múltiplas de alto risco e grandiosas, envolvendo mau julgamento e consequências graves, como se envolver em bebedeiras, sexo com estranhos e investimentos impulsivos (APA, 2000).

Com frequência, os clientes não compreendem como a doença afeta as outras pessoas. Podem parar de usar os medicamentos porque gostam da euforia e se sentem oprimidos por efeitos colaterais, testes sanguíneos e consultas médicas necessários à manutenção do tratamento. Os familiares ficam preocupados e exaustos por causa dos comportamentos do familiar; costumam permanecer acordados até tarde da noite, com medo de que a pessoa maníaca faça algo impulsivo e perigoso.

QUADRO 15.1 Questionário do transtorno do humor

O questionário a seguir pode ser usado como ponto de partida, ajudando-o a reconhecer os sinais/sintomas do transtorno bipolar; não quer, porém, substituir uma avaliação médica completa. O transtorno bipolar é complicado, e um **diagnóstico completo e preciso pode ser obtido por meio de uma avaliação pessoal feita pelo médico.** Uma abordagem positiva, porém, pode sugerir que você possa ter benefícios ao buscar esse tipo de avaliação com seu médico. Independentemente dos resultados do questionário, se você ou sua família têm preocupações em relação à sua saúde mental, por favor, faça contato com seu médico e/ou com outro profissional da saúde.

Concluído o questionário, talvez você queira imprimir suas respostas.

Orientações: por favor, responda cada uma das perguntas da melhor forma possível.

		Sim	Não
1.	Alguma vez ocorreu um período em que você não se sentiu da forma como costuma ser e...		
	...se sentiu tão bem ou tão superior, que outras pessoas acharam que você não estava em seu *self* normal, ou estava tão para cima, que se meteu em confusão?	❏	❏
	...estava tão irritável, que gritou com as pessoas ou iniciou lutas e discussões?	❏	❏
	...se sentiu muito mais autoconfiante do que o normal?	❏	❏
	...sentiu muito menos sono do que o normal e achou que não fez falta?	❏	❏
	...ficou muito mais falante, ou falou muito mais depressa do que o normal?	❏	❏
	...os pensamentos voaram em sua cabeça, ou não conseguiu desacelerar a mente?	❏	❏
	...se distraía com tanta facilidade pelas coisas do entorno, que teve problemas de concentração ou de permanecer em um só caminho?	❏	❏
	...teve muito mais energia do que o normal?	❏	❏
	...ficou muito mais ativo, ou fez muito mais coisas do que o normal?	❏	❏
	...ficou muito mais sociável ou expansivo do que o normal, por exemplo, telefonou aos amigos no meio da noite?	❏	❏
	...ficou muito mais interessado por sexo do que o normal?	❏	❏
	...fez coisas incomuns para você, ou coisas que outras pessoas podem ter achado excessivas, tolas ou arriscadas?	❏	❏
	...o gasto de dinheiro colocou você ou sua família em situação difícil?	❏	❏
2.	Se você marcou SIM para mais de uma das perguntas acima, pode dizer se vários desses acontecimentos se deram no mesmo período?	❏	❏
3.	Quanto problema algumas dessas coisas causaram a você, como ficar incapacitado para o trabalho, ter uma família, ter problemas com dinheiro ou a lei, iniciar brigas ou discussões? Escolha, por favor, apenas uma resposta.		
	❏ Nenhum problema ❏ Problema de menor monta ❏ Problema moderado ❏ Problema sério		
4.	Algum dos seus parentes consanguíneos (filhos, irmãos, avós, tias, tios) tinha doença maníaco-depressiva ou transtorno bipolar?	❏	❏
5.	Algum profissional de saúde alguma vez lhe disse que você tinha doença maníaco-depressiva ou transtorno bipolar?	❏	❏

De Hirschfeld, R.M., Williams, J.B., Spitzer, R.L. et al. (2000). Development and validation of a screening instrument for bipolar spectrum disorder: The Mood Disorder Questionnaire. *American Journal of Psychiatry, 157*(11), 1873-1875.

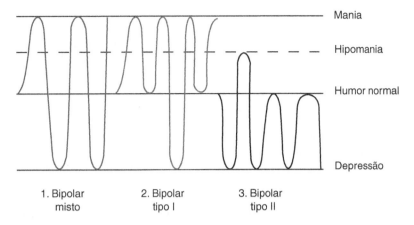

1. **Bipolar misto** – os ciclos alternam-se entre períodos de mania, humor normal, depressão, humor normal, mania, e assim por diante.

2. **Bipolar tipo I** – episódios maníacos com pelo menos um episódio depressivo.

3. **Bipolar tipo II** – episódios depressivos recorrentes com pelo menos um episódio hipomaníaco.

FIGURA 15.1 Descrição gráfica dos ciclos do humor.

CRITÉRIOS DIAGNÓSTICOS DO DSM-IV-TR:
Sintomas típicos da mania

- Humor aumentado e grandioso, ou agitado
- Autoestima exagerada
- Ausência de sono
- Fala pressionada
- Fuga de ideias
- Menor capacidade de filtrar estímulos externos; distração fácil
- Aumento do número de atividades, com aumento de energia
- Atividades múltiplas, grandiosas e de alto risco, usando julgamento insatisfatório, com consequências graves

Adaptado do DSM-IV-TR, 2000.

Tratamento

Psicofarmacologia

O tratamento para transtorno bipolar envolve um regime medicamentoso pela vida toda, com um agente antimania, o lítio, ou com medicamentos anticonvulsivantes, usados como estabilizadores do humor (ver o Cap. 2). Trata-se do único transtorno psiquiátrico em que os medicamentos são capazes de prevenir os ciclos agudos do comportamento. Acreditava-se que o lítio e esses anticonvulsivantes ajudavam a reduzir apenas o comportamento maníaco; sabe-se agora que eles também protegem contra os efeitos dos ciclos bipolares depressivos. Se um cliente em estágio agudo de mania ou depressão exibe psicose (pensamento desorganizado, da forma como se vê nos delírios, nas alucinações e nas ideias delirantes), um agente anticonvulsivante é administrado, além dos medicamentos específicos para o transtorno bipolar. Alguns clientes continuam tomando ambos os tipos de medicamentos.

Lítio. O lítio é um sal existente no organismo humano; assemelha-se ao ouro, ao cobre, ao magnésio, ao manganês e a outros elementos residuais. Achava-se que ele auxiliava apenas nos casos de mania bipolar; no entanto, os pesquisadores logo se deram conta de que ele era capaz de, parcial ou totalmente, trocar a ciclagem no rumo da depressão bipolar. Na mania aguda, a taxa resposta à terapia com lítio fica em torno de 70 a 80%. Além de tratar a variação dos comportamentos bipolares, ele é capaz de estabilizar o transtorno bipolar, reduzindo o grau e a frequência dos ciclos, ou eliminando os episódios maníacos (Freeman, Wiegand e Gelenberg, 2006).

O lítio não apenas busca locais receptores dos sais, mas também afeta íons de cálcio, potássio e magnésio, além do metabolismo da glicose. Seu mecanismo de ação é desconhecido, mas se acredita que aja nas sinapses para acelerar a destruição das catecolaminas (dopamina, noradrenalina), inibir a liberação de neurotransmissores e reduzir a sensibilidade dos receptores pós-sinápticos (Facts and Comparisons, 2009).

A ação do lítio tem seu pico entre 30 minutos a 4 horas nas formas regulares e de 4 a 6 horas na forma de liberação lenta. Ele cruza a barreira hematoencefálica e a placenta e é distribuído no suor e no leite da mãe. Não se recomenda o uso do lítio durante a gravidez, pois pode levar a anormalidades no desenvolvimento no primeiro trimestre. O início de ação leva de 5 a

14 dias; com esse período de defasagem, agentes antipsicóticos ou antidepressivos são usados com cuidado, em combinação com o lítio, para reduzir sintomas de clientes extremamente maníacos ou deprimidos. Sua meia-vida é de 20 a 27 horas (Facts and Comparisons, 2009).

Fármacos anticonvulsivantes. O lítio é eficaz para cerca de 75% das pessoas com doença bipolar. O restante não responde ou tem dificuldade de usá-lo por causa de efeitos colaterais; problemas com o regime de tratamento, interações farmacológicas ou condições médicas, como doença renal, contraindicam seu uso. Vários anticonvulsivantes tradicionalmente usados para tratar distúrbios convulsivos têm se mostrado úteis na estabilização do humor de pessoas com transtorno bipolar. Esses fármacos são classificados como anticonvulsivantes variados. Seu mecanismo de ação permanece, em grande medida, desconhecido, mas podem aumentar o limiar do cérebro para lidar com a estimulação; isso evitaria que a pessoa fosse bombardeada por estímulos externos e internos (Tab. 15.7).

A carbamazepina, usada na epilepsia tipo grande mal e do lóbulo temporal, assim como na neuralgia do trigêmeo, foi o primeiro anticonvulsivante cujas propriedades foram consideradas estabilizadoras do humor, mas a ameaça de agranulocitose preocupava bastante. Os clientes que usam carbamazepina precisam passar por verificações regulares dos níveis do fármaco no soro para monitorar a toxicidade e determinar se o fármaco alcançou níveis terapêuticos, que, em geral, variam de 4 a 12 µg/mL (Ketter, Wang e Post, 2006). Testagens laboratoriais periódicas e iniciais também devem ser feitas para monitorar a ocorrência de supressão de leucócitos.

O ácido valproico, também conhecido como valproato de sódio, é um anticonvulsivante usado em casos de convulsões mistas ou de ausência simples, profilaxia de enxaquecas ou mania. Seu mecanismo de ação não foi esclarecido. Os níveis terapêuticos são monitorados periodicamente para que permaneçam entre 50 e 125 µg/mL, sendo que o mesmo ocorre quanto a dados iniciais e contínuos da função hepática, inclusive níveis séricos de amônia e tempos de sangramento e plaquetas (Bowden, 2006).

A gabapentina, a lamotrigina e o topiramato são outros anticonvulsivantes às vezes usados como estabilizadores do humor; no entanto, têm uso menos frequente do que o ácido valproico. Não foram estabelecidas as faixas de valores do seu nível terapêutico.

O clonazepam é um anticonvulsivante e um benzodiazepínico (substância controlada de esquema IV) usado nas convulsões motoras menores e de ausência simples, transtorno de pânico e transtorno bipolar. Pode se desenvolver dependência fisiológica por causa do uso de longo prazo. Esse fármaco pode ser usado com o lítio ou outros estabilizadores do humor, mas não é usado de forma isolada para controle do transtorno bipolar.

Tabela 15.7 Anticonvulsivantes usados como estabilizadores do humor

Nome genérico	Efeitos colaterais	Implicações de enfermagem
Carbamazepina	Tontura, hipotensão, ataxia, sedação, visão embaçada, leucopenia e exantemas	Auxiliar o cliente a erguer-se devagar da posição sentada. Monitorar a marcha e auxiliar, se necessário. Informar exantemas ao médico.
Ácido valproico	Ataxia, sonolência, fraqueza, fadiga, mudanças menstruais, dispepsia, náusea, vômito, ganho de peso, perda de cabelo	Monitorar o andar e ajudar conforme necessário. Proporcionar períodos de descanso. Administrar o fármaco com refeição. Estabelecer uma nutrição balanceada.
Gabapentina	Tontura, hipotensão, ataxia, coordenação, sedação, cefaleia, fadiga, nistagmo, náusea, vômito	Ajudar o cliente sentado a se levantar lentamente. Proporcionar períodos de descanso. Administrar o fármaco com refeição.
Lamotrigina	Tontura, hipotensão, ataxia, coordenação, sedação, cefaleia, fraqueza, fadiga, mudanças menstruais, dor de garganta, sintomas de gripe, visão obscura ou dupla, náusea, vômito, exantemas	Ajudar o cliente sentado a se levantar lentamente. Monitorar o andar e ajudar conforme necessário. Providenciar períodos de descanso. Monitorar a saúde física. Administrar o fármaco com refeição. Relatar exantemas ao médico.
Topiramato	Tontura, hipotensão, ansiedade, ataxia, falta de coordenação, confusão, sedação, fala inarticulada, tremor, fraqueza, visão obscura ou dupla, anorexia, náusea, vômito	Ajudar o cliente sentado a se levantar lentamente. Monitorar o andar e ajudar conforme necessário. Orientar o cliente. Protegê-lo de potenciais lesões. Administrar o fármaco com refeição.
Oxcarbazepina	Tontura, fadiga, ataxia, confusão, náusea, vômito, anorexia, cefaleia, tremor, confusão, exantemas	Ajudar o cliente sentado a se levantar lentamente. Monitorar o andar e ajudar conforme necessário. Administrar o fármaco com refeição. Orientar o cliente e protegê-lo de lesões. Relatar exantemas ao médico.

Psicoterapia

A psicoterapia pode ser útil no período normal ou levemente depressivo do ciclo bipolar. Não é útil durante as etapas maníacas agudas, pois o alcance da atenção da pessoa fica abreviado e ela pode ter pouca compreensão nesses períodos de atividade psicomotora acelerada. A psicoterapia combinada com medicamentos pode reduzir o risco de suicídio e lesão, dar apoio ao cliente e à família e ajudar o cliente a aceitar o diagnóstico e o plano de tratamento.

APLICAÇÃO DO PROCESSO DE ENFERMAGEM: TRANSTORNO BIPOLAR

Esta discussão foca o cliente que está vivendo um episódio maníaco de transtorno bipolar. O leitor deve rever a Aplicação do Processo de Enfermagem: Depressão para examinar o cuidado de enfermagem de cliente na fase depressiva do transtorno bipolar.

Investigação

História

Costuma ser difícil conhecer a história de um cliente que está na fase maníaca. Pode ser que ele pule de um assunto a outro, dificultando para o enfermeiro o acompanhamento do relato. Talvez seja preciso obter dados em várias sessões curtas, assim como conversar com membros da família. No entanto, ele pode obter bastante informação observando e ouvindo.

Aparência geral e comportamento motor

Clientes com mania têm agitação psicomotora e parecem estar em movimento perpétuo; para eles, é difícil ficar sentado e quieto. Esse movimento contínuo tem muitas ramificações: o cliente pode ficar exausto ou machucar a si mesmo.

Na fase maníaca, ele pode usar roupas que refletem um humor elevado: de cores brilhantes, extravagantes, chamativas e, às vezes, sexualmente provocantes. Por exemplo, uma mulher na fase maníaca pode colocar várias joias e enfeites no cabelo ou usar uma maquiagem espalhafatosa e pesada; o homem, uma camiseta apertada que mostra os músculos ou deixa o peito nu.

Quando estão experimentando um episódio maníaco, os clientes pensam, movimentam-se e falam de forma rápida. A pressão por falar, um dos sintomas característicos, é evidenciada pelo discurso incessantemente rápido e com frequência em tom elevado, sem pausas. Ao falar de modo pressionado, os indivíduos interrompem o interlocutor e não conseguem ouvir as outras pessoas. Ignoram pistas verbais e não verbais que indicam o desejo do outro de falar e prosseguem em um discurso contínuo, inteligível ou não, dirigindo-se a um ou outro ouvinte ou, então, a ninguém. Se interrompidos, os clientes com mania costumam recomeçar do início.

Humor e afeto

A mania reflete-se em períodos de euforia, atividade exuberante, grandiosidade e falso senso de bem-estar. A projeção da imagem de alguém que sabe e pode tudo às vezes é uma defesa inconsciente contra a baixa autoestima subjacente. Alguns clientes manifestam mania com tom raivoso, verbalmente agressivo, ficam sarcásticos e irritáveis, em especial, quando os outros estabelecem limites para o seu comportamento. O humor fica bastante lábil, e pode haver alternância de períodos de gargalhadas e lágrimas.

Processo do pensamento e conteúdo mental

A habilidade ou pensamento cognitivo fica confuso e desordenado, com pensamentos que surgem rápida e seguidamente, o que costuma ser chamado de fuga de ideias. Os clientes não conseguem conectar conceitos e pulam de um assunto a outro. Circunstancialidade e tangencialidade também caracterizam o pensamento. Às vezes, os clientes não conseguem comunicar pensamentos ou necessidades de modo compreensível aos outros.

Esses clientes iniciam vários projetos de uma vez só, porém não conseguem realizá-los por completo. Na verdade, há pouco planejamento real, mas não param de falar dos planos e dos projetos para todo mundo e insistem na importância de realizar essas atividades. Algumas vezes, tentam atrair a atenção de outras pessoas para uma ou mais atividades. Não levam em conta riscos ou habilidades, experiência ou recursos pessoais. Começam as atividades à medida que surgem em seus processos mentais. Exemplos dessas atividades múltiplas incluem farras de compras em *shoppings*, uso excessivo de cartões de crédito, quando não se tem emprego nem dinheiro, início de vários negócios arriscados de uma só vez, sexo promíscuo, jogo, viagens impulsivas, participação em atividades ilegais, investimentos arriscados, conversas com várias pessoas e taquilalia (APA, 2000).

Alguns clientes experimentam características psicóticas durante a mania; passam por delírios de grandeza, envolvendo importância, fama, privilégio e riqueza. Alguns podem se dizer presidente, um astro de cinema famoso ou, até mesmo, Deus ou um profeta.

Processo intelectual e sensorial

Pode ser que os clientes tenham orientação para pessoas e lugares, mas raramente têm para tempo. O funcionamento intelectual, assim como a base de conhecimentos, é de difícil acesso durante a fase maníaca. Os clientes podem alegar ter várias habilidades que não possuem. A capacidade de se concentrar ou prestar atenção fica extremamente prejudicada. Mais uma vez, se estiver psicótico, o cliente pode experimentar alucinações.

Julgamento e compreensão

Na fase maníaca, o indivíduo se enraivece com facilidade, irritando-se, revidando o que percebe como censura da parte de outros indivíduos, pois não impõe restrições a si mesmo. Mostra-se impulsivo e raramente pensa antes de agir ou falar, o que prejudica sua capacidade de julgamento. A compreensão fica limitada, porque o indivíduo acredita estar "bem" e não tem problemas. Coloca a culpa de qualquer dificuldade nos outros.

Autoconceito

Clientes com mania costumam ter autoestima exagerada; acreditam que podem realizar qualquer coisa. Raramente discutem o autoconceito de modo realista. Apesar disso, o falso senso de bem-estar mascara dificuldades por causa da baixa autoestima crônica.

Papéis e relacionamentos

Clientes na fase maníaca raramente conseguem cumprir todas as obrigações dos papéis que desempenham. Têm problemas no trabalho ou na escola (isso quando conseguem frequentá-los) e ficam tão distraídos ou hiperativos, que não conseguem dar atenção aos filhos ou às atividades da vida diária. Embora possam começar muitas tarefas ou projetos, concluem pouquíssimos deles.

Esses clientes têm enorme necessidade de socialização, mas pouca compreensão das interações sociais excessivas, profundamente dominadoras e de confronto que mantêm. Sua necessidade de socialização muitas vezes os leva à promiscuidade. Invadem o espaço íntimo e os negócios pessoais de outras pessoas. Acontecem discussões quando outros indivíduos se sentem ameaçados por essas invasões de limites. Embora o humor das pessoas maníacas em geral seja jubiloso, as emoções mostram-se instáveis e podem oscilar (**emoções lábeis**) rapidamente, passando da euforia à hostilidade. Clientes com mania podem se tornar hostis com as pessoas que podem parecer obstáculos ao alcance dos objetivos desejados. Eles não conseguem adiar nem postergar a gratificação. Um cliente maníaco pode, por exemplo, dizer à esposa: "Você é a mulher mais maravilhosa do mundo. Me dá R$ 100,00 que vou comprar um ingresso para você ir à ópera". Se ela recusar, ele gritará com ela, acusando-a de ser miserável e egoísta, podendo até agredi-la.

Considerações fisiológicas e de autocuidado

Clientes com mania podem passar dias sem dormir ou comer e mesmo sem perceber que estão com fome ou cansados. Às vezes, estão à beira da exaustão física e, ainda assim, não querem parar, descansar nem dormir, ou não conseguem fazer isso. Com frequência ignoram a higiene pessoal e a consideram uma "chatice", já que têm "coisas mais importantes" para fazer. Podem se desfazer de bens ou destruir itens valiosos. Também podem se machucar fisicamente e tendem a ignorar ou não ter consciência das necessidades relativas à saúde, que pode piorar.

Análise de dados

O enfermeiro analisa os dados levantados para determinar prioridades e estabelecer um plano de cuidados. Os diagnósticos de enfermagem normalmente estabelecidos para clientes na fase maníaca são:

- Risco de Violência Direcionada a Outros
- Risco de Lesão
- Nutrição Desequilibrada: Menos do que as Necessidades Corporais
- Enfrentamento Ineficaz
- Falta de adesão
- Desempenho do Papel Ineficaz
- Déficit no Autocuidado
- Autoestima Crônica Baixa
- Padrão de Sono Prejudicado

Identificação de resultados

Exemplos de resultados apropriados em casos de mania são os seguintes. O cliente:

- Não machucará a si mesmo ou outras pessoas
- Estabelecerá um equilíbrio entre descanso, sono e atividade
- Adotará nutrição, hidratação e eliminação adequadas
- Participará de atividades de autocuidado
- Avaliará as qualidades pessoais de modo realista
- Se engajará em interações socialmente apropriadas e baseadas na realidade
- Verbalizará conhecimento da própria doença e do tratamento

Intervenção

Promoção da segurança

Devido aos riscos à segurança assumidos pelos clientes na fase maníaca, a segurança desempenha um papel primário no cuidado, seguida de questões relacionadas com a autoestima e a socialização. Uma das principais responsabilidades da enfermagem é proporcionar um ambiente seguro para os clientes e para as demais pessoas. O enfermeiro levanta dados sobre os clientes diretamente, tendo em vista a ideação suicida e os planos ou pensamentos de machucar outras pessoas. Além disso, na fase maníaca, os clientes têm pouca compreensão da própria raiva e agitação e do modo como seu comportamento afeta outros indivíduos. Com frequência invadem o espaço de outros, pegam bens de outras pessoas sem permissão, ou parecem agressivos ao abordar outros indivíduos. Esse comportamento pode ameaçar ou irritar os outros, que depois partem para a retaliação. É importante a frequente monitoração de por onde o cliente anda e de seus comportamentos.

INTERVENÇÕES DE ENFERMAGEM

Para mania

- Oferecer segurança física ao cliente e às pessoas em seu entorno.
- Estabelecer limites para o comportamento do cliente, quando necessário.
- Lembrar o cliente de que deve respeitar as distâncias entre ele e os outros.
- Usar frases curtas e simples na comunicação.
- Esclarecer o significado da comunicação do cliente.
- Oferecer com frequência, alimentos para serem comidos com as mãos, com elevado teor calórico e proteico.
- Promover sono e repouso.
- Proteger a dignidade do cliente diante da ocorrência de comportamento inadequado.
- Canalizar a necessidade de movimento do cliente para atividades motoras socialmente aceitas.

O enfermeiro também deve dizer aos clientes que os membros da equipe irão ajudá-los a controlar o comportamento quando não puderem fazer isso sozinhos. Para clientes que se sentem fora de controle, o enfermeiro deve estabelecer controles externos, demonstrando empatia e sem fazer julgamentos. Esses controles externos fornecem conforto no longo prazo, embora a resposta inicial possa ser a agressão. Pessoas na fase maníaca têm emoções lábeis; não é raro que batam em membros da equipe que determinam limites de um modo que lhes desagrada.

Esses clientes invadem fronteiras físicas e psicológicas. É necessário estabelecer limites quando eles próprios não conseguem fazê-lo. Por exemplo, o enfermeiro pode dizer:

"John, você está muito perto do meu rosto. Por favor, sente-se um pouco mais para trás."

ou

"Não é aceitável abraçar outros clientes. Você pode conversar com os outros, mas não pode tocar neles."

Ao estabelecer limites, é importante identificar claramente o comportamento inaceitável e o esperado e apropriado. Toda a equipe deve determinar e aplicar limites de modo consistente para que esses limites sejam eficazes.

Atendimento de necessidades fisiológicas

Clientes com mania podem reservar pouco tempo para descanso ou sono, inclusive quando estão à beira da exaustão física. A medicação pode ser útil, embora eles, às vezes, resistam a usá-la. Diminuir a estimulação do ambiente pode ajudar a relaxar. O enfermeiro providencia um ambiente calmo, sem barulho, televisão ou outras distrações. Estabelecer uma rotina para a hora de deitar, como um banho morno, pode ajudar os clientes a se acalmar na medida necessária para descansar.

A nutrição é outra área que preocupa. Clientes maníacos podem ficar tão "ocupados" que não conseguem sentar e comer, ou podem ter tão pouca concentração que perdem logo o interesse pela comida. Alimentos que os clientes podem comer enquanto se movimentam são as melhores opções para melhorar a nutrição. Esses alimentos também devem ter o maior número de calorias e proteínas possível. Aipo e cenoura, por exemplo, são alimentos desse tipo, mas nutrem pouco. Sanduíches, barras de cereais e vitaminas fortificadas são as melhores opções. Clientes com mania também se beneficiam de alimentos que são fáceis de comer e não precisam de muito preparo. Carnes que têm de ser cortadas em pedaços menores ou um prato de espaguete provavelmente não serão soluções bem-sucedidas. Ter lanchinhos à mão entre as refeições também é útil.

O enfermeiro precisa monitorar a ingestão de alimentos e líquidos e as horas de sono até que o cliente atenda a essas necessidades de modo rotineiro, sem dificuldade. Observar e supervisionar os clientes no horário das refeições também é importante para evitar que alguns peguem a comida dos outros.

Uso da comunicação terapêutica

Clientes com mania têm menor alcance da atenção. Por isso, o enfermeiro deve usar frases claras e simples durante a comunicação. Às vezes, pelo fato de os clientes não serem capazes de lidar com grande quantidade de informação de uma só vez, o enfermeiro divide a informação em vários segmentos pequenos. Também é útil pedir ao cliente que repita mensagens breves para confirmar se as ouviu e incorporou.

Algumas vezes, os clientes precisam ser submetidos a testes de laboratório para obtenção de dados iniciais e de acompanhamento. Uma breve explicação sobre o propósito de cada teste atenua a ansiedade. O enfermeiro dá informações por escrito para reforçar mensagens verbais, em especial as relacionadas a regras, horários, direitos civis, tratamento, nome dos membros da equipe e orientação ao cliente.

A fala dos clientes maníacos pode ser do tipo pressionada: rápida, circunstancial, rimada, barulhenta ou invasiva, com fuga de ideias. Essa fala desordenada indica processos mentais abarrotados de pensamentos, ideias e impulsos. O enfermeiro deve manter canais de comunicação abertos com o cliente, seja qual for seu padrão de fala. O enfermeiro pode dizer:

"Fale mais devagar, por favor. Não estou conseguindo acompanhá-lo."

Isso coloca a responsabilidade pela dificuldade de comunicação no enfermeiro e não no cliente. O enfermeiro repete essa solicitação, com frequência e paciência, durante a conversa, pois os clientes normalmente voltam à fala rápida.

Clientes na fase maníaca costumam usar pronomes ao se referir a pessoas, tornando difícil para o ouvinte a compreensão do que está sendo discutido e da mudança de assunto durante a conversa. Ao falar de modo agitado, os clientes comumente estão pensando e se movimentando também com rapidez, de modo que o enfermeiro enfrenta o desafio de acompanhar uma história coerente. O enfermeiro pode pedir ao cliente para identificar cada pessoa, lugar ou coisa que está sendo discutido.

Quando a fala inclui fuga de ideias, o enfermeiro pode pedir ao cliente que explique a relação entre os tópicos. Por exemplo:

"O que aconteceu depois?"

ou

"Isso aconteceu antes ou depois do seu casamento?"

O enfermeiro também avalia e documenta a coerência das mensagens.

Clientes com pressão por falar raramente deixam as outras pessoas falarem. Em vez disso, falam sem parar, até esgotar toda a energia, ou ficam de pé, olhando para a outra pessoa, antes de ir embora. Não respondem a sinais verbais ou não verbais dos interlocutores que querem falar. O enfermeiro evita o envolvimento em lutas pelo poder para dominar a conversação. Em vez disso, pode conversar com o cliente longe de outras pessoas, de modo que não haja "competição" por sua atenção. Ele também estabelece limites relativos à alternância da vez de falar e de ouvir, assim como à atenção dada a outras pessoas quando necessário. Clientes com mania não podem ter todas as suas solicitações atendidas de imediato, ainda que seja esse seu desejo.

Promoção de comportamentos apropriados

Esses clientes precisam ser protegidos da própria busca por comportamentos socialmente inaceitáveis e arriscados. O enfermeiro pode orientar a necessidade de movimento do cliente para atividades motoras amplas e socialmente aceitas, como arrumar cadeiras para um encontro comunitário ou caminhar. Na mania aguda, os clientes perdem a capacidade de controlar o próprio comportamento e engajam-se em atividades arriscadas. Uma vez que se sentem extraordinariamente poderosos, os clientes maníacos impõem a si mesmos poucas restrições. Agem a partir de pensamentos impulsivos, têm percepções arrogantes e grandiosas em relação às próprias habilidades, exigem a gratificação imediata e precisam dela. Isso pode afetar sua segurança física, social, profissional ou financeira, assim como a de outras pessoas. Podem adquirir bens que excedam sua capacidade de pagamento. Podem gastar dinheiro à toa ou se desfazer de joias ou outros bens. Pode ser que o enfermeiro precise monitorar o acesso do cliente a esse tipo de item até que seu comportamento fique menos impulsivo.

Em episódios maníacos agudos, o cliente também pode perder inibições sexuais, adotando comportamentos provocativos e arriscados. Pode ser que use roupas espalhafatosas ou curtas, ou tire a roupa em áreas públicas. Às vezes, envolve-se em sexo sem proteção com estranhos. Podem solicitar sexo a membros da equipe ou a outros clientes (do mesmo sexo ou do sexo oposto), descrever atos sexuais em gráficos ou mostrar os genitais. O enfermeiro lida com esse tipo de comportamento de modo direto e sem julgamentos. Por exemplo:

"Mary, vamos ao quarto pegar um casaco."

É importante tratar o cliente com dignidade e respeito apesar do comportamento inapropriado. Não ajuda em nada xingá-lo ou puni-lo; ele não é uma criança que se comporta mal por querer.

Na fase maníaca, o cliente não consegue entender os limites pessoais; por isso, é papel da equipe observá-lo atentamente e intervir quando necessário. Se vê, por exemplo, que está invadindo o espaço íntimo de outras pessoas, o membro da equipe pode dizer:

"Jeffrey, seria muito bom se você ajudasse a arrumar as cadeiras em círculo na sala de terapia em grupo."

Essa atividade motora ampla distrai Jeffrey, tirando-o do comportamento inapropriado, atendendo à sua necessidade de maior atividade física, não envolvendo competição e sendo socialmente aceita. O redirecionamento vigilante do membro da equipe para uma atividade socialmente mais apropriada protege o cliente contra possíveis danos envolvidos com o sexo sem proteção, além de reduzir o constrangimento em relação a esses comportamentos quando ele retorna ao comportamento normal.

 Tabela 15.8 Sintomas e intervenções da toxicidade do lítio

Nível sérico de lítio	Sintomas de toxicidade do lítio	Intervenções
1,5 – 2 mEq/L	Náusea e vômito, diarreia, coordenação reduzida, sonolência, fala arrastada e fraqueza muscular	Não dar a dose seguinte; chamar o médico. Os níveis séricos do lítio são prescritos e as doses de lítio costumam ficar suspensas por alguns dias, ou a dose é diminuída.
2 – 3 mEq/L	Ataxia, agitação, visão embaçada, zumbido, tontura, movimentos de coreia, confusão, fasciculação muscular, hiper-reflexia, músculos hipertônicos, contrações clônicas, prurido, exantema musculopapular, movimento de membros, fala arrastada, eliminação grande de urina diluída, incontinência da bexiga ou dos intestinos e vertigem	Não dar a dose seguinte, chamar o médico, obter estatísticas dos níveis séricos de lítio. Pode ser usada lavagem gástrica para remover lítio oral; uso intravenoso com salina e eletrólitos para assegurar a função de líquidos e eletrólitos e manter a função renal.
3,0 mEq/L ou mais	Arritmia cardíaca, hipotensão, colapso vascular periférico, convulsões focalizadas ou generalizadas, redução dos níveis de consciência em decorrência de estupor a coma, movimentos mioclônicos descontrolados de grupos musculares e espasticidade muscular	Todas as intervenções anteriores e mais excreção de íons de lítio aumentada com o uso de aminofilina, manitol ou ureia. Hemodiálise pode também ser usada para a remoção do lítio do corpo. Os sistemas respiratório, circulatório, tireóideo e imunológico são monitorados e auxiliados de acordo com a necessidade.

Controle de medicamentos

O lítio não é metabolizado; em vez disso, é reabsorvido pelo túbulo proximal e excretado pela urina. Os níveis periódicos de lítio sérico são usados para monitorar a segurança do cliente e assegurar que a dose dada aumentou o nível sérico de lítio até um nível de tratamento, ou reduziu-a até o nível de manutenção. Há uma estreita faixa de segurança entre os níveis de manutenção (de 0,5 a 1 mEq/L), de tratamento (0,8 a 1,5 mEq/L) e tóxicos (1,5 mEq/L ou mais). É importante avaliar sinais de toxicidade e fornecer essas informações aos clientes e às suas famílias antes da alta (Tab. 15.8). Adultos idosos podem ter sintomas de toxicidade com níveis no soro mais baixos. O lítio é potencialmente fatal em caso de *overdose*.

Os clientes devem beber quantidades adequadas de água (cerca de 2 L por dia) e continuar com a quantidade habitual de sal na alimentação. Excesso de sal na dieta por causa de comidas salgadas não habituais ou de ingestão de antiácidos com sal pode reduzir a disponibilidade dos receptores do lítio e aumentar sua excreção, de modo que seu nível fica muito baixo. Se houver muita água, o lítio fica diluído e seu nível fica muito baixo para ser terapêutico. Beber pouca água ou perder líquidos por transpiração excessiva, vômito ou diarreia aumenta o nível de lítio, o que pode resultar em toxicidade. Monitorar o peso diariamente e o equilíbrio entre a ingestão e a eliminação e verificar a presença de edema é útil no monitoramento do equilíbrio de fluidos. Deve-se procurar um médico se o cliente tiver diarreia, febre, gripe ou qualquer condição que possa levar à desidratação.

Costumam ser solicitados exames básicos da função da tireoide a cada seis meses durante o tratamento com lítio. Em 6 a 18 meses, um terço dos clientes que usam lítio tem aumento do nível do hormônio estimulante da tireoide, o que pode causar ansiedade, emoções lábeis e dificuldades para dormir. Níveis diminuídos são implicados na fadiga e na depressão.

Na medida em que o lítio é excretado pela urina, são necessárias avaliações periódicas e básicas do *status* renal para avaliar o funcionamento dos rins. Em idosos, a função renal reduzida exige doses menores. Além disso, o lítio é contraindicado para pessoas com função renal comprometida ou retenção urinária e também para quem adota dietas com baixo teor de sal ou diuréticos. O lítio também é contraindicado para pessoas com danos cerebrais ou cardiovasculares.

Fornecimento de instruções ao cliente e à família

É necessário instruir os clientes a respeito dos perigos do comportamento de risco; no entanto, quando o cliente está com mania aguda, tem dificuldade em prestar atenção a essas instruções, pois dispõe de pouca paciência ou capacidade de ouvir, compreender e notar a relevância das informações. Clientes com euforia às vezes não entendem por que o comportamento é um problema e acreditam que podem fazer qualquer coisa impunemente. No entanto, à medida que começam a ciclagem de volta à normalidade, o comportamento de risco se atenua, e os clientes mostram-se prontos e dispostos a aprender.

Clientes maníacos começam muitas tarefas, definem muitos objetivos e tentam executar todos eles de uma só vez. O resultado é que não conseguem completar nenhum. Movimentam-se prontamente entre esses objetivos, ao mesmo tempo em que, às vezes, ficam obcecados pela maior importância de um em relação a outro; no entanto, esses objetivos podem mudar rapidamente. Pode ser que os clientes invistam em um negócio sobre o qual não possuem nem conhecimento nem experiência, promovam surtos de gastos, viajem impulsivamente, acelerem-se, façam novos e "melhores amigos" e ocupem o centro das atenções em qualquer grupo. Esses clientes são egocêntricos e preocupam-se pouco com as outras pessoas, exceto na qualidade de ouvintes, parceiros sexuais ou meios para alcançar um dos seus objetivos mal-elaborados.

Informações sobre causa do transtorno bipolar, administração da medicação, modos de lidar com os comportamentos e os problemas potenciais que as pessoas maníacas podem enfrentar são importantes para os membros da família. O conhecimento reduz culpa, autoacusação e vergonha que acompanham a doença mental; aumenta a segurança do cliente; amplia o sistema de apoio para clientes e famílias e promove o cumprimento das prescrições. Informar retira o ar de "mistério" do tratamento para doença mental e dá uma visão proativa: isso é o que sabemos, é o que pode ser feito e o que você pode fazer para ajudar.

Com frequência, os membros da família afirmam que sabem quando os clientes param de tomar a medicação porque eles mudam – por exemplo, ficam mais argumentativos, falam sobre a compra de itens caros, fora do seu poder aquisitivo, negam calorosamente que algo esteja errado ou demonstram outros sinais de escalada da mania. Às vezes, as pessoas precisam de permissão para colocar as observações em prática. Desse modo, uma sessão de educação familiar é o local apropriado para o oferecimento dessa permissão e a definição das intervenções para vários comportamentos.

Os clientes devem aprender a aderir à dosagem de lítio estabelecida e a não omitir doses nem mudar os intervalos entre elas; alterações da medicação sem a devida prescrição interferem na manutenção dos níveis séricos do lítio. Os clientes devem conhecer os muitos fármacos que interagem com o lítio e contar a todos os médicos que estão sendo tratados com este. Quando um cliente que usa lítio apresenta comportamento maníaco aumentado, seus níveis precisam ser verificados para que se possa determinar se há toxicidade. O monitoramento periódico dos níveis séricos de lítio é necessário para garantir a segu-

---

INSTRUÇÕES AO CLIENTE E À FAMÍLIA

Para mania

- Ensinar sobre transtorno bipolar e formas de controlá-lo.
- Ensinar sobre o controle de medicamentos, inclusive a necessidade de exames de sangue periódicos e controle dos efeitos colaterais.
- Para clientes que tomam lítio, ensinar sobre a necessidade de ingestão adequada de sal e líquidos.
- Ensinar o cliente e a família sobre sinais de toxicidade e a necessidade de procurar assistência médica imediata.
- Orientar o cliente e a família sobre comportamentos de risco e formas de evitá-los.
- Ensinar sobre sinais comportamentais de recaída e maneiras de buscar tratamento nos estágios iniciais.

rança e a adequação do regime de tratamento. Sede persistente e urina diluída podem indicar necessidade de chamar um médico e verificar o nível sérico no soro para confirmar se a dosagem precisa ser reduzida.

Os clientes e os membros da família devem conhecer os sintomas da toxicidade por lítio e as intervenções a serem feitas, incluindo planos de apoio para os casos em que o médico não esteja imediatamente disponível. O enfermeiro deve dar essas instruções por escrito e explicá-las ao cliente e à sua família.

Avaliação

A avaliação do tratamento do transtorno bipolar inclui o seguinte, mas não se limita a isso:

- Questões de segurança
- Comparação do humor e do afeto no início do tratamento e no momento presente
- Cumprimento das prescrições do regime medicamentoso e da psicoterapia
- Mudanças na percepção que o cliente tem da qualidade de vida
- Alcance de objetivos específicos do tratamento, incluindo novos métodos de enfrentamento

SUICÍDIO

O **suicídio** é o ato intencional de se matar. Pensamentos suicidas são comuns em pessoas com transtornos do humor, especialmente com depressão. A cada ano, mais de 30 mil suicídios são registrados nos Estados Unidos; estima-se que as tentativas alcancem um número 8 a 10 vezes maior do que esse. Nos Estados Unidos, os homens cometem 72% dos suicídios, o que corresponde a cerca de três vezes a taxa de ocorrência entre mulheres, embora elas sejam quatro vezes mais propensas a tentativas do que eles. As maiores taxas de suicídio entre homens são, em parte, resultado do método escolhido (p. ex., tiro, enforcamento, pulo de um lugar alto). As mulheres tendem mais à *overdose* de medicação. Homens, mulheres jovens, brancos e pessoas separadas e divorciadas correm maior risco de suicídio. Adultos com mais de 65 anos de idade constituem 10% da população geral, mas são responsáveis por 25% dos suicídios. O suicídio é a segunda (após os acidentes) causa principal de morte entre pessoas de 15 a 24 anos de idade, e a taxa aumenta com mais rapidez nessa faixa etária (Andreasen e Black, 2006).

Clientes com transtornos psiquiátricos, em especial depressão, transtorno bipolar, esquizofrenia, abuso de substância, transtorno de estresse pós-traumático e transtorno da personalidade *borderline*, correm maior risco de cometer suicídio (Rihmer, 2007). Doenças médicas crônicas, associadas a aumento do risco de suicídio, incluem câncer, HIV ou aids, diabetes, acidentes cerebrovasculares e lesões na cabeça e na medula espinal. Fatores ambientais que aumentam o risco de suicídio incluem isolamento, perda recente, falta de suporte social, desemprego, eventos de vida críticos e história familiar de depressão ou suicídio. Fatores comportamentais que aumentam o risco incluem impulsividade, mudanças erráticas ou inexplicadas no comportamento habitual e estilo de vida instável (Smith et al., 2008).

Ideação suicida significa pensar em se matar. A ideação suicida ativa acontece quando a pessoa pensa sobre o suicídio e busca meios de cometê-lo. A passiva é descrita quando a pessoa pensa no desejo de morrer ou deseja estar morta, mas não tem planos para provocar a própria morte. Quem tem ideação suicida ativa é considerado potencialmente mais letal.

A tentativa de suicídio é um ato suicida que falhou ou não foi completado. Na tentativa não completada, a pessoa não finaliza o ato porque (1) alguém reconhece essa tentativa como um pedido de socorro e responde a tal pedido, ou (2) alguém descobre e salva a pessoa (Sudak, 2005).

O suicídio envolve ambivalência. Muitos acidentes fatais podem ser suicídios impulsivos. É impossível saber, por exemplo, se alguém que bateu o carro em um poste fez isso intencionalmente. Portanto, é difícil reunir estatísticas precisas sobre o suicídio. Há também muitos mitos e concepções errôneas sobre esse tema, e os enfermeiros devem conhecê-los. Ele deve conhecer os fatos e os sinais de alerta relacionados com pessoas com risco de suicídio, como o descrito no Quadro 15.2.

Levantamento de dados

Uma história de tentativas anteriores de suicídio aumenta o risco de suicídio. Os primeiros dois anos após uma tentativa representam o período de risco mais elevado, em especial os primeiros três meses. Quem tem parente que cometeu suicídio corre maior risco de cometê-lo; quanto mais próxima a relação, maior o risco. Uma explicação possível afirma que o suicídio do parente dá uma sensação de "permissão" ou aceitação dessa atitude como método para escapar de uma situação difícil. Acredita-se também que essa familiaridade e essa aceitação contribuam para "suicídios copiados" por adolescentes, que são extremamente influenciados pelas ações de seus iguais (Sudak, 2005).

Muitas pessoas com depressão e ideação suicida não têm energia suficiente para colocar os planos em prática. Acredita-se que a energia natural que acompanha o aumento da luz do sol na primavera possa explicar por que a maioria dos suicídios nos Estados Unidos ocorre em abril. Grande parte deles acontece segunda-feira de manhã, quando a maioria das pessoas volta ao trabalho (outro surto de energia). Pesquisas mostram que o tratamento antidepressivo, na verdade, pode dar aos clientes com depressão a energia necessária para colocar em prática a ideação suicida (Sudak, 2005).

Alertas sobre a intenção suicida

A maioria das pessoas com ideação suicida envia sinais diretos ou indiretos a outras pessoas a respeito da intenção de se machucar. O enfermeiro *nunca* ignora indicações de ideação suicida, ainda que pareçam triviais ou sutis, nem a condição emocional ou o intento do cliente. Com frequência quem considera a opção de suicídio tem sentimentos ambivalentes e conflitantes a respeito do próprio desejo de morrer e, em geral, busca ajuda de outros indivíduos. Pode ser, por exemplo, que o cliente diga:

*"Fico pensando em tomar a cartela inteira da medicação para acabar logo com isso" (direto),
ou "Não aguento mais isso" (indireto).*

QUADRO 15.2 Mitos e fatos sobre suicídio

Mitos

Pessoas que falam sobre suicídio jamais o cometem.

Pessoas suicidas apenas querem ferir a si mesmas e não os outros.

Não há como ajudar alguém que quer se matar.

Não mencionar a palavra *suicídio* à pessoa que você suspeita ser um suicida, uma vez que isso pode dar a ela a ideia de cometer suicídio.

Ignorar as ameaças verbais de suicídio, ou desafiar uma pessoa a cometer suicídio irá reduzir o uso que ela faz desses comportamentos.

Uma vez surgido o risco de suicídio, ele sempre existirá.

Fatos

Pessoas suicidas costumam enviar mensagens sutis, ou nem tanto, que transmitem suas ideias interiores de desesperança e autodestruição. As mensagens sutis e as diretas de suicídio devem ser levadas a sério, com as investigações e as intervenções adequadas.

Embora a autoviolência do suicídio demonstre raiva direcionada ao próprio indivíduo, a raiva pode estar voltada para os outros, em um ato planejado ou impulsivo.

Dano físico: pessoas psicóticas podem estar reagindo a vozes interiores que as comandam a matar outros indivíduos, antes de matar a si mesmas. Uma pessoa deprimida que decidiu cometer suicídio com arma de fogo pode, em um impulso, atirar na pessoa que tenta pegar a arma a fim de evitar o suicídio.

Dano emocional: é comum as famílias, os amigos, os profissionais da saúde e até mesmo os policiais envolvidos na tentativa de prevenir o suicídio, ou as pessoas que não percebem a depressão e os planos do outro de cometer suicídio, sentirem muita culpa e vergonha devido ao fracasso em ajudar, ficando "presos" em um ciclo interminável de desespero e pesar. Há os que, deprimidos após o suicídio de um ente querido, racionalizam que o suicídio constituiu uma "boa maneira de livrar-se da dor", planejando o próprio suicídio para fugir da dor. De alguns suicidas, espera-se que provoquem culpa e dor nos sobreviventes, p. ex., como alguém que quer punir outra pessoa por rejeitar ou não responder ao amor.

Pessoas suicidas têm sentimentos mistos (ambivalência) acerca do desejo de morrer, de matar outras pessoas, de serem mortas. Essa ambivalência costuma provocar pedidos de ajuda evidentes, em indicadores implícitos ou explícitos. As intervenções podem ajudar a pessoa suicida a obter ajuda de apoios situacionais, optar pela vida, aprender novas formas de enfrentamento e ir em frente com sua vida.

Pessoas suicidas já pensaram na ideia de suicídio e podem ter iniciado planos. Perguntar sobre o suicídio não leva um suicida a levar o projeto adiante.

Gestos suicidas são uma forma potencialmente letal de agir. Ameaças não devem ser ignoradas ou relegadas a segundo plano, e nem deve-se desafiar a pessoa a concretizar suas ameaças.

Todos os planos, ameaças, gestos ou indícios devem ser levados a sério e deve ser dada ajuda imediata que se concentre no problema que leva a pessoa a querer se suicidar.

Diante da pergunta sobre suicídio, costuma ser um alívio para o cliente saber que seu pedido de ajuda foi escutado e que ela está a caminho.

Embora seja um fato que a maior parte das pessoas que obtêm sucesso cometendo suicídio tenha feito tentativas no mínimo uma vez antes do evento, a maior parte dos indivíduos que pensam em suicídio podem ter uma solução positiva para a crise suicida. Com apoio adequado, encontrar formas novas de solucionar o problema ajuda essas pessoas a ficarem emocionalmente seguras e a não mais necessitar do suicídio como forma de solucionar um problema.

QUADRO 15.3 Ideias suicidas: declarações do cliente e respostas do enfermeiro

Declaração do cliente	Respostas do enfermeiro
"Só quero dormir para não mais pensar."	"De modo específico, como planeja dormir e não mais pensar?" "Você quer dizer 'morrer', ao usar a palavra 'dormir'?" "Em que você não quer mais pensar?"
"Quero que tudo termine."	"Pergunto-me se você está pensando em suicídio." "O que, especificamente, você quer que acabe?"
"Vai ser o fim da história."	"Está planejando terminar com sua vida?" "Como planeja terminar sua história?"
"Você tem sido um bom amigo." "Não se esqueça de mim."	"Você parece estar se despedindo. É isso?" "Está planejando cometer suicídio?" "O que exatamente você quer que eu me lembre a seu respeito?"
"Toma meu tabuleiro de xadrez que você sempre admirou." "Se for de utilidade para algum de vocês, informo que meu testamento e papéis do seguro estão na gaveta de cima de minha cômoda." "Não aguento mais a dor."	"O que está havendo, já que você está doando coisas para ser lembrado?" "Agradeço sua confiança. Acho, porém, que há uma mensagem importante que está me dando. Pensa em dar fim à sua vida?" "Qual é seu plano para terminar com a dor?" "Fale sobre a dor." "Parece que você está planejando causar-lhe algum mal."
"Todos irão se sentir mal em breve."	"Que pessoa você quer que se sinta mal com sua morte?"
"Não consigo mais aguentar."	"O que você não aguenta mais?" "Que tipo de fim tem em mente?"
"Todos ficariam melhor sem mim."	"Que pessoa em especial ficaria, em sua opinião, melhor sem você?" "Como planeja eliminar a si mesmo ao achar que todos ficariam melhores sem você?" "Em que aspecto os outros ficariam melhores sem você?"
Mudança não verbal no comportamento de agitado a calmo, ansioso a relaxado, deprimido a sorridente, hostil a amigo, de estar sem rumo a parecer estar voltado a uma meta.	"Você parece diferente hoje. O que há?" "Sinto que você chegou a uma decisão. Conte para mim."

O Quadro 15.3 traz mais exemplos de declarações de clientes sobre o suicídio e respostas eficazes do enfermeiro.

Perguntar de forma direta aos clientes sobre suas ideias de suicídio é importante. Os formulários de entrevista destinados ao levantamento de dados para admissão psiquiátrica incluem, rotineiramente, essas perguntas. Também é o padrão de prática, em qualquer local onde se busca tratamento para problemas emocionais, inquirir sobre pensamentos de suicídio e autolesão.

Comportamentos de risco

Poucas são as pessoas que cometem suicídio sem dar sinais de alerta. Alguns ocultam habilmente suas aflições e planos suicidas. Outros agem de forma impulsiva, aproveitando uma situação que facilite a concretização do desejo de morrer. Algumas pessoas suicidas em tratamento descrevem ter se colocado em risco ou situações perigosas, como dirigir em alta velocidade (durante uma tempestade de verão que prejudica a visibilidade) ou intoxicar-se. Essa abordagem tipo "roleta russa" traz um grande risco de danos aos clientes e também a transeuntes inocentes. Permite que clientes se sintam valentes, desafiando, repetidamente, a morte e a sobrevivência.

Avaliação da letalidade

Quando um cliente admite ter um "desejo de morte" ou pensamentos suicidas, o próximo passo é determinar sua letalidade potencial. Essa avaliação envolve fazer as seguintes perguntas:

- O cliente tem um plano? Se a resposta for sim, que plano é esse? É específico?
- Há meios disponíveis para a execução do plano? (P. ex., se a pessoa planeja atirar em si mesma, ela tem acesso a arma e munição?)

- Se o cliente executar o plano, há probabilidade de que seja letal? (P. ex., um plano de tomar 10 aspirinas não é letal; já tomar uma quantidade de antidepressivo tricíclico correspondente a uma dose de duas semanas é.)
- O cliente fez preparativos para a morte, como distribuir bens de valor, escrever um bilhete suicida ou conversar com amigos pela última vez?
- Onde e quando o cliente pretende executar o plano?
- O momento planejado corresponde a uma data especial ou comemorativa com algum significado para o cliente?

Respostas específicas e positivas a essas perguntas aumentam a probabilidade de suicídio. É importante analisar se o cliente acredita ou não na letalidade do método, ainda que, na verdade, não o seja. Acreditar que o método seja letal representa um risco significativo.

Identificação dos resultados

A prevenção de suicídio costuma envolver tratar o transtorno subjacente, como transtorno do humor ou psicose, com agentes psicoativos. Os objetivos gerais são manter o cliente seguro e, depois, ajudá-lo a desenvolver novas habilidades de lidar com as situações, sem envolver autolesão. Outros resultados podem estar relacionados com atividades da vida diária, necessidades de sono e alimentação, bem como problemas específicos da crise, como estabilização da doença/sintomas psiquiátricos.

Exemplos de resultados para uma pessoa suicida incluem os seguintes itens. O cliente irá:

- Ficar seguro, sem machucar a si mesmo ou a outras pessoas.
- Engajar-se em uma relação terapêutica.
- Estabelecer um contrato de não se suicidar.
- Criar uma lista de atributos positivos.
- Gerar, testar e avaliar planos realistas para tratar as questões subjacentes.

Intervenção

Uso de um papel de autoridade

A intervenção em casos de suicídio ou ideação suicida torna-se a prioridade número um do atendimento de enfermagem. O enfermeiro assume um papel de autoridade para ajudar o cliente a permanecer seguro. Nessa situação de crise, os clientes enxergam pouca ou nenhuma alternativa para resolver seus problemas. O enfermeiro deixa o cliente saber que sua segurança é a principal preocupação e tem prevalência sobre outras necessidades ou outros desejos. Pode ser, por exemplo, que alguém queira ficar sozinho no quarto para pensar com privacidade. Mas isso não será permitido enquanto estiver na fase de maior risco de suicídio.

Como proporcionar um ambiente seguro

As unidades hospitalares de internação têm políticas de segurança geral do ambiente. Algumas dessas políticas são mais liberais do que outras, mas, em geral, negam aos clientes acesso a materiais de limpeza, aos próprios medicamentos, a tesouras afiadas e a canivetes. No caso de clientes suicidas, os membros da equipe removem todo e qualquer item que possa ser usado para se matar, como objetos afiados, cadarços de sapatos, cintos, isqueiros, fósforos, canetas, lápis e, inclusive, roupas amarradas com cordões.

Mais uma vez, as políticas institucionais de precaução contra suicídio variam, mas, comumente, os membros da equipe observam os clientes a cada 10 minutos quando a letalidade é baixa. Clientes com letalidade potencial alta recebem supervisão inicial com a presença constante de um dos membros da equipe. Isso significa que são observados diretamente e nunca ficam a uma distância superior a 90 cm em relação ao membro da equipe em todas as atividades, inclusive quando vão ao banheiro. Ficam sob observação constante da equipe, sem exceções. Isso pode ser frustrante ou incômodo para os clientes, e os membros da equipe comumente têm de explicar o propósito dessa supervisão mais de uma vez.

Contratos de não suicídio ou não autolesão são usados com clientes suicidas. Neles, os clientes concordam em manter-se seguros e em informar os funcionários diante do primeiro impulso para causar lesão a si mesmos (em casa, os clientes concordam em avisar os cuidadores; o contrato deve identificar pessoas de apoio para contato quando os cuidadores estiverem indisponíveis). Esses contratos, porém, não garantem segurança e seu uso recebe muitas críticas (McMyler e Pryjmachuk, 2008). Em momento algum o enfermeiro deve pressupor que o cliente esteja seguro com base em qualquer uma de suas declarações. Mais confiável é uma investigação completa e uma conversa franca e profunda com o cliente.

Criação de uma lista de sistemas de apoio

Clientes suicidas costumam não ter sistemas sociais de apoio, como parentes, amigos ou padres/pastores, bem como grupos de apoio na comunidade e no trabalho. Essa lacuna pode ser consequência de retraimento social, comportamento associado a um problema psiquiátrico ou médico, ou mudança da pessoa para novo endereço, por motivos escolares, profissionais, ou mudança na estrutura familiar ou na condição financeira. O enfermeiro investiga sistemas de apoio e o tipo de ajuda que cada pessoa ou grupo pode oferecer ao cliente. Clínicas de saúde mental, números de telefone para emergências, serviços de avaliação psiquiátrica de emergência, serviços de saúde para estudantes, grupos religiosos e grupos de autoajuda são parte do sistema de apoio da comunidade.

O enfermeiro faz uma lista de nomes e agências específicas que os clientes podem chamar em busca de apoio; o profissional consegue o consentimento do cliente para evitar quebra de sigilo. Muitas pessoas suicidas não precisam dar baixa em hospitais e podem ser tratadas com sucesso na comunidade, com a ajuda dessas pessoas e agências de apoio.

Resposta da família

O suicídio é a derradeira rejeição da família e dos amigos. Implícita no ato do suicídio está uma mensagem às outras pessoas, dizendo que sua ajuda foi falha, irrelevante ou importuna. Alguns suicídios são cometidos com o objetivo de jogar a culpa em alguém – inclusive a ponto de se planejar que essa pessoa seja a primeira a encontrar o corpo. A maioria dos suicídios são esforços para escapar de situações insustentáveis. Inclusive quando a pessoa acha que foi o amor pelos membros da família que estimulou o suicídio, como no caso de alguém que comete suicídio para evitar batalhas jurídicas prolongadas ou para salvar a família do desastre financeiro ou emocional de uma morte arrastada, ainda assim, os parentes sofrem e podem se sentir culpados, envergonhados e com raiva.

As pessoas significativas podem se sentir culpadas por não terem notado como o suicida estava desesperado; com raiva porque o suicida não buscou ajuda nem confiou nelas; envergonhadas porque o ente querido usou uma ação socialmente inaceitável para pôr fim à vida e tristes por terem sido rejeitadas. O suicídio vira notícia, e pode haver cochichos, fofocas e até cobertura da mídia. Há seguradoras que não pagam benefícios aos sobreviventes quando o segurado se mata. Além disso, a morte por suicídio pode desencadear "suicídios copiados" entre os membros da família ou outras pessoas, convencidas de que têm permissão para fazer o mesmo. A família pode se desintegrar depois de um suicídio.

Resposta do enfermeiro

Ao lidar com um cliente com ideação suicida, ou que tenha tentado o suicídio, a atitude do enfermeiro deve indicar consideração positiva incondicional não pelo ato, mas pela pessoa e seu desespero. As ideias ou as tentativas são sinais graves de um estado emocional de desespero. O enfermeiro deve transmitir a crença de que a pessoa pode ser ajudada, pode crescer e mudar.

Tentar fazer o cliente se sentir culpado por pensar em suicídio ou tentar cometê-lo não ajuda em nada; ele já se sente incompetente, desesperançoso e desamparado. O enfermeiro não o culpa nem faz julgamentos quando pergunta sobre os detalhes de um suicídio planejado. Em vez disso, usa um tom de voz sem julgamento e monitora a própria linguagem corporal e expressões faciais para garantir que não vai transmitir aversão ou culpabilização do cliente.

Os enfermeiros acreditam que uma pessoa pode fazer a diferença na vida de outra. Eles têm de transmitir essa crença ao cuidar de um suicida. Apesar disso, também precisam ter consciência de que, por mais que as intervenções sejam competentes e cuidadosas, alguns clientes vão cometer suicídio. O suicídio de um cliente pode ser devastador para os membros da equipe que cuidaram dele, em especial quando já conhecem a pessoa e a sua família há muito tempo. Inclusive com terapia, os integrantes da equipe podem acabar deixando a instituição de saúde ou a profissão por causa disso.

Considerações éticas e jurídicas

Nos Estados Unidos, o suicídio assistido é um tópico importante no debate ético e jurídico nacional, sendo dada muita atenção às decisões de tribunais relacionadas com as ações do dr. Jack Kevorkian, médico que tomou parte de numerosos suicídios assistidos. O Estado do Oregon foi o primeiro a adotar o suicídio assistido por lei e a estabelecer salvaguardas para evitar sua realização de modo indiscriminado. Muitas pessoas acreditam que deveria ser permitido, em todos os Estados, que profissionais da área da saúde ou familiares ajudassem aqueles que têm alguma doença terminal e desejam morrer. Outras consideram o suicídio uma ação contrária às leis da humanidade e da religião e acreditam que os profissionais da área da saúde devam ser processados quando ajudam quem está tentando morrer. Grupos como a Hemlock Society e pessoas como o dr. Kevorkian têm trabalhado pela promoção de mudanças nas leis que permitam a parentes e profissionais da área da saúde ajudar as tentativas de suicídio de pacientes com doenças terminais. Controvérsias e emoções continuam a cercar esse tema.

Com frequência, os enfermeiros devem cuidar de pessoas que sofrem de doenças terminais ou crônicas e cuja qualidade de vida é ruim, como aqueles que experimentam as dores intratáveis de um câncer terminal ou de alguma incapacidade grave, ou aqueles que são mantidos vivos por aparelhos. Não é papel do enfermeiro decidir por quanto tempo esses clientes devem sofrer. Seu papel é dar atendimento e apoio aos clientes e às suas famílias, enquanto estes últimos discutem decisões emocionais difíceis, como permitir ou não a morte do paciente e quando ela deve ser realizada, e desligar ou não os aparelhos de pessoas legalmente declaradas mortas. Nos Estados Unidos, cada Estado define a morte legal e os modos de determiná-la.

Considerações sobre idosos

Sakauye (2008) relatou que a depressão é comum entre idosos, tendo notável aumento quando estão clinicamente doentes. Os idosos tendem a ter características psicóticas, em especial delírios, com maior frequência do que pessoas mais jovens com depressão. O suicídio entre pessoas com mais de 65 anos de idade dobra em comparação com as taxas de suicídio dos que têm menos idade. O transtorno bipolar de surgimento tardio é raro.

Na depressão, os idosos são tratados com ECT com maior frequência que os mais jovens. Aqueles apresentam maior intolerância aos efeitos colaterais dos medicamentos antidepressivos e podem não tolerar doses suficientemente altas para tratar a depressão com eficácia. Além disso, a ECT produz uma resposta mais rápida do que os medicamentos, o que pode ser desejável quando a depressão compromete a saúde médica da pessoa idosa. Uma vez que o suicídio é maior nessa faixa etária, a resposta mais rápida ao tratamento torna-se ainda mais importante (Sakauye, 2008).

CUIDADOS NA COMUNIDADE

Em qualquer área da prática na comunidade, os enfermeiros costumam ser os primeiros profissionais da saúde a reconhecer comportamentos consistentes com transtornos do humor. Em alguns casos, um membro da família pode mencionar angústia porque o cliente não participa mais de atividades, tem dificuldade para raciocinar, comer e dormir, reclama de cansaço o tempo todo, está triste e agitado (tudo isso é sintoma de depressão). Pode ser que mencionem também ciclos de euforia, surtos de gastos, perda de inibições, mudanças nos padrões de sono e alimentação e estilos e cores berrantes no modo de vestir (tudo isso é sintoma da fase maníaca do transtorno bipolar).

> **Alerta sobre Fármacos!**
>
> **Antidepressivos e risco de suicídio**
>
> Clientes deprimidos que começam a tomar antidepressivo têm risco continuado ou aumentado de suicídio nas primeiras semanas de terapia. Podem ter aumento da energia resultante do antidepressivo, embora permaneçam deprimidos. Esse aumento de energia pode deixar os clientes mais propensos a agir quanto a ideias suicidas e capazes de executá-las. Além disso, considerando-se que os antidepressivos levam várias semanas para alcançar o efeito de pico, os clientes podem ficar desencorajados e implementar as ideias suicidas por acreditar que o medicamento não os está ajudando. Por isso, é de extrema importância monitorar as ideias suicidas de clientes deprimidos até que o risco tenha desaparecido.

Documentar e relatar esses comportamentos pode ajudar essas pessoas a receberem tratamento. Estima-se que nos Estados Unidos cerca de 40% das pessoas diagnosticadas com transtorno do humor não recebam tratamento (Akiskal, 2005). Os fatores que contribuem para isso podem incluir o estigma ainda associado aos transtornos mentais, a falta de compreensão da perturbação que tais transtornos podem causar na vida de uma pessoa, confusões a respeito das opções de tratamento ou um diagnóstico médico mais convincente; isso se combina, ainda, com a realidade do tempo limitado que os profissionais da área da saúde dedicam a cada cliente.

Pessoas com depressão podem ser tratadas com êxito na comunidade por psiquiatras, enfermeiros com prática avançada em psiquiatria e médicos do atendimento primário. Aqueles que têm transtorno bipolar, no entanto, devem ser encaminhados a um psiquiatra ou a um enfermeiro com prática avançada em psiquiatria para o tratamento. O médico ou o enfermeiro que atendem essas pessoas devem conhecer bem o tratamento com fármacos, as dosagens, os efeitos desejados, os níveis terapêuticos e os efeitos colaterais potenciais, de modo que possam responder a perguntas e promover o cumprimento das prescrições do tratamento.

PROMOÇÃO DA SAÚDE MENTAL

Muitos estudos têm sido realizados para determinar como prevenir transtornos do humor e suicídio, mas a previsão do risco de suicídio na prática clínica continua difícil. Programas que usam uma abordagem educacional para tratar estressores específicos que contribuem para o aumento da incidência da doença depressiva em mulheres vêm atingindo algum êxito. Esses programas focam o aumento da autoestima e a redução da solidão e desesperança, o que, por sua vez, diminui a probabilidade de depressão.

Esforços para melhorar o tratamento no atendimento primário da depressão foram empreendidos com base no modelo de atendimento a doenças crônicas, que inclui o autocontrole do paciente ou ajuda para que as pessoas estejam mais bem preparadas para lidar com questões e mudanças de vida. Isso inclui uma parceria com o profissional da saúde, elaboração de um plano de prevenção de crises ou recidivas, criação de uma rede de apoio social e desenvolvimento das mudanças comportamentais necessárias à promoção da saúde (Bachman, Swensen, Reardon e Miller, 2006).

Uma vez que o suicídio é uma das principais causas de morte entre adolescentes, prevenção, detecção e tratamento precoces são muito importantes. Fortalecer fatores protetores (i. e., os associados à redução do risco de suicídio) melhora a doença mental de adolescentes. Esses fatores incluem relações próximas entre pais e filhos, êxitos acadêmicos, estabilidade da vida em família e conexão com colegas e outras pessoas que não sejam da família. Os programas implementados em escolas podem ser universais gerais (informações gerais para todos os estudantes) ou indicados (cujo alvo são jovens de risco). Os programas indicados, ou seletivos, mostram-se mais bem-sucedidos do que os universais (Horowitz e Garber, 2006; Rapee et al., 2006). De modo semelhante, a avaliação para detecção precoce dos fatores de risco, como brigas em família, alcoolismo ou doença mental dos pais, história de brigas e acesso a armas em casa, pode levar a encaminhamento e intervenção precoce.

QUESTÕES DE AUTOPERCEPÇÃO

 Os enfermeiros que trabalham com clientes deprimidos costumam desenvolver empatia e também se sentem tristes ou agitados. Inconscientemente, podem começar a evitar contato com esses clientes para escapar de sentimentos desse tipo. Por isso, o enfermeiro precisa monitorar os próprios sentimentos e reações com atenção quando lida com clientes deprimidos, para ter a certeza de que cumpre as obrigações necessárias ao estabelecimento da relação terapêutica enfermeiro-cliente.

Pessoas com depressão normalmente são negativas, pessimistas e incapazes de gerar novas ideias com facilidade. Sentem-se desesperançosas e incompetentes. O enfermeiro pode facilmente ser consumido pela ideia de sugerir modos de resolver os problemas. A maioria dos clientes descobre alguma razão para que a solução do enfermeiro seja descartada: "Já tentei isso", "Isso não vai funcionar", "Não tenho tempo para fazer isso" ou "Você não entende". A rejeição das sugestões pode fazer com que o enfermeiro se sinta incompetente e questione a própria habilidade profissional. A não ser que o cliente seja suicida ou esteja em uma crise, o enfermeiro não tenta resolver os problemas dele. Em vez disso, usa técnicas terapêuticas para encorajá-lo a gerar soluções próprias. Estudos mostram que os clientes tendem a colocar em prática planos ou soluções gerados por eles mesmo e não aqueles que outras pessoas oferecem (Schultz e Videbeck, 2009). Descobrir e aplicar as próprias soluções dá a eles competência e autovalor renovados.

Trabalhar com clientes maníacos pode ser exaustivo. Eles são tão hiperativos que o enfermeiro pode se sentir acabado ou cansado após cuidar deles. Pode ficar frustrado, porque esses clientes se envolvem em comportamentos iguais, repetidas vezes, como ser invasivo na relação com outras pessoas, tirar a roupa, cantar, falar na forma de rimas e dançar. Dá um trabalho enorme permanecer paciente e calmo com o cliente maníaco, mas é essencial que o enfermeiro estabeleça limites e redirecionamentos de maneira calma até que o cliente consiga controlar o próprio comportamento com independência.

Alguns profissionais da área da saúde consideram os suicidas como fracassados e imorais, ou acham que não vale a pena cuidar deles. Essas atitudes negativas podem resultar de vários fatores. Podem refletir uma visão negativa da sociedade a respeito do suicídio: muitos Estados norte-americanos ainda têm leis contra o suicídio, embora raramente as apliquem. Os profissionais da área da saúde podem se sentir inadequados e ansiosos ao lidar com clientes suicidas, ou ter certo desconforto em relação à própria mortalidade. Muitas pessoas já tiveram pensamentos de "pôr um fim nisso tudo", ainda que apenas por um momento fugaz, quando a vida não estava indo bem. O pânico de lembrar esses flertes com o suicídio causa ansiedade. Se esta não for resolvida, o membro da equipe pode demonstrar esquiva, comportamento aviltante e superioridade em relação aos clientes suicidas. Portanto, para ser eficaz, o enfermeiro deve estar consciente dos próprios sentimentos e crenças sobre o suicídio.

Pontos a serem considerados quando trabalhamos com clientes com transtornos do humor

- Lembrar que os clientes maníacos parecem felizes, mas estão sofrendo internamente.
- Para clientes com mania, adiar o fornecimento de instruções enquanto a fase de mania não passar.
- Agendar períodos específicos e curtos com clientes deprimidos ou agitados para eliminar a esquiva inconsciente deles pelo enfermeiro.
- Não tentar resolver os problemas do cliente. Usar técnicas terapêuticas para ajudá-lo a encontrar soluções.
- Escrever um diário para lidar com frustração, raiva ou necessidades pessoais.
- Se o atendimento a determinado cliente for problemático, conversar com outro profissional sobre o plano de cuidados, o modo como está sendo conduzido e quais são seus resultados.

Questões de pensamento crítico

1. É possível alguém tomar uma decisão "racional" de cometer suicídio? Em que circunstâncias?
2. Há leis éticas que permitem o suicídio auxiliado por um médico? Por quê?
3. Uma pessoa que tem transtorno bipolar interrompe com frequência a medicação quando está fora do hospital, fica maníaca e se engaja em comportamentos de risco, como dirigir em alta velocidade, dirigir depois de beber e contrair dívidas grandes. Como você conciliaria o direito do cliente de recusar a medicação com a segurança pública ou pessoal? Quem deve tomar uma decisão dessas? Como isso pode ser feito?

PONTOS-CHAVE

- Estudos descobriram um componente genético nos transtornos do humor. A incidência de depressão é até três vezes maior entre parentes de primeiro grau de pessoas com depressão diagnosticada. Quem tem transtorno bipolar costuma ter um parente consanguíneo com essa condição.
- Apenas 9% das pessoas com transtornos do humor exibem psicose.
- A depressão grave é um transtorno do humor que tira da pessoa a alegria, a autoestima e a energia. Interfere nos relacionamentos e na produtividade no trabalho.
- Sintomas de depressão incluem tristeza, desinteresse por atividades antes prazerosas, choro, falta de motivação, comportamento antissocial e retardo psicomotor (lentidão de pensamento, de fala e de movimento). Perturbações do sono, queixas somáticas, perda de energia, alterações de peso e sensação de inutilidade são outros aspectos comuns.
- Vários antidepressivos são usados para tratar a depressão. Os ISRSs, o tipo mais novo, têm o menor grau de efeitos colaterais. Os antidepressivos tricíclicos são mais antigos e possuem um período de defasagem maior antes de alcançar os níveis adequados no soro; são o tipo mais barato. Os IMAOs são menos usados. Os clientes correm risco de uma crise hipertensiva quando os usam e ingerem alimentos e líquidos ricos em tiramina. Os IMAOs também têm um período de defasagem antes de atingir os níveis adequados no soro.
- Pessoas com transtorno bipolar passam por ciclos de mania, normalidade e depressão. Também podem experimentar ciclos apenas de mania e normalidade, ou de depressão e normalidade.
- Clientes com mania têm humor lábil e autoestima elevada, agem de modo grandioso e manipulador e acreditam que são capazes de qualquer coisa. Dormem pouco, estão sempre em movimento frenético, invadem os limites de outras pessoas, não conseguem ficar sentados quietos e iniciam muitas tarefas. Sua fala é rápida e pressionada, reflete um pensamento rápido e pode ser circunstancial e tangencial, com aspectos de rima, jogo de palavras e fuga de ideias. Os clientes mostram capacidade de julgamento insatisfatória, com pouco senso das próprias necessidades de segurança e correm riscos físicos, financeiros, profissionais e interpessoais.
- O lítio é usado para tratar o transtorno bipolar. É útil contra a mania bipolar e pode erradicar, de modo parcial ou completo, a ciclagem para a depressão bipolar. Mostra-se eficaz para 75% dos clientes, mas tem uma faixa estreita de segurança; por isso, é necessário o monitoramento contínuo dos níveis de lítio no soro para se estabelecer a eficácia, ao mesmo tempo em que se previne a toxicidade. Clientes que usam lítio devem ingerir uma quantidade adequada de sal e água para evitar a dosagem excessiva ou insuficiente, pois o sal de lítio usa os mesmos locais receptores pós-sinápticos que o cloreto de sódio. Outros fármacos antimaníacos incluem valproato de sódio, carbamazepina, outros anticonvulsivantes e clonazepam, que também é um benzodiazepínico.

RECURSOS NA INTERNET

RECURSOS
- American Association of Suicidology
- Suicide Prevention Resource Center
- Depression Information and Support
- Depression Issues
- National Institute of Mental Health Suicide Research Consortium
- Postpartum Depression Resources
- SAD Association

ENDEREÇOS ELETRÔNICOS
- http://www.suicidology.org/web/guest/home
- http://www.sprc.org
- http://www.depression.about.com
- http://www.bipolardepressioninfo.com
- http://www.depressionissues.com
- http://www.squidoo.com/postpartum
- http://babyparenting.about.com/b/a/132722.htm
- http://www.sada.org.uk/

- No caso de clientes com mania, o enfermeiro deve monitorar a ingestão de alimentos e líquidos, o repouso e o sono, além do comportamento, com foco na segurança até que os medicamentos reduzam o estágio agudo, e os clientes recuperem a responsabilidade por si mesmos.
- Ideação suicida significa pensar em suicídio.
- As pessoas com maior risco de suicídio incluem adultos solteiros, homens divorciados, adolescentes, idosos, pessoas muito pobres ou muito ricas, moradores de áreas urbanas, migrantes, estudantes, brancos, pessoas que têm transtornos do humor, que abusam de substâncias, que têm transtornos da personalidade ou distúrbios médicos e as que têm psicose.
- O enfermeiro precisa estar alerta a pistas da intenção suicida do cliente – tanto diretas (fazer ameaças de suicídio) quanto indiretas (desfazer-se de bens valiosos, colocar a vida em ordem, despedir-se de modo vago).
- Realizar uma avaliação da letalidade do suicídio envolve determinar o grau de planejamento da morte feito pela pessoa, incluindo horário, método, instrumentos, local, quem vai encontrar o corpo, razão e cuidados para o funeral.
- As intervenções de enfermagem para um cliente com risco de suicídio envolvem manter a pessoa segura – instituir um contrato não suicida, garantir uma supervisão cuidadosa e remover objetos que a pessoa possa usar para se suicidar.

REFERÊNCIAS

Akiskal, H. S. (2005). Mood disorders: Historical introduction and conceptual overview. In B. J. Sadock & V. A. Sadock (Eds.), *Comprehensive textbook of psychiatry* (Vol. 1, 8th ed., pp. 1559–1575). Philadelphia: Lippincott Williams & Wilkins.

American Psychiatric Association. [APA] (2000). *Diagnostic and statistical manual of mental disorders* (4th ed., pp. text revision). Washington, DC: Author.

Andreasen, N. C, & Black, D. W. (2006) *Introductory textbook of psychiatry* (4th ed.). Washington DC: American Psychiatric Publishing.

Andrews, M. M., & Boyle, J. S. (2007). *Transcultural concepts in nursing care* (5th ed.). Philadelphia: Lippincott Williams & Wilkins.

Bachman, J. Swensen. S. Reardon, M. E., & Miller, D. (2006). Patient self-management in the primary care treatment of depression. *Administration and Policy in Mental Health, 33*(1), 76–85.

Bowden, C. L. (2006). Valproate. In A. F Schatzberg & , C. B Nemeroff (Eds.), *Essentials of clinical pharmacology* (2nd ed., pp 355–366). Washington DC: American Psychiatric Publishing.

Eitan, R., & Lerer, B. (2006). Nonpharmacological, somatic treatments of depression: Electroconvulsive therapy and novel brain stimulation modalities. *Dialogues in Clinical Neuroscience, 8*(2), 241–258.

Facts and Comparisons (2009). *Drug facts and comparisons* (63rd ed.). St. Louis: Facts and Comparisons: A Wolters Kluwer Company.

Fenton, L., Fasula, M., Ostroff, R., & Sanacora, G. (2006). Can cognitive behavioral therapy reduce relapse rates of depression after ECT? A preliminary study. *Journal of ECT, 22*(3), 196–198.

Frederikse, M., Petrides, G., & Kellner, C. (2006). Continuation and maintenance electroconvulsive therapy for the treatment of depressive illness: A response to the National Institute for Clinical Excellence report. (2006). *Journal of ECT, 22*(1), 13–17.

Freeman, M. P., Wiegand, C., & Gelenberg, A. J. (2006). Lithium. In A. F. Schatzberg & C. B. Nemeroff, (Eds.), *Essentials of clinical pharmacology* (2nd ed., pp. 335–354). Washington DC: American Psychiatric Publishing.

Horowitz, J. L., & Garber, J. (2006). The prevention of depressive symptoms in children and adolescents: A meta-analytic review. *Journal of Consulting and Clinical Psychology, 74*(3), 401–415.

Kelsoe, J. R. (2005). Mood disorders: Genetics. In B. J. Sadock & V. A. Sadock (Eds.), *Comprehensive textbook of psychiatry* (Vol. 1, 8th ed., pp. 1582–1594). Philadelphia: Lippincott Williams & Wilkins.

Ketter, T. A., Wang, P. W., & Post, R. M. (2006). Carbamazepine and oxcarbazepine. In A. F. Schatzberg & C. B. Nemeroff, (Eds.). *Essentials of clinical pharmacology* (2nd ed., pp. 367–393). Washington DC: American Psychiatric Publishing.

Markowitz, J. C., & Milrod, B. (2005). Mood disorders: Intrapsychic and interpersonal aspects. In B. J. Sadock & V. A. Sadock (Eds.), *Comprehensive textbook of psychiatry* (Vol. 1, 8th ed., pp. 1603–1611). Philadelphia: Lippincott Williams & Wilkins.

McMyler, C. & Pryjmachuk, S. (2008). Do "no-suicide" contracts work? *Journal of Psychiatric and Mental Health Nursing, 15*(6), 512-522.

Rapee, R. M., Wignall, A., Sheffield, J., et al. (2006). Adolescents' reactions to universal and indicated prevention programs for depression: Perceived stigma and consumer satisfaction. *Prevention Science, 7*(2), 167–177.

Rastad, C., Ulfberg, J. & Lindberg, P. (2008). Light room therapy effective in mild forms of seasonal affective disorder – A randomized controlled study. *Journal of Affective Disorders, 108*(3), 291-296.

Rihmer, Z. (2007). Suicide risk in mood disorders. *Current Opinion in Psychiatry, 20*(1), 17–22.

Rihmer, Z., & Angst, J. (2005). Mood disorders: Epidemiology. In B. J. Sadock & V. A. Sadock (Eds.), *Comprehensive textbook of psychiatry* (Vol. 1, 8th ed., pp. 1575–1582). Philadelphia: Lippincott Williams & Wilkins.

Ross, C. A. (2006). The sham ECT literature: Implications for consent to ECT. *Ethical Human Psychology and Psychiatry, 8*(1), 17–28.

Rush, A. J. (2005). Mood disorders: Treatment of depression. In B. J. Sadock & V. A. Sadock (Eds.), *Comprehensive textbook of psychiatry* (Vol. 1, 8th ed., pp. 1652–1661). Philadelphia: Lippincott Williams & Wilkins.

Sakauye, K. (2008). *Geriatric psychiatry basics.* New York: W. W. Norton & Co.

Schultz, J. M., & Videbeck, S. (2009). *Lippincott's manual of psychiatric nursing care plans* (8th ed.). Philadelphia: Lippincott Williams & Wilkins.

Sit, D., Rothschild, A. J., & Wisner, K. L. (2006). A review of postpartum psychosis. *Journal of Women's Health, 15*(4), 352–368.

Smith, A.R., Witte, T.K., Teale, N.E., King, S.L., Bender, T.W. & Joiner, T.E. (2008). Revisiting impulsivity in suicide: Implications for civil liability of third parties. *Behavioral Sciences & the Law, 26*(6), 779-797.

Sudak, H. S. (2005). Suicide. In B. J. Sadock & V. A. Sadock (Eds.), *Comprehensive textbook of psychiatry* (Vol. 2, 8th ed., pp. 2442–2453). Philadelphia: Lippincott Williams & Wilkins.

Tecott, L. H., & Smart, S. L. (2005). Monoamine neurotransmitters. In B. J. Sadock & V. A. Sadock (Eds.), *Comprehensive textbook of psychiatry* (Vol. 1, 8th ed., pp. 49–60). Philadelphia: Lippincott Williams & Wilkins.

Thase, M. E. (2005). Mood disorders: Neurobiology. In B. J. Sadock & V. A. Sadock (Eds.), *Comprehensive textbook of psychiatry* (Vol. 1, 8th ed., pp. 1594–1603). Philadelphia: Lippincott Williams & Wilkins.

LEITURAS ADICIONAIS

Crocker, L., Clare, L., & Evans, K. (2006). Giving up or finding a solution? The experience of attempted suicide in later life. *Aging & Mental Health, 10*(6), 638–647.

King, M., Semylen, J., Tai, J.J., Killaspy, H., Osborn, D., Popelyuk, D. et al. (2008). A systematic review of mental disorder, suicide, and deliberate self harm in lesbian, gay, and bisexual people. *BMC Psychiatry, 8,* 70.

Lurie, S.J., Gawinski, B., Pierce, D., & Rousseau, S.J. (2006). Seasonal affective disorder. *American Family Physician, 74*(9), 1521-1524.

Ratnarajah, D., & Schofield, M.J. (2008). Survivors' narratives of the impacto of parental suicide. *Suicide & Life-threatening Behavior, 38*(5), 618-630.

Guia de Estudo

QUESTÕES DE MÚLTIPLA ESCOLHA

Escolha a resposta correta para cada uma das seguintes questões.

1. O enfermeiro nota que um cliente com transtorno bipolar está andando de um lado a outro no corredor, falando alto e rápido e fazendo gestos elaborados com as mãos. O enfermeiro conclui que ele demonstra:
   a. Agressão
   b. Raiva
   c. Ansiedade
   d. Agitação psicomotora

2. Um cliente com transtorno bipolar começa a tomar carbonato de lítio (lítio), 300 mg, quatro vezes ao dia. Após três dias de terapia, ele diz: "Minhas mãos estão tremendo". A melhor resposta do enfermeiro seria:
   a. "Tremores motores finos são um efeito inicial da terapia de lítio que normalmente desaparece em poucas semanas."
   b. "Não há por que se preocupar, a não ser que isso continue até o próximo mês."
   c. "Tremores podem ser um sinal inicial de toxicidade, mas vamos manter o monitoramento do nível de lítio para garantir que você fique bem."
   d. "Podemos esperar tremores com o lítio. Você parece muito preocupado com esse tremor tão pequeno."

3. Quais os tipos de efeitos colaterais mais comuns com os ISRSs?
   a. Tontura, sonolência, boca seca
   b. Convulsões, dificuldades respiratórias
   c. Diarreia, ganho de peso
   d. Icterícia, agranulocitose

4. O enfermeiro nota que um cliente com depressão sentou-se à mesa com dois outros clientes na hora do almoço. O melhor *feedback* que ele pode dar ao cliente é:
   a. "Você se sente melhor depois de conversar com outras pessoas durante o almoço?"
   b. "Estou tão feliz em ver você interagindo com outros clientes."
   c. "Vi que você estava sentado com outras pessoas no almoço hoje."
   d. "Você deve estar se sentindo muito melhor do que há alguns dias."

5. Qual dos itens a seguir caracteriza a fala de uma pessoa na fase aguda da mania?
   a. Fuga de ideias
   b. Retardo psicomotor
   c. Hesitação
   d. Mutismo

6. Que base lógica explica a necessidade de ingerir água e sal suficientes quando se usa lítio?
   a. Sal e água são necessários para diluir o lítio e evitar toxicidade.
   b. Água e sal convertem o lítio em um soluto usável.
   c. O lítio é metabolizado no fígado, que necessita de mais água e sal.
   d. O lítio é o sal que tem maior afinidade com locais receptores do cloreto de sódio.

7. Identifique o nível de lítio no soro para manutenção e segurança.
   a. 0,1 a 1,0 mEq/L
   b. 0,5 a 1,5 mEq/L
   c. 10 a 50 mEq/L
   d. 50 a 100 mEq/L

8. Um cliente diz ao enfermeiro: "Você é o melhor enfermeiro que já encontrei. Quero que se lembre de mim". Qual é a resposta apropriada do enfermeiro?
   a. "Obrigado. Também acho você muito especial."
   b. "Acho que você está querendo alguma coisa de mim. O que é?"
   c. "Provavelmente você diz isso a todos os enfermeiros."
   d. "Você está pensando em suicídio?"

9. Uma cliente com mania começa a dançar pela sala do hospital. Quando ela roda a saia diante dos clientes homens, fica evidente que não está usando calcinha. O enfermeiro desvia sua atenção e leva-a ao quarto para colocar a roupa íntima. O enfermeiro agiu desse modo para:
   a. Minimizar o constrangimento da cliente a respeito do acontecido.
   b. Impedir que ela dançasse com outros clientes.
   c. Não embaraçar os clientes homens que a estavam olhando.
   d. Instruí-la sobre vestuário e higiene adequados.

QUESTÕES DE MÚLTIPLAS RESPOSTAS

Selecione o que é aplicável.

1. Entre o que segue, o que indicaria aumento do risco de suicídio?
    a. Uma melhora repentina no humor.
    b. Chamar membros da família para reatar relações.
    c. Chorar ao conversar sobre tristeza.
    d. Sentir-se sobrecarregado por tarefas diárias simples.
    e. Declarações como "Sou um encargo muito grande para alguns".
    f. Declarações como "Tudo vai melhorar em breve".

2. Entre as atividades a seguir, quais seriam adequadas para um cliente com mania?
    a. Desenhar uma figura
    b. Modelar com argila
    c. Jogar bingo
    d. Jogar tênis de mesa
    e. Exercícios de alongamento
    f. Fazer tranças

EXEMPLO CLÍNICO

June tem 46 anos de idade e é divorciada. Tem três filhos: de 10, 13 e 16 anos de idade. Trabalha na prefeitura e faltou quatro vezes nos últimos dois meses por doença. Perdeu cerca de oito quilos nos últimos dois meses, passa muito tempo na cama, mas ainda assim se sente exausta "o tempo todo". Na entrevista de admissão, parecia oprimida e triste, tinha lágrimas nos olhos, mantinha a cabeça baixa e fazia pouco contato pelo olhar. Respondia às perguntas do enfermeiro com 1 ou 2 palavras. O enfermeiro estava pensando em adiar o restante da entrevista porque a cliente parecia incapaz de fornecer informações completas.

1. Que dados da investigação são cruciais e devem ser obtidos antes do fim da entrevista?

2. Identifique três diagnósticos de enfermagem baseados nos dados disponíveis.

3. Identifique um resultado de curto prazo para cada diagnóstico de enfermagem.

4. Discuta intervenções de enfermagem que seriam úteis para o caso de June.

16 Transtornos da Personalidade

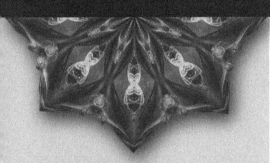

Objetivos de aprendizagem

Após a leitura deste capítulo, você deverá ser capaz de

1. Descrever transtornos da personalidade em termos da dificuldade do cliente em perceber, estabelecer relações e pensar sobre si mesmo, os outros e o meio ambiente.
2. Discutir os fatores que supostamente influenciam o surgimento de transtornos da personalidade.
3. Aplicar o processo de enfermagem ao cuidado de clientes com transtornos da personalidade.
4. Dar orientações aos clientes, às famílias e aos membros da comunidade para o aumento de seus conhecimentos e entendimento dos transtornos da personalidade.
5. Avaliar sentimentos, atitudes e reações pessoais dos clientes com transtornos da personalidade.

Palavras-chave
- caráter
- confronto
- contrato de não automutilação
- definição de limites
- descatastrofização
- discussão autopositiva
- disfórico
- interrupção de pensamentos
- intervalo
- personalidade
- reestruturação cognitiva
- temperamento
- transtorno da personalidade antissocial
- transtorno da personalidade *borderline*
- transtorno da personalidade dependente
- transtorno da personalidade depressiva
- transtorno da personalidade esquiva
- transtorno da personalidade esquizoide
- transtorno da personalidade esquizotípica
- transtorno da personalidade histriônica
- transtorno da personalidade narcisista
- transtorno da personalidade obsessivo-compulsiva
- transtorno da personalidade paranoide
- transtorno da personalidade passivo-agressiva
- transtornos da personalidade

A PERSONALIDADE PODE SER DEFINIDA como um padrão de comportamento persistente e arraigado, relacionado com a própria pessoa, os outros e o ambiente; inclui percepções, atitudes e emoções. Esses comportamentos e características são consistentes ao longo de uma série de situações e não mudam com facilidade. Normalmente a pessoa não percebe a própria personalidade de modo consciente. Muitos fatores influenciam a personalidade: alguns se originam da constituição biológica e genética, enquanto outros são adquiridos à medida que a pessoa se desenvolve e interage com o ambiente e com outras pessoas.

Os **transtornos da personalidade** são diagnosticados quando traços da personalidade tornam-se inflexíveis e mal-adaptados, interferindo de forma significativa no modo como a pessoa funciona em sociedade ou causando a ela angústia emocional. Geralmente só são diagnosticados na vida adulta, quando a personalidade está formada. Apesar disso, padrões comportamentais de má adaptação com frequência podem ser rastreados até o início da infância ou da adolescência. Embora possa haver grande variação entre clientes com transtornos da personalidade, muitos têm prejuízos significativos no cumprimento de papéis funcionais familiares, acadêmicos, profissionais e outros.

O diagnóstico é feito quando a pessoa exibe padrões de comportamento persistentes, que se desviam das expectativas culturais em duas ou mais das seguintes áreas:

- modos de perceber e interpretar a si mesmo, outras pessoas e eventos (cognição)
- variação, intensidade, labilidade e adequação da resposta emocional (afeto)
- funcionamento interpessoal
- habilidade de controlar impulsos ou expressar comportamentos em momento e local apropriados (controle de impulsos)

Os transtornos da personalidade duram muito tempo, pois não é fácil mudar características da personalidade. Portanto, clientes com tais transtornos continuam a se comportar dos mesmos modos conhecidos, inclusive quando esses comportamentos lhes causam dificuldades ou angústia. Nenhum medicamento específico altera a personalidade, e a terapia destinada a ajudar os clientes a fazer mudanças costuma ser de longo prazo, progredindo muito lentamente. Algumas pessoas com transtornos da personalidade acham que seus problemas se originam dos outros ou do mundo em geral; não reconhecem que o próprio comportamento é a fonte da dificuldade. Por isso, é difícil tratar indivíduos com transtornos da personalidade, o que pode ser frustrante para o enfermeiro e outros cuidadores, assim como para a família e os amigos. Também há dificuldades no diagnóstico e no tratamento devido a similaridades e diferenças sutis entre categorias ou tipos. Com frequência os tipos se sobrepõem, e muitas pessoas com transtornos da personalidade também têm doenças mentais comórbidos.

CATEGORIAS DOS TRANSTORNOS DA PERSONALIDADE

O *Manual diagnóstico e estatístico de transtornos mentais*, 4ª edição, texto revisado (DSM-IV-TR; American Psychiatric Association [APA], 2000), lista os transtornos da personalidade como uma categoria separada e distinta de outras doenças mentais importantes. Esses transtornos encontram-se no eixo II do sistema de classificação multiaxial (ver o Cap. 1). O DSM-IV-TR classifica os transtornos da personalidade em "grupos" ou categorias, com base nos aspectos predominantes ou identificadores (Quadro 16.1):

- O grupo A inclui pessoas cujo comportamento parece estranho ou excêntrico e abrange os transtornos da personalidade paranoide, esquizoide e esquizotípica.
- O grupo B inclui indivíduos que parecem dramáticos, emocionais ou erráticos e abrange os transtornos da personalidade antissocial, *borderline*, histriônica e narcisista.
- O grupo C inclui pessoas que parecem ansiosas ou temerosas e abrange os transtornos da personalidade esquiva, dependente e obsessivo-compulsiva.

Em locais de atendimento psiquiátrico, os enfermeiros encontram, com mais frequência, clientes com transtornos da personalidade antissocial e *borderline*. Portanto, esses dois transtornos são o principal foco deste capítulo. Clientes com transtorno da personalidade antissocial podem entrar em locais de atendimento psiquiátrico como parte de uma avaliação determinada por decisão judicial ou alternativa à prisão. Aqueles com transtorno da personalidade *borderline* com frequência são hospitalizados porque sua instabilidade emocional pode levar a lesões autoinfligidas.

Este capítulo discute outros transtornos da personalidade de forma breve. A maioria dos clientes com esses transtornos não é tratada em locais de atendimento de emergência por causa desse problema. Os enfermeiros podem encontrá-los em qualquer cenário de serviços de saúde ou em serviços psiquiátricos específicos, quando o cliente já está hospitalizado por causa de outra doença mental maior.

Dois transtornos estudados atualmente para inclusão como transtornos da personalidade são o depressivo e o passivo-agressivo, ambos incluídos no DSM-IV-TR sob outras categorias. Este capítulo os discute brevemente.

SURGIMENTO E CURSO CLÍNICO

Os transtornos da personalidade são relativamente comuns e ocorrem em 10 a 13% da população em geral. Sua incidência é ainda maior entre pessoas de grupos socioeconômicos mais baixos e em populações instáveis ou desfavorecidas. De todos os pacientes psiquiátricos internados, 15% têm um diagnóstico primário de algum transtorno da personalidade. Das pessoas com diagnóstico primário de doença mental importante, 40 a 45% também têm algum transtorno da personalidade comórbido que complica o tratamento de modo significativo. Em locais de internação de doentes mentais, a incidência de transtornos da personalidade é de 30 a 50% (Svrakic e Cloninger, 2005). Clientes com transtornos da personalidade têm taxa de morte mais elevada, especialmente em consequência de suicídio; também apresentam taxas mais elevadas de tentativas de suicídio, acidentes, visitas ao serviço de emergência, separação, divórcio e envolvimento em procedimentos legais relacionados com custódia de filhos (Svrakic e Cloninger, 2005). Os transtornos da personalidade têm elevada correlação com o comportamento criminoso (70 a 85% dos criminosos têm transtornos da personalidade), alcoolismo (60 a 70% dos alcoolistas) e abuso de drogas (70 a 90% das pessoas que abusam de drogas) (Svrakic e Cloninger, 2005).

Pessoas com transtornos da personalidade costumam ser descritas como "resistentes ao tratamento". Isso não causa surpresa se considerarmos que características e padrões de comportamento da personalidade estão profundamente arraigados. É difícil mudar a personalidade de alguém; quando essas mudanças ocorrem, o ritmo é lento. O curso lento do tratamento pode ser muito frustrante para família, amigos e profissionais de serviços da saúde.

QUADRO 16.1 Categorias de transtornos da personalidade – DSM-IV-TR

Grupo A: indivíduos cujo comportamento parece esquisito ou excêntrico (transtorno da personalidade paranoide, esquizoide ou esquizotípica)
Grupo B: indivíduos que parecem dramáticos, emocionais ou erráticos (transtorno da personalidade antissocial, *borderline*, histriônica e narcisista)
Grupo C: indivíduos que parecem ansiosos ou receosos (transtorno da personalidade esquiva, dependente e obsessivo-compulsiva)
Categorias de transtorno da personalidade sem outra especificação: transtorno depressivo e passivo-agressivo

Adaptado de *Manual diagnóstico e estatístico de transtornos mentais*, 4ª edição, texto revisado (DSM-IV-TR; APA, 2000).

Outra barreira ao tratamento consiste em que muitos clientes não percebem os próprios comportamentos disfuncionais ou mal-adaptados como um problema; na verdade, às vezes esses comportamentos são fonte de orgulho. Por exemplo, uma pessoa beligerante ou agressiva pode se perceber como alguém de personalidade forte, que não se deixa explorar nem controlar. Frequentemente os clientes não compreendem a necessidade de mudar o comportamento e podem ver as mudanças como uma ameaça.

As dificuldades associadas aos transtornos da personalidade persistem durante toda a vida adulta jovem e na meia-idade, mas tendem a diminuir na 40ª e na 50ª década. Quem tem transtorno da personalidade antissocial é menos propenso a se engajar em comportamentos criminosos, embora persistam problemas de abuso de substância e desconsideração pelos sentimentos de outras pessoas. Por volta dos 50 anos de idade, clientes com **transtorno da personalidade *borderline*** tendem a demonstrar comportamento impulsivo decrescente, comportamento adaptativo aumentado e mais relações estáveis. Essa maior estabilidade e a melhora do comportamento podem ocorrer inclusive sem tratamento. Alguns transtornos da personalidade, como o da personalidade esquizoide, esquizotípica, paranoide, esquiva e obsessivo-compulsiva, tendem a permanecer consistentes pela vida toda.

ETIOLOGIA
Teorias biológicas

A personalidade desenvolve-se por meio da interação entre disposições hereditárias e influências ambientais. **Temperamento** refere-se a processos biológicos de sensações, associações e motivações subjacentes à integração de habilidades e hábitos baseados na emoção. Diferenças genéticas são responsáveis por cerca de 50% das variações de traços do temperamento.

Os quatro traços do temperamento são esquiva ao dano, busca de novidades, dependência de recompensa e persistência. Cada um desses quatro traços geneticamente influenciados afeta as respostas automáticas a certas situações. Esses padrões de resposta fixam-se em torno dos 2 a 3 anos de idade (Svrakic e Cloninger, 2005).

Pessoas com elevada esquiva ao dano exibem medo da incerteza, inibição social, timidez com estranhos, rápida fatigabilidade e preocupação pessimista relacionada à antecipação de problemas. Quem tem baixa esquiva ao dano é despreocupado, cheio de energia, extrovertido e otimista. Comportamentos com elevada esquiva ao dano podem resultar em inibição mal-adaptativa e ansiedade excessiva. Comportamentos com baixa esquiva ao dano podem resultar em otimismo desprotegido e ausência de resposta a dano ou perigo.

O temperamento de elevada busca de novidades resulta em uma pessoa rápida e calorosa, curiosa, impulsiva, extravagante e desorganizada. Fica chateada facilmente, distraindo-se com a vida diária, propensa a surtos de raiva e inconstante nos relacionamentos. Aquele que tem baixa busca de novidades possui temperamento lento, é estoico, meditativo, frugal, reservado, ordeiro e tolerante com a monotonia; pode ser que adote uma rotina de atividades.

A dependência de recompensa define uma pessoa que responde a pistas sociais. Quem tem elevada dependência de recompensas é compassivo, sensível, sociável e dependente no âmbito social. Pode se tornar muito dependente da aprovação de outras pessoas e assume prontamente ideias e desejos de outros indivíduos, sem levar em conta as próprias crenças ou desejos. Pessoas com baixa dependência de recompensa são práticas, cheias de energia, frias, socialmente insensíveis, resolutas e não se importam em ficar sozinhas. Isso pode resultar em retraimento social, distanciamento, indiferença e desinteresse pelos outros.

Pessoas muito persistentes trabalham duro, são ambiciosas, alcançam resultados acima da média, respondem à fadiga e à frustração como a um desafio pessoal. Podem ser perseverantes inclusive quando a situação indica que devem mudar ou parar. Quem tem baixa persistência é inativo, indolente, instável e errático. Tende a desistir com facilidade quando frustrado e raramente luta por conquistas maiores.

Esses quatro traços de temperamento geneticamente independentes ocorrem em todas as combinações possíveis. Algumas das descrições prévias dos níveis altos e baixos desses traços correspondem de uma forma bem próxima a descrições dos vários transtornos da personalidade. Pessoas com transtorno da personalidade antissocial, por exemplo, apresentam baixo nível de traços de esquiva ao dano e nível elevado de traços de busca de novidades, enquanto os que têm transtorno da personalidade dependente apresentam nível elevado de traços de dependência de recompensas e esquiva ao dano.

Teorias psicodinâmicas

Embora os temperamentos sejam amplamente herdados, aprendizado social, cultura e eventos aleatórios da vida, únicos para cada pessoa, influenciam o caráter. O **caráter** consiste em conceitos sobre o *self* e o mundo externo. Desenvolve-se ao longo do tempo, à medida que se entra em contato com pessoas e situações e são enfrentados desafios. Foram especificados três traços de caráter principais: autodirecionamento, cooperação e autotranscendência. Quando desenvolvidos por completo, esses traços de caráter definem uma personalidade madura (Svrakic e Cloninger, 2005).

O autodirecionamento consiste no grau em que a pessoa é responsável, confiável, cheia de recursos, orientada para objetivos e autoconfiante. Pessoas autodirecionadas são realistas e eficientes e conseguem adaptar o próprio comportamento para atingir objetivos. Quem tem pouco autodirecionamento reclama de tudo, não age, é irresponsável e não confiável. Não consegue definir e alcançar objetivos significativos.

A cooperação refere-se ao grau em que o indivíduo vê a si mesmo como parte integrante da sociedade humana. Pessoas altamente cooperativas são descritas como quem tem empatia, tolerância, compaixão, princípios e apoia os outros. Quem tem baixa cooperatividade é autoabsorvido, intolerante, crítico, imprestável, vingativo e oportunista; ou seja, pensam neles próprios, sem considerar os direitos e os sentimentos alheios.

A autotranscendência descreve o grau em que a pessoa se considera parte integrante do universo. Pessoas autotranscendentes são espiritualizadas, despretensiosas, humildes e realizadas. São traços úteis quando se lida com sofrimento, doença ou morte. Quem tem baixa autotranscendência é prático, autoconsciente, materialista e controlador. Esse indivíduo pode ter dificuldade em aceitar sofrimento, perda de controle, perdas pessoais e materiais e morte.

O caráter amadurece em etapas graduais desde a infância até o final da vida adulta. O Capítulo 3 discute o desenvolvimento psicológico de acordo com Freud, Erikson e outros. Cada etapa inclui uma tarefa de desenvolvimento associada que a pessoa deve executar para desenvolver uma personalidade madura. Se uma dessas tarefas não for completada, a capacidade de realizar tarefas de desenvolvimento futuras ficará prejudicada. Por exemplo, se a tarefa da confiança básica não for realizada na infância, isso resultará em desconfiança e, posteriormente, interferirá no alcance de todas as tarefas futuras.

Experiências com família, colegas e outros podem influenciar de modo significativo o desenvolvimento psicossocial. A educação social na família cria um ambiente que pode apoiar ou oprimir o desenvolvimento do caráter específico. Por exemplo, um ambiente familiar que não valoriza nem demonstra cooperação com os outros (compaixão, tolerância) deixa de apoiar o desenvolvimento desse traço nos filhos. De modo semelhante, a pessoa que, ao crescer, tem dificuldades ou falta de apoio no relacionamento com os colegas pode ter dificuldades a vida toda na relação com outros indivíduos e na formação de relações satisfatórias.

Em resumo, a personalidade desenvolve-se em resposta a disposições inatas (temperamento) e influências ambientais (caráter), que são experiências únicas de cada um. Ocorrem transtornos da personalidade quando a combinação do desenvolvimento do temperamento e do caráter produz modos mal-adaptados e inflexíveis de ver a si mesmo, enfrentar o mundo e relacionar-se com os outros.

CONSIDERAÇÕES CULTURAIS

O julgamento do funcionamento da personalidade deve envolver a consideração dos antecedentes étnicos, culturais e sociais (APA, 2000). Membros de grupos minoritários, imigrantes, refugiados políticos e pessoas de formação étnica diferente podem exibir comportamentos reservados ou defensivos como consequência de barreiras linguísticas ou de experiências prévias negativas, o que não deve ser confundido com o transtorno da personalidade paranoide. Indivíduos com crenças religiosas ou espirituais, como clarividência, uso de outros idiomas ou espíritos malignos como causa de doenças, podem receber, erroneamente, um diagnóstico de transtorno da personalidade esquizotípica.

Também há diferença no modo como alguns grupos culturais veem a esquiva ou o comportamento dependente, em particular em mulheres. A ênfase na deferência, na passividade e na polidez não deve ser confundida com o transtorno da personalidade dependente. Culturas que valorizam o trabalho e a produtividade podem produzir cidadãos com forte ênfase nessas áreas, o que não deve ser confundido com transtorno da personalidade obsessivo-compulsiva.

Certos transtornos da personalidade – por exemplo, o da personalidade antissocial e o da esquizoide – são diagnosticados com maior frequência em homens. Os transtornos da personalidade *borderline* e histriônica são diagnosticados com maior frequência em mulheres. Estereótipos sociais de papéis e comportamentos típicos de cada sexo podem influenciar o diagnóstico quando os médicos não estão conscientes dessas nuanças.

TRATAMENTO

Várias estratégias de tratamento são usadas para clientes com transtornos da personalidade; essas estratégias baseiam-se no tipo do transtorno e na gravidade ou na quantidade de angústia ou prejuízo funcional experimentado. Combinações de medicamentos e terapias individuais e em grupo têm maior probabilidade de eficácia do que um único tratamento (Svrakic e Cloninger, 2005). Nem todas as pessoas com transtornos da personalidade buscam tratamento, mesmo que a insistência para tal parta de pessoas significativas. Normalmente, quem tem transtornos da personalidade paranoide, esquizoide, esquizotípica, narcisista e passivo-agressiva é menos propenso a se engajar em um tratamento ou a persistir nele. Consideram as outras pessoas, e não o próprio comportamento, como a causa dos problemas.

Psicofarmacologia

O tratamento farmacológico aborda os sintomas do cliente com transtornos da personalidade. As quatro categorias de sintomas subjacentes aos transtornos da personalidade são as distorções cognitivo-perceptivas, incluindo sintomas psicóticos; sintomas afetivos e desregulação do humor; agressividade e disfunção comportamental e ansiedade. Essas quatro categorias de sintomas estão relacionadas com os temperamentos subjacentes que distinguem os grupos dos transtornos da personalidade no DSM-IV-TR.

- A baixa dependência de recompensa e os transtornos do grupo A correspondem às categorias de desregulação afetiva, distanciamento e perturbações cognitivas.
- A elevada busca de novidades e os transtornos do grupo B correspondem a sintomas-alvo de impulsividade e agressividade.
- A elevada esquiva ao dano e os transtornos do grupo C correspondem à categoria de ansiedade e aos sintomas de depressão.

Perturbações cognitivo-perceptivas incluem pensamento mágico, crenças estranhas, ilusões, desconfiança, ideias de referência e sintomas psicóticos de gradação baixa. Esses sintomas crônicos comumente respondem a medicamentos antipsicóticos em doses baixas (Simeon e Hollander, 2006).

Vários tipos de agressividade são descritos em pessoas com transtornos da personalidade. A agressividade pode ocorrer em pessoas impulsivas (algumas com eletroencefalograma normal; outras, anormal), pessoas que exibem comportamento predatório ou cruel, ou pessoas com impulsividade do tipo orgânica, capacidade insatisfatória de julgamento social e labilidade emocional. Lítio, estabilizadores do humor, anticonvulsivantes e benzodiazepínicos são os medicamentos mais usados para tratar a agressividade. Neurolépticos em dose baixa podem ser úteis na modificação da agressividade predatória (Simeon e Hollander, 2006).

Sintomas de desregulação do humor incluem instabilidade e distanciamento emocionais, depressão e disforia. A instabilidade emocional e as oscilações do humor respondem favoravelmente a lítio, carbamazepina, valproato ou doses baixas de neurolépticos, como o haloperidol. Distanciamento emocional, emoções frias e indiferentes e desinteresse por relações sociais costumam responder a inibidores seletivos da recaptação de serotonina (ISRSs) ou a antipsicóticos atípicos, como risperidona, olanzapina e quetiapina. Normalmente a depressão atípica é tratada com ISRSs, antidepressivos inibidores da monoaminoxidase (IMAOs) ou medicamentos antipsicóticos em dose baixa (Simeon e Hollander, 2006).

A ansiedade observada em casos de transtornos da personalidade pode ser cognitiva crônica, somática crônica ou aguda grave. A cognitiva crônica responde a ISRSs e a IMAOs, assim como acontece com a somática crônica ou a ansiedade manifestada em queixas físicas múltiplas. Episódios de ansiedade aguda grave são mais bem tratados com IMAOs ou medicamentos antipsicóticos em dose baixa.

A Tabela 16.1 resume as opções de fármacos para vários sintomas-alvo dos transtornos da personalidade. Esses fármacos, inclusive seus efeitos colaterais e considerações para a enfermagem, são mais bem discutidos no Capítulo 2.

Psicoterapia individual e em grupo

A terapia útil para clientes com transtornos da personalidade varia de acordo com o tipo e a gravidade dos sintomas e com o transtorno específico. Normalmente se indica a internação hospitalar quando a segurança é uma das preocupações; por exemplo, quando uma pessoa com transtorno da personalidade *borderline* tem ideias suicidas ou se engaja em autolesão. Caso contrário, a hospitalização não é útil e pode, inclusive, resultar em dependência em relação ao hospital e à equipe.

Os objetivos da psicoterapia individual e em grupo para clientes com transtornos da personalidade focam o desenvolvimento da confiança, o aprendizado de habilidades básicas para a vida, o oferecimento de apoio, a diminuição dos sintomas de angústia, como ansiedade, e a melhora das relações interpessoais. Técnicas de relaxamento ou meditação podem ajudar a administrar a ansiedade de clientes com transtornos da personalidade do grupo C. A melhora das condições de vida básicas por meio do relacionamento com um gerente de caso ou um terapeuta pode aperfeiçoar as habilidades funcionais de pessoas com transtornos da personalidade esquizotípica e esquizoide. Grupos de treinamento da assertividade podem ajudar pessoas com transtornos da personalidade dependente e passivo-agressiva a ter relacionamentos mais satisfatórios com outros indivíduos e a desenvolver a autoestima.

A terapia cognitivo-comportamental (TCC) é particularmente útil para clientes com transtornos da personalidade (Lynch, Trost, Salsman e Linehan, 2007). Várias técnicas de reestruturação cognitiva são usadas para mudar o modo como o cliente pensa sobre si mesmo e as outras pessoas: interrupção de pensamentos, em que o cliente põe fim a padrões de pensamento negativos; autoconversa positiva, destinada a mudar automensagens negativas; e descatastrofização, que ensina o cliente a ver os eventos da vida de modo mais realista e não como catástrofes. Exemplos dessas técnicas são apresentados mais adiante neste capítulo.

A terapia comportamental dialética foi criada para clientes com transtorno da personalidade *borderline* (Linehan, 1993). Aborda o pensamento e o comportamento distorcidos, com base na suposição de que emoções mal reguladas são o problema subjacente. A Tabela 16.2 resume os sintomas dos transtornos da personalidade e respectivas intervenções de enfermagem.

Tabela 16.1 Opções de fármacos para sintomas dos transtornos da personalidade

Sintoma-alvo	Fármaco preferido
Agressão/Impulsividade	
Agressão afetiva (normal)	Lítio, anticonvulsivante, antipsicóticos em dose baixa
Agressão predatória (hostilidade/ crueldade)	Antipsicóticos, lítio
Agressão tipo orgânica	Agonistas colinérgicos, Imipramina
Agressão ictial (anormal)	Carbamazepina
	Difenilidantoína
	Benzodiazepínicos
Desregulação do humor	
Labilidade emocional	Lítio
	Carbamazepina
	Antipsicóticos
Depressão atípica/disforia	IMAOs
	ISRSs
	Antipsicóticos
Distanciamento emocional	ISRSs
	Antipsicóticos atípicos
Ansiedade	
Ansiedade cognitiva crônica	ISRSs
	IMAOs
	Benzodiazepínicos
Somática crônica	IMAOs
	ISRSs
Grave	IMAOs
	Antipsicóticos em dose baixa
Sintomas psicóticos	
Agudos e psicose	Antipsicóticos
Sintomas tipo psicóticos crônicos e de nível baixo	Antipsicóticos de baixa dose

IMAOs – inibidores da monoaminoxidase; ISRSs – inibidores seletivos da recaptação de serotonina. Adaptada de Svrakic, D. M. e Cloninger, C. R. (2005). Personality disorders. In B. J. Sadock e V. A. Sadock (Eds.), *Comprehensive textbook of psychiatry*, (Vol. 2, (8th ed., pp. 2063-2104). Philadelphia: Lippincott Williams & Wilkins.

Tabela 16.2 Resumo dos sintomas dos transtornos da personalidade e respectivas intervenções de enfermagem

Transtorno da personalidade	Sintomas/características	Intervenções de enfermagem
Paranoide	Desconfiança e suspeita dos outros, afeto protegido e limitado	Abordagem séria e direta; ensinar o cliente a validar as ideias antes de agir; envolvê-lo no plano de cuidados.
Esquizoide	Distanciamento das relações sociais; afeto restrito; envolvido com coisas, mais do que com pessoas	Melhorar o funcionamento do cliente na comunidade; ajudá-lo a encontrar um gerente de caso.
Esquizotípica	Desconforto agudo nos relacionamentos; distorções cognitivas ou perceptivas; comportamento excêntrico	Desenvolver habilidades de autocuidado; melhorar o funcionamento em sociedade; treinar habilidades sociais.
Antissocial	Desconsideração pelos direitos dos outros, por regras e leis	Definir limites; confrontar o cliente; ensiná-lo a solucionar problemas de modo eficaz e a manejar as emoções de raiva e frustração.
Borderline	Relações, autoimagem e afeto instáveis; impulsividade; automutilação	Promover a segurança; ajudar o cliente a lidar com as emoções e a controlá-las; ensinar técnicas de reestruturação cognitiva; estruturar o tempo; ensinar habilidades sociais.
Histriônica	Emocionalidade e busca de atenção excessivas	Ensinar habilidades sociais; fornecer *feedback* factual a respeito do comportamento.
Narcisista	Grandiosidade; falta de empatia; necessidade de admiração	Abordar de modo prático; conquistar a cooperação para cumprimento do tratamento necessário; ensinar ao cliente todas as habilidades de autocuidado necessárias.
Esquiva	Inibições sociais; sentimentos de inadequação; hipersensibilidade a avaliações negativas	Apoiar e estabelecer a confiança; ensinar as técnicas de reestruturação cognitiva; promover a autoestima.
Dependente	Comportamento submisso e apegado; necessidade excessiva de ser cuidado	Fomentar a autoconfiança e a autonomia do cliente; ensinar habilidades para solução de problemas e tomadas de decisão; ensinar técnicas de reestruturação cognitiva.
Obsessivo-compulsiva	Preocupação com ordem, perfeccionismo e controle	Encorajar a negociação com outras pessoas; ajudar o cliente a tomar decisões no momento certo e a completar o trabalho; ensinar técnicas de reestruturação cognitiva.
Depressiva	Padrão de cognições e comportamentos depressivos em uma variedade de contextos	Avaliar o risco de autodano; fornecer *feedback* factual; promover a autoestima; aumentar o envolvimento em atividades.
Passivo-agressiva	Padrão de atitudes negativas e resistência passiva a demandas de desempenho adequado em situações sociais e ocupacionais	Ajudar o cliente a identificar sentimentos e a expressá-los diretamente; ajudá-lo a examinar os próprios sentimentos e comportamentos de modo realista.

GRUPO A: TRANSTORNOS DA PERSONALIDADE

TRANSTORNO DA PERSONALIDADE PARANOIDE

Quadro clínico

O **transtorno da personalidade paranoide** é caracterizado por uma penetrante desconfiança e suspeita em relação a outras pessoas. Os clientes interpretam as ações de outros indivíduos como potencialmente prejudiciais. Durante períodos de estresse, podem desenvolver sintomas psicóticos temporários. Estima-se uma incidência de 0,5 a 2,5% entre a população em geral; esse transtorno é mais comum em homens do que em mulheres. Dados sobre prognósticos e resultados de longo prazo são limitados, pois a maioria das pessoas com transtorno da personalidade paranoide não busca tratamento de imediato nem persiste no tratamento (APA, 2000).

Os clientes parecem desinteressados e retraídos e podem manter uma distância física considerável em relação ao enfermeiro; consideram isso necessário à própria proteção. Também podem se manter reservados e hipervigilantes; podem fazer buscas no quarto e nos objetos existentes ali, olhar atrás de armários e portas e, em geral, parecem alertas a qualquer perigo iminente. Podem escolher se sentar perto da porta para ter pronto acesso à saída, ou com as costas voltadas para a parede, a fim de evitar movimentos furtivos atrás deles. Pode ser que tenham um afeto restrito e sejam incapazes de demonstrar respostas emocionais calorosas ou que expressam empatia, do tipo "Você está linda hoje" ou "Sinto muito, sei que seu dia hoje não foi fácil". O humor pode ser lábil, mudando rapidamente de um estado desconfiado e quieto para raivoso e hostil. As respostas podem se tornar sarcásticas sem razão aparente. As desconfianças e as suspeitas constantes sentidas pelos clientes em relação a outras pessoas e ao ambiente distorcem os pensamentos, o processamento dos pensamentos e seu conteúdo. Frequentemente os clientes enxergam malevolência nas ações de outras pessoas quando isso não existe. Pode ser que gastem um tempo desproporcional no exame e análise do comportamento e de motivos de outros indivíduos para descobrir significados ocultos e ameaçadores. Costumam se sentir atacados por outras pessoas e podem elaborar planos ou fantasias mirabolantes para se proteger.

Usam o mecanismo de defesa da *projeção*, que significa culpar outras pessoas, instituições ou eventos pelas próprias dificuldades. Normalmente culpam o governo por seus problemas pessoais. Um cliente que leva uma multa por estacionamento proibido, por exemplo, pode dizer que isso faz parte de uma conspiração da polícia para tirá-lo do bairro. Pode se envolver em fantasias de desforra ou elaborar planos mirabolantes e, às vezes, violentos para acertar as contas. Embora a maioria dos clientes não leve a cabo esses planos, há um perigo potencial.

São comuns conflitos com figuras de autoridade no trabalho; os clientes podem, inclusive, se ressentir quando os supervisores lhes dão orientações. A paranoia pode se estender à sensação de estar sendo escolhido para tarefas indignas, tratado como um estúpido ou monitorado mais de perto do que outros funcionários.

Intervenções de enfermagem

É difícil estabelecer uma relação de trabalho eficaz com clientes paranoicos ou desconfiados. O enfermeiro deve se lembrar de que esses clientes levam qualquer coisa a sério e são particularmente sensíveis a reações e motivações de outras pessoas. Portanto, é preciso que o enfermeiro os aborde de maneira formal e profissional, sem fazer brincadeiras nem jogar conversa fora. Chegar no horário combinado, manter os compromissos e ser particularmente direto é essencial para o êxito da relação enfermeiro-cliente.

Uma vez que esses clientes precisam se sentir no controle, é importante envolvê-los na formulação dos planos de cuidados. O enfermeiro pergunta o que o cliente gostaria de conseguir em termos concretos, como minimizar problemas no trabalho ou lidar melhor com as outras pessoas. Há maior probabilidade de o cliente se engajar no processo terapêutico quando acredita que tem algo a ganhar. Uma das intervenções mais eficazes consiste em ajudá-lo a aprender a validar ideias antes de agir; no entanto, isso exige a habilidade de confiar em alguém e ouvir esse alguém. A justificativa dessa intervenção inclui o fato de que o cliente pode evitar problemas quando reprime o impulso de agir antes de validar suas ideias com outra pessoa. Isso ajuda a evitar que ele coloque em prática ideias ou crenças paranoicas. Também o ajuda a começar a basear suas decisões e ações na realidade.

TRANSTORNO DA PERSONALIDADE ESQUIZOIDE

Quadro clínico

O **transtorno da personalidade esquizoide** é caracterizado por um padrão predominante de distanciar-se de relacionamentos sociais e uma faixa limitada de expressão emocional em locais interpessoais. Ocorre em cerca de 0,5 a 7% da população em geral e é mais comum entre homens do que entre mulheres. As pessoas com transtorno da personalidade esquizoide evitam o tratamento, assim como outros relacionamentos, a não ser que as circunstâncias de sua vida mudem significativamente (APA, 2000).

Clientes com transtorno da personalidade esquizoide exibem afeto contraído e pouca emoção, se é que existe alguma. São desinteressados e indiferentes, parecem emocionalmente frios, indelicados e insensíveis. Relatam não ter atividades prazerosas ou de lazer, pois raramente se divertem. Inclusive quando estão sob estresse ou circunstâncias adversas, apresentam uma resposta que parece passiva e desinteressada. Há notável dificuldade em experimentar e expressar emoções, em particular raiva ou agressividade. Estranhamente, não relatam sentimento de angústia a respeito dessa falta de emoção; tudo isso é mais angustiante para os membros da família. É comum terem vida fantasiosa rica e ampla, embora relutem em revelar essa informação ao enfermeiro ou a outra pessoa. Os relacionamentos ideais, ocorridos nas fantasias do cliente, são recompensadores e gratificantes; essas fantasias, no entanto, contrastam claramente com as experiências da vida real. O relacionamento fantasioso com frequência inclui alguém que o cliente encontrou apenas por pouco tempo. Apesar disso, esse tipo de cliente consegue distinguir as fantasias da realidade, e não há evidência de processos mentais desordenados ou delirantes.

Em geral os clientes assim são intelectualmente talentosos e costumam se envolver com computadores ou eletrônica como *hobby* ou trabalho. Podem passar várias horas resolvendo enigmas ou problemas matemáticos, embora vejam essas ocupações como úteis ou produtivas e não como diversão.

São pessoas que podem ser indecisas e não ter orientações ou objetivos futuros. Não veem necessidade de planejar e, na verdade, não têm aspirações. Dispõem de pouca oportunidade de exercer seu julgamento ou tomar decisões, porque raramente se engajam nisso. A compreensão pode ser descrita como prejudicada, pelo menos de acordo com os padrões sociais de outras pessoas: esses clientes não enxergam a própria situação como um problema e não compreendem por que sua falta de emoção ou de envolvimento social causa problemas aos outros. São autoabsorvidos e solitários em quase todos os aspectos da vida diária. Quando surge uma oportunidade de envolvimento com outras pessoas, declinam dela. Também ficam indiferentes a elogios ou críticas e permanecem relativamente não afetados por emoções ou opiniões de outras pessoas. Além disso, experimentam dissociação dos prazeres sensoriais ou corporais ou não os têm. Pode ser, por exemplo, que o cliente pouco reaja a uma paisagem bonita, a um pôr do sol ou a uma caminhada pela praia.

Os clientes têm uma permanente falta de desejo por envolvimento com outras pessoas em todos os aspectos da vida. Não têm amigos nem desejam tê-los, raramente namoram ou casam e têm pouco ou nenhum contato sexual. Podem ter alguma conexão com um parente de primeiro grau, com frequência o pai ou a mãe. Podem continuar na casa dos pais já bem depois do início da vida adulta, desde que consigam manter separação e distância adequadas dos outros membros da família. Têm poucas habilidades sociais, são cegos a pistas sociais ou ofertas de outras pessoas e não se envolvem em conversa social. Podem ter êxito em áreas profissionais, desde que valorizem o trabalho que fazem e tenham pouco contato com outras pessoas na atividade profissional, que, em geral, envolve computadores ou eletrônica.

Intervenções de enfermagem

As intervenções de enfermagem focam a melhora do funcionamento na comunidade. Se um cliente precisa de moradia ou de mudança nas condições da vida, o enfermeiro pode encaminhá-lo a serviços sociais ou órgãos locais em busca dessa assistência. O enfermeiro pode ajudar o pessoal dessas entidades a encontrar uma moradia adequada que atenda aos desejos e às necessidades de solidão do cliente. Um paciente com transtorno da personalidade esquizoide funcionaria melhor, por exemplo, em uma acomodação do tipo pensão, que fornece refeições e serviços de lavanderia, mas exige pouca interação social. Nesse caso, um local destinado a promover a socialização por meio de atividades em grupo seria menos desejável.

Se o principal relacionamento do cliente for com um membro da família identificado, o enfermeiro deve confirmar se essa pessoa pode continuar a desempenhar esse papel. Se isso não for possível, o cliente talvez precise estabelecer pelo menos um relacionamento de trabalho com um gerente de caso da comunidade. Esse profissional pode ajudá-lo a obter serviços e atendimento de saúde, controlar as finanças, etc. O cliente tem maior chance de sucesso quando consegue contar sobre suas necessidades a uma pessoa (em vez de negligenciar áreas importantes da vida diária).

TRANSTORNO DA PERSONALIDADE ESQUIZOTÍPICA

Quadro clínico

O **transtorno da personalidade esquizotípica** é caracterizado por um padrão insistente de déficits sociais e interpessoais, marcado por agudo desconforto, com reduzida capacidade de relacionamentos próximos, assim como por distorções cognitivas ou perceptivas e excentricidade comportamental. A incidência é de cerca de 3 a 5% da população; o transtorno é levemente mais comum em homens do que em mulheres. Os clientes podem experimentar episódios psicóticos temporários em resposta ao estresse extremo. Estima-se que 10 a 20% das pessoas com transtorno da personalidade esquizotípica, no final, desenvolvam esquizofrenia (APA, 2000).

É normal que esses clientes tenham uma aparência estranha, que faz com que sejam notados por outras pessoas. Podem andar despenteados e desalinhados; com frequência usam roupas mal-ajustadas, que não combinam e, às vezes, estão manchadas ou sujas. Costumam vagar sem rumo e, de vez em quando, ficam preocupados com alguns detalhes ambientais. A fala é coerente, mas pode ficar indefinida, digressiva ou vaga. Com frequência fornecem respostas insatisfatórias às perguntas e podem ser incapazes de especificar ou descrever informações com clareza. Muitas vezes usam as palavras incorretamente, o que faz sua fala soar bizarra. Em resposta a uma pergunta sobre hábitos de dormir, por exemplo, o cliente pode responder: "O sono é lento, os REMs não fluem". Esses clientes têm uma faixa restrita de emoções, ou seja, falta-lhes a habilidade para experimentar e expressar uma ampla variedade de emoções, como raiva, felicidade e prazer. Normalmente o afeto é plano e, às vezes, tolo e inapropriado.

Distorções cognitivas incluem ideias de referência, pensamento mágico, crenças esquisitas ou infundadas e preocupação com parapsicologia, inclusive com percepção extrassensorial e clarividência. Ideias de referência geralmente envolvem a crença do cliente de que os eventos têm significado especial; no entanto, essas ideias não são delirantes nem estão fixadas com firmeza, como pode ser observado em clientes com esquizofrenia. No pensamento mágico, normal em crianças menores, o cliente acredita que tem poderes especiais – que, ao pensar em algo, pode fazer com que isso aconteça. Além disso, pode expressar ideias que indicam pensamento paranoico e desconfiança, em geral a respeito das motivações dos outros.

Os clientes têm grande ansiedade a respeito de outras pessoas, em especial daquelas que não lhe são familiares. Isso não melhora com o tempo nem com exposições repetidas; ao contrário, a ansiedade pode se intensificar. Essa situação resulta da crença de que não se pode confiar em estranhos. Os clientes não encaram a ansiedade como um problema que surge da sensação amedrontada do *self*. As relações interpessoais são problemáticas; por isso, pode ser que tenham apenas um relacionamento significativo, em geral com um parente de primeiro grau. Às vezes permanecem na casa dos pais até bem depois de entrar na vida adulta. Têm limitada capacidade para relacionamentos próximos, embora possam estar infelizes sozinhos.

Os clientes não conseguem responder a pistas sociais normais e, assim, não podem se engajar em conversas superficiais. Podem ter habilidades úteis em locais de trabalho, mas não costumam obter êxito em empregos sem apoio ou assistência. Desconfiança em relação aos outros, pensamentos e ideias bizarros e uma aparência desleixada podem dificultar a obtenção e a manutenção do emprego.

Intervenções de enfermagem

O foco do atendimento de enfermagem para clientes com transtorno da personalidade esquizotípica é o desenvolvimento de habilidades sociais e de autocuidado, além de melhora do funcionamento na comunidade. O enfermeiro estimula o cliente a estabelecer uma rotina diária de higiene e cuidados com a aparência. Essa rotina é importante, porque não fica nas mãos do cliente decidir se essas tarefas são necessárias. É útil para esse tipo de cliente ter uma aparência que não seja bizarra nem descuidada, pois olhares e comentários de outras pessoas podem aumentar seu desconforto. Uma vez que ficam desconfortáveis na presença de outras pessoas, e não é provável que isso mude, o enfermeiro deve ajudá-los a funcionar em comunidade com o mínimo de desconforto. Pode ser útil pedir-lhes para preparar uma lista com nomes de pessoas da comunidade com quem mantêm contato, como o proprietário, o atendente de uma loja ou o farmacêutico. Depois, o enfermeiro pode encenar interações que os clientes teriam com cada uma dessas pessoas, tarefa que permite que pratiquem solicitações claras e lógicas para obtenção de serviços ou realização de negócios pessoais. Uma vez que o contato face a face é mais desconfortável, essas pessoas podem ser capazes de escrever solicitações ou usar o telefone para resolver negócios. O treinamento de habilidades sociais pode ajudá-los a conversar claramente com outras pessoas e a reduzir conversas bizarras. É útil identificar uma pessoa com quem o cliente possa discutir crenças incomuns ou bizarras, como um assistente social ou um membro da família. Ao dar vazão a esses tópicos, esses indivíduos podem conseguir evitar esse tipo de conversa com pessoas que poderiam reagir de modo negativo.

GRUPO B: TRANSTORNOS DA PERSONALIDADE

TRANSTORNO DA PERSONALIDADE ANTISSOCIAL

O **transtorno da personalidade antissocial** é caracterizado por um padrão insistente de desconsideração e violação dos direitos de outras pessoas – e com características centrais de artifício e manipulação. Esse padrão também é chamado de transtorno da personalidade psicopata, sociopata ou dissocial. Ocorre em cerca de 3% da população em geral e é 3 a 4 vezes mais comum em homens do que em mulheres. Em populações de presidiários, cerca de 50% são diagnosticados com transtorno da personalidade antissocial. Os comportamentos antissociais tendem a atingir o pico na segunda década de vida e diminuem significativamente após os 45 anos de idade (APA, 2000).

APLICAÇÃO DO PROCESSO DE ENFERMAGEM: TRANSTORNO DA PERSONALIDADE ANTISSOCIAL

Levantamento de dados

Os clientes são hábeis em enganar outras pessoas, de modo que, durante a investigação, é útil verificar e validar informações com outras fontes.

História

O surgimento ocorre na infância ou na adolescência, embora o diagnóstico formal não seja feito antes dos 18 anos de idade. Histórias infantis de enurese, sonambulismo e atos sintônicos de crueldade são fatores de predição característicos. Na adolescência, os clientes podem se engajar em mentiras, faltas à escola, promiscuidade sexual, uso de cigarro e de substâncias e atividades ilegais que os colocam em contato com a polícia. As famílias têm elevadas taxas de depressão, abuso de substância, transtorno da personalidade antissocial, pobreza e divórcio. Pais erráticos, negligentes, cruéis ou praticantes de abusos costumam marcar a infância desses clientes (Bongers, Koot, van der Ende e Verhulst, 2007).

Aparência geral e comportamento motor

A aparência costuma ser normal; esses clientes podem ser bastante envolventes e até charmosos. Dependendo das circunstâncias da entrevista, podem exibir sinais de ansiedade moderada ou leve, em especial se outra pessoa ou instituição marcou a avaliação.

CRITÉRIOS DIAGNÓSTICOS DO DSM-IV-TR:
Transtorno da personalidade antissocial

- Violação dos direitos dos outros
- Falta de remorso pelo comportamento
- Emoções muito superficiais
- Mentira
- Racionalização do próprio comportamento
- Julgamento insatisfatório
- Impulsividade
- Irritabilidade ou agressividade
- Falta de entendimento
- Comportamentos de busca de emoção
- Exploração das pessoas nos relacionamentos
- História profissional insatisfatória
- Irresponsabilidade consistente

Adaptado do DSM-IV-TR (2000).

VINHETA CLÍNICA: Transtorno da personalidade antissocial

Steve viu-se outra vez na cadeia, após sua prisão por roubo. Dissera à polícia que não se tratava de invasão e roubo; ele tinha permissão de um amigo para usar a casa dos pais dele, embora eles tivessem esquecido de lhe entregar a chave. Steve tem uma ficha juvenil longa de absenteísmo, briga e uso de maconha, tudo, segundo ele, por ter "os amigos errados". Trata-se de sua terceira prisão, e Steve alega que a polícia implica com ele desde o dia em que uma senhora idosa na comunidade lhe deu cinco mil dólares em um momento em que estava sem trabalho. Sua intenção era devolver o dinheiro a ela quando seu navio chegasse. A esposa de Steve deixara-o recentemente, alegando que ele não conseguia manter um bom emprego e as contas estavam aí, sem que pudessem ser pagas. Steve cansou-se de suas reclamações e estava pronto para um novo relacionamento. Gostaria de ganhar na loteria e encontrar uma linda mulher que o amasse. Estava cansado de pessoas pedindo que ele crescesse, conseguisse um emprego e se ajustasse. Essas pessoas não compreendiam que ele tinha coisas mais fascinantes para fazer.

Humor e afeto

Com frequência os clientes exibem emoções falsas, escolhidas a dedo para a ocasião ou para funcionar a seu favor. Por exemplo, um cliente que, como alternativa à cadeia, é obrigado a buscar tratamento pode parecer se engajar ou tentar inspirar simpatia, relatando tristemente a história de "sua infância terrível". Na verdade, suas emoções são bastante superficiais.

Esses clientes não conseguem sentir empatia e não se identificam com os sentimentos dos outros; assim, podem explorar outras pessoas sem culpa. Normalmente sentem remorso apenas se pegos no momento em que violam a lei ou exploram alguém.

Conteúdo e processo de pensamento

Os clientes não têm pensamentos desordenados, mas sua visão de mundo é estreita e distorcida. Uma vez que a coerção e o lucro pessoal os motivam, tendem a acreditar que os outros são governados de modo similar. Enxergam o mundo como frio e hostil e, portanto, racionalizam o próprio comportamento. Clichês como "Esse mundo é uma selva" representam seu ponto de vista. Acreditam que estão apenas cuidando de si, já que ninguém mais irá fazê-lo.

Processo sensorial e intelectual

Os clientes são orientados, não apresentam alterações sensório-perceptivas e possuem QI médio ou acima da média.

Julgamento e compreensão

Geralmente esses clientes exercem um mau julgamento por vários motivos. Não dão atenção à legalidade de suas ações e não consideram a moral nem a ética ao tomar decisões. Seu comportamento é determinado principalmente por aquilo que querem; percebem as próprias necessidades como imediatas. Além de buscar gratificação imediata, também são impulsivos. Essa impulsividade varia desde um simples fracasso em tomar um cuidado normal (esperar a luz verde do semáforo para atravessar uma rua movimentada) até comportamentos extremos de busca de emoções fortes, como dirigir descuidadamente.

Falta capacidade de compreensão aos clientes, e eles quase nunca consideram as próprias ações como causa dos seus problemas. É sempre culpa de outra pessoa: alguma fonte externa é responsável pela situação ou pelo comportamento.

Autoconceito

Superficialmente, parecem seguros, autoconfiantes e realizados, às vezes até petulantes ou arrogantes. Não sentem medo, desconsideram a própria vulnerabilidade e normalmente acreditam que não serão pegos em suas mentiras, enganações ou ações ilegais. Podem ser descritos como egocêntricos (acreditam que o mundo gira ao seu redor), mas, na verdade, o *self* é bastante superficial e vazio; são desprovidos de emoções pessoais. Avaliam as próprias forças e fraquezas de forma realista.

Papéis e relacionamentos

Os clientes manipulam e exploram as pessoas à sua volta. Consideram que as relações são meios de atender às próprias necessidades e procuram outros indivíduos apenas visando ganhos pessoais. Nunca pensam na repercussão do que fazem aos outros. Vejamos um exemplo: descobriu-se que o cliente está enganando um idoso, roubando suas economias. O único comentário do cliente ao ser pego é: "Você acredita que isso é tudo que consegui? Fui enganado! Devia ter muito mais".

Com frequência esses clientes envolvem-se em muitos relacionamentos, às vezes simultâneos. Podem se casar e ter filhos, mas não conseguem manter compromissos de longo prazo. Costumam ser malsucedidos como marido e pai e abandonam e desapontam as outras pessoas. Podem conseguir emprego facilmente, em função do uso de habilidades sociais superficiais, mas, no longo prazo, sua história de trabalho é ruim. Podem surgir problemas por causa de faltas, roubo e desfalque, ou simplesmente, ficam entediados e abandonam o emprego.

Análise de dados

Pessoas com transtorno da personalidade antissocial em geral não buscam tratamento de modo voluntário, a não ser que vejam nisso uma oportunidade de ganhar alguma coisa. Pode ser, por exemplo, que o cliente decida fazer um tratamento estabelecido como alternativa à prisão ou que espere ganhar a simpatia do patrão; às vezes esse tipo de cliente cita o estresse como motivo para as faltas ao trabalho ou o mau desempenho. Os locais de internação para tratamento não são necessariamente eficazes para eles e podem, na verdade, despertar suas piores características.

Os diagnósticos de enfermagem comumente usados quando se trabalha com esses clientes, incluem:

- Enfrentamento Ineficaz
- Desempenho de Papel Ineficaz
- Risco de Violência Direcionada a Outros

Identificação dos resultados

O foco do tratamento costuma ser a mudança comportamental. Embora seja improvável que o tratamento afete a compreensão ou a visão do mundo e dos outros exibida pelo cliente, é possível fazer mudanças de comportamento. Os resultados do tratamento podem incluir os seguintes itens. O cliente irá:

- Demonstrar modos não destrutivos de expressar sentimentos e frustração
- Identificar modos de atender às próprias necessidades sem infringir os direitos dos outros
- Alcançar ou manter um desempenho satisfatório nos papéis exercidos (p. ex., no trabalho, como pai, etc.)

Plano de cuidados de enfermagem | Transtorno da personalidade antissocial

Diagnóstico de enfermagem

Enfrentamento Ineficaz: incapacidade de desenvolver uma avaliação válida dos estressores, escolha inadequada das respostas praticadas e/ou incapacidade de utilizar os recursos disponíveis.

DADOS DA INVESTIGAÇÃO

- Baixa tolerância a frustrações
- Comportamento impulsivo
- Incapacidade de retardar gratificação
- Julgamento insatisfatório
- Conflito com autoridade
- Dificuldade de seguir regras e obedecer às leis
- Falta de sentimentos de remorso
- Comportamento socialmente inaceitável
- Desonestidade
- Relações interpessoais ineficazes
- Comportamento manipulativo
- Fracasso em aprender ou mudar o comportamento baseado em experiências ou punições anteriores
- Falha em aceitar responsabilidades ou lidar com elas

RESULTADOS ESPERADOS

Imediatos
O cliente
- Não causará dano a si mesmo e a outras pessoas.
- Identificará comportamentos que levam à hospitalização.
- Agirá nos limites do meio terapêutico, p. ex., atendimento a regras de não fumar, participação em atividades de grupo.

Estabilização
O cliente
- Demonstrará formas não destrutivas de lidar com estresse e frustração.
- Identificará formas de atender às próprias necessidades que não interfiram nos direitos dos outros.

Comunidade
O cliente
- Conseguirá e manter um desempenho profissional satisfatório.
- Satisfará às próprias necessidades sem explorar ou infringir os direitos dos outros.

IMPLEMENTAÇÃO

Intervenções de enfermagem (*denota intervenções colaborativas)

Estimular o cliente a identificar as ações que precipitaram a hospitalização (p. ex., dívidas, problemas conjugais, violação às leis).

Oferecer *feedback* positivo pela honestidade. O cliente pode tentar evitar a responsabilidade por agir como se estivesse "doente" ou desamparado.

Identificar comportamentos inaceitáveis, sejam genéricos (roubo dos pertences dos outros) ou específicos (envergonhar a sra. X por contar piadas inadequadas).

Elaborar as possíveis consequências de comportamentos inaceitáveis (p. ex., o cliente não pode assistir à televisão).

Evitar qualquer desentendimento sobre os motivos da existência das exigências. Enunciar as exigências de forma normal. Evitar discutir com o cliente.

Informar ao cliente os comportamentos inaceitáveis e as consequências, antes de sua ocorrência.

Justificativa

Esses clientes costumam negar responsabilidade pelas consequências das próprias ações.

A identificação honesta das consequências do comportamento do cliente é necessária para uma futura mudança de comportamento.

Há necessidade de oferecer limites claros e concretos quando o cliente não consegue ou não quer agir assim.

Consequências desagradáveis podem ajudar a reduzir ou eliminar comportamentos inaceitáveis. As consequências devem ter relação com alguma coisa que o cliente admira pela eficácia.

O cliente pode tentar burlar as regras "apenas desta vez", com várias desculpas e justificativas. Sua recusa em ser manipulado ou ludibriado ajudará a diminuir o comportamento manipulador.

O cliente deve conhecer as expectativas e as consequências.

(continua)

| **Plano de cuidados de enfermagem** | Transtorno da personalidade antissocial (*continuação*) |

IMPLEMENTAÇÃO

Intervenções de enfermagem (*denota intervenções colaborativas)	**Justificativa**
*Comunicar e documentar no plano de cuidados do cliente todos os comportamentos e as consequências, em termos específicos.	O cliente pode tentar obter algum favor de membros da equipe, ou jogar um contra o outro. ("Ontem à noite o enfermeiro falou que eu podia fazer isso.") Se todos os membros da equipe seguirem o plano escrito, o cliente não conseguirá manipular mudanças.
Evitar discutir as ações ou declarações de outro membro da equipe, a menos que este esteja presente.	O cliente pode tentar manipular elementos da equipe ou levar a atenção deles a outros, reduzindo, assim, a atenção sobre ele.
*Ser consistente e ser firme com o plano de cuidados. Não fazer mudanças independentes em regras ou consequências. Qualquer mudança deve ser feita pela equipe como grupo e ser transmitida a todos os que trabalham com esse ou aquele cliente. (Talvez você escolha um técnico de referência como responsável por decisões menores, encaminhando a ele todas as perguntas.)	Consistência é essencial. Se o cliente conseguir encontrar uma pessoa para realizar mudanças independentes, qualquer plano será ineficaz.
Evitar tentar persuadir ou convencer o cliente a fazer a "coisa certa".	É o cliente quem decide assumir responsabilidade por seu comportamento e suas consequências.
Quando o cliente ultrapassar os limites, mostrar as consequências logo após o comportamento, agindo normalmente.	Consequências são mais eficazes quando mostradas logo após o comportamento inaceitável. Não reagir ao cliente com raiva ou de forma punitiva. Mostrando-se contra o cliente, ele pode tirar vantagem disso. O melhor é sair da situação e deixar que outra pessoa lide com ela, quando possível.
Mostrar a responsabilidade do cliente por seu comportamento, sem julgamento.	O cliente precisa aprender a conexão entre comportamento e consequências, embora culpar e julgar não seja apropriado.
Dar *feedback* positivo ou recompensa imediata por comportamentos aceitáveis.	*Feedback* positivo imediato ajudará a aumentar comportamentos aceitáveis. O cliente deve receber atenção pelos comportamentos positivos e não apenas pelos que não são aceitos.
Aos poucos, exigir períodos maiores de comportamentos aceitáveis e maiores recompensas, além de informar o cliente das mudanças à medida que as decisões são tomadas. Por exemplo, no começo, o cliente deve demonstrar comportamento aceitável durante duas horas para obter uma hora assistindo à televisão. Lentamente o cliente deve evoluir para cinco dias de comportamento aceitável e ganhar passe de dois dias no fim de semana.	Essa progressão lenta ajudará o cliente a desenvolver a capacidade de retardar a gratificação. Isso é necessário se o cliente quer agir de forma eficiente na sociedade.
Estimular o cliente a identificar fontes de frustração, sua forma de lidar com elas anteriormente e todas as consequências desagradáveis resultantes.	Isso pode melhorar a capacidade do cliente de aceitar a responsabilidade pelo próprio comportamento.
Investigar métodos alternativos, social e legalmente aceitos, para lidar com frustrações identificadas.	O cliente tem oportunidade de aprender para realizar outras escolhas.
Ajudar o cliente a tentar alternativas à medida que surgem as situações. Dar *feedback* positivo quando ele usar alternativas com êxito.	O cliente pode ensaiar as alternativas em um ambiente seguro.
*Discutir a busca de trabalho, a frequência ao trabalho, as presenças diante do juiz, e assim por diante, quando trabalhar com o cliente antecipando a alta.	Lidar com consequências e trabalhar com comportamentos responsáveis. O cliente pode ter tido pouca ou nenhuma experiência exitosa nessas áreas, e pode ser beneficiado com a assistência.

Adaptado de Schultz, J.M., e Videbeck, S.L. (2009). *Lippincott's manual of psychiatric nursing care plans* (8th ed.). Philadelphia: Lippincott Williams & Wilkins.

INTERVENÇÕES DE ENFERMAGEM

Para o transtorno da personalidade antissocial

Promover o comportamento responsável.
- Estabelecer limites.
    - Declarar o limite.
    - Identificar as consequências de ultrapassar esse limite.
    - Identificar o comportamento esperado ou aceitável.
- Aderir de modo consistente às regras e ao plano de tratamento.
- Confrontar.
    - Apontar o comportamento-problema.
    - Manter o cliente focado em si.

Ajudar os clientes a resolver problemas e controlar emoções.
- Desenvolver habilidades eficazes para a solução de problemas.
- Diminuir a impulsividade.
- Expressar emoções negativas, como raiva ou frustração.
- Ficar um período longe das situações estressantes.

Incrementar o desempenho de papéis.
- Identificar barreiras ao cumprimento de papéis.
- Diminuir ou eliminar o consumo de drogas ou álcool.

Intervenção

Como estabelecer a relação terapêutica e promover o comportamento responsável

O enfermeiro deve fornecer uma estrutura na relação terapêutica, identificar comportamentos aceitáveis e esperados e ser consistente nessas expectativas. Deve, ainda, minimizar as tentativas desses clientes de manipular e controlar o relacionamento.

A **definição de limites** é uma técnica eficaz, que envolve três passos:

1 definir o limite comportamental (descrevendo o comportamento inaceitável)
2 identificar as consequências de ultrapassar os limites
3 identificar o comportamento esperado ou desejado

A definição consistente de limites de modo prático e sem julgamento é crucial para o êxito. Pode ser, por exemplo, que uma cliente trate o enfermeiro com galanteios e tente obter informações pessoais sobre ele. Nesse caso, o enfermeiro deve definir limites, dizendo:

"Não é aceitável que você me faça perguntas pessoais. Se continuar, terei de finalizar a interação. Precisamos usar esse tempo de trabalho para solucionar problemas relacionados a seu emprego."

O enfermeiro não deve ficar com raiva nem responder ao cliente de modo rude ou punitivo.

O **confronto** é outra técnica destinada a manejar o comportamento manipulador ou enganoso. O enfermeiro destaca um comportamento problemático do cliente e permanece neutro e prático; evita acusações. O enfermeiro também pode usar o confronto para manter os clientes focados no tópico e no tempo presente. Ele pode abordar o comportamento em si e não as tentativas do cliente de se justificar. Por exemplo:

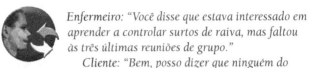

Enfermeiro: "Você disse que estava interessado em aprender a controlar surtos de raiva, mas faltou às três últimas reuniões de grupo."
Cliente: "Bem, posso dizer que ninguém do grupo gosta de mim. Por que vou ter o trabalho de participar?"
Enfermeiro: "As reuniões do grupo destinam-se a lhe ajudar e também aos outros, mas, se não estiver lá, não vai poder trabalhar os temas."

Como ajudar os clientes a resolver problemas e controlar emoções

Clientes com transtorno da personalidade antissocial têm um padrão estabelecido de reagir impulsivamente quando confrontados com problemas. O enfermeiro pode ensinar-lhes habilidades de solução de problemas e ajudá-los a praticá-las. Essas habilidades incluem identificar o problema, explorar soluções alternativas e consequências relacionadas, escolher e implementar uma alternativa e avaliar resultados. Embora esses clientes tenham a habilidade cognitiva de resolver problemas, precisam aprender a usar a abordagem passo a passo. Por exemplo, se o carro do cliente para de funcionar, ele não vai mais ao trabalho. O problema é o transporte até o local de trabalho; entre as soluções alternativas estão: pegar um ôni-

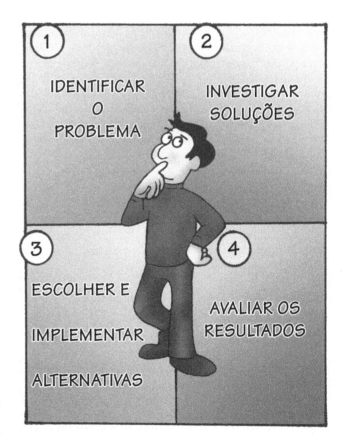

Habilidades de solução de problemas.

> **INSTRUÇÕES AO CLIENTE E À FAMÍLIA**
>
> *Sobre o transtorno da personalidade antissocial*
>
> - Evitar o uso de álcool e outras substâncias.
> - Desenvolver habilidades sociais apropriadas.
> - Desenvolver habilidades eficazes para solução de problemas.
> - Controlar emoções como raiva e frustração.
> - Ficar um período longe das situações estressantes.

> **CRITÉRIOS DIAGNÓSTICOS DO DSM-IV-TR:**
> **Transtorno da personalidade *borderline***
>
> - Medo do abandono, real ou percebido
> - Relacionamentos instáveis e intensos
> - Autoimagem instável
> - Impulsividade ou inquietação
> - Comportamento de automutilação ou ameaças ou gestos suicidas recorrentes
> - Sentimentos crônicos de vazio e aborrecimento
> - Humor lábil
> - Irritabilidade
> - Pensamento polarizado sobre si mesmo e os outros ("cisão")
> - Julgamento prejudicado
> - Falta de compreensão
> - Sintomas psicóticos passageiros, como alucinações que exigem autolesão
>
> Adaptado do DSM-IV-TR (2000).

bus, pedir carona a um colega e mandar consertar o carro. O enfermeiro pode ajudá-lo a discutir as várias opções e escolher uma que permita a volta ao trabalho.

Manejar emoções, em especial raiva e frustração, pode ser um grande problema. Quando o cliente está calmo e despreocupado, o enfermeiro pode encorajá-lo a identificar as fontes da frustração, o modo como responde a ela e as consequências disso. Desse modo, ajuda o cliente a antecipar situações estressantes e a aprender modos de evitar consequências negativas futuras. Fazer um **intervalo** ou sair do local e procurar algum lugar neutro para recuperar o controle interno costuma ser uma estratégia útil. "Dar um tempo" ajuda o cliente a evitar reações impulsivas e surtos de raiva em situações emocionalmente carregadas, a recuperar o controle das emoções e a se engajar em uma solução construtiva dos problemas.

Como incrementar o desempenho de papéis

O enfermeiro ajuda os clientes na identificação de problemas específicos no trabalho ou em casa que são barreiras ao cumprimento bem-sucedido de papéis. Investigar se há uso do álcool e de outros fármacos é essencial quando examinamos o desempenho de papéis, pois muitos clientes usam ou abusam dessas substâncias. Esses clientes tendem a culpar os outros por seus fracassos e dificuldades, e o enfermeiro precisa redirecioná-los, para que examinem a fonte dos problemas de modo realista. Encaminhamentos a programas profissionalizantes ou de busca de emprego podem ser indicados.

Avaliação

O enfermeiro avalia a eficácia do tratamento com base no alcance dos resultados ou no avanço obtido. Se o cliente puder manter o emprego com um desempenho aceitável, cumprir suas obrigações básicas na família, evitar a realização de atos ilegais ou imorais, então o tratamento teve êxito.

TRANSTORNO DA PERSONALIDADE *BORDERLINE*

O transtorno da personalidade *borderline* é caracterizado por um padrão insistente de autoimagem, afeto e relacionamentos interpessoais instáveis, assim como de notável impulsividade. Cerca de 2 a 3% da população em geral têm transtorno da personalidade *borderline*; essa porcentagem é cinco vezes maior entre os que têm um parente de primeiro grau com o mesmo diagnóstico. O *borderline* é o transtorno da personalidade mais comumente encontrado em locais de atendimento clínico. É três vezes mais comum em mulheres do que em homens. Sob estresse, são habituais sintomas psicóticos temporários.

Entre as pessoas com esse diagnóstico, 8 a 10% cometem suicídio, e muitos sofrem de dano permanente causado por lesões de automutilação, como se cortar ou se queimar (APA, 2000). É comum a automutilação recorrente ser um pedido de ajuda, uma expressão de intensa raiva ou desamparo ou uma forma de autopunição. A dor física resultante é também um meio de bloquear a dor emocional. Clientes que se envolvem na automutilação fazem isso para reforçar que ainda estão vivos; buscam sentir a dor física em face do entorpecimento emocional (Mangnall e Yurkovich, 2008).

Trabalhar com clientes que têm transtorno da personalidade *borderline* pode ser frustrante. Eles podem ficar apegados; em um momento, pedem ajuda e, no outro, sentem raiva, expressam isso em ações e rejeitam todas as ofertas de ajuda. Podem tentar manipular a equipe para ganhar gratificação imediata, com atendimento de suas necessidades, e, às vezes, sabotam os próprios planos de tratamento, deixando de fazer o combinado de propósito. O humor lábil, a imprevisibilidade e os comportamentos divergentes podem fazer parecer que a equipe está sempre "de volta ao início" em seu tratamento.

APLICAÇÃO DO PROCESSO DE ENFERMAGEM: TRANSTORNO DA PERSONALIDADE *BORDERLINE*

Investigação

História

Muitos clientes relatam relações perturbadas com os pais logo no começo da vida, com início entre os 18 e os 30 meses de idade. Normalmente suas primeiras tentativas de obter independência de desenvolvimento receberam respostas punitivas dos pais ou ameaças de retirada de apoio e aprovação. Cinquenta por cento dos clientes experimentaram abuso sexual na infância; outros experimentaram abuso físico e verbal e alcoolismo dos pais (Meissner, 2005). Os clientes tendem a usar objetos de transição (p. ex., ursos de pelúcia, travesseiros, cobertores, bonecas) extensivamente; isso pode continuar até a vida adulta. Com frequência os objetos de transição são similares aos itens favoritos da infância e são usados pelo cliente por motivos de conforto e segurança.

Aparência geral e comportamento motor

Esses clientes têm uma ampla gama de disfunções – de leves a graves. O comportamento e a apresentação iniciais podem variar amplamente, de acordo com o *status* do cliente no momento. Quando a disfunção é grave, os clientes podem parecer descuidados e, às vezes, não são capazes de ficar quietos sentados ou podem apresentar emoções muito oscilantes. Em outros casos, a aparência e o comportamento motor iniciais parecem normais. Um cliente observado na sala de emergência ameaçando suicidar-se ou se machucar pode parecer fora de controle, enquanto outro, observado em uma clínica e não internado, pode parecer bastante calmo e racional.

Humor e afeto

O humor persistente é **disfórico**, envolvendo infelicidade, inquietação e mal-estar. Com frequência os clientes relatam solidão profunda, tédio, frustração e sensação de "vazio". Raramente têm períodos de satisfação ou bem-estar. Embora haja um afeto deprimido predominante, ele é instável e errático. Os clientes podem ficar irritáveis e até hostis ou sarcásticos e reclamam de episódios de ansiedade de pânico. Têm emoções intensas, como raiva e fúria, mas raramente as expressam de modo produtivo ou útil. Costumam ser hipersensíveis às emoções de outras pessoas, o que pode facilmente disparar reações. Mudanças menores podem precipitar uma crise emocional grave, por exemplo, quando um compromisso é adiado por um dia. É comum esses clientes experimentarem trauma emocional maior quando seus terapeutas tiram férias.

Conteúdo e processo de pensamento

O pensamento sobre si mesmo e sobre outras pessoas costuma ser polarizado e extremo, o que, às vezes, é chamado de *cisão*. Os clientes tendem a adorar e idealizar outras pessoas, inclusive após um encontro rápido; depois, no entanto, desvalorizam rapidamente esses mesmos indivíduos quando, de algum modo, não correspondem a sua expectativa. Têm medos crônicos e excessivos de abandono, até mesmo em situações normais; isso reflete sua intolerância a ser deixados sozinhos. Também podem se engajar em ruminação obsessiva sobre quase tudo, independentemente da importância relativa do tema.

Os clientes podem ter episódios dissociativos (períodos de vigília em que não têm consciência das próprias ações). Comportamentos de autolesão são frequentes durante esses episódios dissociativos, embora, em outros momentos, esses clientes possam ter plena consciência de que estão machucando a si mesmos. Conforme afirmamos antes, sob estresse extremo, podem desenvolver sintomas psicóticos temporários, como delírios ou alucinações.

Processo sensorial e intelectual

As capacidades intelectuais permanecem intactas, e os clientes têm plena orientação para a realidade. A exceção fica com os sintomas psicóticos temporários; durante esses episódios, relatos de alucinações auditivas que encorajam os clientes ou exigem deles alguma ação de autolesão são os mais comuns. Esses sintomas comumente diminuem quando o estresse é aliviado. Muitos também relatam *flashbacks* de abuso ou trauma prévio. Essas experiências são consistentes com o transtorno de estresse pós-traumático, comum em clientes com transtorno da personalidade *borderline* (ver o Cap. 11).

Julgamento e compreensão

Os clientes frequentemente relatam comportamentos consistentes com capacidade de julgamento prejudicada e falta de cuidado e preocupação com a segurança, como jogar, praticar roubos em lojas e dirigir descuidadamente. Tomam decisões de forma impulsiva, com base em emoções mais do que em fatos.

Os clientes têm dificuldade em assumir a responsabilidade pelo atendimento das próprias necessidades fora de um relacionamento. Consideram problemas e fracassos na vida como um resultado de erros de outras pessoas. Uma vez que os outros são sempre os culpados, a compreensão fica limitada. A reação típica a um problema é "Não teria entrado nessa confusão se isso e aquilo não tivessem acontecido".

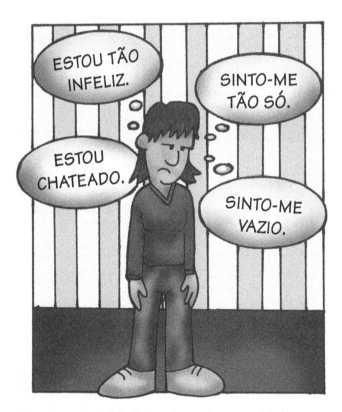

Afeto instável e infeliz do transtorno da personalidade *borderline*.

VINHETA CLÍNICA: Transtorno da personalidade *borderline*

Sally telefonou o dia todo para o terapeuta desde a sessão matinal. Mas o profissional não telefonou de volta, mesmo com o aviso de emergência em todas as mensagens. Ela tinha certeza de que ele estava com raiva dela e provavelmente iria deixar de atendê-la. Ela ficaria sem ninguém, seria abandonada pela única pessoa no mundo com quem podia falar. Sally estava aborrecida e chorando quando começou a passar a gilete no braço. Assim que o sangue apareceu, começou a se acalmar. Em seguida, o terapeuta telefonou e perguntou qual era o problema. Sally estava soluçando ao dizer que cortara o braço porque ele, terapeuta, não se importava mais com ela, que a estava abandonando. Sally gosta de todos em sua vida – os pais, a melhor amiga, todos os homens com quem se relaciona. Mas jamais havia alguém por perto quando ela precisava deles.

Autoconceito

Os clientes têm uma visão instável de si próprios, que muda de modo crítico e repentino. Podem parecer necessitados e dependentes em um momento e, no seguinte, manifestam raiva, hostilidade e rejeição. São comuns mudanças súbitas de opinião e planos sobre carreira, identidade sexual, valores e tipos de amigos. Os clientes se veem como inerentemente bons ou ruins e com frequência relatam a sensação de que, na verdade, nem existem.

Ameaças, gestos e tentativas suicidas são comuns. Autolesão e mutilação, como cortar-se, furar-se ou queimar-se, são comuns. Esses comportamentos devem ser levados muito a sério, pois tais clientes correm maior risco de concretizar o suicídio, inclusive quando numerosas tentativas prévias não colocaram a vida em risco. As lesões autoinflingidas causam muita dor e com frequência exigem tratamento extensivo; algumas resultam em cicatrizes significativas ou incapacidade permanente, como paralisia ou perda da mobilidade por causa de lesão em nervos, tendões e outras estruturas essenciais.

Papéis e relacionamentos

Os clientes detestam ficar sozinhos, mas seus comportamentos erráticos, lábeis e, às vezes, perigosos costumam isolá-los. Os relacionamentos são instáveis, tempestuosos e intensos; o ciclo repete-se continuamente. Esses clientes têm medo extremo do abandono e dificuldade em acreditar que o relacionamento continua existindo também quando a pessoa está longe deles. Engajam-se em muitos comportamentos desesperados, inclusive tentativas de suicídio, para conquistar e manter relacionamentos. Os sentimentos por outras pessoas geralmente são distorcidos, erráticos e inapropriados. Podem, por exemplo, ver alguém com quem se encontraram apenas 1 ou 2 vezes como o melhor e único amigo ou o "amor da minha vida". Se outra pessoa não mostra sentimentos recíprocos aos seus de imediato, podem se sentir rejeitados, tornar-se hostis e declará-la inimiga. Essas mudanças emocionais erráticas podem ocorrer no espaço de uma hora. Com frequência essas situações precipitam o comportamento automutilante; às vezes podem tentar machucar outras pessoas fisicamente.

Em geral os clientes têm história de mau desempenho na escola e no trabalho por causa da constante alteração de objetivos relativos à carreira e das mudanças na própria identidade ou nas aspirações, preocupação em manter os relacionamentos e medo de um abandono real ou percebido. Aos clientes falta concentração e autodisciplina para dar sequência a tarefas, às vezes comuns, associadas com o trabalho ou a escola.

Considerações fisiológicas e de autocuidado

Além do comportamento suicida e das autolesões, os clientes também podem se engajar em compulsão (comer demais) e purgação (vômito autoinduzido), abuso de substâncias, sexo sem proteção ou comportamentos arriscados, como dirigir alcoolizado. É comum terem dificuldade para dormir.

Análise de dados

Os diagnósticos de enfermagem para clientes com transtorno da personalidade *borderline* podem incluir o seguinte:

- Risco de Suicídio
- Risco de Automutilação
- Risco de Violência Direcionada a Outros
- Enfrentamento Ineficaz
- Isolamento Social

Identificação dos resultados

Os resultados do tratamento podem incluir os seguintes itens. O cliente:

- Ficará seguro e livre de lesões significativas.
- Não machucará outras pessoas nem destruirá propriedades.
- Demonstrará aumento do controle do comportamento impulsivo.
- Dará os passos apropriados para atender às próprias necessidades.
- Demonstrará habilidades de solução de problemas.
- Verbalizará maior satisfação nos relacionamentos.

Intervenções

Os clientes com transtorno da personalidade *borderline* muitas vezes estão envolvidos em psicoterapia de longo prazo para tratar questões de disfunção familiar e abuso. É mais provável que o enfermeiro tenha contato com tais clientes durante as crises, quan-

INTERVENÇÕES DE ENFERMAGEM

Para o transtorno da personalidade borderline

Promover a segurança do cliente.
- Estabelecer um contrato de não autolesão.
- Expressar sentimentos e emoções com segurança.

Ajudar o cliente a lidar com emoções e a controlá-las.
- Identificar sentimentos.
- Fazer um diário das ocorrências.
- Moderar respostas emocionais.
- Diminuir a impulsividade.
- Adiar a gratificação.

Ensinar técnicas de reestruturação cognitiva.
- Interromper os pensamentos.
- Promover a descatastrofização.

Estruturar o tempo.
Ensinar habilidades sociais.
Ensinar habilidades de comunicação eficazes.
Iniciar uma relação terapêutica.
- Definir limites.
- Confrontar.

---

do exibem comportamentos de autolesão ou sintomas psicóticos passageiros. Com frequência hospitalizações breves são usadas para administrar essas dificuldades e estabilizar sua condição.

Como promover a segurança do cliente

A prioridade é sempre a segurança física do cliente. O enfermeiro deve sempre levar a sério a ideação suicida com elaboração de um plano e acesso a meios de colocá-lo em prática e comportamentos de autolesão; é preciso instituir as intervenções apropriadas (ver o Cap. 15). Normalmente os clientes experimentam possibilidade crônica de suicídio ou ideias de suicídio intermitentes contínuas ao longo de meses ou anos. O desafio do enfermeiro, em sintonia com o cliente, é determinar quando há probabilidade de que tais ideias se transformem em ação.

Os clientes podem concretizar impulsos de autolesão cortando-se, queimando-se ou espetando-se o que, às vezes, causa dano físico permanente. A autolesão pode ocorrer em momentos de raiva ou de episódios dissociativos ou sintomas psicóticos. Pode ocorrer, ainda, sem qualquer razão aparente. Ajudar o cliente a evitar a autolesão pode ser difícil quando as condições antecedentes variam muito. Às vezes, ele pode discutir com o enfermeiro os impulsos de se automachucar quando se sente confortável em fazê-lo. O enfermeiro deve manter uma atitude sem julgamento ao discutir esse tópico.

Encorajar o estabelecimento de um **contrato de não automutilação**, em que o cliente promete não se engajar em atos de automutilação e em relatar ao enfermeiro quando estiver perdendo o controle é uma prática comum. Este enfatiza que esse contrato não é uma promessa que o cliente faz a ele, enfermeiro, mas uma promessa que faz consigo mesmo de ficar em segurança. Mesmo sem implicações legais, acredita-se que um contrato assim beneficie o tratamento do cliente, promovendo a autorresponsabilidade e encorajando o diálogo entre ele e o enfermeiro. Com o tempo, porém, não ficam evidências da eficácia desses contratos e, na verdade, há os que acreditam que eles possam interferir na relação terapêutica (McMyler e Pryjmachuk, 2008).

Quando o cliente está relativamente calmo e pensando de forma clara, é útil explorar o comportamento de automutilação. O enfermeiro evita aspectos sensacionalistas da lesão; o foco é identificar o humor e o afeto, o nível de agitação e angústia e as circunstâncias que cercam o incidente. Desse modo, o cliente pode começar a identificar situações, humores ou emoções que disparam e precedem a automutilação e pode usar habilidades mais eficazes para lidar com essas questões.

Quando o cliente realmente se machuca, o enfermeiro avalia a lesão e a necessidade de tratamento de maneira calma e prática. Dar lição de moral ou castigar o cliente é uma ação punitiva e não tem efeito positivo sobre comportamentos de automutilação. O mais desejável é desviar a atenção da questão física momentânea para outra coisa.

Como estabelecer a relação terapêutica

Seja qual for o local de atendimento clínico, o enfermeiro deve proporcionar uma estrutura e definir os limites da relação terapêutica. Em um local de atendimento clínico, isso pode significar ver o cliente em sessões agendadas, com duração determinada, e não sempre que ele aparecer e exigir a atenção imediata do profissional. No hospital, o enfermeiro planeja passar certa quantidade de tempo com o cliente, trabalhando sobre questões ou estratégias para lidar com situações, em vez de lhe dar acesso exclusivo diante de uma crise. A definição de limites e as técnicas de confronto descritas anteriormente também são úteis.

Como determinar as fronteiras dos relacionamentos

Os clientes têm dificuldade de manter relações interpessoais satisfatórias. As fronteiras pessoais não estão claras, e eles costumam alimentar expectativas não realistas. Padrões de pensamento e comportamento erráticos com frequência os afastam das outras pessoas. Isso pode valer tanto para relações profissionais quanto para pessoais. Os clientes podem errar facilmente a interpretação do interesse genuíno do enfermeiro e considerar a relação terapêutica uma amizade, e o enfermeiro pode se sentir lisonjeado por elogios feitos pelo cliente. O enfermeiro deve estar muito seguro a respeito do estabelecimento das fronteiras da relação terapêutica para garantir que seus próprios limites e os do cliente não sejam violados. Por exemplo:

Cliente: "Você é melhor do que minha família ou os médicos. Você me entende melhor do que qualquer outra pessoa."

Enfermeiro: "Estou interessado em ajudá-lo a melhorar, assim como todos os outros membros da equipe." *(estabelece fronteiras)*

> **INSTRUÇÕES AO CLIENTE E À FAMÍLIA**
>
> *Sobre o transtorno da personalidade* borderline
>
> Ensinar habilidades sociais.
> - Manter fronteiras pessoais.
> - Manter expectativas realistas sobre relacionamentos.
>
> Ensinar a estruturar o tempo.
> - Redigir um cronograma de atividades.
> - Fazer uma lista de atividades solitárias para combater o tédio.
>
> Ensinar o autocontrole pela reestruturação cognitiva.
> - Promover a descatastrofização de situações.
> - Interromper pensamentos.
> - Usar a autoconversa positiva.
>
> Usar técnicas de assertividade, como declarações na primeira pessoa.
>
> Usar distrações, como caminhar ou ouvir música.

Como ensinar habilidades de comunicação

É importante ensinar habilidades básicas de comunicação, como contato pelo olhar, ouvir ativamente, mudança de turnos de fala, validação do significado da comunicação do outro e uso de afirmações com sujeito "eu" ("Eu acho...", "Eu sinto...", "Eu preciso..."). O enfermeiro pode modelar essas técnicas e engajar o cliente em sua encenação. Pergunta como o cliente se sente quando interagem e também dá *feedback* sobre comportamentos não verbais, como "Notei que você estava olhando para o chão ao discutir seus sentimentos".

Como ajudar os clientes a lidar com emoções e a controlá-las

Os clientes costumam reagir a situações com respostas emocionais extremas, sem reconhecer, na verdade, os próprios sentimentos. O enfermeiro pode ajudá-los a identificar seus sentimentos e a aprender a tolerá-los sem respostas exageradas, como destruição de propriedade ou autolesão. Manter um diário costuma ajudar os clientes a tomar consciência de seus sentimentos. O enfermeiro pode reler os itens do diário como base para uma discussão.

Outro aspecto da regulação emocional consiste em diminuir a impulsividade e aprender a adiar a gratificação. Quando os clientes têm um desejo ou solicitação imediata, devem aprender que não é razoável esperar que o atendimento venha de imediato. Eles podem usar distrações, como fazer uma caminhada ou ouvir música, para lidar com a espera ou podem pensar em meios de atender às necessidades por conta própria. Além disso, podem escrever no diário o que sentem quando a gratificação é adiada.

Como remodelar padrões mentais

Esses clientes consideram todas as coisas, pessoas e situações em extremos – totalmente boas ou totalmente ruins. A **reestruturação cognitiva** é uma técnica útil na mudança de padrões mentais, que ajuda a reconhecer pensamentos e sentimentos negativos e a substituí-los por padrões positivos. A **interrupção de pensamentos** é uma técnica para alterar o processo dos padrões mentais negativos ou autocríticos, do tipo "Sou um idiota, um estúpido, não consigo fazer nada direito". Quando os pensamentos negativos surgem, o cliente pode dizer: "Pare!", em voz alta, para afastá-los. Depois, meios mais sutis, como a formação da imagem visual de um sinal vermelho, serão a dica para interromper pensamentos negativos. O cliente aprende, então, a substituir pensamentos negativos recorrentes sobre a própria inutilidade por pensamentos mais positivos. Na **discussão autopositiva**, ele reestrutura pensamentos negativos transformando-os em positivos: "Cometi um erro, mas não é o fim do mundo. Da próxima vez saberei o que fazer" (Andreasen e Black, 2006).

A **descatastrofização** é uma técnica que envolve aprender a avaliar situações de modo realista, em vez de sempre pressupor a ocorrência de uma tragédia. O enfermeiro pergunta: "Qual a pior coisa que pode acontecer?" ou "Qual a probabilidade de isso acontecer?" ou "Como você acha que outras pessoas lidariam com isso?" ou "Você consegue imaginar alguma exceção?". Desse modo, o cliente deve considerar outros pontos de vista e vai pensar realmente sobre a situação; com o tempo, seu pensamento pode se tornar menos rígido e inflexível (Andreasen e Black, 2006).

Como estruturar as atividades diárias do cliente

Sentimentos de tédio e vazio crônicos, medo do abandono e intolerância a ficar sozinho são problemas comuns. Os clientes ficam perdidos, sem saber como administrar o tempo não estruturado, tornam-se infelizes, começam a ruminar e podem se engajar em comportamentos frenéticos e desesperados (p. ex., autolesão) para mudar a situação. Minimizar o tempo não estruturado planejando atividades pode ajudá-los a administrar os momentos que passam sozinhos. Eles podem fazer um cronograma por escrito que inclua compromissos, compras, leitura de jornal e caminhadas. Há maior probabilidade de seguirem o cronograma quando registrado em papel. Isso também pode ajudá-los a planejar com antecedência o tempo gasto com outras pessoas, em vez de chamá-las freneticamente quando surge a angústia. O cronograma escrito também permite que o enfermeiro os ajude a se engajar em comportamentos mais saudáveis, como praticar exercícios, planejar refeições e cozinhar alimentos nutritivos.

Avaliação

Assim como ocorre com qualquer outro transtorno da personalidade, as mudanças podem ser pequenas e lentas. O grau de prejuízo funcional dos clientes com transtorno da personalidade *borderline* pode variar amplamente. Aqueles com prejuízos graves podem ser avaliados em termos da habilidade de ficar seguros e evitar autolesão. Outros podem estar empregados e ter relacionamentos interpessoais bastante estáveis. Em geral, quando os clientes têm crises menores e menos frequentes, o tratamento está sendo eficaz.

TRANSTORNO DA PERSONALIDADE HISTRIÔNICA

Quadro clínico

O **transtorno da personalidade histriônica** é caracterizado por um padrão insistente de emoções e busca de atenção excessivos. Ocorre em 2 a 3% da população em geral e em 10 a 15% da população clínica. É visto com maior frequência em mulheres do que em homens. Comumente os clientes buscam tratamento para depressão, problemas físicos inexplicados e dificuldades nos relacionamentos (APA, 2000).

A tendência desses clientes de exagerar a intimidade dos relacionamentos ou dramatizar ocorrências relativamente menores pode resultar em dados não confiáveis. A fala costuma ter tons fortes e ser teatral, cheia de adjetivos superlativos. No entanto, torna-se aparente que, embora sejam fortes e envolventes, as descrições são vagas e pobres em detalhes. A aparência geral é normal, mas, às vezes, exageram nas roupas (p. ex., vão a uma consulta médica de vestido de festa e salto alto). Os clientes ficam extremamente preocupados em impressionar os outros com sua aparência e gastam uma quantidade incomum de tempo, energia e dinheiro com esse fim. Esse modo de vestir-se e os flertes não se limitam a situações ou relações sociais, ocorrem também em locais de trabalho. O enfermeiro pode achar que o cliente está jogando charme ou tentando seduzi-lo.

Os clientes são emocionalmente expressivos, gregários e efusivos. Com frequência exageram emoções de modo inapropriado. Podem dizer, por exemplo, "É o médico mais maravilhoso do mundo! É tão fantástico! Mudou a minha vida!" para descrever um médico que viram 1 ou 2 vezes. Nesse caso, o cliente não consegue especificar por que dá tanto valor ao médico. As emoções expressas, embora ricas, são superficiais e não demonstram sinceridade; isso fica logo aparente para as outras pessoas, mas não para os clientes. Eles experimentam mudanças rápidas de humor e emoções e podem gargalhar efusivamente em um momento e, logo em seguida, cair no choro. Por isso, suas exibições de emoção podem parecer falsas ou forçadas. Os clientes são autoabsorvidos; seus pensamentos focam mais eles próprios, com pouco ou nenhum espaço para as necessidades dos demais. São altamente sugestionáveis e costumam concordar com quase todo mundo para obter atenção. Expressam opiniões de forma muito firme, mas, como as baseiam em poucas evidências ou fatos, essas opiniões costumam mudar por influência de alguém que estejam tentando impressionar.

Esses clientes ficam desconfortáveis quando não são o centro da atenção e fazem de tudo para conquistar esse *status*. Usam a aparência física e vestem-se para chamar atenção. Às vezes podem criar, de modo sutil, situações para ganhar elogios, inventam histórias inacreditáveis ou fazem cenas públicas para atrair atenção. Podem inclusive desmaiar, ficar doentes ou cair no chão. Ficam consideravelmente radiantes quando conseguem atenção após algum desses comportamentos; isso deixa as outras pessoas com a sensação de que foram usadas. Qualquer comentário ou declaração que possa ser interpretado como não elogioso ou não bajulador pode produzir uma resposta forte, como acesso temperamental ou uma crise de choro.

Os clientes tendem a exagerar a intimidade dos relacionamentos. Referem-se a quase todos os conhecidos como "amigos queridos". Podem constranger membros da família ou amigos com comportamentos extravagantes e inapropriados em público, como abraçar e beijar alguém que acabaram de conhecer ou cair em um choro incontrolável devido a um incidente menor. Pode ser que ignorem velhos amigos quando são apresentados a pessoas novas e interessantes. Aqueles que se relacionam com tais clientes costumam afirmar ter sido usados, manipulados ou explorados sem qualquer pudor.

Pode ser que os clientes tenham uma ampla variedade de queixas físicas vagas ou relatem versões exageradas de doenças físicas. Esses episódios normalmente envolvem a atenção que receberam (ou deixaram de receber) e não uma preocupação fisiológica específica.

Intervenções de enfermagem

O enfermeiro dá um *feedback* aos clientes sobre suas interações sociais com outras pessoas, incluindo a maneira de vestir-se e o comportamento não verbal. O *feedback* deve abordar alternativas apropriadas, e não meras críticas. O enfermeiro pode dizer, por exemplo:

"Quando você abraça e beija outras pessoas no primeiro encontro, podem interpretar seu comportamento de modo sexual. Seria mais aceitável ficar a pelo menos uns 60 cm de distância delas e apertar-lhes a mão."

Também pode ser útil discutir situações sociais para explorar as percepções do cliente sobre reações e comportamentos dos outros. Ensinar habilidades sociais e encenar a aplicação dessas habilidades em um ambiente seguro e não ameaçador pode ajudá-los a adquirir confiança na própria habilidade de interagir socialmente. O enfermeiro deve ser específico ao descrever e formar modelos das habilidades sociais, incluindo estabelecer contato pelo olhar, engajar-se em ouvir ativamente e respeitar o espaço pessoal. Também é útil esboçar tópicos de discussão apropriados para contatos casuais, amigos mais próximos ou familiares e apenas para o enfermeiro.

Os clientes podem ser bastante sensíveis à discussão da autoestima e responder com emoções exageradas. É importante explorar seus pontos fortes e qualidades e dar-lhes um *feedback* específico sobre características positivas. Estimulá-los a usar a comunicação assertiva, com frases na primeira pessoa, pode promover a autoestima e ajudá-los a atender às próprias necessidades de modo mais apropriado. O enfermeiro deve transmitir confiança genuína nas habilidades do cliente.

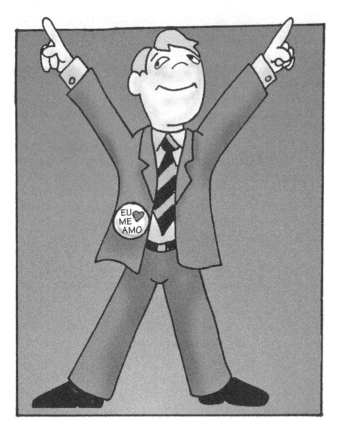

Personalidade narcisista.

TRANSTORNO DA PERSONALIDADE NARCISISTA

Quadro clínico

O **transtorno da personalidade narcisista** é caracterizado por padrão de grandiosidade (na fantasia ou no comportamento), necessidade de admiração e falta de empatia. Ocorre em 1 a 2% da população em geral e em 2 a 16% da população clínica. Os homens representam 50 a 75% das pessoas com esse diagnóstico. Os traços narcisistas são comuns na adolescência e não indicam necessariamente que o transtorno vá se desenvolver na vida adulta. A psicoterapia individual é o tratamento mais eficaz, e a hospitalização é rara, a não ser que haja condições comórbidas que exijam tratamento com internação (APA, 2000).

Os clientes podem exibir uma atitude arrogante ou altiva. Pode ser que lhes falte a capacidade de reconhecer os sentimentos de outras pessoas ou de sentir empatia por elas. Podem expressar inveja e demonstrar má vontade em relação ao reconhecimento ou sucesso material conquistados por outros indivíduos porque acreditam que tudo isso deveria ser seu. Tendem a depreciar, menosprezar ou desconsiderar os sentimentos alheios. Podem expressar sua grandiosidade abertamente, ou então, esperar, em silêncio, pelo reconhecimento de sua notada grandeza. Com frequência preocupam-se com ilimitadas fantasias de sucesso, poder, brilho, beleza ou amor ideal. Essas fantasias reforçam o senso de superioridade. Podem ruminar sobre uma admiração e privilégios de longa duração e comparar-se favoravelmente com pessoas famosas ou privilegiadas.

Embora o processo mental esteja intacto, a compreensão é limitada ou insatisfatória. Os clientes se acreditam superiores e especiais e é pouco provável que acreditem ter comportamento problemático: consideram os próprios problemas como culpa de outros.

A autoestima subjacente é quase sempre frágil e vulnerável. Esses clientes são hipersensíveis a críticas e precisam de constante atenção e admiração. Muitas vezes exibem um sentimento de que têm direito a um tratamento especial (uma expectativa não realista de um tratamento especial ou de atendimento automático de seus desejos). Podem acreditar que apenas pessoas especiais ou privilegiadas são capazes de apreciar suas qualidades singulares ou são merecedoras de sua amizade. Esperam receber tratamento especial por parte dos outros e ficam perplexos ou até com raiva quando isso não acontece. Costumam estabelecer e explorar relacionamentos para elevar o próprio *status*. Pressupõem que as outras pessoas se preocupam com seu bem-estar. Discutem as próprias preocupações em detalhes e não consideram as necessidades ou os sentimentos alheios; com frequência perdem a paciência com quem discute as próprias preocupações e necessidades ou desdenham dessas pessoas.

No trabalho, podem ter certo êxito porque são ambiciosos e confiantes. No entanto, dificuldades são comuns, porque apresentam problemas quando trabalham com outras pessoas (que consideram inferiores) e têm limitada habilidade de aceitar críticas ou *feedback*. Também tendem a acreditar que recebem pouca remuneração ou consideração, ou que devem ter um cargo mais elevado, de maior autoridade, inclusive quando não têm qualificação.

Intervenções de enfermagem

Clientes com transtorno da personalidade narcisista podem representar um dos maiores desafios para o enfermeiro. É preciso usar habilidades da autopercepção para evitar a raiva e a frustração que o comportamento e a atitude desses clientes podem gerar. Eles podem ser rudes e arrogantes, impacientes, grosseiros e críticos com o enfermeiro. Este não pode internalizar essas críticas nem tomá-las como uma questão pessoal. O objetivo é obter a cooperação dos clientes nos tratamentos, conforme indicados. O enfermeiro fornece informações, sobre condições psiquiátricas ou clínicas comórbidas, regime de medicação e qualquer habilidade de autocuidado necessária. Também estabelece limites para o comportamento rude ou verbalmente abusivo e explica suas expectativas em relação ao cliente.

GRUPO C: TRANSTORNOS DA PERSONALIDADE

TRANSTORNO DA PERSONALIDADE ESQUIVA

Quadro clínico

O **transtorno da personalidade esquiva** é caracterizado por um padrão insistente de desconforto e reticência social, baixa autoestima e hipersensibilidade à avaliação negativa. Ocorre em

0,5 a 1% da população em geral e em 10% da população clínica. É igualmente comum entre homens e mulheres. Os clientes são bons candidatos a psicoterapia individual (APA, 2000).

Há probabilidade de que clientes relatem inibição extrema na infância e frequente esquiva de situações e pessoas não conhecidas, com intensidade além da esperada para a respectiva etapa do desenvolvimento. Essa inibição, que pode ter continuado durante toda fase de crescimento, contribui para a baixa autoestima e a alienação social. Os clientes são propensos à ansiedade, podem ficar inquietos quando sentados e manter pouco contato pelo olhar com o enfermeiro. Pode ser que relutem em fazer perguntas ou solicitações. Podem parecer tristes, assim como ansiosos. Descrevem-se tímidos, temerosos, estranhos do ponto de vista social e facilmente devastados por críticas reais ou percebidas. Sua resposta normal a esses sentimentos consiste em ficarem mais reticentes e retraídos.

Os clientes têm autoestima muito baixa. São hipersensíveis a avaliações negativas feitas por outras pessoas e acreditam de imediato que são inferiores. Relutam em fazer qualquer coisa percebida como arriscada, e, para eles, quase tudo é arriscado. Têm medo e estão convencidos de que vão cometer algum erro, ser humilhados ou constranger a si mesmos ou a outras pessoas. Por terem um medo incomum de rejeição, crítica, vergonha ou desaprovação, tendem a evitar situações ou relacionamentos que possam resultar nesses sentimentos. Em geral desejam fortemente a aceitação social e a companhia de outras pessoas: desejam proximidade e intimidade, mas temem possível rejeição e humilhação. Esses medos obstruem a socialização, fazendo com que os clientes pareçam estranhos ou socialmente ineptos, e reforçam suas crenças a respeito de si mesmos. Podem precisar de reforço excessivo de uma aceitação garantida antes que se disponham a correr riscos para estabelecer um relacionamento.

Os clientes podem relatar algum êxito em papéis profissionais porque se sentem ansiosos por agradar ou ganhar a aprovação de um supervisor. No entanto, timidez, estranheza ou medo do fracasso às vezes impedem que busquem empregos que poderiam ser mais adequados, desafiadores ou recompensadores. Pode ser, por exemplo, que o cliente rejeite uma promoção e permaneça na mesma posição inicial por vários anos apesar de ter qualificação suficiente para ascender.

Intervenções de enfermagem

Esses clientes exigem muito apoio e reforço por parte do enfermeiro. No contexto não ameaçador da relação terapêutica, o enfermeiro pode ajudá-los a explorar aspectos pessoais positivos, respostas positivas de outras pessoas e possíveis razões para autocrítica. Ajudá-los a praticar a autoafirmação e a autoconversa positiva pode ser útil na promoção da autoestima. Outras técnicas de reestruturação cognitiva, como a reestruturação e a descatastrofização (descritas anteriormente), podem incrementar o valor pessoal. O enfermeiro pode ensinar habilidades sociais e ajudar os clientes a praticá-las na segurança do relacionamento enfermeiro-cliente. Embora tenham muitos medos sociais, esses clientes têm seus medos contrabalançados pelo desejo de relações e contatos sociais significativos. O enfermeiro deve ser cuidadoso e paciente com eles, sem esperar uma implementação muito rápida de habilidades sociais.

TRANSTORNO DA PERSONALIDADE DEPENDENTE

Quadro clínico

O **transtorno da personalidade dependente** é caracterizado por uma necessidade insistente e excessiva de ser cuidado por alguém, o que leva a um comportamento submisso e apegado e a medos de separação. Esses comportamentos pretendem provocar o cuidado de outras pessoas. O transtorno ocorre em até 15% da população e é observado com frequência três vezes maior em mulheres do que em homens. Ocorre em famílias e é mais comum no filho mais jovem. Pessoas com transtorno da personalidade dependente costumam buscar tratamento para ansiedade, depressão ou sintomas somáticos (APA, 2000).

Em geral os clientes são ansiosos e podem se sentir um tanto desconfortáveis. Costumam ser pessimistas e autocríticos; as outras pessoas ferem seus sentimentos com facilidade. É comum relatarem que se sentem infelizes ou deprimidos; isso está associado, mais provavelmente, com a perda real ou suposta do apoio de outra pessoa. Preocupam-se em excesso com medos irreais de serem deixados sozinhos, à mercê dos próprios cuidados. Acreditam-se fadados ao fracasso quando sozinhos; por isso, a manutenção ou a busca de um relacionamento ocupam a maior parte de seu tempo. Têm inúmeras dificuldades para tomar decisões, inclusive as menores. Buscam conselho e reforços repetidos para todo tipo de decisão, desde o que vestir até o tipo de trabalho a procurar. Embora sejam capazes de emitir julgamentos e tomar decisões, não têm segurança suficiente para fazê-lo.

Os clientes percebem-se como incapazes de funcionar fora de um relacionamento com alguém que lhes diga o que fazer. Ficam muito pouco à vontade e sentem-se desamparados quando estão sozinhos, inclusive se o relacionamento atual estiver intacto. Têm dificuldade em iniciar projetos ou completar tarefas diárias simples de modo independente. Acreditam precisar de alguém para assumir a responsabilidade por eles, e essa crença excede em muito o nível apropriado para a situação ou a idade. Podem, inclusive, temer a aquisição de competências, pois isso significaria uma eventual perda do suporte da pessoa de quem dependem. Podem fazer praticamente tudo para sustentar um relacionamento, mesmo quando é ruim. Isso inclui realizar tarefas desagradáveis, ir a lugares de que não gosta ou, em casos extremos, tolerar abusos. Os clientes relutam em expressar discordância por medo de perder o apoio ou a aprovação da outra pessoa; podem até aprovar atividades erradas ou ilegais para evitar essa perda.

Quando realmente vivem o fim de um relacionamento, buscam outro com urgência e desespero. Seu lema não dito parece ser "Melhor um relacionamento qualquer do que nenhum relacionamento".

Intervenções de enfermagem

O enfermeiro deve ajudar os clientes a expressar sentimentos de pesar e perda, que acompanham o final de um relacionamento, enquanto buscam autonomia e autoconfiança. Ajudá-los a identificar as próprias forças e necessidades é mais útil do que encorajá-los a desfazer uma crença do tipo "não consigo fazer nada sozinho!". Técnicas de reestruturação cognitiva, como a reformulação e a descatastrofização, podem ser benéficas.

Os clientes podem precisar de assistência no funcionamento diário quando alcançam pouco ou nenhum êxito anterior nessa área. Isso inclui planejar cardápios, fazer compras de supermercado, montar o orçamento, controlar o talão de cheques e pagar contas. É essencial uma avaliação cuidadosa para determinar áreas de necessidade. Dependendo de suas habilidades e limitações, pode ser indicado o encaminhamento do cliente a agências em busca de serviços ou assistência.

É possível que o enfermeiro tenha de ensinar técnicas de solução de problemas e tomadas de decisão e ajudar o cliente a aplicá-las na vida diária. O profissional deve evitar dar conselhos sobre os problemas ou tomar decisões pelo cliente, ainda que ele lhe faça essa solicitação. Pode ajudar o cliente a explorar problemas; além disso, pode auxiliar na discussão de alternativas e fornecer suporte e *feedback* positivo aos esforços do cliente nessas áreas.

TRANSTORNO DA PERSONALIDADE OBSESSIVO-COMPULSIVA

Quadro clínico

O **transtorno da personalidade obsessivo-compulsiva** é caracterizado por um padrão insistente de preocupação com perfeccionismo, controle mental e interpessoal e ordem, à custa de flexibilidade, abertura e eficiência. Ocorre em 1 a 2% da população, afetando duas vezes mais homens do que mulheres. Essa porcentagem aumenta para 3 a 10% entre clientes em instituições de doença mental. A incidência é maior em crianças mais velhas e indivíduos cujas profissão envolva fatos, números ou um foco metódico em detalhes. Com frequência essas pessoas buscam tratamento porque reconhecem que sua vida não é prazerosa ou porque estão tendo problemas no trabalho ou nos relacionamentos. Em geral beneficiam-se da terapia individual (APA, 2000).

O comportamento desses clientes é formal e sério; eles respondem às perguntas com precisão e muitos detalhes. Costumam relatar sentir necessidade de serem perfeitos desde a infância. Esperava-se deles que fossem bons e fizessem tudo certo para ganhar aprovação dos pais. Expressar emoções ou declarar independência era, provavelmente, respondido com rigorosa desaprovação e consequências emocionais. A variação emocional em geral é bem limitada. Esses clientes têm dificuldade para expressar emoções, e qualquer uma que expressam é rígida, inflexível e formal, faltando-lhes espontaneidade. Esses clientes podem ser muito resistentes e relutantes em renunciar ao controle, o que dificulta que eles expressem emoções e sentimentos, ficando vulneráveis em frente aos outros. O afeto também é restrito: em geral parecem ansiosos e irritáveis ou rígidos e relutantes em revelar emoções ocultas.

Preocupam-se com a ordem e tentam mantê-la em todas as áreas da vida. Lutam por perfeição como se fosse possível alcançá-la e ficam preocupados com detalhes, regras, listas e cronogramas a ponto de perderem o "quadro geral". Tornam-se absorvidos na própria perspectiva, acreditam que estão certos e não ouvem outras pessoas com atenção porque, de antemão, já desconsideram o que está sendo dito. Verificam e reverificam detalhes de qualquer projeto ou atividade; com frequência não chegam a completar um projeto porque estão sempre "tentando melhorá-lo". Têm problemas em fazer julgamentos e tomar decisões ou, mais especificamente, em chegar a uma decisão. Consideram e reconsideram alternativas, e o desejo de perfeição impede que decidam. Interpretam regras ou orientações literalmente e não conseguem ser flexíveis nem modificar decisões com base nas circunstâncias. Preferem escrever regras para toda e qualquer atividade no trabalho. Sua compreensão é limitada e costumam não notar que o próprio comportamento irrita ou frustra outras pessoas. Se confrontados com essa irritação, ficam pasmos e não conseguem acreditar: "Não querem que eu faça um bom trabalho".

Esses clientes têm autoestima baixa, agem consigo mesmos sempre com rigor, crítica e julgamento; acreditam que "poderiam ter feito melhor", ainda que o trabalho tenha sido muito bem feito. Elogios e reforço positivo não mudam essa crença. Os clientes ficam sobrecarregados por padrões e expectativas extremamente elevados e inalcançáveis. Embora ninguém seja capaz de atender às expectativas criadas, sentem-se culpados e inúteis por não as terem alcançado. Tendem a avaliar a si mesmos e aos outros apenas com base em feitos ou ações, sem levar em conta as qualidades pessoais.

Esses clientes têm muita dificuldade em relacionamentos, poucos amigos e pouca vida social. Não expressam sentimentos calorosos nem ternos em relação a outras pessoas; as tentativas de fazer isso são muito rígidas e formais e podem soar como insinceras. Se, por exemplo, uma pessoa significativa expressa amor e afeição, a resposta do cliente pode ser "o sentimento é mútuo".

As relações conjugais e com os filhos costumam ser difíceis, pois esses clientes podem ser severos e impiedosos. Por exemplo, a maioria deles é frugal, não dá presentes, não gosta de se desfazer de objetos antigos e insiste em que as pessoas ao redor façam o mesmo. Comprar alguma coisa nova pode parecer frívolo e desnecessário. Não conseguem tolerar a falta de controle e, por isso, costumam organizar os passeios da família a tal ponto que ninguém se diverte. Esses comportamentos podem gerar discussões e brigas diárias na vida familiar.

No trabalho, podem ter certo êxito, particularmente em campos em que são desejáveis a precisão e a atenção a detalhes. Entretanto, pode ser que percam os prazos finais porque ficam tentando alcançar a perfeição e não conseguem tomar as decisões necessárias durante o processo de busca de mais dados. Fracassam nas tomadas de decisão com prazo estipulado devido à contínua busca da perfeição. Têm dificuldade de trabalhar em equipe e preferem "fazer as coisas por conta própria" para que tudo seja bem feito. Quando chegam a aceitar ajuda de outros, podem dar instruções tão detalhadas e observar os colaboradores tão de perto que eles se sentem insultados e irritados e se recusam a trabalhar com eles. Considerando-se essa necessidade excessiva de rotina e controle, situações e compromissos novos também são difíceis.

Intervenções de enfermagem

Os enfermeiros podem ajudar os clientes a ver as tomadas de decisão e a conclusão de projetos de uma perspectiva diferente. Em vez de se empenhar na busca da perfeição, podem estabelecer o objetivo de concluir o projeto e tomar a decisão dentro de um prazo especificado. Ajudá-los a aceitar ou a tolerar um trabalho não tão perfeito ou a tomar decisões em um prazo pode diminuir algumas dificuldades no trabalho ou em casa. Os clientes podem se beneficiar de técnicas de reestruturação cognitiva. O enfermeiro pode perguntar "O que pode acontecer de pior?" ou "Como o seu chefe (ou esposa) vê essa situação?". Essas perguntas podem desafiar alguns pensamentos rígidos e inflexíveis.

Encorajar essas pessoas a correr riscos, como deixar outra pessoa planejar uma atividade familiar, pode melhorar os relacionamentos. Praticar a negociação com a família ou os amigos também pode ajudá-los a abandonar parte da sua necessidade de controle.

OUTROS TRANSTORNOS RELACIONADOS

Pesquisadores estão estudando dois transtornos – o depressivo e o passivo-agressivo – com o objetivo de incluí-los na categoria de transtornos da personalidade. Atualmente, o DSM-IV-TR já lista e descreve essas condições.

TRANSTORNO DA PERSONALIDADE DEPRESSIVA

Quadro clínico

O **transtorno da personalidade depressiva** é caracterizado por um padrão insistente de cognições e comportamentos depressivos em contextos variados. Ocorre igualmente em homens e mulheres e, com maior frequência, entre pessoas com parentes com transtornos depressivos graves. Quem tem transtornos da personalidade depressiva costuma buscar tratamento para sua angústia e em geral responde de modo favorável a antidepressivos (APA, 2000).

Embora possa parecer que os clientes com transtorno da personalidade depressiva tenham características de comportamento similares a clientes com depressão grave (p. ex., mau humor, característica meditativa, ausência de alegria, pessimismo), o transtorno da personalidade é muito menos grave. Clientes com transtorno da personalidade depressiva comumente não experimentam a gravidade nem a longa duração da depressão mais grave, nem dos sintomas característicos de perturbação do sono, perda de apetite, pensamentos de morte recorrentes e total desinteresse por toda e qualquer atividade. O episódio depressivo grave é discutido no Capítulo 15.

Esses clientes têm um afeto triste, sombrio ou abatido. Expressam infelicidade persistente, falta de entusiasmo e desesperança, seja qual for a situação. Com frequência relatam incapacidade de experimentar alegria ou prazer em qualquer atividade; não conseguem relaxar e não têm senso de humor. Podem reprimir ou não expressar a raiva. Ficam meditativos e preocupados com todos os aspectos da vida diária. Seu pensamento é negativo e pessimista; raramente veem esperança de melhora no futuro. Ser pessimista é "ser realista". Apesar dos resultados positivos em determinada situação, o pensamento negativo continua. As habilidades de julgamento ou de tomada de decisão costumam permanecer intactas, mas são dominadas por pensamento pessimista; com frequência esses clientes culpam a si mesmos ou outras pessoas injustamente por situações além do controle de qualquer um.

A autoestima é bastante baixa, com sentimentos de inutilidade e inadequação inclusive quando obtêm êxito. A autocrítica costuma levar a um comportamento punitivo e a sentimentos de culpa ou remorso. Os clientes podem parecer claramente calmos e passivos; preferem seguir outras pessoas do que exercer a liderança em qualquer trabalho ou situação social. Embora se sintam dependentes da aprovação de outros indivíduos, tendem a ser críticos demais e rápidos em rejeitar os outros em primeiro lugar. Esses clientes que precisam da aprovação e a atenção das outras pessoas, e querem isso, na verdade afastam os outros, o que reforça neles o sentimento de que não são dignos da atenção de quem quer que seja.

Intervenções de enfermagem

Ao trabalhar com clientes que relatam sentimentos depressivos, é sempre importante avaliar se há risco de autolesão. Se o cliente expressar ideação suicida ou tiver impulsos de autolesão, o enfermeiro terá de providenciar intervenções e planejar o cuidado como indicado (ver o Cap. 15).

O enfermeiro explica que, para se sentir melhor, o cliente deve agir, em vez de esperar. Encorajá-lo a se envolver com atividades ou com outras pessoas oportuniza a interrupção dos padrões de pensamento negativos cíclicos.

Dar *feedback* factual, em vez de fazer elogios gerais, reforça tentativas de interagir com outras pessoas e fornece informações positivas específicas sobre comportamentos melhores. Um exemplo de elogio geral é:

"Ah, você está se saindo muito bem hoje."

Essa declaração não identifica comportamentos positivos específicos. Permitir que o cliente identifique comportamentos positivos específicos costuma ajudar a promover a autoestima. Um exemplo de elogio específico é:

"Você conversou com a sra. Jones por 10 minutos, embora isso tenha sido difícil. Sei que foi preciso muito esforço."

Essa declaração dá ao cliente uma mensagem clara a respeito de um comportamento específico que foi eficaz e positivo – a habilidade de conversar com outra pessoa.

Técnicas de reestruturação cognitiva, como interrupção de pensamentos ou autoconversa positiva (discutidos previamente), também podem incrementar a autoestima. Os clientes aprendem a reconhecer pensamentos e sentimentos negativos e a conhecer padrões de pensamento novos e positivos a respeito de si mesmos.

Pode ser necessário ensinar habilidades sociais eficazes, como contato pelo olhar, ouvir ativamente e tópicos apropriados para uma primeira conversa social (p. ex., o tempo, eventos do momento, notícias locais). Mesmo que os clientes já conheçam essas habilidades sociais, é importante praticá-las – primeiro com o enfermeiro e, depois, com outras pessoas. Praticar com o enfermeiro no início é menos ameaçador. Outra técnica simples, mas eficaz, consiste em ajudar o cliente a fazer elogios. Isso exige que ele identifique algo positivo, e não negativo, em outras pessoas. Fazer elogios também promove o recebimento de elogios, o que pode incrementar ainda mais os sentimentos positivos.

TRANSTORNO DA PERSONALIDADE PASSIVO-AGRESSIVA

Quadro clínico

O **transtorno da personalidade passivo-agressiva** é caracterizado por uma atitude negativa e um padrão insistente de resistência passiva a demandas por desempenhos sociais e profissionais adequados. Ocorre em 1 a 3% da população em geral e em 2 a 8% da população clínica. Acredita-se que seja um pouco mais prevalente entre mulheres do que entre homens (APA, 2000).

Esses clientes podem parecer cooperativos, inclusive simpáticos, ou taciturnos e retraídos, dependendo das circunstâncias. Seu humor pode oscilar de forma rápida e errática, e eles costumam ficar chateados e ofendidos com facilidade. Podem alternar uma autoafirmação hostil, como teimosia, com a busca de defeitos e dependência excessiva, expressando contrição e culpa. Há uma atitude insistente negativa, taciturna e derrotista. O afeto pode ser triste ou raivoso. A atitude negativa influencia o conteúdo do pensamento: os clientes notam e antecipam dificuldades onde não existem. Veem o futuro de modo negativo e acreditam que coisas boas nunca duram. Com frequência são ambivalentes e indecisos, preferindo deixar que outros tomem decisões, que depois serão criticadas por eles. A compreensão também fica limitada: tendem a culpar outras pessoas por seus próprios sentimentos e má sorte. Em vez de aceitar uma responsabilidade razoável para a situação, os clientes podem alternar o comportamento de culpar outros indivíduos e sentir remorso e contrição exagerados.

Os clientes têm forte conflito entre a dependência de outras pessoas e o desejo de afirmação. A autoconfiança é baixa, apesar de parecerem autoconfiantes. Os clientes podem reclamar que não são compreendidos nem apreciados pelos outros e relatar que se sentem enganados, vitimizados e explorados. Habitualmente, ofendem-se, opõem-se e resistem quando lhes fazem demandas para funcionar em um nível esperado por outros. Essa oposição ocorre com maior frequência em situações de trabalho, mas também pode ficar evidente no funcionamento social. Expressam essa resistência por meio de adiamento, esquecimento, teimosia e ineficiência intencional, especialmente em resposta a tarefas atribuídas por figuras de autoridade. Também podem obstruir esforços de colegas, deixando de fazer sua parte. Em relacionamentos sociais ou familiares, podem desempenhar o papel de mártir que "sacrifica tudo pelos outros" ou que pode ser ferido e mal compreendido. Esses comportamentos às vezes são eficazes para manipular outras pessoas a fazer o que o cliente deseja, sem necessidade de uma solicitação direta.

Normalmente esses clientes têm várias queixas somáticas vagas ou generalizadas e podem, inclusive, adotar um papel de doente. Depois, podem ficar rancorosos ou amargos e reclamar: "Ninguém consegue descobrir o que há de errado comigo. Tenho que sofrer. Essa é a minha sina!".

Intervenções de enfermagem

O enfermeiro pode encontrar muita resistência dos clientes em identificar sentimentos e expressá-los de modo direto. É comum não reconhecerem que sentem raiva e podem expressá-la indiretamente. O enfermeiro pode ajudá-los a examinar a relação entre os sentimentos e as ações subsequentes. Pode ser, por exemplo, que o cliente tenha a intenção de completar um projeto no trabalho, mas, depois, comece a adiá-lo, esqueça-se dele ou fique "doente" e perca o prazo final. Ou planeja participar de um passeio com a família e fica doente, esquece o compromisso ou tem "uma emergência" justamente naquela hora. Ao focar o comportamento, o enfermeiro pode ajudar o cliente a ver o que incomoda ou perturba tanto as outras pessoas. Também é possível ajudá-lo a aprender modos apropriados de expressar sentimentos diretamente, em especial os negativos, como a raiva. Métodos como pedir-lhe que escreva sobre seus sentimentos ou promover a encenação de modelos são eficazes. No entanto, se o cliente não tiver vontade de se engajar nesse processo, o enfermeiro não poderá forçá-lo a isso.

CONSIDERAÇÕES SOBRE IDOSOS

Os transtornos da personalidade não são diagnosticados pela primeira vez em pessoas idosas, mas podem persistir desde a juventude até a idade avançada. Sakauye (2008) escreveu que os transtornos dos grupos A e C são mais prevalentes na idade avançada e estão mais proximamente correlacionados com a depressão. Algumas pessoas com transtornos da personalidade tendem a se estabilizar e têm menos dificuldades mais adiante na vida. Outras são descritas como "quem envelhece mal", ou seja, não são capazes de reconhecer as limitações que chegam com a idade, ou não as querem reconhecer, recusam-se a aceitar ajuda quando necessária e não tomam decisões razoáveis sobre cuidados com a saúde, as finanças ou as situações de vida. Esses indivíduos parecem cronicamente raivosos, infelizes ou insatisfeitos, o que resulta em relacionamentos tensos e, inclusive, afastamento da família, amigos, cuidadores e profissionais da saúde.

CUIDADOS NA COMUNIDADE

O cuidado de clientes com transtornos da personalidade ocorre principalmente em locais na comunidade. Instituições de atendimento psiquiátrico a pacientes graves, como hospitais, são úteis por questões de segurança, por períodos curtos. O enfermeiro usa suas habilidades para lidar com clientes que têm transtornos da personalidade em clínicas, locais com atendimento a pacientes externos, consultórios e muitos outros. Com frequência o transtorno da personalidade não é o foco da atenção; em vez disso, o cliente pode procurar tratamento devido a uma condição física.

A maioria das pessoas com transtornos da personalidade é tratada em locais em que é oferecida terapia em grupo ou individual, programas de apoio comunitário ou grupos de mútua ajuda. Outras não buscam tratamento para transtorno da personalidade, mas podem ser tratadas por uma doença mental mais grave. Sempre que o enfermeiro encontrar clientes com transtornos da personalidade, inclusive na vida cotidiana, as intervenções discutidas neste capítulo podem se mostrar úteis.

PROMOÇÃO DA SAÚDE MENTAL

O tratamento de indivíduos com transtorno da personalidade costuma focalizar a estabilização do humor, a diminuição da impulsividade e o desenvolvimento de habilidades sociais e de relacionamento. Hayward, Slade e Moran (2006) estudaram clientes com transtornos da personalidade em termos de suas percepções sobre as necessidades pessoais não atendidas. Os pesquisadores descobriram que eles percebiam as necessidades não atendidas em cinco áreas: autocuidado (manter-se limpo e arrumado); expressão sexual (estar insatisfeito com a vida sexual); orçamento (administrar as finanças diárias); sintomas psicóticos e angústia psicológica. Embora os sintomas psicóticos e a angústia psicológica costumem ser tratados por profissionais da saúde, as outras três áreas não o são. Isso sugere que lidar com essas áreas no tratamento do cliente pode resultar em uma maior sensação de bem-estar e na melhora da saúde.

Crianças com um número enorme de "fatores protetores" são menos propensas a desenvolvimento de um comportamento antissocial quando adultas. Esses fatores protetores incluem ter compromisso com a escola ou considerá-la importante, ter pais ou colegas que desaprovam o comportamento antissocial e estar envolvido com uma comunidade religiosa. É interessante notar que o estudo descobriu que as crianças com risco de abuso e as que não corriam esse risco mostraram menor probabilidade de comportamento antissocial na vida adulta quando esses fatores protetores estavam presentes em seu ambiente. Aquelas que não contavam com esses fatores tinham maior probabilidade de desenvolver um comportamento antissocial na vida adulta (Cohen, Chen, Gordon, Johnson, Brook e Kasen, 2008).

QUESTÕES DE AUTOPERCEPÇÃO

Uma vez que clientes com transtornos da personalidade levam muito tempo para mudar comportamentos, atitudes ou habilidades de enfrentamento ao lidar com as situações, os enfermeiros que trabalham com eles facilmente podem ficar frustrados ou com raiva. Esses clientes testam continuamente limites ou fronteiras da relação enfermeiro-cliente com tentativas de manipulação. Os enfermeiros devem discutir com colegas os sentimentos de raiva ou frustração para conseguir reconhecer e lidar com os próprios sentimentos.

A aparência geral dos clientes com transtornos da personalidade pode ser enganosa. Ao contrário dos psicóticos ou dos gravemente deprimidos, esses clientes parecem capazes de funcionar de modo mais eficaz. O enfermeiro pode, com facilidade, acreditar erroneamente que o cliente apenas não tem motivação ou não quer fazer as mudanças. Isso pode deixá-lo frustrado ou com raiva. É fácil ocorrerem situações em que o enfermeiro pensa: "Por que o cliente continua a fazer isso? Ele não está vendo que isso só vai causar dificuldades?". Essa reação é similar ao que provavelmente outras pessoas já expressaram em relação ao paciente.

Clientes com transtornos da personalidade também desafiam a habilidade da equipe terapêutica de trabalhar em grupo. Por exemplo, aqueles com personalidades antissocial ou *borderline* costumam manipular os membros da equipe, provocando divisões – ou seja, fazendo com que os integrantes do grupo discordem ou se contradigam quanto aos limites do plano de cuidados. Isso pode ser bastante desagregador. Além disso, os membros da equipe podem ter opiniões diferentes sobre cada cliente. Às vezes, um deles acredita que alguém precisa de assistência, enquanto outro acha que determinado indivíduo é dependente demais. A comunicação contínua é necessária para que todos permaneçam firmes a respeito das expectativas relacionadas com os clientes.

Pontos a serem considerados quando trabalhamos com clientes com transtornos da personalidade

- Conversar com colegas sobre sentimentos de frustração ajuda o enfermeiro a lidar com as próprias respostas emocionais, fazendo com que seja mais eficiente com os clientes.
- A comunicação frequente e clara com outros profissionais da saúde pode ajudar a diminuir a tentativa de manipulação pelo cliente.
- Não entenda como pessoais a bajulação ou as críticas duras; isso é resultado do transtorno da personalidade apresentado pelo cliente.
- Defina objetivos realistas e lembre-se de que, em clientes com transtornos da personalidade, as mudanças de comportamento levam tempo. O progresso pode ser muito lento.

Questões de pensamento crítico

1. Em que ponto você se vê em relação aos quatro tipos de temperamento (esquiva ao dano, busca de novidades, dependência de recompensa e persistência)?
2. Há uma correlação significativa entre o diagnóstico do transtorno da personalidade antissocial e o comportamento criminoso. O DSM-IV-TR inclui "violação dos direitos dos outros" na definição desse transtorno. Seria esse um problema mais social do que de saúde mental? Por quê?

RECURSOS NA INTERNET

RECURSOS	ENDEREÇOS ELETRÔNICOS
• Avoidant Personality Disorder	http://www.mentalhealth.com/dis/p20-pe08.html
• Borderline Personality Disorder	http://www.borderlinepersonalitytoday.com/main
• Cognitive Behavioral Therapy	http://www.nacbt.org/whatiscbt.htm
• Dependent Personality Disorder	http://www.mentalhealth.com/dis/p20-pe09.html
• Dialectical Behavior Therapy	http://www.dbtselfhelp.com
• Histrionic Personality Disorder	http://www.mentalhealth.com/dis/p20-pe06.html
• Paranoid Personality Disorder	http://www.mentalhealth.com/dis/p20-pe01.html
• Schizoid Personality Disorder	http://www.mentalhealth.com/dis/p20-pe02.html
• Schizotypal Personality Disorder	http://www.mayoclinic.com/health/schizotypal-personality-disorder/DS00830

PONTOS-CHAVE

- Pessoas com transtornos da personalidade têm traços inflexíveis e mal-adaptativos que causam prejuízo funcional significativo ou angústia subjetiva.
- Os transtornos da personalidade são relativamente comuns e diagnosticados no início da vida adulta, embora alguns comportamentos se mostrem evidentes na infância ou na adolescência.
- Mudanças rápidas ou substanciais na personalidade são improváveis, o que pode ser uma fonte de frustração primária para membros da família, amigos e profissionais da área da saúde.
- O transtorno da personalidade esquizotípica é caracterizado por déficits sociais e interpessoais, distorções cognitivas e perceptivas e comportamento excêntrico.
- Indivíduos com transtornos da personalidade paranoide suspeitam e desconfiam de outras pessoas e sentem-se ameaçados por elas.
- Pessoas com transtorno da personalidade depressiva são tristes, sombrias e negativas; não experimentam prazer e tendem a remoer ou ruminar pensamentos sobre as próprias vidas.
- O transtorno da personalidade esquizoide inclui notável afastamento em relação a outras pessoas, emoções limitadas, indiferença e fantasia.
- Pessoas com transtorno da personalidade antissocial costumam parecer envolventes e charmosas, mas são desconfiadas e insensíveis, desconsideram as outras e costumam explorá-las em proveito próprio.
- Indivíduos com transtorno da personalidade *borderline* têm humor, afeto, autoimagem e relacionamentos interpessoais notavelmente instáveis e são impulsivos; com frequência engajam-se em comportamentos de automutilação.
- Pessoas com transtorno da personalidade obsessivo-compulsiva são preocupadas com ordem, perfeição e controle interpessoal à custa de flexibilidade, abertura e eficiência.
- O transtorno da personalidade histriônica é caracterizado por emocionalidade excessiva e comportamento dramático, sedutor, provocador ou de busca de atenção.
- O transtorno da personalidade narcisista é caracterizado por grandiosidade, necessidade de admiração, falta de empatia por outros e sentimento de posse.
- O transtorno da personalidade esquiva é caracterizado por desconforto e reticência sociais em todas as situações, baixa autoestima e hipersensibilidade a avaliações negativas.
- O transtorno da personalidade dependente é caracterizado por uma necessidade insistente e excessiva de ser cuidado, que leva a comportamentos de submissão e apego e a medos de separação e abandono.
- Pessoas com transtorno da personalidade passivo-agressiva demonstram negatividade e resistência passiva a demandas por desempenho social e profissional adequado; com frequência assumem papel de mártir.
- A relação terapêutica é crucial no cuidado de clientes com transtornos da personalidade. Os enfermeiros podem ajudá-los a identificar sentimentos e comportamentos disfuncionais e a desenvolver habilidades apropriadas para lidar com situações e comportamentos positivos. A comunicação terapêutica e a modelagem de papéis promovem interações sociais apropriadas, que ajudam a melhorar as relações interpessoais.
- Várias estratégias terapêuticas são eficazes quando trabalhamos com clientes com transtornos da personalidade. São úteis técnicas de reestruturação cognitiva, como interrupção de pensamentos, discussão autopositiva e descatastrofização; habilidades de autoajuda auxiliam o cliente a funcionar melhor na comunidade.
- Medicamentos psicotrópicos são prescritos para clientes com transtornos da personalidade, com base no tipo e na gravidade dos sintomas apresentados – agressão e impulsividade, desregulação do humor, ansiedade e sintomas psicóticos.

- Clientes com transtorno da personalidade *borderline* costumam ter impulsos de autolesão, concretizados por atos de cortar, queimar ou furar a si mesmos; esse comportamento às vezes causa dano físico permanente. O enfermeiro pode estimular a aceitação de um contrato de não autolesão, em que o cliente promete tentar não machucar a si mesmo e relatar ao enfermeiro sempre que surgir algum desses impulsos.
- Os enfermeiros devem usar habilidades de autopercepção para minimizar a manipulação tentada pelo cliente e lidar com sentimentos de frustração.

REFERÊNCIAS

American Psychiatric Association. (2000). *Diagnostic and statistical manual of mental disorders* (4th ed., text revision). Washington, DC: American Psychiatric Association.

Andreasen, N. C., & Black, D. W. (2006). *Introductory textbook of psychiatry* (4th ed.). Washington DC: American Psychiatric Publishing.

Bongers, I.L., Koot, H.M., van der Ende, J. & Verhulst, F.C. (2007). Predicting young adult social functioning from developmental trajectories of externalizing behaviour. *Psychological Medicine, 38,* 989-999.

Cohen, P., Chen, H., Gordon, K., Johnson, J., Brook, J. & Kasen, S. (2008). Socioeconomic background and the developmental course of schizotypal and borderline personality disorder symptoms. *Developmental and Psychopathology, 20*(2), 633-650.

Hayward, M., Slade, M., & Moran, P. A. (2006). Personality disorders and unmet needs among psychiatric inpatients. *Psychiatric Services, 57*(4), 538–543.

Linehan, M. M. (1993). *Cognitive-behavioral treatment of borderline personality disorder.* New York: Guilford Press.

Lynch, T.R., Trost, W.T., Salsman, N. & Linehan, M.M. (2007). Dialectical behavior therapy for borderline personality disorder. *Annual Review of Clinical Psychology, 3,* 181-205.

Mangnall, J. & Yurkovich, E. (2008). A literature review of deliberate self-harm. *Perspectives in Psychiatric Care, 44*(3), 175-184.

McMyler, C. & Pryjmachuk, S. (2008). Do "no-suicide" contracts work? *Journal of Psychiatric and Mental Health Nursing, 15*(6), 512-522.

Meissner, W. W. (2005). Classic Psychoanalysis. In B. J. Sadock & V. A. Sadock (Eds.). *Comprehensive textbook of psychiatry* (Vol. 1, 8th ed, pp. 701–746). Philadelphia: Lippincott Williams & Wilkins.

Sakauye, K. (2008). *Geriatric psychiatry basics.* New York: W. W. Norton.

Simeon, D. & Hollander, E. (2006). Treatment of personality disorders. In A. E. Schatzberg & C.B. Nereroff (Eds.), *Essentials of clinical psychopharmacology* (2nd ed., pp. 689-705). Washington, DC: American Psychiatric Publishing.

Svrakic, D. M., & Cloninger, C. R. (2005). Personality disorders. In B. J. Sadock & V. A. Sadock (Eds.), *Comprehensive textbook of psychiatry* (Vol. 2, 8th ed., pp. 2063–2104). Philadelphia: Lippincott Williams & Wilkins.

LEITURAS ADICIONAIS

Hart, B.G. (2007). Cutting: Unraveling the mistery behind the masks. *Journal of the American Association of Occupational Health Nurses, 55*(4), 161-166.

Lynch, T.R., & Cheavens, J.S. (2008). Dialectical behavior therapy for comorbid personality disorders. *Journal of Clinical Psychology, 64*(2), 154-167.

McQuillan, A., Nicastro, R., Guenot, F., Girard, M., Lissner, C., & Ferrero, F. (2005). Intensive dialectic behavior therapy for outpatients with borderline personality disorder who are in crisis. *Psychiatric Services, 56*(2), 193–197.

Oldham, J. M. (2006). Borderline personality disorder and suicidality. *American Journal of Psychiatry, 163*(1), 20–26.

Guia de Estudo

QUESTÕES DE MÚLTIPLA ESCOLHA

Escolha a resposta correta para cada uma das seguintes questões.

1. Ao trabalhar com um cliente que tem transtorno da personalidade paranoide, o enfermeiro usa qual das seguintes abordagens?
   a. Animada
   b. Amigável
   c. Séria
   d. De apoio

2. Qual das seguintes emoções subjacentes costuma ser encontrada no transtorno da personalidade passivo-agressiva?
   a. Raiva
   b. Depressão
   c. Medo
   d. Culpa

3. As técnicas de reestruturação cognitiva incluem todos os exemplos a seguir, exceto:
   a. Descatastrofização
   b. Autoconversa positiva
   c. Reestruturação
   d. Relaxamento

4. Os sintomas psicóticos temporários, que ocorrem no transtorno da personalidade *borderline*, são, em geral, tratados com qual dos seguintes medicamentos?
   a. Estabilizadores do humor anticonvulsivantes
   b. Antipsicóticos
   c. Benzodiazepínicos
   d. Lítio

5. Clientes com transtorno da personalidade histriônica vão se beneficiar, mais provavelmente, de qual destas intervenções de enfermagem?
   a. Técnicas de reestruturação cognitiva
   b. Melhora do funcionamento na comunidade
   c. Oferecimento de apoio emocional
   d. Instruções sobre habilidades sociais

6. Ao entrevistar qualquer cliente com um transtorno da personalidade, o enfermeiro deve acessar qual dos seguintes itens?
   a. Habilidade de encantar e manipular pessoas
   b. Desejo por relacionamentos interpessoais
   c. Ruptura de alguns aspectos da vida
   d. Necessidade aumentada de aprovação dos outros

7. O enfermeiro deve avaliar qual das seguintes características é de um cliente com transtorno da personalidade narcisista?
   a. Direito de exigir
   b. Medo de abandono
   c. Hipersensibilidade
   d. Desconfiança

8. O objetivo de curto prazo mais importante para o cliente que tenta manipular os outros é:
   a. Admitir o próprio comportamento
   b. Expressar verbalmente os sentimentos
   c. Parar de iniciar discussões
   d. Sustentar relacionamentos longos

QUESTÕES DE MÚLTIPLAS RESPOSTAS

Selecione o que é aplicável.

1. Ao trabalhar com cliente com transtorno da personalidade, o enfermeiro espera investigar o seguinte:
   a. Altos níveis de autopercepção
   b. Relações interpessoais prejudicadas
   c. Incapacidade para ter empatia com outras pessoas
   d. Compreensão mínima
   e. Motivação para a mudança
   f. Teste de realidade insatisfatório

2. O enfermeiro que trabalha com cliente com transtorno da personalidade antissocial espera que comportamentos a seguir?
   a. Atendimento de expectativas e regras sociais
   b. Exploração de outros clientes
   c. Busca de privilégios especiais
   d. Amizade superficial com os outros
   e. Uso de ritos para dissipar a ansiedade
   f. Retraimento das atividades sociais

EXEMPLO CLÍNICO

Susan Marks, de 25 anos de idade, recebeu o diagnóstico de transtorno da personalidade *borderline*. Cursa a faculdade esporadicamente, está com apenas 15 créditos completados e nenhum objetivo profissional real. Sente raiva porque seus pais lhe disseram que ela precisa encontrar um emprego para se sustentar. Na semana passada, Susan conheceu um homem no parque e apaixonou-se por ele à primeira vista. Desde então, telefona para ele repetidas vezes, mas o homem não retorna as ligações. Afirmando que seus pais a deserdaram e que o namorado não a ama mais, Susan retalha o braço com uma faca afiada. Depois chama o atendimento de emergência e diz: "Estou morrendo! Ajude-me!". A paciente é levada de ambulância para o pronto-socorro e internada na unidade de psiquiatria.

1. Identifique dois diagnósticos de enfermagem prioritários, apropriados para Susan no momento de sua internação.

2. Escreva um resultado esperado para cada diagnóstico de enfermagem identificado.

3. Liste três intervenções de enfermagem para cada um dos diagnósticos de enfermagem identificados.

4. Que encaminhamentos ou recursos comunitários seriam benéficos para Susan?

17 Abuso de Substância

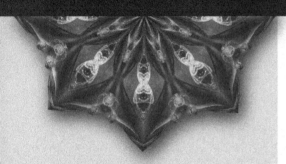

Palavras-chave
- abuso de polissubstâncias
- abuso de substância
- alucinógenos
- apagamento
- baixa da tolerância
- codependência
- dependência de substância
- desintoxicação
- diagnóstico duplo
- estimulantes
- inalantes
- intoxicação
- negação
- opioides
- programa de 12 passos
- remissão espontânea
- retirada gradual
- rubor
- síndrome de abstinência
- substâncias controladas
- tolerância

Objetivos de aprendizagem
Após a leitura deste capítulo, você deverá ser capaz de

1. Explicar as tendências no abuso de substância e discutir a necessidade de programas de prevenção relacionados.
2. Discutir as características, os fatores de risco e a dinâmica familiar prevalente em se tratando de abuso de substância.
3. Descrever os princípios de um método de tratamento com 12 passos para abuso de substância.
4. Aplicar o processo de enfermagem ao cuidado de clientes com questões de abuso de substância.
5. Oferecer orientação a clientes, famílias e membros da comunidade para aumentar seus conhecimentos e entendimento do uso e do abuso de substância.
6. Discutir o papel do enfermeiro ao lidar com profissionais que abusam de substâncias.
7. Avaliar seus sentimentos, atitudes e respostas a clientes e famílias com uso e abuso de substância.

Nos Estados Unidos, o uso/abuso de substância e os transtornos relacionados são um problema de saúde pública nacional. Mais de 15 milhões de estadunidenses são dependentes de álcool, 500 mil deles com idades entre 9 e 12 anos. Quase 7 milhões de pessoas de 12 a 20 anos são compulsivas por bebidas, sendo que essa faixa de idade é inferior à mínima permitida para a ingestão de bebidas alcoólicas na maioria dos Estados. Cinco mil mortes ocorrem anualmente – acidentes com veículo motor, homicídios, suicídios, lesões – devido ao uso de álcool por pessoas com menos de 21 anos de idade (National Institute on Alcohol Abuse and Alcoholism, 2009). É difícil determinar com precisão a prevalência atual do abuso de substância porque muitas pessoas que atendem os critérios desse diagnóstico não buscam tratamento e as pesquisas realizadas para calcular a prevalência baseiam-se em dados de autorrelatos que podem ser imprecisos.

O abuso de drogas e álcool custa aos negócios e à indústria estimados 100 bilhões de dólares anualmente. O alcoolismo sozinho é responsável por 500 milhões de dias de trabalho perdidos. Até 40% dos acidentes fatais na

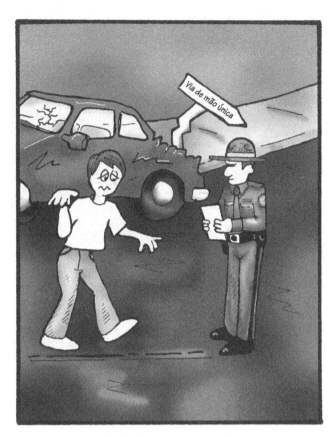

Drogas e álcool podem levar a problemas legais.

indústria e 47% das lesões no local de trabalho estão relacionados com alcoolismo e consumo de álcool. As estimativas de mortes em acidentes de trânsito relacionados com o álcool são de 50% (Substance Abuse and Mental Health Services Administration, 2007). Nos Estados Unidos, uma pessoa é morta a cada 30 minutos em um acidente de trânsito relacionado com o álcool.

O número de bebês que sofrem consequências fisiológicas e emocionais decorrentes da exposição pré-natal ao álcool ou a drogas (p. ex., síndrome alcoólica fetal, "bebês do *crack*") está aumentando em proporções alarmantes. O abuso químico também resulta em aumento da violência, incluindo abuso doméstico, homicídio e abuso e negligência de crianças. Essas crescentes estatísticas relativas ao abuso de substância não trazem bons prognósticos para as futuras gerações.

Quarenta e três por cento de todos os estadunidenses são expostos ao alcoolismo em suas famílias. Filhos de alcoolistas são quatro vezes mais propensos do que a população em geral a desenvolver problemas com o álcool (National Institute on Alcohol Abuse and Alcoholism, 2007a). Muitos adultos em programas de tratamento relatam ter tomado o primeiro gole ainda na infância, quando tinham menos de 10 anos de idade. Esse primeiro gole significava provar a bebida dos pais ou de um parente. Com o aumento das taxas de uso relatadas entre jovens hoje, esse problema pode ficar fora de controle, a não ser que sejam feitos enormes avanços por meio de programas de prevenção, detecção precoce e tratamento eficaz.

TIPOS DE ABUSO DE SUBSTÂNCIA

Muitas substâncias podem ser usadas e abusadas; algumas podem ser obtidas legalmente, enquanto outras são ilegais. Essa discussão inclui o álcool e os medicamentos prescritos entre as substâncias que são objeto de abuso. Quando está envolvida mais de uma substância, a condição é chamada de **abuso de polissubstâncias**.

O *Manual diagnóstico e estatístico de transtornos mentais*, 4ª edição, texto revisado (DSM-IV-TR), lista 11 classes de diagnósticos de abuso de substância:

1 Álcool
2 Anfetaminas ou simpatomiméticos de ação similar
3 Cafeína
4 *Cannabis*
5 Cocaína
6 Alucinógenos
7 Inalantes
8 Nicotina
9 Opioides
10 Fenciclidina (PCP) ou fármacos de ação similar
11 Sedativos, hipnóticos ou ansiolíticos.

O manual também categoriza os transtornos relacionados com substâncias em dois grupos: (1) transtornos de abuso e dependência e (2) transtornos induzidos por substâncias, como intoxicação, síndrome de abstinência, *delirium*, demência, psicose, transtorno do humor, ansiedade, disfunção sexual e transtorno do sono.

Este capítulo descreve sintomas específicos de intoxicação, *overdose*, abstinência e desintoxicação para cada substância, com exceção de cafeína e nicotina. Embora o abuso de cafeína e nicotina possa causar problemas de saúde fisiológicos significativos e resultar em transtornos induzidos por substâncias, como transtornos do sono, ansiedade e síndrome de abstinência, o tratamento dessas duas substâncias não costuma ser visto como tema da área de saúde mental.

A **intoxicação** é o uso de substância que resulta em um comportamento mal-adaptativo. A **síndrome de abstinência** refere-se a reações físicas e psicológicas negativas que ocorrem quando o uso de uma substância cessa ou diminui notavelmente. A **desintoxicação** é o processo de interrupção segura do uso de uma substância. O tratamento de outros transtornos induzidos por substâncias, como psicose e transtornos do humor, é discutido em profundidade em outros capítulos.

O **abuso de substância** pode ser definido como o uso de um fármaco/uma droga de modo inconsistente com as normas médicas ou sociais e apesar de suas consequências negativas. O DSM-IV-TR distingue abuso de substância de dependência para fins de diagnóstico médico. Abuso de substância denota problemas nas áreas social, profissional ou jurídica da vida pessoal, enquanto a **dependência de substância** também inclui problemas relacionados com adicção, como tolerância, abstinência e tentativas fracassadas de parar de usar a substância. Essa distinção entre abuso e dependência costuma ser vista como obscura e imprecisa (Jaffe e Anthony, 2005), pois não afeta as decisões clínicas tomadas assim que se completa a retirada ou a desintoxicação. Desse modo, os termos *abuso de substância* e *dependência de substância*, ou *dependência química*, podem ser usados como sinônimos. Neste capítulo, o termo *uso de substância* inclui tanto o abuso quanto a dependência e não se refere ao usuário ocasional ou a quem fez uso apenas uma vez.

SURGIMENTO E CURSO CLÍNICO

A maior parte das pesquisas sobre uso de substância focaliza o álcool, pois é legalizado e mais amplamente usado; portanto, sabemos mais sobre seus efeitos. Em geral, o prognóstico para o uso de álcool não está definido, pois são estudadas apenas as pessoas que buscam tratamento para problemas com essa substância.

O curso inicial do alcoolismo se dá, em geral, com o primeiro episódio de intoxicação entre 15 e 17 anos de idade (Schuckit, 2005); a primeira evidência de problemas menores relacionados com o álcool é observada no final da adolescência. Esses eventos não diferem significativamente das experiências de quem não desenvolverá alcoolismo. Um padrão de dificuldades mais graves para pessoas com alcoolismo começa a surgir entre 20 e 30 anos; essas dificuldades podem estar relacionadas com o rompimento de um relacionamento significativo devido ao uso de álcool, a detenção por intoxicação em local público ou por dirigir alcoolizado, a evidência de uma síndrome de abstinência, problemas de saúde precoces relacionados com o álcool ou uma interferência significativa no funcionamento no trabalho ou na escola. Nesse período, a pessoa experimenta o primeiro **apagamento**, episódio em que continua a funcionar, mas não tem plena consciência do próprio comportamento no momento, nem memória posterior a esse comportamento.

À medida que continua a beber, a pessoa costuma desenvolver uma **tolerância** ao álcool; ou seja, precisa de mais álcool para produzir o mesmo efeito. Após beber muito, de forma consistente, o usuário experimenta uma **baixa da tolerância**, ou seja, quantidades muito pequenas de álcool o intoxicam.

O curso posterior do alcoolismo, quando o funcionamento do indivíduo fica em definitivo afetado, caracteriza-se por períodos de abstinência da bebida ou de uso temporariamente controlado. A abstinência pode ocorrer após alguma crise social, interpessoal ou jurídica, e pode ser que, a partir daí, o usuário estabeleça certas regras, como beber apenas em determinados horários ou apenas cerveja. Esse período em que se bebe de modo controlado por algum tempo logo leva a uma escalada da ingestão do álcool, a mais problemas e a uma crise subsequente. O ciclo repete-se de modo contínuo (Schuckit, 2005).

Para muitas pessoas, o uso de substâncias é uma doença crônica, caracterizada por remissões e recidivas, com retorno aos níveis de uso anteriores (Jaffe e Anthony, 2005). As taxas mais elevadas de êxito na recuperação ocorrem entre aqueles que se abstêm das substâncias, são altamente motivados a parar e têm uma história de vida passada bem-sucedida (ou seja, experiências satisfatórias de enfrentamento, no trabalho, nos relacionamentos, etc.). Embora se avalie que 60 a 70% das pessoas em tratamento contra o alcoolismo permanecem sóbrias após um ano (Schuckit, 2005), essa projeção pode ser otimista – e enganosa –, porque a maioria das recidivas ocorre durante o segundo ano pós-tratamento.

Evidências mostram que algumas pessoas com problemas relacionados ao álcool podem modificar ou deixar o hábito de beber por conta própria, sem um programa de tratamento; isso é chamado de **remissão espontânea**, ou recuperação natural (Bischof, Rumpf, Meyer, Hapke e John, 2007). A abstinência costuma acontecer em resposta a uma crise ou por causa de uma promessa a um ente querido, sendo alcançada pelo engajar-se em atividades alternativas, apoio nos relacionamentos com a família e amigos e afastamento das bebidas, dos usuários delas e sugestões sociais associadas com o álcool. A remissão espontânea pode acontecer com um número grande de alcoolistas – até 20% –, embora seja muito improvável que pessoas no estágio final do alcoolismo consigam se recuperar sem tratamento (Schuckit, 2005).

Resultados ruins são associados à idade mais tenra no surgimento, períodos mais longos de uso da substância e coexistência de uma doença psiquiátrica maior. Com o uso extensivo, o risco de deterioração mental e física e de doenças infecciosas, como HIV e aids, hepatite e tuberculose, aumenta, em especial entre aqueles com história de uso de droga intravenosa. Além disso, pessoas adictas ao álcool e a drogas têm uma taxa de suicídio 20% mais elevada do que a população em geral.

TRANSTORNOS RELACIONADOS

Transtornos induzidos por substância, como ansiedade, transtornos do humor e demência, são discutidos em outros capítulos. O Capítulo 21, por exemplo, discute *delirium* que pode ser observado na síndrome de abstinência alcoólica. No final deste capítulo, é apresentado um plano de cuidados para o cliente que recebe tratamento para abuso de substância. Os efeitos em adultos que cresceram em uma casa com pai ou mãe alcoolistas são discutidos mais adiante, assim como as necessidades especiais de clientes com diagnóstico duplo de uso de substância e transtorno psiquiátrico grave.

ETIOLOGIA

As causas exatas do uso de drogas, dependência e adicção não são conhecidas, mas se acredita que vários fatores contribuam para o desenvolvimento dos transtornos relacionados com substâncias (Jaffe e Anthony, 2005). A maior parte da pesquisa sobre fatores biológicos e genéticos trata do abuso de álcool, mas estudos psicológicos, sociais e ambientais têm também examinado outros fármacos.

Fatores biológicos

Filhos de pais alcoolistas correm maior risco de desenvolvimento de alcoolismo e dependência de drogas do que os de pais não alcoolistas. Esse maior risco é resultado, em parte, de fatores ambientais, mas evidências também apontam para a importância de fatores genéticos. Vários estudos com gêmeos mostram uma taxa de concordância mais elevada (quando um gêmeo tem, o outro adquire) entre gêmeos idênticos do que entre fraternos. Estudos com adotados mostram taxas maiores entre filhos de pais biológicos alcoolistas do que entre filhos de pais biológicos não alcoolistas. Esses estudos levaram os teóricos a descrever o componente genético do alcoolismo como uma vulnerabilidade genética, depois influenciada por vários fatores sociais e ambientais (Jaffe e Anthony, 2005). Schuckitt (2009) descobriu que 50% da variação nas causas do alcoolismo resultava da genética, sendo o restante causado por influências ambientais.

Influências neuroquímicas nos padrões de uso de substâncias são estudadas principalmente na pesquisa com animais (Jaffe e Anthony, 2005). A ingestão de substâncias que alteram o humor estimula as rotas da dopamina no sistema límbico, produzindo sentimentos de prazer ou um "estado de euforia", que é uma experiência positiva ou de reforço. A distribuição da substância por todo o cérebro altera o equilíbrio dos neurotransmissores que modulam o prazer, a dor e as respostas de recompensa. Segundo pesquisadores, algumas pessoas possuem um alarme interno que limita o álcool consumido a 1 ou 2 drinques, de modo que têm a sensação de prazer, mas não vão além disso. Quem não tem esse mecanismo de sinalização interna experimenta o estado de euforia inicial e continua a beber até ocorrer uma notável depressão do sistema nervoso e a intoxicação.

Fatores psicológicos

Além das ligações genéticas, acredita-se que a dinâmica familiar desempenha um papel no alcoolismo. Os filhos de alcoolistas têm probabilidade quatro vezes maior de desenvolver alcoolismo (Schuckit, 2005) em comparação com a população em geral. Alguns teóricos acreditam que a inconsistência do comportamento dos pais, os maus modelos de comportamento e a falta de acompanhamento e educação abrem caminho para que a criança adote um estilo similar de enfrentamento mal-adaptativo, relações tumultuadas e abuso de substância. Outros lançam a hipótese de que mesmo crianças que abominam a vida de sua família ficam propensas a abusar de substâncias quando adultas, pois não possuem habilidades adaptativas de enfrentamento e não conseguem estabelecer relacionamentos bem-sucedidos (NIAAA, 2007a).

Algumas pessoas usam o álcool como um mecanismo de enfrentamento, ou para aliviar estresse e tensão, aumentar a sensação de poder e diminuir a dor psicológica. No entanto, doses elevadas de álcool causam, na verdade, aumento da tensão muscular e do nervosismo (Schuckit, 2005).

Fatores sociais e ambientais

Fatores culturais, atitudes sociais, comportamentos entre colegas, leis, custo e disponibilidade, tudo isso influencia o uso inicial e continuado de substâncias (Jaffe e Anthony, 2005). Em geral, ao experimentar substâncias, os mais jovens usam aquelas que despertam menor desaprovação social, como o álcool e a *cannabis*, enquanto os mais velhos usam drogas como cocaína e opioides, que são mais caras e despertam maior desaprovação. O consumo de álcool aumenta em áreas cuja disponibilidade é maior e diminui onde os custos são mais elevados por causa de maior taxação. Muitas pessoas consideram que o uso social da *cannabis*, embora ilegal, não é muito prejudicial; há os que defendem, inclusive, a legalização do uso de maconha com propósitos sociais. As áreas urbanas, onde a cocaína e os opioides estão prontamente disponíveis, também possuem taxas de criminalidade elevadas, alto índice de desemprego e sistemas escolares abaixo do padrão, o que contribui para as taxas elevadas de uso de cocaína e opioides e baixas taxas de recuperação. Portanto, o ambiente e os costumes sociais podem influenciar o uso que as pessoas fazem de substâncias.

CONSIDERAÇÕES CULTURAIS

Atitudes relativas a uso de substâncias, padrões de uso e diferenças fisiológicas em relação às substâncias variam nas diferentes culturas. Os muçulmanos não tomam bebidas alcoólicas; já os judeus incluem o vinho como parte integral de seus ritos religiosos. Algumas tribos norte-americanas nativas usam o peiote, um alucinógeno, em cerimônias religiosas. É importante estar atento a essas crenças ao avaliar o problema do abuso de substância.

Certos grupos étnicos têm traços genéticos que os predispõem ao desenvolvimento do alcoolismo ou os protegem contra ele. Por exemplo, o **rubor**, um avermelhamento da face e do pescoço em resultado do aumento do fluxo sanguíneo, tem sido relacionado com variantes de genes de enzimas envolvidas no metabolismo do álcool. Mesmo quantidades pequenas de álcool podem produzir esse acesso, que pode ser acompanhado de dores de cabeça e náusea. A reação de rubor é mais elevada entre pessoas de ascendência asiática (Wakabayashi e Masuda, 2006).

Outra diferença genética entre grupos étnicos é encontrada em outras enzimas envolvidas na metabolização do álcool pelo fígado. Foram encontradas variações na estrutura e nos níveis de atividade das enzimas entre asiáticos, africanos, americanos e brancos. Uma enzima encontrada em descendentes de japoneses foi associada à eliminação mais rápida do álcool pelo corpo. Outras variações enzimáticas estão sendo estudadas para que se determinem seus efeitos sobre o metabolismo do álcool entre vários grupos étnicos (National Institute on Alcohol Abuse and Alcoholism, 2007b).

As estatísticas de tribos específicas variam, mas o abuso de álcool em geral desempenha certo papel nas cinco principais causas de morte de americanos e nativos do Alasca (acidente de automóveis, alcoolismo, cirrose, suicídio e homicídio). Entre tribos com taxas elevadas de alcoolismo, estima-se que 75% de todos os acidentes estejam relacionados com o álcool (National Institute on Alcohol Abuse and Alcoholism, 2007b). Os nativos do Alasca são sete vezes mais propensos do que a população em geral a morrer de problemas relacionados com o álcool (Malcolm, Hesselbrock e Segal, 2006).

No Japão, o consumo de álcool quadruplicou desde 1960. Os japoneses não consideram o álcool uma droga, e não há proibição religiosa relativa a bebida alcoólica. O consumo excessivo de álcool é amplamente aceito em festas, reuniões de negócios e em casa, e são poucos os japoneses que fazem tratamento para o uso de álcool. O Japão está em sexto lugar na lista dos países que mais consomem cerveja no mundo – atrás da China, dos Estados Unidos, da Alemanha, do Brasil e da Rússia (Kitanaka, 2007). Na Rússia, são encontradas taxas elevadas de abuso de álcool, suicídio, cigarro, acidentes, violência e doença cardiovascular entre a população masculina. A expectativa de vida dos homens russos é de 60,5 anos, enquanto a das mulheres chega a 74 anos. Essa é uma tendência que se reflete em todos os países da ex-União Soviética (Grogan, 2006).

TIPOS DE SUBSTÂNCIAS E TRATAMENTO

As classes de substâncias que alteram o humor têm algumas similaridades e diferenças em termos de efeito pretendido, efeitos de intoxicação e sintomas de abstinência. As abordagens de tratamento após a desintoxicação, no entanto, são bastante similares. Esta seção apresenta uma visão geral breve de sete classes de substâncias e dos efeitos de intoxicação, *overdose*, síndrome de abstinência e desintoxicação e destaca elementos importantes que o enfermeiro deve conhecer.

Álcool

Intoxicação e overdose

O álcool, depressor do sistema nervoso central, é absorvido rapidamente na corrente sanguínea. A princípio, os efeitos são de relaxamento e perda de inibições. Com a intoxicação, surge fala indistinta, marcha irregular, falta de coordenação e prejuízos de atenção, concentração, memória e julgamento. Alguns indivíduos tornam-se agressivos ou apresentam comportamento sexual inapropriado quando intoxicados. A pessoa intoxicada pode experimentar apagamento.

CRITÉRIOS DIAGNÓSTICOS DO DSM-IV-TR:
Sintomas de abuso de substância

- Negação dos problemas
- Minimização do uso de substâncias
- Racionalização
- Culpabilização dos outros pelos problemas
- Ansiedade
- Irritabilidade
- Impulsividade
- Sentimentos de culpa e tristeza, ou raiva e ressentimento
- Julgamento insatisfatório
- Compreensão limitada
- Baixa autoestima
- Estratégias ineficazes de enfrentamento
- Dificuldade de expressar sentimentos genuínos
- Desempenho do papel prejudicado
- Relações interpessoais perturbadas
- Problemas físicos, como distúrbios do sono e nutrição inadequada

Adaptado do DSM-IV-TR (2000).

QUADRO 17.1 Efeitos fisiológicos do uso prolongado do álcool

- Miopatia cardíaca
- Encefalopatia de Wernicke
- Psicose de Korsakoff
- Pancreatite
- Esofagite
- Hepatite
- Cirrose
- Leucopenia
- Trombocitopenia
- Ascite

A *overdose*, ou ingestão excessiva, de álcool, em um período curto, pode resultar em vômito, inconsciência e depressão respiratória. Essa combinação pode causar pneumonia de aspiração ou obstrução pulmonar. A hipotensão induzida pelo álcool pode levar a um choque cardiovascular ou à morte. O tratamento da *overdose* de álcool é similar ao de qualquer depressor do sistema nervoso central: lavagem gástrica ou diálise para remover a substância e suporte para o funcionamento respiratório e cardiovascular em uma unidade de tratamento intensivo. É contraindicada a administração de estimulantes do sistema nervoso central (Lehne, 2006). Os efeitos fisiológicos da intoxicação repetida e do uso de longo prazo estão listados no Quadro 17.1.

Síndrome de abstinência e desintoxicação

Os sintomas da abstinência iniciam-se, normalmente, 4 a 12 horas após a interrupção ou a redução notável da ingestão de álcool. Os sintomas incluem fortes tremores das mãos, sudorese, pulsação e pressão sanguínea elevadas, insônia, ansiedade e náusea ou vômito. Quando grave ou não tratada, a síndrome de abstinência pode progredir para alucinações temporárias, convulsões ou *delirium* – chamado de *delirium tremens* (DTs). A abstinência de álcool costuma atingir o pico no segundo dia e termina em cerca de cinco dias (American Psychiatric Association [APA], 2000). No entanto, isso pode variar, e essa síndrome pode durar de 1 a 2 semanas.

Uma vez que a abstinência de álcool pode ameaçar a vida, a desintoxicação deve ser feita sob supervisão médica. Se os sintomas de abstinência do cliente forem leves e o indivíduo conseguir se abster do álcool, o tratamento pode acontecer em casa, com segurança. Para casos mais graves ou clientes que não conseguem se abster durante a desintoxicação, uma internação breve, de 3 a 5 dias, é a determinação mais comum. Algumas unidades psiquiátricas também admitem clientes para desintoxicação, mas isso é menos comum.

Em geral, alcança-se uma abstinência segura com a administração de benzodiazepínicos, como o lorazepam, o clordiazepóxido ou o diazepam, para suprimir os sintomas da abstinência. A abstinência pode ser atingida com um cronograma fixo de dosagens, conhecido como diminuição lenta, ou dose deflagrada pelos sintomas, em que a presença e a gravidade dos sintomas de abstinência determinam a quantidade de medicamento

VINHETA CLÍNICA: Desintoxicação

John tem 62 anos de idade e deu baixa às 5 horas da manhã para uma cirurgia eletiva de reposição do joelho. O procedimento cirúrgico, incluindo a anestesia, correu bem. John foi estabilizado na sala de recuperação em cerca de três horas. Sua pressão sanguínea estava em 12/8, a temperatura em 32 °C, pulso 76 e respirações 16. O paciente estava alerta e orientado, e verbalmente reagente, sendo então transferido para um quarto na unidade de ortopedia.

Por volta das 10 horas da manhã, John mostra-se agitado, suando e dizendo "Tenho de sair daqui!". Sua pressão sanguínea é de 16/9, pulso 98 e respirações 28. O curativo está seco e intacto e não há queixas de dor. O enfermeiro conversa com a esposa do paciente e pergunta sobre os hábitos de consumo de álcool. A esposa informa que ele consome de 3 a 4 drinques por noite após o trabalho e que toma cerveja ou vinho no jantar. John não informara seu consumo de álcool ao médico antes da cirurgia. A esposa diz: "Nunca me perguntaram sobre quanto ele bebia; não achei que era importante".

---

necessária e a frequência de administração. Habitualmente, o protocolo usado baseia-se em uma ferramenta de avaliação, como a Avaliação Revisada da Escala de Álcool na Abstinência, elaborada pelo Clinical Institute, apresentada no Quadro 17.2. Uma pontuação total inferior a 8 indica abstinência leve; de 8 a 15, moderada (excitação notável); maior do que 15, grave.

Clientes tratados com dosagem determinada pelos sintomas recebem o medicamento com base apenas na pontuação nessa escala, enquanto clientes com redução gradual fixa podem receber também doses adicionais, dependendo do nível dos valores dessa escala. Ambos os métodos de medicação de clientes são seguros e eficazes.

QUADRO 17.2 Avaliação Revisada da Escala de Álcool na Abstinência – Clinical Institute (CIWA-AR)

NÁUSEA E VÔMITO – Perguntar: "Sente-se mal do estômago? Vomitou?" Observação.
  0 sem náusea e sem vômito
  1 náusea leve sem vômito
  2
  3
  4 náusea intermitente com ânsias de vômito
  5
  6
  7 náusea constante, frequentes ânsias de vômito e vômito
TREMOR – braços estendidos e dedos da mão espalhados. Observação.
  0 sem tremor
  1 não visível, mas pode ser sentido em todas as pontas dos dedos
  2
  3
  4 moderado, com os braços do paciente estendidos
  5
  6
  7 tremores graves, como se tivesse asas
SUORES PAROXÍSMICOS – Observação.
  0 sem suor visível
  1 pouco perceptível, palmas das mãos úmidas
  2
  3
  4 gotas de suor visíveis na testa
  5
  6
  7 suores exagerados

ANSIEDADE – perguntar: "Está nervoso?" Observação.
  0 sem ansiedade, à vontade
  1 levemente ansioso
  2
  3
  4 moderadamente ansioso, ou protegido, de modo a inferir-se a ansiedade
  5
  6
  7 equivalente a estados agudos de pânico, conforme encontrado no *delirium*, ou em reações psicóticas agudas
AGITAÇÃO – Observação.
  0 atividade normal
  1 um tanto mais que a atividade normal
  2
  3
  4 moderadamente transtornado e inquieto
  5
  6
  7 anda de um lado a outro durante maior parte da entrevista, ou, constantemente, discute em demasia
PERTURBAÇÕES TÁTEIS – Perguntar: "Tem algum espasmo, sensações de alfinetadas e agulhadas, ardência, entorpecimento ou sensação de insetos andando em sua pele ou debaixo dela?" Observação.
  0 nada
  1 coceira muito leve, assim como alfinetadas e agulhadas, ardência ou entorpecimento
  2 coceira, agulhadas e alfinetadas, ardência ou entorpecimento leves

(continua)

> **QUADRO 17.2 Avaliação Revisada da Escala de Álcool na Abstinência – Clinical Institute (CIWA-AR)** (*continuação*)

3 coceira, alfinetadas ou agulhadas, ardência ou entorpecimento moderados
4 alucinações moderadamente graves
5 alucinações graves
6 alucinações extremamente graves
7 alucinações contínuas
PERTURBAÇÕES AUDITIVAS – Perguntar: "Percebe mais os sons ao seu redor? Eles são acentuados? Assustam-lhe? Está escutando alguma coisa que lhe perturba? Está escutando coisas que você sabe que não existem?" Observação.
 0 não há presença disso
 1 exagero muito leve no som, ou capacidade muito leve para assustar-se
 2 exagero leve no som, ou capacidade leve para assustar-se
 3 exagero moderado do som, ou capacidade moderada para assustar-se
 4 alucinações moderadamente graves
 5 alucinações graves
 6 alucinações extremamente graves
 7 alucinações contínuas
PERTURBAÇÕES VISUAIS – Perguntar: "A luz lhe parece forte demais? Sua cor está diferente? Fere seus olhos? Está vendo alguma coisa que lhe perturba? Está vendo coisas que não existem?" Observação.
 0 não há presença disso
 1 sensibilidade muito leve
 2 sensibilidade leve
 3 sensibilidade moderada
 4 alucinações moderadamente graves

 5 alucinações graves
 6 alucinações extremamente graves
 7 alucinações contínuas
CEFALEIA, CABEÇA CHEIA – Perguntar: "Sua cabeça está diferente? Parece haver uma banda ao redor da sua cabeça?" Não dar pontos para tontura ou aturdimento. Mas atribuir pontos para a gravidade. Observação.
 0 não há presença disso
 1 muito leve
 2 leve
 3 moderado
 4 moderadamente grave
 5 grave
 6 muito grave
 7 extremamente grave
ORIENTAÇÃO E SENSORIAL NUBLADO – Perguntar: "Que dia é hoje? Onde você está? Quem sou?" Observação.
 0 orientado e pode fazer acréscimos seriados
 1 não é capaz de fazer acréscimos em série ou está incerto quanto à data
 2 desorientado quanto à data em não mais de dois dias no calendário
 3 desorientado quanto à data em mais de dois dias no calendário
 4 desorientado quanto a lugar e pessoa
Escore máximo possível: 67

Escore inferior a 10 costuma indicar ausência de necessidade de mais medicamentos para abstinência.

Sedativos, hipnóticos e ansiolíticos

Intoxicação e overdose

Essa classe de fármacos inclui todos os depressores do sistema nervoso central: barbitúricos, hipnóticos não barbitúricos e ansiolíticos, em particular os benzodiazepínicos. Dessas categorias, os benzodiazepínicos e os barbitúricos são os fármacos mais frequentemente relacionados com abuso (Ciraulo e Sarid-Segal, 2005). A intensidade do efeito depende do fármaco específico. Os efeitos dos fármacos, os sintomas de intoxicação e os de abstinência são similares aos do álcool. As doses usuais prescritas causam sonolência e reduzem a ansiedade, que é o propósito pretendido. Os sintomas de intoxicação incluem fala indistinta, falta de coordenação, marcha irregular, humor lábil, prejuízo de atenção ou memória e estupor e coma.

Os benzodiazepínicos isolados, quando usados via oral em *overdose*, raramente são fatais, mas a pessoa fica letárgica e confusa. O tratamento inclui lavagem gástrica, seguida de ingestão de carvão ativado e um catártico salino; pode ser usada diálise quando os sintomas são graves (Lehne, 2006). A confusão e a letargia do cliente melhoram à medida que o fármaco é excretado.

Os barbitúricos, por sua vez, podem ser letais em caso de *overdose*. Podem causar coma, parada respiratória, insuficiência cardíaca e morte. É necessário tratamento em uma unidade intensiva, usando lavagem ou diálise para remover o fármaco do sistema e manter as funções respiratória e cardiovascular.

Abstinência e desintoxicação

O surgimento dos sintomas de abstinência depende da meia-vida do fármaco (ver o Cap. 2). Medicamentos como o lorazepam, cuja ação costuma durar cerca de 10 horas, produzem sintomas de abstinência em 6 a 8 horas; medicamentos de ação mais longa, como o diazepam, podem produzir esses sintomas por uma semana (APA, 2000). A síndrome de abstinência é caracterizada por sintomas opostos aos efeitos agudos do fármaco; ou seja, hiperatividade autônoma (aumento da pulsação, da pressão sanguínea, das respirações e da temperatura), tremores das mãos, insônia, ansiedade, náusea e agitação psicomotora. Convulsões e alucinações ocorrem apenas raramente na abstinência grave de benzodiazepínicos (Ciraulo e Sarid-Segal, 2005).

A desintoxicação de sedativos, hipnóticos e ansiolíticos é controlada clinicamente, com diminuição gradual da quantidade de fármaco recebida pelo cliente ao longo de dias ou semanas, dependendo do fármaco e da quantidade que o cliente estava usando. A **retirada gradual**, ou administração de doses decrescentes de um medicamento, é essencial com barbitúricos para prevenir possível coma e morte após a interrupção abrupta do fármaco. Por exemplo, se for feita uma retirada gradual da dosagem de um benzodiazepínico, o cliente pode receber diazepam, 10 mg, quatro vezes ao dia; depois, a dose vai ser diminuída a cada três dias e o número de vezes ao dia em que a dose é dada também diminui até que o cliente alcance a abstinência segura em relação ao fármaco.

Estimulantes (anfetaminas, cocaína)

Os **estimulantes** são fármacos que estimulam, ou excitam, o sistema nervoso central. Embora o DSM-IV-TR classifique anfetaminas, cocaína e estimulantes do sistema nervoso central separadamente, os efeitos, a intoxicação e os sintomas da abstinência são praticamente idênticos. Agrupamos esses fármacos nesta seção por essa razão.

Os estimulantes têm uso clínico limitado (com exceção daqueles usados para tratar o transtorno de déficit de atenção/hiperatividade; ver o Cap. 20) e elevado potencial para abuso. As anfetaminas ("euforizantes") foram populares no passado; eram usadas por pessoas que queriam perder peso ou permanecer acordadas. A cocaína, droga ilegal quase sem uso clínico na medicina, é muito viciante, usada popularmente por prazer, já que produz uma sensação intensa e imediata de euforia.

A metanfetamina é particularmente perigosa. Provoca adicção fácil e causa comportamento psicótico. São frequentes os danos cerebrais relacionados ao seu uso, sobretudo em consequência das substâncias usadas para produzi-la – ou seja, fertilizantes agrícolas líquidos. A porcentagem de pessoas admitidas em instituições de internação por abuso de anfetamina aumentou em 49 dos 50 Estados norte-americanos, de 2000 a 2005. O uso de metanfetaminas, porém, parece ter atingido seu auge e, na verdade, declinou nos últimos anos (Substance Abuse and Mental Health Services Administration, 2009).

Intoxicação e overdose

A intoxicação por estimulantes desenvolve-se rapidamente; os efeitos incluem sensação de euforia ou êxtase, hiperatividade, hipervigilância, loquacidade, ansiedade, grandiosidade, alucinações, comportamento estereotipado ou repetitivo, raiva, agressividade e julgamento prejudicado. Os efeitos fisiológicos incluem taquicardia, pressão sanguínea elevada, pupilas dilatadas, perspiração ou calafrios, náusea, dor no peito, confusão e arritmias cardíacas. *Overdoses* de estimulantes podem resultar em convulsões e coma; mortes são raras (Jaffe, Ling e Rawson, 2005). O tratamento com o antipsicótico clorpromazina controla as alucinações, reduz a pressão sanguínea e alivia a náusea (Lehne, 2006).

Abstinência e desintoxicação

A abstinência de estimulantes ocorre de poucas horas a vários dias após a cessação do fármaco ou droga e não ameaça a vida. O sintoma primário é uma notável disforia, acompanhada de fadiga, sonhos vívidos e desagradáveis, insônia ou hipersonia, apetite aumentado e retardo ou agitação psicomotora. Sintomas marcantes de abstinência são chamados de choque (*crashing*); a pessoa pode experimentar sintomas depressivos, inclusive ideação suicida, por vários dias. A abstinência de estimulantes não é tratada com fármacos.

Cannabis (maconha)

A *Cannabis sativa* é uma planta (cânhamo) amplamente cultivada devido a suas fibras, usadas para fazer cordas e tecidos, e suas sementes, de onde se extrai óleo. Tornou-se bastante conhecida devido a sua resina psicoativa (Hall e Degenhardt, 2005). Essa resina contém mais de 60 substâncias, chamadas canabinoides; acredita-se que, dentre elas, o delta-9-tetraidrocanabinol seria o responsável pela maior parte dos efeitos psicoativos. A maconha refere-se às folhas superiores, às pontas das florescências e aos caules da planta; o haxixe é a resina extraída das folhas da planta-fêmea. É mais comum o uso da *Cannabis* em cigarros ("bagulho"), mas também pode ser ingerida.

A *Cannabis* é a substância ilícita mais amplamente usada nos Estados Unidos. Pesquisas mostram que possui efeitos de curto prazo de redução da pressão intraocular, mas seu uso não está aprovado para tratamento de glaucoma. Também foi estudada sua eficácia no alívio de náusea e vômito associados à quimioterapia contra o câncer, além da anorexia e da perda de peso em casos de aids. Atualmente, nos Estados Unidos, dois canabinoides, o dronabinol e a nabilona, têm aprovação para tratamento de náusea e vômito resultantes da quimioterapia contra o câncer.

Intoxicação e overdose

A *Cannabis* começa a agir em menos de um minuto após a inalação. O pico de seus efeitos costuma ocorrer em 20 a 30 minutos e a duração é de, pelo menos, 2 a 3 horas. Os usuários relatam sensação de euforia similar àquela obtida com o álcool, diminuição de inibições, relaxamento, euforia e aumento de apetite. Os sintomas de intoxicação incluem coordenação motora prejudicada, riso inapropriado, julgamento e memória de curto prazo prejudicados e distorções de tempo e percepção. Em alguns usuários, pode ocorrer ansiedade, disforia e retraimento social. Os efeitos fisiológicos, além do aumento do apetite, incluem injeção conjuntival (olhos injetados de sangue), boca seca, hipotensão e taquicardia. O uso excessivo de *Cannabis* pode produzir *delirium* ou, raramente, transtorno psicótico induzido por *Cannabis*; ambos são tratados sob perspectiva sintomática. Não ocorrem *overdoses* de *Cannabis* (Hall e Degenhardt, 2005).

Abstinência e desintoxicação

Embora algumas pessoas relatem sintomas de abstinência como dores musculares, sudorese, ansiedade e tremores, não foi identificada uma síndrome de abstinência significativa do ponto de vista clínico (Lehne, 2006).

Opioides

Os **opioides** são fármacos populares de abuso, pois dessensibilizam o usuário em relação a dores fisiológicas e psicológicas e induzem uma sensação de euforia e bem-estar. Os compostos opioides incluem analgésicos potentes prescritos, como morfina e meperidina, codeína, hidromorfina, oxicodona, metadona, oximorfona, hidrocodona e propoxifeno, assim como substâncias ilegais, como heroína e normetadona. Pessoas que abusam de opioides passam boa parte do seu tempo cuidando da obtenção das drogas; normalmente se envolvem em atividades ilegais para consegui-las. Os profissionais da área da saúde que abusam de opioides costumam preencher prescrições para si mesmos ou usar medicamentos prescritos para dor de seus clientes (APA, 2000).

Intoxicação e overdose

A intoxicação por opioides desenvolve-se logo após a sensação eufórica inicial; os sintomas incluem apatia, letargia, desatenção, julgamento prejudicado, retardo ou agitação psicomotora, pupilas contraídas, sonolência, fala indistinta e atenção e memória prejudicadas. A intoxicação grave ou a *overdose* de opioides pode levar a coma, depressão respiratória, constrição pupilar, inconsciência e morte. A administração de naloxona, um antagonista opioide, é o tratamento preferencial, pois reverte todos os sinais de toxicidade por opioides. A naloxona é dada com intervalo de poucas horas entre as doses, até que o nível do opioide deixe de ser tóxico; esse processo pode levar dias (Lehne, 2006).

Abstinência e desintoxicação

A abstinência de opioides ocorre quando a ingestão da droga cessa ou diminui notadamente, ou pode ser precipitada pela administração de um antagonista opioide. Os sintomas iniciais são ansiedade, inquietação, dores nas costas e pernas e anseios de mais opioide (Jaffe e Strain, 2005). Os sintomas desenvolvidos à medida que a abstinência progride incluem náusea, vômito, disforia, lacrimejamento, rinorreia, sudorese, diarreia, bocejos, febre e insônia. Os sintomas de abstinência de opioides causam muito sofrimento, mas não exigem intervenção farmacológica como suporte à vida ou às funções corporais. Drogas de ação curta, como heroína, produzem sintomas de abstinência em 6 a 24 horas; os sintomas atingem o pico em 2 a 3 dias e desaparecem, gradualmente, em 5 a 7 dias. Substâncias de ação mais prolongada, como a metadona, podem não produzir sintomas significativos de abstinência em 2 a 4 dias, mas os sintomas podem levar duas semanas para desaparecer. A metadona pode ser usada como substituto de um opioide; nesse caso, a dosagem é diminuída ao longo de duas semanas. A substituição da metadona durante a desintoxicação reduz os sintomas, e estes assemelham-se a um caso leve de gripe (Lehne, 2006). Sintomas de abstinência como ansiedade, insônia, disforia, anedonia e ânsia pela droga podem persistir por semanas ou meses.

Alucinógenos

Os **alucinógenos** são substâncias que distorcem a percepção de realidade do usuário e produzem sintomas similares aos da psicose, incluindo alucinações (comumente visuais) e despersonalização. Os alucinógenos também causam aumento da pulsação, da pressão sanguínea e da temperatura; pupilas dilatadas; e hiper-reflexia. Exemplos de alucinógenos são mescalina, psilocibina, dietilamida de ácido lisérgico e "drogas sintéticas", como *ecstasy*. A fenciclidina (PCP), desenvolvida como anestésico, está incluída nesta seção porque atua de modo similar ao dos alucinógenos.

Intoxicação e overdose

A intoxicação por alucinógenos é marcada por várias mudanças psicológicas e comportamentais mal-adaptativas: ansiedade, depressão, ideação paranoide, ideias de referência, medo de perder a razão e comportamentos potencialmente perigosos, como pular de uma janela acreditando que pode voar (Jones, 2005). Os sintomas fisiológicos incluem sudorese, taquicardia, palpitações, visão turva, tremores e falta de coordenação. A intoxicação por PCP envolve beligerância, agressividade, impulsividade e comportamento imprevisível.

As reações tóxicas a alucinógenos (exceto a PCP) são, basicamente, psicológicas; não ocorrem *overdoses*. Esses fármacos não são causa direta de morte, embora haja mortes por acidentes, agressão e suicídio relacionados. O tratamento das reações

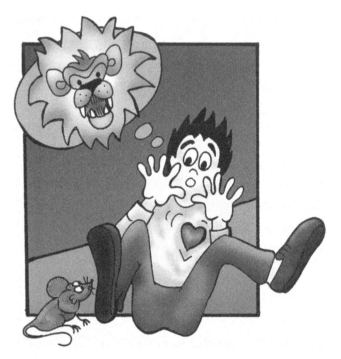

Os alucinógenos distorcem a realidade.

tóxicas é de apoio. Reações psicóticas são mais bem administradas por isolamento dos estímulos externos; podem ser necessárias contenções físicas para a segurança do cliente e de outras pessoas. A toxicidade da PCP pode resultar em convulsões, hipertensão, hipertermia e depressão respiratória. Os medicamentos são usados para controlar convulsões e pressão sanguínea. Usam-se dispositivos de resfriamento, como cobertores de hipertermia e ventilação mecânica, para sustentar as respirações (Lehne, 2006).

Abstinência e desintoxicação

Nenhuma síndrome de abstinência foi identificada no caso dos alucinógenos, embora algumas pessoas tenham relatado ânsia pela droga. Os alucinógenos podem produzir *flasbacks* (ocorrências temporárias de perturbações perceptivas, como aquelas experimentadas com o uso do alucinógeno). Esses episódios ocorrem inclusive após terem desaparecido todos os resíduos do alucinógeno e podem persistir de alguns meses a cinco anos.

Inalantes

Os **inalantes** são um grupo diferente de fármacos, que inclui anestésicos, nitratos e solventes orgânicos inalados por seus efeitos. Nessa categoria, as substâncias mais comuns são os hidrocarbonos alifáticos e aromáticos, encontrados em gasolina, cola, tíner e tinta em aerossol. Os hidrocarbonos alogenados, usados menos frequentemente, incluem limpadores, fluidos de correção, propelentes em latas de aerossol e outros compostos que contêm esteres, cetonas e glicóis (APA, 2000). A maioria dos vapores é inalada um pano encharcado com o composto, um saco de papel ou de plástico ou direto do recipiente. As substâncias podem causar danos cerebrais significativos, prejuízos ao sistema nervoso periférico e doenças do fígado.

Intoxicação e overdose

A intoxicação por inalantes envolve tontura, nistagmo, falta de coordenação, fala indistinta, marcha irregular, tremor, fraqueza muscular e visão turva. Pode ocorrer estupor e coma. Os sintomas comportamentais significativos são beligerância, agressividade, apatia, julgamento prejudicado e incapacidade para agir. A toxicidade aguda causa anoxia, depressão respiratória, estimulação vagal e arritmias. Pode ocorrer morte por broncospasmo, insuficiência cardíaca, sufocação ou aspiração do composto ou do próprio vômito (Crowley e Sakai, 2005). O tratamento consiste em apoio ao funcionamento respiratório e cardíaco até que a substância seja removida do corpo. Não há antídotos nem medicamentos específicos para tratar a toxicidade por inalantes.

Abstinência e desintoxicação

Não há sintomas de abstinência ou procedimentos de desintoxicação para inalantes desse tipo, embora os usuários reclamem de ânsia psicológica. Pessoas que abusam de inalantes podem sofrer de demência persistente ou transtornos induzidos por inalantes, como psicose, ansiedade ou transtornos do humor, mesmo que cesse o abuso do inalante. Esses transtornos são todos tratados sintomaticamente (Crowley e Sakai, 2005).

TRATAMENTO E PROGNÓSTICO

As modalidades de tratamento atuais baseiam-se na ideia de que o alcoolismo (e outras adicções) é uma doença progressiva, crônica e caracterizada por remissões e relapsos (Jaffe e Anthony, 2005). Até a década de 1970, eram escassos os programas e as clínicas de tratamento organizados para o abuso de substâncias. Antes que a doença da adicção fosse inteiramente compreendida, a maioria da sociedade, inclusive a comunidade médica, via a dependência química como um problema pessoal; o usuário era aconselhado a "colaborar" e a "assumir o controle do problema". Fundada em 1949, a Clínica Hazelden, no Estado de Minnesota (Estados Unidos), era uma notável exceção; devido ao seu sucesso, muitos programas basearam-se em seu modelo de tratamento.

Hoje, o tratamento contra uso de substâncias está disponível em uma variedade de locais na comunidade e nem sempre envolvem profissionais da área da saúde. Os Alcoólicos Anônimos (AA) compõem um grupo criado em 1930 por alcoolistas. Esse grupo de autoajuda desenvolveu o modelo do **programa de 12 passos** (Quadro 17.3), baseado na filosofia de que é essencial a abstinência total e que os alcoolistas precisam de ajuda e apoio de outras pessoas para manter a sobriedade. Os slogans-chave refletem as ideias contidas nos 12 passos, como "um dia de cada vez" (cuidar da sobriedade a cada dia), "deixar a vida fluir" (não ficar agitado por causa da vida e problemas diários) e "ficar tranquilo e confiar em Deus" (deixar a vida nas mãos de um poder superior). Logo no início da recuperação, as pessoas são estimuladas a ter um padrinho, que vai ajudá-las a avançar pelos 12 passos do AA. Assim que fica sóbrio, o participante pode ser padrinho de outra pessoa.

Enfatiza-se a participação regular nas reuniões, realizadas diariamente em cidades grandes e pelo menos uma vez por semana em cidades menores ou em áreas rurais. As reuniões do AA podem ser "fechadas" (apenas para aqueles que estão buscando a recuperação) ou "abertas" (para qualquer pessoa). Algumas são educacionais e contam com um palestrante principal; outras focam leitura, meditação diária ou um tema específico e oferecem oportunidade a todos os membros de relatar suas batalhas contra o álcool e solicitar ajuda para permanecerem sóbrios.

Muitos programas de tratamento, em diferentes locais, usam a abordagem dos 12 passos e enfatizam a participação no AA. Incluem também aconselhamento individual e uma ampla variedade de grupos. As experiências em grupo envolvem informações sobre substâncias e seu uso, técnicas de solução de problemas e técnicas cognitivas para identificar e modificar modos de pensamento errôneos. Um tema geral consiste no enfrentamento da vida, do estresse e das outras pessoas sem uso de substâncias.

Embora possibilitem o êxito de muitas pessoas, programas de tratamento tradicionais e o AA não são eficazes para todos. Alguns se opõem à ênfase em Deus e na espiritualidade; outros

QUADRO 17.3 Os 12 passos dos Alcoólicos Anônimos

1. Reconhecemos nossa impotência contra o álcool, que nossas vidas ficaram incontroláveis.
2. Passamos a acreditar que um Poder Superior a nós mesmos poderia devolver-nos à sanidade.
3. Tomamos a decisão de mudar nossa vontade e nossa vida com os cuidados de Deus, à medida que nós O compreendemos.
4. Façamos uma busca e um inventário moral destemido de nós mesmos.
5. Admitimos a Deus, a nós mesmos e a outros seres humanos a natureza exata de nossos erros.
6. Estamos completamente prontos para que Deus retire todos esses defeitos de nosso caráter.
7. Humildemente pedimos a Deus que nos livre de nossas imperfeições.
8. Fizemos uma relação de todas as pessoas que prejudicamos e nos dispusemos a consertar nossa relação com elas.
9. Recuperamos nossas relações com essas pessoas sempre que possível, exceto quando fazer isso causa dano a elas ou a outros.
10. Continuamos a fazer o inventário pessoal e, quando estamos errados, admitimos isso rapidamente.
11. Buscamos, por meio da prece e da meditação, melhorar nosso contato consciente com Deus, à medida que O compreendemos, rezando para conhecer a Sua vontade em relação a nós e o poder de realizá-la.
12. Após um despertar espiritual em consequência desses passos, tentamos levar essa mensagem aos alcoólicos e a prática desses princípios em tudo o que fazemos.

VINHETA CLÍNICA: Alcoolismo

Sam, 38 anos, é casado e tem dois filhos. O pai foi alcoolista e a infância de Sam foi caótica. O pai raramente estava por perto acompanhando as atividades escolares do menino ou os eventos familiares; quando presente, seu comportamento alcoolizado estragava a ocasião. Quando Sam terminou o ensino médio e saiu de casa, prometeu jamais ser como o pai.

No começo, tinha muitas esperanças e sonhos sobre ser arquiteto e ter uma família, criando os filhos com amor e afeto; via-se como um esposo dedicado e amoroso. Mas teve má sorte. Meteu-se em problemas por beber sem ter idade na universidade, e suas notas baixaram por faltar às aulas devido às festas com amigos. Sam achava que a vida o tratara mal – afinal, bebera somente algumas cervejas com amigos para relaxar. Algumas vezes, abusava nas doses e bebia mais do que pretendia – mas não é o que todo mundo faz? Seus grandes planos para o futuro estavam escapando de suas mãos.

Hoje, o chefe de Sam disse que o despediria se chegasse atrasado ou não viesse trabalhar nos próximos 30 dias. Sam disse a si mesmo que o chefe não estava sendo razoável, já que era um excelente profissional quando o chefe estava presente. O mais recente evento desagradável ocorreu quando a esposa de Sam disse estar cansada de suas bebedeiras e de seu comportamento irresponsável. Suas últimas palavras foram: "Você é exatamente como seu pai!".

---

não respondem bem à abordagem de confronto às vezes usada no tratamento, nem à identificação de si mesmo como alcoolista ou adicto. Mulheres e minorias relatam que se sentem negligenciadas ou ignoradas em uma organização essencialmente "branca, masculina e de classe média". Nos Estados Unidos, foram criados programas de tratamento para atender a essas necessidades, como o Women for Sobriety (exclusivamente para mulheres) e o Rainbow Recovery (para homossexuais). Os grupos do AA, no entanto, também podem ser destinados a mulheres ou homossexuais.

O conceito dos 12 passos para a recuperação também é usado em casos de outras drogas. Esses grupos incluem o Narcóticos Anônimos, o Al-Anon um grupo de apoio a cônjuges, parceiros e amigos de alcoolistas, e o Ala Teen, para filhos de pais com problemas com substâncias. Esse mesmo modelo é ainda usado em grupos de mútua ajuda para pessoas com problemas de compulsão por jogo e transtornos da alimentação. Os endereços desses grupos nos Estados Unidos estão relacionados no Quadro 17.4.

Programas e locais de tratamento

Clientes tratados por causa de intoxicação e abstinência ou desintoxicação são encontrados em uma ampla variedade de locais médicos – desde setores de emergência até clínicas sem internação. Quem precisa de desintoxicação com supervisão médica costuma ser tratado em unidades médicas de hospitais, sendo, depois, encaminhado a um local de tratamento apropriado, sem internação, quando clinicamente estável.

Profissionais da área da saúde oferecem tratamento prolongado ou como paciente externo em vários locais, inclusive em clínicas ou centros com programas diurnos e noturnos, casas de passagem, moradias especiais ou unidades especiais para dependência química em hospitais. Geralmente a escolha do tipo de local de tratamento baseia-se nas necessidades dos clientes e também em seu plano de saúde. Por exemplo, para um indivíduo que tem plano de saúde limitado, está trabalhando e recebe o apoio da família, a opção sem internação pode ser a primeira, pois é mais barato, o cliente pode continuar a trabalhar, e a família pode fornecer suporte. No entanto, quan-

QUADRO 17.4	Endereços nos Estados Unidos de grupos de mútua ajuda e programas de tratamento
Alcoólicos Anônimos PO Box 459, Grand Central Station New York, NY 10163 Telefone: 1-212-870-3400 Al-Anon Family Group Headquarters, Inc. 1600 Corporate Landing Parkway Virginia Beach, VA 23454-5617 Telefone: 1-757-563-1600	Women for Sobriety PO Box 618 Quakertown, PA 18951 Telefone: 1-215-536-8026 Rainbow Recovery Inc. 10833 US Highway 41 South Gibsonton, FL 33534 Telefone: 1-800-281-5919

A relação oficial de grupos e órgãos de serviços de A.A. no Brasil encontra-se no *site* www.alcoolicosanonimos.org.br/localizacao.

do o cliente não consegue se manter sóbrio durante o tratamento como paciente externo, a internação pode ser necessária. Clientes com experiências repetidas de tratamento podem precisar da estrutura de uma casa de passagem, com a transição gradual para a vida na comunidade.

Tratamento farmacológico

O tratamento farmacológico para abuso de substâncias tem dois propósitos principais: (1) permitir uma abstinência segura de álcool, hipnóticos-sedativos e benzodiazepínicos e (2) prevenir recidivas. A Tabela 17.1 resume os fármacos usados no tratamento para abuso de substâncias. Para clientes cuja substância primária é o álcool, prescreve-se a vitamina B_1 (tiamina) para prevenir ou tratar a síndrome de Wernicke-Korsakoff, que consiste em condições neurológicas resultantes do uso pesado de álcool. A cianocobalamina (vitamina B_{12}) e o ácido fólico são prescritos para clientes com deficiências nutricionais.

A abstinência de álcool costuma ser controlada por um agente ansiolítico benzodiazepínico, usado para suprimir os sintomas. Os benzodiazepínicos mais usados são lorazepam, clordiazepóxido e diazepam. Esses medicamentos podem ser administrados em uma agenda estabelecida durante 24 horas durante a abstinência. No entanto, administrar as doses de acordo com as necessidades e baseadas no parâmetro dos sintomas é igualmente eficaz e resulta em uma abstinência mais acelerada (Lehne, 2006).

O dissulfiram pode ser prescrito para ajudar a impedir que o cliente beba. Se estiver usando dissulfiram e ingerir bebida alcoólica, ocorrerá uma reação adversa grave, com rubor, dor de cabeça pulsante, sudorese, náusea e vômitos. Nos casos graves, pode acontecer hipotensão grave, confusão, coma e, inclusive, morte (Cap. 2). O cliente também deve evitar uma ampla variedade de produtos que contêm álcool, como xarope contra tosse, loções, enxaguatório bucal, perfume, loção pós-barba, vinagre, baunilha e outros extratos. O cliente deve ler os rótulos dos produtos com cuidado, pois qualquer um que contenha álcool pode produzir sintomas. A ingestão de álcool pode causar sintomas desagradáveis por 1 a 2 semanas após a última dose do dissulfiram.

O acamprosato pode ser prescrito para clientes que estão se recuperando do abuso ou dependência de álcool a fim de ajudar a reduzir a ânsia pelo álcool e diminuir o desconforto físico e emocional que ocorre especialmente nos primeiros meses da recuperação. Esse desconforto inclui sudorese, ansiedade e perturbações do sono. A dosagem é de dois comprimidos (333 mg cada) ou 666 mg, três vezes ao dia. Pessoas com dano renal não podem tomar esse fármaco. Os efeitos colaterais são relatados como leves e incluem diarreia, náusea, flatulência e prurido. Em um estudo, esse fármaco mostrou-se mais eficiente com "desejos de alívio", ao passo que a naltrexona (abordada mais adiante neste capítulo) mostrou-se mais eficiente com "desejos de recompensa" (Mann, Kiefer, Spanagel e Littleton, 2008).

A metadona, potente opiáceo sintético, é usada como substituto da heroína em alguns programas de manutenção. O cliente usa uma dose diária de metadona, que atende à necessidade física de opiáceo, mas não produz ânsia por mais. A metadona não produz a euforia associada à heroína. Essencialmente, o cliente substitui a adicção à heroína pela adicção à metadona, que é mais segura por ser um fármaco legalizado, controlado por um médico e disponível na forma de comprimidos. O cliente evita os riscos do uso intravenoso, o alto custo da heroína (que costuma levar a atos criminosos) e o conteúdo questionável das drogas de rua.

O levometadil, analgésico narcótico, tem o único propósito de tratar a dependência de opiáceos. É usado da mesma forma que a metadona.

A naltrexona, antagonista opioide, é usada para tratar *overdose*. Bloqueia os efeitos de qualquer opioide ingerido, anulando os efeitos do uso de mais opioides. Foi descoberto, também, que reduz a ansiedade por álcool em clientes abstinentes (Richardson et al., 2008). Há quatro medicamentos que, às vezes, são prescritos para diminuir a ânsia por cocaína, embora a bula não indique esse uso adicional: o dissulfiram (discutido anteriormente); o antinarcoléptico modafinila; o bloqueador beta-propranolol e o anticonvulsivante topiramato, usado também para estabilizar o humor e tratar enxaquecas.

A clonidina, um agonista alfa-2-adrenérgico (α_2-adrenérgico), é usada para tratar hipertensão. É adminis-

Tabela 17.1 Fármacos usados no tratamento de abuso de substâncias

Fármaco	Uso	Dosagem	Considerações de enfermagem
Lorazepam	Abstinência de álcool	2-4 mg a cada 2-4 horas (se necessário)	Monitorar sinais vitais e investigações globais de eficácia; pode causar tontura ou sonolência.
Clordiazepóxido	Abstinência de álcool	50-100 mg, repetir em 2-4 horas, se necessário; não ultrapassar 300 mg/dia	Monitorar sinais vitais e investigações globais quanto a eficácia; pode causar tontura ou sonolência.
Dissulfiram	Mantém a abstinência de álcool	500 mg/dia durante 1-2 semanas, depois, 250 mg/dia	Ensinar o cliente a ler os rótulos de produtos para evitar aqueles com álcool.
Metadona	Mantém a abstinência de heroína	Até 120 mg/dia para manutenção	Pode causar náusea e vômito.
Levometadil	Mantém a abstinência de opiáceos	60-90 mg, três vezes/semana, para manutenção	Não ingerir o fármaco em dias consecutivos; não são permitidas doses para casa.
Naltrexona	Bloqueia os efeitos dos opiáceos; reduz o desejo por álcool	350 mg/semana, divididos em três doses, para efeito de bloqueio dos opiáceos; 50 mg/dia durante até 12 semanas em caso de desejo forte por álcool	O cliente pode não reagir aos narcóticos usados para tratar tosse, diarreia ou dor; tomar com alimentos ou leite; pode causar cefaleia, inquietação ou irritabilidade.
Clonidina	Suprime sintomas de abstinência de opiáceos	0,1 mg de 6 em 6 horas (se necessário)	Verificar a pressão sanguínea antes de cada dose; interromper se o cliente estiver hipotenso.
Acamprosato	Suprime desejo forte por álcool	666 mg três vezes/dia	Monitorar ocorrência de diarreia, vômito, flatulência e prurido.
Tiamina (vitamina B_1)	Previne ou trata síndrome de Wernicke-Korsakoff no alcoolismo	100 mg/dia	Ensinar o cliente sobre nutrição correta.
Ácido fólico (folato)	Trata deficiências nutricionais	1-2 mg/dia	Ensinar o cliente sobre alimentação correta; a urina pode ficar amarelo-escura.
Cianocobalamina (vitamina B_{12})	Trata deficiências nutricionais	25-250 µg/dia	Ensinar o cliente sobre nutrição correta.

trada a clientes com dependência de opiáceos para suprimir alguns efeitos da síndrome de abstinência ou abstinência. É mais eficaz contra náusea, vômito e diarreia, mas produz pouco alívio de dores musculares, ansiedade e inquietação (Lehne, 2006).

A ondansetrona, um antagonista do 5-HT_3 que bloqueia os efeitos da estimulação vagal da serotonina no intestino delgado, é usada como antiemético. É empregada por homens jovens que correm grande risco de dependência de álcool ou com dependência de álcool de surgimento precoce. Esse fármaco está sendo estudado para tratamento da adicção à metanfetamina.

Diagnóstico duplo

Quando o cliente abusa de substâncias e sofre de outra doença psiquiátrica, costumamos dizer que tem um **diagnóstico duplo**. Clientes com diagnóstico duplo que inclui esquizofrenia, transtorno esquizoafetivo ou transtorno bipolar representam o maior desafio para os profissionais da área da saúde. Estima-se que 50% das pessoas com transtorno de abuso de substância também tenham outro diagnóstico da área da saúde mental (Jaffe e Anthony, 2005). Os métodos de tratamento tradicionais para casos de doenças psiquiátricas graves ou abuso primário de substância costumam resultar em pouco êxito para esses clientes pelas seguintes razões:

- Clientes com doença psiquiátrica grave podem ter prejuízos na capacidade de processar conceitos abstratos; essa é uma grande barreira nos programas de tratamento de abuso de substância.
- O tratamento do uso de substância enfatiza a esquiva de toda e qualquer substância psicoativa. Isso, às vezes, não é

possível para clientes que precisam de fármacos psicotrópicos para tratar a doença mental.
- O conceito de "recuperação limitada" é mais aceitável no tratamento de doenças psiquiátricas, mas o abuso de substâncias não adota esse conceito.
- A noção de abstinência por toda a vida, ponto central do tratamento do uso de substância, pode parecer opressora e impossível de ser alcançada para o cliente que convive "dia a dia" com uma doença mental crônica.
- O uso do álcool e de outras drogas pode precipitar comportamento psicótico; isso faz com que os profissionais tenham dificuldade em identificar se os sintomas são resultado de doença mental ativa ou de abuso de substância.

Clientes com diagnóstico duplo (uso de substância e doença mental) impõem desafios que os locais tradicionais de tratamento não conseguem vencer. Estudos sobre tratamentos e estratégias de prevenção de recidivas bem-sucedidos para essa população descobriram vários elementos-chave que precisam ser tratados. Estes incluem ambientes de vida saudáveis, fomentadores e apoiadores; assistência nas mudanças fundamentais na vida, como encontrar trabalho e ter amigos abstinentes; estabelecimento de conexões com outras pessoas em recuperação e tratamento das condições comórbidas. Clientes identificaram como componentes importantes da prevenção de recidivas a necessidade de uma residência estável, apoio social positivo, orações ou confiança em um poder superior, participação em atividades significativas, alimentação regular, sono suficiente e aparência bem-cuidada. A quetiapina foi usada em um estudo para controle de desejos incontroláveis por álcool e como moderador de seus sintomas psiquiátricos (Martinotti et al., 2008). Mais informações podem ser encontradas no Plano de Cuidados de Enfermagem: Diagnóstico Duplo.

Plano de cuidados de enfermagem | Diagnóstico duplo

Diagnóstico de enfermagem

Enfrentamento Ineficaz: *incapacidade de desenvolver uma avaliação válida dos estressores, escolha inadequada das respostas praticadas e/ou incapacidade de utilizar os recursos disponíveis.*

DADOS DA INVESTIGAÇÃO

- Controle insatisfatório dos impulsos
- Baixa autoestima
- Falta de habilidades sociais
- Insatisfação com as circunstâncias da vida
- Falta de uma atividade diária com uma finalidade

RESULTADOS ESPERADOS

Imediatos
O cliente irá
- Tomar apenas os medicamentos receitados.
- Interagir com adequação com o corpo funcional e outros clientes.
- Expressar honestamente os sentimentos.
- Elaborar planos para administrar o horário desestruturado; por exemplo, caminhar, realizar tarefas.

Estabilização
O cliente irá
- Demonstrar habilidades sociais apropriadas ou adequadas, por exemplo, começar interações com outras pessoas.
- Identificar atividades sociais em ambientes sem drogas e álcool.
- Levantar dados sobre os pontos positivos e as fraquezas pessoais de forma realista.

Comunidade
O cliente irá
- Manter contato ou relações com um profissional na comunidade.
- Verbalizar planos de unir-se a um grupo de apoio na comunidade que atenda às necessidades de clientes com diagnóstico duplo, se houver.
- Participar de programas para livrar-se do álcool e das drogas e atividades desses programas.

(continua)

Plano de cuidados de enfermagem	Diagnótisco duplo (continuação)

IMPLEMENTAÇÃO

Intervenções de enfermagem (*denota intervenções colaborativas)	Justificativa
Encorajar a expressão franca dos sentimentos.	Expressar os sentimentos é um primeiro passo para manejá-los de forma construtiva.
Validar a frustração ou a raiva do cliente ao lidar com problemas duplicados (p. ex., "Sei que deve ser muito difícil.").	Expressar os sentimentos com franqueza, em especial, os negativos, pode trazer alívio ao estresse e à ansiedade de alguns clientes.
Levar em conta o uso de álcool ou substâncias como um fator que influencia a capacidade do cliente para viver em comunidade, similar ao tipo de fator como tomar medicamento, ir às consultas, e assim por diante.	O uso de substâncias não é, necessariamente, o principal problema do cliente com experiências de diagnóstico duplo. Excesso de ênfase em qualquer fator isolado não é garantia de sucesso.
Manter contato frequente com o cliente, mesmo que ele se resuma a apenas breves conversas por telefone.	O contato frequente reduz todo o tempo em que o cliente se sente desamparado ou isolado para lidar com os problemas.
Dar *feedback* positivo para a abstinência diariamente.	O *feedback* positivo reforça o comportamento abstinente.
Ocorrendo uso de bebida alcoólica ou de substância, discutir com o cliente os eventos que levaram ao incidente, sem julgamentos.	O cliente pode conseguir ver a relação dos eventos ou um padrão de comportamento ao discutir a situação.
Conversar sobre formas de evitar circunstâncias similares no futuro.	Planejamento antecipado pode preparar o cliente a evitar circunstâncias futuras similares.
Investigar as quantidades de tempo desorganizado que o cliente precisa enfrentar.	É possível que o cliente tenha frustrações ou insatisfações capazes de levá-lo ao uso de substâncias diante de excesso de tempo sem estruturação.
Ajudar o cliente a planejar agendas diárias ou semanais de atividades com finalidade, tarefas, compromissos, caminhadas, e assim por diante.	Eventos agendados dão ao cliente algo a ser antecipado ou aguardado para ser feito.
Elaborar agenda ou calendário pode ajudar.	A visualização da agenda constitui uma referência concreta para o cliente.
Estimular o cliente a registrar atividades, sentimentos e pensamentos em um diário.	O diário pode proporcionar foco ao cliente e desencadear informações úteis no planejamento futuro, informações essas que poderiam se esquecidas ou relegadas a segundo plano.
Ensinar habilidades sociais ao cliente. Descrever e demonstrar habilidades específicas, como contato pelo olhar, ouvir ativamente, concordar com a cabeça, e assim por diante. Discutir o tipo de assunto apropriado para conversas sociais, como tempo, notícias, eventos locais e outros.	O cliente pode ter pouco ou nenhum conhecimento de habilidades de interação social. A modelagem das habilidades constitui exemplo concreto das que são desejadas.
Oferecer apoio positivo ao cliente para o uso apropriado de habilidades sociais.	*Feedback* positivo irá encorajar o cliente a continuar as tentativas de socialização e intensificar a autoestima.
*Encaminhar o cliente a serviços voluntários ou profissionalizantes, se indicado.	Atividades com uma finalidade fazem um melhor uso do tempo não estruturado do cliente e podem reforçar seus sentimentos de valor e autoestima.
*Encaminhar o cliente a grupos de apoio na comunidade que tratem das necessidades de saúde mental e dependência de substâncias.	Clientes com diagnóstico duplo têm problemas complicados e de longo prazo que exigem assistência contínua e prolongada.

Adaptado de Schultz, J.M. e Videbeck, S.L. (2009). *Lippincott's manual of psychiatric nursing care plans* (8th Ed.). Philadelphia: Lippincott Williams & Wilkins.

APLICAÇÃO DO PROCESSO DE ENFERMAGEM

Identificar pessoas com problemas de uso de substância pode ser difícil. Em geral, o uso de substância inclui mecanismos de defesa, em especial a **negação**. Pode ser que os clientes neguem diretamente a existência de qualquer problema, ou minimizem a extensão dos problemas ou do uso real de substância. Além disso, o enfermeiro pode encontrar clientes com problemas com substâncias em vários locais não relacionados com a doença mental. O cliente pode ir à clínica para tratar problemas médicos relacionados com o uso de álcool, desenvolver sintomas de abstinência enquanto está no hospital para uma cirurgia ou uma condição não relacionada. O enfermeiro deve ficar alerta para a possibilidade do uso de substância nessas situações e estar preparado para reconhecer sua existência e fazer os encaminhamentos apropriados.

O Teste para Identificação de Transtornos por Uso de Álcool (AUDIT) é um instrumento que detecta padrões perigosos de uso de álcool, que podem provocar o desenvolvimento de transtornos por uso de substância (Bohn, Babor e Kranzler, 1995). Essa ferramenta (Quadro 17.5) promove o reconhecimento do problema da bebida no estágio inicial, quando há maior probabilidade de resolução sem tratamento formal. Detecção e tratamento precoces estão associados com resultados mais positivos.

A desintoxicação é a prioridade inicial. No final deste capítulo, incluímos um plano de cuidados de enfermagem para o cliente em abstinência de álcool. As prioridades para cada cliente baseiam-se em suas necessidades físicas e podem incluir segurança, nutrição, líquidos, eliminação e sono. O restante desta seção aborda o atendimento àqueles que estão na fase pós-desintoxicação do tratamento de abuso de substância.

Investigação

História

Clientes cujo pai, mãe ou outro membro da família tem problemas com abuso de substância podem relatar uma vida familiar caótica, embora nem sempre seja esse o caso. Em geral descrevem que uma crise precipitou a busca de tratamento, como problemas físicos ou o desenvolvimento de sintomas de abstinência enquanto tratavam outra condição. Normalmente outras pessoas (o chefe ameaça demitir o funcionário, a esposa ou companheira ameaça terminar o relacionamento) estão envolvidas em sua decisão de buscar tratamento. Raramente decidem se tratar de modo independente, sem influência externa.

QUADRO 17.5 Teste para Identificação de Transtornos por Uso de Álcool (AUDIT)

O questionário a seguir dará a você indicativos do nível de risco associado ao seu atual padrão de bebida. Para levantar dados precisos de sua situação, há necessidade de honestidade em suas respostas. Este questionário foi elaborado pela Organização Mundial da Saúde (OMS) e é usado em muitos países para auxiliar pessoas a entender melhor o nível atual de risco em relação ao consumo de álcool.

1. Com que frequência você consome bebida alcóolica? (0) Nunca, (1) Mensalmente ou menos, (2) 2 a 4 vezes por mês, (3) 2 a 3 vezes por semana, (4) 4 ou mais vezes por semana.
2. Quantos drinques-padrão você consome em um dia normal? (0) 1 ou 2, (1) 3 ou 4, (2) 5 ou 6, (3) 7 a 9, (4) 10 ou mais.
3. Com que frequência você ingere seis ou mais drinques em uma só ocasião? (0) Nunca, (1) Menos de uma vez por mês, (2) Mensalmente, (3) Semanalmente, (4) Diariamente ou quase todos os dias.
4. Com que frequência no ano passado percebeu não conseguir parar de beber assim que iniciou? (0) Nunca, (1) Menos de uma vez por mês, (2) Mensalmente, (3) Semanalmente, (4) Diariamente ou quase todos os dias.
5. Com que frequência durante o ano passado você fracassou em fazer o que era esperado de você devido à bebida? (0) Nunca, (1) Menos de uma vez por mês, (2) Mensalmente, (3) Semanalmente, (4) Diariamente ou quase todos os dias.
6. Com que frequência no ano passado precisou de uma bebida pela manhã para fazer as atividades, após uma sessão de ingestão de muito álcool? (0) Nunca, (1) Menos de uma vez por mês, (2) Mensalmente, (3) Semanalmente, (4) Diariamente ou quase todos os dias.
7. Com que frequência no ano passado teve sentimento de culpa ou remorso após beber? (0) Nunca, (1) Menos de uma vez por mês, (2) Mensalmente, (3) Semanalmente, (4) Diariamente ou quase todos os dias.
8. Com que frequência no ano passado não conseguiu se lembrar do que houve na noite anterior pelo fato de ter bebido? (0) Nunca, (1) Menos de uma vez por mês, (2) Mensalmente, (3) Semanalmente, (4) Diariamente ou quase todos os dias.
9. Você ou outra pessoa já foi lesionado em consequência de você beber? (0) Nunca, (1) Menos de uma vez por mês, (2) Mensalmente, (3) Semanalmente, (4) Diariamente ou quase todos os dias.
10. Algum parente, médico ou outro profissional da saúde se preocupou com suas bebedeiras ou sugeriu que você parasse? (0) Não, (2) Sim, mas não no ano passado, (4) Sim, no ano passado.

Adaptado de Babor, T., de La Fuente, J.R., Saunders, J. et al. (1992). *Alcohol Use Disorders Identification Test (AUDIT): Guidelines for use in primary health care*. World Health Organization, Geneva. Usado com permissão; Bohn, Babor e Kranzler (1995).

Aparência geral e comportamento motor

A avaliação da aparência e do comportamento gerais costuma revelar que aparência e discurso estão normais. Assim que acabam uma trajetória difícil de desintoxicação, os clientes podem parecer ansiosos, cansados e descuidados. Dependendo do estado geral de saúde e de problemas de saúde resultantes do uso de substância, podem parecer fisicamente doentes. A maioria fica um tanto apreensiva a respeito do tratamento, ressente-se de estar em tratamento ou sente-se pressionada por outros a se tratar. Talvez essa seja a primeira vez, há muito tempo, que os clientes tenham de lidar com alguma dificuldade sem a ajuda de uma substância psicoativa.

Humor e afeto

São possíveis amplas variações de humor e afeto. Alguns clientes ficam tristes e chorosos, expressam culpa e remorso pelo próprio comportamento e suas circunstâncias. Outros podem ficar com raiva e sarcásticos, ou quietos e emburrados, sem vontade de conversar com o enfermeiro. A irritabilidade é comum, porque os clientes estão livres de substâncias há pouco tempo. Pode ser que se mostrem agradáveis e pareçam felizes, como se não fossem afetados pela situação, em especial quando ainda se encontram na negação do uso de substâncias.

Conteúdo e processo de pensamento

Na avaliação do processo e do conteúdo dos pensamentos, os clientes podem minimizar o próprio uso de substâncias, culpar os outros por seus problemas e racionalizar o próprio comportamento. Podem acreditar que não vão conseguir sobreviver sem a substância ou expressar nenhuma vontade de viver sem esse uso. Pode ser que foco da atenção esteja nas finanças, em questões legais ou problemas no emprego como a principal fonte de dificuldade, em vez do uso de substância. Podem acreditar que conseguiriam parar "por conta própria" se quisessem e continuar a negar ou minimizar a extensão do problema.

Processo sensorial e intelectual

Em geral, os clientes mantêm-se orientados e alertas, a não ser que estejam experimentando efeitos prolongados da abstinência. As capacidades intelectuais ficam intactas, a não ser que os clientes experimentem déficits neurológicos por causa do uso de álcool ou de inalantes por longo prazo.

Julgamento e compreensão

Os clientes são propensos a fazer julgamentos errôneos, em especial quando estão sob influência da substância. O julgamento pode também ser prejudicado; às vezes, comportam-se de modo impulsivo e, por exemplo, abandonam o tratamento para obter a substância preferida. A compreensão fica limitada em relação ao uso de substância. Os clientes podem ter dificuldade em admitir o próprio comportamento durante o uso ou podem não atribuir a perda do emprego ou de relacionamentos ao uso de substância. Podem ainda achar que conseguem controlar esse uso.

Autoconceito

Em geral, os clientes têm autoestima baixa, que pode ser expressa diretamente ou ocultada por um comportamento grandioso. Não se sentem adequados para lidar com a vida e o estresse sem a substância e ficam desconfortáveis perto de outras pessoas quando não a utilizam. Costumam ter dificuldade em identificar e expressar sentimentos verdadeiros; no passado, preferiam fugir dos sentimentos e evitar qualquer dor ou dificuldade pessoal com a ajuda da substância.

Papéis e relacionamentos

Os clientes experimentam muitas dificuldades nos papéis sociais, familiares e profissionais. A falta de assiduidade e o desempenho ruim no trabalho são comuns. Muitas vezes, os parentes dizem ao cliente que o uso da substância é preocupante e, às vezes, esse assunto provoca muitas discussões em família. Costuma haver tensão nos relacionamentos familiares. Os clientes podem estar com raiva de membros da família que os levaram a fazer o tratamento ou que os ameaçaram com a perda de um relacionamento significativo.

Considerações fisiológicas

Muitos clientes têm uma história de má nutrição (usam a substância em vez de se alimentar) e perturbações do sono que persistem após a desintoxicação. Algumas vezes, há danos no fígado por causa da ingestão de álcool, hepatite ou infecção por HIV, por causa do uso intravenoso de drogas, ou danos pulmonares ou neurológicos causados por inalantes.

Análise de dados

Cada cliente apresenta diagnósticos de enfermagem específicos a seu estado de saúde física. Entre eles:

- Nutrição Desequilibrada: Menos do que as Necessidades Corporais
- Risco de Infecção
- Risco de Lesão
- Diarreia
- Volume de Líquidos Excessivo
- Intolerância à Atividade
- Déficits no Autocuidado

    Os diagnósticos de enfermagem normalmente usados quando se trabalha com clientes que usam substâncias incluem:

- Negação Ineficaz
- Desempenho de Papel Ineficaz
- Processos Familiares Disfuncionais
- Enfrentamento Ineficaz

Identificação de resultados

Os resultados do tratamento para clientes que usam substâncias podem incluir os seguintes itens. O cliente irá:

- Abster-se do uso de álcool e drogas.
- Expressar sentimentos de modo aberto e direto.
- Verbalizar a aceitação da responsabilidade por seu próprio comportamento.
- Praticar alternativas não químicas para lidar com estresse ou situações difíceis.
- Estabelecer um plano de autocuidado eficaz.

> **INSTRUÇÕES AO CLIENTE E À FAMÍLIA**
>
> *Sobre o abuso de substâncias*
>
> - O abuso de substância é uma doença.
> - Os mitos sobre tal abuso devem ser desfeitos.
> - A abstinência de substância não é uma questão de força de vontade.
> - Qualquer bebida alcoólica, seja vinho, cerveja ou destilado, pode ser substância-base de abuso.
> - A medicação prescrita também pode ser uma substância de abuso.
> - O *feedback* da família sobre sinais de recidiva, ou seja, retorno a mecanismos prévios mal-adaptativos destinados a lidar com as situações, é vital.
> - A participação em um programa pós-atendimento é importante.

> **INTERVENÇÕES DE ENFERMAGEM**
>
> *Para abuso de substância*
>
> - Fornecer instruções de saúde ao cliente e à família.
> - Desfazer mitos sobre o abuso de substância.
> - Diminuir comportamentos de codependência entre os membros da família.
> - Fazer encaminhamentos apropriados para membros da família.
> - Promover habilidades para lidar com as situações.
> - Encenar modelos de situações potencialmente difíceis.
> - Abordar o aqui e o agora com os clientes.
> - Definir objetivos realistas, por exemplo, como ficar sóbrio hoje.

Intervenção

Como fornecer instruções sobre saúde ao cliente e à família

Os clientes e os membros da família precisam de informações factuais sobre a substância, seus efeitos e a recuperação. O enfermeiro deve desfazer os seguintes mitos e concepções errôneas:

- "Isso é uma questão de força de vontade."
- "É claro que não sou um alcoolista – só bebo cerveja ou só bebo nos fins de semana."
- "Posso aprender a usar drogas socialmente."
- "Estou bem agora; posso controlar tudo isso usando só de vez em quando."

É importante fornecer instruções sobre recidivas. Familiares e amigos devem saber que os clientes que começam a retomar comportamentos antigos, reatar laços com conhecidos que usam substâncias ou expressar a crença de que podem "controlar isso sozinhos" correm maior risco de recidiva, e seus entes queridos precisam tomar uma atitude. O cliente deve ter um plano específico, como frequentar um grupo de mútua ajuda ou outro recurso para obter apoio continuado e envolvimento após o tratamento; isso aumenta suas chances de recuperação.

Como tratar questões familiares

O alcoolismo (e outro abuso de substância) costuma ser chamado de doença familiar. Todos aqueles intimamente relacionados com a pessoa que abusa de substâncias sofrem angústia emocional, social e, às vezes, física.

A **codependência** é um padrão mal-adaptativo de lidar com a situação utilizado por membros da família ou outros indivíduos, resultando de um relacionamento prolongado com a pessoa que usa substâncias. As características da codependência são: habilidades de relacionamento insatisfatórias, ansiedade e preocupação excessivas, comportamentos compulsivos e resistência à mudança. Os familiares aprendem esses padrões de comportamento disfuncionais à medida que tentam se ajustar ao comportamento do usuário de substâncias. Um dos tipos de comportamento de codependência é chamado de capacitação, comportamento que parece útil, na superfície, mas que, na verdade, perpetua o uso de substância. Por exemplo, a esposa que continuamente avisa que o marido está doente, quando, na verdade, está bêbado ou de ressaca, impede que o cônjuge tenha de enfrentar as reais implicações e repercussões de seu comportamento. O que parece uma ação útil, na realidade, apenas ajuda o marido a evitar as consequências do seu comportamento e a continuar com o abuso de substâncias.

Os papéis podem mudar drasticamente, como na situação em que o filho é quem cuida do pai ou da mãe, ou o vigia. Comportamentos de codependência também são identificados entre profissionais da área da saúde quando arranjam desculpas para o comportamento do cliente, ou fazem por ele coisas que ele mesmo poderia fazer.

O filho adulto de um alcoolista é alguém criado em uma família na qual o pai, a mãe ou ambos eram adictos ao álcool, estando esse filho sujeito a muitos aspectos disfuncionais associados com o alcoolismo dos pais. Além de correr grande risco de alcoolismo e transtornos da alimentação, os filhos de alcoolistas costumam desenvolver incapacidade de confiar, necessidade extrema de controle, senso excessivo de responsabilidade e negação de sentimentos; essas características persistem na vida adulta. Muitas pessoas criadas em casas onde há alcoolismo dos pais acreditam que seus problemas serão solucionados quando tiverem idade suficiente para sair de casa e escapar dessa situação. Na vida adulta, podem começar a ter problemas em relacionamentos, baixa autoestima e medos excessivos de abandono ou insegurança. Como nunca experimentaram uma vida familiar normal, podem descobrir que não sabem o que é o "normal" (Kearns-Bodkin e Leonard, 2008).

Sem apoio e ajuda para compreender as situações e lidar com elas, muitos membros da família podem desenvolver problemas de abuso de substância, perpetuando o ciclo disfuncional. Há tratamento e grupos de apoio disponíveis para tratar essas questões familiares. Os clientes e suas famílias também precisam de informações sobre os grupos de apoio, seus propósitos e localização.

Como promover habilidades para lidar com as situações

O enfermeiro pode encorajar o cliente a identificar áreas problemáticas em sua vida e a explorar os modos como o uso de substâncias pode ter intensificado esses problemas. O cliente não deve acreditar que todos os problemas de sua vida vão desaparecer quando ficar sóbrio; em vez disso, a sobriedade vai ajudá-lo a pensar sobre os problemas com clareza. O enfermeiro pode ajudar a redirecionar sua atenção para seu próprio comportamento e para o modo como esse comportamento influenciou os problemas apresentados. O profissional não deve permitir que os clientes focalizem eventos externos ou outras pessoas sem discutir o próprio papel no problema.

Enfermeiro: "Você poderia descrever alguns problemas que está enfrentado?"
Cliente: "Minha mulher está sempre me enchendo o saco – nada está bom para ela – por isso, não combinamos muito."
Enfermeiro: "Como você se comunica com sua mulher?"
Cliente: "Não posso conversar nada com minha esposa; ela não me ouve."
Enfermeiro: "Você quer dizer que não conversa muito com ela?"

Pode ser útil encenar modelos de situações que os clientes acham difíceis. Essa também é uma oportunidade de ajudá-los a aprender a solucionar problemas ou a discutir situações com outras pessoas com calma e de forma mais efetiva. No local em que o grupo se encontra, ajuda encorajar os participantes a dar e receber *feedback* sobre o modo como os outros percebem sua interação ou sua capacidade de ouvir.

O enfermeiro também pode ajudar os clientes a descobrir modos de aliviar o estresse e a ansiedade, sem envolver o uso de substância. Relaxar, fazer exercícios, ouvir música ou engajar-se em atividades pode ser eficaz. Os clientes também podem precisar desenvolver novas atividades sociais ou de lazer, nos casos em que a maioria dos amigos e hábitos de socialização anteriores envolvia o uso de substâncias.

O enfermeiro pode ajudar o cliente a focar o presente e não o passado. Não é útil insistir nos problemas do passado e no arrependimento. Em vez disso, deve-se abordar o que se pode fazer agora em relação ao próprio comportamento ou relacionamentos. O cliente pode precisar de apoio do enfermeiro para ver a vida e a sobriedade em termos plausíveis – um dia de cada vez. O enfermeiro pode ajudá-lo a estabelecer objetivos alcançáveis, como "O que posso fazer para ficar sóbrio hoje?", em vez de o cliente se sentir oprimido com pensamentos do tipo "Como posso evitar substâncias pelo resto da vida?". O cliente precisa acreditar que pode ter êxito.

Avaliação

A eficácia do tratamento contra o uso de substância baseia-se, em grande parte, na abstinência do cliente. Além disso, seu sucesso deve resultar em um desempenho de papéis mais estável, na melhora das relações interpessoais e no aumento da satisfação com a qualidade de vida.

CONSIDERAÇÕES SOBRE IDOSOS

Não é raro o surgimento dos primeiros problemas com a bebida após os 50 anos de idade. Alguns idosos com problemas de uso de álcool são aqueles que tiveram esse mesmo problema no início da vida, passaram por um período significativo de abstinência, mas retomaram a bebida já na idade avançada. Outros podem ter sido consumidores reativos de álcool ou ter tomado grandes quantidades no início da vida. No entanto, as estatísticas mostram que 30 a 60% dos idosos em programas de tratamento começaram a beber de modo abusivo após os 60 anos.

Os fatores de risco de surgimento tardio do abuso de substância entre idosos incluem doenças crônicas, que causam dor, uso de medicação prescrita por longo prazo (sedativos-hipnóticos, ansiolíticos), estresses da vida, perdas, isolamento social, mágoa, depressão e abundância de tempo e dinheiro sem restrições (Watts, 2007). Os idosos podem ter problemas físicos associados com o abuso de substância de forma rápida, em especial quando a saúde médica geral está comprometida devido a outras doenças.

CUIDADOS NA COMUNIDADE

Nos Estados Unidos, muitas pessoas em tratamento para abuso de substância recebem o atendimento em locais da comunidade; é o caso do tratamento sem internação, das instituições independentes e dos programas de recuperação, como o AA e o Rational Recovery. O acompanhamento ou o pós-atendimento na comunidade baseia-se em suas preferências e na disponibilidade dos programas. Alguns clientes permanecem ativos em grupos de mútua ajuda. Outros participam de sessões de programas pós-atendimento, patrocinados pelo órgão onde fizeram o tratamento. Há os que buscam aconselhamento individual ou familiar. Além do pós-atendimento formal, o enfermeiro também pode encontrar clientes em recuperação em clínicas ou consultórios médicos.

PROMOÇÃO DA SAÚDE MENTAL

É só assistir à televisão ou ler uma revista para ver muitos anúncios destinados a promover o uso responsável da bebida e a encorajar os pais a servir de "agente antidrogas" aos filhos. No entanto, o aumento da consciência da população e os anúncios educativos não alteraram significativamente as taxas de uso de substância nos Estados Unidos (National Institute for Mental Health, 2007c). Duas populações-alvo de programas de prevenção hoje são os idosos e os adultos em idade universitária.

O alcoolismo de início tardio nos idosos costuma ser mais leve e mais suscetível ao tratamento; no entanto, os profissionais da área da saúde o negligenciam com mais frequência. Culbertson (2006) sugeriu o uso de um instrumento de sondagem, o AUDIT, em todos os locais de atendimento primário a fim de promover a pronta identificação de idosos com alcoolismo. Ele acreditava que uma intervenção breve seria capaz de produzir abstinência continuada ou reduzir o uso perigoso e danoso de bebida entre essa população.

O College Drinking Prevention Program, patrocinado pelo governo dos Estados Unidos, é uma resposta a algumas das seguintes estatísticas sobre estudantes universitários com idades entre 18 e 24 anos (National Institute on Alcohol Abuse and Alcoholism, 2007):

- 1.700 estudantes morrem por ano por lesões não intencionais relacionadas com o álcool.
- 599 mil estudantes sofrem lesões não intencionais quando estão sob influência do álcool.
- 606 mil estudantes são atacados por outros estudantes sob influência do álcool.
- 97 mil estudantes são vítimas de agressão ou estupro em encontros em que há uso de álcool.
- Um terço dos estudantes do primeiro ano não se matriculam no segundo.

Esse programa de prevenção foi elaborado para ajudar estudantes universitários a evitar a compulsão por bebida "previsível" ou esperada, comum em universidades e faculdades dos Estados Unidos. Alguns *campi* oferecem moradias estudantis sem álcool nem drogas, e, em algumas atividades gerais realizadas nas universidades, não é mais permitida a distribuição de bebidas alcoólicas. Programas educativos (sobre as estatísticas apresentadas) destinam-se a aumentar a consciência dos estudantes sobre o excesso de bebida. Os alunos que desejam se abster do álcool são estimulados a se socializar e a dar apoio uns aos outros em defesa do estilo de vida escolhido.

ABUSO DE SUBSTÂNCIA ENTRE PROFISSIONAIS DA SAÚDE

Médicos, dentistas e enfermeiros apresentam taxas de dependência de **substâncias controladas**, como opioides, estimulantes e sedativos, muito mais altas do que outros profissionais de formação acadêmica comparável, como os advogados. Acredita-se que uma das razões seja a facilidade de obtenção dessas substâncias (Jaffe e Anthony, 2005). Os profissionais da área da saúde também têm taxas de alcoolismo mais elevadas do que a população em geral.

A situação de relatar suspeitas de que colegas estejam abusando de substâncias é extremamente melindrosa e importante. Para colegas e supervisores, é difícil informar que companheiros de trabalho são suspeitos de abuso. Os enfermeiros podem hesitar em relatar comportamentos suspeitos por várias razões, como a dificuldade em acreditar que um profissional da saúde treinado possa se engajar em abuso; às vezes sentem-se culpados ou temem acusar profissionais equivocadamente ou apenas querem evitar conflitos. No entanto, o abuso de substâncias por profissionais da saúde é muito grave, pois pode colocar clientes em perigo. Os enfermeiros têm a responsabilidade ética de relatar comportamentos suspeitos a um supervisor e, em algumas regiões dos Estados Unidos, há a obrigação legal definida na lei estadual da prática de enfermagem. Os enfermeiros não devem tentar lidar com essas situações sozinhos, avisando o colega; isso apenas permite que esse colega continue a abusar da substância sem ter de enfrentar as repercussões.

Sinais gerais de alerta de abuso incluem mau desempenho no trabalho, faltas frequentes, comportamento incomum, fala indistinta e isolamento dos colegas. Outros comportamentos e sinais específicos que podem indicar abuso de substância incluem:

- Contagens incorretas de fármacos
- Excesso de substâncias controladas listadas como descartadas ou contaminadas
- Relatos de clientes sobre medicamentos que não aliviam a dor, em especial quando o alívio ocorria anteriormente
- Embalagens de substâncias controladas danificadas ou rasgadas
- Aumentos de relato de "erro da farmácia"
- Constantes ofertas de ir à farmácia pegar substâncias controladas
- Ausências da unidade injustificadas
- Idas ao banheiro após contato com substâncias controladas
- Constantes entradas antecipadas ou saídas atrasadas no trabalho sem razão aparente

Os enfermeiros, assim como qualquer outra pessoa, podem se envolver em abuso de substância. Aqueles que o fazem também merecem a oportunidade de tratamento e recuperação. Informar uma suspeita de abuso de substância pode ser um primeiro passo crucial para que um enfermeiro consiga a ajuda de que necessita.

QUESTÕES DE AUTOPERCEPÇÃO

O enfermeiro deve examinar as próprias crenças e atitudes sobre abuso de substância. Uma história de uso de substância na família do enfermeiro pode ter grande influência em sua interação com os clientes. Esse profissional pode agir de forma muito dura ou crítica, dizendo aos clientes que eles devem "entender o quanto fazem a família sofrer". No entanto, pode ser que o enfermeiro desempenhe, inconscientemente, antigos papéis familiares e engaje-se em comportamentos capacitantes, como reconhecer as razões do cliente para uso de substâncias. Examinar o uso de substâncias que ele faz, ou o que amigos próximos ou parentes fazem, pode ser difícil e desagradável, embora seja necessário se esse profissional quer ter relações terapêuticas com os clientes.

O enfermeiro pode, ainda, ter atitudes diferentes sobre as várias substâncias de abuso. Por exemplo, um enfermeiro pode ter empatia por clientes adictos à medicação prescrita, mas ser contrário aos clientes que usam heroína ou outras substâncias ilegais. É importante ter em mente que o processo de tratamento e as questões subjacentes a abuso de substância, remissão e recidiva são bastante semelhantes, independentemente da substância.

Muitos clientes têm recaídas periódicas. Para alguns, ficar sóbrio é uma batalha para toda a vida. O enfermeiro pode usar cinismo ou pessimismo quando os clientes voltam para as múltiplas tentativas dos tratamentos de abuso de substâncias. Ideias do tipo "ele merece ter problemas de saúde porque continua bebendo" ou "ela devia saber que teria hepatite ou infecção pelo HIV, já que continua a usar drogas intravenosas" são sinais de que o enfermeiro tem alguns problemas de autopercepção que impedem que trabalhe com eficiência com os clientes e suas famílias.

RECURSOS NA INTERNET

RECURSOS
- Al-Anon/Alateen
- Alcoholic Anonymous
- Base de Dados dos Alcoólicos Anônimos
- Narcotics Anonymous
- National Council on Alcoholism and Drug Dependence
- National Institute of Mental Health
- National Institute on Alcohol Abuse and Alcoholism
- Women for Sobriety

ENDEREÇOS ELETRÔNICOS
- http://www.al-anon.org
- http://www.aa.org
- http://www.meetingfinder.org
- http://www.na.org
- http://www.ncadd.org
- http://nimh.nih.gov
- http://www.niaaa.nih.gov
- http://www.womenforsobriety.org

Pontos a serem considerados quando trabalhamos com clientes e famílias com problemas relacionados a abuso de substâncias

- Lembre-se de que, para muitas pessoas, o abuso de substância é uma doença crônica e recorrente, exatamente como o diabetes ou uma doença cardíaca. Embora pareça que os clientes sejam capazes de controlar esse abuso com facilidade, na verdade não conseguem fazer isso sem assistência e compreensão.
- Examine os problemas de abuso de substância entre seus próprios familiares e amigos, ainda que isso seja doloroso. Reconhecer sua própria história, suas crenças e atitudes é o primeiro passo em direção ao manejo eficaz desses sentimentos, de modo que não interfiram no cuidado a clientes e suas famílias.
- Aborde cada experiência de tratamento com atitude aberta e objetiva. O cliente pode ter êxito em manter a abstinência após a segunda ou terceira (quarta, etc.) experiência de tratamento.

Questões de pensamento crítico

1. Você descobre que outra enfermeira em sua unidade hospitalar ingere diazepam que pega do suprimento de medicamentos de um cliente. Você confronta essa colega, e ela diz: "Estou passando por forte estresse em casa. Jamais fiz algo assim e prometo que isso não vai mais acontecer". O que você deve fazer e por quê?
2. Na Inglaterra, as clínicas médicas oferecem doses diárias de fármacos, como heroína, gratuitamente a pessoas dependentes, tentando reduzir o tráfico ilegal de drogas e as taxas de crimes. Esse é um método eficiente? Você defende uma tentativa assim em seu país? Por que sim ou por que não?

PONTOS-CHAVE

- O uso de substância e os transtornos relacionados com substância podem envolver álcool, estimulantes, maconha, opioides, alucinógenos, inalantes, sedativos, hipnóticos, ansiolíticos, cafeína e nicotina.
- Uso e dependência de substâncias incluem importantes prejuízos no funcionamento social e profissional do usuário e mudanças comportamentais e psicológicas.
- O álcool é a substância abusada com maior frequência nos Estados Unidos; em segundo lugar está a maconha.
- Intoxicação é o uso de uma substância que resulta em comportamento de má adaptação.
- Síndrome de abstinência é definida como reações psicológicas e físicas negativas quando o uso de uma substância cessa ou é bastante reduzido.
- A desintoxicação é o processo de, em segurança, abster-se de uma substância. A desintoxicação do álcool e de barbitúricos pode trazer risco à vida e exige supervisão médica.
- Os fatores de risco mais importantes para o alcoolismo incluem ter pai ou mãe alcoólica, vulnerabilidade genética e crescimento em lar de alcoolistas.
- Sondagens de rotina com instrumentos como o AUDIT, em uma grande variedade de locais de atendimento de saúde (clínicas, consultórios psiquiátricos, serviços de emergência), podem ser usadas para a detecção de problemas de uso de substâncias.
- Após a desintoxicação, o tratamento para abuso de substância continua em vários locais, com o paciente internado ou não. Os métodos costumam se basear na filosofia dos 12 passos da abstinência, nos estilos de vida modificados e no apoio dos amigos.
- Abuso de substância é uma doença da família, significando que afeta todos os seus membros de alguma maneira. Familiares e amigos mais próximos precisam de orientação e

- apoio para enfrentar seus sentimentos em relação ao usuário. Há muitos grupos de apoio a familiares e amigos mais próximos.
- Clientes com diagnósticos duplos, envolvendo abuso de substância e doença psiquiátrica grave, não obtêm êxito em locais tradicionais de tratamento, precisando de atenção especializada.
- As intervenções de enfermagem para clientes tratados para abuso de substância incluem ensino aos clientes e aos familiares relativo a abuso de substância, a formas de manejar as questões familiares e ajuda aos clientes para que aprendam habilidades mais eficazes de enfrentamento.
- Profissionais da saúde apresentam taxas maiores de problemas de uso de substâncias, em especial envolvimento com opioides, estimulantes e sedativos. Informar suspeita de abuso de substância por colegas é uma responsabilidade ética (algumas vezes, legal) de todos os profissionais da saúde.

REFERÊNCIAS

American Psychiatric Association. (2000). *Diagnostic and statistical manual of mental disorders* (4th ed., text revision). Washington, DC: American Psychiatric Association.

Bischof, G., Rumpf, H. J., Meyer, C., Hapke, U., & John, U. (2007). Stability of sub-types of natural recovery from alcohol dependence after two years. *Addiction, 102*(6), 904-908.

Bohn, M. J., Babor, T. F., & Kranzler, H. R. (1995). The alcohol use disorder identification test (AUDIT): Validation of a screening instrument for use in medical settings. *Journal of Studies on Alcohol, 56*(4), 423–432.

Ciraulo, D. A., & Sarid-Segal, O. (2005). Sedative-, hypnotic– or anxiolytic-related abuse. In B. J. Sadock & V. A. Sadock (Eds.), *Comprehensive textbook of psychiatry* (Vol. 1, 8th ed., pp. 1300–1318). Philadelphia: Lippincott Williams & Wilkins.

Crowley, T. J., & Sakai, J. (2005). Inhalant-related disorders. In B. J. Sadock & V. A. Sadock (Eds.), *Comprehensive textbook of psychiatry* (Vol. 1, 8th ed., pp. 1247–1257). Philadelphia: Lippincott Williams & Wilkins.

Culbertson, J.W. (2006). Alcohol use in the elderly. Beyond the CAGE. Part 2: Screening instruments and treatment strategies. *Geriatrics, 61*(11), 20-26.

Grogan, L. (2006). Alcoholism, tobacco and drug use in the countries of central and eastern Europe and the former Soviet Union. *Substance Use & Misuse, 41*(4), 567–571.

Hall, W., & Degenhardt, L. (2005). Cannabis-related disorders. In B. J. Sadock & V. A. Sadock (Eds.), *Comprehensive textbook of psychiatry* (Vol. 1, 8th ed., pp. 1211–1220). Philadelphia: Lippincott Williams & Wilkins.

Jaffe, J. H., & Anthony, J. C. (2005). Substance-related disorders: Introduction and overview. In B. J. Sadock & V. A. Sadock (Eds.), *Comprehensive textbook of psychiatry* (Vol. 1, 8th ed., pp. 1137–1168). Philadelphia: Lippincott Williams & Wilkins.

Jaffe, J. H., Ling, W., & Rawson, R. A. (2005). Amphetamine (or amphetamine-like) related disorders. In B. J. Sadock & V. A. Sadock (Eds.), *Comprehensive textbook of psychiatry* (Vol. 1, 8th ed., pp. 1188– 1201). Philadelphia: Lippincott Williams & Wilkins.

Jaffe, J. H., & Strain, E. C. (2005). Opioid-related disorders. In B. J. Sadock & V. A. Sadock (Eds.), *Comprehensive textbook of psychiatry* (Vol. 1, 8th ed., pp. 1265–1291). Philadelphia: Lippincott Williams & Wilkins.

Jones, R. T. (2005). Hallucinogen-related disorders. In B. J. Sadock & V. A. Sadock (Eds.), *Comprehensive textbook of psychiatry* (Vol. 1, 8th ed., pp. 1238–1247). Philadelphia: Lippincott Williams & Wilkins.

Kearns-Bodkin, J.N. & Leonard, K.E. (2008). Relationship functioning among adult children of alcoholics. *Journal of Studies on Alcohol and Drugs, 69*(6), 941-950.

Kitanaka, A. (2007). Alcoholism in Japan. Acessado em 8 de março de 2009, em http://www.japaninc.com/jin439.

Lehne, R. A. (2006). *Pharmacology for nursing care* (6th ed.). Philadelphia: W. B. Saunders.

Malcolm, B. P., Hesselbrock, M. N., Segal, B. (2006). Multiple substance dependence and course of alcoholism among Alaska native men and women. *Substance Use & Misuse, 41*(5), 729–741.

Mann, K., Kiefer, F., Spanagel, R. & Littleton, J. (2008). Acamprosate: Recent findings and future research directions. *Alcoholism, Clinical and Experimental Research, 32*(7), 1105-1110.

Martinotti, G., Andreoli, S., Di Nicola, M., Di Giannantonio, M., Sarchiapone, M. & Janiri, L. (2008). Quetiapine decreases alcohol consumption, craving, and psychiatric symptoms in dually diagnosed alcoholics. *Human Psychopharmacology, 23*(5), 417-424.

National Institute on Alcohol Abuse and Alcoholism. (2007a). A family history of alcoholism. Acessado em http://www.pubs.niaaa.nih.gov/publications/FamilyHistory/famhist.htm.

National Institute on Alcohol Abuse and Alcoholism. (2007b). Alcohol and minorities. Acessado em http://www.niaaa.nih.gov/.

National Institute on Alcohol Abuse and Alcoholism. (2007c). Statistical snapshot of college drinking. Acessado em http://www. collegedrinkingprevention.gov.

NIAAA. (2009). Data/statistical tables. Acessado em 20 de outubro de 2009, em http://www.niaaa.gov/.

Richardson, K., Baillie, A., Reid, S., Morley, K., Teesson, M., Sannibale, C. et al. (2008). Do acamprosate or naltrexone have an effect on daily drinking by reducing craving for alcohol? *Addiction, 103*(6), 953-959.

SAMHSA. (2009). Motor vehicle fatalities. Acessado em 20 de outubro de 2009, em http://www.oas.samhsa.gov/2k9/204/204DUIFaclty2k9.htm.

Schuckit, M. A. (2005). Alcohol-related disorders. In B. J. Sadock & V. A. Sadock (Eds.), *Comprehensive textbook of psychiatry* (Vol. 1, 8th ed., pp. 1168–1188). Philadelphia: Lippincott Williams & Wilkins.

Schuckit, M. A. (2009). An overview of genetic influences in alcoholism. *Journal of Substance Abuse Treatment, 36*(1), S5-S14.

Substance Abuse and Mental Health Services Administration. (2007). Statistics for alcoholism and drug dependency. United States Department of Health and Human Services. Acessado em http://www.oas.samhsa.gov.

Wakabayashi, I., & Masuda, H. (2006). Influence of drinking alcohol on atherosclerotic risk in alcohol flushers and non-flushers of Oriental patients with type 2 diabetes mellitus. *Alcohol and Alcoholism, 41*(6), 672–677.

Watts, M. (2007). Incidences of excess alcohol consumption in the older person. *Nursing Older people, 18*(12), 27-30.

LEITURAS ADICIONAIS

Fein, G. & McGillivray, S. (2007). Cognitive performance in long-term abstinent elderly alcoholics. *Alcoholism, CLinical and Experimental Research, 31*(11), 1788-1789.

Misch, D.A. (2007). "Natural recovery" from alcohol abuse among college students. *Journal of American College Health, 55*(4), 215-218.

Rajemdram R., Lewison, G, & Preedy, V. R. (2006). Worldwide alcohol-related research and the disease burden. *Alcohol and Alcoholism, 41*(1), 99–106.

Stolberg, V. B. (2006). A review of perspectives on alcohol and alcoholism in the history of American health and medicine. *Journal of Ethnicity in Substance Abuse, 5*(4), 39–106.

Guia de Estudo

QUESTÕES DE MÚLTIPLA ESCOLHA

Escolha a resposta correta para cada uma das seguintes questões.

1. Qual das declarações a seguir indica que o fornecimento de informações sobre a naltrexona foi eficaz?
   a. "Vou ficar doente se usar heroína enquanto estiver usando esse medicamento."
   b. "Esse medicamento vai bloquear os efeitos de qualquer substância opioide que eu usar."
   c. "Se eu usar opioides enquanto estiver usando naltrexona, vou ficar muito doente."
   d. "Usar naltrexona vai me causar tontura."

2. A clonidina é prescrita para sintomas de abstinência de opioides. Qual das seguintes avaliações de enfermagem é essencial antes do fornecimento da dose dessa medicação?
   a. Medir a pressão sanguínea do cliente.
   b. Determinar qual foi a última vez em que o cliente usou um opioide.
   c. Monitorar possíveis tremores no cliente.
   d. Fazer uma avaliação física completa.

3. Qual dos comportamentos a seguir indica intoxicação por estimulantes?
   a. Fala indistinta, marcha irregular, concentração prejudicada
   b. Hiperatividade, loquacidade, euforia
   c. Relaxamento de inibições, aumento de apetite, percepções distorcidas
   d. Despersonalização, pupilas dilatadas, alucinações visuais

4. Os 12 passos do AA ensinam que:
   a. A aceitação de ser alcoolista evita ânsias de beber
   b. Um Poder Superior vai proteger os indivíduos quando sentirem vontade de beber
   c. Depois que aprende a ficar sóbria, a pessoa ganha um diploma e pode sair do AA
   d. Depois que fica sóbria, a pessoa continua a correr o risco de beber

5. Uma enfermeira fornece um programa no local de trabalho para profissionais com problemas. Ela nota que as instruções foram eficazes quando a equipe identificou que, entre profissionais da área da saúde, há maior risco de abuso de substância por causa da seguinte situação:
   a. A maioria dos enfermeiros é codependente em seus relacionamentos pessoais e profissionais.
   b. A maioria dos enfermeiros veio de famílias disfuncionais e corre risco de desenvolver adicções.
   c. A maioria dos enfermeiros está exposta a várias substâncias e acredita que não corre risco de desenvolver a doença.
   d. A maioria dos enfermeiros têm ideias preconcebidas sobre o tipo de pessoa que se torna adicta.

6. Um cliente chega intoxicado para o tratamento diário, mas nega essa condição. O enfermeiro identifica que ele está exibindo sintomas de:
   a. Negação
   b. Formação de reação
   c. Projeção
   d. Transferência

7. O cliente diz ao enfermeiro que bebe todos os dias de manhã para acalmar os nervos e parar os tremores. O enfermeiro nota que ele corre o risco de:
   a. Transtorno de ansiedade
   b. Transtorno neurológico
   c. Dependência física
   d. Adicção psicológica

QUESTÕES DE MÚLTIPLAS RESPOSTAS

Selecione o que é aplicável.

1. Quais dentre os seguintes o enfermeiro identifica como sinais de abstinência de álcool?
   a. Apagamentos
   b. Diaforese
   c. Pressão sanguínea elevada
   d. Letargia
   e. Náusea
   f. Tremores

2. O enfermeiro reconheceria quais dos fármacos a seguir como depressores do sistema nervoso central?
   a. Maconha
   b. Diazepam
   c. Heroína
   d. Merperidina
   e. Fenobarbital
   f. Uísque

EXEMPLO CLÍNICO

Sharon, 43 anos de idade, participa de um programa de tratamento sem internação para abuso de álcool. É divorciada, e os dois filhos moram com o pai. Rompeu um namoro de três anos na última semana. Recentemente foi detida pela segunda vez por dirigir intoxicada e, por isso, foi incluída no programa de tratamento. Sharon diz a quem quiser ouvir que "não é uma alcoolista" e está no programa apenas para escapar da prisão.

1. Identifique dois diagnósticos de enfermagem para Sharon.

2. Escreva um resultado esperado para cada diagnóstico identificado.

3. Liste três intervenções para cada diagnóstico.

18 Transtornos da Alimentação

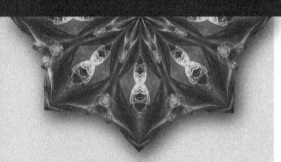

Palavras-chave
- alexitimia
- anorexia nervosa
- automonitoramento
- bulimia nervosa
- compulsão alimentar
- distúrbio da imagem corporal
- enredamento
- imagem corporal
- purgação
- saciedade

Objetivos de aprendizagem
Após a leitura deste capítulo, você deverá ser capaz de
1. Comparar e contrastar os sintomas de anorexia nervosa e bulimia nervosa.
2. Discutir as várias teorias etiológicas dos transtornos da alimentação.
3. Identificar o tratamento eficaz para clientes com transtornos da alimentação.
4. Aplicar o processo de enfermagem ao cuidado de clientes com transtornos da alimentação.
5. Oferecer orientações aos clientes, às famílias e aos membros da comunidade para aumentar o conhecimento e a compreensão dos transtornos da alimentação.
6. Avaliar seus sentimentos, crenças e atitudes sobre clientes com transtornos da alimentação.

COMER FAZ PARTE do cotidiano. É essencial para a sobrevivência, mas também é uma atividade social e parte de muitas ocasiões felizes. As pessoas saem para jantar, convidam amigos e a família para refeições em suas casas e celebram com comida eventos especiais, como casamentos, feriados e aniversários. Porém, para alguns, comer é fonte de preocupação e ansiedade. Será que estão comendo demais? Parecem gordos? Será que a solução está em alguma nova promoção para perder peso?

Nos Estados Unidos, a obesidade é identificada como um grave problema de saúde; alguns a classificam como epidemia. O número de doenças relacionadas com a obesidade entre crianças aumentou drasticamente. Ao mesmo tempo, milhões de mulheres passam fome ou engajam-se em padrões alimentares caóticos que podem levar à morte.

Este capítulo aborda a anorexia e a bulimia nervosas, os dois transtornos da alimentação mais comumente encontrados em locais de atendimento de saúde mental. Aqui discutimos estratégias para sua identificação precoce e prevenção.

VISÃO GERAL DOS TRANSTORNOS DA ALIMENTAÇÃO
Embora muitos acreditem que os transtornos da alimentação sejam relativamente recentes, registros da Idade Média indicam dietas voluntárias que levavam à autoinanição de santas em jejum para alcançar a pureza. No final do século XVII,

médicos da Inglaterra e da França descobriram mulheres jovens que aparentemente usavam a autoinanição para evitar a obesidade. No entanto, só depois da década de 1960, a anorexia nervosa foi estabelecida como um transtorno mental. A bulimia nervosa foi descrita pela primeira vez como uma síndrome específica em 1979 (Anderson e Yager, 2005).

Os transtornos da alimentação podem ser vistos em um *continuum*, que inclui clientes com anorexia, que comem pouquíssimo ou passam fome; clientes com bulimia, que se alimentam caoticamente; e clientes com obesidade, que comem demais. Há muita sobreposição entre os transtornos da alimentação: 30 a 35% das pessoas de peso normal e com bulimia têm história de anorexia nervosa e baixo peso corporal; cerca de 50% das pessoas com anorexia nervosa exibem comportamento bulímico. Os aspectos que distinguem a anorexia incluem idade de surgimento precoce e peso corporal abaixo do normal; a pessoa não consegue reconhecer o comportamento alimentar como um problema. Já os clientes com bulimia têm uma idade de surgimento do transtorno mais tardia e peso corporal quase normal. Normalmente se sentem envergonhados e constrangidos pelo comportamento alimentar.

Mais de 90% dos casos de anorexia e bulimia nervosas ocorrem entre mulheres (American Psychiatric Association [APA], 2000). Embora menos homens do que mulheres sofram transtornos da alimentação, o número de homens com anorexia ou bulimia pode ser muito maior do que o suposto previamente, número esse que inclui vários atletas (Glazer, 2008). Os homens, no entanto, são menos propensos a buscar tratamento. A prevalência desses dois transtornos é estimada em 1 a 3% da população em geral nos Estados Unidos (Anderson e Yager, 2005).

CATEGORIAS DOS TRANSTORNOS DA ALIMENTAÇÃO E TRANSTORNOS RELACIONADOS

A **anorexia nervosa** é um transtorno da alimentação que coloca a vida em risco. Caracteriza-se por recusa ou incapacidade do cliente de manter um peso corporal normal mínimo, medo intenso de ganhar peso ou ficar gordo, percepção significativamente distorcida da forma ou do tamanho corporais e firme incapacidade ou recusa em reconhecer a gravidade do problema ou aceitar que existe algum problema (APA, 2000). Clientes com anorexia têm um peso corporal que corresponde a 85% ou menos do esperado para sua idade e altura, já tiveram amenorreia por pelo menos três ciclos consecutivos e preocupam-se com a alimentação e as atividades relacionadas com ela.

Em relação aos critérios diagnósticos para anorexia nervosa do *Manual diagnóstico e estatístico de transtornos mentais*, 4ª edição, texto revisado (DSM-IV-TR; APA, 2000), consultar o quadro Sintomas de anorexia nervosa.

Clientes com anorexia nervosa podem ser classificados em dois subgrupos, de acordo com o modo como controlam o próprio peso. Quem é do subtipo restritivo perde peso principalmente por dieta, jejum ou excesso de exercícios. Quem apresenta o subtipo compulsivo e purgativo engaja-se regularmente na compulsão alimentar e na subsequente purgação. **Compulsão alimentar** significa consumir uma grande quantidade de alimentos (muito mais do que a maioria das pessoas come de cada vez) em um período curto, geralmente de duas horas ou menos. A **purgação** é um comportamento compensatório destinado a eliminar alimentos por meio de vômito autoinduzido ou do uso indevido de laxantes, enemas e diuréticos. Alguns clientes com anorexia não comem compulsivamente, mas se engajam em comportamentos purgativos após a ingestão de pequenas quantidades de comida.

Quem tem anorexia torna-se totalmente absorvido pela ideia de perder peso e buscar a magreza. O termo *anorexia*, na verdade, é uma denominação incorreta. Esses clientes não perdem o apetite. Continuam a ter fome, mas ignoram tanto a fome quanto os sinais de fadiga e fraqueza física; com frequência acreditam que, se ingerirem algo, não serão capazes de parar de comer e engordarão. Clientes com anorexia nervosa costumam ficar preocupados com atividades relacionadas com alimentos, como comprar comida, reunir receitas ou livros de culinária, contar calorias, criar refeições sem gordura e preparar as refeições da família. Também podem se engajar em comportamentos alimentares ritualísticos, como recusa a comer perto de outras pessoas, corte do alimento em pedaços minúsculos ou não permissão de que a comida que vão ingerir toque os próprios lábios. Esses comportamentos aumentam seu senso de controle. É comum o excesso de exercício físico, que pode ocupar várias horas do dia.

VINHETA CLÍNICA: Anorexia nervosa

Maggie, 15 anos de idade, 1,69 m, pesa 41,8 kg. Embora seja verão, ela está transpirando muito, usando três camadas de camisetas. Os cabelos estão quebradiços, ressecados e despenteados, e a garota não usa maquiagem. O médico da família de Maggie já falou a ela sobre a unidade de transtornos da alimentação, já que a garota perdeu 9 kg nos últimos quatro meses; seus ciclos menstruais cessaram. Maggie está letárgica e fraca, com problemas para dormir. A garota estuda balé com persistência e acha que ainda precisa perder peso para chegar à silhueta desejada. A professora de dança já conversou com ela sobre a preocupação com a aparência e o cansaço.

Sua família relata que ela há muito deixou de ser a estudante com notas A e B, passando na escola com notas mínimas. A menina passa muito tempo isolada no quarto e costuma exercitar-se durante horas, mesmo à noite. Raramente sai com amigos, e estes pararam de telefonar. A enfermeira entrevista Maggie, mas consegue poucas informações, já que ela está relutante em discutir sua alimentação. Insiste em dizer que está gorda demais e que não tem interesse em engordar. Não compreende os pais querendo obrigá-la a vir a "este lugar onde o que todos querem é engordar você e deixá-la feia".

> **CRITÉRIOS DIAGNÓSTICOS DO DSM-IV-TR:**
> **Sintomas de anorexia nervosa**
>
> Medo de ganhar peso ou de engordar, ainda que o peso esteja bem abaixo do normal
> Distorção da imagem corporal
> Amenorreia
> Sintomas depressivos, como humor deprimido, retraimento social, irritabilidade e insônia
> Preocupação com pensamentos sobre comida
> Sentimentos de ineficácia
> Pensamento inflexível
> Forte necessidade de controlar o ambiente
> Espontaneidade limitada e expressão emocional extremamente reprimida
> Queixas de constipação e dor abdominal
> Intolerância ao frio
> Letargia
> Emaciação
> Hipotensão, hipotermia e bradicardia
> Hipertrofia das glândulas salivares
> Nitrogênio ureico sanguíneo (NUS) elevado
> Desequilíbrio de eletrólitos
> Leucopenia e anemia leve
> Estudos de funcionamento do fígado elevados
>
> Adaptado do DSM-IV-TR, 2000.

A **bulimia nervosa**, com frequência chamada apenas de bulimia, é um transtorno da alimentação caracterizado por episódios recorrentes (pelo menos duas vezes por semana durante três meses) de compulsão alimentar, seguida de comportamentos compensatórios inapropriados, destinados a evitar ganho de peso, como purgação, jejum ou exercícios físicos em excesso (APA, 2000). A quantidade de alimentos consumida durante o episódio de compulsão é muito maior do que uma pessoa comeria normalmente. O cliente envolve-se na compulsão alimentar às escondidas. No intervalo entre as compulsões, pode ser que coma alimentos com poucas calorias ou jejue. Episódios de compulsão são precipitados por emoções fortes e seguidos de culpa, remorso, vergonha ou autodesprezo.

O peso dos clientes com bulimia costuma ficar na faixa normal, embora alguns estejam abaixo ou acima dessa faixa. O vômito recorrente destrói o esmalte dos dentes, e a incidência de cáries e dentes deteriorados ou lascados é maior entre eles. Costumam ser os dentistas os primeiros profissionais da área da saúde a identificar clientes com bulimia.

Transtornos relacionados à alimentação costumam ter o primeiro diagnóstico na fase de bebê e na infância, *incluindo transtorno da ruminação, pica e transtorno da alimentação* (Cap. 20). Os elementos comuns nos clientes com esses transtornos são disfunção familiar e conflitos pais-filhos.

O *transtorno de compulsão alimentar* é listado como uma categoria de pesquisa no DSM-IV-TR (APA, 2000); está sendo pesquisado para que se determine sua classificação como transtorno mental. Os aspectos essenciais são episódios recorrentes de comer compulsivamente; ausência de uso regular de comportamentos compensatórios, como purgação ou exercícios em excesso, ou ainda abuso de laxantes, culpa, embaraço e repulsa quanto a comportamentos alimentares, além de sofrimento psicológico marcante. O transtorno da compulsão alimentar costuma afetar pessoas com mais de 35 anos de idade, ocorrendo com maior frequência em homens (Yager, 2008). Pessoas mais inclinadas a ter sobrepeso ou obesidade engordam muito quando crianças, sendo incomodadas por causa do excesso de peso já na infância. Trinta e cinco por cento dessas pessoas relataram que comer compulsivamente antecedia as dietas; 65% delas relatou fazer dieta antes de comer de forma compulsiva.

Transtorno alimentar noturno caracteriza-se pela anorexia matinal, por hiperfagia noturna (consumo de 50% das calorias diárias após a última refeição da noite) e despertares com pesadelos (no mínimo um por noite) para consumir alimentos menores. Está associado a estresse, autoestima baixa, ansiedade, depressão e reações adversas à perda de peso. A maioria das pessoas com a síndrome alimentar noturna é obesa (Stunkard, Allison e Lundgren, 2008). O tratamento com antidepressivos ISRSs mostra efeitos positivos.

VINHETA CLÍNICA: Bulimia nervosa

Susan está dirigindo até sua casa, saindo do mercado onde fez compras, aproveitando para comer algo comprado enquanto está dirigindo. A viagem para casa dura 15 minutos. Nesse espaço de tempo, já consumiu um pacote de biscoitos, uma embalagem grande de batatinhas e meio quilo de presunto. Em seus pensamentos, a ideia "Preciso me apressar. Chegarei logo em casa e ninguém tem que me ver assim!". Ela sabia, ao comprar esses alimentos, que não chegaria em casa com eles.

Com pressa, Susan deixou as compras no balcão da cozinha e correu para o banheiro. Com lágrimas nos olhos enquanto vomita, livra-se do que ingeriu. Sente-se culpada e envergonhada e não entende por que não consegue parar esse comportamento. Se ao menos conseguisse deixar de comer essas coisas! Pensa: "Tenho 30 anos de idade, sou casada e tenho duas filhas lindas, além de uma consultoria exitosa em decoração de interiores. O que diriam meus clientes se pudessem me ver agora? Se meu marido e alguma de minhas filhas me vissem, ficariam enojados". Saindo do banheiro para guardar o resto das compras, ela promete a si mesma afastar-se de toda essa comida danosa. Se não a ingerisse, isso não ocorreria. Trata-se de uma promessa feita muitas vezes antes.

Transtornos psiquiátricos comórbidos são comuns em clientes com anorexia nervosa e bulimia nervosa. Transtornos do humor, transtornos de ansiedade e abuso/dependência de substância costumam ser encontrados nesses clientes. Depressão e transtorno obsessivo-compulsivo são os mais comuns (Anderson e Yager, 2005).

Tanto a anorexia quanto a bulimia caracterizam-se por perfeccionismo, obsessão-compulsividade, neuroticismo, emocionalidade negativa, esquiva de dano, baixa autodiretividade, baixa cooperatividade e traços associados com transtorno da personalidade esquiva. Além disso, os clientes com bulimia também podem exibir elevada impulsividade, busca de sensações, busca de novidades e traços associados com transtorno da personalidade *borderline* (Thompson, 2009).

Os transtornos da alimentação estão relacionados com história de abuso sexual, em especial se o abuso ocorreu antes da puberdade (Pike et al., 2008). História assim pode ser um fator que contribui para problemas na intimidade, atratividade sexual e baixo interesse pela atividade sexual. Clientes com transtornos da alimentação e história de abuso sexual também têm níveis mais elevados de depressão e ansiedade, autoestima mais baixa, mais problemas interpessoais e mais sintomas obsessivo-compulsivos graves (Carter et al., 2006). No entanto, ainda não foi esclarecido se o abuso sexual tem ou não uma relação de causa e efeito com o desenvolvimento dos transtornos da alimentação.

ETIOLOGIA

Não se conhece uma causa específica para os transtornos da alimentação. Inicialmente, fazer dieta pode ser o estímulo que leva a sua ocorrência; vulnerabilidade biológica, problemas do desenvolvimento e influências familiares e sociais podem transformar a dieta em um transtorno da alimentação (Tab. 18.1). O reforço psicológico e fisiológico do comportamento alimentar mal-adaptativo sustenta o ciclo (Anderson e Yager, 2005).

Fatores biológicos

Estudos sobre anorexia nervosa e bulimia nervosa mostram que esses transtornos tendem a acometer as famílias. A vulnerabilidade genética também pode resultar de um tipo de personalidade específico ou de uma suscetibilidade geral a transtornos psiquiátricos. Ou pode envolver diretamente uma disfunção do hipotálamo. Uma história familiar de transtorno do humor e de ansiedade (p. ex., transtorno obsessivo-compulsivo) aponta um risco de transtorno da alimentação (Anderson e Yager, 2005).

Rupturas nos núcleos do hipotálamo podem produzir muitos dos sintomas dos transtornos da alimentação. Dois conjuntos de núcleos são particularmente importantes em muitos aspectos da fome e da **saciedade** (satisfação do apetite): o hipotálamo lateral e o hipotálamo ventromedial. Déficits no hipotálamo lateral resultam em diminuição do comer e das respostas a estímulos sensoriais que são importantes para a alimentação. Um problema no hipotálamo ventromedial leva a compulsão alimentar, ganho de peso e diminuição da capacidade de resposta a efeitos de saciedade da glicose, comportamentos observados na bulimia.

Muitas alterações neuroquímicas acompanham os transtornos da alimentação, mas é difícil dizer se são causa ou consequência desses transtornos e dos sintomas característicos de inanição, compulsão e purgação. Por exemplo, normalmente os níveis de noradrenalina sobem em resposta ao ato alimentar, permitindo que o corpo metabolize e use os nutrientes. Durante a inanição, esses níveis não sobem, pois há poucos

Tabela 18.1 Fatores de risco para transtornos da alimentação

Transtorno	Fatores de risco biológicos	Fatores de risco desenvolvimentais	Fatores de risco familiares	Fatores de risco socioculturais
Anorexia nervosa	Obesidade, dieta em idade jovem	Questões de desenvolvimento da autonomia e de ter controle sobre si mesmo e o ambiente; desenvolvimento de uma identidade única; insatisfação com a imagem corporal	Falta de suporte emocional na família; maus-tratos dos pais; incapacidade de lidar com conflito	Ideal cultural de ser magro; os meios de comunicação focalizam a beleza, a magreza, a aptidão física; preocupações de alcance do corpo ideal
Bulimia nervosa	Obesidade, dietas feitas muito cedo, possíveis perturbações da serotonina e da noradrenalina, suscetibilidade ao cromossomo 1	Autopercepções de estar com sobrepeso, gordo, feio e indesejável; insatisfação com a imagem do corpo	Família caótica com limites frouxos; maus-tratos pelos pais, inclusive possível abuso físico ou sexual	O mesmo que acima; ser alvo de brincadeiras de mau gosto relativas ao peso

nutrientes disponíveis para metabolização. Portanto, níveis baixos de noradrenalina são observados em clientes durante os períodos de restrição da ingestão de alimentos. Além disso, níveis baixos de adrenalina estão relacionados com a diminuição da frequência cardíaca e da pressão sanguínea observada em clientes com anorexia.

O aumento dos níveis do neurotransmissor serotonina e do seu precursor, o triptofano, também foi associado ao aumento da saciedade. Baixos níveis de serotonina, assim como baixos níveis de plaquetas da monoaminoxidase, foram encontrados em clientes com bulimia e com o subtipo compulsivo e purgativo da anorexia nervosa (Anderson e Yager, 2005); isso pode explicar o comportamento de compulsão. A resposta positiva de alguns clientes com bulimia ao tratamento com antidepressivos ISRSs sustenta a ideia de que os níveis de serotonina na sinapse podem ficar baixos nesses clientes.

Fatores do desenvolvimento

Duas tarefas essenciais da adolescência são a luta para desenvolver autonomia e o estabelecimento de uma identidade específica. A autonomia, ou exercício de controle sobre si mesmo e o ambiente, pode ser difícil em famílias excessivamente protetoras ou em que predomina o **enredamento** (falta de fronteiras claras para cada papel). Essas famílias não apoiam os esforços de seus membros de conquistar independência, e os adolescentes podem se sentir como se tivessem pouco ou nenhum controle sobre a própria vida. Eles começam a controlar a alimentação por meio de dietas rigorosas e, assim, adquirem controle sobre o peso. Perder peso transforma-se em um tipo de reforço: ao continuar a emagrecer, exercem controle sobre um aspecto de suas vidas.

É importante identificar potenciais fatores de risco de desenvolvimento de transtornos da alimentação, de modo que programas de prevenção possam ser direcionados às pessoas sob maior risco. Garotas adolescentes que expressam insatisfação corporal são mais propensas a ter resultados adversos, como o comer emocional, a compulsão alimentar, atitudes anormais em relação à comida e ao peso, baixa autoestima, estresse e depressão. Características de quem desenvolveu um transtorno da alimentação incluíam hábitos alimentares perturbados, atitudes perturbadas em relação à comida, comer escondido, preocupação com comida, alimentação, formas físicas ou peso; medo de perder o controle sobre a alimentação e desejo de ter o estômago completamente vazio (Cave, 2009).

A necessidade de desenvolver uma identidade singular, ou um senso de quem se é como pessoa, é outra tarefa essencial da adolescência. Coincide com o surgimento da puberdade, quando se iniciam muitas mudanças emocionais e fisiológicas. Autodúvida e confusão podem surgir se o adolescente não consegue se encaixar no perfil de pessoa que quer ser.

Propaganda, revistas e filmes que apresentam modelos magras reforçam a crença cultural de que a magreza é atraente. O excesso de dietas e de perda de peso pode ser o caminho encontrado pelo adolescente para alcançar esse ideal. A **imagem corporal** é o modo como a pessoa percebe o próprio corpo, ou seja, é a autoimagem mental. Para a maioria das pessoas, a imagem

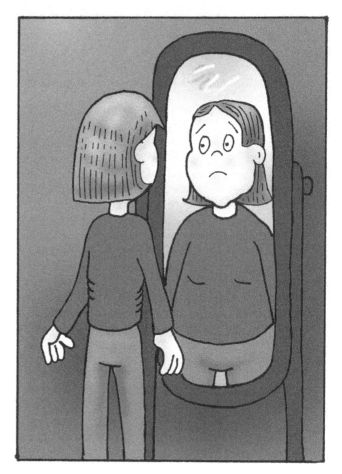

Distúrbio da imagem corporal.

corporal é consistente com o modo como são vistas por outras pessoas. No entanto, para pessoas com anorexia nervosa, a imagem corporal difere muito da percepção dos outros. Elas se percebem gordas, não atraentes e não desejáveis, inclusive quando estão gravemente abaixo do peso ou desnutridas. **Distúrbio da imagem corporal** ocorre quando há uma discrepância exagerada entre a própria imagem corporal e as percepções dos outros, além de grande insatisfação com a própria imagem corporal.

Autopercepções do corpo podem influenciar muito o desenvolvimento da identidade na adolescência e costumam persistir na vida adulta. Autopercepções que incluem estar acima do peso levam à crença de que é preciso fazer dieta para, então, ser feliz ou ficar satisfeito. Clientes com bulimia nervosa relatam insatisfação com o próprio corpo, além da crença de que são gordos, não atraentes e não desejáveis. O ciclo de compulsão e purgação da bulimia pode ter início a qualquer momento – após um fracasso na dieta, antes do início de dietas rigorosas ou, concomitantemente, como parte de um "plano para perder peso".

Influências da família

Meninas que crescem em meio a abuso e problemas familiares correm maior risco de anorexia e bulimia. A alimentação desordenada é uma resposta comum à discórdia familiar. Quando crescem em famílias que não dão apoio emocional, o comum é as meninas tentarem escapar de suas emoções negativas. Enfatizam intensamente o exterior, visando algo concreto: a aparência física. O comer desorganizado torna-se um modo de distrair-se das próprias emoções.

A adversidade na infância foi identificada como um fator de risco significativo de desenvolvimento de problemas alimentares ou de peso na adolescência e no início da vida adulta. Adversidade é definida como negligência física, abuso sexual ou maus-tratos por parte dos pais, o que inclui pouco cuidado, afeto e empatia, assim como controle excessivo, ausência de amizade ou excesso de proteção.

Fatores socioculturais

Nos Estados Unidos e em outros países do Ocidente, os meios de comunicação alimentam a imagem da "mulher ideal" como magra. A cultura iguala a beleza, o ser desejado e a felicidade a ser muito magro, perfeitamente torneado e fisicamente em forma. Os adolescentes idealizam atrizes e modelos como pessoas que têm a aparência ou o corpo perfeito, embora muitas dessas celebridades estejam abaixo do peso ou usem efeitos especiais para parecer mais magras do que são na verdade. Há abundância de livros, revistas, suplementos dietéticos, aparelhos de exercício, anúncios de cirurgia plástica e programas de perda de peso; a indústria da dieta é um negócio de bilhões de dólares. A cultura considera que estar acima do peso é sinônimo de preguiça, falta de autocontrole ou indiferença e diz que a busca do corpo "perfeito" significa ser belo e desejável e ter sucesso e força de vontade. Por isso, muitas mulheres falam em ser "boas" quando seguem a dieta e "más" quando comem sobremesas ou lanches.

Ser pressionado por outras pessoas também pode contribuir para transtornos da alimentação. A pressão de treinadores, pais e colegas e a ênfase na forma corporal em esportes como ginástica, balé e luta podem promover transtornos da alimentação em atletas. A preocupação dos pais com o peso da filha e as provocações de pais ou colegas reforçam a insatisfação da menina com o próprio corpo e sua necessidade de fazer dieta ou controlar a alimentação de algum modo. Estudos nos Estados Unidos e na Europa concluíram que as provocações e o assédio dos colegas também têm relação com o aumento de distúrbios nos hábitos alimentares (Eisenberg e Newmark-Sztainer, 2008; Sweetingham e Walter, 2008).

CONSIDERAÇÕES CULTURAIS

A anorexia nervosa e a bulimia nervosa são muito mais prevalentes em sociedades industrializadas, onde o alimento é abundante e a beleza está ligada à magreza. Nos Estados Unidos, a anorexia nervosa é menos frequente entre afro-americanos (Andreasen e Black, 2006). Nas ilhas Fiji, por exemplo, quase não havia televisões antes de 1995. Nessa época, praticamente também não havia transtornos da alimentação, e ser "rechonchuda" era considerada a forma ideal para garotas e mulheres. Nos cinco anos que se seguiram à disseminação da televisão, o número de transtornos da alimentação nessas ilhas disparou.

Os transtornos da alimentação são mais comuns em países como Estados Unidos, Canadá, Austrália, Japão, Nova Zelândia e África do Sul. Os imigrantes de culturas em que esses transtornos são raros acabam por desenvolvê-los à medida que assimilam o ideal do corpo magro (APA, 2000).

Um estudo feito em Israel tentou analisar as influências sociais e culturais dos transtornos da alimentação. Adolescentes e mulheres israelenses judias apresentaram incidências de um comer desordenado similares às do mundo ocidental. Os árabe-israelenses, todavia, apresentaram pouco comer desordenado entre grupos similares de adolescentes e mulheres, conforme suas crenças, diferentes demais das ideias ocidentais (Latzer, Witztum e Stein, 2008).

Os transtornos da alimentação são igualmente comuns entre mulheres hispânicas e brancas e menos comuns entre afro-americanas e asiáticas (Anderson e Yager, 2005). Destas últimas, a minoria de mulheres mais jovens, mais bem educadas e mais proximamente identificadas com os valores da classe média branca corre maior risco de desenvolver esses transtornos.

Nos últimos anos, os transtornos da alimentação apresentaram aumento entre todas as classes sociais e grupos étnicos dos Estados Unidos (Anderson e Yager, 2005). Com as tecnologias da atualidade, o mundo inteiro está exposto ao ideal ocidental, segundo o qual magreza é sinônimo de beleza e atratividade. À medida que esse ideal se dissemina entre culturas não ocidentais, a anorexia e a bulimia tendem a aumentar também nesses outros locais.

ANOREXIA NERVOSA

Início e curso clínico

A anorexia nervosa em geral surge entre 14 e 18 anos de idade. Nos estágios iniciais, os clientes costumam ter imagem corporal negativa ou ansiedade em relação à aparência. Sentem prazer com sua capacidade de controlar o peso, podendo manifestar isso. Quando, no início, aparecem para o tratamento, podem não conseguir identificar ou explicar suas emoções sobre eventos da vida, como escola e relações familiares ou com amigos. É comum uma sensação profunda de vazio.

Com a progressão da doença, depressão e labilidade no humor ficam mais aparentes. Com o aumento das dietas e dos comportamentos compulsivos, os clientes isolam-se. Esse isolamento social pode levar a uma desconfiança básica dos outros e mesmo à paranoia. Os clientes podem achar que os amigos têm ciúme de seu peso e acreditar que familiares e profissionais da saúde estão tentando torná-los "feios e gordos".

Estudos de longo prazo de clientes com anorexia nervosa de Anderson e Yager (2005) relataram que 30% estavam bem, 30% tinham melhorado em parte, 30% estavam cronicamente doentes e 10% haviam morrido de causas relacionadas à anorexia. Clientes com os mais baixos pesos corporais e doenças de maior duração tendiam a ter recidiva com maior frequência, apresentando os piores resultados. Clientes que abusam de laxantes correm maior risco de complicações médicas. A Tabela 18.2 lista complicações médicas comuns dos transtornos da alimentação.

Tabela 18.2 Complicações médicas dos transtornos da alimentação

Sistema corporal	Sintomas
Relativo à perda de peso	
Musculoesquelético	Perda de massa muscular, perda de gordura e fraturas patológicas
Metabólico	Hipotireoidismo (os sintomas incluem falta de energia, fraqueza, intolerância ao frio e bradicardia), hipoglicemia e sensibilidade à insulina diminuída
Cardíaco	Bradicardia, hipotensão, perda do músculo cardíaco, coração pequeno, arritmias (inclusive contrações atriais e ventriculares prematuras, intervalo QT prolongado, taquicardia ventricular) e morte repentina
Gastrintestinal	Esvaziamento gástrico retardado, inchaço, constipação, dor abdominal, gases e diarreia
Reprodutor	Amenorreia e níveis baixos de hormônio luteinizante e folículo-estimulante
Dermatológico	Pele ressecada e com fissuras devido à desidratação, lanugem (i.e., pelos finos, como de bebê, sobre o corpo), edema e acrocinosia (i.e., mãos e pés azulados)
Hematológico	Leucopenia, anemia, trombocitopenia, hiperclesterolemia e hipercarotenemia
Neuropsiquiátrico	Sensação anormal do paladar, depressão apática, sintomas mentais orgânicos leves e distúrbios do sono
Relacionados ao purgar (*vômito e abuso de laxantes)	
Metabólico	Anormalidades eletrolíticas, em especial hipocalemia, alcalose hipoclorêmica, hipomagnessemia e nitrogênio elevado da ureia do sangue
Gastrintestinal	Inflamação e aumento das glândulas salivares e do pâncreas, com aumento da amílase sérica, erosão ou ruptura esofágica e gástrica, intestino disfuncional e síndrome da artéria mesentérica superior
Dentário	Erosão do esmalte dos dentes (perimiólise), em especial dos dentes frontais
Neuropsiquiátrico	Convulsões associadas a grandes trocas de líquido e perturbações eletrolíticas, neuropatias leves, fadiga, fraqueza e sintomas mentais orgânicos leves

Adaptada de Anderson, A.E., e Yager, J. (2005). Eating disorders. In B.J. Sadock e V.A. Sadock (Eds.). *Comprehensive textbook of psychiatry* (Vol. 2, 8th Ed., pp. 2002-2021). Philadelphia: Lippincott Williams & Wilkins.

Tratamento e prognóstico

O tratamento de clientes com anorexia nervosa pode ser muito difícil, pois eles costumam resistir, parecer desinteressados e negar seus problemas. Os locais de tratamento incluem unidades especiais para transtornos da alimentação com internação, hospitalização parcial ou programas de tratamento no horário diurno e terapia sem internação. A escolha do local depende do nível de gravidade da doença, que inclui perda de peso, sintomas físicos, duração da compulsão e da purgação, ânsia por magreza, insatisfação corporal e condições psiquiátricas comórbidas. Complicações sérias que trazem risco à vida e que indicam a necessidade de admissão hospitalar incluem graves desequilíbrios metabólicos, de líquidos e de eletrólitos; complicações cardiovasculares; perda de peso grave e suas consequências (Andreasen e Black, 2006), além de risco de suicídio. Hospitalizações curtas são mais eficazes para clientes que podem ter ganho de peso, engordando rapidamente quando hospitalizados. Hospitalizações mais longas são necessárias para quem ganha peso mais lentamente e é mais resistente a mais aumento do peso (Thiels, 2008). A terapia sem internação tem mais êxito com clientes que adoeceram há menos de seis meses, não estão em compulsão nem purgação e cujos pais tendem a participar realmente da terapia familiar. A terapia cognitivo-comportamental também pode ser eficaz na prevenção de recidiva e na melhora dos resultados gerais.

Controle médico

O controle médico enfatiza recuperação do peso, reabilitação nutricional, reidratação e correção de desequilíbrios eletrolíticos. Os clientes recebem refeições e lanches nutricionalmente equilibrados e aumentam a ingestão calórica de modo gradual, até um nível normal para sua altura, idade e atividade. Clientes em grau extremo de desnutrição podem necessitar nutrição parenteral total, alimentação por sonda ou hiperalimentação para que recebam uma ingestão nutricional adequada. Em geral o acesso ao banheiro é supervisionado para evitar purgação, à medida que o cliente começa a comer mais. O ganho de peso e a ingestão adequada de alimentos são os critérios mais comuns para a determinação da eficácia do tratamento.

Psicofarmacologia

Várias classes de medicamentos foram estudadas, mas poucas mostraram êxito clínico. A amitriptilina e o anti-histamínico ciproeptadina, em doses elevadas (até 28 mg/dia), podem promover ganho de peso em pacientes com anorexia nervosa que se encontram internados. A olanzapina tem sido usada com êxito por causa de seu efeito antipsicótico (para distorções bizarras da imagem corporal) e também devido ao ganho de peso associado. A fluoxetina tem certa eficácia na prevenção de recidiva em clientes cujo peso foi recuperado de modo parcial ou total (Andreasen e

Black, 2005); no entanto, é necessário um monitoramento cuidadoso, porque um dos efeitos colaterais pode ser a perda de peso.

Psicoterapia

Terapia familiar pode ser benéfica para famílias de clientes com menos de 18 anos de idade. As famílias que demonstram enredamento/indistinção, fronteiras indistintas entre os membros e dificuldade em lidar com emoções e conflitos podem começar a resolver essas questões e melhorar a comunicação. A terapia familiar também é para que os membros participem realmente do tratamento do cliente. Porém, em uma família disfuncional, melhoras significativas no funcionamento familiar podem levar dois anos ou mais.

A terapia individual para clientes com anorexia nervosa pode ser indicada em algumas circunstâncias; por exemplo, quando a família não consegue participar da terapia familiar, o cliente é mais velho ou está separado da família nuclear ou tem questões individuais que exigem psicoterapia. A terapia focada em questões e circunstâncias particulares do cliente, como habilidades de enfrentamento, autoestima, autoaceitação, relacionamentos interpessoais, assertividade, pode melhorar o funcionamento geral e a satisfação com a vida. A terapia cognitivo-comportamental, usada há muito com clientes bulímicos, foi adaptada para adolescentes e usada com êxito (Schmidt, 2008).

BULIMIA

Início e curso clínico

A bulimia nervosa costuma iniciar no final da adolescência ou início da idade adulta; 18 ou 19 anos costuma ser a idade normal para início. A compulsão alimentar inicia durante uma dieta ou depois dela. Entre os episódios de comer compulsivamente e purgar, os clientes podem se alimentar dentro de limites, escolhendo saladas e outros alimentos com baixa caloria. Essa alimentação parcimoniosa sem dúvida prepara esses clientes para o episódio seguinte de comer de forma compulsiva e purgar, continuando, assim, o ciclo.

Clientes com bulimia sabem que seu comportamento alimentar é patológico e fazem de tudo para escondê-lo dos outros. Podem armazenar alimento nos carros, nas mesas de trabalho ou em locais secretos de casa. Podem ir de uma lanchonete a outra, pedindo uma quantidade normal de comida em cada uma, mas parando em seis desses estabelecimentos no intervalo de 1 ou 2 horas. Esses pacientes podem agir dessa forma durante anos, sem que familiares ou amigos descubram seu comportamento, ou até que surjam complicações médicas para as quais o cliente procura tratamento.

Estudos de acompanhamento com clientes com bulimia mostram que, 10 anos após o tratamento, 30% continuaram a envolver-se em alimentação compulsiva e comportamentos de purgação recorrentes, ao passo que de 38 a 47% ficaram totalmente recuperados (Anderson e Yager, 2005). Um terço dos totalmente recuperados teve recidiva. Clientes com algum transtorno da personalidade comórbido tendem a apresentar resultados mais insatisfatórios do que os que não possuem um desses transtornos. A taxa de mortalidade por bulimia está avaliada em 3% ou menos. (Para critérios diagnósticos de bulimia nervosa do DSM-IV-TR, consultar o quadro Sintomas de bulimia nervosa.)

CRITÉRIOS DIAGNÓSTICOS DO DSM-IV-TR:
Sintomas de bulimia nervosa

Episódios recorrentes de compulsão alimentar
Comportamento compensatório, como autoindução de vômito, uso indevido de laxantes, diuréticos, enema ou outros medicamentos, ou exercícios excessivos
Autoavaliação claramente influenciada pela imagem e pelo peso corporal
Geralmente o peso corporal é normal, mas a pessoa pode estar acima ou abaixo do peso
Restrição do consumo total de calorias entre as compulsões, seleção de alimentos com baixas calorias ao mesmo tempo em que se evitam alimentos que supostamente engordam ou podem disparar a compulsão
Sintomas de depressão e ansiedade
Possível uso de substâncias, envolvendo álcool ou estimulantes
Perda do esmalte dos dentes
Dentes com aparência de deteriorados, lascados ou desgastados
Aumento de cáries dentárias
Irregularidades menstruais
Dependência de laxantes
Lacerações esofágicas
Anormalidades hídricas e eletrolíticas
Alcalose metabólica (decorrente de vômito) ou acidose metabólica (de diarreia)
Níveis séricos da amilase levemente aumentados

Adaptado do DSM-IV-TR, 2000.

A maioria dos clientes com bulimia é tratada em condições ambulatoriais. A admissão hospitalar é indicada quando comportamentos de compulsão e purgação estão fora de controle e o estado clínico do cliente se encontra comprometido. A maioria dos clientes com bulimia tem peso quase normal, o que reduz a preocupação com uma possível desnutrição grave, fator preocupante nos casos de anorexia nervosa.

Tratamento e prognóstico

Terapia cognitivo-comportamental

Descobriu-se que a terapia cognitivo-comportamental (TCC) é o tratamento mais eficaz para a bulimia. Essa abordagem sem internação costuma exigir um manual detalhado para orientar o tratamento. As estratégias elaboradas para mudar o pensamento (cognição) e as ações (comportamento) do cliente em relação à comida focam a interrupção do ciclo dieta-compulsão-purgação e a alteração dos pensamentos e crenças disfuncionais sobre comida, peso, imagem corporal e autoconceito geral. A TCC, incrementada com o treinamento da assertividade e o reforço da autoestima, produz resultados positivos (Schmidt et al., 2007).

Psicofarmacologia

Desde a década de 1980, vários estudos controlados são realizados para avaliar a eficácia dos antidepressivos no tratamento da bulimia. Fármacos como desipramina, imipramina, amitriptilina, nortriptilina, fenelzina e fluoxetina foram prescritos nas mesmas dosagens usadas para tratar a depressão (ver o Cap. 2). Em todos os estudos, os antidepressivos foram mais eficazes do que os placebos na redução da compulsão alimentar. Eles também melhoraram o humor e reduziram a preocupação com a forma e o peso. A maioria dos resultados positivos, no entanto, foi de curto prazo, sendo que cerca de um terço teve recidiva no período de dois anos (Agras, 2006).

APLICAÇÃO DO PROCESSO DE ENFERMAGEM

Embora a anorexia e a bulimia tenham várias diferenças, muitas similaridades são encontradas na investigação, no planejamento, na implementação e na avaliação do cuidado de enfermagem de clientes com esses transtornos. Portanto, esta seção trata de ambas e enfatiza as diferenças, quando existentes.

Investigação

Vários testes especializados são criados para transtornos da alimentação. Em estudos sobre anorexia e bulimia, costuma ser usada uma ferramenta para levantar dados, como o Teste de Atitudes Alimentares (Eating Attitudes Test). Esse recurso também pode ser usado no final do tratamento para avaliar os resultados, pois é sensível a mudanças clínicas.

Plano de cuidados de enfermagem | Bulimia

Diagnóstico de enfermagem

Enfrentamento Ineficaz: *incapacidade de desenvolver uma avaliação válida dos estressores, escolha inadequada das respostas praticadas e/ou incapacidade de utilizar os recursos disponíveis.*

DADOS DA INVESTIGAÇÃO

- Incapacidade de atender às necessidades básicas
- Incapacidade de pedir ajuda
- Incapacidade de resolver problemas
- Incapacidade de mudar comportamentos
- Comportamento autodestrutivo
- Ideias ou comportamento suicida
- Incapacidade para retardar gratificação
- Controle insatisfatório de impulsos
- Comportamento de furto ou roubo em lojas
- Desejo de perfeição
- Sentimentos de desvalorização
- Sentimentos de inadequação ou culpa
- Relações interpessoais insatisfatórias
- Verbalizações autodepreciativas
- Negação de sentimentos, doença ou problemas
- Ansiedade
- Perturbações do sono
- Autoestima baixa
- Necessidade excessiva de controle
- Sensações de estar fora de controle
- Preocupação com peso, comida ou dietas
- Distorções da imagem corporal
- Uso excessivo de laxantes, comprimidos para emagrecer ou diuréticos
- Omissão relativa a hábitos alimentares ou quantidades de alimento consumido
- Medo de engordar
- Vômito recorrente
- Comer exageradamente
- Compulsão alimentar
- Uso de substância

RESULTADOS ESPERADOS

Imediatos
O cliente irá
- Ficar livre da lesão autoinfligida.
- Identificar métodos não relacionados à comida para lidar com estresse ou crises, por exemplo, iniciar interações com outros ou manter um diário/anotações.
- Verbalizar sentimentos de culpa, ansiedade, raiva ou uma necessidade excessiva de controle.

Estabilização
O cliente irá
- Demonstrar relações interpessoais mais satisfatórias.
- Demonstrar métodos alternativos para lidar com estresse ou crises.
- Eliminar comportamentos de roubo de qualquer tipo.
- Expressar sentimentos em formas não associadas aos alimentos.
- Expressar compreensão do processo da doença e do uso seguro de medicamentos, se tomar algum.

Comunidade
O cliente irá
- Verbalizar uma imagem corporal mais realista.
- Atender ao plano de alta, incluindo grupo de apoio ou terapia, quando indicado.
- Expressar autoestima aumentada e autoconfiança.

(continua)

Plano de cuidados de enfermagem | Bulimia *(continuação)*

IMPLEMENTAÇÃO

Intervenções de enfermagem (*denota intervenções colaborativas)	Justificativa
Pergunte direto ao cliente sobre ideias de suicídio ou autolesão.	A segurança do cliente é a prioridade. Você não dará ao cliente ideias de suicídio e abordar o assunto diretamente.
Junto com o cliente, defina limites para os hábitos alimentares; por exemplo, as refeições e os lanches serão feitos em uma sala de jantar, à mesa, apenas nos horários convencionados para comer.	Os limites vão desencorajar o comportamento compulsivo, como esconder comida e engolir rapidamente os alimentos, e ajudar o cliente a retornar a padrões alimentares normais. Fazer três refeições por dia previne a inanição e o subsequente excesso de alimentação à noite.
Estimule o cliente a comer junto com outros clientes, quando tolerado.	Comer com outras pessoas desencoraja a manutenção de comportamentos sigilosos, embora, no início, o cliente talvez fique tão ansioso a ponto de não conseguir se juntar aos outros na hora das refeições.
Estimule-o a expressar sentimentos, como ansiedade e culpa por ter comido.	Expressar sentimentos pode ajudar a diminuir sua ansiedade e a ânsia de se engajar em comportamentos purgativos.
Encoraje-o a usar um diário para escrever os tipos e as quantidades de comida ingeridos e os sentimentos que lhe ocorrem antes, durante e depois da ingestão, em especial aqueles relacionados a comportamentos de compulsão e purgação.	Um diário pode ajudar o cliente a investigar a ingestão de alimentos, os sentimentos e as relações entre esses sentimentos e os comportamentos. No início, o cliente pode não conseguir escrever sobre os sentimentos e os comportamentos com mais facilidade do que falar a respeito deles.
Discuta os tipos de alimentos que o confortam e aliviam a ansiedade.	Talvez você possa ajudar o cliente a ver como ele usa a comida para lidar com os sentimentos.
Encoraje o cliente a descrever e discutir com palavras os sentimentos. Comece separando a forma de lidar com os sentimentos dos comportamentos de alimentar-se ou purgar. Manter uma abordagem sem julgamento.	Não fazer julgamentos dá ao cliente permissão para discutir sentimentos que podem ser negativos ou inaceitáveis por causa do medo de rejeição ou reprimendas.
Ajude-o a explorar modos de aliviar a ansiedade, expressar sentimentos e experimentar prazer sem envolver alimentos ou ato de comer.	É importante ajudá-lo a separar questões emocionais e comportamentos alimentares.
Encoraje-o a expressar seus sentimentos sobre os membros da família e as pessoas significativas, bem como seus papéis e relacionamentos.	Expressar os sentimentos pode ajudar o cliente a identificar, aceitar e trabalhar esses sentimentos de forma direta.
Dê *feedback* positivo aos esforços do cliente para discutir os próprios sentimentos.	Seu elogio sincero pode promover tentativas do cliente de lidar de modo aberto e honesto com a ansiedade, a raiva e outros sentimentos.
*Forneça informações ao cliente e a pessoas significativas sobre comportamentos bulímicos, complicações físicas, nutrição, etc. Encaminhe-o a um nutricionista, se indicado.	Pode ser que o cliente e outras pessoas significativas tenham pouco conhecimento da doença, dos alimentos e da nutrição. Informações factuais podem ser úteis para desfazer crenças incorretas e separar a comida e as questões emocionais.
*Forneça informações ao cliente e a pessoas significativas sobre propósito, ação, horários e possíveis efeitos adversos dos medicamentos, se houver algum.	Antidepressivos e outros medicamentos podem ser prescritos para bulimia. Lembre-se de que alguns antidepressivos devem ser usados por várias semanas até alcançarem o efeito terapêutico.
Dê instruções ao cliente sobre o uso do processo de solução de problemas.	O uso bem-sucedido do processo de solução de problemas pode ajudar o cliente a aumentar sua autoestima e sua segurança.
Explore com o cliente seus pontos fortes pessoais. Fazer uma lista por escrito às vezes é útil.	Você pode ajudar o cliente a descobrir seus pontos fortes; é o próprio cliente que precisa identificá-los. Portanto, não será útil uma lista preenchida por você.

(continua)

| **Plano de cuidados de enfermagem** | Bulimia *(continuação)* |

IMPLEMENTAÇÃO

Intervenções de enfermagem (*denota intervenções colaborativas)	Justificativa
Discuta com o cliente a ideia de aceitar um peso corporal não tão "ideal".	As expectativas ou a percepção prévia do cliente em relação ao peso ideal podem ser irrealistas e, inclusive, doentias.
Encoraje o cliente a incorporar alimentos que engordam (ou "ruins") à dieta, à medida que ele os tolerar.	Isso incrementará a sensação do cliente de ter controle sobre o comer em excesso.
*Indique ao cliente livros ou aulas para treino da assertividade, quando indicado.	Muitos clientes bulímicos são passivos nas relações interpessoais. O treinamento da assertividade pode intensificar uma sensação de aumento de confiança e dinâmica mais saudável nas relações.
*Encaminhe o cliente a uma terapia de longo prazo, se indicada. Pode ser útil um contrato com ele para promover a continuidade de terapia comunitária.	O tratamento para transtornos da alimentação costuma ser um processo longo. O cliente pode estar mais propenso a envolver-se na terapia continuada se tiver feito um contrato a respeito.
*Terapia ininterrupta pode ter de incluir as pessoas significativas para a manutenção das habilidades de enfrentamento do cliente relativas a ausência de alimentos.	Relações disfuncionais com pessoas significativas costumam ser um assunto importante para clientes com transtornos da alimentação.
*Encaminhar o cliente e sua família, além das pessoas significativas, a grupos de apoio na comunidade ou por meio da internet.	Esses grupos podem oferecer apoio, orientações e recursos aos clientes e suas famílias ou pessoas significativas.
*Encaminhar o cliente a um programa de tratamento para dependência de substância ou a um grupo de apoio para dependência de substância (p. ex., Alcoólicos Anônimos), se apropriado.	Uso de substância é comum entre clientes com bulimia.

Adaptado de Schultz, J.M., e Videbeck, S.L. (2009). *Lippincott's manual of psychiatric nursing care plan* (8th Ed.). Philadelphia: Lippincott Williams & Wilkins.

História

Antes do início da condição, os familiares costumam descrever os clientes com anorexia nervosa como perfeccionistas, com inteligência acima da média, orientados para resultados, confiáveis, ansiosos para agradar e buscar aprovação. Os pais descrevem o cliente como alguém "bom, que não dá trabalho", até o surgimento da anorexia. De modo similar, clientes com bulimia buscam agradar os outros e evitar conflitos. Porém, têm uma história de comportamento impulsivo, como abuso de substância, pequenos furtos em lojas, assim como ansiedade, depressão e transtornos da personalidade (Schultz e Videbeck, 2009).

Aparência geral e comportamento motor

Clientes com anorexia parecem lentos, letárgicos e fatigados; podem estar muito magros, dependendo da quantidade de perda de peso. Podem ser lentos ao responder a perguntas e ter dificuldade em decidir o que dizer. Relutam em responder perguntas de modo completo, porque não querem admitir o próprio problema. Costumam usar roupas largas, umas por cima das outras, seja qual for a temperatura; fazem isso tanto para esconder a perda de peso quanto para se manter aquecidos (clientes com anorexia geralmente sentem frio). O contato pelo olhar pode ser limitado. Às vezes, afastam o olhar do enfermeiro, indicando que não desejam discutir problemas nem fazer o tratamento.

Clientes com bulimia podem estar acima ou abaixo do peso, mas em geral seu peso corporal fica perto do esperado para a idade e a altura. A aparência geral não é incomum, e eles parecem abertos e dispostos a falar.

Humor e afeto

Clientes com transtornos da alimentação têm humor lábil, que normalmente corresponde a seus comportamentos alimentares ou a fases de dieta. Por um lado, evitar alimentos "ruins" ou que engordam dá a eles uma sensação de poder e controle sobre seus corpos; por outro, comer, ter compulsão ou purgar leva a ansiedade, depressão e sensação de falta de controle. Esses clientes parecem tristes, ansiosos e preocupados. Aqueles que têm anorexia raramente sorriem, dão gargalhadas ou se divertem com tentativas humorísticas; são sombrios e sérios na maior parte do tempo. Ao contrário, clientes com bulimia são, inicialmente, agradáveis e animados, como se não houvesse nada de errado. Essa fachada agradável costuma desaparecer quando começam a descrever a compulsão alimentar e a purgação; podem expressar intensa culpa, vergonha e constrangimento.

É importante perguntar aos clientes com transtornos da alimentação sobre pensamentos de autolesão ou suicídio. Não é raro seu envolvimento em comportamentos de automutilação, como cortar-se. A preocupação com autolesões e comportamento suicida deve aumentar quando existe história de abuso sexual (ver os Caps. 11 e 15).

Conteúdo e processos do pensamento

Clientes com transtornos da alimentação gastam a maior parte do tempo pensando em dieta, comida e comportamentos relacionados com a alimentação. Ficam preocupados com tentativas de não se alimentar ou comer alimentos "ruins" ou "errados". Não conseguem pensar sobre si mesmos sem se lembrar de peso e comida. A distorção da imagem corporal pode ser quase delirante; mesmo quando estão gravemente abaixo do peso, podem apontar áreas das nádegas ou coxas "ainda gordas", o que alimenta sua necessidade de continuar em dieta. Os clientes com anorexia nervosa muito abaixo do peso podem ter ideias paranoicas sobre familiares e profissionais da área da saúde que seriam "inimigos", tentando deixá-los gordos e forçando-os a comer.

Processo sensorial e intelectual

Em geral, clientes com transtornos da alimentação são alertas e orientados; suas funções intelectuais encontram-se intactas. A exceção são os clientes com anorexia nervosa gravemente desnutridos e que mostram sinais de inanição, como confusão leve, processos mentais lentos e dificuldade de concentração e atenção.

Julgamento e compreensão

Clientes com anorexia têm compreensão muito limitada e capacidade de julgamento insatisfatória a respeito do próprio estado de saúde. Não acreditam que tenham um problema; em vez disso, consideram que os outros estão tentando interferir em sua habilidade de controlar o peso e chegar à imagem corporal desejada. Fatos sobre problemas em seu estado de saúde não são suficientes para convencê-los de seus verdadeiros problemas. Eles continuam a restringir a ingestão de alimentos ou a se engajar na purgação, apesar do efeito negativo de tudo isso sobre sua saúde.

Já os clientes com bulimia sentem vergonha da compulsão alimentar e da purgação. Reconhecem esses comportamentos como anormais e fazem de tudo para escondê-los. Sentem-se fora de controle e incapazes de mudar, embora reconheçam os comportamentos como patológicos. O Quadro 18.1 mostra um Teste de Atitudes Alimentares (Eating Attitudes Test).

Autoconceito

A autoestima baixa é marcante entre clientes com transtornos da alimentação. Eles se veem apenas em termos da capacidade de controlar a ingestão de alimentos e o peso. Tendem a se julgar com rigor e se consideram "maus" quando comem certos alimentos ou não conseguem perder peso. Negligenciam ou ignoram outras características ou êxitos pessoais, por julgar que são menos importantes do que a magreza. Percebem-se como inúteis, impotentes e ineficazes. Esse sentimento de falta de controle de si mesmos e do ambiente apenas fortalece o desejo de controlar o próprio peso.

Papéis e relacionamentos

Os transtornos da alimentação interferem na capacidade de desempenhar papéis e manter relacionamentos satisfatórios. Os clientes com anorexia podem começar a faltar às aulas, em evidente contraste com o desempenho acadêmico anterior exitoso. Afastam-se dos colegas e dedicam pouca atenção às amizades. Acreditam que os outros não os compreenderão, ou temem perder o controle da alimentação quando estão junto com outras pessoas.

Aqueles que têm bulimia sentem muita vergonha da compulsão alimentar e dos comportamentos purgativos. Assim, tendem a levar vidas secretas, que incluem agir furtivamente, fora das vistas de amigos e familiares, e a comer de modo compulsivo e a purgar em privacidade. O tempo gasto em comprar e comer alimentos e, depois, em purgá-los pode interferir no desempenho de papéis tanto em casa quanto no trabalho.

Considerações fisiológicas e de autocuidado

O estado de saúde dos clientes com transtornos da alimentação está relacionado diretamente com a gravidade da autoinanição, os comportamentos purgativos ou ambos (Tab. 18.2). Além disso, pode ser que os clientes façam exercícios em excesso, quase ao ponto da exaustão, no esforço de controlar o peso. Muitos têm perturbações do sono, como insônia, redução do tempo de sono e despertar antecipado. Os que vomitam com frequência têm muitos problemas dentários, como perda do esmalte, cáries, lascas e deterioração dos dentes. O vômito frequente também pode resultar em feridas na boca. Exame médico e odontológico completos são essenciais.

Análise de dados

Os diagnósticos de enfermagem para clientes com transtornos da alimentação incluem:

- Nutrição Desequilibrada: Menos/Mais do que as Necessidades Corporais
- Enfrentamento Ineficaz
- Distúrbio na Imagem Corporal
- Baixa Autoestima Crônica

Outros diagnósticos de enfermagem podem ser pertinentes, como Volume de Líquidos Deficiente, Constipação, Fadiga e Intolerância à Atividade.

Identificação dos resultados

No caso de clientes gravemente desnutridos, sua condição clínica deve ser estabilizada antes do início do tratamento psiquiátrico. A estabilização médica pode incluir líquidos parenterais, nutrição total via parenteral e monitoramento cardíaco.

QUADRO 18.1 Teste de Atitudes Alimentares

Coloque um "x" na coluna que melhor se aplica a cada um dos enunciados numerados. Todos os resultados serão confidenciais. A maioria das perguntas trata da comida ou do ato alimentar, embora outros tipos de perguntas tenham sido incluídos. Por favor, responda a cada uma delas com cuidado. Obrigado.

	Sempre	Com muita frequência	Frequente	Às vezes	Raramente	Nunca
1. Gosto de comer com outras pessoas.						X
2. Preparo a comida para os outros, mas não como o que preparo.	X					
3. Fico ansioso antes de comer.	X					
4. Fico assustado com a possibilidade de engordar.	X					
5. Evito comer quando estou com fome.	X					
6. Vejo-me preocupado com a comida.	X					
7. Pratico compulsão alimentar quando sinto que posso não conseguir parar.	X					
8. Corto a comida em pedaços pequenos.	X					
9. Conheço o conteúdo calórico dos alimentos que ingiro.	X					
10. Evito particularmente alimentos com elevado teor de carboidratos (p. ex., pão, batatas, arroz, etc.)	X					
11. Sinto-me inchado depois de comer.	X					
12. Percebo que os outros querem que eu coma mais.	X					
13. Vomito depois que como.	X					
14. Sinto-me muito culpado depois de comer.	X					
15. Estou preocupado com o desejo de emagrecer.	X					
16. Faço muito exercício para queimar calorias.	X					
17. Peso-me várias vezes ao dia.	X					
18. Gosto que minhas roupas fiquem justas.						X
19. Gosto de comer.						X
20. Acordo cedo de manhã.	X					
21. Como o mesmos alimentos dia após dia.	X					
22. Penso em queimar calorias quando faço exercício.	X					
23. Tenho ciclos menstruais regulares.						X
24. Outras pessoas acham que sou magro demais.	X					
25. Estou preocupado com a ideia de ter gordura corporal.	X					
26. Levo mais tempo que outros quando como.	X					
27. Adoro comer em restaurantes.						X
28. Tomo laxantes.	X					
29. Evito alimentos com açúcar.	X					
30. Como alimentos *diet*.	X					
31. Sinto que a comida controla minha vida.	X					
32. Evidencio autocontrole relativo à comida.	X					
33. Acho que os outros me pressionam para comer.	X					
34. Dedico muito tempo e pensamentos à comida.	X					
35. Sofro de constipação.		X				
36. Sinto desconforto após comer doces.	X					
37. Envolvo-me em comportamento de fazer dieta.	X					
38. Gosto de meu estômago vazio.	X					
39. Gosto de experimentar novos alimentos ricos.						X
40. Tenho impulso de vomitar após as refeições.	X					

Pontos: o paciente recebe o questionário sem a letra "X", ou seja, em branco. Recebe 3 pontos às suas marcas que coincidem com os "Xs". As alternativas adjacentes recebem 2 pontos e 1 ponto, respectivamente. Escore total acima de 30 indica grandes preocupações com o comportamento alimentar.

Exemplos de resultados esperados para clientes com transtornos da alimentação incluem os seguintes itens. O cliente vai:

- Estabelecer padrões alimentares nutritivos
- Eliminar o uso de comportamentos compensatórios, como excesso de exercícios e uso de laxantes e diuréticos
- Demonstrar mecanismos não relacionados com comida para lidar com as situações
- Verbalizar sentimentos de culpa, raiva, ansiedade ou necessidade excessiva de controle
- Verbalizar aceitação da imagem corporal com um peso corporal estável

Intervenções

Como estabelecer padrões alimentares nutritivos

Em geral o tratamento com internação destina-se a clientes com anorexia nervosa que se encontram gravemente desnutridos e a clientes com bulimia cujos comportamentos de compulsão alimentar e purgação estão fora de controle. O principal papel do enfermeiro é implementar e supervisionar o regime de reabilitação nutricional. A nutrição parenteral total ou alimentações entéricas podem ser prescritas no início, quando o estado de saúde do cliente está gravemente comprometido.

INTERVENÇÕES DE ENFERMAGEM

Para transtornos da alimentação

- **Estabelecer padrões alimentares nutritivos**
  Sentar-se com o cliente durante as refeições e os lanches.
  Oferecer suplemento de proteína líquida se o cliente não conseguir terminar a refeição.
  Aderir às orientações do programa de tratamento a respeito das restrições.
  Observar o cliente por 1 a 2 horas após as refeições e os lanches.
  Pesar o cliente diariamente com o mesmo tipo de roupa.
  Ficar atento a tentativas de esconder ou descartar alimentos, ou de simular aumento de peso.
- **Como ajudar o cliente a identificar emoções e a desenvolver estratégias para lidar com situações sem envolver comida**
  Pedir ao cliente para identificar sentimentos.
  Fazer o automonitoramento por meio de um diário.
  Ensinar técnicas de relaxamento.
  Promover distrações.
  Ajudar o cliente a mudar crenças estereotipadas.
- **Ajudar o cliente a enfrentar tópicos sobre a imagem corporal**
  Reconhecer os benefícios de um peso mais próximo do normal.
  Ajudar a construir uma visão de si mesmo de forma não relacionada com a imagem corporal.
  Identificar os pontos positivos, interesses e talentos do cliente.
- **Fornecer instruções ao cliente e à família** (ver Instruções ao Cliente e à Família sobre Transtornos da Alimentação)

Quando os clientes conseguem comer, adota-se uma dieta de 1.200 a 1.500 calorias por dia, com aumentos graduais, até que estejam ingerindo quantidades adequadas para sua altura, nível de atividade e necessidades de crescimento. As calorias costumam ser distribuídas em três refeições e três lanches. Um suplemento líquido de proteínas é dado para repor alimentos não ingeridos, garantindo o consumo do número total de calorias prescritas. O enfermeiro é responsável por monitorar as refeições e lanches e, inicialmente, costuma sentar-se junto com o cliente, à mesa, longe dos demais clientes. Dependendo do programa de tratamento, podem ser proibidas bebidas *diet* e a substituição de alimentos e pode ser determinado um tempo específico para o consumo de cada refeição ou lanche. Os clientes também podem ser desencorajados a realizar rituais alimentares, como cortar os alimentos em pedaços minúsculos ou fazer combinações incomuns. O enfermeiro deve ficar atento a qualquer tentativa do cliente de esconder ou descartar alimentos.

Após cada refeição ou lanche, pode ser necessário que os clientes permaneçam sob a vigilância da equipe por 1 ou 2 horas, para que não esvaziem o estômago por meio do vômito. Para desencorajar o vômito, alguns programas de tratamento limitam o acesso não supervisionado dos clientes ao banheiro, principalmente após as refeições. À medida que os clientes começam a ganhar peso e se tornam mais independentes no comportamento alimentar, essas restrições são gradualmente reduzidas.

Na maioria dos programas de treinamento, os clientes são pesados apenas uma vez por dia, em geral ao acordar e depois que esvaziam a bexiga. Os clientes devem estar com o mínimo possível de roupas, usando algo como a camisola do hospital, sempre que forem pesados. Pode ser que tentem colocar objetos nas roupas para dar a aparência de aumento do peso.

Clientes com bulimia costumam ser tratados longe de hospitais. O enfermeiro deve trabalhar junto do cliente para estabelecer padrões de alimentação normais e interromper o ciclo de compulsão e purgação. Ele estimula os clientes a fazerem refeições junto com a família ou, se moram sozinhos, junto com amigos. Os clientes devem sempre se sentar à mesa, em uma área destinada a refeições, como uma cozinha ou sala de jantar. É mais fácil seguir um plano alimentar nutritivo estabelecido por escrito com antecedência; os alimentos são comprados de acordo com o cardápio planejado. Os clientes devem evitar comprar os alimentos que costumam consumir nas compulsões, como biscoitos, barras doces e batatas fritas. Devem descartar ou levar para a cozinha os alimentos que são mantidos no trabalho, no carro ou no quarto.

Como identificar emoções e desenvolver estratégias para lidar com as situações

Uma vez que têm problemas de autoconsciência, clientes com anorexia costumam apresentar dificuldade em identificar e expressar sentimentos (**alexitimia**). Portanto, é comum que expressem esses sentimentos em queixas somáticas, como se sentir inchado ou gordo. O enfermeiro pode ajudá-los a começar a reconhecer emoções como ansiedade ou culpa, pedindo-lhes que descrevam como estão se sentindo e dando-lhes um tempo adequado para responder. O enfermeiro não deve

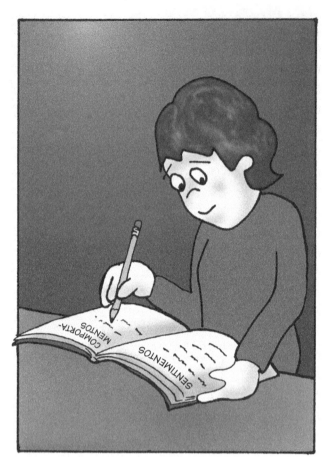

Manutenção de um diário dos sentimentos.

perguntar: "Está triste?" ou "Está ansioso?", pois o cliente pode concordar rapidamente, em vez de esforçar-se para responder. O enfermeiro deve encorajá-lo a descrever os próprios sentimentos. No final, essa abordagem pode ajudá-lo a reconhecer as próprias emoções e a relacioná-las com os comportamentos alimentares.

O **automonitoramento** é uma técnica cognitivo-comportamental elaborada para ajudar clientes com bulimia. Pode ajudá-los a identificar padrões de comportamento e a implementar técnicas para evitar ou substituir esses padrões (Schmidt, 2008). As técnicas de automonitoramento aumentam a consciência do comportamento e ajudam a reconquistar uma sensação de controle. O enfermeiro estimula o cliente a manter um diário de todos os alimentos ingeridos no dia, incluindo compulsões, e a registrar estado de espírito, emoções, pensamentos, circunstâncias e interações relacionados com a alimentação e os episódios de compulsão e purgação. Assim, os clientes começam a ver conexões entre emoções e situações e os comportamentos alimentares. O enfermeiro pode ajudá-los a desenvolver modos de controlar as emoções, como a ansiedade, usando técnicas de relaxamento ou distrações, como música ou outras atividades. Esse é um passo importante para ajudá-los a encontrar modos de enfrentar pessoas, emoções ou situações sem envolver a comida.

Como lidar com as questões da imagem corporal

O enfermeiro pode ajudar os clientes a aceitarem uma imagem corporal mais normal. Isso pode envolver fazer com que concordem em se pesar mais do que gostariam, ser saudáveis e permanecer fora do hospital. Quando os clientes sentem alívio da angústia emocional, adquirem maior autoestima e atendem às próprias necessidades emocionais de modos saudáveis, ficam mais propensos a aceitar o próprio peso e a imagem corporal.

O enfermeiro também pode ajudá-los a verem a si mesmos associados a outros aspectos, que não sejam peso, forma, tamanho e satisfação com a imagem corporal. Ajudá-los a identificar seus pontos fortes não relacionados com a comida amplia as percepções de si mesmos. Isso inclui identificar talentos, interesses e aspectos positivos do caráter sem relação com a forma ou tamanho corporal.

Como fornecer instruções ao cliente e à família

Um dos principais papéis do enfermeiro no atendimento ao cliente é o oferecimento de orientações que o auxiliem a controlar, com independência, as necessidades nutricionais. Essas orientações podem ser dadas no hospital, durante o planejamento da alta, ou no ambulatório. O enfermeiro fornece muitas orientações sobre as necessidades nutricionais básicas e os efeitos da alimentação limitada, das dietas e do ciclo de compulsão alimentar e purgação. Os clientes precisam de estímulo para definir objetivos alimentares realistas para todo um dia (Sylvester e Forman, 2008). Comer apenas saladas e legumes durante o dia pode preparar o terreno para compulsões posteriores, por causa do teor muito baixo de gorduras e carboidratos.

Para o cliente que purga, o objetivo mais importante é parar de fazer isso. As instruções devem incluir informações sobre os efeitos prejudiciais da purgação por vômito e abuso de laxantes. O enfermeiro explica que a purgação é um meio ineficaz de controle de peso, que apenas perturba o sistema neuroendócrino. Além disso, promove a compulsão alimentar, dada a diminuição da ansiedade que vem a seguir. O enfermeiro expli-

---

INSTRUÇÕES AO CLIENTE E À FAMÍLIA

Para transtornos da alimentação

CLIENTE
- Necessidades nutricionais básicas.
- Efeitos prejudiciais da limitação na dieta, da realização de dieta e da purgação.
- Metas realistas quanto à alimentação.
- Aceitação de uma imagem corporal saudável.

FAMÍLIA E AMIGOS
- Oferecer apoio emocional.
- Expressar preocupação com a saúde do cliente.
- Encorajar o cliente a buscar ajuda profissional.
- Evitar falar apenas sobre peso, ingestão de alimentos e calorias.
- Informar-se sobre transtornos da alimentação.
- Não é possível que a família e os amigos obriguem o cliente a comer. O cliente precisa da ajuda profissional de um terapeuta ou psiquiatra.

ca que, quando conseguem evitar a purgação, os clientes ficam menos propensos a se engajar na compulsão. Ele ensina também técnicas de distração e adiamento que são úteis tanto contra a compulsão quanto contra a purgação. Quanto mais tempo o cliente consegue adiar a compulsão ou a purgação, menos provável é a repetição do comportamento.

O enfermeiro explica à família e aos amigos que a melhor maneira de ajudar é fornecendo apoio emocional, amor e atenção. Eles podem expressar preocupação com a saúde do cliente, mas raramente é útil enfatizar a ingestão de alimentos, as calorias e o peso.

Avaliação

O enfermeiro pode usar ferramentas de avaliação, como o Teste de Atitudes Alimentares (Eating Attitudes Test), para detectar melhoras dos clientes com transtornos da alimentação. Tanto a anorexia quanto a bulimia são crônicas para muitos clientes. Sintomas residuais, como fazer dieta, exercitar-se de modo compulsivo e experimentar desconforto ao comer em locais de vida social, são comuns. O tratamento é considerado bem-sucedido se o cliente mantém um peso corporal dentro da faixa de 5 a 10% do normal, sem complicações clínicas resultantes de inanição ou purgação.

CUIDADOS NA COMUNIDADE

O tratamento para clientes com transtornos da alimentação costuma ocorrer em locais na comunidade. A baixa hospitalar é indicada apenas por necessidade médica, como no caso de clientes com peso perigosamente baixo, desequilíbrios eletrolíticos ou complicações renais, cardíacas ou hepáticas. Clientes que não conseguem controlar o ciclo de compulsão e purgação podem ser tratados brevemente em local com internação. Outros locais para tratamento incluem hospitalização parcial ou programas de tratamento diurno, terapia individual ou em grupo sem internação e grupos de mútua ajuda.

PROMOÇÃO DA SAÚDE MENTAL

Os enfermeiros podem orientar pais, filhos e jovens sobre estratégias para prevenir transtornos da alimentação. Aspectos importantes incluem: perceber que os corpos "ideais", representados em propagandas e revistas, não são realistas; desenvolver ideias realistas a respeito do tamanho e da forma corporal; resistir à pressão de colegas para emagrecer; melhorar a autoestima e aprender estratégias para lidar com emoções e questões da vida.

O Atlanta Center for Eating Disorders (2008) oferece os seguintes conselhos:

- Leia pesquisas sobre dietas da moda: elas não funcionam. As dietas sem gordura não são saudáveis, e as que usam combinações especiais de alimentos são infundadas.
- Passe aos filhos mensagens corretas sobre as questões da alimentação e da imagem corporal. Pais que estão constantemente preocupados com o peso, falam sempre disso ou fazem "dieta" constante influenciam muito os próprios filhos. Desista das dietas e faça refeições bem equilibradas.

> **QUADRO 18.2 Exemplo de perguntas para sondagem**
>
> - Com que frequência está insatisfeito com a forma ou o tamanho de seu corpo?
> - Acha que está gordo ou que precisa perder peso mesmo quando os outros dizem que você está magro?
> - Pensamentos sobre o corpo, o peso, dietas e comer dominam sua vida?
> - Você se alimenta para sentir-se melhor emocionalmente, sentindo-se, em seguida, culpado por isso?

- Preste atenção nas próprias conversas. Peso, dieta e aparência estão entre os tópicos mais comuns em conversas femininas. Faça um pacto com os amigos de parar de falar sobre os próprios corpos de modo negativo.
- Lance o foco sobre os aspectos positivos de si próprio e dos outros, sem levar em conta a aparência física.
- Encoraje a expressão saudável de emoções. Aprenda modos positivos de se comunicar.
- Desista de querer ser magro antes de fazer outras coisas e aproveite a vida.
- Aumente a atividade física com ênfase no prazer em se movimentar, e não no número de calorias perdidas.

Enfermeiros que trabalham em escolas, faculdades e universidades, em clínicas e consultórios médicos podem encontrar, nos vários locais de atendimento, clientes que correm risco de desenvolver um transtorno da alimentação, ou que já o têm. Nesses locais, a identificação precoce e o encaminhamento apropriado são responsabilidades primárias do enfermeiro. A avaliação de rotina de todas as jovens nesses locais ajuda a identificar quem corre risco de um transtorno da alimentação. O Quadro 18.2 contém um exemplo de perguntas que podem ser usadas para fazer essa avaliação. A identificação precoce pode resultar em intervenção também precoce e prevenção do desenvolvimento completo desse tipo de transtorno.

QUESTÕES DE AUTOPERCEPÇÃO

Cliente com anorexia, magro demais e em processo de inanição pode ser uma visão chocante, e o enfermeiro pode querer "tomar conta dessa criança", conduzindo-a de novo à saúde. Quando o cliente rejeita a ajuda e resiste às ações de cuidado, pode ser que o profissional fique com raiva e frustrado e sinta-se incompetente para lidar com a situação.

No início, o cliente pode ver como inimigo o enfermeiro responsável por fazê-lo comer. Pode esconder ou jogar fora a comida, ou ficar extremamente hostil à medida que aumenta a ansiedade em relação à comida. O enfermeiro deve lembrar que o comportamento do cliente é um sintoma de ansiedade e tem a ver com o medo de ganhar peso, não sendo algo pessoal. Entender o comportamento do cliente como algo contra ele, enfermeiro, pode levar o profissional a ter raiva, comportando-se com rejeição.

RECURSOS NA INTERNET

RECURSOS
- About Face (mudar atitudes acerca da imagem corporal)
- Academy for Eating Disorders
- Body Positive
- Eating Disorder Referral and Information Center
- National Association of Anorexia Nervosa and Associated Disorders
- National Eating Disorders Association

ENDEREÇOS ELETRÔNICOS
- http://www.about-face.org
- http://www.aedweb.org
- http://www.bodypositive.com
- http://www.edreferral.com
- http://www.anad.org
- http://www.nationaleatingdisorders.org/

Uma vez que comer é uma parte tão básica da vida cotidiana, o enfermeiro pode se perguntar por que o cliente não consegue comer "como todo mundo". Ele também pode achar difícil compreender como um cliente de 34 kg considera-se gordo quando se olha no espelho. De modo semelhante, ao trabalhar com alguém que tem comportamentos de compulsão e purgação, pode se perguntar por que o cliente não consegue usar a própria força de vontade e parar com aquilo. Nesse caso, deve lembrar que o comportamento alimentar do cliente saiu do controle. Transtornos da alimentação são doenças mentais, exatamente como a esquizofrenia e o transtorno bipolar.

Pontos a serem considerados quando trabalhamos com clientes com transtornos da alimentação

- Tenha empatia e não faça julgamento, ainda que isso não seja fácil. Lembre-se da perspectiva e dos medos do cliente a respeito do peso e da alimentação.
- Evite soar paternal ao fornecer instruções sobre nutrição ou ao explicar por que o uso de laxantes é prejudicial. Apresentar as informações de modo factual, sem infantilizar o cliente, dá resultados mais positivos.
- Não rotule os clientes como "bons" quando conseguem evitar a purgação ou comem uma refeição inteira. Se você fizer isso, vão pensar que são "maus" quando purgam ou não conseguem comer a quantidade necessária.

Questões de pensamento crítico

1. Você notou que um amigo ou um membro da família está perdendo peso, começou a realizar estranhos rituais na hora de comer e fala constantemente sobre dietas. Você suspeita de um transtorno da alimentação. Como abordaria essa pessoa?
2. Comportamentos associados a dieta e limites ao ato de comer ocorrem com frequência entre crianças cada vez menores. Ao mesmo tempo, a obesidade infantil aumenta a uma taxa epidêmica. Como explicar isso? O que precisa acontecer para que essas duas questões de saúde recebam atenção?

PONTOS-CHAVE

- A anorexia nervosa é um transtorno da alimentação que põe a vida em risco e caracteriza-se por um peso corporal inferior a 85% do normal, intenso medo de engordar, uma imagem gravemente distorcida do corpo e recusa em comer ou compulsão alimentar e purgação.
- A bulimia nervosa é um transtorno da alimentação que envolve episódios recorrentes de compulsão alimentar e comportamentos compensatórios como purgação, uso de laxantes e diuréticos ou exercícios em excesso.
- Noventa por cento dos clientes com transtornos da alimentação são mulheres. A anorexia começa entre os 14 e os 18 anos de idade; a bulimia, em torno dos 18 ou 19 anos.
- Muitas mudanças neuroquímicas estão presentes em indivíduos com transtornos da alimentação, mas não está claro se essas mudanças são causa ou consequência desses transtornos.
- Pessoas com transtornos da alimentação sentem que não são atraentes nem eficazes e podem estar mal equipadas para lidar com os desafios da maturidade.
- As atitudes sociais em relação a magreza, beleza, atratividade e forma física podem influenciar o desenvolvimento de transtornos da alimentação.
- Clientes com anorexia nervosa e gravemente desnutridos podem precisar de tratamento médico intensivo para recuperar a homeostase antes de iniciar o tratamento psiquiátrico.
- A terapia familiar é eficaz para clientes com anorexia; já a terapia cognitivo-comportamental é mais eficaz para clientes com bulimia.
- As intervenções para clientes com transtornos da alimentação incluem estabelecer padrões de alimentação nutritivos, ajudar o cliente a identificar emoções e a desenvolver estratégias de enfrentamento não relacionadas à alimentação, ajudar o cliente a lidar com questões de imagem corporal e oferecer orientações ao cliente e à família.
- Concentrar-se em uma alimentação saudável e em exercícios físicos agradáveis e evitar dietas rigorosas demais ou da moda.
- Os pais devem ter consciência do próprio comportamento e atitudes e do modo como influenciam os filhos.

REFERÊNCIAS

Agras, W. S. (2006). Treatment of eating disorders. In A. F. Schatzberg & C. B. Nemeroff (Eds.), *Essentials of clinical psychopharmacology* (2nd ed., pp. 669–687). Washington DC: American Psychiatric Publishing.

American Psychiatric Association. (2000). *Diagnostic and statistical manual of mental disorders* (4th ed., text revision). Washington, DC: American Psychiatric Association.

Anderson, A. E., & Yager, J. (2005). Eating disorders. In B. J. Sadock & V. A. Sadock (Eds.), *Comprehensive textbook of psychiatry* (Vol. l, 8thed., pp. 2002–2021). Philadelphia: Lippincott Williams & Wilkins.

Andreasen, N. C., & Black, D. W. (2006). *Introductory textbook of psychiatry* (4th ed.). Washington DC: American Psychiatric Publishing.

Atlanta Center for Eating Disorders. (2008). How can you help prevent eating disorders? Acessado em http://eatingdisorders.cchelp.

Carter, J. C., Bewell, C., Blackmore, E., & Woodside, D. B. (2006). The impact of childhood sexual abuse in anorexia nervosa. *Child Abuse & Neglect, 30*(3), 257–269.

Cave, K.E. (2009). Influences of disordered eating in prepubescent children. *Journal of Psychological Nursing, 47*(2), 21-24.

Eisenberg M.. & Newmark-Sztainer, D. (2008). Peer harassment and disordered eating. *International Journal of Adolescent Medicine and Health, 20*(2), 155-164.

Glazer, J.L. (2008). Eating disorders among male athletes. *Current Sports Medicine Reports, 7*(6), 32-337.

Latzer, Y., Witztum, E., & Stein, D. (2008). Eating disorders and disordered eating in Israel: An updated review. *European Eating Disorders Review, 16*(5), 361-374.

Pike, K.M., Hilbert, A., Willey, D.E., Fairburn, C.G., Dohm, F.A., Walsh, B.T., et al. (2008). Toward an understanding of risk factors for anorexia nervosa: A case-control study. *Psychological Medicine, 38*(10), 1443-1453.

Schmidt, U. (2008). Cognitive behavioral approaches in adolescent anorexia and bulimia nervosa. *Child & Adolescent Psychiatric Clinics of North America, 18*, 147-158.

Schmidt, U., Lee, S., Beecham, J., Perkins, S., Treasure, J., Yi, I., et al. (2007). A randomized controlled trial of family therapy and cognitive behavior therapy guided self-care for adolescents with bulimia nervosa and related disorders. *American Journal of Psychiatry, 164*(4), 591-598.

Schultz, J. M., & Videbeck, S. L. (2009). *Lippincott's manual of psychiatric nursing care plans* (8th ed.). Philadelphia: Lippincott Williams & Wilkins.

Stunkard, A., Allison, K. & Lundgren, J. (2008). Issues for DSM-IV: Night eating syndrome. *American Journal of Psychiatry, 165*(4), 424.

Sweetingham, R., & Walter, G. (2008). Childhood experiences of being bullied and teased in the eating disorders. *European Eating Disorders Review, 16*(5), 401-407.

Sylvester, C.J., & Forman, S.F. (2008). Clinical practice guidelines for treating restrictive eating disorder patients during medical hospitalization. *Current Opinion in Pediatrics, 20*(4), 390-397.

Thiels, C. (2008). Forced treatment of patients with anorexia. *Current Opinion in Psychiatry, 21*(5), 495-498.

Thompson, C. (2009). Men and eating disorders. Acessado em 3 de janeiro de 2009 em http:www.raderprograms.com.

Yager, J. (2008). Binge eating disorders: The search for better treatments. *American Journal of Psychiatry, 165*(1), 4-6.

LEITURAS ADICIONAIS

Allen, K.L., Byrne, S.M., Mclean, N.J., & Davis, E.A. (2008). Overconcern with weight and shape is not the same as body dissatisfaction: Evidence from a prospective study of pre-adolescent boys and girls. *Body Image, 5, 261-270*.

Couturier, J. & Lock, J. (2007). A review of medication use for children and adolescents with eating disorders. *Journal of the Canadian Academy of Child and Adolescent Psychiatry, 16*(4), 173-176.

Gluck, M.E., Venti, C.A., Salbe, A.D., & Krakoff, J. (2008). Nighttime eating: Commonly observed and related to weight gain in an inpatient food intake study. *American Journal of Clinical Nutrition, 88*(4), 900-905.

Pope, H.G., Jr. Lalonde, K.J., Pindyck, L.J., Walsh, T., Bulik, C.M., Crow, S.J., et al. (2006). Binge eating disorder: A stable syndrome. *American Journal of Psychiatry, 163*(12), 2181-2183.

Guia de Estudo

QUESTÕES DE MÚLTIPLA ESCOLHA

Escolha a resposta correta para cada uma das seguintes questões.

1. Tratar clientes que têm anorexia nervosa com um antidepressivo inibidor seletivo da recaptação de serotonina, como a fluoxetina, pode envolver qual dos seguintes problemas?
   a. Os clientes fazem objeção ao efeito colateral de ganho de peso.
   b. A fluoxetina pode causar supressão do apetite e perda de peso.
   c. A fluoxetina pode deixar os clientes tontos e abobalhados.
   d. Os clientes com anorexia não se beneficiam da fluoxetina.

2. Qual dos seguintes itens é um exemplo de técnica cognitivo-comportamental?
   a. Recreação
   b. Relaxamento
   c. Automonitoração
   d. Verbalização de emoções

3. O enfermeiro está trabalhando com um cliente com anorexia nervosa. Embora este tenha feito todas as refeições e lanches, seu peso não se alterou na última semana. Qual das seguintes intervenções é indicada?
   a. Supervisionar o cliente de perto nas duas horas que se seguem às refeições e aos lanches.
   b. Aumentar a ingestão calórica de 1.500 para 2.000 calorias.
   c. Aumentar a ingestão de líquidos do cliente.
   d. Solicitar ao médico uma prescrição de fluoxetina.

4. Qual das declarações a seguir é correta?
   a. A anorexia nervosa não era reconhecida como doença antes da década de 1960.
   b. Culturas em que a beleza está relacionada com a magreza apresentam maior risco de transtornos da alimentação.
   c. Transtornos da alimentação são um problema de saúde maior apenas nos Estados Unidos e na Europa.
   d. Pessoas com anorexia nervosa são populares entre os seus pares devido à magreza.

5. Todos os seguintes itens são objetivos iniciais do tratamento de um cliente gravemente desnutrido e com anorexia nervosa, exceto:
   a. Correção da distorção da imagem corporal
   b. Correção de desequilíbrios eletrolíticos
   c. Reabilitação nutricional
   d. Recuperação do peso

6. O enfermeiro está avaliando o progresso de um cliente com bulimia. Qual dos comportamentos a seguir indica que o cliente está alcançando resultados positivos?
   a. Consegue identificar o conteúdo calórico de cada refeição.
   b. Identifica meios saudáveis de lidar com a ansiedade.
   c. Passa o tempo descansando no quarto após as refeições.
   d. Verbaliza ter conhecimento de que os padrões alimentares anteriores não eram saudáveis.

7. Na avaliação de um possível transtorno da alimentação de uma adolescente, qual dos itens a seguir sugere anorexia nervosa?
   a. Culpa e vergonha em relação aos padrões alimentares.
   b. Falta de conhecimentos sobre alimentos e nutrição.
   c. Recusa em falar sobre tópicos relacionados com comida.
   d. Percepção não realista do tamanho do corpo.

8. Um cliente com bulimia está aprendendo a usar a técnica da automonitoração. Qual dessas intervenções de enfermagem seria a mais benéfica para tal cliente?
   a. Pedir ao cliente para escrever sobre todos os sentimentos e experiências relacionados com a comida.
   b. Ajudar o cliente a planejar refeições diárias para uma semana.
   c. Encorajar o cliente a ignorar sentimentos e impulsos relacionados com comida.
   d. Orientar o cliente a respeito do conteúdo nutricional e das calorias de vários alimentos.

QUESTÕES DE MÚLTIPLAS RESPOSTAS

Selecione o que é aplicável.

1. Um enfermeiro que faz uma investigação de cliente com anorexia nervosa esperaria encontrar o que entre o que segue?
   a. Crença de que comportamento de dieta não é problema.
   b. Sentimentos de culpa e vergonha sobre o comportamento alimentar.
   c. História de dietas desde muito jovem.
   d. Desempenho de rituais ou comportamento compulsivo.
   e. Desejo intenso de obter tratamento.
   f. Visões de si mesmo como excessivamente gordo ou obeso.

2. O que um enfermeiro que faz uma investigação em cliente com bulimia esperaria encontrar?
   a. Comportamentos compensatórios limitados à purgação.
   b. Insatisfação com a forma e o tamanho do corpo.
   c. Sentimentos de culpa e vergonha sobre os comportamentos alimentares.
   d. Peso do corpo próximo do normal para a altura e a idade.
   e. Desempenho de rituais ou comportamento compulsivo.
   f. Desejo intenso de agradar os outros com a imagem corporal.

EXEMPLO CLÍNICO

Judy tem 17 anos de idade, está no primeiro ano do ensino médio e participa ativamente da ginástica. Com 1,84 m de altura e 38 kg, há cinco meses não menstrua. O médico da família a encaminhou para internação em uma unidade hospitalar de transtornos da alimentação com diagnóstico de anorexia nervosa. Na entrevista da baixa hospitalar, Judy ficou na defensiva a respeito da perda de peso e disse ter necessidade de ser magra para competir no esporte. Ela aponta áreas das nádegas e das coxas e diz: "Está vendo isso? Ainda estou cheia de gordura. Por que vocês todos não me deixam em paz?".

1. Identifique dois diagnósticos de enfermagem pertinentes para Judy.

2. Escreva um resultado esperado para cada diagnóstico identificado.

3. Liste três intervenções de enfermagem para cada diagnóstico de enfermagem.

19 Transtornos Somatoformes

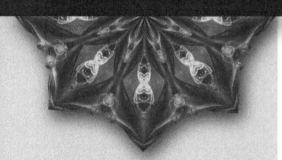

Objetivos de aprendizagem

Após a leitura deste capítulo, você deverá ser capaz de

1. Explicar o significado de "doença psicossomática".
2. Descrever transtornos somatoformes e identificar seus três elementos centrais.
3. Discutir as teorias etiológicas relativas aos transtornos somatoformes.
4. Discutir as características e a dinâmica de transtornos somatoformes específicos.
5. Distinguir transtornos somatoformes, transtorno factício e fingimento.
6. Aplicar o processo de enfermagem ao atendimento de clientes com transtornos somatoformes.
7. Oferecer orientação a clientes, famílias e comunidade para aumentar conhecimentos e entendimento dos transtornos somatoformes.
8. Avaliar seus sentimentos, suas crenças e suas atitudes relativos a clientes com transtornos somatoformes.

Palavras-chave

- convicção de doença
- estratégias de enfrentamento com foco nas emoções
- estratégias de enfrentamento com foco nos problemas
- fobia a doenças
- ganhos primários
- ganhos secundários
- hipocondria
- histeria
- internalização
- *la belle indifférence*
- psicossomático
- simulação de doença
- síndrome de Munchausen
- síndrome de Munchausen por procuração
- somatização
- transtorno conversivo
- transtorno de somatização
- transtorno dismórfico corporal
- transtorno doloroso
- transtorno factício
- transtornos somatoformes

No início do século XIX, o campo médico passou a considerar os vários fatores sociais e psicológicos que influenciam as doenças. O termo **psicossomático** começou a ser usado para indicar a conexão entre a mente (*psique*) e o corpo (*soma*) em estados de saúde e doença. Essencialmente, a mente pode fazer o corpo criar sintomas físicos ou piorar uma doença física. Sintomas reais podem ter início, continuar ou piorar em consequência de fatores emocionais. Exemplos incluem diabetes, hipertensão e colite; todas estas são doenças clínicas influenciadas pelo estresse e pelas emoções. Quando uma pessoa se encontra sob muito estresse ou não está lidando bem com isso, os sintomas dessas doenças clínicas podem piorar. Além disso, o estresse pode causar sintomas físicos sem relação com uma doença clínica diagnosticada. Após um dia de trabalho estressante, muitas pessoas têm "cefaleias tensionais", que podem ser bem dolorosas. As cefaleias são uma manifestação do estresse e não sintoma de um problema clínico subjacente.

O termo **histeria** refere-se a queixas físicas múltiplas, sem base orgânica; as queixas em geral são descritas de modo dramático. O conceito de histeria provavelmente se originou no Egito e tem cerca de 4 mil anos. Na Idade Média, a histeria foi associada com bruxaria, demônios e feiticeiros. As pessoas com histeria, geralmente mulheres, eram consideradas demoníacas ou possuídas por espíritos do mal. Paul Briquet e Jean Martin Charcot, ambos médicos franceses, identificaram a histeria como um transtorno do sistema nervoso.

Sigmund Freud, trabalhando com Charcot, observou que as pessoas histéricas melhoravam por meio de hipnose e experimentavam alívio dos sintomas físicos quando relembravam acontecimentos e expressavam emoções. Esse desenvolvimento levou Freud a propor que as pessoas podem converter emoções não expressas em sintomas físicos (Hollifield, 2005), um processo agora chamado de *somatização*. Este capítulo discute os transtornos somatoformes baseados no conceito de somatização.

VISÃO GERAL DOS TRANSTORNOS SOMATOFORMES

A **somatização** é definida como a transferência de experiências e estados mentais para sintomas corporais. Os **transtornos somatoformes** podem ser caracterizados pela presença de sintomas físicos que sugerem uma condição clínica sem base orgânica demonstrável à qual possam ser creditados. Os três aspectos centrais desses transtornos são:

- Queixas físicas que sugerem uma doença clínica maior, mas sem base orgânica demonstrável.
- Fatores e conflitos psicológicos parecem importantes para o início, a exacerbação e a manutenção dos sintomas.
- Sintomas ou preocupações ampliadas não se encontram sob controle consciente do cliente (Hollifield, 2005).

Os clientes têm a convicção de que abrigam problemas físicos graves, apesar dos resultados negativos dos testes diagnósticos. Realmente têm esses sintomas, assim como dor, angústia e limitações funcionais concomitantes, induzidas por eles. Mas os clientes não controlam os sintomas físicos por força da própria vontade. Embora a doença seja de natureza psiquiátrica, muitos não buscam ajuda de profissionais da saúde mental. Infelizmente, muitos profissionais da área da saúde, por não compreenderem a natureza dos transtornos somatoformes, não entendem suas queixas (Andreasen e Black, 2006). Os enfermeiros devem lembrar que esses clientes realmente experimentam os sintomas descritos e não podem controlá-los de forma voluntária.

Os cinco transtornos somatoformes específicos são (American Psychiatric Association [APA], 2000):

- **Transtorno de somatização** – caracterizado por múltiplos sintomas físicos. Tem início por volta dos 30 anos de idade, estende-se por vários anos e inclui uma combinação de dor e sintomas gastrintestinais, sexuais e pseudoneurológicos.
- **Transtorno conversivo** – às vezes chamado de reação conversiva, envolve déficits súbitos, normalmente inexplicáveis, na função sensorial ou motora (p. ex., cegueira, paralisia). Esses déficits sugerem um transtorno neurológico, mas são associados a fatores psicológicos. Uma atitude de *la belle indifférence*, falta aparente de preocupação ou angústia, é um aspecto central.

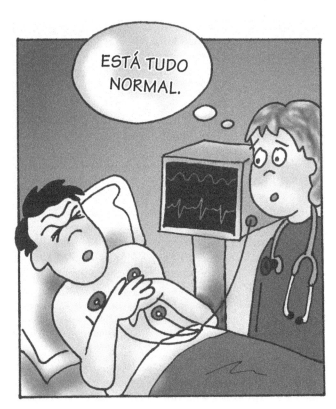

Transtornos somatoformes.

> **CRITÉRIOS DIAGNÓSTICOS DO DSM-IV-TR:**
> ### Sintomas do transtorno de somatização
>
> **Sintomas de dor:** reclamações de cefaleia, dor abdominal; dor nas costas, nas articulações, no peito, no reto; dor durante a micção, a menstruação ou o intercurso sexual
> **Sintomas gastrintestinais:** náusea, edema, vômito (que não seja durante gravidez), diarreia ou intolerância a vários alimentos
> **Sintomas sexuais:** indiferença sexual, disfunção erétil ou ejaculatória, menstruação irregular, sangramento menstrual excessivo, vômito durante a gravidez
> **Sintomas pseudoneurológicos:** sintomas conversivos, como coordenação ou equilíbrio prejudicados, paralisia ou fraqueza localizada, dificuldade de engolir ou edema na garganta, afonia, retenção urinária, alucinações, perda da sensação de tato ou sensação de dor, visão dupla, cegueira, surdez, convulsões; sintomas dissociativos, como amnésia ou perda de consciência que não seja desfalecimento
>
> Adaptado de *Manual diagnóstico e estatístico de transtornos mentais*, 4ª edição, texto revisado (DSM-IV-TR; APA, 2000).

VINHETA CLÍNICA: Transtorno conversivo

Matthew tem 13 anos e acaba de ser transferido de uma unidade médica para a unidade de psiquiatria de adolescentes. Ficou na unidade médica durante três dias, passando por exames intermináveis para determinar a causa do surgimento repentino de cegueira. Não foi descoberta qualquer patologia orgânica, e o garoto foi diagnosticado com um transtorno conversivo.

Durante a entrevista, a enfermeira percebe que Matthew está calmo e fala de sua incapacidade para enxergar como algo normal, não demonstrando sofrimento relativo a ela. Demonstra os interesses normais de um jovem de 13 anos de idade, descrevendo as atividades escolares e com os amigos. A enfermeira percebe, no entanto, que Matthew pouco falou sobre os pais, o irmão mais jovem ou as atividades em casa.

Mais tarde, a enfermeira tem oportunidade de conversar com a mãe do garoto, quando ela aparece na unidade após o trabalho. Ela logo começa a chorar, relatando à enfermeira que o esposo tem problemas com a bebida, ficando cada vez mais violento em casa. Admitiu que, dois dias antes do aparecimento dos sintomas, o filho testemunhou uma das crises de fúria do pai, inclusive quebra de mobiliário e espancamento da mãe. Quando o garoto tentou ajudá-la, o pai chamou-o de fraco e sem valor, dizendo que fosse para o porão e ali permanecesse. A enfermeira entende que a violência testemunhada por Matthew e sua incapacidade de mudar a situação podem ter desencadeado o evento para o transtorno conversivo.

- **Transtorno doloroso** – envolve um sintoma físico primário de dor que, em geral, não é aliviado por analgésicos, sendo fortemente afetado por fatores psicológicos em termos de surgimento, gravidade, exacerbação e manutenção.
- **Hipocondria** – preocupação com o medo de ter (**convicção de doença**) ou de pegar (**fobia a doenças**) alguma doença grave. Acredita-se que os clientes com esse transtorno interpretem erroneamente sensações ou funções corporais.
- **Transtorno dismórfico corporal** – preocupação com um defeito imaginado ou exagerado na aparência física, como pensar que o nariz é grande demais ou que os dentes são tortos e não atraentes.

Os transtornos conversivo, de somatização e doloroso são mais comuns em mulheres do que em homens; hipocondria e transtorno dismórfico corporal estão distribuídos igualmente entre os sexos. O transtorno de somatização ocorre em 0,2 a 2% da população em geral. O conversivo, em menos de 1% da população. O transtorno doloroso é muito encontrado na prática clínica, sendo que 10 a 15% das pessoas nos Estados Unidos relatam alguma incapacidade profissional relacionada tão somente com dores nas costas (APA, 2000). Estima-se que a hipocondria ocorra em 4 a 9% das pessoas observadas na prática clínica geral. Não há estatística disponível sobre a incidência do transtorno dismórfico corporal.

SURGIMENTO E CURSO CLÍNICO

Clientes com transtorno de somatização e transtorno dismórfico corporal têm sintomas na adolescência, embora esses diagnósticos às vezes só sejam feitos no início da vida adulta (em torno dos 25 anos de idade). O transtorno conversivo costuma ocorrer entre os 10 e os 35 anos de idade. O transtorno doloroso e a hipocondria, em qualquer idade (APA, 2000).

Todos os transtornos somatoformes são crônicos ou recorrentes e, para muitas pessoas, duram várias décadas. Clientes com transtorno de somatização e transtorno conversivo são mais propensos a buscar ajuda de profissionais da área da saúde após terem exaurido os esforços para encontrar um diagnóstico médico. Quem tem hipocondria, transtorno doloroso e transtorno dismórfico corporal não costuma receber tratamento em locais para doentes mentais a não ser que tenha uma condição comórbida. Clientes com transtornos somatoformes tendem a passar de um médico a outro ou podem consultar vários profissionais de uma vez só, tentando obter alívio dos sintomas. Eles são inclinados ao pessimismo a respeito do diagnóstico estabelecido pelo médico e, com frequência, acreditam que sua doença poderia ser diagnosticada se os profissionais fossem mais competentes.

TRANSTORNOS RELACIONADOS

É preciso distinguir entre transtornos somatoformes e outros transtornos mentais relacionados ao corpo, como a simulação de doenças e os transtornos factícios, quando as pessoas simulam ou produzem, de modo intencional, sintomas para obter algum ganho. Na simulação de doenças e nos transtornos factícios, o indivíduo controla os sintomas por vontade própria. Já nos transtornos somatoformes, não tem controle voluntário sobre os sintomas físicos.

A **simulação de doença** consiste na produção intencional de sintomas físicos ou psicológicos amplamente exagerados ou falsos; é motivada por incentivos externos, como evitar o trabalho, fugir a um processo criminal, obter compensação financeira ou conseguir fármacos. As pessoas que simulam doenças não têm sintomas físicos reais, ou exageram muito sintomas relativamente menores. Buscam algum incentivo externo ou resultado visto como importante e que resulta diretamente da doença. Quem faz essa simulação pode interromper os sintomas físicos assim que consegue o que quer (Wang, Nadiga e Jenson, 2005).

O **transtorno factício** ocorre quando a pessoa produz intencionalmente ou finge ter sintomas físicos ou psicológicos apenas para ganhar atenção. Quem tem esse transtorno pode, inclusive, lesionar-se para receber atenção. O termo comum para esse transtorno é **síndrome de Munchausen**. Uma va-

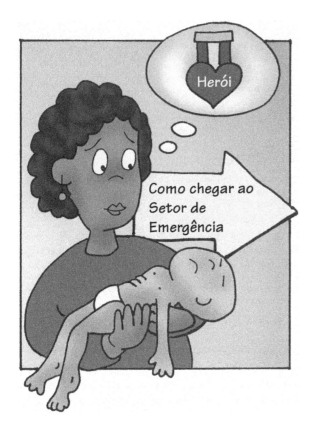

Síndrome de Munchausen por procuração.

riação, a **síndrome de Munchausen por procuração**, ocorre quando a pessoa causa doença ou lesão a outros para conquistar atenção dos profissionais do atendimento de emergência ou para fazer papel de "herói" ao salvar a vítima. Um exemplo pode ser o do enfermeiro que dá potássio intravenoso em excesso a um cliente e depois "salva a vida dele" fazendo reanimação cardiopulmonar.

Embora incomuns, esses transtornos costumam ocorrer entre pessoas que estão em profissões médicas ou familiarizadas com elas, como enfermeiros, médicos, técnicos em medicina, pessoal da área técnica ou voluntários que trabalham em hospitais. Quem causa lesões em clientes e nos próprios filhos em função da síndrome de Munchausen por procuração costuma ser detido e processado legalmente (Stirling, 2007).

Transtorno da integridade da identidade corporal (TIIC) é o termo dado a pessoas que se sentem alienadas de uma parte de seu corpo e desejam a amputação. Trata-se de uma condição conhecida também como transtorno de identidade do amputado e apotemnofilia, ou "amor pela amputação". Não consta no *Manual diagnóstico e estatístico de transtornos mentais*, 4ª edição, texto revisado (DSM-IV-TR), havendo discordância acerca da existência dessa condição. As pessoas descrevem sentimentos de angústia e sofrimento com seus corpos intactos e informam sentir-se "naturais, como deveriam ser", após a amputação. Do ponto de vista ético, pouquíssimos cirurgiões amputariam um membro apenas por solicitação de alguém. As pessoas com TIIC recorrem a atos como envolver o membro em gelo seco até que o dano seja tão grande que a amputação se torne uma necessidade médica; em alguns casos, a amputação é feita com um instrumento poderoso por não médicos, tendo o profissional de salvar a vida da pessoa e tratar o dano (Mackenzie, 2008).

ETIOLOGIA

Teorias psicossociais

Os teóricos psicossociais acreditam que pessoas com transtornos somatoformes guardam em seu interior estresse, ansiedade ou frustração, em vez de expressá-los externamente. Isso é chamado de **internalização**. O cliente expressa esses sentimentos internalizados e o estresse por meio de sintomas físicos (somatização). Tanto a internalização quanto a somatização são mecanismos de defesa inconscientes; os clientes não tomam consciência do processo e não o controlam voluntariamente.

Pessoas com transtornos somatoformes não expressam seus sentimentos e emoções de modo verbal, direto e imediato. Têm grandes dificuldades em lidar com o conflito interpessoal. Quando estão em situações que envolvem conflito ou estresse emocional, os sintomas físicos parecem piorar. Essa piora os ajuda a atender às próprias necessidades psicológicas de segurança, atenção e afeto por meio de ganho primário ou secundário (Hollifield, 2005). **Ganhos primários** são benefícios externos diretos fornecidos pelo fato de estar doente, como alívio da ansiedade, do conflito ou da angústia. **Ganhos secundários** são benefícios internos ou pessoais fornecidos por outras pessoas por causa da doença, como atenção dos membros da família e atitudes para confortar (p. ex., receber um chá ou uma massagem nas costas). A pessoa logo aprende que "precisa ficar doente" para que atendam as suas necessidades emocionais.

A somatização está associada mais frequentemente às mulheres, como evidenciado pelo antigo termo *histeria* (do grego, útero que perambula). Teóricos do passado acreditavam que dores femininas inexplicadas resultavam da migração do útero pelo corpo da mulher. Teóricos psicossociais afirmam que a maior incidência da somatização em mulheres pode estar relacionada com vários fatores:

- Nos Estados Unidos, ensina-se aos garotos que devem ser estoicos e "agir como homem", o que os leva a fazer menos queixas físicas na idade adulta.
- As mulheres buscam tratamento médico com mais frequência do que os homens, e isso tem mais aceitação social para elas.
- O abuso sexual na infância, relacionado com a somatização, costuma acontecer com as meninas.
- As mulheres são submetidas com maior frequência a tratamentos para transtornos psiquiátricos com fortes componentes somáticos, como a depressão.

Tabela 19.1 Síndromes relacionadas com a cultura

Síndrome	Cultura	Características
Dhat	Índia	Preocupação hipocondríaca com perda de sêmen
Koro	Sudeste da Ásia	Crença de que o pênis está encolhendo e desaparecerá no interior do abdome, resultando em morte
Episódios de perda dos sentidos	Sul dos Estados Unidos, ilhas do Caribe	Colapso repentino, a pessoa não consegue ver ou se movimentar
Hwa-byung	Coreia	Raiva suprimida causa insônia, fadiga, pânico, indigestão e sensibilidades e dores generalizadas
Sangue dormido	Ilhas portuguesas de Cabo Verde	Dor, dormência, tremores, paralisia, cegueira, ataque cardíaco, aborto espontâneo
Shenjing shuariuo	China	Fadiga física e mental, tontura, cefaleia, dor, sono perturbado, perda da memória, problemas gastrintestinais, disfunção sexual

Adaptada de Mojtabai, R. (2005). Culture-bound syndromes with psychotic features. In B.J. Sadock e V.A. Sadock (Eds.). *Comprehensive textbook of psychiatry* (Vol.1, 8th Ed., pp.1538-1542). Philadelphia: Lippincott Williams e Wilkins. © American Psychiatric Association. Reimpressa com permissão.

Teorias biológicas

As pesquisas mostram diferenças no modo como os clientes com transtornos somatoformes regulam e interpretam estímulos. Eles não conseguem separar os estímulos relevantes dos não relevantes e reagem igualmente a ambos os tipos. Em outras palavras, podem experimentar uma sensação corporal normal, como o peristaltismo, e dar-lhe um significado patológico em vez do normal (Hollifield, 2005). A pouca inibição do estímulo sensorial amplifica a percepção dos sintomas físicos e exagera a resposta às sensações corporais. Por exemplo, um desconforto menor, como rigidez muscular, aumenta por causa da preocupação e da atenção que o cliente dá a essa rigidez. A consciência sensorial amplificada faz a pessoa experimentar as sensações somáticas de modo mais intenso, nocivo e perturbador (Andreasen e Black, 2006).

O transtorno de somatização é encontrado em 10 a 20% dos parentes de sexo feminino de primeiro grau de pessoas com esse transtorno. Os sintomas conversivos são observados com mais frequência em parentes de pessoas com transtorno conversivo. Os parentes de primeiro grau de indivíduos com transtorno associado à dor são mais propensos a ter transtornos depressivos, dependência de álcool e dor crônica (APA, 2000).

Considerações culturais

O tipo e a frequência dos sintomas somáticos e seu significado podem variar de acordo com a cultura. Na África e no sul da Ásia, os sintomas pseudoneurológicos do transtorno de somatização incluem mãos e pés ardentes e a sensação não delirante de vermes na cabeça ou formigas sob a pele. Os sintomas relacionados com a reprodução masculina são mais comuns em certos países e culturas – na Índia, por exemplo, os homens têm *dhat*, uma preocupação hipocondríaca com a perda de sêmen. O transtorno de somatização em homens é raro nos Estados Unidos, porém, mais comum na Grécia e em Porto Rico.

Muitas síndromes relacionadas com a cultura têm sintomas somáticos correspondentes não explicados por uma condição clínica (Tab. 19.1). O *koro* ocorre no sudeste da Ásia e pode ser relacionado com o transtorno dismórfico corporal. Caracteriza-se pela crença de que o pênis está encolhendo e vai desaparecer abdome adentro, levando o homem à morte. Episódios de perda dos sentidos, encontrados no sul dos Estados Unidos e nas ilhas do Caribe, são caracterizados por um colapso súbito durante o qual a pessoa não consegue ver nem se movimentar. O *hwa-byung* é uma síndrome coreana popular, atribuída à supressão da raiva, e inclui insônia, fadiga, pânico, indigestão e dores menores contínuas e generalizadas. O *sangue dormido* ocorre entre os habitantes da ilha portuguesa de Cabo Verde; eles relatam dor, dormência, tremores, paralisia, convulsões, cegueira, ataques cardíacos e aborto. O *shenjing shuariuo* ocorre na China e inclui fadiga física e mental, tontura, cefaleia, dor, perturbação do sono, perda de memória, problemas gastrintestinais e disfunção sexual (Mojtabai, 2005).

Tratamento

O tratamento enfatiza o controle de sintomas e a melhora da qualidade de vida. O profissional da saúde deve demonstrar empatia e sensibilidade em relação às queixas físicas do cliente. Uma relação de confiança ajuda a garantir que os clientes fiquem com um único profissional da saúde e recebam atendimento apenas dele, em vez de "perambularem atrás de médicos".

Para muitos clientes, a depressão pode acompanhar os transtornos somatoformes ou ser consequência deles. Assim, os antidepressivos ajudam em alguns casos. Os inibidores seletivos

Tabela 19.2 Antidepressivos usados para tratar transtornos somatoformes

Fármaco	Dose usual (mg/dia)	Considerações de enfermagem
Fluoxetina	20-60	Monitorar quanto a exantema, urticária, insônia, cefaleia, ansiedade, sonolência, náusea, perda do apetite; evitar álcool
Paroxetina	20-60	Monitorar quanto a náusea, perda do apetite, tontura, boca seca, sonolência ou insônia, transpiração, disfunção sexual; evitar álcool
Sertralina	50-200	Monitorar quanto a náusea, perda do apetite, diarreia, cefaleia, insônia, disfunção sexual; evitar álcool

da recaptação de serotonina, como a fluoxetina, a sertralina e a paroxetina, são os mais comumente usados (Tab. 19.2).

Para clientes com transtorno doloroso, o encaminhamento a uma clínica para dores crônicas pode ser útil. Eles aprendem métodos de controle da dor, como a formação de imagens visuais e o relaxamento. Serviços como fisioterapia, para manter e desenvolver o tônus muscular, ajudam a melhorar as habilidades funcionais. Os profissionais da saúde devem evitar a prescrição e a administração de analgésicos narcóticos por causa do risco de dependência ou abuso. Os clientes podem usar agentes anti-inflamatórios não esteroides para ajudar a reduzir a dor.

O envolvimento em grupos de terapia é benéfico para algumas pessoas com transtornos somatoformes. Estudos com clientes com esses transtornos que participaram de um grupo cognitivo-comportamental estruturado mostraram evidência de melhora da saúde física e emocional um ano depois (Hollifield, 2005). Os objetivos gerais do grupo eram oferecer o suporte dos pares, compartilhar métodos para lidar com as situações e notar e expressar emoções. Abramowitz e Braddock (2006) descobriram que clientes com hipocondria que estavam ansiosos por participar da terapia cognitivo-comportamental e usar medicamentos foram capazes de alterar suas percepções errôneas de ameaça (de

Plano de cuidados de enfermagem | Hipocondria

Diagnóstico de enfermagem

Enfrentamento Ineficaz: *incapacidade de desenvolver uma avaliação válida dos estressores, escolha inadequada das respostas praticadas e/ou incapacidade de utilizar os recursos disponíveis.*

DADOS DA INVESTIGAÇÃO

- Negação dos problemas emocionais
- Dificuldade de identificar e expressar os sentimentos
- Falta de compreensão
- Autopreocupação, em especial com o funcionamento físico
- Medo da doença ou ruminação da doença
- Várias queixas somáticas (podem envolver órgãos ou sistemas diversos)
- Queixas sensoriais (dor, perda da sensação do paladar, queixas olfativas)
- Relutância ou recusa em participar de programa ou atividades de tratamento psiquiátrico
- Confiança nos medicamentos ou em tratamentos físicos (como dependência de laxantes)

RESULTADOS ESPERADOS

Imediatos
O cliente irá
- Participar do programa de tratamento, por exemplo, conversar com os profissionais durante 15 minutos ou participar de grupos de atividades no mínimo duas vezes ao dia até uma data específica.
- Reduzir a quantidade e a frequência das queixas físicas.
- Demonstrar adesão à terapia médica e aos medicamentos.
- Demonstrar energia adequada, ingestão de alimentos e líquidos adequada, por exemplo, comer pelo menos 50% a cada refeição até determinada data.
- Identificar estresses da vida e estratégias.
- Identificar a relação entre estresse e sintomas físicos.
- Expressar os sentimentos em palavras.
- Identificar formas alternativas de lidar com estresse, ansiedade ou outros sentimentos, por exemplo, conversar com outras pessoas, praticar atividade física, ter um diário, e assim por diante.

(continua)

Plano de cuidados de enfermagem | Hipocondria *(continuação)*

DADOS DA INVESTIGAÇÃO

- Uso extensivo de medicamentos sem receita médica, remédios caseiros, enemas, e assim por diante
- Comportamentos ritualísticos (como rotinas intestinais exageradas)
- Tremores
- Gratificação limitada decorrente das relações pessoais
- Falta de sistema de apoio emocional
- Ansiedade
- Ganhos secundários obtidos devido a problemas físicos
- História de visitas repetidas a médicos ou baixas hospitalares
- História de avaliações médicas repetidas, sem que tenham sido achadas anormalidades

RESULTADOS ESPERADOS

Estabilização
O cliente irá
- Diminuir comportamentos ritualísticos.
- Reduzir queixas físicas de busca de atenção.
- Verbalizar maior compreensão da dinâmica do comportamento hipocondríaco, inclusive ganhos secundários.
- Verbalizar entendimento dos regimes terapêuticos e dos medicamentos, se houver algum.

Comunidade
O cliente irá
- Eliminar o uso excessivo de medicamentos ou tratamentos físicos.
- Demonstrar formas alternativas de lidar com estresse, ansiedade ou outros sentimentos.

IMPLEMENTAÇÃO

Intervenções de enfermagem (*denota intervenções colaborativas)

A investigação de enfermagem inicial deve incluir uma avaliação física completa, história de queixas e tratamento anteriores e uma análise de cada queixa atual.

*Os enfermeiros devem registrar a investigação dos médicos a cada queixa, na baixa do paciente.

*Sempre que o cliente expressar uma nova queixa, ele deve ser encaminhado a um médico para ser investigado (e tratado se for o caso).

*Trabalhar com a equipe médica para limitar a quantidade, a variedade, o poder de ação e a frequência dos medicamentos, enemas, e assim por diante, disponibilizados ao cliente.

Quando o cliente solicita um medicamento ou tratamento, estimulá-lo a identificar o que precipitou sua queixa e a lidar com ela de formas diferentes.

Observar e registrar as circunstâncias relativas às queixas; conversar sobre suas observações com o cliente.

Ajudar o cliente a identificar e a usar métodos não químicos de alívio da dor, como relaxamento.

*Minimizar a quantidade de tempo e atenção dada às queixas. Quando o cliente apresentar uma queixa, encaminhá-lo à equipe médica (se for queixa nova) ou seguir o plano de cuidados; em seguida, dizer ao cliente que você irá conversar sobre outra coisa que não sejam queixas corporais. Dizer que você se interessa por ele como pessoa e não apenas por suas queixas clínicas. Se a queixa não for grave, solicitar ao cliente sua discussão durante alguma consulta regular com a equipe médica.

Justificativa

A investigação de enfermagem oferece dados iniciais a partir dos quais o atendimento começa a ser planejado.

Devem ser registrados e tratados todos os problemas físicos genuínos.

Não é seguro pressupor que todas as queixas físicas sejam hipocondríacas – o cliente pode realmente estar doente ou machucado. Ele pode tentar estabelecer a legitimidade das queixas ficando realmente machucado ou doente.

Esforços de equipe ajudam a prevenir a manipulação dos profissionais pelo cliente para a obtenção de medicamentos adicionais.

Se o cliente puder obter alívio do estresse sem uso de substâncias ou procedimento médico, estará menos propenso a usar o medicamento ou iniciar o tratamento.

Alertar o cliente às situações em torno das queixas ajuda-o a ver a relação entre estresse e sintomas físicos.

O uso de alívio não medicamentoso da dor muda o foco do uso dos medicamentos e aumenta a sensação de controle do cliente.

Se as queixas físicas não obtiverem atenção, deverão ter a frequência reduzida com o tempo.

(continua)

Plano de cuidados de enfermagem | Hipocondria *(continuação)*

IMPLEMENTAÇÃO

Intervenções de enfermagem (*denota intervenções colaborativas)	Justificativa
Não dar atenção se o cliente insistir em fazer das queixas o único assunto. Dizer-lhe o motivo da falta de sua atenção e informar que voltará depois para conversar sobre outras coisas.	É importante deixar claro para o cliente que não será dada atenção às queixas físicas e sim a ele como pessoa.
Dar ao cliente um tempo específico (cinco minutos por hora) para a discussão de queixas físicas com uma pessoa. Os demais conversarão somente sobre outros assuntos.	Uma vez que queixas físicas têm sido a principal estratégia de enfrentamento do cliente, é menos ameaçador para ele se, no começo, você limitar esse comportamento em vez de proibi-lo. Se o cliente não puder usar essa estratégia de enfrentamento antes do desenvolvimento de novas estratégias, poderá aumentar o comportamento hipocondríaco.
Admitir a queixa como percepção do cliente e, em seguida, atender às abordagens anteriores; não discutir sobre as queixas somáticas.	Discutir dá atenção às queixas do cliente, além de ser negativo, e o cliente pode evitar discutir os sentimentos.
Usar tranquilização objetiva mínima, com perguntas que investiguem os sentimentos do cliente. ("Seus exames mostram ausência de lesões. Ainda acredita que as tenha? O que sente a respeito?")	Essa abordagem ajuda o cliente a fazer a transição para a discussão dos sentimentos.
No início, levantar, com cuidado, dados sobre a autoimagem, os padrões sociais e as formas com que o cliente lida com a raiva, o estresse, e assim por diante.	Essa investigação constitui uma base de informações sobre os comportamentos hipocondríacos.
Conversar com o cliente sobre fontes de satisfação e insatisfação, relacionamentos, emprego, e assim por diante.	Uma discussão com perguntas abertas não cansa e ajuda o cliente a iniciar uma autoinvestigação.
Após algumas conversas sobre os assuntos antes mencionados e o desenvolvimento de uma relação de confiança, conversar, de forma mais direta, com o cliente e estimulá-lo a identificar estresses específicos, recentes e contínuos.	A percepção que tem o cliente dos estressores forma a base de seu comportamento e costuma ser mais importante que a percepção que os outros têm desses estressores.
Se o cliente estiver usando a negação como mecanismo de defesa, indicar estresses aparentes ou possíveis (sem ameaçar o cliente) e solicitar que ele dê *feedback*.	Se o cliente estiver em negação, abordagens mais diretas podem produzir raiva e hostilidade e ameaçar a relação de confiança.
Aos poucos, ajudar o cliente a identificar possíveis conexões entre ansiedade e ocorrência de sintomas físicos, como: O que deixa o cliente mais ou menos à vontade? O que o cliente está fazendo ou o que anda acontecendo em torno do cliente quando ele tem os sintomas?	O cliente pode começar a ver a relação entre estresse e problemas físicos segundo seu próprio ritmo. A autopercepção será mais aceita pelo cliente do que o enfermeiro dizer qual é o problema.
Encorajar o cliente a discutir seus sentimentos sobre os medos em vez de os próprios medos.	O foco está nos sentimentos de medo e não no medo dos problemas físicos.
Investigar os sentimentos do cliente de falta de controle do estresse e dos eventos da vida.	O cliente pode ter sentimentos de desamparo, mas pode não reconhecer isso de forma independente.
Encorajar o cliente a escrever um diário das situações, estresses e a ocorrência de sintomas, usando-o a identificar as relações entre estresses e sintomas.	Refletir sobre itens escritos pode ser mais exato e menos ameaçador para o cliente.

(continua)

Plano de cuidados de enfermagem | Hipocondria *(continuação)*

IMPLEMENTAÇÃO

Intervenções de enfermagem (*denota intervenções colaborativas)	Justificativa
Conversar com o cliente pelo menos uma vez a cada turno, concentrando-se na identificação e na expressão dos sentimentos.	Demonstrar interesse consistente no cliente facilita a relação e pode dessensibilizar a discussão das questões emocionais.
Encorajar o cliente a revelar os sentimentos por meio da conversa ou do choro, de atividades físicas, e assim por diante.	Pode ser difícil para o cliente a expressão direta dos sentimentos. Seu apoio pode ajudá-lo a desenvolver essas habilidades.
Encorajar o cliente a expressar os sentimentos de forma direta, em especial aqueles que lhe causam desconforto (como raiva ou ressentimento).	A expressão direta dos sentimentos minimizará a necessidade de usar sintomas físicos para expressá-los.
Observar as interações do cliente com os outros e oferecer *feedback* positivo por sua autoassertividade e sua expressão dos sentimentos, em especial a raiva, o ressentimento e outras emoções conhecidas como negativas.	O cliente precisa saber que manifestações apropriadas de raiva ou outras emoções são aceitas e que ele pode se sentir melhor fisicamente em consequência dessas expressões.
*Ensinar ao cliente e à sua família, ou a pessoas significativas, a dinâmica do comportamento hipocondríaco e o plano de cuidados, inclusive planos após a alta.	O cliente e seus familiares ou pessoas significativas podem ter pouco ou nenhum conhecimento dessas áreas. Conhecer o plano de cuidados promoverá mudança de comportamento de longo prazo.
*Conversar com o cliente e pessoas significativas sobre os ganhos secundários e, juntos, desenvolverem um plano para reduzir esses ganhos. Identificar as necessidades que o cliente está tentando satisfazer com ganhos secundários (como atenção ou escapismo das responsabilidades).	A manutenção dos limites para reduzir ganhos secundários exige a participação de todos para ter êxito. A família do cliente e as pessoas significativas devem estar atentas às necessidades do cliente se desejarem ser eficientes ao ajudar no atendimento dessas necessidades.
Ajudar o plano do cliente de satisfação de suas necessidades de formas mais diretas. Mostrar que ele pode receber atenção mesmo ao não exibir sintomas, ao lidar diretamente com as responsabilidades, ou a assertividade diante do estresse.	*Feedback* positivo e apoio a comportamento mais saudável tendem a fazer esse comportamento se repetir com mais frequência. A família e as pessoas significativas também devem usar o reforço positivo.
Reduzir os benefícios da doença o máximo possível. Não deixar que o cliente evite responsabilidades nem permitir privilégios especiais, como permanecer na cama manifestando desconforto somático.	Se os problemas físicos não proporcionarem ao cliente o que ele deseja, é menor a possibilidade de ele usar esse tipo de enfrentamento.
Ensinar ao cliente hábitos de vida diária mais saudáveis, inclusive dieta, técnicas de controle do estresse, exercícios diários, descanso, uma conexão positiva entre cafeína e sintomas de ansiedade, e assim por diante.	Bem-estar físico ideal tem importância especial no caso de clientes que usam os sintomas físicos como estratégia de enfrentamento.

Adaptado de Schultz, J.M. e Videbeck, S.L. (2009). *Lippincott's manual of psychiatric nursing care plans* (8th Ed.). Philadelphia: Lippincott Williams & Wilkins.

---

doença) e melhorar. A terapia cognitivo-comportamental também produziu melhora significativa em clientes com transtorno de somatização (Allen, Woolfolk, Escobar, Gara e Hamer, 2006).

Em termos de prognóstico, os transtornos somatoformes tendem a ser crônicos ou recorrentes. Com o tratamento, o transtorno conversivo com frequência se abranda em algumas poucas semanas, mas recorre em 25% dos clientes. Já o transtorno de somatização, a hipocondria e o transtorno doloroso costumam durar muitos anos, e os clientes relatam ter saúde fraca. Por sua vez, as pessoas com transtorno dismórfico corporal podem ficar preocupadas com a mesma falha corporal percebida ou com alguma outra, diferente, ao longo da vida (APA, 2000).

APLICAÇÃO DO PROCESSO DE ENFERMAGEM

O mecanismo subjacente de somatização é consistente para clientes com transtornos somatoformes de todos os tipos. Esta seção discute a aplicação do processo de enfermagem nesses casos; as diferenças entre os transtornos são esclarecidas no momento oportuno.

Investigação

O enfermeiro deve fazer investigação completa do estado de saúde física do cliente para garantir a ausência de alguma patologia subjacente que exija tratamento. O Quadro 19.1 apresenta um teste de avaliação útil para sintomas do transtorno de somatização. Quando um cliente recebe o diagnóstico de algum transtorno somatoforme, é importante não desconsiderar nenhuma outra queixa, pois, a qualquer momento, o cliente pode desenvolver uma condição física que exija atenção médica.

História

Normalmente os clientes fornecem um relato longo e detalhado de problemas físicos prévios, testes diagnósticos numerosos e possivelmente também de uma série de procedimentos cirúrgicos. É provável que tenham procurado vários profissionais por muitos anos. Os clientes podem expressar desânimo ou raiva em relação à comunidade médica, com comentários do tipo: "Eles não conseguem descobrir o que tenho de errado" ou "São todos uns incompetentes, querem me convencer de que estou louco!". A exceção podem ser os clientes com transtorno conversivo, que demonstram pouca emoção ao descrever limitações físicas ou a falta de um diagnóstico clínico (*la belle indifférence*).

Aparência geral e comportamento motor

A aparência geral não costuma ser muito valorizada. Os clientes caminham devagar ou com uma marcha incomum por causa das dores ou da incapacidade causada pelos sintomas. Podem exibir uma expressão facial de desconforto ou incômodo físico. Em muitos casos, ficam radiantes e parecem muito melhores quando a entrevista de investigação começa, pois nesse momento contam com toda a atenção do enfermeiro. Clientes com transtorno de somatização costumam descrever as próprias queixas em termos vivos e exagerados, mas deixam de lado informações específicas.

Humor e afeto

O humor é lábil, varia de aparentemente deprimido e triste, durante a descrição de problemas físicos, a radiante e excitado durante conversas sobre como tiveram de ir para o hospital no meio da noite, em uma ambulância. As emoções costumam ser exageradas, assim como os relatos dos sintomas físicos. Ao descrever uma série de crises pessoais relacionadas com sua saúde física, os clientes podem parecer satisfeitos, em vez de angustiados a respeito dessas situações. Clientes com transtorno conversivo apresentam uma falta de angústia inesperada.

Conteúdo e processo do pensamento

Os clientes que somatizam não têm processos mentais desordenados. O conteúdo de seus pensamentos abrange, primariamente, preocupações físicas exageradas; por exemplo, quando têm um simples resfriado, podem ter convicção de que se trata de pneumonia. Podem, inclusive, discutir a própria morte e escolher a música que querem para o enterro.

Esses clientes provavelmente não conseguem pensar sobre sentimentos emotivos, nem reagir a eles. Responderão a perguntas sobre como se sentem em termos da saúde física ou sensações. Por exemplo, o enfermeiro pode perguntar: "Como se sentiu quando teve de sair do emprego?". E o cliente responde: "Bem, achei que me sentiria melhor porque ia ter mais tempo para descansar, mas a dor nas costas continuou tão ruim quanto antes".

Clientes com hipocondria enfatizam o medo de doenças graves e não a existência da doença, como observado em clientes com outros transtornos somatoformes. No entanto, ficam tão preocupados com questões físicas quanto as pessoas que somatizam e, de modo semelhante, são muito limitados em termos de capacidade para identificar sentimentos ou temas interpessoais. Clientes com hipocondria preocupam-se com funções corporais, não deixam de pensar na doença, são fascinados pe-

---

QUADRO 19.1 Perguntas da investigação de sintomas nos testes de sondagem para transtorno da somatização

1. Alguma vez teve problema respiratório?
2. Alguma vez teve cólicas menstruais?
3. Alguma vez teve sensação de ardência nos órgãos sexuais, na boca ou no reto?
4. Alguma vez teve dificuldades para deglutir ou apareceu algum caroço desconfortável na garganta que ali permaneceu pelo menos uma hora?
5. Alguma vez já notou que poderia não recordar o que fizera durante horas ou dias? Em caso positivo, isso ocorreu mesmo quando você não bebeu ou usou alguma droga?
6. Já teve problemas de vômito frequente?
7. Já teve dor frequente nos dedos das mãos ou dos pés?

Adaptado de Othmer, E., e DeSouza, C. (1983). A screening test for somatization disorder (hysteria). *American Journal of Psychiatry, 142*(10), 1146-1149. © American Psychiatriac Association. Reimpresso com permissão.

las informações médicas e têm medos irreais de infecções potenciais e medicamentos prescritos.

Processo sensorial e intelectual
Os clientes estão alertas e orientados. As funções intelectuais não ficam prejudicadas.

Julgamento e compreensão
Reações exageradas à própria saúde física podem afetar a capacidade de julgamento dos clientes. Eles têm pouca ou nenhuma compreensão do próprio comportamento. Têm firme convicção de que seus problemas são de ordem inteiramente física e com frequência acreditam que os outros não os compreendem.

Autoconceito
Os clientes concentram-se apenas na parte física de si mesmos. É improvável que pensem a respeito de características ou pontos positivos pessoais e sentem-se desconfortáveis quando lhes pedem para fazer isso. Os que somatizam têm autoestima baixa e parecem lidar com isso, concentrando-se totalmente nas preocupações físicas. Falta-lhes confiança, têm pouco êxito em situações de trabalho e dificuldade em administrar questões da vida diária que relacionam somente a condição física.

Papéis e relacionamentos
É pouco provável que os clientes fiquem empregados, embora possam ter uma história de trabalho anterior. Costumam perder o emprego por causa de excesso de faltas ou incapacidade de realizar as tarefas; pode ser que tenham abandonado o emprego por conta própria, em função dos problemas de saúde. Consumidos pela busca de atendimento médico, têm dificuldade em cumprir papéis familiares. É provável que tenham poucos amigos e dediquem pouco tempo a atividades sociais. Podem deixar de encontrar os amigos ou de sair socialmente, receando ficar muito doentes longe de casa. A maior parte da socialização ocorre com profissionais que trabalham no atendimento comunitário de saúde.

Os clientes podem relatar falta de apoio e de compreensão da família. Os familiares podem ficar cansados das queixas incessantes e da recusa do cliente em aceitar a inexistência de um diagnóstico clínico. As doenças e as condições físicas costumam interferir em eventos familiares planejados, como sair de férias ou comparecer a festas em família. A vida doméstica é caótica e imprevisível.

Preocupações fisiológicas e de autocuidado
Além da multiplicidade de queixas físicas, esses clientes costumam ter necessidades legítimas em termos de práticas de saúde (Quadro 19.2). Os que somatizam têm perturbações nos padrões do sono, problemas de nutrição básica e não praticam exercícios. Também podem ter várias prescrições para dor ou outras queixas. Nos casos em que o cliente usa ansiolíticos ou medicamentos contra dor, o enfermeiro deve considerar a possibilidade de abstinência (ver o Cap. 17).

QUADRO 19.2 Alerta ao enfermeiro clínico

Não descartar automaticamente todas as queixas futuras somente pelo fato de um cliente ter sido diagnosticado com transtorno de somatização. O cliente tem de ser totalmente investigado, porque pode desenvolver a qualquer momento uma condição física que exija atenção médica.

Análise de dados
Os diagnósticos de enfermagem normalmente usados quando se trabalha com clientes que somatizam incluem:

- Enfrentamento Ineficaz
- Negação Ineficaz
- Interação Social Prejudicada
- Ansiedade
- Padrão de Sono Prejudicado
- Fadiga
- Dor

Clientes com transtorno conversivo podem correr risco de síndrome de desuso por causa de sintomas pseudoneurológicos de paralisia. Em outras palavras, se o cliente não usa um membro por muito tempo, seus músculos podem enfraquecer ou atrofiar pela falta de uso.

Identificação dos resultados
Os resultados do tratamento para clientes com transtorno somatoforme incluem os itens a seguir. O cliente irá:

- Identificar a relação entre estresse e sintomas físicos.
- Expressar sentimentos verbalmente.
- Seguir uma rotina diária estabelecida.
- Demonstrar modos alternativos de lidar com o estresse, a ansiedade e outros sentimentos.
- Demonstrar comportamentos mais saudáveis em relação a descanso, atividade e ingestão nutricional.

Intervenção
Como fornecer informações sobre saúde
O enfermeiro deve ajudar o cliente a aprender como criar uma rotina diária que inclua melhores comportamentos de saúde. Ingestão adequada de nutrientes, melhora dos padrões de sono e equilíbrio realista entre atividade e descanso são áreas em que ele pode precisar de assistência. O enfermeiro deve esperar resistência, inclusive protestos do cliente, dizendo que não se sente bem o bastante para fazer essas coisas. O desafio do enfermeiro consiste em validar seus sentimentos e, ao mesmo tempo, encorajar o cliente a participar das atividades.

INSTRUÇÕES AO CLIENTE E À FAMÍLIA

Para transtornos somatoformes

- Estabelecer uma rotina de saúde diária, incluindo descanso, exercício e nutrição adequados.
- Explicar a relação entre estresse e sintomas físicos e a relação mente-corpo.
- Fornecer informações sobre nutrição, descanso e exercícios adequados.
- Ensinar aos clientes técnicas de relaxamento: relaxamento progressivo, respiração profunda, formação orientada de imagens e recreação, como música ou outras atividades.
- Ensinar ao cliente a encenação de situações e interações sociais.
- Estimular a família a dar atenção ao cliente e a estimulá-lo quando fizer menos queixas.
- Estimular a família a diminuir a atenção especial dispensada ao cliente quando este se encontra no papel de "doente".

Enfermeiro: "Vamos fazer uma caminhada lá fora para respirar ar puro." (encoraja a colaboração)
Cliente: "Eu gostaria de ir, mas estou me sentindo péssimo, simplesmente não consigo sair daqui."
Enfermeiro: "Sei que é difícil, mas algum exercício é essencial. Vamos fazer uma caminhada curta." (validação; estimula a colaboração)

O enfermeiro pode usar uma abordagem similar para conseguir a participação do cliente para a ingestão de alimentos nutritivos, para levantar-se da cama e vestir-se em determinado horário todas as manhãs, além do estabelecimento de um horário regular para deitar. O enfermeiro também pode explicar que a inatividade e os maus hábitos alimentares perpetuam o desconforto e que, com frequência, é necessário engajar-se em certos comportamentos mesmo que a pessoa não sinta vontade de fazer isso.

Cliente: "Não consigo comer nada agora. Estou sem apetite."
Enfermeiro: "Sei que você não está se sentindo bem, mas é importante começar a comer."
(validação; estimula a colaboração)
Cliente: "Prometo que vou comer assim que tiver fome."
Enfermeiro: "Na verdade, se você começar a comer um pouquinho, vai se sentir melhor, e o apetite aumentará."
(estimula a colaboração)

O enfermeiro não pode privar os clientes de sua defesas de somatização enquanto não conseguir reunir dados de investigação adequados e antes que tenham sido aprendidos outros mecanismos de enfrentamento. O profissional não deve tentar confrontar os clientes quanto aos sintomas somáticos nem lhes dizer que esses sintomas não são "reais". Os sintomas são bem reais para os clientes, pois eles de fato experimentam tanto os sintomas quanto a angústia associada.

Como ajudar o cliente a expressar emoções

Orientar sobre a relação entre estresse e sintomas físicos é um modo útil de ajudar os clientes a começar a ver a relação mente-corpo. Eles podem manter um diário detalhado dos sintomas físicos. O enfermeiro pode lhes pedir que descrevam o momento em que a situação ocorreu; por exemplo, se estavam sozinhos ou com outras pessoas, se houve alguma discussão, etc. O diário os ajuda a perceber quando os sintomas físicos pareceram melhorar ou piorar e que outros fatores podem ter afetado essa percepção.

Pode ser necessário limitar o tempo durante o qual os clientes focam só as queixas físicas. Incentivá-los a concentrar-se nos sentimentos é importante, embora isso seja difícil para eles. O enfermeiro deve dar atenção e *feedback* positivo aos esforços de identificar e discutir sentimentos.

Pode ser útil para o enfermeiro explicar à família o que são ganhos primários e secundários. Por exemplo, se a família puder dar atenção ao cliente quando ele se sente melhor ou cumpre as obrigações, será mais provável que continue nessa linha. Quando os parentes exageram a atenção dispensada nos momentos das queixas físicas, o enfermeiro pode encorajá-los a parar de reforçar o papel de doente desempenhado pelo cliente.

Como ensinar estratégias de enfrentamento

É importante que os clientes aprendam e pratiquem duas categorias de estratégias para lidar com as situações, as **estratégias de enfrentamento com foco nas emoções**, que ajudam a relaxar e reduzir a sensação de estresse, e as **estratégias de enfrentamento com foco nos problemas**, que ajudam a resolver ou mudar um comportamento ou situação do cliente ou auxiliam a manejar estressores da vida. As estratégias focadas nas emoções incluem relaxamento progressivo, respiração profunda, formação orientada de imagens e recreação, como música ou outras

INTERVENÇÕES DE ENFERMAGEM

Para transtornos somatoformes

- Instruções sobre saúde: estabelecer uma rotina diária; promover a nutrição e o sono adequados.
- Expressão de sentimentos: reconhecer a relação entre estresse/modo de lidar com as situações e os sintomas físicos; escrever um diário; limitar o tempo gasto com queixas físicas; e limitar os ganhos primários e secundários.
- Estratégias para lidar com as situações: usar estratégias focadas nas emoções, como técnicas de relaxamento, respiração profunda, formação orientada de imagens e recreação; usar estratégias focadas nos problemas, como modos de solucionar problemas e encenação de situações.

atividades. Encontram-se disponíveis aos clientes muitas abordagens para alívio do estresse. O enfermeiro deve ajudá-los a aprender e a praticar essas técnicas, enfatizando que sua eficácia costuma melhorar com o uso rotineiro. Os clientes não devem esperar que as técnicas eliminem sua dor ou os sintomas físicos; em vez disso, o foco está em ajudá-los a manejar ou diminuir a intensidade dos sintomas.

Estratégias focalizadas nos problemas incluem aprender métodos de solução de problemas, aplicar o processo para identificação dos problemas e encenar interações com outras pessoas. Por exemplo, pode ser que o cliente reclame que ninguém vem visitá-lo ou que não tem amigos. O enfermeiro pode ajudá-lo a planejar um contato social com outras pessoas, encenar diálogos para as conversas sociais (outro tema que não sejam as queixas) e melhorar o grau de confiança do cliente ao estabelecer relacionamentos. O enfermeiro também pode ajudar a identificar situações estressantes da vida e a planejar estratégias para lidar com elas. Por exemplo, se o cliente acha difícil cumprir as tarefas domésticas, o enfermeiro pode ajudá-lo a planejar um cronograma para tarefas difíceis, seguidas de algo que o agrade.

Avaliação

Transtornos somatoformes são crônicos ou recorrentes; portanto, é provável que as mudanças ocorram lentamente. Se o tratamento for eficaz, o cliente deverá marcar um menor número de consultas médicas por causa de queixas físicas, usar menos medicação e empregar técnicas mais positivas para lidar com as situações e aumentar as capacidades funcionais. Melhores relacionamentos sociais e familiares também são um resultado positivo que pode acompanhar o incremento das capacidades de enfrentamento do cliente.

CUIDADOS NA COMUNIDADE

Os profissionais da saúde encontram clientes com transtornos somatoformes em clínicas, consultórios médicos ou outros locais não relacionados com a doença mental. Estabelecer uma relação de confiança com o cliente, oferecer empatia e apoio e ser sensível às queixas, em vez de desconsiderá-las, são habilidades que o enfermeiro pode usar em qualquer local de trabalho. Pode ser útil fazer os encaminhamentos apropriados, como encaminhar clientes com transtorno doloroso a clínicas que tratam especificamente da dor, ou informar sobre grupos de apoio na comunidade. Estimular os clientes a descobrirem atividades agradáveis ou passatempos pode ajudá-los a atender às próprias necessidades de atenção e segurança, diminuindo, portanto, a necessidade psicológica de sintomas somáticos.

PROMOÇÃO DA SAÚDE MENTAL

Um tema comum aos transtornos somatoformes é sua ocorrência em pessoas que não expressam conflitos, estresse e emoções por meio de palavras. Elas se expressam por meio de sintomas físicos; a atenção resultante e o foco em seus males físicos atendem, de alguma foram, a suas necessidades. À medida que elas se tornam mais capazes de expressar emoções e necessidades de modo direto, seus sintomas físicos desaparecem. Portanto, ajudá-las a lidar com questões emocionais de modo direto é uma estratégia de promoção da saúde mental.

Os transtornos somatoformes vêm diminuindo nas décadas mais recentes, em parte porque o público sabe mais sobre o assunto, o que aumenta a autopercepção ou o autoconhecimento, além das evidências científicas da interação entre mente e corpo. Há, no entanto, os que creditam ao acesso à internet o aumento dos medos de alguns acerca da própria saúde, a chamada hipocondria do espaço virtual (Harding, Skritskaya, Doherty e Fallon, 2008).

QUESTÕES DE AUTOPERCEPÇÃO

Clientes que enfrentam as situações por meio de sintomas físicos podem ser frustrantes para o enfermeiro. Inicialmente não estão dispostos a considerar que outra coisa, além da doença física maior, seja a raiz de todos os seus problemas. Quando os profissionais da saúde lhes dizem que não há doença física e os encaminham a profissionais da saúde mental, a reação que mais ocorre é a raiva, que pode ser expressa direta ou passivamente contra a comunidade médica. Outra reação pode ser a crítica forte ao tratamento recebido, considerado inadequado. O enfermeiro não pode responder com raiva a esses surtos ou críticas.

O progresso do cliente é lento e custoso, isso quando acontece algum progresso. Os clientes que lidam com situações por meio de somatização fazem isso há anos. As mudanças não são rápidas nem drásticas. O enfermeiro pode se sentir frustrado por ter se dedicado ao máximo ao cliente e, apesar disso, este continuar se concentrando nos sintomas físicos. O profissional deve ser realista a respeito dos pequenos êxitos que podem ser alcançados em dado período. Para incrementar uma relação continuada, ele deve ser capaz de aceitar o cliente e suas queixas e críticas constantes, ao mesmo tempo em que evita julgamentos.

Pontos a serem considerados quando trabalhamos com clientes com transtornos somatoformes

- Avalie com cuidado as queixas físicas do cliente. Ainda que ele tenha uma história de transtorno somatoforme, o enfermeiro não pode desconsiderar as queixas físicas nem pressupor que sejam psicológicas. Pode ser que o cliente realmente tenha uma condição clínica.
- Valide os sentimentos do cliente ao mesmo tempo em que busca engajá-lo no tratamento; faça, por exemplo, um comentário sensato, porém instigador, do tipo "Sei que você não está se sentindo bem, mas é importante fazer um pouco de exercício todos os dias".
- Lembre-se de que o cliente não tem controle voluntário sobre as queixas somáticas. Ele fará menos queixas quando melhorar as habilidades de enfrentamento e as relações interpessoais.

Questões de pensamento crítico

1. Quando um cliente tem transtorno doloroso, analgésicos fortes, como narcóticos, costumam ser contraindicados, mesmo que ele esteja sofrendo de dor intermitente. Como o enfermeiro deve se sentir trabalhando com um cliente assim? Como reage quando o cliente diz: "Você sabe que estou com dor! Por que não faz alguma coisa? Por que me deixa sofrer?".
2. A pessoa que solicita continuamente procedimentos de cirurgia plástica deve continuar a fazer essas cirurgias? Deve haver limites? Quais seriam esses limites? Quem deve decidir?
3. Uma mãe parece ter causado uma crise médica pelo fato de dar ao filho de 6 anos de idade um remédio a que a criança tem alergia grave. A mãe é diagnosticada como portadora da síndrome de Munchausen por procuração. Ela deverá ser tratada em um local para doentes mentais? Deverá ser processada legalmente? Por quê?

PONTOS-CHAVE

- Somatizar significa transformar experiências e estados mentais em sintomas corporais.
- Os três aspectos centrais dos transtornos somatoformes são queixas físicas que sugerem uma doença clínica maior, mas não têm base orgânica demonstrável; fatores e conflitos psicológicos que parecem importantes para o início, a exacerbação e a manutenção dos sintomas; e sintomas ou preocupações de saúde ampliadas que não estão sob controle voluntário do cliente.
- Os transtornos somatoformes incluem transtorno de somatização, transtorno conversivo, hipocondria, transtorno doloroso e transtorno dismórfico corporal.
- A simulação de doenças significa fingir sintomas físicos para obter algum ganho externo, como evitar o trabalho.
- Os transtornos criados artificialmente são caracterizados por sintomas físicos simulados ou infligidos com o único propósito de chamar a atenção para si e ganhar benefícios emocionais ao assumir o papel de doente.
- A internalização e a somatização são os principais mecanismos de defesa observados nos transtornos somatoformes.
- Clientes com transtorno de somatização e reações conversivas podem, em algum momento, ser tratados em instituições de saúde mental. Quem tem outros transtornos somatoformes é visto, em geral, em locais de atendimento médico geral.
- Clientes que lidam com o estresse por meio de somatização relutam em identificar sentimentos emocionais e questões interpessoais, tendo poucas capacidades de enfrentamento sem relação com os sintomas físicos.
- As intervenções de enfermagem que podem ser eficazes com clientes que somatizam envolvem o fornecimento de instruções de saúde, a identificação de emoções e estresse, além do uso de estratégias alternativas de enfrentamento.
- Estratégias úteis de enfrentamento para clientes com transtornos de somatização incluem técnicas de relaxamento, como formação orientada de imagens e respiração profunda; recreação, como música; e estratégias de solução de problemas, como identificação de situações estressantes, aprendizado de novos métodos de controle dessas situações e encenação de interações sociais.
- Clientes com transtorno de somatização realmente têm sintomas e o desconforto e a dor associados a eles. O enfermeiro não deve tentar confrontá-los sobre a origem desses sintomas enquanto ainda não aprenderam outras estratégias para lidar com a situação.
- Os transtornos somatoformes são crônicos ou recorrentes; portanto, os avanços direcionados aos objetivos do tratamento podem ser lentos e difíceis.
- Enfermeiros que cuidam de clientes com transtornos somatoformes devem demonstrar paciência e compreensão durante todos os anos do processo de luta contra queixas somáticas recorrentes e de tentativas de aprender novas estratégias de enfrentamento centradas nas emoções e nos problemas.

RECURSOS NA INTERNET

RECURSOS	ENDEREÇOS ELETRÔNICOS
American Psychosomatic Society	http://www.psychosomatic.org
Body Dysmorphic Disorder	http://www.mayoclinic.com/health/body-dysmorphic-disorder/DS00559
Conversion Disorder	http://www.mayoclinic.com/health/conversion-disorder/DS00877
Munchausen Syndrome by Proxy Resources	http://www.vachss.com/help_text/msp.html

REFERÊNCIAS

Abramowitz, J. S., & Braddock, A. E. (2006). Hypochondriasis: Conceptualization, treatment, and relationship to obsessive-compulsive disorder. *Psychiatric Clinics of North America, 29*(2), 503–519.

Allen, L. A., Woolfolk, R. L., Escobar, J. I., Gara, M. A., & Hamer, R. M. (2006). Cognitive-behavioral therapy for somatization disorder: A randomized controlled trial. *Archives of Internal Medicine, 166*(14), 1512–1518.

American Psychiatric Association. (2000). *Diagnostic and statistical manual of mental disorders* (4th ed., text revision). Washington, DC: American Psychiatric Association.

Andreasen, N. C., & Black, D. W. (2006). *Introductory textbook of psychiatry* (2nd ed.). Washington, DC: American Psychiatric Publishing.

Ferrari, S., Galeazzi, G.M., Mackinnon, A., & Rigatelli, M. (2008). Frequent attenders in primary care: Impact of medical psychiatric and psychosomatic disorders. *Psychoterapy and Psychosomatics, 77*(5), 306-314.

Harding, K.J., Skritskaya, N., Doherty, E. & Fallon, B.A. (2008). Advances in understanding illness anxiety. *Current Psychiatry Reports, 10*(4), 311-317.

Hollifield, M. A. (2005). Somatoform disorders. In B. J. Sadock & V. A. Sadock (Eds.), *Comprehensive textbook of psychiatry* (Vol. 1, 8th ed., pp. 1800–1828). Philadelphia: Lippincott Williams & Wilkins.

Mackenzie, R. (2008). Somatechnics of medico-legal taxonomies: Elective amputation and transableism. *Medical Law Review, 16*(3), 390-412.

Mojtabai, R. (2005). Culture-bound syndromes with psychotic features. In B. J. Sadock & V. A. Sadock (Eds.), *Comprehensive textbook of psychiatry* (Vol. 1, 8th ed., pp. 1538–1541). Philadelphia: Lippincott Williams & Wilkins.

Schultz, J. M., & Videbeck, S. L. (2009). *Lippincott's manual of psychiatric nursing care plans* (8h ed.). Philadelphia: Lippincott Williams & Wilkins.

Stirling, J., Jr (2007). Beyond Munchausen Syndrome by proxy: Identification and treatment of child abuse in a medical setting. *Pediatrics, 119*(5), 1026-1030.

Wang, D., Nadiga, D. N., & Jenson, J. J. (2005). Factitious disorders. In B. J. Sadock & V. A. Sadock (Eds.), *Comprehensive textbook of psychiatry* (Vol. 1, 8th ed., pp. 1829–1843). Philadelphia: Lippincott Williams & Wilkins.

LEITURAS ADICIONAIS

Mattila, A.K., Kronholm, E., Jula, A., Salminen, J.K., Koivisto, A.M. & Mielonen, R.L., et al. (2008). Alexithymia and soamtization in general population. *Psychosomatic Medicine, 70*(6), 712-722.

Noyes, R., Jr., Stuart, S.P., & Watson, D.B. (2008). A reconceptualization of the somatoform disorders. *Psychosomatics, 49*(1), 14-22.

Shaw, R.J., Dayal, S., Hartman, J.K. & DeMaso, D.R. (2008). Factitious disorder by proxy: Pediatric condition falsification. *Harvard Review of Psychiatry, 16*(4), 215-224.

Wick, J.Y. & Zanni, G.R. (2008). Hypocondria: The worried well. *The Consultant Pharmacist, 23*(3), 192-194, 196-198, 207-208.

Guia de Estudo

QUESTÕES DE MÚLTIPLA ESCOLHA

Escolha a resposta correta para cada uma das seguintes questões.

1. O enfermeiro está cuidando de um cliente com transtorno conversivo. Qual das situações a seguir ele pode esperar encontrar?
   a. Angústia extrema a respeito do sintoma físico
   b. Indiferença a respeito do sintoma físico
   c. Humor lábil
   d. Múltiplas queixas físicas

2. Qual das declarações a seguir indica que as instruções sobre o transtorno de somatização foram eficazes?
   a. "O doutor acha que estou inventando sintomas."
   b. "Se tentar controlar meus sintomas com afinco, vou me sentir melhor."
   c. "Vou me sentir melhor quando começar a lidar com o estresse de modo mais eficaz."
   d. "Nada vai me ajudar a me sentir melhor fisicamente."

3. Foi prescrita paroxetina para um cliente com transtorno somatoforme. O enfermeiro o instrui a observar qual dos seguintes efeitos colaterais?
   a. Constipação
   b. Aumento do apetite
   c. Aumento de flatulência
   d. Náusea

4. As estratégias para lidar com situações focando emoções destinam-se a alcançar qual dos seguintes resultados?
   a. Ajudar o cliente a manejar situações difíceis de modo mais eficaz
   b. Ajudá-lo a manejar a intensidade dos sintomas
   c. Mostrar-lhe a relação entre o estresse e os sintomas físicos
   d. Aliviar os sintomas físicos do cliente

5. Qual das seguintes afirmações é válida para clientes com hipocondria?
   a. Podem interpretar sensações corporais normais como sinais de doença.
   b. Com frequência exageram ou produzem sintomas físicos para chamar atenção.
   c. Não mostram sinais de sofrimento em relação aos próprios sintomas físicos.
   d. Todas as anteriores estão corretas.

6. A família do cliente pergunta ao enfermeiro: "O que é hipocondria?". Qual é a melhor resposta?
   a. Preocupação persistente com o risco de ter uma doença grave.
   b. Doença que não é inteiramente explicada por uma condição clínica diagnosticada.
   c. É caracterizada por uma variedade de sintomas ao longo de vários anos.
   d. Resultado eventual da preocupação excessiva com doenças.

7. Um cliente com transtorno de somatização está participando de uma terapia em grupo. Qual das afirmações a seguir indica que o resultado da terapia tem sido positivo para ele?
   a. "Já me sinto melhor fisicamente só por ter a oportunidade de falar."
   b. "Não falo muita coisa, mas aprendo muito ouvindo os outros."
   c. "Eu não deveria reclamar tanto; meus problemas não são tão ruins quanto os dos outros."
   d. "As outras pessoas do grupo têm problemas emocionais."

8. Um cliente que desenvolveu dormência na mão direita não conseguiu tocar piano em um recital programado. A consequência do sintoma, não ter tocado, é descrita como:
   a. Enfrentamento da situação com ênfase nas emoções
   b. Fobia
   c. Ganho primário
   d. Ganho secundário

QUESTÕES DE MÚLTIPLAS RESPOSTAS

Selecione o que é aplicável.

1. Ao planejar o atendimento de um cliente com transtorno de somatização, o enfermeiro incluiria as seguintes intervenções:
   a. Confrontar o cliente com os resultados negativos dos exames diagnósticos.
   b. Estimular o cliente a participar das atividades da rotina diária.
   c. Ajudar o cliente a ver a relação entre os sintomas físicos e os estresses/eventos de vida.
   d. Dar mais atenção 1:1 quando o cliente conversa sobre sintomas físicos.
   e. Recusar-se a discutir ou escutar quaisquer queixas físicas que o cliente possa expressar.
   f. Validar o sofrimento físico e emocional do cliente.

2. O enfermeiro compreende que ganhos secundários para o cliente com transtorno somatoforme podem incluir:
   a. Ausência do trabalho aceita.
   b. Livrar-se das tarefas diárias.
   c. Aumento da atenção da família.
   d. Oferecimento de cuidado por parte de outros.
   e. Solução de conflitos familiares.
   f. Alívio temporário da ansiedade.

EXEMPLO CLÍNICO

Mary Jones, 34 anos de idade, foi encaminhada a uma clínica para dores crônicas com um diagnóstico de transtorno doloroso. Há sete meses não consegue trabalhar devido a dores nas costas. Já procurou vários médicos, fez imagens por ressonância magnética e experimentou vários medicamentos anti-inflamatórios. Mary disse ao enfermeiro que está na clínica como um último recurso, pois nenhum dos médicos "fez nada" por ela. Sua marcha é lenta, e a postura, rígida. Faz caretas ao se sentar. Mary relatou que não consegue dirigir, brincar com os filhos, fazer o trabalho doméstico nem desfrutar de suas antigas atividades de lazer.

1. Identifique três diagnósticos de enfermagem pertinentes para o plano de cuidados de Mary.

2. Identifique dois resultados esperados para o plano de cuidados de Mary.

3. Descreva cinco intervenções que o enfermeiro pode implementar para alcançar os resultados.

4. Que outras disciplinas podem contribuir para o atendimento dessa cliente na clínica?

5. Identifique serviços comunitários aos quais o enfermeiro pode encaminhá-la.

20 Transtornos da Infância e da Adolescência

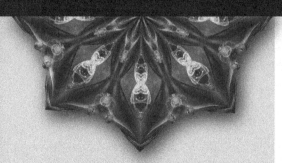

Palavras-chave
- brinquedo terapêutico
- definição de limites
- encoprese
- enurese
- intervalo
- movimentos estereotipados
- pica
- tique
- transtorno autista
- transtorno da conduta
- transtorno de déficit de atenção/hiperatividade (TDAH)
- transtorno de Tourette
- transtornos globais do desenvolvimento

Objetivos de aprendizagem

Após a leitura deste capítulo, você deverá ser capaz de

1. Discutir características, fatores de risco e dinâmica familiar dos transtornos psiquiátricos da infância e da adolescência.
2. Aplicar o processo de enfermagem ao atendimento de crianças e adolescentes com transtornos psiquiátricos e de suas famílias.
3. Dar orientação a clientes, famílias, professores, cuidadores e membros da comunidade em relação a clientes jovens com transtornos psiquiátricos.
4. Discutir o papel do enfermeiro como defensor de crianças e adolescentes.
5. Avaliar seus sentimentos, crenças e atitudes sobre clientes com transtornos psiquiátricos, pais e cuidadores desses indivíduos.

OS TRANSTORNOS PSIQUIÁTRICOS NÃO SÃO diagnosticados com tanta facilidade em crianças como são em adultos. Normalmente faltam às crianças as habilidades cognitivas abstratas e as habilidades verbais para descrever o que está acontecendo. Uma vez que estão em constante mudança e desenvolvimento, têm um senso limitado de um *self* estável e normal que lhes possibilite fazer a distinção entre sintomas incomuns ou indesejados e sentimentos e sensações normais. Além disso, os comportamentos normais em certa idade podem indicar problemas em outra. Por exemplo, é normal um bebê que chora e resmunga porque foi separado da mãe. Porém, se essa mesma criança, aos 5 anos de idade, chorasse e demonstrasse ansiedade extrema quando separada apenas brevemente da mãe, esse comportamento precisaria ser investigado.

As crianças e os adolescentes têm alguns dos mesmos problemas de saúde mental dos adultos, como transtornos do humor e de ansiedade, e são diagnosticados com esses transtornos pelos mesmos critérios usados para adultos. Os transtornos da alimentação, em especial a anorexia, costumam surgir na adolescência e prosseguir pela vida adulta. Os transtornos do humor, de ansiedade e da alimentação são tratados em capítulos específicos deste livro.

Este capítulo aborda os transtornos psiquiátricos geralmente diagnosticados pela primeira vez na infância e na adolescência (Quadro 20.1); muitos deles podem persistir até a vida adulta. Os transtornos psiquiátricos da in-

QUADRO 20.1 Transtornos geralmente diagnosticados pela primeira vez na infância e na adolescência

RETARDO MENTAL
- Leve
- Moderado
- Grave
- Profundo

TRANSTORNOS DA APRENDIZAGEM
- Transtorno da leitura
- Transtorno da matemática
- Transtorno da expressão escrita

TRANSTORNO DAS HABILIDADES MOTORAS
- Transtorno do desenvolvimento da coordenação

TRANSTORNOS DA COMUNICAÇÃO
- Transtorno da linguagem expressiva
- Transtorno misto da linguagem receptivo-expressiva
- Transtorno fonológico
- Tartamudez (gagueira)

TRANSTORNOS GLOBAIS DO DESENVOLVIMENTO
- Transtorno autista
- Transtorno de Rett
- Transtorno desintegrativo da infância
- Transtorno de Asperger

TRANSTORNOS DE DÉFICIT DE ATENÇÃO E DE COMPORTAMENTO DIRUPTIVO
- Transtorno de déficit de atenção/hiperatividade
- Transtorno da conduta
- Transtorno desafiador de oposição

TRANSTORNOS DA ALIMENTAÇÃO DA PRIMEIRA INFÂNCIA
- Pica
- Transtorno de ruminação
- Transtorno da alimetação da primeira infância

TRANSTORNOS DE TIQUE
- Transtorno de Tourette
- Transtorno de tique motor ou vocal crônico
- Transtorno de tique transitório

TRANSTORNOS DA EXCREÇÃO
- Encoprese
- Enurese

OUTROS TRANSTORNOS DA INFÂNCIA OU ADOLESCÊNCIA
- Transtorno de ansiedade de separação
- Mutismo seletivo
- Transtorno de apego reativo na infância
- Transtorno de movimento estereotipado

Cada categoria, exceto transtornos da alimentação da primeira infância, tem um diagnóstico adicional "Sem outra especificação" para problemas similares que não atendam aos critérios para outros diagnósticos na categoria (DSM-IV-TR). Adaptado do DSM-IV-TR (2000).

---

fância mais comuns encontrados em locais de atendimento de saúde mental e em unidades de tratamento especializado incluem transtornos globais do desenvolvimento, transtorno de déficit de atenção/hiperatividade (TDAH) e transtornos de comportamento diruptivo. Por essa razão, este capítulo apresenta uma discussão aprofundada do TDAH e do transtorno da conduta (o transtorno de comportamento diruptivo mais prevalente), com diagnósticos e intervenções de enfermagem apropriados, assim como modelos de planos de cuidados de enfermagem. Os transtornos menos comuns são discutidos de forma breve; em geral, a maioria deles não é tratada em unidades psiquiátricas de internação, a não ser que coexistam com outros transtornos.

RETARDO MENTAL

O aspecto essencial do retardo mental é o funcionamento intelectual abaixo da média (um quociente de inteligência – QI– inferior a 70), acompanhado de significativas limitações em áreas do funcionamento adaptativo, como habilidades de comunicação, autocuidado, vida doméstica, habilidades sociais ou interpessoais, uso de recursos comunitários, autodirecionamento, habilidades acadêmicas, trabalho, lazer, saúde e segurança (King, Hodapp e Dykens, 2005). O grau de retardo baseia-se no QI e afeta muito a habilidade de funcionamento do indivíduo.

- Retardo leve: QI de 50 a 70
- Retardo moderado: QI de 35 a 50
- Retardo grave: QI de 20 a 35
- Retardo profundo: QI abaixo de 20

As causas do retardo mental incluem condições hereditárias, como doença de Tay-Sachs ou síndrome do cromossomo X frágil; alterações precoces no desenvolvimento embrionário, como a trissomia do 21 ou ingestão de álcool pela mãe, que causa a síndrome alcoólica fetal; problemas perinatais ou de gravidez, como má nutrição fetal, hipoxia, infecções e trauma; condições médicas da infância, como infecção ou envenenamento por chumbo; e influências ambientais, como privação de cuidados ou estimulação.

Algumas pessoas com retardo mental são passivas e dependentes; outras, agressivas e impulsivas. Crianças com retardo mental leve a moderado em geral recebem tratamento em suas casas e comunidades e fazem consultas médicas periódicas. Quem tem retardo mental grave ou profundo exige atendimento em local específico ou serviços de atendimento diurno.

TRANSTORNOS DA APRENDIZAGEM

Diagnostica-se um transtorno da aprendizagem quando os resultados da criança em leitura, raciocínio matemático ou expressão escrita ficam abaixo do esperado para a idade, a educação formal e a inteligência. Os problemas de aprendizado interferem nos avanços acadêmicos e em atividades da vida que exigem leitura, raciocínio matemático ou escrita (American Psychiatric Associatian [APA], 2000). Os transtornos da leitura e da expressão escrita costumam ser identificados no primeiro ano escolar; o transtorno da matemática pode não ser notado até a criança chegar à 5ª série do ensino fundamental. Nos Estados Unidos, cerca de 5% das crianças em escolas públicas recebem diagnóstico de transtorno da aprendizagem. A taxa de evasão escolar para estudantes com esses transtornos é 1,5 vez maior do que a taxa média de todos os estudantes (APA, 2000).

Autoestima baixa e habilidades sociais insatisfatórias são comuns em crianças com transtornos da aprendizagem. Quando adultos, alguns têm problemas para conseguir emprego ou ajustar-se socialmente; já outros têm dificuldades mínimas. A identificação precoce de um transtorno da aprendizagem, a intervenção eficaz e a ausência de problemas coexistentes estão associados com melhores resultados. Nos Estados Unidos, crianças com transtornos da aprendizagem recebem assistência acadêmica em classes de educação especial nas escolas públicas.

TRANSTORNO DAS HABILIDADES MOTORAS

O aspecto essencial do *transtorno do desenvolvimento da coordenação* é uma coordenação gravemente prejudicada, a ponto de interferir nos resultados acadêmicos ou nas atividades da vida diária (APA, 2000). Esse diagnóstico não é dado quando o problema na coordenação motora faz parte de uma condição médica geral, como paralisia cerebral ou distrofia muscular. Esse transtorno torna-se evidente à medida que a criança tenta engatinhar ou andar, ou, então, um pouco depois, quando tenta se vestir de modo independente ou manipular brinquedos, como blocos de montar. O transtorno do desenvolvimento da coordenação costuma coexistir com um transtorno da comunicação. Seu curso é variável; às vezes a falta de coordenação persiste até a vida adulta (APA, 2000). Nos Estados Unidos, as escolas oferecem educação física adaptativa e programas de integração sensorial para tratar o transtorno das habilidades motoras. Os programas de educação física adaptativa enfatizam a inclusão de jogos de movimento, como chutar uma bola de futebol. Programas de integração sensorial são terapias físicas específicas, prescritas para melhorar áreas em que a criança tenha dificuldades. Por exemplo, a uma criança com estado de defesa tátil (desconforto ao ser tocada por outra pessoa) podem ser destinadas atividades de tocar e esfregar superfícies da pele (Pataki e Spence, 2005).

TRANSTORNOS DA COMUNICAÇÃO

Diagnostica-se um transtorno da comunicação quando um déficit de comunicação é grave o suficiente para impedir o desenvolvimento, o resultado acadêmico ou as atividades da vida diária, incluindo a socialização. O *transtorno da linguagem expressiva* envolve prejuízo na habilidade de se comunicar pela linguagem verbal e de sinais. A criança tem dificuldade de aprender palavras novas e falar frases completas e corretas; seu discurso é limitado. O *transtorno misto da linguagem receptivo-expressiva* inclui problemas do transtorno da linguagem expressiva, junto com dificuldades de compreensão (recepção) e determinação do significado de palavras e sentenças. Ambos os transtornos podem se apresentar no nascimento (do desenvolvimento) ou ser adquiridos em consequência de alguma lesão neurológica ou problema cerebral. O *transtorno fonológico* envolve problemas com a articulação (formação de sons que são parte da fala). A *tartamudez* (gagueira) é uma perturbação da fluência normal e do padrão de tempo da fala. O transtorno fonológico e a tartamudez ocorrem em famílias, sendo mais frequentes em meninos do que em meninas.

Os transtornos da comunicação podem ser leves ou graves. Dificuldades que persistem até a vida adulta estão mais relacionadas com sua gravidade. Terapeutas da fala e da linguagem trabalham com crianças que apresentam esses transtornos para melhorar suas habilidades de comunicação e ensinar os pais a prosseguir com as atividades da terapia da fala em casa (Johnson e Beitchman, 2005).

TRANSTORNOS GLOBAIS DO DESENVOLVIMENTO

Os **transtornos globais do desenvolvimento** são caracterizados por um prejuízo global, normalmente grave, em habilidades de interação social recíproca, desvio da comunicação e padrões comportamentais estereotipados e restritos (Volkmar, Klin e Schultz, 2005). Essa categoria de transtornos também é chamada de *transtornos do espectro do autismo* e inclui o transtorno autista (autismo clássico), de Rett, desintegrativo da infância e de Asperger. Cerca de 75% das crianças com transtornos globais do desenvolvimento têm retardo mental (APA, 2000).

TRANSTORNO AUTISTA

O **transtorno autista**, o mais conhecido dos transtornos globais do desenvolvimento, prevalece mais entre meninos do que entre meninas e costuma ser identificado por volta do 18º mês de vida até, no máximo, os 3 anos de idade. As crianças com autismo apresentam pouco contato visual direto e dirigem poucas expressões faciais a outras pessoas; além disso, usam gestos limitados para se comunicar. Têm limitada capacidade de se relacionar com os pais ou com seus pares. Falta-lhes entusiasmo espontâneo; não expressam humor nem afeto emocional e não conseguem se engajar em brincadeiras ou inventar histórias com brinquedos; há, também, pouca fala inteligível. Essas crianças envolvem-se em comportamentos motores estereotipados, como agitar ou torcer as mãos, girar ou balançar o corpo ou levantar e abaixar a cabeça.

Oitenta por cento dos casos de autismo são de surgimento precoce, sendo que os atrasos no desenvolvimento se iniciam na primeira infância. Os outros 20% têm crescimento e desenvolvimento aparentemente normais até os 2 ou 3 anos de idade, quando se inicia uma regressão no desenvolvimento ou perda das capacidades. As crianças param de falar e de se relacionar com os pais e seus pares e começam a demonstrar os comportamentos descritos previamente (Volkmar et al., 2005).

Houve uma época em que se acreditou que essa doença fosse rara e, na década de 1960, estimava-se que ocorria em 4 a 5 crianças a cada 10 mil. No entanto, estimativas atuais sugerem que, nos Estados Unidos, uma em cada mil (ou até mesmo uma em cada 500) crianças de 1 a 15 anos de idade têm autismo (National Institute of Child and Human Development, 2006). Os números sobre a prevalência do autismo entre adultos não são confiáveis.

O autismo tem uma ligação genética; muitas crianças afetadas têm um parente com autismo ou traços autistas. Permanece controverso se as vacinas contra sarampo, rubéola e caxumba (vacina tríplice) contribuem para o desenvolvimento do autismo de surgimento tardio. No entanto, o National Institute of Child Health and Human Development, o Centers for Disease Control e a Academy of Pediatrics fizeram pesquisas durante vários anos e concluíram que não há essa relação e que a vacina tríplice é segura. Mas ainda ocorrem litígios e processos de classe. A primeira decisão de um painel de especialistas saiu em fevereiro de 2009, sendo referente a três casos. Os especialistas declararam que não foram apresentadas evidências suficientes para comprovar que as vacinas haviam causado autismo. Grupos nacionais solicitaram mais investigações e pesquisas para que seja(m) encontrada(s) a(s) causa(s) do autismo (Cable News Network [CNN], 2009).

Em alguns casos, o autismo tende a melhorar muito, à medida que a criança começa a adquirir e usar a linguagem para se comunicar com as outras pessoas. Quando o comportamento se deteriora na adolescência, pode ser reflexo dos efeitos de mudanças hormonais ou da dificuldade em atender a crescentes demandas sociais complexas. Os traços autistas persistem na vida adulta, e a maioria dos autistas permanece dependente, em certo grau, de outras pessoas. As manifestações variam desde pouca fala e habilidades insatisfatórias da vida diária durante toda a vida até habilidades sociais adequadas, que permitem um funcionamento com relativa independência. As habilidades sociais raramente melhoram o suficiente para permitir o casamento e a criação de filhos. Adultos com autismo podem ser vistos apenas como esquisitos ou reclusos, ou receber um diagnóstico de transtorno obsessivo-compulsivo, transtorno da personalidade esquizoide ou retardo mental.

Até meados da década de 1970, costumava-se tratar crianças com autismo em locais segregados e especializados, sem internação, ou em programas escolares. Aquelas com comportamentos mais graves eram encaminhadas a programas com moradia. Desde então, a maioria desses programas foi fechada; crianças autistas são direcionadas para programas escolares locais sempre que possível. O tratamento com internação por curto prazo é usado quando os comportamentos, como batidas da cabeça ou acessos de raiva, ficam fora de controle.

Os objetivos do tratamento de crianças com autismo são reduzir os sintomas comportamentais (p. ex., comportamentos motores estereotipados) e promover o aprendizado e o desenvolvimento, em particular a aquisição de habilidades de linguagem. Tratamento abrangente e individualizado, incluindo educação especial e terapia da linguagem, é associado a resultados mais favoráveis (Myers e Johnson, 2007). Já o tratamento farmacológico com antipsicóticos, como haloperidol ou risperidona, pode ser eficaz para sintomas-alvo específicos, como acessos de raiva, agressividade, autolesão, hiperatividade e comportamentos estereotipados. Medicamentos, como naltrexona, clomipramina, clonidina e estimulantes, para diminuir a autolesão e os comportamentos obsessivos e hiperativos, têm alcançado resultados variáveis, mas pouco notáveis (Volkmar et al., 2005).

TRANSTORNO DE RETT

O *transtorno de Rett* consiste em um transtorno global do desenvolvimento caracterizado pelo desenvolvimento de uma série de déficits após um período de funcionamento normal. Ocorre apenas em meninas, é raro e persiste por toda a vida. Desenvolve-se entre o nascimento e os 5 anos de idade. A criança perde as habilidades motoras e começa a apresentar movimentos estereotipados. A menina perde o interesse pelo ambiente social, e, à medida que cresce, torna-se evidente um grave prejuízo na linguagem expressiva e receptiva. O tratamento é similar ao do autismo.

TRANSTORNO DESINTEGRATIVO DA INFÂNCIA

O *transtorno desintegrativo da infância* é caracterizado por notável regressão em várias áreas do funcionamento após pelo menos dois anos de crescimento e desenvolvimento aparentemente normais (APA, 2000). O período típico de surgimento é entre os 3 e os 4 anos de idade. As crianças afetadas têm os mesmos déficits sociais e comunicativos e os mesmos padrões comportamentais observados no autismo. Esse transtorno raro ocorre com um pouco mais de frequência em meninos do que em meninas.

TRANSTORNO DE ASPERGER

O *transtorno de Asperger* é um transtorno global do desenvolvimento caracterizado pelos mesmos prejuízos de interação social e os mesmos comportamentos estereotipados restritos observados no autismo, mas não há atrasos cognitivos ou de linguagem. Esse transtorno raro ocorre com mais frequência em meninos, e seus efeitos geralmente perduram por toda a vida.

TRANSTORNOS DE DÉFICIT DE ATENÇÃO E DE COMPORTAMENTO DIRUPTIVO

TRANSTORNO DE DÉFICIT DE ATENÇÃO/ HIPERATIVIDADE

O transtorno de déficit de atenção/hiperatividade (TDAH) caracteriza-se por desatenção, hiperatividade e impulsividade. Trata-se de um transtorno comum, em especial entre os meninos, e provavelmente responde por mais encaminhamentos de saúde mental infantil do que outros transtornos isolados (Hechtman, 2005). O aspecto essencial do TDAH é um padrão persistente de desatenção e/ou hiperatividade e impulsividade mais comum do que o geralmente observado em crianças da mesma idade.

O TDAH afeta cerca de 3 a 5% de todas as crianças em idade escolar. A proporção de meninos e meninas varia de 3:1 em locais não clínicos a 9:1 em locais clínicos (Hechtman, 2005). Para evitar excesso de diagnósticos de TDAH, um especialista qualificado, como neurologista pediátrico ou psiquiatra infantil, é quem deve realizar a avaliação. As crianças ativas demais ou com as quais é difícil lidar em sala de aula podem acabar por receber um diagnóstico de TDAH, sendo tratadas incorretamente. Algumas dessas crianças hiperativas podem estar sujeitas a estressores psicossociais em casa, má criação ou outros transtornos psiquiátricos. Distinguir entre o transtorno bipolar e o TDAH pode ser difícil, mas é crucial para a prescrição de um tratamento mais eficaz (Hojman, 2008).

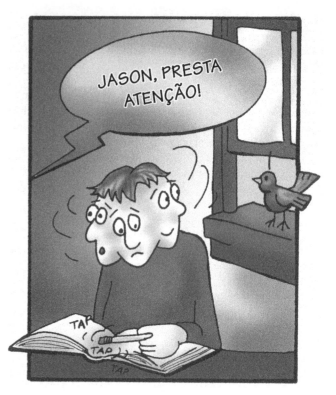

Déficit de atenção.

VINHETA CLÍNICA: Transtorno de déficit de atenção/hiperatividade

Scott tem 8 anos de idade. Aos 7 anos, a mãe passou pelo quarto do menino e olhou-o brincando. "Scott, você conhece as regras: não pode brincar até estar pronto para ir à escola. Vista-se e tome seu café." Embora essas regras do dia escolar tenham sido fixadas há sete meses, Scott sempre as testa. Em 10 minutos, ele ainda não apareceu na cozinha. A mãe volta ao quarto e encontra o filho ainda no chão, de pijama, brincando com miniaturas de carros. Sempre que o menino começa a fazer alguma coisa ou falar sobre coisas, costuma ser difícil parar.

"Scott, você precisa primeiro se vestir. As calças e a camiseta estão na cadeira." "Mãe, depois da escola hoje, podemos fazer compras? Há um novo jogo de carrinhos, muito legal, que todos podem jogar. Gostaria de tentar." Enquanto conversa, Scott anda até a cadeira e começa a colocar a camiseta. "Scott, você está vestindo a camiseta em cima do pijama. Primeiro tem que tirá-lo."

Dez minutos depois, o menino surge na cozinha, ainda sem as meias e os sapatos, com os cabelos desgrenhados. "Esqueceu as meias e o cabelo não está penteado", lembra a mãe. "Oh, sim. O que há para o café?" "Primeiro, Scott, termine de se vestir." "Onde estão meus sapatos?" "Perto da porta dos fundos onde os deixou." Esse é o local especial onde Scott deve ter deixado os sapatos, o que não o deixa esquecê-los.

O menino vai na direção dos sapatos, mas vê a irmã menor brincando com blocos no chão. Corre até ela. "Oba, Amy, veja isso – posso montar uma enorme torre com esses blocos, chegando ao teto." Pega os blocos e começa a empilhá-los cada vez mais alto. "Scott faz uma torre melhor que Amy", diz o menino. Amy reclama da intromissão, embora esteja acostumada com o irmão sempre pegando seus brinquedos. A discussão traz a mãe ao quarto. Ela vê o filho ainda sem as meias e os sapatos.

"Scott, coloque as meias e os sapatos agora e deixe a Amy sozinha!" "Onde estão as meias?", pergunta o menino. "Vá até o quarto e pegue um par de meias limpo, escove os dentes e penteie o cabelo. Depois, venha tomar café ou perderá o ônibus."

"Irei num minuto, mãe." "Não! Agora! Pegue as meias." Scott continua empilhando blocos.

Cansada, a mãe leva o menino até o quarto dele. Enquanto procura as meias, Scott segue conversando. Encontra um par de meias e vai em direção à cozinha, aproxima-se de Amy e belisca seu rosto ao passar por ela. A menina reclama novamente e ele começa a se gabar, "Amy é apenas um bebezinho! Só um bebezinho!" "Scott, pare agora e venha comer alguma coisa! Só tem 10 minutos até que o ônibus chegue."

Surgimento e curso clínico

O TDAH costuma ser identificado e diagnosticado quando a criança entra na pré-escola ou na escola, embora muitos pais relatem problemas em uma idade muito anterior. Quando bebês, as crianças com TDAH costumam ser agitadas e temperamentais, com padrões de sono insatisfatórios. Na primeira infância, são descritas como "muito ativas" e "mexem em tudo", às vezes destruindo brinquedos e berços. Movimentam-se rapidamente para lá e para cá, pulam e sobem nos móveis, correm pela casa e não conseguem tolerar atividades sedentárias, como ouvir histórias. Nesse ponto do seu desenvolvimento, pode ser difícil para os pais distinguir entre o comportamento ativo normal e o comportamento hiperativo excessivo.

Na época de entrar na escola, as crianças começam a apresentar sintomas de TDAH que interferem significativamente no comportamento e no desempenho (Dang, Warrington, Tung, Baker e Pan, 2007). A criança agita-se constantemente, senta-se e levanta-se e faz barulho excessivo, batendo lápis ou outros objetos, ou brincando com eles. Sons ambientais normais, como alguém tossindo, a distraem. Ela não consegue prestar atenção em instruções nem completar as tarefas. Interrompe as perguntas e dá respostas precipitadas antes de as perguntas terem sido completamente formuladas. O desempenho acadêmico fica prejudicado porque a criança comete erros por pressa ou falta de cuidado nas tarefas escolares, costuma perder os temas de casa ou esquecer-se de fazê-los e não consegue seguir instruções.

Socialmente, os pares podem excluí-la ou até ridicularizá-la por causa de seu comportamento. Estabelecer relações positivas com os pares é difícil, pois a criança não consegue brincar de modo cooperativo; também não sabe esperar sua vez, interrompendo os outros constantemente (APA, 2000). Estudos revelam que tanto professores quanto colegas percebem que as crianças com TDAH são mais agressivas e mais mandonas, ficando mais difícil gostar delas (Hechtman, 2005). Essa percepção resulta de impulsividade, incapacidade de trocar turnos, tendência a interromper e falha em ouvir e seguir instruções. Portanto, colegas e professores tendem a excluí-la de atividades e brincadeiras, podem se recusar a socializar com ela, ou responder-lhe de maneira rude, punitiva ou com rejeição.

Cerca de dois terços das crianças diagnosticadas com TDAH continuam com problemas na adolescência. Os comportamentos impulsivos típicos incluem matar aula, levar advertências, não conseguir manter relacionamentos interpessoais e adotar comportamentos de alto risco, como usar drogas ou álcool, engajar-se em promiscuidade sexual, brigar e violar horários estabelecidos. Muitos adolescentes com TDAH têm problemas disciplinares suficientemente graves para serem suspensos ou expulsos do ensino médio (Hechtman, 2005). As complicações secundárias do TDAH, como baixa autoestima e rejeição dos colegas, continuam a ser problemas graves.

Previamente se acreditava que as crianças superavam o transtorno à medida que cresciam, mas agora se sabe que ele persiste até a vida adulta. Estima-se que 30 a 50% das crianças com TDAH tenham sintomas que se estendem pela vida adulta. Em um estudo, adultos que, 25 anos antes, tinham sido tratados por causa de hiperatividade, apresentavam 3 a 4 vezes mais chance do que seus irmãos de apresentar nervosismo, inquietação, depressão, falta de amigos e baixa tolerância à frustração. Cerca de 75% dos adultos com TDAH têm, no mínimo, um diagnóstico psiquiátrico coexistente, como fobia social, transtorno bipolar, depressão grave e, o mais comum, dependência de álcool (Antai-Otong, 2008). O Quadro 20.2 contém um questionário de avaliação de TDAH em adultos.

Etiologia

Embora muitas pesquisas estejam em andamento, as causas definitivas do TDAH permanecem desconhecidas. Pode ser que haja anormalidades no estímulo cortical, no processamento de informações ou anormalidades de maturação no cérebro (Rowe e Hermens, 2006). Uma combinação de fatores, como toxinas ambientais, influências pré-natais, hereditariedade e danos à estrutura e às funções cerebrais, provavelmente seja responsável (Hechtman, 2005). Exposição pré-natal a álcool, tabaco e chumbo e desnutrição severa no início da infância aumentam a probabilidade de TDAH. Embora haja estudos sobre a relação

---

CRITÉRIOS DIAGNÓSTICOS DO DSM-IV-TR: Sintomas do TDAH

Comportamentos desatentos	Comportamentos hiperativos/impulsivos
Deixa escapar detalhes	Comporta-se com nervosismo
Comete erros por distração	Costuma levantar (p. ex., durante as refeições)
Tem dificuldade de manter a atenção	Corre ou sobe e desce de forma excessiva
Parece não ouvir	Não consegue brincar calmamente
Não vai até o fim de trabalhos regulares ou deveres de casa	Está sempre pronto para movimentar-se; cheio de impulsos
Tem dificuldades com organização	Fala demais
Evita tarefas que exigem esforço mental	Responde o tempo inteiro nas conversas
Costuma perder coisas necessárias	Interrompe
Distrai-se facilmente com outros estímulos	Não consegue aguardar a vez
Costuma esquecer coisas em atividades diárias	É invasivo com irmãos/colegas

Adaptado do DSM-IV-TR, 2000.

> **QUADRO 20.2 Perguntas para sondagem de TDAH em adultos**
>
> - Com que frequência encontra problemas em conduzir os detalhes finais de um projeto assim que estão feitas as partes desafiadoras?
> - Com que frequência tem dificuldade de organizar as coisas quando precisa realizar uma tarefa que exija organização?
> - Com que frequência tem problemas para lembrar compromissos ou obrigações?
> - Quando tem uma tarefa que exige muito raciocínio, com que frequência evita ou retarda seu início?
> - Com que frequência movimenta as mãos e os pés quando precisa permanecer sentado por período longo?
> - Com que frequência se sente excessivamente ativo e compelido a fazer coisas, como se fosse conduzido por um motor?
>
> Adaptado da Organização Mundial da Saúde (2003). *World Health Organization Composite Diagnostic Interview*.

entre esse transtorno e o açúcar e as vitaminas na dieta, os resultados são inconclusivos (Hechtman, 2005).

Imagens do cérebro de pessoas com TDAH sugerem metabolismo diminuído nos lobos frontais, essenciais para atenção, controle do impulso, organização e atividade sustentada, redirecionada a objetivos. Estudos revelam também perfusão sanguínea diminuída no córtex frontal em crianças com TDAH e atrofia cortical frontal em adultos jovens com história desse transtorno na infância. Outro estudo mostrou uso diminuído da glicose nos lobos frontais de pais de crianças com TDAH que também tiveram esse transtorno (Hechtman, 2005). As evidências não são conclusivas, mas as pesquisas nessas áreas são promissoras.

Parece haver uma ligação genética no TDAH, mais provavelmente associada com anormalidades na catecolamina e, possivelmente, com o metabolismo da serotonina. Ter um parente de primeiro grau com TDAH aumenta o risco do transtorno em 4 ou 5 vezes em relação à população em geral (Hechtman, 2005). Apesar da forte evidência que sustenta uma contribuição genética, também há eventuais casos de TDAH sem história familiar; isso favorece a teoria de múltiplos fatores contribuintes.

Os fatores de risco incluem história familiar de TDAH, parentes do sexo masculino com transtorno da personalidade antissocial ou alcoolismo, parentes do sexo feminino com transtorno de somatização, baixa condição socioeconômica, sexo masculino, discórdia familiar ou conjugal, incluindo divórcio, negligência, abuso ou privação parenteral, baixo peso no nascimento e vários tipos de problemas cerebrais (Hechtman, 2005).

Considerações culturais

Sabe-se que o TDAH ocorre em várias culturas. Esse transtorno é mais prevalente em culturas ocidentais, mas talvez isso seja resultado de práticas diagnósticas diferentes, mais do que de diferenças reais na ocorrência (APA, 2000).

O Child Behavior Checklist, Teacher Report Form e o Youth Self Report (para idades de 11 a 18 anos) são escalas de classificação usadas para determinar áreas e competências problemáticas. Essas escalas costumam fazer parte de uma investigação completa do TDAH em crianças. Foram formuladas para ter competência cultural, sendo amplamente usadas em vários países (King et al., 2005).

Pierce e Reid (2004) descobriram que números crescentes de crianças de grupos culturalmente diversos são diagnosticadas com TDAH. Acreditam que esse aumento pode representar excesso de identificação desse transtorno em crianças com diversidade cultural, assim, alertam os médicos a levarem em conta o contexto cultural antes de concluir o diagnóstico.

Yeh, Hough, McCabe, Lau e Garland (2004) estudaram crenças parentais sobre as causas das doenças mentais dos filhos. Descobriram que pais afro-americanos, americano-asiáticos/de ilhas do Pacífico e latinos eram menos propensos a endossar causas biopsicossociais da doença mental do que pais brancos não hispânicos, além de mais propensos a acreditar em causas sociológicas. Os autores acreditam que isso possa afetar a adesão ao tratamento prescrito e o cumprimento das prescrições.

Tratamento

Nenhum tratamento para o TDAH é inteiramente eficaz; isso dá espaço para o surgimento de diversas abordagens, como dietas com controle de açúcar e terapia megavitamínica. Os pais precisam saber que qualquer tratamento anunciado como a cura do TDAH provavelmente é bom demais para ser verdade (Hechtman, 2005). O TDAH é crônico; os objetivos do tratamento envolvem manejar sintomas, reduzir a hiperatividade e a impulsividade e aumentar a atenção da criança, de modo que possa crescer e se desenvolver normalmente. O tratamento mais eficaz combina terapia farmacológica com intervenções comportamentais, psicossociais e educacionais (Dang et al., 2007).

Psicofarmacologia

É comum os medicamentos serem eficazes na diminuição da hiperatividade e da impulsividade e na melhora da atenção; o que capacita a criança a participar da escola e da vida familiar. Os mais comuns são o metilfenidato e um composto de anfetaminas (Hechtman, 2005; Lehne, 2006). O metilfenidato mostra-se eficaz para 70 a 80% das crianças com TDAH; reduz a hiperatividade, a impulsividade e a labilidade do humor e ajuda a criança a prestar atenção de modo mais apropriado. A dextroanfetamina e a pemolina são outros estimulantes usados para tratar esse transtorno. Os efeitos colaterais mais comuns desses fármacos são insônia, perda de apetite e de peso ou incapacidade de ganhar peso. Os compostos de metilfenidato, dextroanfetamina e anfetamina também estão disponíveis em uma forma de liberação sustentada, que deve ser tomada uma vez ao dia, o que dispensa a necessidade de doses adicionais quando a criança está na escola. O metilfenidato também se encontra disponível na forma de adesivo transdérmico diário. Uma vez que pode causar danos ao fígado, a pemolina é a última opção entre esses fármacos.

Dar estimulantes durante o dia costuma combater a insônia de modo eficaz. Tomar um bom café da manhã junto com a dose matinal e fazer lanches substanciais e nutritivos de dia e antes de deitar ajuda a criança a manter a ingestão alimentar adequada. Quando os medicamentos estimulantes não apresentam eficácia ou seus efeitos colaterais se mostram intoleráveis, os antidepressivos são a segunda opção de tratamento (ver o Cap. 2). A atomoxetina é o único fármaco não estimulante especialmente desenvolvido e testado pela Food and Drug Administration (FDA) para o tratamento do TDAH. Trata-se de um antidepressivo, especificamente um inibidor seletivo da recaptação de noradrenalina. Os efeitos colaterais mais comuns em crianças durante testes clínicos foram redução do apetite, náusea, vômito, cansaço e incômodos estomacais. Em adultos, os efeitos colaterais foram similares aos de outros antidepressivos, incluindo insônia, boca seca, retenção urinária, redução de apetite, náusea, vômito, tontura e efeitos colaterais sexuais. Além disso, a atomoxetina pode causar danos ao fígado; por isso, os indivíduos que usam esse fármaco precisam fazer testes periódicos para avaliar o funcionamento desse órgão (Cheng, Chen, Ko e Ng, 2007).

A Tabela 20.1 lista fármacos, dosagens e considerações de enfermagem para clientes com TDAH.

Estratégias para casa e escola

Os medicamentos não melhoram automaticamente o desempenho acadêmico da criança nem garantem facilidade de fazer amizades. São necessárias estratégias comportamentais para ajudá-la a adquirir domínio dos comportamentos apropriados. Estratégias ambientais na escola e em casa podem auxiliá-la a ter êxito nesses locais. Fornecer aos pais instruções e ajudá-los a desenvolver estratégias de criação são componentes cruciais do tratamento eficaz do TDAH. As abordagens eficazes incluem estabelecer recompensas consistentes e consequências para os comportamentos, dar elogios consistentes, usar intervalos e fazer repreendas verbais. Estratégias adicionais incluem usar cartões diários para relatar comportamentos e sistemas de pontuação para comportamentos positivos e negativos (Hechtman, 2005).

No **brinquedo terapêutico**, usam-se técnicas de jogo para elucidar pensamentos e sentimentos da criança e promover comunicação. Ele não deve ser confundido com a ludoterapia, uma técnica psicanalítica usada por psiquiatras. O jogo dramático é a encenação de uma situação que produz ansiedade, como deixar a criança desempenhar o papel de médico ou usar um estetoscópio ou outro equipamento para cuidar de um paciente (uma boneca). Técnicas de jogo para liberar energia

Tabela 20.1 Fármacos usados para tratar o TDAH

Nome genérico	Dosagem (mg/dia)	Considerações de enfermagem
Estimulantes		
Metilfenidato	10-60 divididos em 3-4 doses	Monitorar possível supressão de apetite ou atrasos no crescimento.
De liberação sustentada	20-60 de manhã	Administrar comprimidos regulares após as refeições.
		Informar ao cliente que o efeito completo do fármaco demora dois dias.
Adesivo transdérmico	15	Usar o adesivo por nove horas – o efeito do fármaco dura três horas após a remoção.
Dextroanfetamina	5-40 divididos em 2-3 doses	Monitorar possível insônia.
De liberação sustentada	10-30 de manhã	Administrar a última dose no começo da tarde.
		Monitorar possível supressão do apetite.
		Informar ao cliente que o efeito completo do fármaco demora dois dias.
Anfetamina	5-40 divididos em 2-3 doses	Ver dextroanfetamina.
De liberação sustentada	10-30 pela manhã	
Pemolina	37,5-112,5 de manhã	Monitorar possível elevação em testes da função do fígado e supressão de apetite.
		Informar ao cliente que o efeito completo do fármaco demora duas semanas.
Antidepressivo (ISRN)		
Atomoxetina	1,2 mg/kg/dia em 1-2 doses divididas (crianças <70 kg)	Administrar com os alimentos.
		Monitorar supressão do apetite.
	40-80 em 1-2 doses divididas (crianças >70 kg e adultos)	Tomar bebidas sem calorias para aliviar a boca seca.
		Monitorar testes da elevação da função do fígado.

ISRN – inibidor seletivo da recaptação de noradrenalina.
Adaptada de *Drug Facts and Comparisons* (2009). St. Louis: Wolters Kluwer.

podem incluir jogos de madeira com martelo e pinos, corrida ou trabalho com massinha de modelagem. As técnicas de jogo criativo podem ajudar a criança a se expressar, por exemplo, ao fazer desenhos de si mesma, da família e dos colegas. Essas técnicas são especialmente úteis quando as crianças não são capazes de se expressar verbalmente ou não querem fazê-lo.

APLICAÇÃO DO PROCESSO DE ENFERMAGEM: TRANSTORNO DE DÉFICIT DE ATENÇÃO/HIPERATIVIDADE

Investigação

Durante a investigação ou levantamento de dados, o enfermeiro coleta informações por observações diretas e conversas com os pais, atendentes diurnos (se houver) e professores. A investigação da criança em meio a seus pares pode revelar informações úteis, pois, na interação enfermeiro-cliente direta e focada, o comportamento pode ficar reprimido ou diferente. Com frequência é útil usar uma lista de itens para verificação ao conversar com os pais, o que ajuda a concentrar a compreensão que eles têm de sintomas ou comportamentos-alvo exibidos pelo filho.

História

Os pais podem relatar que a criança era irritável e teve problemas quando bebê. Ou, então, pode ser que só tenham notado o comportamento hiperativo depois da primeira infância ou no ingresso na creche ou escola. Provavelmente a criança tem dificuldades em todas as principais áreas da vida, como na escola ou nas brincadeiras, e apresenta comportamento excessivamente ativo ou até perigoso em casa. Os pais dizem que ela está "fora de controle" e que não se sentem capazes de lidar com seu comportamento. Podem relatar muitas tentativas malsucedidas de discipliná-la ou mudar seu comportamento.

INTERVENÇÕES DE ENFERMAGEM

Para TDAH

- Assegurar a segurança da criança e a dos outros.
  Interromper comportamentos inseguros.
  Oferecer supervisão atenta.
  Dar orientações claras sobre comportamentos aceitos e inaceitáveis.
- Melhorar o desempenho dos papéis.
  Dar *feedback* positivo pelo atendimento de expectativas.
  Controlar o ambiente (p. ex., proporcionar um local calmo, sem distrações, para a realização das tarefas).
- Simplificar orientações/instruções.
  Obter a atenção total da criança.
  Dividir tarefas complexas em etapas menores.
  Oferecer intervalos.
- Estruturar a rotina diária.
  Estabelecer uma agenda diária.
  Minimizar as mudanças.
- Dar instruções e apoio ao cliente/família.
  Ouvir os sentimentos e as frustrações dos pais.

Aparência geral e comportamento motor

A criança não consegue ficar sentada quieta na cadeira e se contorce e agita-se quando tenta fazê-lo. Pode ser que corra de um lado a outro da sala, com pouco ou nenhum motivo aparente. Sua fala não se encontra prejudicada, mas não consegue manter uma conversa: interrompe, dá respostas precipitadas antes da formulação completa das perguntas e não consegue prestar atenção no que está sendo dito. Pode saltar repentinamente de um tópico a outro. Além disso, pode parecer imatura ou atrasada em relação aos marcos do desenvolvimento.

Humor e afeto

O humor pode ser lábil, inclusive a ponto de acontecerem acessos de raiva ou explosões verbais. Ansiedade, frustração e agitação são comuns. A criança parece ser orientada para continuar se movimentando ou falando, aparentando ter pouco controle sobre os movimentos ou a fala. As tentativas de focar sua atenção ou redirecioná-la a um tópico podem despertar resistência e raiva.

Processo e conteúdo dos pensamentos

Geralmente não há prejuízos nessa área, embora seja difícil fazer a investigação, dependendo do nível de atividade, da idade ou da etapa de desenvolvimento da criança.

Processos sensorial e intelectual

A criança é alerta e orientada, não apresenta alterações sensoriais nem de percepção, como alucinações. A capacidade de prestar atenção ou de se concentrar está marcadamente prejudicada. A extensão de sua atenção pode ser bem limitada, de 2 a 3 segundos em caso de TDAH grave ou de 2 a 3 minutos em formas mais brandas do transtorno. Pode ser difícil investigar sua memória; com frequência ela responde: "Não sei", porque não consegue prestar atenção à pergunta ou interrompe o raciocínio mental. A criança com TDAH se distrai com muita facilidade e raramente é capaz de completar tarefas.

Julgamento e compreensão

Crianças com TDAH têm julgamento insatisfatório e não pensam antes de agir. Pode ser que não consigam perceber o dano ou perigo de se engajar em atos impulsivos, como correr pela rua ou saltar de locais altos. Embora o julgamento e a compreensão de crianças novas em geral sejam difíceis de investigar, aquelas com TDAH mostram maior falta de julgamento quando comparadas com outras da mesma idade. A maioria das crianças mais novas com TDAH não tem consciência alguma de que seu comportamento é diferente do das outras crianças, e elas não conseguem perceber como isso prejudica os outros. Crianças mais velhas podem relatar: "Ninguém gosta de mim na escola", mas não conseguem relacionar a falta de amigos com o próprio comportamento.

Autoconceito

Mais uma vez, pode ser difícil examinar o autoconceito em uma criança muito nova, mas em geral a autoestima das crianças com TDAH é baixa. Uma vez que não são bem-sucedidas na escola, pode ser que não conquistem muitos amigos e tenham problemas também em casa; em geral sentem-se fora de lugar e mal consigo mesmas. As reações negativas evocadas em outras pessoas por seu comportamento muitas vezes fazem com que se considerem más ou estúpidas.

Papéis e relacionamentos

Em geral a criança não tem sucesso acadêmico ou social na escola. Perturba e é intrometida em casa, o que causa atritos com irmãos e pais. Antes do diagnóstico e do tratamento, os pais costumam acreditar que a criança é geniosa e teimosa e se comporta mal por querer. Medidas para disciplinar essas crianças costumam ter pouco êxito; em alguns casos, elas ficam fisicamente fora de controle e, inclusive, batem nos pais ou destroem bens da família. Os pais descobrem-se cronicamente exaustos em termos físicos e mentais. Os professores com frequência sentem a mesma frustração dos pais, e os cuidadores nos serviços infantis diurnos ou babás podem se recusar a cuidar delas, o que aumenta sua sensação de rejeição.

Considerações fisiológicas e de autocuidado

Crianças com TDAH podem ser magras porque não param tempo suficiente para fazer refeições adequadas ou porque não conseguem ficar sentadas até terminar de comer. Dificuldades para se tranquilizar e dormir também são problema. Quando se engajam em comportamentos agitados ou de risco, também pode haver história de lesões físicas.

Análise de dados e planejamento

Os diagnósticos de enfermagem comumente usados quando se trabalha com crianças com TDAH incluem:

- Risco de Lesão
- Desempenho Ineficaz do Papel
- Interação Social Prejudicada
- Enfrentamento Familiar Comprometido

Identificação dos resultados

Os resultados do tratamento de clientes com TDAH podem incluir os itens a seguir. O cliente irá:

- Ficar livre de lesões
- Respeitar os limites dos outros
- Demonstrar habilidades sociais apropriadas para a idade
- Completar tarefas
- Seguir instruções

Intervenções

As intervenções descritas nesta seção podem ser adaptadas para vários locais e usadas por enfermeiros e outros profissionais da saúde, professores, pais e cuidadores.

Como garantir a segurança

A segurança da criança e de outras pessoas sempre é uma prioridade. Quando ela se engaja em alguma atividade potencialmente perigosa, o primeiro passo é parar o comportamento. Para isso, pode ser preciso intervenção física, caso saia correndo pela rua ou tente pular de um lugar alto. É improvável o êxito da iniciativa de tentar conversar ou trazer à razão uma criança envolvida em uma atividade perigosa, pois sua capacidade de prestar atenção e ouvir é limitada. Quando o incidente termina e a criança está segura, o adulto deve conversar diretamente com ela sobre as expectativas em relação ao comportamento seguro. Pode ser necessária uma supervisão cuidadosa durante algum tempo para garantir o cumprimento de instruções ou evitar lesões.

As explicações devem ser curtas e claras, e o adulto não deve usar um tom de voz punitivo nem depreciativo. Não deve pressupor que a criança saiba qual o comportamento aceitável; em vez disso, deve expor as expectativas com clareza. Por exemplo, se a criança estava pulando vários lances de escada de uma vez, ele deve dizer:

"Não é seguro saltar degraus. A partir de agora, você vai descer os degraus um a um."

Se a criança sai empurrando os outros para ficar à frente, o adulto deve ir até ela, trazê-la de volta para o lugar certo na fila e dizer:

"Não é certo empurrar os outros e passar à frente. Na fila, você deve ficar no seu lugar até o fim."

Para evitar comportamentos fisicamente invasivos, talvez também seja necessário supervisionar a criança de perto enquanto brinca. Mais uma vez, é necessário primeiro agir e interromper o comportamento perigoso, separando a criança do colega, por exemplo, colocando-se entre eles ou removendo-a fisicamente. Mais tarde, o adulto deve explicar a ela com clareza qual o comportamento esperado e aceitável. Ele pode dizer, por exemplo:

"Não é certo agarrar as outras pessoas. Quando estiver brincando com os colegas, deve pedir o brinquedo."

Como melhorar o desempenho de papéis

É extremamente importante dar *feedback* positivo específico à criança quando atende às expectativas declaradas. Fazer isso reforça os comportamentos desejados e lhe dá uma sensação de dever cumprido. O adulto pode dizer, por exemplo:

"Você desceu as escadas com segurança" ou *"Você agiu muito bem ao pedir para brincar com o violão e esperar chegar a sua vez."*

Administrar o ambiente ajuda a criança a melhorar sua capacidade de ouvir, prestar atenção e completar tarefas. É desejável um local tranquilo, com o mínimo de barulho e distração. Na escola, esse lugar pode ser uma classe na frente, bem perto do professor e longe das distrações de uma janela ou porta. Em casa, ela pode ter uma área tranquila para fazer o dever de casa, longe da televisão e do rádio.

Plano de cuidados de enfermagem | Transtorno de déficit de atenção/hiperatividade

Diagnóstico de enfermagem

Interação Social Prejudicada: quantidade insuficiente ou excessiva, ou qualidade ineficaz, de troca social.

DADOS DA INVESTIGAÇÃO	RESULTADOS ESPERADOS
• Breve foco da atenção • Alto nível na capacidade de distrair-se • Humores lábeis • Baixa tolerância à frustração • Incapacidade de concluir tarefas • Incapacidade de sentar-se com calma e ocorrência de muitas interrupções • Conversa em excesso • Incapacidade de seguir instruções	**Imediatos** *O cliente irá* • Com êxito, concluir tarefas ou compromissos com ajuda. • Demonstrar habilidades sociais aceitáveis enquanto interage com a equipe ou com os familiares, p. ex., escutar quando os outros falam, sem interromper. **Estabilização** *O cliente irá* • Participar com êxito do ambiente educacional. • Demonstrar a capacidade de realizar tarefas com lembretes. • Demonstrar interações exitosas com os familiares. **Comunidade** *O cliente irá:* • Verbalizar declarações positivas sobre si mesmo. • Realizar tarefas com independência.

IMPLEMENTAÇÃO

Intervenções de enfermagem (*denota intervenções colaborativas)	**Justificativa**
Identificar os fatores que agravam e aliviam o desempenho do cliente.	Os estímulos externos que exacerbam os problemas do cliente podem ser identificados e minimizados. Da mesma maneira, os que influenciam positivamente o cliente podem ser usados com eficiência.
Proporcionar um ambiente o máximo possível sem distrações. Instituir intervenções individualmente. Aos poucos, aumentar a quantidade de estímulos ambientais.	A capacidade do cliente para lidar com estímulos externos está prejudicada.
Envolver a atenção do cliente antes de dar instruções (i.e., chamá-lo pelo nome e fazer contato com os olhos).	O cliente deve escutar as instruções como a primeira etapa para a adesão.
Dar instruções devagar, usando linguagem simples e orientações concretas.	A capacidade do cliente para entender instruções (em especial se forem complexas e abstratas) está prejudicada.
Pedir que o cliente repita as instruções antes de começar as tarefas.	Repetir demonstra que o cliente recebeu as instruções com exatidão.
Separar tarefas complexas em etapas menores.	A possibilidade de sucesso aumenta com componentes menos complicados de uma tarefa.
Oferecer *feedback* positivo para a realização de cada etapa.	A oportunidade do cliente de ter experiências exitosas fica maior ao tratar cada etapa como uma oportunidade de sucesso.
Oferecer intervalos durante os quais o cliente pode se movimentar pelo ambiente.	A energia sem fim do cliente pode receber uma válvula de escape aceitável, para que ele seja capaz de participar das tarefas futuras com mais eficiência.

(continua)

Plano de cuidados de enfermagem	Transtorno de déficit de atenção/hiperatividade (*continuação*)
Declarar as expectativas para a realização das tarefas com clareza.	O cliente precisa entender a solicitação antes que possa tentar realizar a tarefa.
No começo, ajudar o cliente a realizar as tarefas.	Se o cliente não conseguir realizar a tarefa com independência, a assistência possibilitará o êxito e demonstrará como realizá-la.
Progredir de modo a levar o cliente a ou lembrá-lo de que deve realizar tarefas ou compromissos.	A quantidade de intervenções pouco a pouco diminui a fim de aumentar a independência do cliente à medida que aumentam suas capacidades.
Dar *feedback* positivo ao cliente quanto ao comportamento desempenhado o mais próximo da realização da tarefa.	Esse método, chamado *comportamental*, é um procedimento em que aproximações sucessivas de um comportamento desejado recebem reforço positivo. Permite a ocorrência de recompensas à medida que o cliente lentamente domina a expectativa real.
Aos poucos, reduzir os lembretes.	A independência do cliente é promovida à medida que diminui a participação da equipe.
Ajudar o cliente a verbalizar, fazendo perguntas em sequência para manter o assunto ("O que acontece agora?" e "O que acontece a seguir?").	Perguntas sequenciais oferecem uma estrutura às discussões de aumento do pensamento lógico e redução da tangencialidade.
*Ensinar a família do cliente ou os cuidadores a usar os mesmos procedimentos para as tarefas e as interações do cliente em casa.	Intervenções exitosas podem ser instituídas pela família e os cuidadores do cliente usando esse processo. O que irá promover consistência e fomentar as chances de sucesso do cliente.
*Explicar e demonstrar técnicas de "parentagem positiva" à família ou aos cuidadores, pelo período de bom comportamento da criança e por estarem atentos na identificação e na reação positiva do cliente chamando atenção; garantir momentos especiais sem interrupções e sem discussão de tópicos relacionados com problemas; ignorar transgressões menores, como retirada imediata do contato com os olhos ou o contato físico e terminar a discussão com a criança para evitar ganhos secundários.	É importante que pais ou cuidadores se envolvam em técnicas que mantenham seu relacionamento amoroso com a criança ao mesmo tempo em que promovem ou, no mínimo, não interferem nas metas terapêuticas. As crianças precisam ter a sensação de serem passíveis de amor pelos indivíduos significativos, algo não tão importante na relação terapêutica entre enfermeiro-cliente.

Adaptado de Schultz, J.M., e Videbeck, S.L. (2009). *Lippincott's manual of psychiatric nursing care plans* (8th ed.). Philadelphia: Lippincott Williams & Wilkins.

Como simplificar instruções

Antes de iniciar qualquer tarefa, os adultos devem obter a atenção integral da criança. É útil colocar-se no mesmo nível dela e estabelecer um bom contato pelo olhar. O adulto deve dizer-lhe o que precisa ser feito; deve dividir a tarefa em etapas menores, se necessário. Por exemplo, se a criança tem de resolver 25 problemas de matemática, é útil passar-lhe cinco problemas, mais cinco, e assim por diante. Essa abordagem evita oprimir a criança e oportuniza um *feedback* a cada grupo de problemas solucionados. No caso de tarefas sedentárias, também é importante permitir que ela faça intervalos ou tenha tempo para se movimentar.

Os adultos podem usar a mesma abordagem para tarefas como fazer limpeza ou recolher os brinquedos. No início, a criança precisará de supervisão ou, pelo menos, da presença de um adulto. Este pode direcioná-la a uma parte da tarefa de cada vez; à medida que progride, o adulto passa a lhe dar apenas lembretes ocasionais e, depois, permite que ela complete a tarefa de modo independente. É útil fornecer orientações específicas, passo a passo. Em vez de dar uma orientação geral, como "Por favor, limpe o seu quarto", pode-se dizer:

"Ponha a roupa suja no cesto."

Depois que a criança completar essa etapa, pode-se dar outra orientação:

 "Agora, arrume a cama."

O adulto atribui tarefas específicas até que a criança complete o conjunto inteiro.

Como promover uma rotina diária estruturada

É útil ter uma rotina diária estruturada. A criança vai conseguir levantar-se, vestir-se, fazer o dever de casa, brincar, deitar-se, etc., muito mais prontamente se houver uma rotina, com tempos determinados para as atividades diárias. Crianças com TDAH não se ajustam a mudanças prontamente e são menos propensas a atender a expectativas se a duração das atividades for arbitrária ou diferir a cada dia.

Como dar instruções e apoio ao cliente e à família

É importante incluir os pais no planejamento e no oferecimento de cuidado à criança com TDAH. O enfermeiro pode ensinar à criança as abordagens descritas previamente para uso em casa. Os pais sentem-se mais capazes e aliviados por terem estratégias específicas que podem ajudá-los, e também à criança, a serem mais bem-sucedidos.

O enfermeiro deve escutar os sentimentos dos pais. Pode ser que estes se sintam frustrados, culpados ou com raiva ou culpem a si mesmos ou ao sistema escolar pelos problemas do filho. É preciso que lhes seja dito que nem eles nem seus filhos são culpados e que há técnicas e programas escolares disponíveis para ajudá-los. Nos Estados Unidos, crianças com TDAH podem usar serviços escolares especiais, de acordo com a lei para indivíduos com incapacidades (Individuals With Disabilities Education Act).

Uma vez que criar um filho com TDAH pode ser frustrante e exaustivo, costuma ser útil aos pais participarem de grupos de apoio que possam fornecer informações e encorajamento. Os pais devem aprender estratégias para ajudar os filhos a melhorar as habilidades sociais e acadêmicas, mas também precisam compreender como podem ajudar a reconstruir a autoestima da criança. A maioria dessas crianças tem baixa autoestima, porque são rotuladas como indivíduos com problemas de comportamento, sendo continuamente corrigidas pelos pais e professores porque não ouvem, não prestam atenção e se comportam mal. Os pais devem fazer comentários positivos sempre que possível para encorajar os filhos e reconhecer seus pontos fortes. Uma técnica para ajudar os pais a alcançarem um bom equilíbrio consiste em pedir-lhes que contem o número de vezes em que elogiam ou criticam os filhos por dia ou durante vários dias.

INSTRUÇÕES AO CLIENTE E À FAMÍLIA

Para TDAH

- Incluir os pais no planejamento e no oferecimento dos cuidados
- Encaminhar os pais a grupos de apoio
- Concentrar-se nos pontos fortes da criança e nos seus problemas
- Ensinar a administração exata dos medicamentos e os efeitos colaterais possíveis
- Ajudar os pais a identificar abordagens comportamentais a serem usadas em casa
- Auxiliar os pais a encontrar um equilíbrio entre elogiar o filho e corrigir seu comportamento
- Enfatizar a necessidade de uma estrutura e consistência na rotina diária da criança e nas expectativas comportamentais

---

Embora possa ajudar a reduzir a hiperatividade e a desatenção e permitir à criança estabelecer o foco quando está na escola, a medicação, de modo algum, proporciona cura total. A criança precisa de estratégias e prática para melhorar as habilidades sociais e o desempenho acadêmico. Uma vez que essas crianças só são diagnosticadas depois da 2ª ou 3ª série, pode ser que já tenham perdido muito dos conhecimentos básicos de leitura e matemática. Os pais devem entender que leva tempo para que elas consigam alcançar outras crianças da mesma idade.

Avaliação

Pais e professores tendem a notar resultados positivos do tratamento antes da criança. Os medicamentos costumam ser eficazes na diminuição da hiperatividade e impulsividade e na melhora da atenção em tempo relativamente curto quando as crianças respondem bem a eles. O aumento da sociabilidade, dos relacionamentos com colegas e dos resultados acadêmicos acontece de modo mais lento e gradual, mas é possível quando o tratamento é eficaz.

TRANSTORNO DA CONDUTA

O **transtorno da conduta** é caracterizado por um comportamento antissocial persistente em crianças e adolescentes, que prejudica significativamente sua habilidade de funcionar nos âmbitos acadêmico ou profissional. Os sintomas são agrupados em quatro áreas: agressão a pessoas e animais, destruição de patrimônio, fraude e roubo e sérias violações de regras (Thomas, 2005). Quem tem transtorno da conduta sente pouca empatia por outras pessoas; possui baixa autoestima, baixa tolerância à frustração e tem explosões destemperadas. Com frequência esse transtorno é associado com surgimento precoce de comportamento sexual, uso de bebidas, cigarro e substâncias ilegais e outros comportamentos arriscados ou descuidados. Ocorre três vezes mais em meninos que em meninas. Uma porcentagem bem grande, 30 a 50%, dessas crianças recebe diagnóstico de transtorno da personalidade antissocial na vida adulta.

Surgimento e curso clínico

Dois subtipos do transtorno da conduta baseiam-se na idade de surgimento. O tipo com surgimento na infância envolve sintomas antes dos 10 anos de idade, incluindo agressão física a outras pessoas e relacionamentos problemáticos com colegas. Essas crianças são mais propensas a transtorno da conduta persistente e a desenvolver o transtorno da personalidade antissocial quando adultas. O tipo de surgimento na adolescência é definido pela ausência de comportamentos de transtorno da conduta antes dos 10 anos de idade. Esses adolescentes tendem a ser menos agressivos e têm mais relacionamentos normais com seus pares. São menos inclinados a ter transtorno da conduta persistente ou transtorno da personalidade antissocial quando adultos (APA, 2000).

Os transtornos da conduta são classificados como leves, moderados ou graves (APA, 2000).

- *Leve:* a pessoa tem alguns problemas de conduta que causam dano relativamente menor a outras pessoas. Exemplos incluem mentir, vadiar e ficar fora de casa até tarde sem permissão.
- *Moderado:* o número de problemas de conduta aumenta, assim como o grau de danos causados a outras pessoas. Exemplos incluem vandalismo e roubo.
- *Grave:* a pessoa tem muitos problemas de conduta que causam danos consideráveis a outras pessoas. Exemplos incluem sexo forçado, crueldade com animais, uso de arma, arrombamento e assalto.

O curso do transtorno da conduta é variável. Pessoas com o tipo de surgimento na adolescência ou com problemas leves podem estabelecer relacionamentos sociais adequados e ter sucesso acadêmico ou profissional na vida adulta. Quem tem o tipo de surgimento na infância ou comportamentos problemáticos mais graves é mais propenso a desenvolver transtorno da personalidade antissocial na vida adulta. Mesmo aqueles que não o têm podem levar vidas problemáticas, com relacionamentos interpessoais difíceis, estilos de vida não saudáveis e incapacidade de sustentar a si mesmos (Thomas, 2005).

CRITÉRIOS DIAGNÓSTICOS DO DSM-IV-TR:
Sintomas de transtorno da conduta

- Brigas, ameaças ou intimidação de outros
- Lutas físicas
- Uso de armas
- Atividade sexual forçada
- Crueldade com pessoas ou animais
- Destruição de propriedade
- Início de incêndio
- Destruição deliberada de propriedade
- Engano e roubo
- Mentira
- Roubo em lojas
- Arrombamento de casas, prédios, carros
- Convencimento de outros a evitarem responsabilidade
- Grave violação de regras
- Permanência fora de casa até tarde da noite sem o consentimento dos pais
- Fuga de casa para passar a noite fora
- Ausências na escola sem permissão

Adaptado do DSM-IV-TR, 2000.

Etiologia

Em geral os pesquisadores concordam que vulnerabilidade genética, adversidade do ambiente e fatores como modos inadequados para lidar com situações interagem para causar o transtorno. Os fatores de risco incluem má criação, baixo resultado acadêmico, relacionamentos ruins com os pares e baixa autoestima; os fatores protetores incluem resiliência, apoio

VINHETA CLÍNICA: Transtorno da conduta

Tom, 14 anos de idade, sai da sala do diretor após envolvimento em luta física no corredor. Ele sabe que os pais ficarão furiosos devido à suspensão de uma semana. "Não tive culpa", pensa. "O que devo fazer quando alguém se refere a mim com palavrões?" Tom está com raiva por ter vindo à escola hoje; gostaria bem mais de ficar com os amigos, beber ou fumar maconha.

No caminho para casa, vê um carro estacionado junto ao mercado, destrancado e com o motor em movimento. Entra no carro, pensando "É meu dia de sorte!", dirige em alta velocidade, mas logo ouve o som da polícia perto do carro. Tom acaba sendo parado e preso. Enquanto espera pelos pais na delegacia de polícia, não tem certeza do que acontecerá. Conta aos policiais que o carro é de um amigo e que ele pegou emprestado. Promete jamais se envolver em problemas novamente se o policial liberá-lo. Mas este tem o prontuário de Tom, que inclui faltas à escola, bebida com menor de idade, suspeita quanto a desaparecimento do gato do vizinho e roubo em lojas.

Quando o pai de Tom chega à delegacia, bate no rosto do filho e diz "Garoto idiota! Eu disse a você que deveria se corrigir. Olhe para você agora! Que desculpa esfarrapada para um filho!". Tom cai na cadeira com um olhar repentino e desafiador. "Continue e bata em mim! Quem se importa? Não farei o que diz, pode desistir!"

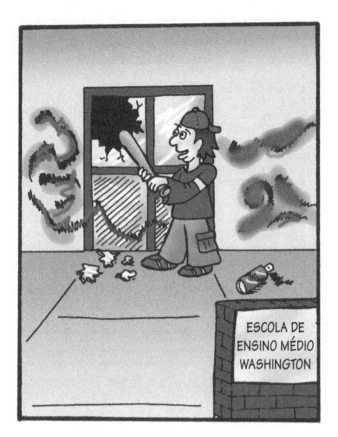

Transtorno da conduta.

familiar, relacionamentos positivos com colegas e boa saúde (Thomas, 2005).

Há um risco genético de transtorno da conduta, embora nenhum marcador genético específico tenha sido identificado (Thomas, 2005). Esse transtorno é mais comum em crianças com irmão com transtorno da conduta ou parente com transtorno da personalidade antissocial, abuso de substância, transtorno do humor, esquizofrenia ou TDAH (APA, 2000).

Observa-se uma falta de reatividade do sistema nervoso autônomo em crianças com transtorno da conduta; essa não responsividade é similar à de adultos com transtorno da personalidade antissocial. A anormalidade parece causar maior agressividade em relacionamentos sociais em consequência da diminuição das inibições sociais ou da esquiva normal. Pesquisas sobre o papel dos neurotransmissores mostram-se promissoras (Thomas, 2005).

Funcionamento familiar insatisfatório, discórdia conjugal, má criação e história familiar de abuso de substância e problemas psiquiátricos, tudo isso está associado ao desenvolvimento do transtorno da conduta. Exposição ao álcool no pré-natal causa aumento do risco de transtorno da conduta (Disney, Iacono, McGue, Tully e Legrand, 2008). Abuso infantil é um fator de risco especialmente significativo. Padrões específicos de criação de filhos considerados ineficazes são respostas parentais inconsistentes às demandas da criança e o atendimento de todas as demandas à medida que avança a escalada do comportamento. Exposição à violência nos meios de comunicação e na comunidade é um fator contribuinte para a criança que já corre risco em outras áreas. Desvantagens socioeconômicas, como moradia inadequada, aglomerados e pobreza, também aumentam a probabilidade do risco de transtorno da conduta em crianças (McGuinness, 2006).

Resultados acadêmicos abaixo da média, incapacidade para aprender, hiperatividade e problemas na extensão da atenção estão associados com o transtorno da conduta. Crianças afetadas têm dificuldade de funcionar em situações sociais. Faltam-lhes habilidades para responder de modo apropriado a outras pessoas e negociar conflitos; além disso, quando emocionalmente estressadas, perdem a habilidade de se conter. Costumam ser aceitas apenas por pares com problemas similares (Thomas, 2005).

Considerações culturais

Há cada vez mais preocupação com uma possível classificação errônea de crianças "difíceis" no grupo daquelas com transtorno da conduta. Conhecer a história do cliente e as circunstâncias é essencial para um diagnóstico preciso. Em áreas com alta taxa de criminalidade, o comportamento agressivo pode ser um fator de proteção e não necessariamente um indicativo de transtorno da conduta. Em imigrantes oriundos de países arrasados por guerras, o comportamento agressivo pode ter sido necessário para a sobrevivência; portanto, esses indivíduos não devem receber esse diagnóstico (APA, 2000).

Tratamento

Têm sido usados muitos tratamentos para o transtorno da conduta, todos com modesta eficácia. A intervenção precoce é mais eficaz; sendo a prevenção mais eficaz do que o tratamento. Intervenções drásticas, como o "campo de treinamento" ou o encarceramento, não têm se mostrado eficazes e podem, inclusive, piorar a situação (Thomas, 2005). O tratamento deve ser ajustado de acordo com a idade de desenvolvimento do cliente; não há um único tratamento adequado para todas as idades. Programas de pré-escola, como o Head Start, resultam em taxas mais baixas de comportamento delinquente e de transtorno da conduta e abrangem instruções aos pais sobre crescimento e desenvolvimento normais, estimulação da criança e apoio aos pais durante as crises.

Para aqueles em idade escolar e com transtorno da conduta, o foco do tratamento é a criança, a família e o ambiente escolar. As técnicas incluem instruções aos pais, treinamento de habilidades sociais para melhorar o relacionamento da criança com seus pares e tentativas de melhorar o desempenho acadêmico e aumentar a capacidade da criança de atender a demandas de figuras de autoridade. A terapia familiar é considerada essencial para a criança nessa faixa etária (Thomas, 2005).

Os adolescentes confiam menos nos pais e mais em seus pares; portanto, o tratamento dessa faixa etária envolve terapia individual. Muitos clientes adolescentes têm algum envolvimento com o judiciário em consequência de comportamentos criminosos e podem sofrer restrições de liberdade em função disso. O uso de álcool e de outras drogas tem um papel mais significativo nessa faixa etária; todo e qualquer plano de tratamento precisa tratar essa questão. A abordagem de tratamento mais promissora inclui manter o cliente em seu ambiente, com a família e em terapias individuais. O plano em geral inclui resolução de conflitos, controle da raiva e aprendizado de habilidades sociais.

Os medicamentos, por si só, têm pouco efeito, mas podem ser usados em conjunto com o tratamento dos sintomas específicos. Por exemplo, para um cliente que representa perigo evidente para outras pessoas, pode-se prescrever um antipsicótico; para outro, com humor lábil, pode ser benéfico o lítio ou outro estabilizador do humor, como a carbamazepina ou o ácido valproico (Thomas, 2005).

APLICAÇÃO DO PROCESSO DE ENFERMAGEM: TRANSTORNO DA CONDUTA

Investigação

História

Crianças com transtorno da conduta têm uma história de relacionamentos conturbados com seus pares, agressão contra pessoas ou animais, destruição de propriedade, enganação ou roubo e violação grave de regras (p. ex., gazetear, fugir de casa, passar a noite inteira fora sem permissão). Os comportamentos e problemas podem variar de leves a graves.

Aparência geral e comportamento motor

Aparência, fala e comportamento motor são em geral normais para a faixa etária, mas podem ser um tanto extremos (p. ex., *piercings* pelo corpo, tatuagens, penteados e roupas). Com frequência esses clientes têm postura relaxada, são taciturnos e não gostam de ser entrevistados. Podem praguejar, xingar o enfermeiro ou o médico com palavrões e fazer comentários depreciativos a respeito de pais, professores, polícia e outras figuras de autoridade.

Humor e afeto

Os clientes podem ficar quietos e relutar em conversar ou demonstrar hostilidade e raiva. Tendem a apresentar atitudes desrespeitosas diante de pais, enfermeiros ou qualquer outra pessoa em posição de autoridade. Irritabilidade, frustração e explosões destemperadas são comuns. Pode ser que não queiram responder às perguntas e cooperar durante a entrevista; podem achar que não precisam de ajuda ou de tratamento. Se tiverem problemas com a Justiça, talvez expressem culpa ou remorso superficiais, mas é improvável que essas emoções sejam sinceras.

Conteúdo e processos do pensamento

Os processos mentais costumam estar intactos, ou seja, os clientes são capazes de raciocinar de modo lógico. Apesar disso, percebem o mundo como agressivo e ameaçador e respondem da mesma maneira. Podem ficar preocupados, achando que estão sendo vigiados, e se comportar como se todos os perseguissem. Pensamentos ou fantasias sobre morte ou violência são comuns.

Processo sensorial e intelectual

Os clientes são alertas e orientados, têm memória intacta e não apresentam alterações sensório-perceptivas. A capacidade intelectual não está prejudicada, mas essas pessoas costumam ter notas ruins por causa de baixos resultados acadêmicos, problemas de comportamento na escola, faltas às aulas e não cumprimento das atividades.

Julgamento e compreensão

O julgamento e a compreensão são limitados para a etapa de desenvolvimento correspondente. De modo consistente, os clientes quebram regras sem se preocupar com as consequências. É comum a busca de emoções fortes ou comportamento arriscado, como uso de drogas ou álcool, direção negligente, atividade sexual sem proteção e atividades ilegais, como roubo. Falta compreensão aos clientes; eles costumam culpar os outros ou a sociedade pelos próprios problemas; raramente acreditam que seu comportamento seja a causa das dificuldades.

Autoconceito

Embora esses clientes geralmente tentem parecer valentões, sua autoestima é baixa. Eles não se valorizam, assim como não valorizam as outras pessoas. Sua identidade está relacionada com seus comportamentos, como se sentirem "o máximo" quando têm muitos encontros sexuais ou se sentirem importantes quando roubam mercadorias caras ou são expulsos da escola.

Papéis e relacionamentos

Os relacionamentos com outras pessoas, em especial com aqueles em posição de autoridade, são problemáticos e podem ser violentos. Isso inclui pais, professores, policiais e a maioria dos adultos. Agressões verbais e físicas são comuns. Os irmãos podem ser alvo de zombarias ou agressões. Os relacionamentos com os pares limitam-se aos colegas que se comportam de modo similar; esses clientes veem aquele que segue regras como estúpido ou medroso. Normalmente têm notas ruins, já foram expulsos ou mudaram de escola. É improvável que tenham um emprego (se já tiverem idade para isso), pois preferem roubar. Para eles, a ideia de cumprir papéis consiste em ser valentão, quebrar regras e levar vantagem.

Considerações fisiológicas e de autocuidado

Esses clientes, sendo mulheres, correm risco de gravidez não planejada e doenças sexualmente transmissíveis por causa do comportamento sexual precoce e frequente. O uso de drogas e álcool é um risco adicional à saúde. Quem tem transtorno da conduta envolve-se em agressão física e violência, incluindo uso de armas; isso resulta em mais lesões e mortes em comparação com outros da mesma idade.

Plano de cuidados de enfermagem | Transtorno da conduta

Diagnóstico de enfermagem

Enfrentamento Ineficaz: *incapacidade de desenvolver uma avaliação válida dos estressores, escolha inadequada das respostas praticadas e/ou incapacidade de utilizar os recursos disponíveis.*

DADOS DA INVESTIGAÇÃO

- Poucas ou nenhuma relação importante com amigos
- Incapacidade de ter empatia com os outros
- Incapacidade de dar e receber afeto
- Baixa autoestima, mascarada por atos "de força"

RESULTADOS ESPERADOS

Imediatos
O cliente irá
- Envolver-se em interações sociais.
- Verbalizar os sentimentos.
- Aprender habilidades para solucionar problemas.

Estabilização
O cliente irá:
- Demonstrar habilidades de solução eficaz de problemas e de enfrentamento.
- Analisar os próprios pontos positivos e as fraquezas de modo realista, p. ex., fazer uma lista de pontos positivos e fraquezas e revisá-la com o enfermeiro.

Comunidade
O cliente irá
- Demonstrar desenvolvimento das relações com colegas.
- Verbalizar sentimentos reais de autovalorização adequados à idade.
- Desempenhar um nível acadêmico satisfatório.

IMPLEMENTAÇÃO

Intervenções de enfermagem (*denota intervenções colaborativas)	Justificativa
Encorajar o cliente a discutir suas ideias e seus sentimentos.	Verbalizar os sentimentos é um primeiro passo para lidar com eles de forma adequada.
Dar *feedback* positivo para as conversas adequadas.	O *feedback* positivo aumenta a probabilidade de desempenho continuado.
Dizer ao cliente que é aceito como pessoa, embora um dado comportamento possa não ser aceito.	Os clientes com transtornos da conduta costumam sofrer rejeição. Precisam de apoio para aumentar a autoestima, ao mesmo tempo em que compreendem a necessidade de mudanças de comportamento.
Dar ao cliente atenção positiva quando o comportamento não for problemático.	O cliente pode estar recebendo muita atenção dos outros quando envolvido em comportamentos problemáticos, um padrão que precisa ser mudado.
Ensinar o cliente sobre estabelecimento de limites e necessidade do respeito a esses limites. Incluir tempo para conversar a respeito.	Isso dá ao cliente oportunidade de escutar alguma coisa sobre a relação entre comportamento aberrante e consequências quando o comportamento não for problemático. Ele pode não conhecer o conceito de limites e como eles podem ser benéficos.
Ensinar ao cliente o processo de solução de problemas como alternativa para agir (identificar o problema, analisar alternativas, selecionar e implementar uma alternativa e avaliar a eficácia da solução).	O cliente pode não saber como solucionar problemas de modo construtivo ou pode não ter visto a modelagem desse comportamento em casa.

(continua)

| Plano de cuidados de enfermagem | Transtorno da conduta (*continuação*) |

IMPLEMENTAÇÃO

Intervenções de enfermagem (*denota intervenções colaborativas)	Justificativa
Ajudar o cliente a praticar o processo de solução de problemas em situações na unidade; depois, em situações que possa enfrentar em casa, na escola, e assim por diante.	A capacidade e a habilidade do cliente irão aumentar com a prática. Ele pode ter êxito com a prática.
Exemplificar conversas apropriadas e habilidades sociais adequadas com o cliente.	Dá ao cliente a possibilidade de ver o que é esperado em uma situação não ameaçadora.
Especificar e descrever as habilidades que você está demonstrando.	Esclarecer expectativas diminui a possibilidade de interpretações erradas.
Praticar habilidades sociais com o cliente, uma a uma e em particular.	À medida que o cliente se sente confortável com as habilidades a partir da prática, ele aumentará seu uso.
Pouco a pouco, apresentar outros clientes em interações e conversas.	O sucesso com os outros tem mais possibilidades de ocorrer assim que o cliente obtiver sucesso com o corpo funcional.
Auxiliar o cliente a concentrar-se em tópicos adequados à idade e à situação.	Relações com amigos são reforçadas quando o cliente consegue interagir da mesma forma que outros adolescentes.
Estimular o cliente a dar e a receber *feedback* de outros de sua faixa etária.	O *feedback* dos amigos pode influenciar a modelagem do comportamento de um adolescente.
Facilitar a expressão dos sentimentos entre os clientes em situações de grupo supervisionadas.	Os adolescentes relutam em ficar vulneráveis ante os amigos e podem precisar de estímulo para repartir sentimentos.
Ensinar o cliente sobre a transmissão de infecção por HIV e outras doenças sexualmente transmissíveis (DSTs).	Como esses clientes podem agir sem limites quanto ao sexo ou usar drogas intravenosas, é especialmente importante que sejam orientados sobre formas de prevenir a transmissão do HIV e de DSTs.
*Investigar o uso que o cliente faz de álcool ou outras substâncias e encaminhá-lo, se indicado.	É comum que adolescentes com transtorno da conduta tenham problemas de abuso de substâncias.

Adaptado de Schultz, J.M., e Videbeck, S.L. (2009). *Lippincott's manual of psychiatric nursing care plans* (8th ed.). Philadelphia: Lippincott Williams & Wilkins.

Análise de dados e planejamento

Os diagnósticos de enfermagem em geral usados para clientes com transtornos da conduta incluem:

- Risco de Violência Direcionada a Outros
- Falta de Adesão
- Enfrentamento Ineficaz
- Interação Social Prejudicada
- Baixa Autoestima Crônica

Identificação dos resultados

Os resultados do tratamento para clientes com transtornos da conduta podem incluir os itens a seguir. O cliente:

- Não machucará outras pessoas nem destruirá propriedades
- Participará do tratamento
- Aprenderá habilidades eficazes para enfrentar situações e solucionar problemas
- Terá comportamentos aceitáveis e apropriados para a sua idade ao interagir com outras pessoas
- Verbalizará declarações positivas e apropriadas sobre si mesmo para a sua idade

Intervenção

Como diminuir a violência e aumentar a adesão ao tratamento

O enfermeiro deve proteger as outras pessoas de comportamentos manipuladores ou agressivos comuns entre esses clientes. Ele deve definir os limites dos comportamentos inaceitáveis logo no início do tratamento. A **definição de limites** envolve três etapas:

1. Informar ao cliente qual a regra ou o limite
2. Explicar-lhe as consequências de ultrapassar os limites
3. Informar o comportamento esperado

> **INTERVENÇÕES DE ENFERMAGEM**
>
> *Para o transtorno da conduta*
>
> - Diminuição da violência e aumento da adesão ao tratamento
>   Proteger as outras pessoas da agressão e manipulação do cliente
>   Estabelecer os limites do comportamento inaceitável
>   Oferecer consistência com o plano de cuidados do cliente
>   Usar contratos comportamentais
>   Instituir o intervalo
>   Providenciar um cronograma da rotina das atividades diárias
> - Melhora da autoestima e das habilidades para lidar com situações
>   Mostrar aceitação da pessoa, embora não necessariamente do comportamento
>   Estimular o cliente a manter um diário
>   Ensinar e praticar habilidades de solução de problemas
> - Promoção da interação social
>   Ensinar habilidades sociais apropriadas para a idade
>   Modelar papéis e praticar habilidades sociais
>   Dar *feedback* positivo ao comportamento aceitável
> - Dar instruções ao cliente e à família

É essencial que todos os membros da equipe de saúde e também os familiares façam cumprir o respeito consistente aos limites, sem exceção. O enfermeiro pode dizer, por exemplo:

 "É inaceitável bater em outra pessoa. Se você estiver com raiva, converse com um membro da equipe a esse respeito. Se bater em alguém, vai ficar sem recreação por 24 horas."

Para que o estabelecimento de limites seja eficaz, as consequências devem fazer sentido para os clientes, ou seja, esse tempo de recreação (no exemplo) precisa ser algo valorizado ou desejado. Se o desejo do cliente for ficar sozinho no quarto, essa consequência não será eficaz.

Para melhorar a adesão ao tratamento, o enfermeiro pode negociar com o cliente a lista que compõe o contrato com comportamentos esperados, limites e recompensas. O cliente pode consultar o acordo escrito para relembrar expectativas, e a equipe pode mostrar o acordo caso o cliente tente mudar alguma cláusula. O contrato pode ajudar a equipe a evitar lutas de poder em torno de solicitações de favores especiais ou tentativas de alterar objetivos do tratamento ou expectativas comportamentais.

Independentemente de ser um contrato ou plano de tratamento escrito, a equipe deve se manter firme. O cliente vai tentar driblar ou quebrar regras, culpar outras pessoas ou arranjar desculpas para o comportamento. A consistência no cumprimento do plano de cuidados é essencial para diminuir a manipulação.

O **intervalo** é o recolhimento a um local neutro, onde os clientes possam readquirir o autocontrole. Esse recurso não é uma punição. Quando se inicia uma escalada de comportamento do cliente, por exemplo, quando este começa a berrar ou a ameaçar alguém, o intervalo pode evitar a agressão ou a expressão dos sentimentos em ações. A própria equipe eventualmente deve instituir o intervalo quando os clientes não querem ou não podem fazer isso. No final, o objetivo é que os clientes reconheçam os próprios sinais de agitação crescente e façam um intervalo autoinstituído para controlar emoções e explosões. Após o intervalo, o enfermeiro deve discutir os eventos com os clientes. Isso pode ajudá-los a reconhecer as situações que disparam respostas a emoções e a aprender modos mais eficazes de lidar com situações similares no futuro. O *feedback* positivo para esforços bem-sucedidos de evitar agressão ajuda a reforçar comportamentos novos.

Para os clientes, é útil ter um cronograma de atividades diárias, incluindo higiene, escola, dever de casa e tempo de lazer. Eles ficam mais propensos a adquirir hábitos positivos quando têm expectativas rotineiras sobre tarefas e responsabilidades. Além disso, tornam-se mais propensos a seguir a rotina diária quando compreendem bem o cronograma.

Como melhorar a autoestima e as habilidades de lidar com as situações

O enfermeiro deve demonstrar aceitação dos clientes como pessoas de valor, inclusive quando seus comportamentos são inaceitáveis. Isso significa que precisa ser prático ao definir limites e não deve fazer declarações de julgamento dos clientes. É preciso focar apenas o comportamento. Por exemplo, se o cliente quebrar uma cadeira durante um acesso de raiva, o enfermeiro deve dizer:

 "John, quebrar cadeiras é um comportamento inaceitável. Você precisa dizer à equipe que está chateado; assim vai poder conversar sobre isso em vez de expressar a raiva em ações."

O enfermeiro deve evitar dizer coisas como:

 "Qual o seu problema? Você não é capaz de se comportar direito?"

Comentários desse tipo são subjetivos, expressam julgamento e não focam o comportamento específico; reforçam a autoimagem de "pessoa má" do cliente.

Indivíduos com transtorno da conduta têm aparência de durões e são incapazes de discutir sentimentos e emoções, ou relutam em fazê-lo. Manter um diário pode ajudá-los a identificar e expressar sentimentos. O enfermeiro pode discutir esses sentimentos com os clientes e explorar modos de expressão melhores e mais seguros do que a agressão ou a expressão em ações.

Às vezes o cliente precisa aprender a solucionar problemas de modo eficaz. A solução envolve identificar o problema, explorar todas as soluções possíveis, escolher e implementar uma das alternativas e avaliar os resultados (ver o Cap. 16). O enfermeiro pode ajudá-lo a trabalhar problemas reais usando esse processo. É provável que as habilidades de enfrentamento melhorem com a prática.

Como promover a interação social

Clientes com transtorno da conduta podem não ter habilidades sociais apropriadas para a idade; por isso, é importante promover seu aprendizado. O enfermeiro pode apresentar modelos dessas habilidades e ajudá-los a praticar a interação social adequada. O enfermeiro identifica o que não é apropriado, como praguejar e falar palavrões, e também o que é apropriado. Os clientes podem ter pouca experiência na discussão de notícias, eventos do momento, esportes ou outros tópicos. À medida que começam a desenvolver habilidades, o enfermeiro pode incluir outros pares nessas discussões. O *feedback* positivo é essencial para que saibam o que se espera deles.

Como fornecer instruções ao cliente e à família

Os pais também podem precisar de ajuda com habilidades sociais, solução de problemas e comportamentos apropriados. Eles costumam ter os próprios problemas e, às vezes, muito tempo antes da instituição do tratamento já enfrentavam dificuldades com o cliente. Talvez necessitem substituir padrões antigos, como gritar, bater ou simplesmente ignorar o comportamento, por estratégias mais eficazes. O enfermeiro pode ensinar aos pais atividades e expectativas apropriadas para a idade dos clientes, como horário de ir para a cama, responsabilidades domésticas e comportamento aceitável em casa. Às vezes os pais precisam aprender a estabelecer limites, determinando consequências apropriadas. Costumam ter de aprender a comunicar os próprios sentimentos e as expectativas de modo claro e direto. Alguns pais precisam deixar que os clientes experimentem as consequências do comportamento em vez de ajudá-los. Por exemplo, se o cliente leva uma multa por excesso de velocidade, os pais não devem pagá-la. Se o cliente provoca confusão na escola e fica detido, os pais devem apoiar as decisões do professor em vez de culpar a escola ou o próprio professor.

Avaliação

O tratamento é considerado eficaz quando o cliente deixa de se comportar de modo agressivo ou ilegal, vai às aulas, segue regras razoáveis e atende às expectativas em casa. O cliente não vai se tornar um modelo de criança em pouco tempo; em vez disso, pode ser que faça um progresso modesto, com alguns retrocessos ao longo do tempo.

INSTRUÇÕES AO CLIENTE E À FAMÍLIA

Para transtorno da conduta

- Ensinar aos pais, quando necessário, habilidades sociais e de solução de problemas
- Encorajar os pais a buscar tratamento para os próprios problemas
- Ajudar os pais a identificar atividades e expectativas apropriadas para a idade do cliente
- Ajudar os pais a manter uma comunicação direta e clara
- Ajudar os pais a evitar "salvar" o cliente
- Ensinar aos pais técnicas eficazes de definição de limites
- Ajudar os pais a identificar estratégias disciplinares apropriadas

---

CUIDADOS NA COMUNIDADE

Clientes com transtorno da conduta são encontrados em locais de atendimento a pacientes graves apenas quando seu comportamento é grave; eles permanecem nesse espaço por curtos períodos para estabilização. O trabalho de longo prazo ocorre, em grande parte, em escolas e em casa ou em outro local da comunidade. Alguns clientes são tirados da casa dos pais por períodos curtos ou longos. Casas comunitárias, casas de transição e locais de tratamento de residentes destinam-se a promover ambientes seguros e estruturados, além de supervisão adequada, quando não possível em casa. Aqueles que têm problemas com a Justiça podem ser alojados em casas de detenção, prisões ou programas carcerários de reencaminhamento. O Capítulo 4 trata de locais e programas de tratamento.

PROMOÇÃO DA SAÚDE MENTAL

O comportamento dos pais influencia profundamente o comportamento da criança. Pais que se engajam em comportamentos de risco, como fumar, beber e ignorar a própria saúde, são mais propensos a ter filhos que também se envolvam em comportamentos de risco, incluindo sexo precoce sem proteção. Aulas em grupo sobre criação de filhos são eficazes para lidar com comportamentos problemáticos dos filhos e prevenir o desenvolvimento futuro de transtornos da conduta (Turner e Sanders, 2006).

Eisen, Raleigh e Neuhoff (2008) relataram que um programa de intervenção precoce para crianças com risco de transtornos de ansiedade melhorou o comportamento. O programa consistia em sessões com os pais, controle da ansiedade da criança, sessões pais-filhos que enfatizavam habilidades para lidar com situações e exposição gradual a situações que provocam ansiedade.

A Escala de Atribuição de Pontos do SNAP-IV para Pais e Professores (Swanson, 2002) é uma ferramenta de avaliação que pode ser usada para a avaliação inicial em muitas áreas preocupantes, como TDAH, transtorno desafiador de oposição, transtorno da conduta e depressão (Quadro 20.3). Essas ferramentas podem identificar problemas ou potenciais problemas que sinalizam a necessidade de avaliação e acompanhamento mais aprofundados. Detecção precoce e intervenção bem-sucedida costumam ser a chave para a promoção da saúde mental.

TRANSTORNO DESAFIADOR DE OPOSIÇÃO

O transtorno desafiador de oposição consiste em um padrão persistente de comportamento não cooperativo, desafiador e hostil em relação a figuras de autoridade, sem violações antissociais maiores. Um certo nível de comportamento opositor é comum em crianças e adolescentes; na verdade, é esperado esse comportamento em algumas fases, como dos 2 aos 3 anos de idade e no início da adolescência. A Tabela 20.2 compara características aceitáveis e comportamentos anormais em adolescentes. Diagnostica-se o transtorno desafiador de oposição apenas quando os comportamentos são mais frequentes e intensos do que em pares não afetados e causam disfunção em situações sociais, acadêmicas ou profissionais. Esse transtorno é diagnosticado em cerca de 5% da população e ocorre igualmente entre adolescentes do sexo masculino e feminino. A maioria

QUADRO 20.3 Escala de Atribuição de Pontos do SNAP-IV para Pais e Professores

Nome: _____ Sexo: _____ Idade: _____ Grau: _____

Etnia (circule a que melhor se aplica):   afro-americano   asiático   branco   hispânico   Outra _____

Feito por: _____ Tipo de turma: _____ Tamanho da turma: _____

Para cada item, marcar a coluna que melhor descreva a criança:

	Nem um pouco	Só um pouco	Bastante	Muito
1. Costuma fracassar em dar atenção cuidadosa a detalhes ou comete erros por descuido nos trabalhos e tarefas escolares.	_____	_____	_____	_____
2. Costuma ter dificuldade para manter a atenção em tarefas ou brincadeiras.	_____	_____	_____	_____
3. Não parece escutar quando se fala direto com ele/ela.	_____	_____	_____	_____
4. Não atende instruções e fracassa em concluir trabalho, tarefas ou deveres na escola.	_____	_____	_____	_____
5. Costuma ter dificuldades para organizar tarefas e atividades.	_____	_____	_____	_____
6. Costuma evitar, não gostar, ou envolver-se com relutância em tarefas que exijam esforço mental sustentado.	_____	_____	_____	_____
7. Costuma perder as coisas necessárias para as atividades (p. ex., brinquedos, tarefas escolares, lápis ou livros).	_____	_____	_____	_____
8. Costuma ser distraído por estímulos externos.	_____	_____	_____	_____
9. Costuma esquecer coisas nas atividades diárias.	_____	_____	_____	_____
10. Costuma ter dificuldades para manter-se alerta, orientado a solicitações ou na execução de instruções.	_____	_____	_____	_____
11. Costuma movimentar mãos ou pés ou movimentar o corpo na cadeira.	_____	_____	_____	_____
12. Costuma sair da cadeira em aula ou em outras situações que exijam que permaneça sentado.	_____	_____	_____	_____
13. Costuma correr no ambiente ou subir e descer escadas em excesso em situações em que isso é inadequado.	_____	_____	_____	_____
14. Costuma ter dificuldades para brincar ou envolver-se em atividades recreativas de forma calma.	_____	_____	_____	_____
15. Está sempre "com pressa" ou costuma agir como se "movido a motor".	_____	_____	_____	_____
16. Costuma falar demais.	_____	_____	_____	_____
17. Costuma responder antes mesmo da conclusão da pergunta.	_____	_____	_____	_____
18. Costuma ter dificuldades de aguardar a vez.	_____	_____	_____	_____
19. Costuma interromper ou invadir o espaço de outros (p. ex., intromissão nas conversas/jogos).	_____	_____	_____	_____
20. Costuma ter dificuldades para sentar quieto, ficar quieto ou inibir impulsos na sala de aula ou em casa.	_____	_____	_____	_____
21. Costuma perder o controle.	_____	_____	_____	_____
22. Costuma discutir com os adultos.	_____	_____	_____	_____
23. Costuma, de forma ativa, desafiar as solicitações ou as regras dos adultos, ou recusá-las.	_____	_____	_____	_____
24. Costuma, de forma deliberada, fazer coisas que incomodam outras pessoas.	_____	_____	_____	_____
25. Costuma culpar os outros por seus erros ou comportamentos errados.	_____	_____	_____	_____
26. Costuma ficar incomodado ou desgostoso com os outros.	_____	_____	_____	_____
27. Costuma ter raiva ou ressentimentos.	_____	_____	_____	_____
28. Costuma ser vingativo ou malicioso.	_____	_____	_____	_____
29. Costuma iniciar discussões.	_____	_____	_____	_____
30. Costuma ser negativo, desobediente, desafiador ou hostil com figuras de autoridade.	_____	_____	_____	_____

(continua)

QUADRO 20.3 Escala de Atribuição de Pontos do SNAP-IV para Pais e Professores *(continuação)*

Para cada item, marcar a coluna que melhor descreva a criança:

	Nem um pouco	Só um pouco	Bastante	Muito
31. Muitas vezes, faz barulhos (p. ex., sussurra ou emite sons estranhos).				
32. Com frequência é excitável, impulsivo.				
33. Com frequência chora com facilidade.				
34. Muitas vezes não se mostra cooperativo.				
35. Frequentemente dá uma de "esperto".				
36. Com frequência é inquieto ou ativo em demasia.				
37. Frequentemente perturba outras crianças.				
38. Muitas vezes muda de humor de modo rápido e drástico.				
39. Muitas vezes fica facilmente frustrado quando suas demandas não são atendidas de imediato.				
40. Com frequência provoca outras crianças e interfere em suas atividades.				
41. Frequentemente é agressivo com outras crianças (p. ex., promove brigas ou zombarias).				
42. Muitas vezes, é destrutivo em relação a propriedades de outras pessoas (p. ex., vandalismo).				
43. Frequentemente engana outras pessoas (p. ex., rouba, mente, copia o trabalho de outros ou trapaceia).				
44. Com frequência viola gravemente as regras (p. ex., mata aulas, foge de casa ou ignora completamente as regras escolares).				
45. Apresenta um padrão persistente de violar os direitos básicos de outras pessoas ou normas sociais importantes.				
46. Tem episódios em que não consegue resistir a impulsos agressivos (investir contra outras pessoas ou destruir patrimônios).				
47. Manifesta tiques motores ou verbais (p. ex., atividade motora ou verbal súbita, rápida, recorrente e não rítmica).				
48. Tem um comportamento motor repetitivo (p. ex., agitação das mãos, balanceio do corpo ou puxão da pele).				
49. Apresenta obsessões (ideias, pensamentos ou impulsos inapropriados persistentes e intrusivos).				
50. Manifesta compulsões (comportamentos ou atos mentais repetitivos para reduzir a ansiedade ou a angústia).				
51. Com frequência é inquieto ou parece tenso e excitado ou no limite.				
52. Muitas vezes fica facilmente fatigado.				
53. Frequentemente tem dificuldade em se concentrar ("dá um branco").				
54. Muitas vezes mostra-se irritável.				
55. Costuma apresentar tensão muscular.				
56. Costuma ter ansiedade e preocupações excessivas (p. ex., expectativa apreensiva).				
57. Costuma sentir sono durante o dia (dorme sem intenção em situações inadequadas).				
58. Costuma ter comportamento emotivo e de busca de atenção.				
59. Costuma ter necessidade de admiração indevida, comportamento de grandeza ou falta de empatia.				
60. Costuma apresentar instabilidade nos relacionamentos com os outros, humor reativo e impulsividade.				
61. Às vezes, durante uma semana no mínimo tem a autoestima ou a grandiosidade inflada.				
62. Algumas vezes, durante uma semana, no mínimo, conversa mais que o normal ou parece pressionado a falar.				

(continua)

| QUADRO 20.3 Escala de Atribuição de Pontos do SNAP-IV para Pais e Professores *(continuação)* |

Para cada item, marcar a coluna que melhor descreva a criança:	Nem um pouco	Só um pouco	Bastante	Muito
63. Às vezes, no mínimo durante uma semana, apresenta fuga de ideias ou diz que os pensamentos estão movimentados.				
64. Algumas vezes, por pelo menos uma semana, apresenta humor elevado, expansivo ou eufórico.				
65. Algumas vezes, no mínimo por uma semana, fica excessivamente envolvido em atividades agradáveis, ainda que de risco.				
66. Algumas vezes, por pelo menos duas semanas, apresenta humor depressivo (tristeza, desesperança, desencorajamento).				
67. Algumas vezes, por pelo menos duas semanas, apresenta humor irritável ou esquisito.				
68. Algumas vezes, durante pelo menos duas semanas, apresenta interesse ou prazer muito reduzido pela maioria das atividades.				
69. Algumas vezes, durante pelo menos duas semanas, apresenta agitação psicomotora (ainda mais ativa do que a normal).				
70. Algumas vezes, no mínimo durante duas semanas, apresenta retardo psicomotor (desaceleração em muitas atividades).				
71. Algumas vezes, por pelo menos duas semanas, está fatigado ou tem perda de energia.				
72. Algumas vezes, no mínimo durante duas semanas, tem sentimentos de desvalorização ou culpa excessiva e inadequada.				
73. Algumas vezes, durante pelo menos duas semanas, apresenta capacidade reduzida para pensar ou concentrar-se.				
74. Apresenta baixa autoestima crônica na maior parte do tempo durante pelo menos um ano.				
75. Concentração crônica insatisfatória ou dificuldade de tomar decisões na maior parte do tempo durante pelo menos um ano.				
76. Sentimentos crônicos de desesperança na maior parte do tempo durante um ano no mínimo.				
77. No presente, está vigilante (excessivamente atento ou alerta) ou apresenta resposta de susto exagerada.				
78. Atualmente está irritável, tem repentes de raiva ou dificuldade de concentração.				
79. Atualmente apresenta uma reação emocional ao estresse (p. ex., nervoso, preocupado, sem esperanças, choroso).				
80. Atualmente apresenta uma reação comportamental ao estresse (p. ex., de combatividade, vandalismo e não comparecimento às aulas).				
81. Tem dificuldade de começar as tarefas escolares.				
82. Tem dificuldade de permanecer nas tarefas durante toda uma aula.				
83. Tem problemas para realizar o trabalho dado pelos professores.				
84. Tem problemas quanto à exatidão e à apresentação dos trabalhos escolares escritos.				
85. Tem dificuldade de tomar parte em atividade ou discussão de grupo nas aulas.				
86. Tem dificuldade para fazer a transição ao assunto ou período de aula seguinte.				
87. Tem problemas nas interações com colegas na sala de aula.				
88. Tem problemas nas interações com a equipe, os professores ou auxiliares.				
89. Tem dificuldades de permanecer silencioso, conforme as regras escolares.				
90. Tem dificuldade de permanecer sentado, conforme as regras escolares.				

Elaborado por James M. Swanson, Ph.D., University of California, Irvine.

Tabela 20.2 Características aceitáveis e comportamentos anormais na adolescência

Aceitáveis	Anormais
Queixas psicossomáticas ocasionais	Medo, ansiedade e culpa quanto a sexo, saúde e educação
Comportamento inconsistente e imprevisível	Comportamento desafiador, negativo e deprimido
Desejo intenso de aprovação pelos colegas	Queixas hipocondríacas frequentes
Competitivo nas brincadeiras	Aprendizagem irregular ou deficiente
Padrões erráticos de trabalho e lazer	Relações pessoais insatisfatórias com colegas
Crítico de si mesmo e dos outros	Incapacidade de aguardar a gratificação
Bastante ambivalente em relação aos pais	Falta de vontade de assumir mais autonomia
Ansiedade acerca de carinho perdido dos pais	Atos de delinquência, ritualismo, obsessões
Agressividade verbal com os pais	Aberrações sexuais
Fortes percepções morais e éticas	Incapacidade de trabalhar ou socializar-se

Adaptada de Pataki, C. (2005). Normal adolescence. In B. J. Sadock & V. A. Sadock (Eds.). *Comprehensive textbook of psychiatry* (8th ed., pp. 3035-3043). Philadelphia: Lippincott Williams & Wilkins.

dos especialistas acredita que genes, temperamento e condições sociais adversas interagem para gerar o transtorno desafiador de oposição. Das pessoas afetadas, 25% desenvolvem transtorno da conduta, e 10% são diagnosticadas com transtorno da personalidade antissocial quando adultas (Thomas, 2005). O transtorno desafiador de oposição costuma ser comórbido com outros transtornos, como TDAH, transtornos de ansiedade e transtornos afetivos. As abordagens de tratamento para o transtorno desafiador de oposição são similares àquelas usadas no transtorno da conduta.

TRANSTORNOS DA ALIMENTAÇÃO DA PRIMEIRA INFÂNCIA

Os transtornos da alimentação incluídos nessa categoria têm natureza persistente, não sendo explicados por condições médicas subjacentes. Incluem a pica, o transtorno de ruminação e o transtorno da alimentação da primeira infância.

Pica

A **pica** é a ingestão persistente de substâncias não nutritivas, como tinta, cabelo, roupa, folhas, areia, argila ou terra. Em geral é vista em crianças com retardo mental; ocasionalmente ocorre em mulheres grávidas. Ela desperta a atenção do médico apenas quando se desenvolve alguma complicação médica, como obstrução ou infecção intestinal, ou alguma condição tóxica, como envenenamento por chumbo. Na maioria dos casos, o comportamento dura vários meses e, depois, abranda.

Transtorno de ruminação

O *transtorno de ruminação* é a regurgitação e a repetição da mastigação de comida. A criança faz voltar à boca um alimento parcialmente digerido e em geral mastiga e engole essa porção de novo. A regurgitação não envolve náusea, vômito nem condição médica (APA, 2000). Esse transtorno é relativamente comum e ocorre mais em meninos do que em meninas; resulta em má nutrição, perda de peso e até mesmo morte em cerca de 25% dos bebês afetados. Em bebês, o transtorno costuma diminuir espontaneamente, mas pode continuar em casos graves.

Transtorno desafiador de oposição.

Transtorno da alimentação da primeira infância

O transtorno da alimentação da primeira infância é caracterizado por uma falha persistente em comer de modo adequado, o que resulta em perda significativa de peso ou dificuldade em ganhar peso. É igualmente comum entre meninos e meninas e ocorre mais durante o primeiro ano de vida. Estima-se que 5% de todas as admissões hospitalares pediátricas ocorram por falha em ganhar peso, e até 50% dessas admissões refletem um transtorno da alimentação sem condições clínicas que o predisponham. Desnutrição e morte podem ocorrer nos casos severos, mas a maioria das crianças tem melhora no crescimento após certo tempo (APA, 2000).

TRANSTORNOS DE TIQUE

O **tique** é uma vocalização ou movimento motor súbito, rápido, recorrente, não rítmico e estereotipado (APA, 2000). Pode ser suprimido, mas não indefinidamente. O estresse exacerba os tiques, que diminuem durante o sono e quando a pessoa está envolvida em atividades que lhe prendam a atenção. Os tiques motores simples mais comuns incluem piscar, contorcer o pescoço, encolher os ombros, fazer caretas e tossir. Os tiques vocais simples mais comuns incluem limpar a garganta, grunhir, fungar, bufar e latir. Os tiques vocais complexos abrangem palavras ou frases repetidas fora de contexto, coprolalia (uso de palavras socialmente inaceitáveis, com frequência obscenas), palilalia (repetição dos próprios sons ou palavras) e ecolalia (repetição do último som, palavra ou frase ouvida; APA, 2000). Já os tiques motores complexos abrangem fazer gestos faciais, pular, tocar ou cheirar objetos.

Os transtornos de tique tendem a ocorrer em famílias. Acredita-se que a transmissão anormal do neurotransmissor dopamina desempenhe certo papel nesses transtornos (Scahill e Leckman, 2005). Geralmente são tratados com risperidona ou olanzapina, antipsicóticos típicos. Os clientes precisam descansar plenamente e controlar o estresse, pois fadiga e estresse aumentam os sintomas.

Transtorno de Tourette

O **transtorno de Tourette** envolve tiques motores múltiplos e um ou mais tiques vocais que ocorrem muitas vezes ao dia, por mais de um ano. A complexidade e a gravidade dos tiques muda ao longo do tempo, e a pessoa experimenta quase todos os tiques possíveis, descritos previamente, por toda a vida. Ocorre significativo prejuízo nas áreas acadêmica, social ou profissional; a pessoa sente-se envergonhada e autoconsciente. Esse transtorno raro (4 ou 5 em cada 10 mil) prevalece em meninos e em geral é identificado por volta dos 7 anos de idade. Algumas pessoas têm problemas por toda a vida; outras não apresentam sintomas após o início da vida adulta (APA, 2000).

Transtorno de tique motor ou vocal crônico

O tique motor ou vocal crônico difere do transtorno de Tourette, porque nele pode ser observado tique motor ou vocal, mas não ambos. O transtorno de tique transitório pode envolver tiques motores ou vocais múltiplos ou únicos, mas as ocorrências não duram mais de 12 meses.

TRANSTORNOS DA EXCREÇÃO

A **encoprese** é a repetida evacuação de fezes em locais impróprios, como roupas ou chão, por uma criança com pelo menos 4 anos de idade em termos cronológicos ou de desenvolvimento. A evacuação é involuntária, mas pode ser intencional. A encoprese involuntária está associada a uma constipação que ocorre por razões psicológicas e não clínicas. A encoprese intencional associa-se ao transtorno desafiador de oposição ou ao transtorno da conduta.

Já a **enurese** consiste na repetida eliminação de urina durante o dia ou a noite, nas roupas ou na cama, por uma criança com pelo menos 5 anos de idade em termos cronológicos ou de desenvolvimento. Em geral é involuntária; quando intencional, está associada a um transtorno de comportamento diruptivo. Setenta e cinco por cento das crianças com enurese têm um parente de primeiro grau que teve a doença. A maioria das crianças afetadas não tem um transtorno mental coexistente.

A encoprese e a enurese são mais comuns em meninos; 1% de todas as crianças com 5 anos de idade tem encoprese, enquanto 5% têm enurese. A encoprese pode persistir, com exacerbações intermitentes, por vários anos; raramente é crônica. A maioria das crianças com enurese é continente ao chegar à adolescência; apenas 1% de todos os casos persiste até a vida adulta.

O prejuízo associado aos transtornos da excreção depende das limitações nas atividades sociais da criança, dos efeitos sobre a sua autoestima, do grau de rejeição social manifestado pelos pares; depende também do grau de raiva, punição e rejeição dos pais ou cuidadores (APA, 2000).

A enurese pode ser tratada de maneira eficaz com imipramina, um antidepressivo que tem o efeito colateral de retenção urinária. Ambos os transtornos da excreção respondem a abordagens comportamentais que variam desde alarmes sonoros colocados na roupa até reforços positivos em resposta à continência. Para crianças com transtorno de comportamento diruptivo, o tratamento psicológico desse transtorno pode melhorar o transtorno da excreção (Mikkelsen, 2005).

OUTROS TRANSTORNOS DA INFÂNCIA OU ADOLESCÊNCIA

Transtorno de ansiedade de separação

O transtorno de ansiedade de separação caracteriza-se por uma ansiedade relacionada com o afastamento do lar ou de pessoas às quais a criança está ligada que excede o esperado para o nível de desenvolvimento (APA, 2000). Quando afastada das figuras de vinculação, a criança insiste em saber por onde andam e, às vezes, pode precisar de contato frequente com elas, por exemplo, por telefone. Ficam péssimas quando estão longe de casa e podem ter medo de não ver mais a própria casa ou as pessoas amadas. Seguem os pais como uma sombra, não conseguem ficar em um quarto sozinhas e enfrentam problemas para ir deitar à noite, a não ser que alguém fique com elas. O medo da separação pode levar a comportamentos de esquiva, como recusa a ir à escola ou a sair para fazer pequenos serviços. O transtorno de ansiedade de separação é acompanhado de pesadelos e múltiplas queixas físicas, como dores de cabeça, náusea, vômito e tontura.

Acredita-se que esses transtornos resultem de uma interação entre o temperamento da criança e os comportamentos dos pais. Supõe-se também que traços de temperamento herdados, como passividade, esquiva, temor ou timidez em situações novas, combinados com comportamentos parentais que encorajam a esquiva como forma de lidar com situações estranhas ou desconhecidas, causem ansiedade em crianças (Bernstein e Layne, 2005).

Dependendo da gravidade do transtorno, as crianças podem ter dificuldades escolares e retraimento social caso o comportamento de esquiva as mantenha longe da escola ou de relacionamentos com outras pessoas. As crianças podem ser descritas como exigentes e intrometidas e dependentes de atenção constante, ou podem cumprir as regras e querer agradar. Já os adultos podem demorar para sair da casa dos pais ou ter preocupação demasiada com o cônjuge e os filhos e protegê-los em excesso. Podem continuar a sentir notável desconforto quando separados do lar ou da família. Educação dos pais e terapia familiar são componentes essenciais do tratamento; 80% das crianças experimentam remissão no quarto ano do acompanhamento (Bernstein e Layne, 2005).

Mutismo seletivo

O mutismo seletivo é caracterizado por fracasso persistente em falar em situações sociais em que isso é esperado, como na escola (APA, 2000). As crianças podem se comunicar por gestos, acenos com a cabeça ou, às vezes, vocalizações monossilábicas em uma voz diferente da natural. São muito tímidas, socialmente retraídas ou isoladas e demonstram muito apego; também podem ter acessos de raiva. O mutismo seletivo é raro e mais comum em meninas do que em meninos. Costuma perdurar poucos meses, mas pode persistir por anos.

Transtorno de apego reativo na infância

O transtorno de apego reativo na infância envolve, na maioria das situações, uma relação de apego social notavelmente perturbada e inapropriada para o nível do desenvolvimento. Em geral esse transtorno começa antes dos 5 anos de idade e está associado com algum cuidado fortemente patogênico, como negligência parental, abuso ou falha em atender às necessidades emocionais ou físicas básicas da criança. Mudanças repetidas de cuidadores primários, como várias transferências de locais de assistência infantil, também podem impedir a formação de ligações estáveis (APA, 2000). A relação de apego social perturbada pode ficar evidente quando a criança não consegue iniciar ou responder à interação social (tipo inibido), ou socializa-se de modo indiscriminado ou não tem seletividade na escolha de figuras de vinculação (tipo desinibido). No primeiro tipo, a criança não vai se aproximar nem desejar ficar perto de alguém. No segundo, dá respostas iguais para estranhos ou parentes.

Inicialmente o tratamento foca a segurança da criança, incluindo a sua remoção da casa se registrados abuso ou negligência. A terapia individual e familiar (com os pais ou com os cuidadores em lares adotivos) é a mais eficaz. Quando há identificação precoce e prevenção eficaz, é possível obter remissão ou melhorias consideráveis. Caso contrário, o transtorno segue um curso contínuo, com problemas de relacionamento que persistem até a vida adulta.

Transtorno de movimento estereotipado

O transtorno de movimento estereotipado está associado com muitos transtornos genéticos, metabólicos e neurológicos, e costuma acompanhar retardo mental. A causa exata não é conhecida. Esse transtorno envolve um comportamento motor repetitivo não funcional e interfere nas atividades normais ou resulta em autolesão, exigindo tratamento médico (APA, 2000). Os **movimentos estereotipados** podem incluir agitar as mãos ou acenar, balançar o corpo, retorcer objetos, roer unhas, bater a cabeça, bater-se ou morder-se, beliscar a pele ou enfiar os dedos em orifícios corporais. De modo geral, quanto mais grave o retardo, mais elevado o risco de comportamentos de autolesão. Os comportamentos de movimento estereotipado costumam se manter relativamente estáveis ao longo do tempo, mas podem diminuir com a idade (Shah, 2005).

Nenhum tratamento específico se mostra eficaz. A clomipramina e a desipramina são eficazes no tratamento do movimento de roer unhas em nível grave; o haloperidol e a clorpromazina são eficazes no transtorno de movimento estereotipado associado com retardo mental e transtorno autista.

QUESTÕES DE AUTOPERCEPÇÃO

Trabalhar com crianças e adolescentes pode ser tão recompensador quanto difícil. Diversos transtornos da infância, como os transtornos graves do desenvolvimento, limitam muito as habilidades infantis. Pode ser difícil para o enfermeiro manter uma relação positiva com a criança e os pais quando o prognóstico de melhora é ruim. No entanto, inclusive em situações depressivas e opressoras, o profissional tem a oportunidade de influenciar positivamente crianças e adolescentes que ainda se encontram em fases cruciais do desenvolvimento. O enfermeiro pode ajudá-los a desenvolver mecanismos de enfrentamento que usarão a vida toda.

Trabalhar com os pais é um aspecto fundamental ao lidar com crianças com esses transtornos. Costumam ser os pais aqueles que exercem maior influência sobre o modo como os filhos aprendem a lidar com seus transtornos. As crenças e os valores do enfermeiro sobre a criação de filhos afetam a maneira como lida com as crianças e os pais. Até compreender a situação completamente, ele não deve ser crítico demais em relação ao modo como os pais lidam com os problemas dos filhos: cuidar de uma criança como enfermeiro é muito diferente de ser o responsável por ela o tempo todo. Considerando-se as habilidades e os problemas dos pais, eles costumam fazer o melhor que podem. Quando dispõem de oportunidade, recursos, apoio e educação, muitos pais conseguem melhorar sua atuação na criação dos filhos.

Pontos a serem considerados quando trabalhamos com crianças e adolescentes e seus pais

- Lembre-se de focar os pontos fortes e as qualidades dos clientes e dos pais e não apenas seus problemas.
- Apoie os esforços dos pais para permanecer esperançosos enquanto lidam com a realidade da situação do filho.
- Pergunte aos pais como estão se saindo. Coloque-se à disposição para responder a perguntas e forneça apoio ou faça encaminhamentos para atender a suas necessidades, assim como às de seus filhos.

> ### Questões de pensamento crítico
>
> 1. Há muitos *sites* na internet que abordam transtornos do espectro do autismo – alguns são legítimos e trazem informações exatas; outros incluem inexatidões, especulação e conjecturas, trazidas como verdades capazes de confundir e enganar os pais. Como você pode auxiliá-los a avaliar *sites* na internet e as informações neles apresentadas?
> 2. Que valores ou crenças sobre criação de filhos e famílias você tem em consequência de suas próprias experiências de crescimento? Tais valores e crenças mudaram ao longo do tempo? Se mudaram, como isso ocorreu?

PONTOS-CHAVE

- É mais difícil diagnosticar transtornos psiquiátricos em crianças do que em adultos, pois seu desenvolvimento básico está incompleto e pode ser que lhes falte habilidade para reconhecer ou descrever o que estão experimentando.
- Crianças e adolescentes podem ter alguns dos mesmos problemas de saúde mental observados em adultos, como depressão, transtorno bipolar e ansiedade.
- Transtornos da infância e da adolescência encontrados com mais frequência em locais de saúde mental incluem transtornos globais do desenvolvimento, TDAH e transtornos de comportamento diruptivo.
- O retardo mental envolve um funcionamento intelectual abaixo da média (QI inferior a 70) e é acompanhado de limitações significativas no funcionamento adaptativo, como em comunicação, autocuidado, auto-orientação, resultado acadêmico, trabalho, saúde e segurança. O grau de prejuízo é diretamente proporcional ao QI.
- Os transtornos da aprendizagem incluem categorias de realização abaixo do padrão em leitura, matemática e expressão escrita.
- Os transtornos da comunicação podem ser expressivos ou receptivo-expressivos. Envolvem principalmente articulação ou tartamudez (gagueira) e são tratados por fonoaudiólogos e terapeutas da linguagem.
- Os transtornos globais do desenvolvimento caracterizam-se por prejuízo grave nas habilidades da interação social recíproca, desvios de comunicação e padrões comportamentais estereotipados restritos.
- As crianças com autismo, o mais conhecido dos transtornos globais do desenvolvimento, parecem distantes, fazem pouco contato visual com outras pessoas e mostram poucas expressões faciais para os outros. Não se relacionam com seus pares ou pais, não conseguem se engajar em jogos nem brincadeiras de faz-de-conta, e falta-lhes entusiasmo espontâneo. Com frequência o autismo é tratado por meio de abordagens comportamentais. Meses ou anos de tratamento podem ser necessários antes do surgimento de resultados positivos.
- A característica essencial do TDAH é um padrão persistente de desatenção e/ou hiperatividade e impulsividade. O TDAH, o mais comum dos transtornos da infância, resulta em mau desempenho escolar, relações familiares de estranhamento e rejeição por parte dos pares.
- As intervenções para o TDAH incluem uma combinação de medicamentos, intervenções comportamentais e orientação aos pais. Costuma ser necessária a assistência de programas de educação especial para auxiliar no desenvolvimento escolar.
- O transtorno da conduta, o mais comum dos transtornos de comportamento diruptivo, caracteriza-se por agressão contra pessoas e animais, destruição de patrimônio, enganação e roubo e graves violações a regras.
- As intervenções para o transtorno da conduta incluem diminuição do comportamento violento, aumento da adesão, melhora das habilidades de enfrentamento, aumento da autoestima, promoção da interação social e orientação e apoio aos pais.
- Os transtornos da alimentação da primeira infância incluem pica, transtorno de ruminação e transtorno da alimentação da primeira infância. Pica e ruminação costumam melhorar com o tempo, e a maioria dos casos de transtornos da alimentação pode ser tratada com êxito.
- Os transtornos de tique envolvem várias combinações de tiques motores e/ou vocais involuntários. O transtorno de Tourette é o mais comum. Os transtornos de tique costumam ser tratados com êxito por meio de medicamentos antipsicóticos atípicos.
- Os transtornos da excreção causam prejuízo para a criança de acordo com a resposta dos pais, o nível de autoestima e o grau de rejeição imposto pelos pares.

REFERÊNCIAS

American Psychiatric Association. (2000). *Diagnostic and statistical manual of mental disorders* (4th ed., text revision). Washington, DC: American Psychiatric Association.

Antai-Otong, D. (2008). The art of prescribing pharmacological management of adult ADHD: Implications for care. *Perspectives in Psychiatric Care, 44*(3), 196-201.

Bernstein, G. A., & Layne, A. E. (2005). Separation anxiety disorder and other anxiety disorders. In B. J. Sadock & V. A. Sadock (Eds.), *Comprehensive textbook of psychiatry* (8th ed., pp. 3292–3302). Philadelphia: Lippincott Williams & Wilkins.

Cheng, J.Y., Chen, R.Y., Ko, J.S. e Ng, E.M. (2007). Efficacy and safety of atomoxetine for attention deficit/hyperactivity disorder in children and adolescents – a meta-analysis and meta-regression analysis. *Psychopharmacology, 194*(4), 197-209.

Cable News Network (CNN). 2009. Vaccines didn't cause autism, court rules. Acessado em 10 de março de 2009, em http://www.cnn.com/2009/HEALTH/02/12/autism.vaccines.

Dang, M.T., Warrington, D., Tung, T., Baker, D. & Pan, R.J. (2007). A school-based approach to early identification and management of students with ADHD. *Journal of School Nursing, 23*(1), 2-12.

Disney, E.R., Iacono, W., McGue, M., Tully, E. & Legrand, L. (2008). Strengthening the case: Prenatal alcohol exposure is associated with increased risk for conduct disorder. *Pediatrics, 122*(6), e1225-e1230.

Eisen, A.R., Raleigh, H. & Neuhoff, C.C> (2008). The unique impact of parent training for separation anxiety in children. *Behavior Therapy, 39*(2), 195-206.

Hechtman, L. (2005). Attention deficit disorders. In B. J. Sadock & V. A. Sadock (Eds.), *Comprehensive textbook of psychiatry* (8th ed., pp. 3183–3198). Philadelphia: Lippincott Williams & Wilkins.

RECURSOS NA INTERNET

RECURSOS
- Administration on Developmental Disabilities
- American Academy of Child and Adolescent Psychiatry
- Center for the Study of Autism
- Children and Adults with Attention Deficit Disorders (CHADD)
- Parent Support Groups
- National Attention Deficit Disorder Association
- National Center for Learning Disabilities
- Tourette Syndrome Association, Inc.

ENDEREÇOS ELETRÔNICOS
- http://www.acf.hhs.gov/programs/add
- http://www.aacap.org/
- http://www.autism.com
- http://www.chadd.org/

- http://www.conductdisorders.com
- http://www.add.org
- http://www.ncld.org
- http://www.tsa-usa.org

Hojman, H. (2008). The danger of shortcuts in diagnosing children and adolescents. *The Brown University Child and Adolescent Behavior Letter*, 24(7), 1-8.

Johnson, C. J., & Beitchman, J. H. (2005). Communication disorders. In B. J. Sadock & V. A. Sadock (Eds.), *Comprehensive textbook of psychiatry* (8th ed., pp. 3136–3154). Philadelphia: Lippincott Williams & Wilkins.

King, B. H., Hodapp, R. M., & Dykens, E. M. (2005). Mental retardation. In B. J. Sadock & V. A. Sadock (Eds.), *Comprehensive textbook of psychiatry* (8th ed., pp. 3076–3106). Philadelphia: Lippincott Williams & Wilkins.

Lehne, R. A. (2006). *Pharmacology for nursing care* (6th ed.). Philadelphia: W. B. Saunders.

McGuinness, T. M. (2006). Update on conduct disorder. *Journal of Psychosocial Nursing*, 44(12), 21–25.

Mikkelsen, E. J. (2005). Elimination disorders. In B. J. Sadock & V. A. Sadock (Eds.), *Comprehensive textbook of psychiatry* (8th ed., pp. 3237– 3246). Philadelphia: Lippincott Williams & Wilkins.

Myers, S.M. & Johnson, C.P. (2007). Management of children with autism spectrum disorders. *Pediatrics*, 120(5), 1162-1182.

National Institute of Child Health and Human Development. (2006). Disponível em http://www.nichd.nih.gov/publications/pubs/autismfacts.pdf.

Pataki, C. S. (2005). Normal adolescence. In B. J. Sadock & V. A. Sadock (Eds.), *Comprehensive textbook of psychiatry* (8th ed., pp. 3035–3043). Philadelphia: Lippincott Williams & Wilkins.

Pataki, C. S., & Spence, S. J. (2005). Motor skills disorder: Developmental coordination disorder. In B. J. Sadock & V. A. Sadock (Eds.), *Comprehensive textbook of psychiatry* (8th ed., pp. 3130–3135). Philadelphia: Lippincott Williams & Wilkins.

Pierce, C. D., & Reid, R. (2004). Attention deficit hyperactivity disorder: Assessment and treatment of children from culturally different groups. **Seminars in Speech and Language**, 25(3), 233–240.

Rowe, D. L., & Hermens, D. F. (2006). Attention-deficit/hyperactivity disorder: Neurophysiology, information processing, arousal, and drug development. *Expert Review of Neurotherapeutics*, 6(11), 1721–1734.

Scahill, L., & Leckman, J. F. (2005). Tic disorders. In B. J. Sadock & V. A. Sadock (Eds.), *Comprehensive textbook of psychiatry* (8th ed., pp. 3228–3236). Philadelphia: Lippincott Williams & Wilkins.

Shah, B. G. (2005). Stereotypic movement disorder of infancy. In B. J. Sadock & V. A. Sadock (Eds.), *Comprehensive textbook of psychiatry* (8th ed., pp. 3254–3257). Philadelphia: Lippincott Williams & Wilkins.

Swanson, J. M. (2000). The SNAP-IV Teacher and Parent Rating Scale. Disponível em: http://www.adhd.net/snap-iv-form.pdf.

Thomas, C. R. (2005). Disruptive behavior disorders. In B. J. Sadock &

V. A. Sadock (Eds.), *Comprehensive textbook of psychiatry* (8th ed., pp. 3205–3216). Philadelphia: Lippincott Williams & Wilkins.

Turner, K. M., & Sanders, M. R. (2006). Help when it's needed first: A controlled evaluations of brief, preventive behavioral family intervention in a primary care setting. *Behavior Therapy*, 37(2), 131–142.

Volkmar, F. R., Klin, A., & Schultz, R. T. (2005). Pervasive developmental disorders. In B. J. Sadock & V. A. Sadock (Eds.), *Comprehensive textbook of psychiatry* (8th ed., pp. 3164–3182). Philadelphia: Lippincott Williams & Wilkins.

Yeh, M., Hough, R. L., McCabe, K., Lau. A., & Garland, A. (2004). Parental beliefs about the causes of child problems: Exploring racial/ethnic patterns. *Journal of the American Academy of Child and Adolescent Psychiatry*, 43(5), 605–612.

LEITURAS ADICIONAIS

Boylen, K., Vaillancourt, T., Boyle, M. & Szatmari, P. (2007). Comorbidity of internalizing disorders in children with oppositional defiant disorder. *European Child & Adolescent Psychiatry*, 16(8), 484-494.

Gordon, M. F. (2005). Normal child development. In B. J. Sadock & V. A. Sadock (Eds.), *Comprehensive textbook of psychiatry* (8th ed., pp. 3018–3035). Philadelphia: Lippincott Williams & Wilkins.

Kolar, K.R. & Davey, D. (2007). Silent victims: Children exposed to family violence. *Journal of School Nursing*, 23(2), 86-91.

Pataki, C. S. (2005). Child psychiatry: Introduction and overview. In B. J. Sadock & V. A. Sadock (Eds.), *Comprehensive textbook of psychiatry* (8th ed., pp. 3015–3017). Philadelphia: Lippincott Williams & Wilkins.

Guia de Estudo

QUESTÕES DE MÚLTIPLA ESCOLHA

Escolha a resposta correta para cada uma das seguintes questões.

1. Uma criança está usando pemolina para TDAH. O enfermeiro deve ficar atento a qual dos seguintes efeitos?
   a. Diminuição do hormônio estimulante da tireoide
   b. Diminuição da contagem de hemácias
   c. Elevação da contagem de leucócitos
   d. Elevação em exames da função do fígado

2. As instruções para uso do metilfenidato devem incluir qual dos itens a seguir?
   a. Administrar o medicamento após as refeições
   b. Administrar o medicamento quando a criança fica hiperativa
   c. Aumentar a ingestão de líquidos da criança enquanto estiver usando o medicamento
   d. Medir a temperatura da criança diariamente

3. O enfermeiro pode esperar todos os sintomas a seguir em uma criança com TDAH, exceto:
   a. Esquece e se distrai com facilidade
   b. Corre, escala e se inquieta em demasia
   c. Comporta-se de modo instável; mostra-se emburrada e amuada
   d. Interrompe as outras pessoas e não consegue esperar sua vez

4. Qual destes é um comportamento adolescente normal?
   a. Critica a si mesmo e outras pessoas
   b. Comporta-se de modo desafiador, negativo e deprimido
   c. Faz queixas hipocondríacas frequentes
   d. Não quer adquirir maior autonomia

5. Qual dos medicamentos a seguir é usado para tratar enurese?
   a. Imipramina
   b. Metilfenidato
   c. Olanzapina
   d. Risperidona

6. Trata-se de uma intervenção de enfermagem eficaz para os comportamentos impulsivos e agressivos que acompanham o transtorno da conduta:
   a. Treinamento da assertividade
   b. Estabelecimento consistente de limites
   c. Negociação de regras
   d. Expressão franca de sentimentos

7. O enfermeiro reconhece qual dos seguintes comportamentos como um sinal comum de autismo?
   a. Apego aos pais
   b. Jogo imaginativo criativo com os pares
   c. Desenvolvimento precoce da linguagem
   d. Indiferença ao ser abraçado ou carregado

QUESTÕES DE MÚLTIPLAS RESPOSTAS

Selecione o que é aplicável.

1. O enfermeiro entende que o estabelecimento eficiente de limites para crianças inclui
   a. Permissão para que a criança participe da definição dos limites
   b. Controle consistente do respeito aos limites por toda a equipe
   c. Explicação das consequências da ultrapassagem dos limites
   d. Informação à criança sobre regras ou limites
   e. Negociação de solicitações razoáveis de mudança nos limites
   f. Oferecimento de 3 ou 4 indicadores para que seja seguido o limite estabelecido.

2. Um plano de ensino para pais de criança com TDAH deve incluir
   a. Dar o máximo de tempo necessário para realizar uma tarefa
   b. Permitir à criança decidir quando fazer o tema
   c. Dar instruções em etapas breves e simples
   d. Manter um acompanhamento dos comentários positivos que a criança recebe
   e. Proporcionar um sistema de recompensas para a realização das tarefas cotidianas
   f. Disponibilizar um tempo ao final do dia revisando o comportamento da criança

EXEMPLO CLÍNICO

Dixie, 7 anos de idade, foi levada pelos pais ao centro de saúde mental porque tem sido muito agressiva com o irmão de 18 meses de idade. Ela não consegue permanecer sentada e quieta na escola nem na hora das refeições e está ficando atrasada no desempenho escolar na primeira série. Seus pais relatam que "tentaram de tudo", mas Dixie não os obedece. Ela não consegue seguir instruções, juntar os brinquedos ou aprontar-se para ir à escola no horário.

Depois de um exame completo da criança e de uma longa entrevista com os pais, o psiquiatra diagnostica TDAH e prescreve metilfenidato, 10 mg pela manhã, 5 mg ao meio-dia e 5 mg à noite. O enfermeiro encontra-se com os pais para lhes fornecer instruções e responder a suas perguntas antes que voltem para casa.

1. Que instruções o enfermeiro vai dar sobre o metilfenidato?

2. Que informações ele vai fornecer sobre o TDAH?

3. Que sugestões de controle do ambiente doméstico podem ser úteis para os pais?

4. Que encaminhamentos o enfermeiro pode sugerir a Dixie e seus pais?

21 Transtornos Cognitivos

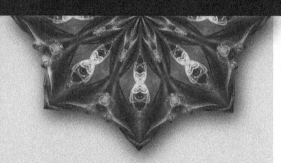

Palavras-chave
- afasia
- afastamento
- agnosia
- apraxia
- concordância
- confabulação
- controle cognitivo
- *delirium*
- demência
- demência vascular
- distração
- doença de Alzheimer
- doença de Creutzfeldt-Jakob
- doença de Huntington
- doença de Parkinson
- doença de Pick
- ecolalia
- palilalia
- reenquadramento
- síndrome de Korsakoff
- terapia de reminiscências
- toque de apoio
- transtornos amnésticos

Objetivos de aprendizagem
Após a leitura deste capítulo, você deverá ser capaz de
1. Descrever as características e os fatores de risco de transtornos cognitivos.
2. Distinguir *delirium* e demência em termos de sintomas, curso, tratamento e prognóstico.
3. Aplicar o processo de enfermagem ao cuidado de clientes com transtornos cognitivos.
4. Identificar métodos para atendimento das necessidades de pessoas que cuidem de clientes com demência.
5. Oferecer orientação a clientes, famílias, cuidadores e membros da comunidade para aumentar o conhecimento e a compreensão dos transtornos cognitivos.
6. Avaliar seus sentimentos, crenças e atitudes relativos a clientes com transtornos cognitivos.

A COGNIÇÃO É A HABILIDADE do cérebro de processar, reter e usar informações. As capacidades cognitivas incluem raciocínio, julgamento, percepção, atenção, compreensão e memória. Essas capacidades cognitivas são essenciais em muitas tarefas importantes, incluindo tomar decisões, resolver problemas, interpretar o ambiente e aprender novas informações.

Os transtornos cognitivos são uma ruptura ou certo prejuízo nessas funções cerebrais de nível superior. Podem ter efeitos devastadores na capacidade diária de funcionamento e levar as pessoas a esquecerem nomes de familiares próximos, não conseguirem executar tarefas domésticas diárias e negligenciarem a higiene pessoal (Davis, 2005).

As principais categorias dos transtornos cognitivos são *delirium*, demência e transtornos amnésticos. Todos envolvem prejuízo da cognição, mas variam em relação a causa, tratamento, prognóstico e efeito sobre clientes, familiares ou cuidadores. Este capítulo aborda o *delirium* e a demência. Enfatizamos não apenas o atendimento de clientes com transtornos cognitivos, mas também as necessidades de seus cuidadores.

DELIRIUM

O *delirium* é uma síndrome que envolve perturbação da consciência, acompanhada de mudança na cognição. Costuma desenvolver-se por um período curto, às vezes algumas horas, e oscila ou muda ao longo do dia. Clientes com *delirium* têm dificuldade em prestar atenção, distraem-se e ficam desorientados facilmente, podendo ter perturbações sensoriais, como ilusões, erros de interpretação ou alucinações. Um fio no chão pode lhes parecer uma cobra (ilusão). Pode ser que confundam a batida da máquina de lavanderia com um tiro (erro de interpretação). E podem ver "anjos" pairando no ar quando não há nada ali (alucinação). Às vezes também têm perturbações no ciclo sono-vigília, mudanças na atividade psicomotora e problemas emocionais, como ansiedade, medo, irritabilidade, euforia ou apatia (American Psychiatric Association [APA], 2000).

Estima-se que 10 a 15% das pessoas em hospitais por causa de condições médicas gerais apresentem *delirium* em algum momento. O *delirium* é comum em clientes idosos com doenças agudas. Segundo estimativas, 30 a 50% dos clientes com doenças agudas tornam-se delirantes em algum momento durante a permanência no hospital. Os fatores de risco de *delirium* incluem aumento da gravidade de doenças físicas, idade avançada e prejuízo cognitivo básico, como observado na demência (Samuels e Neugroschl, 2005). As crianças podem ser mais suscetíveis ao *delirium*, sobretudo em situações relacionadas com doença febril ou certos medicamentos, como os anticolinérgicos (APA, 2000).

Etiologia

O *delirium* quase sempre resulta de uma perturbação ou doença fisiológica, metabólica ou cerebral identificável, ou de uma intoxicação por droga/fármaco ou abstinência. As causas mais comuns estão listadas no Quadro 21.1. O *delirium* costuma ser consequência de causas múltiplas e exige exame cuidadoso e abrangente, além de testes laboratoriais para identificação.

CRITÉRIOS DIAGNÓSTICOS DO DSM-IV-TR:
Sintomas do *delirium*

- Dificuldades de atenção
- Distração fácil
- Desorientação
- Possíveis perturbações sensoriais, como ilusões, erros de interpretação ou alucinações
- Possíveis perturbações no ciclo sono-vigília
- Mudanças na atividade psicomotora
- Possível ansiedade, medo, irritabilidade, euforia ou apatia

Adaptado do DSM-IV-TR, 2000.

Considerações culturais

Pessoas com formação cultural diferente podem não estar familiarizadas com as informações solicitadas no teste de investigação da memória. Outras culturas podem considerar a orientação espacial de modo diferente. Além disso, algumas culturas e religiões, como Testemunhas de Jeová, não comemoram nascimentos, e, por isso, os clientes podem ter dificuldade em dizer em que dia, mês e ano nasceram. O enfermeiro não pode confundir o desconhecimento dessas informações com desorientação (APA, 2000).

Tratamento e prognóstico

O tratamento primário para o *delirium* consiste em identificar e tratar qualquer condição clínica causal ou contribuinte. O *delirium* é quase sempre uma condição passageira, que desaparece

---

VINHETA CLÍNICA: *Delirium*

Em uma tarde quente e úmida de agosto, um funcionário recebeu um telefonema em que era solicitada uma ambulância para uma mulher idosa que teve colapso em uma calçada, em área residencial. Conforme a vizinhança reunida no local, a mulher andava perambulando por ali desde cedo pela manhã. Ninguém a identificou e várias pessoas tentaram abordá-la, oferecendo ajuda ou orientando-a. Ela não queria ou não conseguia dar o nome ou o endereço; muito de sua fala estava confusa e de difícil compreensão. Ela não levava bolsa ou identificação. Finalmente entrou em colapso e pareceu inconsciente, de modo que foi chamada a emergência de saúde.

A mulher foi levada ao setor de emergências. Transpirava demais, apresentava febre de 39,5 °C e estava bastante desidratada. Foi iniciada terapia intravenosa para repor líquidos e eletrólitos. Foi-lhe aplicado cobertor de resfriamento para baixar a temperatura e a paciente foi atentamente monitorada durante as várias horas seguintes. Assim que começou a recobrar a consciência, apresentou-se confusa e não conseguiu dar qualquer informação útil sobre si. A fala continuou confusa e de difícil entendimento. A paciente tentou várias vezes sair da cama e retirar o dispositivo intravenoso, de modo que imobilizadores foram usados para evitar lesão e permitir a continuação do tratamento.

Ao final do segundo dia no hospital, ela conseguiu, corretamente, dar o nome, o endereço e algumas circunstâncias em torno do incidente. Lembrou-se de estar fazendo jardinagem no pátio da casa, sob o sol, até sentir calor. Lembrou-se de pensar que deveria entrar em casa, beber algo frio e descansar. Foi isso o que ela recordou primeiro.

QUADRO 21.1	Causas mais comuns de *delirium*
Fisiológicas ou metabólicas	Hipoxemia, distúrbios eletrolíticos, insuficiência renal ou hepática, hipoglicemia ou hiperglicemia, desidratação, privação do sono, alterações na tireoide ou nos glicocorticoides, deficiência de tiamina ou vitamina B_{12}, vitamina C, niacina ou proteínas, choque vascular, tumor cerebral, lesão encefálica e exposição a gasolina, solventes de pintura, inseticidas e substâncias associadas.
Infecção	Sistêmica: sepse, infecção do trato urinário, pneumonia
	Cerebral: meningite, encefalite, HIV, sífilis
Relacionada a fármaco	Intoxicação: anticolinérgicos, lítio, álcool, sedativos e hipnóticos
	Abstinência: álcool, sedativos e hipnóticos
	Reações a anestesia, medicamentos prescritos ou drogas ilícitas (de rua)

Compilado de Samuels, S.C., & Neugroschl, J.A. (2005). Delirium. In B.J. Sadock & V.A. Sadock (Eds.). *Comprehensive textbook of psychiatry* (Vol.1, 8th ed., pp. 1054-1068). Philadelphia: Lippincott Williams & Wilkins; Ribby, K.J. & Cox, K.R. (1996). Development, implementation, and evaluation of a confusion protocol. *Clinical Nurse Specialist*, 10(5), 241-247.

após o tratamento bem-sucedido da causa subjacente. Apesar disso, algumas causas, como lesões na cabeça ou encefalite, podem provocar prejuízos cognitivos, comportamentais ou emocionais inclusive após solução da causa subjacente.

Psicofarmacologia

Clientes com *delirium* calmo e hipoativo não precisam de tratamento farmacológico específico, além do indicado para a condição causadora. Muitos clientes com *delirium*, no entanto, mostram agitação psicomotora persistente ou intermitente, que pode interferir no tratamento eficaz ou representar risco à segurança. Pode ser indicada uma sedação para prevenir autolesão inadvertida. Pode-se usar um antipsicótico, como haloperidol, em doses de 0,5 a 1 mg, para diminuir a agitação. Os sedativos e os benzodiazepínicos são evitados porque podem piorar o *delirium* (Samuels e Neugroschl, 2005). Clientes com prejuízos na função hepática ou renal podem ter dificuldade em metabolizar ou excretar sedativos. A exceção é o *delirium* induzido por abstinência de álcool, que costuma ser tratado com benzodiazepínicos (ver o Cap. 17).

Outro tratamento médico

Enquanto as causas subjacentes estão sendo tratadas, os clientes podem precisar também de medidas físicas de apoio. A ingestão adequada de líquidos e alimentos nutritivos acelera a recuperação. Líquidos intravenosos ou nutrição parenteral total podem ser necessários se a condição física do cliente estiver deteriorada e ele não conseguir comer ou beber.

Quando o cliente fica agitado e ameaça arrancar cateteres ou tubos intravenosos, podem ser necessárias restrições físicas para que os tratamentos clínicos sejam continuados. As restrições são usadas apenas quando necessárias, não sendo mantidas mais do que o permitido, pois podem aumentar a agitação do cliente.

APLICAÇÃO DO PROCESSO DE ENFERMAGEM: *DELIRIUM*

O cuidado de enfermagem em caso de *delirium* visa o atendimento das necessidades fisiológicas e psicológicas do cliente e a manutenção de sua segurança. O comportamento, o humor e o nível de consciência desses clientes podem oscilar de forma rápida ao longo do dia. Portanto, o enfermeiro deve investigá-los continuamente para identificar as mudanças e planejar o atendimento de enfermagem conveniente.

Investigação
História

Uma vez que as causas do *delirium* normalmente se relacionam com doenças médicas, álcool ou outras drogas ou fármacos, o enfermeiro precisa obter uma história completa dessas áreas. Pode ser preciso coletar informações junto a membros da família, caso a capacidade do cliente de fornecer dados precisos esteja comprometida.

Informações sobre fármacos/drogas devem incluir medicamentos prescritos, álcool, drogas ilícitas e medicamentos vendidos sem prescrição médica. Embora muitas pessoas pensem que os medicamentos prescritos e aqueles vendidos sem prescrição sejam relativamente seguros, combinações ou doses-padrão de medicamentos podem produzir *delirium*, sobretudo em idosos. O Quadro 21.1 lista tipos de fármacos que podem causá-lo. Combinações desses fármacos aumentam o risco de modo significativo.

Plano de cuidados de enfermagem | *Delirium*

Diagnóstico de enfermagem

Confusão Aguda: *início abrupto de distúrbios reversíveis de consciência, atenção, cognição e percepção que ocorrem durante um breve período de tempo.*

DADOS DA INVESTIGAÇÃO	RESULTADOS ESPERADOS
• Julgamento insatisfatório • Prejuízo cognitivo • Memória prejudicada • Falta ou limitação do *insight* • Perda do controle pessoal • Incapacidade de perceber danos • Ilusões • Alucinações • Mudanças de humor	**Imediatos** *O cliente irá* • Envolver-se em uma relação de confiança com a equipe e o cuidador. • Ficar sem lesão. • Aumentar o contato com a realidade. • Cooperar com o tratamento. **Estabilização** *O cliente irá* • Estabelecer ou seguir uma rotina para as atividades cotidianas. • Demonstrar redução na confusão, nas ilusões ou nas alucinações. • Ter sofrimento mínimo relacionado com a confusão. • Validar percepções com os profissionais da saúde ou com o cuidador antes de agir. **Comunidade** *O cliente irá* • Retornar a um nível ideal de funcionamento. • Controlar as condições de saúde de forma eficaz, caso haja alguma. • Buscar tratamento médico, se necessário.

IMPLEMENTAÇÃO

Intervenções de enfermagem	Justificativa
Não deixar que o cliente assuma responsabilidade pelas decisões ou pelos atos se ele estiver inseguro.	A segurança do cliente é prioritária. Ele pode não conseguir determinar ações ou situações prejudiciais.
Diante da necessidade de limites às ações do cliente, explicar os limites e as razões com clareza, de acordo com a capacidade de compreensão do cliente.	O cliente tem direito de ser informado de todas as restrições e as razões da necessidade dos limites.
Envolver o cliente na elaboração de planos ou decisões o máximo que ele conseguir em termos de participação.	A adesão aos tratamentos fica reforçada se o cliente investe emocionalmente nisso.
Quando necessário, investigar diariamente, ou com maior frequência, o cliente em relação a seu nível de funcionamento.	Clientes com problemas de base orgânica tendem a oscilar com frequência em termos de capacidades.
Deixar que o cliente tome decisões dentro do máximo de suas capacidades.	Tomar decisões aumenta a participação do cliente, sua independência e autoestima.
Ajudar o cliente a estabelecer uma rotina diária, incluindo higiene, atividades, e assim por diante.	Atividades rotineiras ou comuns não exigem decisões sobre realizar ou não determinada tarefa.

(continua)

Plano de cuidados de enfermagem	*Delirium (continuação)*	
IMPLEMENTAÇÃO		
Intervenções de enfermagem		**Justificativa**
Normalmente dar ao cliente *feedback* dos fatos sobre interpretações erradas, delírios ou alucinações (p. ex., "Isto é uma cadeira.") e transmitir a ideia de que os outros não partilham as interpretações do cliente (p. ex., "Não vejo outra pessoa no quarto.").		Ao oferecer *feedback* sem julgamento, o cliente pode se sentir validado quanto aos sentimentos, ao mesmo tempo em que reconhece que suas percepções não são partilhadas pelos demais.
Ensinar ao cliente a(s) causa(s) subjacente(s) da confusão e do *delirium*.		Saber a(s) causa(s) da confusão pode ajudar o cliente a buscar ajuda, quando indicado.

Adaptado de Schultz, J.M., & Videbeck, S.L. (2009). *Lippincott's manual of psychiatric nursing care plans* (8th Ed.). Philadelphia: Lippincott Williams & Wilkins.

Aparência geral e comportamento motor

Clientes com *delirium* muitas vezes têm perturbação do comportamento psicomotor. Pode ser que sejam inquietos e hiperativos e puxem as roupas de cama ou façam tentativas súbitas e descoordenadas de sair da cama. Ao contrário, podem ter comportamento motor lento, parecendo lerdos e letárgicos e movimentando-se pouco.

QUADRO 21.2 Fármacos que causam *delirium*

- Anestésicos
- Anticonvulsivantes
- Anticolinérgicos
- Antidepressivos
- Anti-histamínicos
- Anti-hipertensivos
- Antineoplásicos
- Antipsicóticos
- Aspirina
- Barbitúricos
- Benzodiazepínicos
- Glicosídeos cardíacos
- Cimetidina
- Agentes hipoglicêmicos
- Insulina
- Narcóticos
- Propranolol
- Reserpina
- Esteroides
- Diurético tiazida

Adaptado de Samuels, S.C., e Neugroschl, J.A. (2005). In B.J. Sadock e V.A. Sadock (Eds.).Comprehensive textobook of psichiatry (Vol.1, 8th ed., pp. 1054-1068). Philadelphia: Lippincott Williams.

A fala também pode ser afetada, tornando-se menos coerente e mais difícil de entender à medida que o *delirium* piora. Os clientes podem insistir em algum tópico ou detalhe único, podem saltar de um assunto a outro, sendo difícil o acompanhamento do que dizem, ou podem apresentar uma fala pressionada, rápida, forçada e em geral mais alta do que o normal. Às vezes chamam ou gritam, sobretudo à noite.

Afeto e humor

Os clientes com *delirium* têm mudanças de humor rápidas e imprevisíveis. É possível uma ampla variedade de respostas emocionais, como ansiedade, medo, irritabilidade, raiva, euforia e apatia. Essas mudanças de humor e emoções costumam não ter nada a ver com seu ambiente. Quando ficam particularmente temerosos e se sentem ameaçados, podem se tornar combativos na defesa do dano percebido.

Conteúdo e processo do pensamento

Embora clientes com *delirium* apresentem mudanças na cognição, é difícil para o enfermeiro avaliar tais mudanças de modo preciso e abrangente. A notável incapacidade de manter a atenção torna difícil a investigação do conteúdo e do processo mental. No *delirium*, o conteúdo mental não está relacionado com a situação, ou a fala é ilógica e dificulta a compreensão. Se o enfermeiro pergunta como o cliente está se sentindo, pode ser que, em resposta, este murmure coisas sobre as condições climáticas. Os processos do pensamento costumam ser desorganizados e sem sentido. Os pensamentos também podem estar fragmentados (desconexos e incompletos). Os clientes podem exibir ideias delirantes, acreditando que suas percepções sensoriais alteradas sejam reais.

Processo sensorial e intelectual

O principal sinal – em geral o primeiro – do *delirium* é um nível alterado de consciência que às vezes se mostra estável e costuma oscilar ao longo do dia. Normalmente os clientes são orientados em relação a pessoas, mas costumam estar desorientados em termos de tempo e espaço. Demonstram consciência diminuída do ambiente ou da situação e, no entanto, podem se concentrar em estímulos irrelevantes, como a cor da colcha ou do quarto. Ruído, pessoas ou erros de percepção sensorial facilmente os distraem.

Não conseguem focar, sustentar nem mudar a atenção de modo eficaz, e há prejuízo da memória recente e imediata (APA, 2000). Isso significa que o enfermeiro talvez tenha de fazer perguntas ou fornecer orientações repetidas vezes. Mesmo assim, os clientes podem ser incapazes de fazer o que é solicitado.

Os clientes cometem erros de interpretação, têm delírios e alucinações. Tanto os erros de percepção quanto ilusões baseiam-se em algum estímulo real existente no ambiente: pode ser que os clientes ouçam uma porta bater e interpretem isso como um tiro, ou vejam o enfermeiro pegar uma bolsa intravenosa e concluam que ele vai atacá-los. Exemplos de ilusões comuns incluem acreditar que a sonda intravenosa ou o fio elétrico é uma cobra e confundir o enfermeiro com um membro da família. Com mais frequência, as alucinações são visuais: os clientes "enxergam" coisas para as quais não existe estímulo na realidade. Alguns, quando mais lúcidos, têm consciência de que estão cometendo erros de percepção sensorial. Outros, no entanto, realmente acreditam que suas interpretações errôneas estão corretas, sendo impossível convencê-los do contrário.

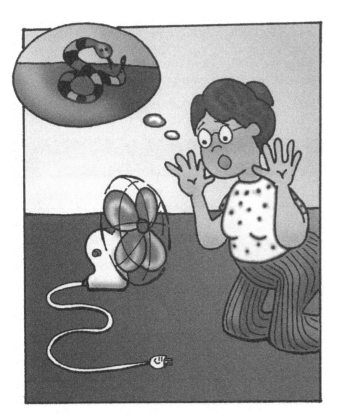

Ilusão.

Julgamento e compreensão

O julgamento fica prejudicado. Os clientes não conseguem perceber situações potencialmente perigosas nem agir de acordo com os próprios e melhores interesses. Por exemplo, às vezes tentam, repetidas vezes, puxar as sondas intravenosas ou os cateteres urinários; isso causa dor e interfere no tratamento necessário.

A compreensão depende da gravidade do *delirium*. Clientes com *delirium* leve podem reconhecer que estão confusos, fazer tratamento e provavelmente melhorar. Aqueles que têm *delirium* grave não compreendem a própria situação.

Papéis e relacionamentos

É improvável que os clientes consigam cumprir seus papéis durante o curso do *delirium*. No entanto, a maioria readquire o nível prévio de funcionamento e não apresenta problemas de longa duração, seja com papéis, seja com relacionamentos.

Autoconceito

Embora o *delirium* não tenha efeito direito sobre o autoconceito, os clientes ficam amedrontados e sentem-se ameaçados. Aqueles que têm alguma consciência da situação podem se sentir desamparados e impotentes para fazer qualquer mudança. Se o *delirium* resulta do uso de álcool ou de alguma droga ilícita, ou do abuso de medicamentos prescritos, pode ser que se sintam culpados, envergonhados e humilhados ou pensem: "Sou uma pessoa má; eu mesmo fiz isso comigo". Isso pode indicar possíveis problemas de autoconceito a longo prazo.

Considerações fisiológicas e de autocuidado

Clientes com *delirium* têm perturbações no ciclo sono-vigília, que podem incluir dificuldade de pegar no sono, sonolência diurna, agitação noturna ou mesmo uma reversão completa do padrão de sono normal, que implica ficar acordado de dia e dormir à noite (APA, 2000). Algumas vezes os clientes também ignoram ou não percebem sinais corporais, como fome, sede ou necessidade de urinar ou defecar.

Análise de dados

Os principais diagnósticos de enfermagem para clientes com *delirium* são:

- Risco de Lesão
- Confusão Aguda

Diagnósticos adicionais comumente selecionados com base na investigação do cliente incluem:

- Percepção Sensorial Perturbada
- Processos do Pensamento Perturbados
- Padrão de Sono Prejudicado
- Risco de Volume de Líquidos Deficiente
- Risco de Nutrição Desequilibrada: Menos do que as Necessidades Corporais

Identificação dos resultados

Os resultados do tratamento para o cliente com *delirium* podem incluir os seguintes itens. O cliente irá:

- Ficar livre de lesões
- Demonstrar maior orientação e contato com a realidade
- Manter o equilíbrio adequado entre atividade e descanso
- Manter nutrição adequada e equilíbrio hídrico
- Retornar a seu nível ótimo de funcionamento

Intervenção

Como promover a segurança do cliente

Manter a segurança do cliente é o foco prioritário das intervenções de enfermagem. Os medicamentos devem ser usados com sensatez, pois sedativos podem piorar a confusão e intensificar o risco de quedas ou outras lesões (Samuels e Neugroschl, 2005).

O enfermeiro instrui os clientes a pedir assistência na hora de realizar atividades, como levantar da cama ou ir ao banheiro. Caso não possam pedir ajuda, será necessário fornecer uma supervisão cuidadosa para impedir que tentem realizar atividades que não conseguem fazer sozinhos com segurança. O enfermeiro deve responder prontamente aos chamados dos clientes que querem assistência e verificá-los a intervalos frequentes.

Se o cliente está agitado ou tentando retirar as linhas e os cateteres intravenosos, pode haver necessidade de imobilizadores. No entanto, o uso de restrições pode aumentar o medo ou as sensações de ameaça do cliente; por isso, são o último recurso. Primeiramente o enfermeiro tenta outras estratégias, como permitir a presença de um membro da família ao lado do cliente para lhe transmitir segurança.

INSTRUÇÕES AO CLIENTE E À FAMÍLIA

Para delirium

Monitorar com cautela condições de saúde crônicas.
Visitar o médico com regularidade.
Contar aos médicos e aos demais profissionais da saúde que medicamentos está tomando, inclusive sem receita médica, suplementos alimentares e preparados a base de ervas.
Verificar com o médico antes de tomar medicamentos não receitados.
Evitar álcool e drogas recreativas.
Manter uma alimentação nutritiva.
Ter sono adequado.
Usar precauções de segurança ao trabalhar com solventes para pintura, inseticidas e produtos similares.

Como manejar a confusão do cliente

O enfermeiro aborda esses clientes com calma e conversa com eles em um tom de voz claro, porém baixo. É importante transmitir confiança de modo realista:

"Sei que agora tudo está confuso e incômodo, mas essa confusão vai desaparecer à medida que você melhorar" (valida/fornece informações).

Olhar para o cliente enquanto conversa ajuda a chamar a sua atenção. O enfermeiro dá explicações compreensíveis e evita discussões prolongadas ou detalhadas demais. Elabora frases curtas e simples, dando tempo ao cliente para entender o conteúdo ou responder a perguntas. Além disso, permite que

---

INTERVENÇÕES DE ENFERMAGEM

Para delirium

- **Promoção da segurança do cliente**
  Ensinar o cliente a pedir assistência na hora das atividades (sair da cama, ir ao banheiro).
  Providenciar supervisão de perto para garantir a segurança durante essas atividades.
  Responder prontamente aos pedidos de assistência do cliente.
- **Administração da confusão do cliente**
  Falar com o cliente de modo calmo, com voz baixa e clara; usar sentenças simples.
  Proporcionar-lhe um tempo adequado para compreender e responder.
  Permitir que ele tome decisões de acordo com sua capacidade.
  Fornecer pistas verbais de orientação ao conversar com ele.
  Usar o toque de apoio, se apropriado.
- **Controle do ambiente para reduzir a sobrecarga sensorial**
  Manter o barulho ambiental no mínimo (televisão, rádio).

  Monitorar a resposta do cliente a visitas; explicar à família e aos amigos que ele precisa de visitas tranquilas, com a entrada de uma pessoa de cada vez.
  Validar a ansiedade e os medos do cliente, mas não reforçar seus erros de percepção.
- **Promoção do sono e da nutrição adequada**
  Monitorar o sono e os padrões de excreção.
  Monitorar a ingestão de alimentos e de fluidos; fornecer estímulos ou assistência para que o cliente coma e beba quantidades adequadas de alimentos e fluidos.
  Fornecer assistência periódica na hora de ir ao banheiro, caso ele não esteja em condições de solicitá-la.
  Estimular cochilos diurnos para promover o sono à noite.
  Desestimular algum exercício durante o dia, como se sentar em uma cadeira, caminhar pelo corredor ou outras atividades que ele possa realizar.

o cliente tome decisões na medida do possível e toma cuidado para não sobrecarregá-lo ou frustrá-lo.

Na conversa com o cliente, o enfermeiro fornece sinais orientadores, como chamá-lo pelo nome e fazer referências ao horário do dia ou à atividade esperada. Ele pode dizer, por exemplo:

"Bom-dia, sr. Jones. Estou vendo que o senhor está acordado e parece pronto para tomar o café da manhã" (fornece informações).

Pode ser necessário lembrar ao cliente o nome e o papel do enfermeiro repetidas vezes:

"Meu nome é Sheila, e sou sua enfermeira hoje. Estou aqui agora para fazer uma caminhada com você pelo corredor" (orientação para a realidade).

No quarto do cliente, objetos orientadores, como calendário e relógio, podem ser úteis.

O uso do toque costuma transmitir segurança ao cliente, sendo um contato com a realidade. É importante avaliar a resposta de cada cliente ao toque em vez de pressupor que todos receberão esse contato positivamente. O cliente que sorri ou se aproxima mais do enfermeiro quando é tocado está respondendo de modo positivo. O cliente amedrontado pode perceber isso como ameaçador e não confortador; neste caso, vai se assustar ou se afastar.

Clientes com *delirium* podem ter sobrecarga sensorial, ou seja, o cérebro recebe uma estimulação maior do que podem suportar. A redução da estimulação ambiental é útil, pois esses clientes distraem-se e ficam excessivamente estimulados com facilidade. Minimizar os ruídos do ambiente, inclusive da televisão ou do rádio, deve acalmá-los. Também é importante monitorar a resposta a visitas. Visitas demais ou mais de uma pessoa falando ao mesmo tempo podem aumentar a confusão do cliente. O enfermeiro pode explicar aos visitantes que o cliente irá tolerar melhor uma conversa tranquila, com uma pessoa de cada vez.

O quarto deve estar bem iluminado para minimizar erros de percepção do ambiente. Quando os clientes vivenciam ilusões ou erros de percepção, o enfermeiro deve corrigi-los normalmente. É importante validar as sensações de ansiedade ou medo geradas pelo erro de percepção, mas sem reforçá-las. Por exemplo, se o cliente ouvir um barulho alto no corredor e perguntar ao enfermeiro: "Foi uma explosão?", o enfermeiro deve responder:

"Não; foi o carrinho da limpeza que bateu na parede do corredor. O barulho foi alto mesmo, não é? Eu até me assustei um pouco com isso" (apresenta a realidade/valida sentimentos).

Como promover o sono e a nutrição adequada

O enfermeiro monitora o sono do cliente e os padrões de excreção e ingestão de alimentos e líquidos. Pode ser que ele precise de assistência ou estímulo para comer e beber alimentos e líquidos adequados. Talvez seja útil sentar-se com ele na hora das refeições ou oferecer-lhe líquidos com frequência. Os membros da família talvez consigam ajudar o cliente a melhorar a ingestão. Pode ser necessário levá-los ao banheiro periodicamente para promover a evacuação caso o cliente não faça essas solicitações de modo independente.

Promover o equilíbrio entre descanso e sono é importante quando o cliente está com um padrão de sono perturbado. Desestimular ou limitar os cochilos durante o dia pode melhorar sua capacidade de dormir à noite. Também é importante que o cliente faça algum tipo de exercício de dia para promover o sono à noite. As atividades podem incluir sentar-se em uma cadeira, caminhar pelo corredor ou engajar-se em atividades recreativas (na medida do possível).

Avaliação

Normalmente o tratamento bem-sucedido das causas subjacentes ao *delirium* leva o cliente de volta aos níveis prévios de funcionamento. Clientes e cuidadores ou familiares precisam compreender que práticas de atendimento de saúde são necessárias para evitar a recorrência. Isso pode envolver monitorar uma condição de saúde crônica, usar medicamentos com cuidado, ou abster-se de álcool ou outras substâncias.

CUIDADOS NA COMUNIDADE

Mesmo quando a causa do *delirium* é identificada e tratada, pode ser que os clientes não recuperem todas as funções cognitivas ou que problemas de confusão persistam. Uma vez que o *delirium* e a demência costumam ocorrer juntos, os clientes também podem ter demência. A avaliação médica completa é capaz de confirmar a demência, e então será possível iniciar o tratamento e o atendimento apropriados (ver seção a seguir).

Depois que o *delirium* desaparece e todos os outros diagnósticos também são eliminados, pode ser necessário que o enfermeiro ou outros profissionais do serviço da saúde iniciem encaminhamentos para o programa de saúde em casa, visitas de enfermeiros ou o programa de reabilitação caso o cliente continue a ter problemas cognitivos. Clientes que têm déficits cognitivos continuados após um episódio de *delirium* podem ter dificuldades similares às de pessoas com lesões encefálicas ou demência leve. Pode ser benéfico para eles e os membros da família ou cuidadores participar de grupos de apoio, que vão ajudá-los a lidar com as mudanças de personalidade e os déficits motores ou cognitivos remanescentes.

DEMÊNCIA

A **demência** é um transtorno mental que envolve múltiplos déficits cognitivos, sobretudo prejuízos de memória e pelo menos uma das seguintes perturbações cognitivas (APA, 2000):

- **afasia** – deterioração da função da linguagem

- **apraxia** – capacidade prejudicada de executar atividades motoras, apesar de um funcionamento motor intacto
- **agnosia** – incapacidade de reconhecer ou identificar objetos, apesar de um funcionamento sensorial intacto
- perturbação do **controle cognitivo**, que é a capacidade de pensar de modo abstrato e de planejar, iniciar, organizar em sequência, monitorar e interromper o comportamento complexo.

Esses déficits cognitivos devem ser graves a ponto de prejudicar o funcionamento social ou profissional e representar um declínio em relação ao funcionamento prévio.

É preciso distinguir demência de *delirium*; quando ambos os diagnósticos coexistem, os sintomas da demência permanecem, inclusive após o desaparecimento do *delirium*. A Tabela 21.1 compara *delirium* e demência.

Prejuízo da memória é o primeiro sinal proeminente de demência. Os clientes têm dificuldade em adquirir novos conhecimentos e esquecem o que foi previamente aprendido. No início, a memória recente fica prejudicada – eles esquecem, por exemplo, onde foram colocados certos objetos ou que a comida está dentro do forno e este está ligado. Em estágios posteriores, a demência afeta a memória remota; podem esquecer os nomes de filhos adultos, as próprias profissões, exercidas a vida toda, bem como os próprios nomes.

Normalmente a afasia tem início com a incapacidade de nomear objetos e pessoas familiares e, depois, progride para a fala, que se torna vaga ou vazia, com excesso de termos como *isso* ou *coisa*. Os clientes podem ter **ecolalia** (fazer eco do que é ouvido) ou **palilalia** (repetir palavras ou sons incontáveis vezes) (APA, 2000). A apraxia pode ocasionar perda da capacidade de realizar atividades de autocuidado, como se vestir ou cozinhar. A agnosia é frustrante para eles: pode ser que olhem para uma mesa ou uma cadeira e não consigam nomear esses objetos.

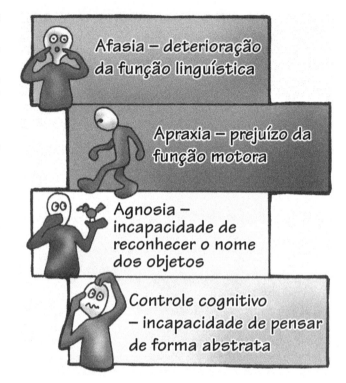

Múltiplos déficits cognitivos da demência.

Perturbações no funcionamento executivo são evidentes, pois perdem a capacidade de aprender coisas novas, solucionar problemas ou realizar atividades diárias, como planejar refeições ou fazer o orçamento.

Clientes com demência também podem subestimar os riscos associados a atividades, ou superestimar a capacidade de

Tabela 21.1 Comparação entre *delirium* e demência

Indicador	*Delirium*	Demência
Início	Rápido	Gradativo e insidioso
Duração	Breve (horas a dias)	Deterioração progressiva
Nível de consciência	Prejudicado, oscilante	Não afetado
Memória	Prejuízo da memória de curto prazo	Prejuízo da memória de curto prazo e, depois, de longo prazo
Discurso	Pode estar arrastado, confuso, pressionado, irrelevante	Normal no estágio inicial; afasia progressiva no estágio posterior
Processos do pensamento	Temporariamente desorganizados	Pensamento prejudicado; perda eventual das capacidades de pensamento
Percepção	Alucinações visuais ou táteis, delírios	Várias vezes ausente, mas pode ter paranoia, alucinações e ilusão
Humor	Ansioso, com medo quando há alucinação, choroso, irritável	Deprimido e ansioso no estágio inicial; humor lábil, andar inquieto, repentes de raiva nos estágios posteriores

Adaptada de *Manual diagnóstico e estatístico de transtornos mentais*, 4ª edição, texto revisado. Washington, DC: APA; e Ribby, K. J.; and Cox, K. R. (1996). Development, implementation, and evaluation of a confusion protocol. *Clinical Nurse Specialist*, 10(5), 241-247.

VINHETA CLÍNICA: Demência

Jack Smith, 74 anos, mora em casa com a esposa Marion, 69 anos, controlando tudo bastante bem até recentemente. O casal tem dois filhos adultos, que moram em outra cidade, embora visitem os pais a cada dois meses, nos feriados e aniversários. Recentemente Jack teve um acidente vascular cerebral e foi internado em uma instituição de reabilitação para tentar aprender a andar e a falar novamente. Marion desejara ficar em casa, aguardando o retorno do marido. Quando os filhos telefonavam para ver se ela estava bem, encontravam-na chorando, confusa ou assustada. Em uma visita, eles a encontraram parecendo muito cansada, vestida com uma roupa amassada e suja. Parecia ter emagrecido, sem conseguir recordar o que comera no café da manhã ou no almoço.

A filha lembrou-se de que, antes de o pai ter o acidente vascular cerebral, percebera que Jack havia assumido várias tarefas domésticas, normalmente realizadas pela mãe, como fazer a lista de compras, planejar e ajudar a cozinhar as refeições. A mãe parecia mais esquecida, fazendo as mesmas perguntas o tempo todo, a respeito do mesmo fato, muitas vezes durante a visita.

Certa manhã, algumas semanas depois de Jack chegar ao centro de reabilitação e Marion ficar sozinha em casa, os vizinhos encontraram-na perambulando pelo bairro, confusa e perdida. Estava claro agora para os filhos que a mãe não mais poderia ficar sozinha em casa, cuidando de si mesma. Não se sabia o tempo de permanência na instituição de reabilitação ainda necessário para Jack, e os filhos não tinham certeza de como estariam suas capacidades físicas quando de seu retorno.

A filha decidiu que Marion (e, eventualmente, Jack) moraria com ela. Marion mudou-se para a casa da filha. No entanto, mesmo após acomodada ali, continuou a ficar confusa, muitas vezes sem saber onde estava. Continuou perguntando onde estava Jack e esquecia os nomes dos netos. Às vezes agitava-se, acusando as pessoas de roubar a bolsa ou outros pertences. Mais tarde, sempre os encontrava. Marion algumas vezes esquecia-se de ir ao banheiro, sujando as roupas. Poderia esquecer de pentear os cabelos e escovar os dentes, além de tomar banho, em geral precisando de ajuda com essas atividades. Quando a filha chegava em casa do trabalho ao final do dia, o sanduíche que preparara para a mãe costumava estar intacto no refrigerador. Marion passava muito tempo arrumando os pertences na mala para voltar para casa e "encontrar Jack".

funcionamento em certas situações. Ao dirigir, por exemplo, podem cortar a frente de outros motoristas, bater em carros estacionados no meio-fio ou não conseguir desacelerar quando precisam.

Surgimento e curso clínico

Quando não há causa subjacente tratável, o curso da demência costuma ser progressivo. A demência pode ser dividida em três estágios:

- *Leve:* o esquecimento é a marca registrada da demência inicial leve. Excede o esquecimento normal e ocasional experimentado como parte do processo de envelhecimento. O indivíduo tem dificuldade de achar as palavras, perde objetos e começa a ter ansiedade em relação a essas perdas. O local de trabalho e os de vivência social tornam-se menos agradáveis, e a pessoa pode passar a evitá-los. A maioria permanece na comunidade durante esse estágio.
- *Moderado:* a confusão fica aparente, junto com a perda progressiva de memória. O indivíduo não consegue mais realizar tarefas complexas, mas permanece orientado em relação a pessoas e lugares. Ainda reconhece pessoas que lhe são familiares. No final desse estágio, perde a capacidade de viver de modo independente, torna-se necessária alguma assistência por causa da desorientação para o tempo e a perda de informações, como o próprio endereço e número do telefone. O indivíduo pode permanecer na comunidade quando se encontra disponível um apoio adequado ao cuidador; no entanto, alguns são transferidos para ambientes de vida supervisionada.
- *Grave:* ocorrem mudanças emocionais e de personalidade. A pessoa pode ter ilusões, vagar à noite, esquecer o nome do cônjuge e dos filhos e precisar de assistência em atividades da vida diária. A maioria vive em instituições de enfermagem ao chegar a esse estágio, a não ser que esteja disponível um excelente apoio comunitário.

CRITÉRIOS DIAGNÓSTICOS DO DSM-IV-TR: Sintomas da demência

- Perda da memória (estágios iniciais: perda da memória recente, como esquecer a comida no fogo; estágios posteriores: perda da memória remota, como esquecer os nomes dos filhos, a própria profissão)
- Deterioração da função linguística (esquecer nomes de objetos comuns, como cadeira ou mesa), palilalia (sons emitidos como eco) e repetição das palavras ouvidas (ecolalia)
- Perda da capacidade de pensar de modo abstrato e de planejar, iniciar, organizar em sequência, monitorar ou interromper comportamentos complexos (perda da função executiva): o cliente perde a capacidade de realizar atividades de autocuidado

Adaptado do DSM-IV-TR, 2000.

Etiologia

As causas variam, embora o quadro clínico seja similar na maioria das demências. Com frequência não é possível fazer qualquer diagnóstico definitivo antes do exame após a morte. Com a demência, a atividade metabólica no cérebro diminui; não sabemos se a demência ocasiona essa diminuição ou se essa diminuição resulta em demência. Foi identificado um componente genético em algumas demências, como a doença de Huntington. Sabe-se que um gene *APOE* anormal está relacionado com a doença de Alzheimer. Outras causas de demência estão relacionadas com infecções, como infecção pelo vírus da imunodeficiência adquirida (HIV) ou doença de Creutzfeldt-Jakob. A seguir estão listados os tipos mais comuns de demência e suas causas conhecidas ou supostas (APA, 2000; Neugroschl et al., 2005):

- **Doença de Alzheimer.** Transtorno cerebral progressivo, com surgimento gradual, que causa declínio crescente do funcionamento, incluindo perda da fala, perda da função motora e profundas mudanças de personalidade e comportamento, como paranoia, delírios, alucinações, desatenção à higiene e beligerância. Evidencia-se por atrofia dos neurônios cerebrais, depósitos de placas senis e ampliação do terceiro e do quarto ventrículos cerebrais. O risco de Alzheimer aumenta com a idade, e o período médio desde o surgimento dos sintomas até a morte é de 8 a 10 anos. A demência do tipo Alzheimer, em especial com surgimento tardio (após os 65 anos de idade), pode ter um componente genético. Pesquisas mostram ligações com os cromossomos 21, 14 e 19 (APA, 2000).
- **Demência vascular.** Apresenta sintomas similares aos da doença de Alzheimer, mas seu surgimento é geralmente abrupto, seguido de mudanças rápidas no funcionamento, um platô, ou período estável, mais mudanças abruptas, outro período de estabilidade, e assim por diante. As imagens por tomografia computadorizada ou ressonância magnética mostram múltiplas lesões vasculares do córtex cerebral e das estruturas subcorticais resultantes da diminuição do suprimento sanguíneo ao cérebro.
- **Doença de Pick.** Doença cerebral degenerativa que afeta em particular os lobos frontal e temporal e resulta em um quadro clínico similar ao da doença de Alzheimer. Os sinais iniciais incluem mudanças de personalidade, perda das habilidades e inibições sociais, embotamento emocional e anormalidades da linguagem. O surgimento costuma se dar dos 50 aos 60 anos de idade; e a morte, em 2 a 5 anos.
- **Doença de Creutzfeldt-Jakob.** Transtorno do sistema nervoso central que se desenvolve, em geral, em adultos dos 40 aos 60 anos de idade. Envolve visão alterada, perda da coordenação ou movimentos anormais e demência, que progride com rapidez (em alguns poucos meses). A causa da encefalopatia é uma partícula infecciosa resistente a fervura, a alguns desinfetantes (p. ex., formalina, álcool) e a radiação ultravioleta. Um esterilizador autoclave pressurizado ou um alvejante podem desativá-la.
- A infecção por HIV pode levar a demência e outros problemas neurológicos; tudo isso pode resultar diretamente da invasão de tecidos nervosos pelo HIV ou outras doenças relacionadas com a síndrome da imunodeficiência adquirida, como toxoplasmose e citomegalovírus. Esse tipo de demência pode resultar em uma ampla variedade de sintomas, que vão desde prejuízo sensorial leve até perda extrema da memória, de déficits cognitivos a uma disfunção muscular grave.
- **Doença de Parkinson.** Condição neurológica lentamente progressiva, caracterizada por tremor, rigidez, bradicinesia e instabilidade postural. Resulta da perda de neurônios dos gânglios da base. Tem sido relatada demência em cerca de 20 a 60% das pessoas com doença de Parkinson; nesse caso, caracteriza-se por lentidão cognitiva e motora e prejuízos na memória e no funcionamento executivo.
- **Doença de Huntington.** Doença de gene dominante e herdada, que envolve, primariamente, atrofia cerebral, desmielinização e dilatação dos ventrículos cerebrais. No início, há movimentos em forma de coreia, contínuos durante as horas de vigília e envolvendo contorções faciais, torceduras, viradas e movimentos da língua. Mudanças na personalidade são as primeiras manifestações psicossociais, seguidas de perda de memória, diminuição do funcionamento intelectual e outros sinais de demência. A doença começa no final dos 30 anos ou começo dos 40, e a morte pode ocorrer após um período de 10 a 20 anos ou mais.
- A demência pode ser uma consequência fisiopatológica direta de trauma encefálico. O grau e o tipo do prejuízo cognitivo e da perturbação comportamental dependem do local e da extensão da lesão cerebral. Quando ocorre como lesão única, costuma ser estável e não progressiva. Lesões repetidas na cabeça (p. ex., boxe) podem levar à demência progressiva.

Nos Estados Unidos, estima-se que 5 milhões de pessoas tenham demência moderada a grave, com causas variadas. Em todo o mundo, calculam-se 4,5 milhões de novos casos a cada ano (Smith, 2008). A prevalência aumenta com a idade; calcula-se que predominância de demência moderada a grave em pessoas com mais de 65 anos seja de cerca de 5%; 20 a 40% da população geral com mais de 85 anos de idade têm demência. Segundo previsões, em 2050 haverá 18 milhões de norte-americanos com essa doença (Neugroschl et al., 2005), e 114 milhões de pessoas com demência no mundo inteiro (Smith, 2008). A demência do tipo Alzheimer é a mais comum na América do Norte (60% de todas as demências), na Escandinávia e na Europa; já a demência vascular é mais prevalente na Rússia e no Japão. Além disso, a demência do tipo Alzheimer é mais comum em mulheres; a vascular, em homens.

Considerações culturais

Clientes de culturas diferentes podem achar que as perguntas usadas em muitos instrumentos investigativos da demência são difíceis ou impossíveis de responder. Exemplos incluem os nomes de ex-presidentes dos Estados Unidos. Para evitar conclusões errôneas, o enfermeiro precisa estar consciente das diferenças de conhecimento geral entre as pessoas.

O enfermeiro também deve considerar crenças e perspectivas diferentes, influenciadas pela cultura, em relação aos membros idosos da família. Em muitos países do Oriente e entre indígenas norte-americanos, os idosos ocupam posição de autoridade, respeito e poder e tomam decisões em nome da família; isso não muda mesmo que haja perda de memória ou confusão. Por medo de mostrar desrespeito aos mais velhos, os familiares podem relutar em tomar decisões ou fazer planos para os idosos com demência. O enfermeiro precisa trabalhar com os membros da família para alcançar os objetivos sem que eles se sintam traidores do idoso reverenciado.

Tratamento e prognóstico

Sempre que possível, identifica-se a causa subjacente à demência para que o tratamento seja instituído. Por exemplo, a progressão da demência vascular, o segundo tipo mais comum, pode ser interrompida com tratamento apropriado da condição vascular subjacente (p. ex., mudanças na dieta, exercício, controle da hipertensão ou do diabetes). A melhora do fluxo sanguíneo cerebral pode deter o avanço da demência vascular em algumas pessoas (Neugroschl et al., 2005).

O prognóstico para demências de tipo progressivo pode variar, como descrito antes, mas todos os prognósticos envolvem deterioração progressiva das capacidades físicas e mentais até a morte. Em geral, em estágios posteriores, os clientes têm função motora e cognitiva mínimas, ficam totalmente dependentes dos cuidadores e não tomam consciência do que está ao seu redor nem das pessoas que os cercam. Pode ser que fiquem completamente incomunicáveis ou emitam sons ininteligíveis, ou façam tentativas de verbalização.

No caso das demências degenerativas, não há uma terapia direta que possa reverter ou retardar os processos fisiopatológicos fundamentais. Os níveis dos numerosos neurotransmissores, como acetilcolina, dopamina, noradrenalina e serotonina, diminuem na demência, o que leva a tentativas com terapias de reposição com precursores da acetilcolina, agonistas colinérgicos e inibidores da colinesterase. Donepezil, rivastigmina e galantamina são inibidores da colinesterase e mostram efeitos terapêuticos modestos e desaceleração temporária do progresso da demência (Tab. 21.2). No entanto, esses fármacos não têm efeito algum sobre o curso geral da doença. A tacrina, também um inibidor da colinesterase, eleva as enzimas hepáticas em cerca de 50% dos clientes que a utilizam. Realizar exames laboratoriais a cada 1 ou 2 semanas é uma necessidade a fim de investigar a função hepática. Assim, raramente se prescreve tacrina. A memantina, um agonista receptor NMDA, também é capaz de desacelerar a progressão da doença de Alzheimer em estágios moderados a graves (Facts and Comparisons, 2009).

Clientes com demência demonstram uma ampla variedade de comportamentos que podem ser tratados de forma sintomática. As doses dos medicamentos são metade ou dois terços da normalmente prescrita. Os antidepressivos são eficazes para sintomas depressivos significativos, embora possam causar *delirium*. Antidepressivos ISRSs são usados porque causam menos efeitos colaterais. Antipsicóticos como haloperidol, olanzapina, risperidona e quetiapina podem ser usados para controlar os sintomas psicóticos de delírios, alucinações ou paranoia, bem como outros comportamentos, como agitação ou agressividade. O benefício potencial dos antipsicóticos deve ser pesado em relação aos riscos, como aumento da taxa de mortalidade em decorrência de complicações cardiovasculares. Devido ao aumento do risco, a Food and Drug Administration (FDA) não aprovou antipsicóticos para tratamento da demência, havendo um alerta tipo tarja preta (Quadro 21.3). O carbonato de lítio, a carbamazepina e o ácido valproico ajudam a estabilizar a labilidade afetiva e a diminuir explosões de agressividade. Já os benzodiazepínicos são usados com cuidado, pois podem causar *delirium* e piorar as capacidades cognitivas já comprometidas (Neugroschl et al., 2005). Esses medicamentos são discutidos no Capítulo 2.

> **QUADRO 21.3 Alerta**
>
> Antipsicóticos convencionais e atípicos estão associados a um risco maior de mortalidade nos pacientes idosos tratados para psicose relacionada à demência.

Tabela 21.2 Fármacos usados para tratar a demência

Nome	Variação da dose e via	Considerações de enfermagem
Donepezil	5-10 mg/dia por via oral	Monitorar ocorrência de náusea, diarreia e insônia. Examinar as fezes periodicamente quanto a sangramento gastrintestinal.
Rivastigmina	3-12 mg/dia por via oral, divididos em duas doses	Monitorar ocorrência de náusea, vômito, dor abdominal e perda do apetite.
Galantamina	16-32 mg/dia por via oral, divididos em duas doses	Monitorar ocorrência de náusea, vômito, perda do apetite, tontura e síncope.
Memantina	10-20 mg/dia, divididos em duas doses	Monitorar ocorrência de hipertensão, dor, cefaleia, vômito, constipação e fadiga.

Adaptado de Facts and Comparisons (2009). *Drug facts and comparisons* (63rd Ed.). St Louis: Wolters Kluwer.

APLICAÇÃO DO PROCESSO DE ENFERMAGEM: DEMÊNCIA

Esta seção aborda o atendimento a clientes com demência progressiva, que é o tipo mais comum. O enfermeiro pode usar essas orientações, conforme indicado, para clientes com demência não progressiva.

Investigação

O processo investigativo pode parecer confuso e complicado para os clientes com demência. Pode ser que não saibam ou esqueçam o propósito da entrevista. O enfermeiro dá explicações simples, sempre que os clientes precisam delas, como: "Estou fazendo essas perguntas para que a equipe possa ver como está a sua saúde". Os clientes podem ficar confusos ou cansar com facilidade; por isso, podem ser necessários intervalos frequentes durante a entrevista. É útil fazer perguntas simples e não compostas e dar ao cliente bastante tempo para responder.

Um exame do estado mental pode fornecer informações sobre as capacidades cognitivas, como memória, concentração e processamento de informações abstratas. É comum solicitar ao cliente que diga o significado de um provérbio, faça uma subtração sem lápis nem papel, relembre nomes de objetos, elabore frases completas e copie dois pentágonos intercruzados. Embora não substitua uma investigação completa, esse procedimento faz uma apreciação rápida das capacidades cognitivas do cliente. É importante lembrar que as pessoas com depressão grave ou psicose podem não conseguir realizar algumas dessas tarefas cognitivas de modo correto.

História

Considerando o prejuízo da memória recente, pode ser que os clientes não consigam oferecer uma história precisa e completa do surgimento dos problemas. Entrevistas com família, amigos ou cuidadores podem ser necessárias para a obtenção de dados.

Aparência geral e comportamento motor

A demência prejudica progressivamente a capacidade de conduzir uma conversa significativa. Os clientes apresentam afasia quando não conseguem dizer o nome de objetos ou pessoas familiares. A conversa torna-se repetitiva, pois eles costumam perseverar em uma única ideia. No final, a fala fica indistinta, e segue-se a perda total da função da linguagem.

A descoberta inicial em relação ao comportamento motor é a perda da capacidade de realizar tarefas (*apraxia*), como se vestir ou pentear o cabelo, embora as habilidades motoras reais permaneçam intactas. Os clientes não conseguem imitar a tarefa quando alguém a demonstra. No estágio grave, pode ser que experimentem uma perturbação na marcha, que torna insegura, ou mesmo impossível, a deambulação sem assistência.

Alguns clientes com demência mostram um comportamento desinibido, que inclui fazer piadas inapropriadas, negligenciar a higiene pessoal, tratar estranhos com familiaridade indevida ou desconsiderar convenções sociais sobre comportamentos aceitáveis. Isso pode incluir praguejar ou fazer comentários disparatados sobre outras pessoas sem nunca ter agido assim antes na vida.

Humor e afeto

A princípio, os clientes com demência têm ansiedade e medo em relação às perdas iniciais da memória e das funções cognitivas. Entretanto, pode ser que não expressem esses sentimentos a ninguém. O humor torna-se mais lábil ao longo do tempo e pode oscilar de modo rápido e drástico sem razão aparente. Explosões emocionais são comuns e em geral passam rapidamente. Às vezes os clientes podem demonstrar raiva e hostilidade contra outras pessoas. Começam a apresentar reações emocionais catastróficas em resposta a mudanças ambientais que não conseguem perceber ou compreender com precisão, ou às quais não conseguem responder de modo adaptativo. Essas reações catastróficas podem incluir agressão verbal ou física, perambulação à noite, agitação ou outros comportamentos que parecem indicar perda do controle pessoal.

Os clientes podem exibir um padrão de retraimento em relação ao mundo, que já não compreendem. Ficam letárgicos, parecem apáticos e prestam pouca atenção ao ambiente ou às pessoas ao redor. Parecem perder todo o afeto emocional e mostram-se pasmos e desatentos.

Processo e conteúdo dos pensamentos

Inicialmente, a capacidade de pensar de modo abstrato fica prejudicada, resultando em perda da capacidade de planejar, organizar em sequência, monitorar, iniciar ou interromper comportamentos complexos (APA, 2000). O cliente perde a capacidade de solucionar problemas ou agir em situações novas, pois não consegue raciocinar sobre o que deve fazer. Perde a capacidade de generalizar o conhecimento de uma situação para outra, uma vez que não são reconhecidas similaridades ou diferenças nas situações. Esses problemas de cognição impedem que o cliente empregado continue trabalhando. Perde, também, a capacidade de executar tarefas, como planejar atividades, orçamentos ou refeições.

À medida que a demência progride, são comuns delírios de perseguição. O cliente pode acusar outras pessoas de ter roubado objetos que, na verdade, ele próprio perdeu ou pode acreditar que está sendo enganado ou perseguido.

Processo sensorial e intelectual

Os clientes perdem a função intelectual, o que, no final, envolve a perda completa das capacidades. Déficits de memória são a característica inicial e essencial da demência. Em primeiro lugar, a demência afeta a memória recente e imediata, depois prejudica a capacidade de reconhecer familiares próximos e inclusive a si mesmo. Na demência leve a moderada, os clientes podem inventar respostas para preencher lacunas da memória (**confabulação**). A agnosia é outra marca registrada da demência. Os clientes perdem as relações visuais e espaciais, o que fica evidente pela deterioração da capacidade de escrever ou desenhar objetos simples.

O alcance da atenção e a capacidade de se concentrar ficam cada vez mais prejudicadas, até que os clientes as perdem. Eles ficam cronicamente confusos a respeito do ambiente e de outras pessoas e, no final, a respeito de si próprios. A princípio, na demência leve, ficam desorientados em termos de tempo; na demência moderada, em termos de tempo e lugar; e, finalmente, no estágio grave, em relação a si mesmos.

Alucinações são um problema frequente. As visuais são as mais comuns, sendo em geral desagradáveis. Os clientes ficam propensos a acreditar que a alucinação é real.

Julgamento e compreensão

Clientes com demência têm capacidade de julgamento insatisfatória em função do prejuízo cognitivo. Pode ser que subestimem riscos e avaliem as próprias capacidades de modo irreal, o que resulta em elevado risco de lesão. Não conseguem avaliar situações para pesar riscos ou perigos. Por exemplo, podem perambular pelas ruas, debaixo de neve, vestindo apenas o pijama e não consideram que isso seja arriscado.

A compreensão fica limitada. No início, podem ter consciência dos problemas de memória e cognição e talvez até se preocupem, porque estão "perdendo a cabeça". Bem depressa essas preocupações quanto à capacidade de funcionamento diminuem, e eles passam a ter pouca ou nenhuma consciência dos déficits mais graves que se desenvolvem. Nesse contexto, pode ser que acusem outras pessoas de roubar bens que eles próprios perderam ou esqueceram onde guardaram.

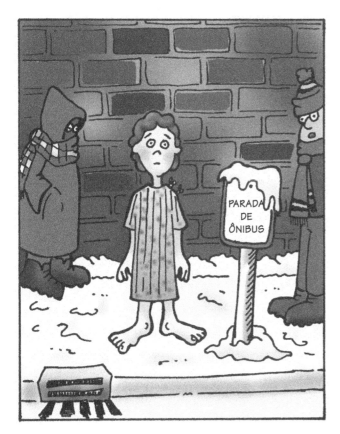

Julgamento.

Autoconceito

No início, os clientes podem ficar com raiva ou frustrados consigo mesmos por perder objetos ou esquecer coisas importantes. Alguns expressam tristeza porque o corpo está envelhecendo e há perda do nível de funcionamento. Logo, porém, perdem a consciência de si, que gradualmente se deteriora a ponto de se olharem no espelho e não reconhecerem a própria imagem.

Papéis e relacionamentos

A demência afeta profundamente os papéis e os relacionamentos do cliente. Se estiver empregado, seu desempenho no trabalho é afetado, inclusive no estágio leve da demência, a ponto de não ser mais possível trabalhar por causa dos déficits de memória e cognição. Os papéis como cônjuge, companheiro ou pai deterioram-se à medida que perde a capacidade de realizar tarefas de rotina ou reconhecer pessoas familiares. No final, o cliente não consegue atender às próprias necessidades mais básicas.

A incapacidade de participar de uma conversa significativa ou de eventos sociais limita de forma considerável os relacionamentos. Rapidamente o cliente fica confinado em casa, pois é incapaz de se aventurar fora dela sem assistência. Os familiares próximos começam a assumir papéis de cuidadores; isso pode alterar relacionamentos estabelecidos previamente. Os filhos adultos de pais com demência têm inversão de papéis, ou seja, eles cuidam dos pais, que antes cuidavam deles. Cônjuges ou companheiros podem se sentir como se tivessem perdido o relacionamento anterior, desempenhando agora o papel de tutores.

Considerações fisiológicas e de autocuidado

Clientes com demência têm perturbação dos ciclos de sono-vigília; dormem durante o dia e perambulam à noite. Alguns ignoram sinais corporais, como fome ou sede; outros têm certa dificuldade para alimentar-se e ingerir líquidos. Podem apresentar incontinência urinária ou fecal e dificuldade com a higiene após a excreção. Negligenciam o banho e os cuidados pessoais. No final, podem precisar da assistência integral de outra pessoa para cuidar dessas necessidades fisiológicas básicas.

Análise de dados

Muitos diagnósticos de enfermagem podem ser apropriados, pois os efeitos da demência sobre os clientes são profundos; a doença afeta praticamente todas as áreas de suas vidas. Os diagnósticos de enfermagem normalmente encontrados incluem:

- Risco de Lesão
- Padrão de Sono Prejudicado
- Risco de Volume de Líquidos Deficiente
- Risco de Nutrição Desequilibrada: Menos do que as Necessidades Corporais
- Confusão Crônica
- Síndrome da Interpretação Ambiental Prejudicada
- Memória Prejudicada
- Interação Social Prejudicada
- Comunicação Verbal Prejudicada
- Desempenho de Papel Ineficaz

Plano de cuidados de enfermagem | Demência

Diagnóstico de enfermagem

Memória Prejudicada: incapacidade de lembrar ou recordar partes de informação ou habilidades comportamentais.

DADOS DA INVESTIGAÇÃO

- Incapacidade de recordar informações factuais ou eventos
- Incapacidade de aprender novos assuntos ou recordar conteúdo antes aprendido
- Incapacidade de determinar se foi realizado algum comportamento
- Agitação ou ansiedade a respeito da perda da memória

RESULTADOS ESPERADOS

Imediatos
O cliente irá
- Responder de forma positiva aos indicadores da memória.
- Demonstrar menos agitação ou ansiedade.

Estabilização
O cliente irá
- Atingir um nível ideal de funcionamento com as tarefas rotineiras.
- Usar com eficiência a memória de longo prazo, desde que permaneça intacta.
- Verbalizar ou demonstrar menos frustração com a perda da memória.

Comunidade
O cliente irá
- Manter um nível ideal de funcionamento.
- Sentir-se respeitado e apoiado.

IMPLEMENTAÇÃO

Intervenções de enfermagem	Justificativa
Dar oportunidades de recordar ou lembrar eventos passados, individualmente ou em pequenos grupos.	A memória de longo prazo pode persistir após perda da memória recente. A reminiscência costuma ser uma atividade agradável para o cliente.
Estimular o cliente a usar indicadores escritos, com calendários, listas ou agenda.	Indicadores escritos diminuem a necessidade do cliente de relembrar de memória compromissos, atividades, e assim por diante.
Minimizar mudanças no ambiente. Determinar os locais práticos dos pertences do cliente e devolver esses pertences a esses locais após o uso. Estabelecer uma rotina comum e alterá-la apenas quando necessário.	Há menos exigências ao funcionamento da memória quando o ambiente e a rotina diária são estruturados.
Dar instruções isoladas e por etapas ao cliente, quando há necessidade de instruções.	Clientes com prejuízo de memória não conseguem recordar instruções com múltiplas etapas.
Dar conexões verbais sobre o uso de dispositivos. Por exemplo: "Aqui está um pano para lavar seu rosto". "Aqui está uma colher que você pode usar para comer a sobremesa".	O cliente pode não recordar para que serve o dispositivo; dizer a função é um método que compensa a perda de memória.
Integrar lembretes de eventos anteriores às interações do momento, como: "Antes você colocou algumas roupas na máquina de lavar; é hora de colocá-las na secadora".	Oferecer ligações com comportamentos prévios ajuda o cliente a estabelecer conexões que ele pode não conseguir fazer com independência.

(continua)

> **Plano de cuidados de enfermagem** | Demência *(continuação)*
>
> **IMPLEMENTAÇÃO**
>
> | Intervenções de enfermagem | Justificativa |
> |---|---|
> | Ajudar nas tarefas sempre que necessário, mas não "ter pressa" para fazer as coisas que ele é capaz de fazer sozinho. | É importante maximizar o funcionamento independente, embora seja dada assistência ao cliente quando a memória piorou ainda mais. |
> | Usar uma abordagem normal ao assumir as tarefas que o cliente não mais consegue fazer. Não deixar que ele trabalhe sem êxito em uma tarefa por muito tempo. | É importante conservar a dignidade do cliente e minimizar sua frustração diante da perda progressiva da memória. |
>
> Adaptado de Schultz, J.M. & Videbeck, S.L. (2009). *Lippincott's manual of psychiatric nursing care plans* (8th Ed.). Philadelphia: Lippincott Williams & Wilkins.

Além desses, os diagnósticos de enfermagem Processos do Pensamento Perturbados e Percepção Sensorial Perturbada podem ser apropriados para clientes com sintomas psicóticos. Múltiplos diagnósticos de enfermagem relacionados com o estado fisiológico também podem ser indicados com base na investigação feita pelo enfermeiro; por exemplo, alterações em nutrição, hidratação, eliminação, mobilidade física e tolerância à atividade.

Identificação dos resultados

Os resultados do tratamento para clientes com demência progressiva não envolvem reconquistar ou manter as capacidades de funcionamento. Na verdade, o enfermeiro deve reavaliar o estado de saúde geral e revisar os resultados do tratamento periodicamente, à medida que a condição do cliente muda. São comuns resultados e cuidados de enfermagem que focam a condição clínica ou os déficits do cliente. A literatura atual propõe manter o foco em um cuidado psicossocial que maximize suas forças e habilidades pelo maior tempo possível. O cuidado psicossocial envolve prolongar sua independência o máximo possível, validar seus sentimentos, manter o cliente envolvido com o ambiente e lidar com as mudanças comportamentais de modo respeitoso (McCabe, 2008; Ouldred e Bryant, 2008; Yuhas et al., 2006). Os resultados do tratamento para o cliente com demência podem incluir os itens a seguir. O cliente irá:

- Ficar livre de lesões.
- Manter o equilíbrio adequado entre atividade e descanso, nutrição, hidratação e eliminação.
- Funcionar do modo mais independente possível, de acordo com as próprias limitações.
- Sentir-se respeitado e apoiado.
- Permanecer envolvido com o ambiente ao seu redor.
- Interagir com as outras pessoas presentes no ambiente.

Intervenção

Os modelos psicossociais de cuidados a clientes com demência baseiam-se no atendimento de que cada cliente é uma pessoa única e permanece assim inclusive à medida que a progressão da doença bloqueia sua capacidade de demonstrar essas características singulares. As intervenções têm sua raiz na crença de que clientes com demência possuem aspectos positivos pessoais. Busca-se ser atencioso, manter o envolvimento dos clientes, relacionando-os com o ambiente e com outras pessoas, e validar seus sentimentos e sua dignidade, reagindo aos clientes, oferecendo-lhes alternativas e promovendo o **reenquadramento** (oferecer pontos de vista alternativos para explicar eventos). Isso contrasta com os modelos de atendimento médico que focam a perda progressiva da função e da identidade (McCabe, 2008).

Os enfermeiros podem usar as intervenções a seguir em qualquer local de cuidado de clientes com demência. Ensinar aos membros da família como cuidar desses clientes em casa e aos cuidadores profissionais como tratá-los em instituições residenciais ou especializadas é componente essencial do fornecimento de um cuidado seguro e sustentado. A discussão dá exemplos que se aplicam a vários locais de assistência à saúde.

Como promover a segurança do cliente

As considerações de segurança envolvem proteger contra lesões, atender às necessidades fisiológicas e administrar os riscos representados pelo ambiente, que incluem estímulos internos, como delírios ou alucinações. Os clientes não conseguem avaliar com precisão o ambiente ou as próprias capacidades; portanto, não tomam os cuidados necessários na vida diária. Aqueles que vivem na própria casa podem, por exemplo, esquecer a comida no fogo; quem está em um local de atendimento especial, junto com outros moradores, pode sair para caminhar no inverno sem o agasalho adequado. Assistência ou supervisão, que deve ser o menos invasiva possível, protege o cliente contra lesões ao mesmo tempo em que preserva a sua dignidade.

Um membro da família pode dizer:

"Vou ficar sentado aqui na cozinha, com você, e vamos conversar enquanto prepara o almoço" (sugere colaboração), em vez de *"Você não pode cozinhar sozinho porque corre o risco de colocar fogo na casa"*.

Desse modo, o enfermeiro ou o cuidador apoia o desejo e a capacidade do cliente de se engajar em certas tarefas e também fornece proteção contra lesões.

Os clientes com demência podem achar que a própria segurança física está em perigo; pode ser que se sintam ameaçados, fiquem desconfiados ou paranoicos. Esses sentimentos podem levar a um comportamento agitado ou errático, que compromete a segurança. É importante evitar confrontar diretamente seus medos. Quem tem demência pode viver em luta contra medos e desconfiança durante toda a doença. Fatores que disparam a desconfiança incluem pessoas estranhas, mudanças na rotina diária ou memória prejudicada. O enfermeiro deve descobrir e tratar esses fatores ambientais em vez de confrontar as ideias paranoicas.

Pode ser que o cliente informe, por exemplo, que seus pertences foram roubados. Nesse caso, o enfermeiro pode dizer:

"Vamos dar uma olhada no quarto e ver se estão lá."

Assim, ele ajuda o cliente a localizar os itens escondidos ou guardados em lugares incomuns (sugere colaboração). Se o cliente estiver em um quarto com outras pessoas e disser: "Eles vieram me buscar!", o enfermeiro pode dizer:

"Essas pessoas vieram fazer uma visita a outros. Vamos dar uma caminhada e deixar que façam a visita" (apresenta a realidade/propõe uma distração)

Então o enfermeiro pode levá-lo a um local mais silencioso e menos estimulante, afastando-o do fator que dispara a desconfiança.

Como promover sono adequado, nutrição, higiene e atividades apropriadas

Os clientes precisam de assistência para satisfazer às próprias necessidades fisiológicas básicas. O enfermeiro monitora a ingestão de alimentos e líquidos para garantir a adequação. O cliente eventualmente come mal devido à falta de apetite ou por distrações na hora das refeições. O enfermeiro trata esse problema fornecendo alimentos preferidos do cliente, sentando-se ao lado dele na hora da refeição para estimular a continuidade da ingestão, disponibilizando lanches nutritivos sempre que o cliente sentir fome e minimizando ruído e distrações indevidas na hora das refeições. Um cliente com dificuldade para manipular talheres às vezes não consegue cortar os alimentos em pedaços adequados à mastigação. Nesse caso, o alimento deve ser cortado na hora do preparo, e não na frente do cliente, para não despertar atenção em relação à incapacidade. Alimentos que podem ser comidos sem talheres ou usando as mãos, como sanduíches e frutas frescas, são a melhor opção. No entanto, pode ser que o cliente coma demais, ingerindo, inclusive, itens não comestíveis. Fornecer lanches com baixas calorias, como fatias de cenoura ou aipo, pode atender ao desejo de mastigar e comer sem resultar em ganho de peso desnecessário. Nutrição entérica costuma ser necessária quando a demência é muito grave, mas nem todas as famílias optam pela alimentação por sonda.

A boa ingestão de líquidos e alimentos é importante também para garantir uma eliminação adequada. O cliente pode não responder a sinais que indicam constipação; por isso, o enfermeiro ou cuidador monitora os padrões de excreção intestinal e interfere, aumentando líquidos e fibras e promovendo estímulos quando necessário. A eliminação urinária pode se tornar um problema quando o cliente não responde à necessidade de urinar ou é incontinente. Lembrá-lo que é hora de urinar pode ser útil quando já está continente, mas ainda não voltou a usar o banheiro. Forros absorventes podem tratar a incontinência urinária em gotas ou de esforço; fraldas para adultos, em vez de cateteres internos, são indicados para incontinência. O enfermeiro verifica os forros ou fraldas descartáveis com frequência e faz a troca dos itens sujos imediatamente, para evitar infecção, irritação da pele e odores desagradáveis. Também é importante promover uma boa higiene para minimizar esses riscos.

Equilíbrio entre descanso e atividade é um componente essencial da rotina diária. Atividade física leve, como caminhadas, promove a saúde física, e não é um desafio cognitivo. A atividade física diária também ajuda o cliente a dormir à noite. O enfermeiro fornece períodos de descanso, de modo que o cliente possa conservar e recuperar energia; mas cochilos diários longos podem interferir no sono noturno. O enfermeiro encoraja o cliente a se envolver em atividades físicas, pois pode ser que ele não consiga iniciar as atividades de modo independente; muitos clientes tendem a se tornar sedentários à medida que as capacidades cognitivas diminuem. Os clientes têm bastante vontade de participar de atividades físicas, mas não conseguem iniciar, planejar ou realizar essas atividades sem assistência.

Como estruturar o ambiente e a rotina

Um ambiente estruturado e rotinas estabelecidas podem tranquilizar clientes com demência. Ambientes e rotinas familiares ajudam a eliminar parte da confusão e frustração geradas pela perda da memória. Fornecer rotinas e estrutura, no entanto, não significa obrigar o cliente a se adequar à estrutura local ou às rotinas determinadas por outras pessoas. Em vez de impor uma estrutura nova, o enfermeiro estimula o cliente a seguir suas rotinas e hábitos normais de tomar banho e vestir-se (Yuhas et al., 2006). Por exemplo, é importante saber se o cliente prefere banho de banheira ou de chuveiro e se quer tomar banho à noite ou de manhã; as preferências devem ser incluídas no cuidado. Pesquisas mostram que tentativas de mudar o comportamento de se vestir podem resultar em agressão física, pois os clientes respondem com tentativas ineficazes de resistência às mudanças propostas. Monitorar a resposta às rotinas diárias e fazer os ajustes necessários são aspectos importantes do cuidado.

O enfermeiro precisa monitorar e manejar a tolerância do cliente à estimulação. Em geral os clientes podem tolerar menos estimulação quando estão fatigados, famintos ou estressados. Além disso, com a progressão da demência, a tolerância a estímulos ambientais diminui. À medida que essa tolerância diminui, eles precisam de ambientes mais calmos, com menor número de pessoas, menos barulho ou distração.

Como dar apoio emocional

A relação terapêutica entre o cliente e o enfermeiro envolve "atendimento empático", que inclui ser gentil, respeitador e calmo, tranquilizando o cliente e dando-lhe atenção. Os enfermeiros usam essas mesmas qualidades com clientes e locais diferentes. Na maioria das situações, os clientes dão *feedback* positivo ao enfermeiro ou ao cuidador, mas quem tem demência parece ignorar os esforços do enfermeiro, podendo até responder com algum comportamento negativo, como raiva ou desconfiança. Isso torna mais difícil a tarefa do enfermeiro ou cuidador de manter o atendimento atencioso. Ainda assim, eles precisam manter todas as qualidades da relação terapêutica, inclusive quando parece que os clientes não estão respondendo.

Devido a desorientação e perda da memória, clientes com demência costumam ficar ansiosos, exigem muita paciência e precisam se sentir tranquilizados. O enfermeiro pode transmitir segurança, abordando o cliente de modo calmo e com apoio, como se ele e o cliente formassem uma equipe – uma abordagem do tipo "podemos fazer isso juntos". O enfermeiro garante que sabe o que está acontecendo e que vai cuidar de tudo enquanto o cliente está confuso e não consegue fazê-lo. Por exemplo, se o cliente estiver confuso na hora de se vestir, o enfermeiro pode dizer:

"É um prazer ajudá-lo a vestir a camisa. Vou segurá-la enquanto você enfia os braços nas mangas" (oferece-se/sugere colaboração)

O **toque de apoio** é eficaz com muitos clientes. O toque pode transmitir segurança e indicar atenção quando há impossibilidade de entender palavras. Segurar a mão do cliente que está choroso e triste e cobri-lo quando se deita são modos de usar o toque de apoio. Como em qualquer outra situação de toque, o enfermeiro deve avaliar a resposta de cada um. Clientes que respondem de forma positiva sorriem ou se aproximam do enfermeiro. Aqueles que se sentem ameaçados pelo contato físico ficam amedrontados ou se afastam, em especial quando o toque é súbito ou inesperado, ou quando compreendem mal a intenção do enfermeiro.

Como promover a interação e o envolvimento

Em um modelo psicossocial de cuidado para demência, o enfermeiro ou cuidador planeja atividades que reforçam a identidade do cliente e o mantêm engajado ou envolvido nas coisas da vida (Yuhas et al., 2006). O enfermeiro ou cuidador planeja atividades de acordo com os interesses e as habilidades dos clientes. Não podem ser atividades rotineiras em grupo, do tipo que "todo mundo é obrigado a fazer". Por exemplo, se o cliente se interessa por história, talvez goste de assistir a documentários na televisão; quem gosta de música pode se divertir cantando. Os clientes podem precisar do envolvimento de outra pessoa para se manter atentos à atividade e aproveitá-la mais completamente. Aqueles que passam períodos mais longos sem nada que desperte seu interesse são mais propensos a ficar inquietos e agitados. Já os que se engajam em atividades costumam ficar mais calmos. Uma ampla gama de atividades tem se mostrado benéfica para clientes com demência. Música, dança, terapia com animais de estimação ou assistida por animais são exemplos de atividades que podem ser usadas para maximizar o envolvimento do cliente com o ambiente e melhorar sua qualidade de vida (Milev, 2008; Ouldred e Bryant, 2008; Raglio et al., 2008).

A **terapia de reminiscências** (pensar sobre experiências do passado pessoalmente significativas ou fazer um relato delas) é uma intervenção eficaz para clientes com demência. Em vez de lamentar que estão "vivendo no passado", essa terapia estimula a família e os cuidadores a rememorarem com o cliente. Recordar usa a memória remota dos clientes, que não é afetada de modo tão grave ou tão rápido quanto a memória recente ou imediata (McCabe, 2008). Álbuns de fotos podem ser úteis para estimular a memória remota e direcionar o foco para o passado. Às vezes os clientes gostam de rememorar eventos locais ou nacionais e de falar sobre seus papéis ou o que estavam fazendo na época. Além de mantê-los envolvidos com as coisas da vida, as reminiscências também podem desenvolver a autoestima, pois os clientes discutem as próprias realizações. Envolver-se no ouvir ativamente, fazer perguntas e emitir sinais para que continuem são ações que promovem o uso bem-sucedido dessa técnica. Essa terapia pode ainda ser eficiente com pequenos grupos de clientes, uma vez que eles recordam coletivamente atividades de períodos anteriores de suas vidas (Wang, 2007).

Os clientes têm problemas crescentes na interação com outras pessoas à medida que a demência progride. A princípio, retêm habilidades da linguagem verbal, mas outras pessoas podem achar difícil entendê-los, pois há palavras perdidas ou conteúdo vago. O enfermeiro deve ouvir de modo atento e tentar determinar o verdadeiro significado por trás do que está sendo dito. Ele pode perguntar:

"Você está tentando dizer que quer usar o banheiro?" ou "Entendi direito? Você está com fome?" (busca esclarecimento)

Também é importante não interromper o cliente nem finalizar seus pensamentos. Se ele ficar frustrado porque o significado do que diz não está sendo compreendido, o enfermeiro pode perguntar:

"Consegue mostrar o que quer ou onde quer ir?" (ajuda a realizar uma ação)

Quando a linguagem verbal torna-se menos coerente, o enfermeiro deve permanecer atento ao comportamento não verbal do cliente. Ao trabalhar de modo consistente com um cliente específico, os enfermeiros ou cuidadores desenvolvem a habilidade de determinar o significado do comportamento não verbal dos clientes. Por exemplo, se eles ficam inquietos, isso pode indicar que têm fome, caso esteja muito perto do horário da refeição, ou estão cansados, se for tarde da noite. Às vezes é impossível determinar com exatidão o que o cliente está tentando transmitir, mas, ainda assim, o enfermeiro pode reagir de alguma maneira. Vamos imaginar que o cliente esteja andando de um lado a outro, parecendo chateado, mas incapaz de indicar o que o está incomodando. O enfermeiro diz:

"Você parece preocupado. Não sei o que há de errado, mas vamos dar uma volta" (faz uma observação/oferece ajuda)

Interagir com clientes com demência pode significar lidar com pensamentos e sentimentos que não se baseiam na realidade, mas surgem por causa de desconfiança ou de uma confusão crônica. Em vez de tentar explicar a realidade ou aquietar a suspeita ou a raiva, costuma ser útil o uso de técnicas de distração, afastamento ou concordância para transmitir segurança aos clientes.

A **distração** envolve desviar a atenção e a energia do cliente para um tópico mais neutro. Por exemplo, ele pode exibir uma reação catastrófica diante da situação atual, como levantar-se de repente na hora do jantar e dizer: "Minha comida está com gosto de veneno!". O enfermeiro pode interferir usando a técnica da distração:

"Você pode vir comigo até a cozinha e mostrar algo que gostaria de comer?" ou "Pode deixar a comida no prato. Quer vir comigo para me ajudar a achar um bom programa na televisão? (redirecionamento/distração)

Geralmente os clientes acalmam-se quando o enfermeiro desvia sua atenção da situação que disparou a reação.

O **afastamento** envolve deixar o cliente por um período curto e depois retornar e reengajar-se na interação. Por exemplo, se o cliente estiver com raiva, berrando e xingando o enfermeiro sem nenhuma razão discernível, este pode sair por uns 5 a 10 minutos e depois voltar, sem se referir à explosão prévia. Nesse momento, pode ser que o cliente tenha pouca ou nenhuma memória do incidente e fique satisfeito em ver o enfermeiro de novo.

Concordância significa transmitir segurança emocional ao cliente, sem corrigir seu erro de percepção ou ilusão. O enfermeiro não se envolve nas ideias ilusórias nem as reforça, mas também não as nega nem confronta sua existência. Vejamos um exemplo. O cliente está aflito e diz: "Estou tão preocupado com meus filhos. Espero que estejam bem". Ele fala dos filhos adultos como se fossem crianças, precisando de proteção. O enfermeiro pode transmitir-lhe segurança, dizendo:

"Não há por que se preocupar; seus filhos estão bem" (concordância)

Isso pode acalmar o cliente. Nesse caso, o enfermeiro respondeu de modo eficaz à preocupação do cliente sem abordar a realidade dessa preocupação. A concordância é uma intervenção específica para clientes com demência e não deve ser usada quando estão experimentando delírios, com expectativas de melhora da condição.

O enfermeiro pode usar as técnicas de reenquadramento para oferecer aos clientes pontos de vista diferentes ou outras explicações para situações ou eventos. Por causa das dificuldades de percepção e da confusão, os clientes interpretam os estímulos ambientais como ameaça. Ruídos altos costumam deixá-los amedrontados e agitados. Pode ser, por exemplo, que interpretem um grito como uma ameaça pessoal direta. O enfermeiro pode dar uma explicação alternativa, por exemplo:

"Essa senhora tem muitos problemas de família e às vezes grita porque está frustrada" (reenquadramento)

Explicações alternativas costumam transmitir segurança a clientes com demência e os ajudam a ficar menos amedrontados e agitados.

Avaliação

Os resultados do tratamento mudam constantemente à medida que a doença progride. No estágio inicial da demência, por exemplo, manter a independência pode significar vestir-se com assistência mínima. Mais tarde, o mesmo cliente pode ter alguma independência ao escolher o que quer comer. No estágio final, a independência pode ser mantida quando ele usa as próprias roupas em vez de um uniforme da instituição ou pijamas.

O enfermeiro deve investigar os clientes, observando as mudanças ocorridas e revisando resultados e intervenções sempre que necessário. Quando um cliente é tratado em casa, isso inclui dar instruções contínuas a familiares e cuidadores, além de apoio, à medida que a condição piora. Ver, nas seções a seguir, o papel do cuidador e cuidados na comunidade.

CUIDADOS NA COMUNIDADE

Nos Estados Unidos, pelo menos metade de todos os residentes de casas de repouso tem doença de Alzheimer ou outra doença que causa demência. Além disso, para cada pessoa com demência em uma casa de repouso, há 2 ou 3 com prejuízos similares e que recebem atendimento na comunidade, em um esquema com participação de familiares, amigos e cuidadores pagos.

Programas e serviços para clientes com demência e seus familiares têm aumentado por vários motivos: maior conhecimento sobre a doença de Alzheimer, aumento do número de idosos nos Estados Unidos e esforços de arrecadação de fundos para esclarecimento da população feitos por pessoas famosas (p. ex., a família do ex-presidente Ronald Reagan). O atendimento domiciliar é disponibilizado por agências de saúde, órgãos de saúde pública e enfermeiros visitadores. Esses serviços oferecem assistência para banho, preparação de alimentos, transporte e outros serviços de apoio. Um levantamento periódico de dados de enfermagem confirma se o nível de cuidado fornecido é apropriado para as necessidades do cliente naquele momento.

Centros de atendimento diurno para adultos dão supervisão, refeições, apoio e proporcionam atividades recreativas em locais de atendimento a grupos. Nesses centros, os clientes podem passar algumas horas por semana ou fins de semana inteiros, se necessário. A substituição do cuidador oferece supervisão em casa, a fim de liberar os familiares ou cuidadores que precisam realizar outras tarefas ou aproveitar o tempo livre para atividades sociais.

Instituições residenciais estão disponíveis para clientes que não têm cuidadores em casa ou cujas necessidades aumentaram e já não podem ser satisfeitas no esquema doméstico. Em geral eles precisam de assistência em atividades da vida diária, como comer e tomar medicamentos. Das instituições residenciais, com frequência os clientes são encaminhados a casas de repouso especializadas à medida que a demência progride.

O médico, o enfermeiro ou a família podem iniciar o encaminhamento a serviços comunitários. Quando o cliente é hospitalizado, a assistência social também pode auxiliar, fazendo o encaminhamento apropriado.

PROMOÇÃO DA SAÚDE MENTAL

Pesquisas continuam a identificar fatores de risco de demência. Pessoas com níveis elevados de homocisteína no plasma correm maior risco. À medida que os níveis plasmáticos dessa proteína aumentam, o mesmo acontece com o risco de demência (Selhub, 2008). Uma vez que o folato, a vitamina B_{12} e a betaína são conhecidos por reduzirem os níveis de homocisteína no plasma, estratégias terapêuticas potenciais, que usam essas substâncias, podem modificar ou diminuir o risco de demência. Estão em desenvolvimento testes clínicos que analisam se a redução dos níveis de homocisteína realmente diminui o risco de demência e se a ingestão de doses suplementares elevadas de vitamina B desacelera a progressão da doença de Alzheimer.

Quem participa com regularidade de atividades que estimulam o cérebro, como ler livros e jornais ou fazer palavras cruzadas, é menos propenso a desenvolver doença de Alzheimer do que as pessoas que não o fazem. Engajar-se em atividades físicas no tempo livre na meia-idade e ter uma rede social ampla também estão associados a uma diminuição do risco da doença de Alzheimer em idade avançada (Coley et al., 2008).

O PAPEL DO CUIDADOR

A maioria dos parentes-cuidadores é composta de mulheres (72%); desse total, 29% são filhas adultas e 23% esposas de clientes com transtornos cognitivos. Os maridos respondem por 13% do total de cuidadores. A tendência de cuidar em casa os membros da família com demência está largamente relacionada com os altos custos e com a insatisfação gerada pelo cuidado institucional, além da dificuldade de encontrar locais adequados para os clientes com comportamentos que às vezes são perturbadores e de difícil controle. Os membros da família identificam muitas outras razões para se dedicarem ao cuidado do parente, incluindo o desejo de retribuir a assistência dada no passado, dedicar amor e atenção e preservar os valores ou a lealdade familiar, cumprir uma obrigação ou dever e evitar sentimentos de culpa.

Os cuidadores precisam ter informações sobre a demência e o cuidado específico necessário ao cliente, bem como a respeito das mudanças que devem ser feitas no cuidado à medida que a doença progride. Eles também devem lidar com os outros membros da família, que às vezes não oferecem apoio ou alimentam outras expectativas. Muitos cuidadores têm outras demandas em termos de tempo, como cuidar da própria família, do emprego e da vida pessoal. Eles precisam lidar com sentimentos de perda e mágoa à medida que a saúde do ente amado declina continuamente (Ouldred e Bryant, 2008).

Cuidar de clientes com demência pode causar exaustão e estresse emocional e físico. Às vezes os cuidadores precisam mudar drasticamente as próprias vidas, por exemplo, largar o emprego. Além disso, pode ser que tenham filhos ainda pequenos. Com frequência sentem-se exaustos, como se estivessem "em serviço" 24 horas por dia. Aqueles que cuidam dos próprios pais podem ter dificuldade em "assumir o controle" da vida da mãe ou do pai (reversão de papéis). E podem se sentir desconfortáveis ou deprimidos por terem de dar banho e comida aos pais ou trocar suas fraldas.

A tensão do papel é identificada quando as demandas do oferecimento de cuidado ameaçam sobrecarregar o cuidador. Indicações disso incluem fadiga constante não aliviada por descanso, aumento do uso de álcool ou outras drogas, isolamento social, desatenção às próprias necessidades e incapacidade ou falta de vontade de aceitar ajuda de outras pessoas. Os cuidadores podem se sentir abandonados por outros membros da família, como indicado por declarações do tipo: "Ninguém me pergunta como estou!". Em algumas situações, a tensão do papel pode contribuir para que o cuidador negligencie o cliente com demência ou abuse dele (ver o Cap. 11).

Dar apoio aos cuidadores é um componente importante do atendimento domiciliar a clientes com demência. Eles precisam ter uma relação contínua com um profissional da área da saúde que conheça a situação; o médico do cliente pode fazer encaminhamentos a outros profissionais da saúde. Dependendo da situação, esses outros profissionais podem ser um enfermeiro, um gerente de caso ou um assistente social. Ele pode dar informações, apoio e assistência durante o período em que o cuidado é feito em casa. Os cuidadores precisam saber o que é a demência e de qual tipo de cuidado o cliente precisa. Eles devem usar as intervenções discutidas anteriormente para promover o bem-estar do cliente, lidar com seus déficits e limitações e maximizar sua qualidade de vida. Uma vez que o cuidado de que os clientes necessitam muda à medida que a demência progride, as instruções fornecidas pelo enfermeiro, pelo gerente de caso ou pelo assistente social também sofrem constante atualização.

Os cuidadores precisam de uma válvula de escape para que possam lidar com os próprios sentimentos. Grupos de apoio podem ajudá-los a expressar frustração, tristeza, raiva, culpa ou ambivalência; todos esses sentimentos são comuns. Participar regularmente de um grupo de apoio também significa passar certo tempo com pessoas que compreendem as muitas demandas do cuidado a um parente com demência. Hospitais regionais e agências de saúde pública também podem ajudar o cuidador a localizar recursos comunitários.

Os cuidadores devem estar dispostos a buscar e a aceitar a assistência de outras pessoas ou agências. É comum acharem que outros indivíduos não sejam capazes de fornecer um cuidado tão bom quanto o deles, ou dizerem que vão pedir ajuda "quando for realmente necessário". É preciso que mantenham o próprio bem-estar e não esperem até ficar exaustos para só então procurar alívio. Às vezes os membros da família discordam do cuidado recebido pelo cliente. O cuidador primário pode achar que outros membros da família deviam se oferecer voluntariamente para ajudar, sem ninguém pedir. Os outros familiares, por sua vez, podem acreditar que o responsável é aquele que resolveu assumir o papel de cuidador primário e, por isso, não se sentem na obrigação de ajudá-lo regularmente. Sejam quais forem os sentimentos dos membros da família, é importante que todos expressem seus sentimentos e ideias e que ajudem a cuidar do parente de acordo com as próprias expectativas. Muitas famílias precisam de assistência para chegar a esse tipo de comprometimento.

Os cuidadores precisam de apoio para manter suas vidas pessoais. Precisam continuar a se socializar com amigos e a se envolver em atividades de lazer ou passatempos, em vez de tratar somente dos cuidados com o cliente. Quando estão descansados e felizes e satisfazem às próprias necessidades, sentem-se mais bem preparados para controlar as rigorosas demandas do papel que desempenham. Na maioria dos casos, é preciso incentivá-los a cuidar de si mesmos; isso não deve ser considerado egoísmo, mas uma atitude que, a longo prazo, atende aos interesses do cliente.

TRANSTORNOS RELACIONADOS

Os **transtornos amnésticos** caracterizam-se por uma perturbação da memória que resulta de forma direta de efeitos fisiológicos de uma condição médica geral, ou de efeitos persistentes de alguma substância, como álcool ou outras drogas (APA, 2000). A perturbação da memória é suficientemente grave para causar prejuízos notáveis no funcionamento social ou profissional e representa um declínio significativo em relação ao nível anterior. Confusão, desorientação e déficits de atenção são comuns.

Clientes com transtornos amnésticos são similares àqueles com demência em termos de déficits de memória, confusão e problemas de atenção. No entanto, não têm os múltiplos déficits cognitivos observados na demência, como afasia, apraxia, agnosia e prejuízos nas funções executivas.

Várias condições médicas podem causar dano cerebral e resultar em transtorno amnéstico – por exemplo, acidente vascular cerebral ou outros eventos cerebrovasculares, lesões na cabeça e exposições a neurotóxicos, como envenenamento por monóxido de carbono, ingestão crônica de álcool e deficiência de vitamina B_{12} ou de tiamina. O transtorno amnéstico induzido por álcool resulta de uma deficiência crônica de tiamina ou vitamina B, sendo chamado de **síndrome de Korsakoff**.

A principal diferença entre a demência e os transtornos amnésticos consiste em que, depois de tratada ou removida a causa médica subjacente, a condição do cliente não se deteriora mais. O tratamento dos transtornos amnésticos foca a eliminação da causa subjacente e a reabilitação do cliente, incluindo a prevenção dos problemas clínicos futuros. Alguns transtornos amnésticos melhoram ao longo do tempo, depois da estabilização da causa subjacente. Em outros, o cliente tem prejuízo persistente da memória e atenção, com melhora mínima, o que pode ocorrer em casos de ingestão crônica de álcool ou má nutrição (Grossman, 2005). Os diagnósticos e as intervenções de enfermagem são similares aos usados quando se trata de perda de memória, confusão e prejuízos nas habilidades de atenção de clientes com demência ou *delirium* (ver Intervenções de enfermagem para demência).

QUESTÕES DE AUTOPERCEPÇÃO

Trabalhar e cuidar de clientes com demência pode ser exaustivo e frustrante tanto para o en-

---

INTERVENÇÕES DE ENFERMAGEM

Para demência

- **Promoção da segurança do cliente e proteção contra lesões**
  Oferecer assistência, sem invadir o espaço do cliente, ao cozinhar, tomar banho ou realizar atividades de autocuidado, com ou sem supervisão.
  Identificar fatores do ambiente que oferecem risco à segurança do cliente e ajudá-lo a evitar tais situações.
- **Promoção de sono adequado, nutrição apropriada e higiene e atividades adequadas**
  Preparar os alimentos desejados e aqueles que o cliente pode comer sozinho; sentar-se com ele durante a refeição.
  Monitorar os padrões de eliminação intestinal, intervir com líquidos ou com fibras, ou ainda com lembretes.
  Lembrar o cliente de urinar; oferecer forros ou fraldas conforme a necessidade, verificando e trocando-os com frequência para evitar infecção, irritação à pele e odores desagradáveis.
  Estimular atividade física leve, como caminhadas.

- **Estruturar o ambiente e a rotina**
  Estimular o cliente a seguir uma rotina regular e hábitos de banho e vestir-se, mais do que impor novos.
  Monitorar a quantidade de estímulos ambientais e ajustá-los, se necessário.
- **Oferecer suporte emocional**
  Ser respeitoso, calmo e tranquilizador; prestar atenção ao cliente.
  Usar toque de apoio sempre que apropriado.
- **Promover interação e envolvimento**
  Planejar atividades voltadas aos interesses e às capacidades do cliente.
  Lembrar o cliente de seu passado.
  Se o cliente não falar, permanecer atento ao comportamento não verbal.
  Empregar técnicas de recreação, folgas, acompanhamento ou reestruturação que acalme o cliente agitado, com suspeitas ou confuso.

fermeiro quanto para o cuidador. Fornecer instruções é um papel fundamental dos enfermeiros, mas ensinar clientes com demência pode ser especialmente desafiador e frustrante. Esses clientes não retêm explicações ou instruções; por isso, o enfermeiro precisa repetir as mesmas coisas continuamente. Ele deve cuidar para não perder a paciência e não desistir do cliente. Esse profissional ainda pode começar a achar que a repetição das instruções ou explicações não faça bem, porque os clientes não as entendem ou não se lembram delas. Discutir essas frustrações com outras pessoas pode ajudar o profissional a evitar a transmissão de sentimentos negativos aos clientes e a suas famílias ou uma sensação de fracasso profissional e pessoal.

Pode ser que o enfermeiro receba pouca ou nenhuma resposta positiva ou *feedback* dos clientes com demência. Às vezes é difícil lidar com os sentimentos que surgem quando se cuida de alguém que nunca "vai melhorar nem voltar para casa". À medida que a demência progride, pode parecer que os clientes não ouvem ou não respondem a nada do que o enfermeiro faz. É triste e frustrante para o enfermeiro acompanhar o declínio do cliente e, no final, a perda das capacidades necessárias ao controle das atividades de autocuidado básicas e da capacidade de interagir com outras pessoas. Permanecer positivo e continuar a dar apoio aos clientes e a suas famílias pode ser difícil quando o resultado é tão desanimador. Além disso, o declínio progressivo pode durar meses ou anos, o que aumenta a frustração e a tristeza. O enfermeiro pode ter de lidar com sentimentos pessoais de depressão e mágoa à medida que a demência progride; para isso, pode discutir a situação com colegas ou com um conselheiro.

Pontos a serem considerados quando trabalhamos com clientes com demência

- Lembre-se da importância de garantir a dignidade do cliente e da família à medida que a vida do cliente chega ao fim.
- Lembre-se de que a morte é a última etapa da vida. O enfermeiro pode fornecer apoio emocional ao cliente e a sua família durante esse período.
- Pode ser que os clientes não notem o cuidado, a paciência e o apoio do enfermeiro, mas essas atitudes vão significar muito para a família por bastante tempo.

PONTOS-CHAVE

- Os transtornos cognitivos envolvem distúrbios ou prejuízo das funções cerebrais superiores. Incluem *delirium*, demência e transtornos amnésticos.
- O *delirium* é uma síndrome que envolve consciência perturbada e mudanças na cognição. Costuma ser causado por alguma condição médica subjacente tratável, como desequilíbrios fisiológicos ou metabólicos, infecções, déficits nutricionais, reações ou interações medicamentosas, intoxicação por drogas ou abstinência de álcool.

Questões de pensamento crítico

1. O enfermeiro está trabalhando em um local de atendimento prolongado com clientes dementes. Um dos funcionários antigos faz uma brincadeira sobre um cliente, na presença do próprio. O enfermeiro diz à pessoa que brincou que seu comportamento foi inaceitável. Ela responde: "Oh, ele não é capaz de entender o que digo e, além disso, também riu. Qual é o problema?". Como deve reagir esse enfermeiro?
2. Um cliente acaba de ser diagnosticado com demência nos estágios iniciais. Esse cliente consegue tomar decisões sobre as providências médicas? Por que sim ou por que não? Em que estágio da evolução da demência o cliente não mais é capaz de tomar decisões sobre a qualidade de vida?

- Os objetivos primários do atendimento de enfermagem para clientes com *delirium* são proteção contra lesões, controle da confusão e satisfação das necessidades fisiológicas e psicológicas.
- A demência é uma doença que envolve perda da memória e múltiplos déficits cognitivos, como deterioração da linguagem (afasia), prejuízo motor (apraxia) ou incapacidade de nomear ou reconhecer objetos (agnosia).
- Normalmente a demência é progressiva. Começa pela perda proeminente da memória (estágio leve), confusão e perda do funcionamento independente (moderado), até desorientação total e perda do funcionamento (grave).
- Os medicamentos usados para tratar a demência, rivastigmina, galantamina e donepezil, desaceleram a progressão da doença durante cerca de seis meses. Outros medicamentos, como antipsicóticos, antidepressivos e benzodiazepínicos, ajudam a controlar os sintomas, mas não afetam o curso da doença.
- Um modelo psicossocial de cuidado a pessoas com demência supre necessidades de segurança, estrutura, apoio, envolvimento interpessoal e interação social.
- Muitos clientes com demência recebem cuidado em casa e não em instituições de saúde (p. ex., casas de repouso). O papel de cuidador (em geral assumido pelo cônjuge ou filho adulto) pode causar exaustão e estresse físico e emocional; isso contribui para aumentar a tensão do papel. Para lidar com as demandas exaustivas desse papel, os cuidadores-parentes precisam de instruções e apoio contínuos, dados por profissional da saúde, seja enfermeiro, assistente social ou gerente de caso.
- Os cuidadores devem atender às necessidades fisiológicas e emocionais dos clientes e protegê-los contra lesões. Áreas de ensino incluem monitorar a saúde do cliente, evitar álcool e drogas recreativas, garantir a nutrição adequada, agendar exames regulares, proporcionar descanso adequado, promover atividades e socialização e ajudar o cliente a manter a independência pelo maior tempo possível.
- A relação terapêutica com clientes com demência baseia-se no apoio e na proteção, respeitando sua individualidade e dignidade.

RECURSOS NA INTERNET

RECURSOS	ENDEREÇOS ELETRÔNICOS
• Alzheimer's Association	http://www.alz.org
• National Institute on Aging	http://www.nia.nih.gov/alzheimers
• Alzheimer's Disease International	http://www.alz.co.uk
• Alzheimer Society of Canada	http://www.alzheimer.ca
• Support and Education Caregivers	http://nia.nih.gov/Alzheimers/Publications/caregiverguide.htm

REFERÊNCIAS

American Psychiatric Association. (2000). *Diagnostic and statistical manual of mental disorders* (4th ed., text revision). Washington, DC: American Psychiatric Association.

Coley, N., Andrieu, S., Gardette, V., Gillette-Guyonnet, S., Sanz, C., Vellas, B. et al. (2008) Dementia prevention: Methodological explanations for inconsistent results. *Epidemiologic Reviews, 30*, 35-66.

Davis, K. L. (2005). Cognitive disorders: Introduction and overview. In B. J. Sadock & V. A. Sadock (Eds.), *Comprehensive textbook of psychiatry* (Vol. 1, 8th ed., pp. 1053–1054). Philadelphia: Lippincott Williams & Wilkins.

Facts and Comparisons. (2009).*Drug facts and comparisons.* (63rd ed.). St. Louis: Wolters Kluwer.

Grossman, H. (2005). Amnestic disorders. In B. J. Sadock & V. A. Sadock (Eds.), *Comprehensive textbook of psychiatry* (Vol. 1, 8th ed., pp. 1093–1106). Philadelphia: Lippincott Williams & Wilkins.

McCabe, L. (2008). A holistic approach to caring for people with Alzheimer's disease. *Nursing Standard, 22*(42), 50-56.

Milev, R.V. (2008). Multisensory stimulation for elderly with dementia: A 24-week single-blind randomized controlled pilot study. *American Journal of Alzheimer's Disease and Other Dementias, 23*(4), 372-376.

Neugroschl, J. A., Kolevzon, A., Samuels, S. C., et al. (2005). Dementia. In B. J. Sadock & V. A. Sadock (Eds.), *Comprehensive textbook of psychiatry* (Vol. 1, 8th ed., pp. 1068–1093). Philadelphia: Lippincott Williams & Wilkins.

Ouldred, E. e Bryant, C. (2008). Dementia care. Part 2: Understanding and managing behavioural challenges. *British Journal of Nursing, 17*(4), 242-247.

Raglio, A., Bellelli, G., Traficante, D., Gianotti, M., Ubezio, M.C., VIlani. D. et al. (2008). Efficacy of music therapy in the treatment of behavioral and psychiatric symptoms of dementia. *Alzheimer Disease and Asociated Disorders, 22*(2), 158-162.

Samuels, S. C., & Neugroschl, J. A. (2005). Delirium. In B. J. Sadock & V. A. Sadock (Eds.), *Comprehensive textbook of psychiatry* (Vol. 1, 8th ed., pp. 1054–1068). Philadelphia: Lippincott Williams & Wilkins.

Schultz, J. M., & Videbeck, S. L. (2009). *Lippincott's manual of psychiatric nursing care plans* (8th ed.). Philadelphia: Lippincott Williams & Wilkins.

Selhub, J. (2008). Public health significance of elevated homocysteine. *Food and Nutrition Bulletin, 29*(2 Suppl.), S116-S125.

Smith, A.D. (2008). The worldwide challenge of the dementias: A role for B vitamins and homocysteine? *Food and Nutrition Bulletin, 29*(2 Suppl.), S143-S172.

Wang, J.J. (2007). Group reminiscence therapy or cognitive and affective function of demented elderly in Taiwan. *International Journal of Geriatric Psychiatry, 22*(12), 1235-1240.

Yuhas, N., McGowan, B., Fintaine, T., et al. (2006). Psychosocial interventions for disruptive symptoms of dementia. *Journal of Psychosocial Nursing, 44*(11), 34–42.

LEITURAS ADICIONAIS

Bennett, D.A., Schneider, J.A., Tang, Y., Arnold, S.E. e Wilson, R.S. (2006). The effect of social networks on the relation between Alzheimer's disease pathology and level of cognitive function in old people: A longitudinal cohort study. *Lancet Neurology, 5*(5), 406-412.

Ouldred, E. e Bryant, C. (2008). Dementia care. Part 1: Guidance and the assessment process. *British Journal of Nursing, 17*(3), 138-145.

Sorensen, S., Duberstein, P., Gill, D., & Pinquart, M. (2006). Dementia care: Mental health effects, intervention strategies, and clinical implications. *Lancet Neurology, 5*(11), 961–973.

Vellas, B., Gillette-Guyonnet, S., Andriey, S. (2008). Memory health clinics – A first step to prevention. *Alzheimer's & Dementia, 4*(1 Su ppl.), S144-S149.

Whitlatch, C. J., Judge, K., Zarit, S. H., & Femia, E. (2006). Dyadic intervention for family caregivers and care receivers in early-stage dementia. *Gerontologist, 46*(5), 688–694.

Guia de Estudo

QUESTÕES DE MÚLTIPLA ESCOLHA

Escolha a resposta correta para cada uma das seguintes questões.

1. O enfermeiro está conversando com uma mulher que teme possível doença de Alzheimer da mãe. Ele sabe que o primeiro sinal de demência:
   a. É desorientação em relação a pessoas, espaço ou tempo.
   b. É perda de memória que vai além do esquecimento comum.
   c. É incapacidade de realizar tarefas de autocuidado sem assistência.
   d. Varia de acordo com a pessoa.

2. O enfermeiro instrui o cuidador a respeito da donepezil. O enfermeiro sabe que as instruções foram eficazes quando o cuidador diz:
   a. "Tomara que esse medicamento interrompa a progressão da doença de Alzheimer."
   b. "É importante tomá-lo de estômago vazio."
   c. "Estou ansioso para ver se isso produz alguma melhora na concentração."
   d. "Esse medicamento vai desacelerar a progressão da doença de Alzheimer temporariamente."

3. Ao instruir o cliente sobre a memantina, o enfermeiro inclui qual dos seguintes itens?
   a. São necessários exames laboratoriais para monitorar a função hepática do cliente.
   b. A memantina pode causar aumento da pressão sanguínea.
   c. O uso de memantina irá melhorar o funcionamento cognitivo do cliente.
   d. O efeito colateral mais comum da memantina é sangramento gastrintestinal.

4. Qual das seguintes declarações feitas pelo cuidador de um cliente recentemente diagnosticado com demência indica necessidade de mais intervenção do enfermeiro?
   a. "Vou lembrar a mamãe das coisas que ela esquecer."
   b. "Vou manter a mamãe ocupada com suas atividades favoritas enquanto ela puder participar."
   c. "Vou tentar encontrar coisas novas e diferentes para fazer todos os dias."
   d. "Vou estimular a mamãe a falar a respeito de seus amigos e parentes."

5. Um cliente com *delirium* está tentando remover os tubos intravenosos do braço enquanto diz ao enfermeiro: "Saia daqui! Vá embora!". Esse cliente está experimentando:
   a. Delírios
   b. Alucinações
   c. Ilusões
   d. Desorientação

6. Qual das seguintes declarações indica que o cuidador entende bem as necessidades de um dos pais que está entrando no estágio moderado da demência?
   a. "Tenho que dar banho nele todos os dias no mesmo horário."
   b. "Não vou poder tirar férias nos próximos cinco anos."
   c. "Preciso passar mais tempo com ele, fazendo coisas de que nós dois gostamos."
   d. "Preciso ficar com ele 24 horas por dia, para supervisioná-lo."

7. Qual das seguintes intervenções é mais apropriada para ajudar um cliente no estágio inicial da demência a realizar atividades da vida diária?
   a. Dar ao cliente tempo suficiente para completar as atividades da vida diária do modo mais independente possível.
   b. Fornecer ao cliente uma lista de todas as etapas necessárias para completar as atividades da vida diária.
   c. Planejar lembretes passo a passo levando o cliente a realizar as atividades da vida diária.
   d. Dizer ao cliente que deve terminar as atividades da vida diária antes do café da manhã, senão o enfermeiro assistente vai fazê-las.

8. Um cliente no estágio moderado da demência deu baixa em instituição de atendimento de longo prazo. Qual das seguintes intervenções de enfermagem vai ajudá-lo a manter o funcionamento cognitivo ótimo?
   a. Conversar com ele sobre fotos de seus filhos e netos.
   b. Participar de jogos ou fazer palavras cruzadas com o cliente.
   c. Fornecer-lhe uma lista de atividades diárias.
   d. Assistir e discutir as notícias do jornal da noite com o cliente.

QUESTÕES DE MÚLTIPLAS RESPOSTAS

Selecione o que é aplicável.

1. Ao investigar um cliente com *delirium*, o enfermeiro espera encontrar:
   a. Afasia
   b. Confusão
   c. Nível de consciência prejudicado
   d. Prejuízo da memória de longo prazo
   e. Oscilações do humor
   f. Início rápido dos sintomas

2. Intervenções para clientes com demência que atendem ao modelo psicossocial de cuidado incluem:
   a. Perguntar ao cliente coisas sobre a cidade em que nasceu
   b. Corrigir as percepções erradas do cliente ou delírios
   c. Encontrar atividades que envolvam a atenção do cliente
   d. Apresentar novos tópicos de discussão à hora do jantar
   e. Processar problemas comportamentais para melhorar as habilidades de enfrentamento
   f. Oferecer distrações não relacionadas quando o cliente estiver agitado

EXEMPLO CLÍNICO

A viúva Martha Smith, de 79 anos de idade, tem doença de Alzheimer e vive em uma casa de repouso. Nos últimos quatro anos, a doença progrediu a ponto de impedi-la de morar sozinha na própria casa. Sua capacidade de julgamento está ruim, e ela não tem memória de curto prazo. Não pagava mais as contas, não preparava refeições nem limpava a casa. Além disso, estava ficando cada vez mais desconfiada da enfermeira que a visitava e da moça que ajudava na limpeza; no final, recusava-se a deixá-las entrar na casa.

Depois de admitida na casa de repouso, Martha passou a dormir mal, perambulando com frequência pelo quarto no meio da noite. Parece agitada e temerosa na sala de jantar, na hora das refeições, come muito pouco e tem perdido peso. Se deixada sozinha, usa a mesma roupa de dia e de noite e não cuida da higiene pessoal.

1. Que avaliações adicionais o enfermeiro pode querer fazer antes de planejar o cuidado dessa cliente?

2. Que diagnósticos de enfermagem o enfermeiro pode identificar para essa cliente?

3. Escreva um resultado esperado e pelo menos duas intervenções para cada diagnóstico de enfermagem.

Respostas do Guia para Estudo dos Capítulos

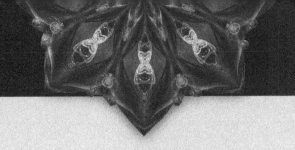

Capítulo 1
Questões de Múltipla Escolha

1. C
2. B
3. A
4. D
5. C

Questões de Completar
Eixo I: Todos os principais transtornos psiquiátricos, exceto retardo mental e transtornos da personalidade
Eixo II: Retardo mental, transtornos da personalidade, aspectos salientes de personalidade mal-adaptada, mecanismos de defesa
Eixo III: Condições médicas atuais, condições médicas contribuintes
Eixo IV: Problemas psicossociais e ambientais
Eixo V: Escore da Avaliação Global do Funcionamento (AGF)

Questões Abertas

1. Aumento de clínicas em comunidades, aumento de exames para doenças mentais em locais de atendimento primário, exames para identificar populações de alto risco, melhoria da paridade de saúde mental nos planos de saúde, aumento de serviços em prisões e em outras instituições.
2. Contenção de custos e atendimento gerenciado, diversidade populacional, cuidados comunitários.
3. Exemplos de medos incluem dizer coisa errada, não saber o que fazer, ser rejeitado por clientes, lidar com comportamento bizarro ou inapropriado, manter a segurança física e ver um amigo ou conhecido como um cliente.

Capítulo 2
Questões de Múltipla Escolha

1. A   5. B
2. B   6. B
3. D   7. C
4. C   8. B

Questões de Completar

1. Antipsicótico atípico
2. Antidepressivo ISRS
3. Antidepressivo tricíclico
4. Anticolinérgico
5. Estimulante
6. Anticonvulsivante usado como estabilizador do humor
7. Benzodiazepínico
8. Antipsicótico atípico

Questões Abertas

1. Cessação repentina resulta em efeito rebote (retorno de sintomas), recorrência dos sintomas originais ou possíveis sintomas de abstinência. Diminuição gradual alivia ou minimiza esses problemas.
2. Uma substância radioativa será injetada na corrente sanguínea. Será solicitado ao cliente que realize tarefas "de pensamento" ao mesmo tempo em que a câmera filma a atividade cerebral. O procedimento levará de 2 a 3 horas.
3. Da mesma forma que acender um fósforo é usado para iniciar um incêndio grande, mudanças leves ou pequenas de humor maníaco finalmente desencadeiam um episódio maníaco agudo importante.

Capítulo 3
Questões de Múltipla Escolha

1. D   4. B   7. A
2. D   5. A   8. A
3. C   6. C   9. A

Questões de Completar

1. Carl Rogers   7. Frederick Perls
2. Erik Erikson   8. Abraham Maslow
3. Ivan Pavlov   9. Viktor Frankl
4. Albert Ellis   10. Albert Ellis
5. B.F. Skinner   11. William Glasser
6. Carl Rogers

Questões Abertas

1. Os clientes participam de sessões de grupo com membros que partilham propósitos de benefício mútuo e realizam algumas mudanças. Um exemplo é a terapia familiar para aprender a resolver conflitos.
2. Os membros reúnem-se para aprender a respeito de determinado assunto com alguém experiente. Um exemplo é o grupo de treinamento da assertividade.
3. Os membros ajudam-se mutuamente a enfrentar alguns estresses, eventos da vida, doenças ou problemas. Um exemplo é o Survivors of Suicide (para familiares de alguém que cometeu suicídio).
4. Esse grupo é estruturado em torno de uma experiência comum que todos os membros partilham, sendo dirigido por um membro do grupo. Um exemplo é o Alcoólicos Anônimos.

Capítulo 4
Questões de Múltipla Escolha

1. B   5. C
2. B   6. C
3. C   7. C
4. B   8. D

Questões de Completar
Assistente Social Psiquiátrico
Terapeuta Ocupacional
Psiquiatra
Especialista em Reabilitação Profissional

Questões Abertas
1. Estigma duplo, falta de apoio familiar ou social, comorbidade, problemas de adaptação, questões de limites.
2. O lar do cliente que evolui é uma situação de vida em grupo que pretende transformar-se em uma moradia em que os residentes desempenham suas próprias responsabilidades e funcionam sem supervisão local de profissionais pagos. Quer ser uma moradia permanente para o cliente.
3. Desinstitucionalização, critérios mais rígidos de comprometimento civil, falta de apoio adequado, atitudes da polícia e da sociedade.

Capítulo 5
Questões de Múltipla Escolha
1. A   3. C
2. A   4. B

Questões de Múltiplas Respostas
1. C, E, F
2. A, C, D

Exemplo Clínico
Sr. V: "Gosto de escolher meus enfermeiros-estudantes; diferentemente, eu não sou escolhido."
Enfermeira: "Sinto-me honrada por você ter me escolhido, Sr. V. Meu nome é Sandy Moore e serei sua enfermeira-estudante durante as próximas seis semanas. Você parece ter alguma experiência com outros grupos de estudantes." (A enfermeira dá, com clareza, informações sobre si e seu papel e admite a experiência prévia do cliente.)
Sr. V: "Oh, sim, já os vi indo e voltando, mas jamais consigo ser escolhido como seu paciente. Acho que sou muito louco para eles!" (risada nervosa)
Enfermeira: "Bem, estou maravilhada pela escolha. Sinto-me honrada." (A enfermeira deixa claro que está feliz por estar com o cliente.)
Sr. V: "Está certa?"
Enfermeira: "Sim. Estarei aqui às terças, das 10 às 15 horas, durante as próximas seis semanas. Espero ser capaz de identificar e trabalhar algumas questões em conjunto." (dá parâmetros claros da relação)

Capítulo 6
Questões de Múltipla Escolha
1. C   5. B
2. A   6. C
3. B   7. A
4. B

Questões de Múltiplas Respostas
1. A, C, D, E
2. D, F

Capítulo 7
Questões de Múltipla Escolha
1. A   4. B
2. B   5. C
3. A   6. B

Questões de Múltiplas Respostas
1. B, C, F
2. C, E, F

Questões Abertas
1. Cuidado de enfermagem culturalmente competente significa ser sensível a assuntos relativos a cultura, raça, gênero, orientação sexual, classe social, situação econômica e outros fatores que afetam o cuidado ao cliente. Significa que o enfermeiro promove a prática do cliente de suas crenças (p. ex., práticas espirituais), usa comunicação verbal coerente com o cliente, e assim por diante.
2. O fracasso em concluir com sucesso as tarefas de desenvolvimento em determinado estágio resulta em consequência negativa para aquele estágio – como desconfiança em lugar de confiança – e impede a realização exitosa de tarefas futuras. A conclusão exitosa de tarefas compõe o estágio para mais sucesso no novo estágio de desenvolvimento.

Capítulo 8
Questões de Múltipla Escolha
1. B   5. C
2. D   6. A
3. B   7. C
4. B

Questões de Múltiplas Respostas
1. A, C, E
2. A, D, E, F

Questões Abertas
1. O que o ditado "Pedra que rola não cria limo" significa para você?
2. O que o levou até a clínica?
3. Como você se descreveria como pessoa?
4. Se você se perdesse no centro da cidade, o que faria?
5. Geralmente, como se sente?
6. Pode dizer a data de hoje? (tempo)
   Pode dizer onde está? (lugar)
   Pode dizer seu nome? (pessoa)

Exemplo Clínico
1. Oferecer *feedback* positivo por vir até a clínica para obter ajuda.
   Dizer-lhe que é bom chorar.

Dizer à cliente que a enfermeira ficará sentada ao seu lado até que esteja pronta para falar.
Validar os sentimentos da cliente (i.e., "Entendo que está muito aborrecida.")
2. Qual é o problema visto pelo cliente (obter a percepção que o cliente tem da situação)?
O cliente alguma vez se sentiu assim antes (determinar se é uma ocorrência nova ou recorrente)?
O cliente tem pensamentos de causar dano a si mesmo ou a outros (determinar a segurança)?
O cliente anda bebendo álcool, usando drogas ou tomando medicamentos (investigar a capacidade do cliente de pensar com clareza ou se há prejuízo)?
De que tipo de ajuda o cliente precisa (verificar o tipo de ajuda que o cliente deseja, p. ex., alguém que o escute, ajuda para resolver um problema específico ou um encaminhamento)?
3. O cliente está em crise.
O cliente está buscando ajuda/tratamento.
O cliente não está estável no momento.
4. Dizer ao cliente que o enfermeiro precisa saber se ele, cliente, está seguro (desde ideias suicidas a impulsos de autolesão). Se seguro, pode deixar a clínica. Caso não esteja seguro, o enfermeiro deve dizer ao cliente que permaneça ou deve chamar os serviços de emergência, se necessário.

Capítulo 9
Questões de Múltipla Escolha
1. A
2. A
3. B
4. D
5. D

Questões de Múltiplas Respostas
1. A, C, F
2. A, B, C, F

Capítulo 10
Questões de Múltipla Escolha
1. B
2. B
3. B
4. C
5. B

Questões de Múltiplas Respostas
1. D, E, F
2. B, C, E

Capítulo 11
Questões de Múltipla Escolha
1. B   5. D
2. C   6. B
3. C   7. A
4. C   8. A

Questões de Múltiplas Respostas
1. A, B, C, D
2. A, B, F

Capítulo 12
Questões de Múltipla Escolha
1. B
2. C
3. D
4. A

Questões de Múltiplas Respostas
1. A, C, E
2. A, C, E, F

Capítulo 13
Questões de Múltipla Escolha
1. C   5. D
2. D   6. C
3. D   7. C
4. B   8. D

Questões de Múltiplas Respostas
1. A, D, E
2. C, D, E, F

Exemplo Clínico
1. A enfermeira faria uma investigação psicossocial completa, além de levantar dados das capacidades e prejuízos funcionais de Susan, da forma como ela percebe a situação, de seu desejo de aceitar o tratamento, de sua segurança e de suas habilidades de enfrentamento.
2. Susan seria tratada com antidepressivos ISRSs, dessensibilização sistemática e métodos não químicos de controle da resposta ansiosa, como relaxamento muscular progressivo, imagens e técnicas cognitivo-comportamentais.
3. Nesse estágio, a ajuda pretendida de Martha é capacitar Susan a continuar em seu apartamento sem buscar ajuda ou tratamento. A enfermeira poderia sugerir à Martha que trabalhe com os cuidadores de Susan em relação a formas de oferecer apoio e ajuda a Susan sem capacitá-la. Se Susan recusar o tratamento, Martha pode marcar uma consulta com um terapeuta ou conselheiro para ela mesma, e conseguir ajuda e suporte.

Capítulo 14
Questões de Múltipla Escolha
1. D   5. A
2. B   6. B
3. D   7. D
4. C

Questões de Múltiplas Respostas
1. A, B, D
2. B, C, D

Exemplo Clínico

1. Mais dados investigativos (exemplos): descobrir o conteúdo de todas as alucinações de comando, perguntar as preferências de higiene (p. ex., banho de chuveiro ou de banheira) e determinar se há alguma coisa ou um lugar que o faz sentir-se seguro e protegido.
2. Processos do Pensamento Perturbados: o cliente terá interações de cinco minutos baseadas na realidade; o cliente irá expressar sentimentos e emoções.
   Controle Ineficaz do Regime Terapêutico (recusa da medicação): o cliente irá tomar os medicamentos conforme a prescrição; o cliente irá verbalizar as dificuldades no seguinte regime medicamentoso.
   Déficit no Autocuidado: o cliente tomará banho de chuveiro ou de banheira, lavará os cabelos e limpará as roupas em dias alternados; o cliente irá vestir roupas apropriadas para o tempo e a atividade.
3. Processos do Pensamento Perturbados: envolver o cliente em tópicos presentes, aqui e agora, sem relação com ideias delirantes; concentrar-se nas emoções e nos sentimentos do cliente.
   Controle Ineficaz do Regime Terapêutico: oferecer medicamentos com horário, de forma normal; permitir que o cliente abra embalagens com doses únicas; investigar os efeitos colaterais e dar os medicamentos, ou oferecer intervenções de enfermagem para aliviar os efeitos colaterais, dar informações concretas ao cliente. "Este medicamento irá diminuir as vozes que você ouve."
   Déficit no Autocuidado: oferecer itens e privacidade para as atividades de higiene; oferecer *feedback* sobre odores corporais, roupas sujas, e assim por diante; ajudar o cliente a guardar roupas extras em local a que tem acesso e que acredita ser seguro.
4. John pode se beneficiar com um gerente de caso na comunidade e um programa de apoio na comunidade, ou uma clínica, em relação a possíveis injeções *depot* desse medicamento.

Capítulo 15

Questões de Múltipla Escolha

1. D
2. A
3. A
4. C
5. A
6. D
7. B
8. D
9. A

Questões de Múltiplas Respostas

1. A, B, F
2. A, B, E

Exemplo Clínico

(*Estes são apenas exemplos; outras respostas são possíveis.*)

1. É fundamental que o enfermeiro pergunte se June tem pensamentos suicidas. Se for o caso, o enfermeiro investigará a letalidade de June, descobrindo se possui um plano, se tem acesso aos meios para realizar o plano e os detalhes do plano.
2. Enfrentamento Ineficaz; Desempenho Ineficaz do Papel e Interação Social Prejudicada.
   Nota: Risco de Suicídio será uma prioridade se o enfermeiro determinou que June está tendo ideias suicidas.
3. A cliente irá identificar estratégias anteriores e exitosas de enfrentamento; a cliente realizará atividades da vida diária e verbalizará seus sentimentos.
4. Disponibilizar um tempo com interações 1:1 com June para discutir sentimentos e estratégias anteriores de enfrentamento; oferecer encorajamento e suporte para levantar, tomar banho de chuveiro, vestir-se, alimentar-se, e assim por diante; instruir June sobre depressão e seu tratamento; auxiliá-la a identificar estressores da vida e possíveis fontes de apoio.

Capítulo 16

Questões de Múltipla Escolha

1. C
2. A
3. D
4. B
5. D
6. C
7. A
8. A

Questões de Múltiplas Respostas

1. B, C, D
2. B, C, D

Exemplo Clínico

(*Estes são apenas exemplos; outras respostas são possíveis.*)

1. Risco de Automutilação, Enfrentamento Ineficaz.
2. Risco de Automutilação: o cliente estará seguro e sem lesão.
   Enfrentamento Ineficaz: o cliente irá demonstrar controle do comportamento impulsivo.
3. Risco de Automutilação: discutir a presença e a intensidade dos impulsos de autolesão com o cliente; negociar contrato de não se lesionar com o cliente; ajudar o cliente a identificar desencadeadores de comportamento de autolesão.
   Enfrentamento Ineficaz: ajudar o cliente a identificar sentimentos por meio da manutenção de um diário; conversar sobre como o cliente pode usar a recreação quando a gratificação deve ser retardada; discutir formas alternativas como o cliente pode expressar sentimentos sem resposta exagerada.
4. Terapeuta de paciente ambulatorial, serviços de apoio da comunidade, aconselhamento profissional/ocupacional, grupo de mútua ajuda.

Capítulo 17

Questões de Múltipla Escolha

1. B
2. A
3. B
4. D
5. C
6. A
7. C

Questões de Múltiplas Respostas

1. B, C, E, F
2. B, E, F

Exemplo Clínico
1. Negação Ineficaz, Enfrentamento Ineficaz.
2. Negação Ineficaz: a cliente vai se abster do uso de álcool ou drogas.
Enfrentamento Ineficaz: a cliente vai identificar dois modos não químicos de lidar com os estressores da vida.
3. Negação Ineficaz: explicar-lhe sobre a doença do alcoolismo; desfazer mitos sobre o alcoolismo; perguntar-lhe sobre eventos recentes da vida (separação, prisão) e o papel da bebida neles.
Enfrentamento Ineficaz: encorajá-la a expressar sentimentos de modo direto e aberto; ensinar-lhe técnicas de relaxamento; encenar papéis em situações (escolhidas pela cliente) com as quais teve dificuldade de lidar.

Capítulo 18
Questões de Múltipla Escolha
1. B   5. A
2. C   6. B
3. A   7. D
4. B   8. A

Questões de Múltiplas Respostas
1. A, C, D, F
2. B, C, D, F

Exemplo Clínico
(*Estes são apenas exemplos; há outras respostas possíveis.*)
1. Nutrição Desequilibrada: Menos do que as Necessidades Corporais e Enfrentamento Ineficaz.
2. (Nutrição) A cliente fará todas as refeições e lanches sem comportamentos purgativos. (Enfrentamento) Ela identificará dois mecanismos não relacionados com a comida.
3. (Nutrição) Sentar-se ao lado da cliente na hora das refeições; monitorá-la por 1 a 2 horas após refeições e lanches; supervisionar o uso do banheiro. (Enfrentamento) Perguntar-lhe como está se sentindo e continuar a focar os sentimentos mesmo que forneça uma resposta somática; pedir-lhe que escreva um diário, incluindo emoções, sentimentos e alimentos ingeridos; ensinar-lhe a usar relaxamento e distrações, como música e atividades.

Capítulo 19
Questões de Múltipla Escolha
1. B   5. A
2. C   6. A
3. D   7. A
4. B   8. C

Questões de Múltiplas Respostas
1. B, C, F
2. A, B, C, D

Exemplo Clínico
(*Estes são apenas exemplos; há outras respostas possíveis.*)
1. Enfrentamento Ineficaz, Dor, Ansiedade.
2. A cliente identificará a relação entre o estresse e o aumento da dor; ser capaz de realizar atividades da vida diária.
3. Pedir-lhe que escreva um diário de seus sentimentos emocionais e da qualidade ou intensidade da dor; ensinar-lhe exercícios de relaxamento; ajudá-la a elaborar um cronograma diário de atividades, começando por tarefas simples; encorajá-la a ouvir música ou a se engajar em outras distrações de que goste; conversar com a cliente sobre sentimentos de frustração e ansiedade de modo sensível e com expressão de apoio.
4. Serviços de fisioterapia, reabilitação vocacional e nutrição.
5. Grupo de apoio para pessoas com transtorno doloroso/dor crônica; grupo de exercícios, oportunidades sociais ou de trabalho voluntário

Capítulo 20
Questões de Múltipla Escolha
1. D   5. A
2. A   6. B
3. C   7. D
4. A

Questões de Múltiplas Respostas
1. B, C, D
2. C, D, E

Exemplo Clínico
(*Estes são apenas exemplos; há outras respostas possíveis.*)
1. O metilfenidato é uma substância estimulante, eficaz para 70 a 80% das crianças com TDAH, pois diminui a hiperatividade e a impulsividade e melhora a atenção. Pode causar supressão de apetite e deve ser dado após as refeições para estimular a nutrição adequada. São úteis lanches substanciais e gostosos entre as refeições. Administrar o medicamento durante o dia ajuda a evitar o efeito colateral de insônia. Os pais devem notar melhorias em 1 a 2 dias. É preciso notificar o médico ou voltar à clínica caso não seja observada melhora no comportamento.
2. A causa exata do TDAH não é conhecida, mas o transtorno não deve ser atribuído a erro na criação do filho ou a algo que os pais fizeram. Usar medicamentos ajudará nos sintomas comportamentais, mas são necessárias também outras estratégias. A medicação ajudará a controlar os sintomas e, assim, Dixie poderá participar na escola, fazer amigos, etc.
3. Fornecer supervisão quando Dixie estiver com o irmão e ajudá-la a aprender a ser gentil com ele. Não proibi-la de tocá-lo, mas ensiná-la a fazer isso do modo correto. Dar-lhe orientações passo a passo e de modo claro; ajudá-la a seguir as instruções e a completar as tarefas. Disponibilizar

um local quieto, com distração mínima, para a realização de atividades que exigem concentração, como o dever de casa. Tentar estabelecer uma rotina para a hora de acordar e vestir-se, fazer refeições, ir à escola, fazer o dever de casa e brincar; não mudar a rotina sem necessidade. Para Dixie, será mais fácil atender a expectativas estruturadas. Lembrar-se de reconhecer os pontos fortes da criança e de fornecer-lhe *feedback* positivo com frequência para estimular sua autoestima e alimentar um progresso contínuo.

4. Os pais devem entrar em contato com o professor de Dixie, o diretor da escola e o conselheiro, a fim de informá-los sobre o diagnóstico, de modo que possam disponibilizar aulas de educação especial ou a definição de um tutor. Também será útil marcar um encontro com o enfermeiro da escola que vai dar a medicação a Dixie ao meio-dia, nos dias de aula. O enfermeiro pode encaminhar os pais a um grupo de apoio local, destinado a pais de crianças com TDAH, e fornecer panfletos, livros ou outros materiais impressos, assim como endereços de *sites* na internet para quem têm acesso a computadores.

Capítulo 21

Questões de Múltipla Escolha

1. B   5. B
2. D   6. C
3. B   7. A
4. C   8. A

Questões de Múltiplas Respostas

1. B, C, F
2. A, C, F

Exemplo Clínico

(*Estes são apenas exemplos; há outras respostas possíveis.*)

1. O que ela gosta de comer? Quais eram suas práticas habituais de higiene pessoal? Quais as suas atividades favoritas? A que itens pessoais ela dá valor?
2. Confusão Crônica, Interação Social Prejudicada, Padrão de Sono Prejudicado, Déficit no Autocuidado e Nutrição Desequilibrada: Menos do que as Necessidades Corporais.
3. A cliente terá o menor nível de frustração possível. *Intervenções*: indicar objetos, pessoas e o horário do dia para preparar a cliente e reduzir confusão. Não pedir que tome decisões que ainda é incapaz de tomar; oferecer opções apenas quando a cliente puder escolher.

A cliente interagirá com o enfermeiro. Ela participará na hora da caminhada com o grupo. *Intervenções*: no início, envolvê-la em atividades solitárias com o enfermeiro. Estruturar atividades de grupo que foquem habilidades físicas intactas em vez de outras, que exijam cognição.

A cliente comerá 50% das refeições e dos lanches. *Intervenções*: dar alimentos de que a cliente goste e fornecer esses alimentos em um ambiente que a estimule a comer; por exemplo, no quarto ou em uma mesa individual.

A cliente dormirá seis horas por noite. *Intervenções*: fornecer uma rotina tranquila para a hora de dormir (p. ex., oferecer à cliente algo para beber ou ler, reduzir as luzes). Diminuir a estimulação após o jantar e desestimular cochilos durante o dia.

A cliente participará das rotinas de higiene com assistência. *Intervenções*: tentar imitar a rotina de higiene feita em casa (banho de chuveiro ou de banheira, de manhã ou à noite) e desenvolver uma rotina de higiene estruturada.

Apêndice A
Classificação do DSM-IV-TR

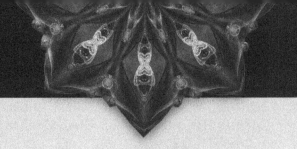

SOE = Sem Outra Especificação

Um *x* incluído em um código diagnóstico indica a necessidade de um código numérico específico.

Reticências são usadas nos nomes de certos transtornos para indicar que o nome de um transtorno mental específico ou de uma condição médica geral deve ser inserido ao registrar-se o nome (p. ex., 293.0 *Delirium* Devido a Hipotireoidismo).

Se os critérios são satisfeitos atualmente, um dos seguintes especificadores de gravidade pode ser anotado após o diagnóstico:

Leve
Moderado
Severo

Se os critérios não são mais satisfeitos, um dos seguintes especificadores pode ser anotado:

Em Remissão Parcial
Em Remissão completa
Histórico prévio

TRANSTORNOS GERALMENTE DIAGNOSTICADOS PELA PRIMEIRA VEZ NA INFÂNCIA OU NA ADOLESCÊNCIA

Retardo mental

Nota: Codificados no Eixo II.
317   Retardo Mental Leve
318.0   Retardo Mental Moderado
318.1   Retardo Mental Grave
318.2   Retardo Mental Profundo
319   Retardo Mental, Gravidade Inespecificada

Transtornos da aprendizagem

315.00   Transtorno da Leitura
315.1   Transtorno da Matemática
315.2   Transtorno da Expressão Escrita
315.9   Transtorno da Aprendizagem SOE

Transtorno das habilidades motoras

315.4   Transtorno do Desenvolvimento da Coordenação

Transtornos da comunicação

315.31   Transtorno da Linguagem Expressiva
315.32   Transtorno Misto da Linguagem Receptivo-Expressiva
315.39   Transtorno Fonológico
307.0   Tartamudez (Gagueira)
307.9   Transtorno da Comunicação SOE

Transtornos globais do desenvolvimento

299.00   Transtorno Autista
299.80   Transtorno de Rett
299.10   Transtorno Desintegrativo da Infância
299.80   Transtorno de Asperger
299.80   Transtorno Global do Desenvolvimento SOE

Transtornos de déficit de atenção e de comportamento diruptivo

314.xx   Transtorno de Déficit de Atenção/Hiperatividade
  .01   Tipo Combinado
  .00   Tipo Predominantemente Desatento
  .01   Tipo Predominantemente Hiperativo-Impulsivo
314.90   Transtorno de Déficit de Atenção/Hiperatividade SOE
312.xx   Transtorno da Conduta
  .81   Tipo com Início na Infância
  .82   Tipo com Início na Adolescência
  .89   Início Inespecificado
313.81   Transtorno Desafiador de Oposição
312.9   Transtorno de Comportamento Diruptivo SOE

Transtornos da alimentação da primeira infância

307.52   Pica
307.53   Transtorno de Ruminação
307.59   Transtorno da Alimentação da Primeira Infância

Transtornos de tique

307.23   Transtorno de Tourette
307.22   Transtorno de Tique Motor ou Vocal Crônico
307.21   Transtorno de Tique Transitório
           Especificar se: Episódio Único/Recorrente
307.20   Transtorno de Tique SOE

Transtornos da excreção

___.__   Encoprese
787.6   Com Constipação e Incontinência por Extravasamento
307.7   Sem Constipação e Incontinência por Extravasamento
307.6   Enurese (Não Devida a uma Condição Médica Geral)
           Especificar Tipo: Exclusivamente Noturna/Exclusivamente Diurna/Noturna e Diurna

Outros transtornos da infância ou adolescência

309.21   Transtorno de Ansiedade de Separação
           Especificar se: Início Precoce
313.23   Mutismo Seletivo
313.89   Transtorno de Apego Reativo na Infância
           Especificar tipo: Tipo Inibido/Tipo Desinibido
307.3   Transtorno de Movimento Estereotipado
           Especificar se: Com Comportamento Autodestrutivo
313.9   Transtorno da Infância ou Adolescência SOE

DELIRIUM, DEMÊNCIA, TRANSTORNO AMNÉSTICO E OUTROS TRANSTORNOS COGNITIVOS

Delirium

293.0 *Delirium* Devido a... *[Indicar a Condição Médica Geral]*

___.___ *Delirium* por Intoxicação com Substância *(consultar Transtornos Relacionados a Substâncias para códigos específicos da substância)*

___.___ *Delirium* por Abstinência de Substância *(consultar Transtornos Relacionados a Substâncias para os códigos específicos da substância)*

___.___ *Delirium* Devido a Múltiplas Etiologias *(codificar cada uma das etiologias específicos)*

780.09 *Delirium* SOE

Demência

294.xx* Demência do Tipo Alzheimer, com Início Precoce (codificar também 331.0 Doença de Alzheimer no Eixo III)
   .10 Sem Perturbação do Comportamento
   .11 Com Perturbação do Comportamento

294.xx* Demência do Tipo Alzheimer, com Início Tardio (codificar também 331.0 Doença de Alzhemier, com Início Tardio no Eixo III)
   .10 Sem Perturbação do Comportamento
   .11 Com Perturbação do Comportamento

290.xx Demência Vascular
   .40 Sem Complicações
   .41 Com *Delirium*
   .42 Com Delírios
   .43 Com Humor Depressivo
   Especificar se: Com Perturbação do Comportamento

Codificar presença ou ausência de uma perturbação do comportamento no quinto dígito para Demência Devida a uma Condição Médica Geral:
0 = Sem Perturbação do Comportamento
1 = Com Perturbação do Comportamento

294.1x* Demência Devida à Doença do HIV *(codificar também 042 HIV no Eixo III)*

294.1x* Demência Devida a Traumatismo Craniano *(codificar também 854.00 dano craniano no Eixo III)*

294.1x* Demência Devida à Doença de Parkinson *(codificar também 332.0 doença de Parkinson no Eixo III)*

294.1x* Demência Devida à Doença de Huntington *(codificar também 333.4 doença de Huntington no Eixo III)*

294.1x* Demência Devida à Doença de Pick *(codificar também 331.1 doença de Pick, no Eixo III)*

294.1x* Demência Devida à Doença de Creutzfeldt-Jakob *(codificar também 046.1 doença de Creutzfeldt-Jakob noEixo III)*

294.1x* Demência Devida a... *[Indicar a Condição Médica Geral não listada antes] (codificar também a condição médica geral no Eixo III)*

___.___ Demência Persistente Induzida por Substância *(consultar Transtornos Relacionados a Substâncias para código específico da substância)*

___.___ Demência Devida a Múltiplas Etiologias *(codificar cada uma das etiologias específicas)*

294.8 Demência SOE

Transtornos amnésticos

294.0 Transtorno Amnéstico Devido a... *[Indicar a Condição Médica Geral]*
Especificar se: Transitório/Crônico

___.___ Transtorno Amnéstico Persistente Induzido por Substância *(consultar Transtornos Relacionados a Substâncias para código específico da substância)*

294.8 Transtorno Amnéstico SOE

Outros transtornos cognitivos

294.9 Transtorno Cognitivo SOE

TRANSTORNOS MENTAIS CAUSADOS POR UMA CONDIÇÃO MÉDICA GERAL NÃO CLASSIFICADOS EM OUTRO LOCAL

293.89 Transtorno Catatônico Devido a... *[Indicar a Condição Médica Geral]*

310.1 Alteração da Personalidade Devido a... *[Indicar a Condição Médica Geral]*
Especificar tipo: Tipo Instável/Tipo Desinibido/Tipo Agressivo/Tipo Apático/Tipo Paranoide/Outro Tipo/Tipo Combinado/Tipo Inespecificado

293.9 Transtorno Mental SOE Devido a... *[Indicar a Condição Médica Geral]*

TRANSTORNOS RELACIONADOS A SUBSTÂNCIAS

Os especificadores seguintes aplicam-se à Dependência de Substância:
[a]Com Dependência Fisiológica/Sem Dependência Fisiológica
[b]Remissão Completa Inicial/Remissão Parcial Inicial/Remissão Completa Mantida/Remissão Parcial Mantida
[c]Em Ambiente Protegido
[d]Em Terapia com Agonista

Os especificadores seguintes aplicam-se aos Transtornos Induzidos por Substâncias:
[I]Com Início Durante a Intoxicação/[A]Com Início Durante a Abstinência

Transtornos relacionados ao álcool

Transtornos por uso de álcool

303.90 Dependência de Álcool[a,b,c]
305.00 Abuso de Álcool

Transtornos induzidos pelo álcool

303.00 Intoxicação com Álcool
291.81 Abstinência de Álcool
   Especificar se: Com Perturbações da Percepção
291.0 *Delirium* por Intoxicação com Álcool

---

*Código da CID-9-MC válido após outubro de 2000.

291.0 *Delirium* por Abstinência de Álcool
291.2 Demência Persistente Induzida por Álcool
291.1 Transtorno Amnéstico Persistente Induzido por Álcool
291.x Transtorno Psicótico Induzido por Álcool
  .5 Com Delírios[1,A]
  .3 Com Alucinações[1,A]
291.89 Transtorno do Humor Induzido por Álcool[1,A]
291.89 Transtorno de Ansiedade Induzido por Álcool[1,A]
291.89 Disfunção Sexual Induzida por Álcool[1]
291.82 Transtorno do Sono Induzido por Álcool[1,A]
291.9 Transtorno Relacionado ao Álcool SOE

Transtornos relacionados a anfetaminas (ou substâncias tipo anfetamina)

Transtornos por uso de anfetamina
304.40 Dependência de Anfetamina[a,b,c]
305.70 Abuso de Anfetamina

Transtornos induzidos por anfetamina
292.89 Intoxicação com Anfetamina
  Especificar se: Com Perturbações da Percepção
292.0 Abstinência de Anfetamina
292.81 *Delirium* por Intoxicação com Anfetamina
292.xx Transtorno Psicótico Induzido por Anfetamina
  .11 Com Delírios[1]
  .12 Com Alucinações[1]
292.84 Transtorno do Humor Induzido por Anfetamina[1,A]
292.89 Transtorno de Ansiedade Induzido por Anfetamina[1]
292.89 Disfunção Sexual Induzida por Anfetamina[1,A]
292.85 Transtorno do Sono Induzido por Anfetamina[1,A]
292.9 Transtorno Relacionado à Anfetamina SOE

Transtornos relacionados à cafeína

Transtornos induzidos pela cafeína
305.90 Intoxicação com Cafeína
292.89 Transtorno de Ansiedade Induzido por Cafeína[1]
292.85 Transtorno do Sono Induzido por Cafeína[1]
292.9 Transtorno Relacionado à Cafeína SOE

Transtornos relacionados à *cannabis*

Transtornos por uso de cannabis
304.30 Dependência de *Cannabis*[a,b,c]
305.20 Abuso de *Cannabis*

Ttranstornos induzidos por cannabis
292.89 Intoxicação com *Cannabis*
  Especificar se: Com Perturbações da Percepção
292.81 *Delirium* por Intoxicação com *Cannabis*
292.xx Transtorno Psicótico Induzido por *Cannabis*
  .11 Com Delírios[1]
  .12 Com Alucinações[1]
292.89 Transtorno de Ansiedade Induzido por *Cannabis*[1]
292.9 Transtorno Relacionado a *Cannabis* SOE

Transtornos relacionados à cocaína

Transtornos por uso de cocaína
304.20 Dependência de Cocaína[a,b,c]
305.60 Abuso de Cocaína

Transtornos induzidos por cocaína
292.89 Intoxicação com Cocaína
  Especificar se: Com Perturbações da Percepção
292.0 Abstinência de Cocaína
292.81 *Delirium* por Intoxicação com Cocaína
292.xx Transtorno Psicótico Induzido pela Cocaína
  .11 Com Delírios[1]
  .12 Com Alucinações[1]
292.84 Transtorno do Humor Induzido por Cocaína[1,A]
292.89 Transtorno de Ansiedade Induzido por Cocaína[1,A]
292.89 Disfunção Sexual Induzida por Cocaína[1]
292.85 Transtorno do Sono Induzido por Cocaína[1,A]
292.9 Transtorno Relacionado à Cocaína SOE

Transtornos relacionados a alucinógenos

Transtornos por uso de alucinógenos
304.50 Dependência de Alucinógenos[a,b,c]
305.30 Abuso de Alucinógenos

Transtornos induzidos por alucinógenos
292.89 Intoxicação com Alucinógenos
292.89 Transtorno Persistente da Percepção Induzido por Alucinógenos (*Flashbacks*)
292.81 *Delirium* por Intoxicação com Alucinógenos
292.xx Transtorno Psicótico Induzido por Alucinógenos
  .11 Com Delírios[1]
  .12 Com Alucinações[1]
292.84 Transtorno do Humor Induzido por Alucinógenos[1]
292.89 Transtorno de Ansiedade Induzido por Alucinógenos[1]
292.9 Transtorno Relacionado a Alucinógenos SOE

Transtornos relacionados a inalantes

Transtornos por uso de inalantes
304.60 Dependência de Inalantes[b,c]
305.90 Abuso de Inalantes

Transtornos induzidos por inalantes
292.89 Intoxicação com Inalantes
292.81 *Delirium* por Intoxicação com Inalantes
292.82 Demência Persistente Induzida por Inalantes
292.xx Transtorno Psicótico Induzido por Inalantes
  .11 Com Delírios[1]
  .12 Com Alucinações[1]
292.84 Transtorno do Humor Induzido por Inalantes[1]
292.89 Transtorno de Ansiedade Induzido por Inalantes[1]
292.9 Transtorno Relacionado a Inalantes SOE

Transtornos relacionados à nicotina

Transtorno por uso de nicotina
305.1 Dependência de Nicotina[a,b]

Transtornos induzidos por nicotina
292.0 Abstinência de Nicotina
292.9 Transtornos Relacionado à Nicotina SOE

Transtornos relacionados a opioides

Transtornos por uso de opioides
304.00 Dependência de Opioides[a,b,c,d]
305.50 Abuso de Opioides

Transtornos induzidos por opioides
292.89 Intoxicação com Opioides
  Especificar se: Com Perturbações de Percepção
292.0 Abstinência de Opioides
292.81 *Delirium* por Intoxicação com Opioides
292.xx Transtorno Psicótico Induzido por Opioides
  .11 Com Delírios[I]
  .12 Com Alucinações[I]
292.84 Transtorno do Humor Induzido por Opioides[I]
292.89 Disfunção Sexual Induzida por Opioides[I]
292.85 Transtorno do Sono Induzido por Opioides[I,A]
292.9 Transtorno Relacionado a Opioides SOE

Transtornos relacionados a fenciclidina (ou substâncias assemelhadas)

Transtornos por uso de fenciclidina
304.60 Dependência de Fenciclidina[b,c]
305.90 Abuso de Fenciclidina

Transtornos induzidos por fenciclidina
292.89 Intoxicação com Fenciclidina
  Especificar se: Com Perturbações da Percepção
292.81 *Delirium* por Intoxicação com Fenciclidina
292.xx Transtorno Psicótico Induzido por Fenciclidina
  .11 Com Delírios[I]
  .12 Com Alucinações[I]
292.84 Transtorno do Humor Induzido por Fenciclidina[I]
292.89 Transtorno de Ansiedade Induzido por Fenciclidina[I]
292.9 Transtorno Relacionado à Fenciclidina SOE

Transtornos Relacionados a Sedativos Hipnóticos ou Ansiolíticos

Transtornos por uso de sedativos, hipnóticos ou ansiolíticos
304.10 Dependência de Sedativos, Hipnóticos ou Ansiolíticos[a,b,c]
305.40 Abuso de Sedativos, Hipnóticos ou Ansiolíticos

Transtornos induzidos por sedativos, hipnóticos ou ansiolíticos
292.89 Intoxicação com Sedativos, Hipnóticos ou Ansiolíticos
292.0 Abstinência de Sedativos, Hipnóticos ou Ansiolíticos
  Especificar se: com Perturbações da Percepção
292.81 *Delirium* por Intoxicação com Sedativos, Hipnóticos ou Ansiolíticos
292.81 *Delirium* por Abstinência de Sedativos, Hipnóticos ou Ansiolíticos
292.82 Demência Persistente Induzida por Sedativos, Hipnóticos ou Ansiolíticos
292.83 Transtorno Amnéstico Persistente Induzido por Sedativos, Hipnóticos ou Ansiolíticos
292.xx Transtorno Psicótico Induzido por Sedativos, Hipnóticos ou Ansiolíticos
  .11 Com Delírios[I,A]
  .12 Com Alucinações[I,A]
292.84 Transtorno do Humor Induzido por Sedativos, Hipnóticos ou Ansiolíticos[I,A]
292.89 Transtorno de Ansiedade Induzido por Sedativos, Hipnóticos ou Ansiolíticos[A]
292.89 Disfunção Sexual Induzida por Sedativos, Hipnóticos ou Ansiolíticos[I]
292.85 Transtorno do Sono Induzido por Sedativos, Hipnóticos ou Ansiolíticos[I,A]
292.9 Transtorno Relacionado a Sedativos, Hipnóticos ou Ansiolíticos SOE

Transtorno relacionado a múltiplas substâncias

304.80 Dependência de Múltiplas Substâncias[a,b,c,d]

Transtornos relacionados a outras substâncias (ou substâncias desconhecidas)

Transtornos por uso de outras substâncias (ou de substâncias desconhecidas)
304.90 Dependência de Outra substância (ou de Substância Desconhecida)[a,b,c,d]
305.90 Abuso de Outra Substância (ou de Substância Desconhecida)

Transtornos induzidos por outras substâncias (ou por substâncias desconhecidas)
292.89 Intoxicação com Outra Substância (ou com Substância Desconhecida)
  Especificar se: Com Perturbações da Percepção
292.0 Abstinência de Outra Substância (ou de substância Desconhecida)
  Especificar se: Com Perturbações da Percepção
292.81 *Delirium* Induzido por Outra Substância (ou por Substância Desconhecida)
292.82 Demência Persistente Induzida por Outra Substância (ou por Substância Desconhecida)
292.83 Transtorno Amnéstico Persistente Induzido por Outra Substância (ou por Substância Desconhecida)
292.xx Transtorno Psicótico Induzido por Outra Substância (ou por Substância Desconhecida)
  .11 Com Delírios[I,A]
  .12 Com Alucinações[I,A]
292.84 Transtorno do Humor Induzido por Outra Substância (ou por Substância Desconhecida)[I,A]

292.89 Transtorno de Ansiedade Induzido por Outra Substância (ou por Substância Desconhecida)[I,A]
292.89 Disfunção Sexual Induzida por Outra Substância (ou por Substância Desconhecida)
292.85 Transtorno do Sono Induzido por Outra Substância (ou por Substância Desconhecida)[I,A]
292.9 Transtorno Relacionado a Outra Substância (ou a Substância Desconhecida) SOE

ESQUIZOFRENIA E OUTROS TRANSTORNOS PSICÓTICOS

295.xx Esquizofrenia
A seguinte Classificação do Curso Longitudinal aplica-se a todos os subtipos de Esquizofrenia:
Episódico Com Sintomas Residuais Entre os Episódios (*Especificar se:* Com Predomínio de Sintomas Negativos)/Episódico Sem Sintomas Residuais Entre os Episódios
Contínuo (*Especificar se:* Com Predomínio de Sintomas Negativos)
Episódio Único em Remissão Parcial (*Especificar se:* Com Predomínio de Sintomas Negativos)/Episódio Único em Remissão Completa
Outro Padrão ou Padrão Inespecífico
  .30 Tipo Paranoide
  .10 Tipo Desorganizado
  .20 Tipo Catatônico
  .90 Tipo Indiferenciado
  .60 Tipo Residual
295.40 Transtorno Esquizofreniforme
Especificar se: Sem Bons Aspectos Prognósticos/Com Bons Aspectos Prognósticos
295.70 Transtorno Esquizo afetivo
Especificar se: Tipo Bipolar/Tipo Depressivo
297.1 Transtorno Delirante
Especificar tipo: Tipo Erotomaníaco/Tipo Grandioso/Tipo Ciumento/Tipo Persecutório/Tipo Somático/Tipo Misto/Tipo Inespecificado
298.8 Transtorno Psicótico Breve
Especificar se: com Estressor(es) Acentuados(s)/Sem Estressor(es) Acentuados(s)/Com Início no Pós-Parto
297.3 Transtorno Psicótico Induzido
293.xx Transtorno Psicótico Devido a... [Indicar a Condição Médica Geral]
  .81 Com Delírios
  .82 Com Alucinações
___.___ Transtorno Psicótico Induzido por Substância (consultar Transtornos Relacionados a Substâncias para códigos específicos das substâncias)
Especificar se: Com Início Durante a Intoxicação/Com Início Durante a Abstinência
298.9 Transtorno Psicótico SOE

TRANSTORNOS DO HUMOR

Codificar o estado atual do Transtorno Depressivo Maior ou Transtorno Bipolar I no quinto dígito:

1 = Leve
2 = Moderado
3 = Grave Sem Características Psicóticas
4 = Grave Com Características Psicóticas
Especificar: Características Psicóticas Congruentes com o Humor/Características Psicóticas Incongruentes com o Humor
5 = em Remissão Parcial
6 = em Remissão Completa
0 = Inespecificado

Os especificadores seguintes aplicam-se (para o episódio atual ou mais recente) aos Transtornos do Humor:
[a]Especificadores de Gravidade/Psicótico/de Remissão/ [b]Crônico/ [c]Com Características Catatônicas/[d]Com Características Melancólicas/[e]Com Características Atípicas/[f]Com Início no Pós-Parto

Os seguintes especificadores aplicam-se aos Transtornos do Humor:
[g]Com ou Sem Recuperação Completa Entre os Episódios/ [h]Com Padrão Sazonal/[i]Com Ciclos Rápidos

Transtornos depressivos

296.xx Transtorno Depressivo Maior
  .2x Episódio Único[e,f]
  .3x Recorrente[a,b,c,d,e,f,g,h]
300.4 Transtorno Distímico
Especificar se: Início Precoce/Início Tardio
Especificar se: Com Características Atípicas
311 Transtorno Depressivo SOE

Transtornos bipolares

296.xx Transtorno Bipolar I
  .0x Episódio Maníaco Único[a,b,c]
Especificar se: Misto
  .40 Episódio Mais Recente Hipomaníaco[g,h,i]
  .4x Episódio Mais Recente Maníaco[f,g,h,i]
  .6x Episódio Mais Recente Misto[a,e,f,g,h,i]
  .5x Episódio Mais Recente Depressivo[a,b,c,d,e,f,g,h,i]
  .7 Episódio Mais Recente Não Especificado[g,h,i]
296.89 Transtorno Bipolar II[a,b,c,d,e,f,g,h,i]
Especificar (para o episódio atual ou mais recente): Hipomaníaco/Depressivo
301.13 Transtorno Ciclotímico
296.80 Transtorno Bipolar SOE
293.83 Transtorno do Humor Devido a...[Indicar a Condição Médica Geral]
Especificar tipo: Com Características Depressivas/Com Episódio Tipo Depressivo Maior/Com Características Maníacas/Com Características Mistas
___.___ Transtorno do Humor Induzido por Substância
(*Consultar Transtornos Relacionados a Substâncias para códigos específicos das substâncias*)
Especificar tipo: Com Características Depressivas/Com Características Maníacas/Com Características Mistas
Especificar se: Com Início Durante Intoxicação/Com Início Durante a Abstinência
296.90 Transtorno do Humor SOE

TRANSTORNOS DE ANSIEDADE

300.01 Transtorno de Pânico sem Agorafobia
300.21 Transtorno de Pânico com Agorafobia
300.22 Agorafobia Sem Histórico de Transtorno de Pânico
300.29 Fobia Específica
Especificar tipo: Tipo Animal/Tipo Ambiente Natural/Tipo Sangue-Injeção-Ferimentos/Tipo Situacional/Outro Tipo
300.23 Fobia Social
Especificar se: Generalizada
300.3 Transtorno Obsessivo-Compulsivo
Especificar se: Com Insigth Pobre
309.81 Transtorno do Estresse Pós-Traumático
Especificar se: Agudo/Crônico
Especificar se: Com Início Tardio
308.3 Transtorno de Estresse Agudo
300.02 Transtorno de Ansiedade Generalizada
293.84 Transtorno de Ansiedade Devido a... [*Indicar a Condição Médica Geral*]
Especificar se: Com Ansiedade Generalizada/Com Ataques de Pânico/Com Sintomas Obsessivo-Compulsivos
___.___ Transtorno de Ansiedade Induzido Por Substância) (*Consultar Transtornos Relacionados a Substâncias para os códigos específicos das Substâncias*)
Especificar se: Com Ansiedade Generalizada/Com Ataques de Pânico/Com Sintomas Obsessivo-Compulsivos/Com Sintomas Fóbicos
Especificar se: Com Início Durante a Intoxicação/Com Início Durante a Abstinência
300.00 Transtorno de Ansiedade SOE

TRANSTORNOS SOMATOFORMES

300.81 Transtorno de Somatização
300.82 Transtorno Somatoforme Indiferenciado
300.11 Transtorno Conversivo
Especificar tipo: Com Sintoma ou Déficit Motor/Com Sintoma ou Déficit Sensorial/Com Ataques ou Convulsões/Com Quadro Misto
307.xx Transtorno Doloroso
.80 Associado com Fatores Psicológicos
.89 Associado tanto com Fatores Psicológicos quanto com uma Condição Médica Geral
Especificar se: Agudo/Crônico
300.7 Hipocondria
Especificar se: Com Insight Pobre
300.7 Transtorno Dismórfico Corporal
300.82 Transtorno Somatoforme SOE

TRANSTORNOS FACTÍCIOS

300.xx Transtorno Factício
.16 Com Predomínio de Sinais e Sintomas Psicológicos
.19 Com Predomínio de Sinais e Sintomas Físicos
.19 Com Combinação de Sinais e Sintomas Psicológicos e Físicos
300.19 Transtorno Factício SOE

TRANSTORNOS DISSOCIATIVOS

300.12 Amnésia Dissociativa
300.13 Fuga Dissociativa
300.14 Transtorno Dissociativo de Identidade
300.6 Transtorno de Despersonalização
300.15 Transtorno Dissociativo SOE

TRANSTORNOS SEXUAIS E DA IDENTIDADE DE GÊNERO

Disfunções sexuais

Os seguintes especificadores aplicam-se a todas as Disfunções Sexuais primárias:

Tipo ao Longo da Vida/Tipo Adquirido/Tipo Generalizado/Tipo Situacional

Devido a Fatores Psicológicos/Devido a Fatores Combinados

Transtornos do desejo sexual

302.71 Transtorno de Desejo Sexual Hipoativo
302.79 Transtorno de Aversão Sexual

Transtornos da excitação sexual

302.72 Transtorno da Excitação Sexual Feminina
302.72 Transtorno Erétil Masculino

Transtornos do orgasmo

302.73 Transtorno do Orgasmo Feminino
302.74 Transtorno do Orgasmo Masculino
302.75 Ejaculação Precoce

Transtornos sexuais dolorosos

302.76 Dispareunia (Não Devida a uma Condição Médica Geral)
306.51 Vaginismo (Não Devido a uma Condição Médica Geral)

Disfunção sexual devido a uma condição médica geral

625.8 Transtorno do Desejo Sexual Feminino Hipoativo Devido a... [*Indicar a Condição Médica Geral*]
608.89 Transtorno do Desejo Sexual Masculino Hipoativo Devido a... [*Indicar a Condição Médica Geral*]
607.84 Transtorno Erétil Masculino Devido a... [*Indicar a Condição Médica Geral*]
625.0 Dispareunia Feminina Devido a... [*Indicar a Condição Médica Geral*]
608.89 Dispareunia Masculina Devido a... [*Indicar a Condição Médica Geral*]
625.8 Outra Disfunção Sexual Feminina Devido a... [*Indicar a Condição Médica Geral*]
608.89 Outra Disfunção Sexual Masculina Devido a... [*Indicar a Condição Médica Geral*]
___.___ Disfunção Sexual Induzida por Substância (*consultar Transtornos Relacionados a Substâncias para códigos específicos das substâncias*)

Especificar se: Com Prejuízo do Desejo/Com Prejuízo da Excitação/Com Prejuízo do Orgasmo/Com Dor Sexual
Especificar se: Com Início Durante a Intoxicação
302.70 Disfunção Sexual SOE

Parafilias

302.4 Exibicionismo
302.81 Fetichismo
302.89 Frotteurismo
302.2 Pedofilia
Especificar se: Atração Sexual pelo Sexo Masculino/Atração Sexual pelo Sexo Feminino/Atração Sexual por Ambos os Sexos
Especificar se: Restrita ao Incesto
Especificar tipo: Tipo Exclusivo/Tipo Não Exclusivo
302.83 Masoquismo Sexual
302.84 Sadismo Sexual
302.3 Travestismo Fetichista
Especificar se: Com Disforia quanto ao Gênero
302.82 Voyeurismo
302.9 Parafilia SOE

Transtorno da identidade de gênero

302.xx Transtorno da Identidade de Gênero
.6 Em Crianças
.85 Em Adolescentes ou Adultos
Especificar se: Atração Sexual pelo Sexo Masculino/Atração Sexual pelo Sexo Feminino/ Atração Sexual por Ambos os Sexos/Ausência de Atração por Qualquer Sexo
302.6 Transtorno da Identidade de Gênero SOE
302.9 Transtorno Sexual SOE

TRANSTORNOS DA ALIMENTAÇÃO

307.1 Anorexia nervosa
Especificar tipo: Tipo Restritivo; Tipo Compulsão Periódica/Purgativo
307.51 Bulimia Nervosa
Especificar tipo: Tipo Purgativo/Tipo Não Purgativo
307.50 Transtorno da Alimentação SOE

TRANSTORNOS DO SONO

Transtorno primários do sono

Dissonias
307.42 Insônia Primária
307.44 Hipersonia Primária
Especificar se: Recorrente
347.00 Narcolepsia
780.57 Transtorno do Sono Relacionado à Respiração
327.3x Transtorno do Ritmo Circadiano do Sono
.31 Tipo Fase de Sono Atrasada
.35 Tipo Mudança de Fuso Horário
.36 Tipo Mudanças Frequentes de Turno de Trabalho
.30 Tipo Não Especificado
307.47 Dissonia SOE

Parassonias
307.47 Transtorno de Pesadelo
307.46 Transtorno de Terror Noturno
307.46 Transtorno de Sonambulismo
307.47 Parassonia SOE

Transtornos do sono relacionados a outro transtorno mental

327.02 Insônia Relacionada a... [*Indicar o Transtorno do Eixo I ou Eixo II*]
327.15 Hipersonia Relacionada a... [*Indicar o Transtorno do Eixo I ou Eixo II*]

Outros transtornos do sono

327.xx Transtorno do Sono Devido a... [*Indicar a Condição Médica Geral*]
.01 Tipo Insônia
.14 Tipo Hiperssonia
.44 Tipo Parassonia
.8 Tipo Misto
___.__ Transtorno do Sono Induzido por Substância (*consultar Transtornos Relacionados a Substâncias para códigos específicos das substâncias*)
Especificar tipo: Tipo Insônia/Tipo Hipersonia/ Tipo Parassonia/Tipo Misto
Especificar se: Com Início Durante a Intoxicação/ Com Início Durante a Abstinência

TRANSTORNOS DO CONTROLE DOS IMPULSOS NÃO CLASSIFICADOS EM OUTRO LOCAL

312.34 Transtorno Explosivo Intermitente
312.32 Cleptomania
312.33 Piromania
312.31 Jogo Patológico
312.39 Tricotilomania
312.30 Transtorno do Controle dos Impulsos SOE

TRANSTORNOS DA ADAPTAÇÃO

309.xx Transtorno da Adaptação
.0 Com Humor Depressivo
.24 Com Ansiedade
.28 Misto de Ansiedade e Depressão
.3 Com Perturbação da Conduta
.4 Com Perturbação Mista das Emoções e da Conduta
.9 Inespecificado
Especificar se: Agudo/Crônico

TRANSTORNOS DA PERSONALIDADE

Nota: Classificados no Eixo II.
301.0 Transtorno da Personalidade Paranoide
301.20 Transtorno da Personalidade Esquizoide
301.22 Transtorno da Personalidade Esquizotípica

301.7 Transtorno da Personalidade Antissocial
301.83 Transtorno da personalidade *Borderline*
301.50 Transtorno da Personalidade Histriônica
301.81 Transtorno da Personalidade Narcisista
301.82 Transtorno da Personalidade Esquiva
301.6 Transtorno da Personalidade Dependente
301.4 Transtorno da Personalidade Obsessivo-Compulsiva
301.9 Transtorno da personalidade SOE

OUTRAS CONDIÇÕES QUE PODEM SER FOCO DE ATENÇÃO CLÍNICA

Fatores psicológicos que afetam a condição clínica

316 ... [Fator Psicológico Especificado] Afetando... [Indicar a Condição Médica Geral]
Escolha o nome com base na natureza dos fatores:
Transtorno Mental Afetando... [Indicar a Condição Médica Geral]
Sintomas Psicológicos Afetando... [Indicar a Condição Médica Geral]
Traços da Personalidade ou Forma de Manejo Afetando... [Indicar a Condição Médica Geral]
Comportamentos de Saúde Mal Adaptativos Afetando... [Indicar a Condição Médica Geral]
Resposta Fisiológica Relacionada ao Estresse Afetando... [Indicar a Condição Médica Geral]
Fatores Psicológicos Outros ou Inespecificados Afetando... [Indicar a Condição Médica Geral]

Transtornos dos movimentos induzidos por medicamentos

332.1 Parkinsonismo Induzido por Neuroléptico
333.92 Síndrome Maligna Induzida por Neuroléptico
333.7 Distonia Aguda Induzida por Neuroléptico
333.99 Acatisia Aguda Induzida por Neuroléptico
333.82 Discinesia Tardia Induzida por Neuroléptico
333.1 Tremor Postural Induzido por Medicamento
333.90 Transtorno do Movimento Induzido por Medicamento SOE

Outros transtornos induzidos por medicamentos

995.2 Efeitos Adversos de Medicamentos SOE

Problemas de relacionamento

V61.9 Problema de Relacionamento Associado a um Transtorno Mental ou Condição Médica Geral
V61.20 Problema de Relacionamento entre Pai/Mãe-Criança
V61.10 Problema de Relacionamento com Parceiro
V61.8 Problema de Relacionamento com Irmãos
V62.81 Problema de Relacionamento SOE

Problemas relacionados a abuso ou negligência

V61.21 Abuso Físico de Criança (*código 995.54 se o foco de atenção clínica é a vítima*)
V61.21 Abuso Sexual de Criança (*código 995.53 se o foco de atenção clínica é a vítima*)
V61.21 Negligência para com a Criança (*código 995.52 se o foco de atenção clínica é a vítima*)
___.__ Abuso Físico de Adulto
V61.12 (se praticado pelo parceiro)
V62.83 (se praticado por outra pessoa que não o parceiro) (*codificar 995.81 se o foco de atenção é vítima*)
___.__ Abuso Sexual do Adulto
V61.12 (se praticado pelo parceiro)
V62.83 (se praticado por outra pessoa que não parceiro) (*codificar 995.83 se o foco de atenção é a vítima*)

Outras condições que podem ser foco de atenção clínica

V15.81 Falta de Aderência ao Tratamento
V65.2 Simulação
V71.01 Comportamento Antissocial em Adulto
V71.02 Comportamento Antissocial em Criança ou Adolescente
V62.89 Funcionamento Intelectual *Borderline*
Obs.: Codificado no Eixo II.
780.9 Declínio Cognitivo Relacionado à Idade
V62.82 Luto
V62.3 Problema Acadêmico
V62.2 Problema Ocupacional
313.82 Problema de Identidade
V62.89 Problema Religioso ou Espiritual
V62.4 Problema de Aculturação
V62.89 Problema de Fase da Vida

CÓDIGOS ADICIONAIS

300.9 Transtorno Mental Inespecificado (Não Psicótico)
V71.09 Nenhum Diagnóstico ou Condição no Eixo I
799.9 Diagnóstico ou Transtorno Protelado no Eixo I
V71.09 Nenhum Diagnóstico no Eixo II
799.9 Diagnóstico Protelado no Eixo II

SISTEMA MULTIAXIAL

Eixo I Transtornos Clínicos
Outras Condições que Podem Ser Foco de Atenção Clínica
Eixo II Transtornos da Personalidade
Retardo Mental
Eixo III Condições Médicas Gerais
Eixo IV Problemas Psicossociais e Ambientais
Eixo V Avaliação Global do Funcionamento

Reimpresso com permissão do *Diagnostic and Statistical Manual of Mental Disorders*, 4th ed., Text Revision. © 2000 APA.

Apêndice B – Diagnósticos de Enfermagem Aprovados da NANDA-I

Esta lista representa os diagnósticos aprovados da NANDA I para uso e testes clínicos.

DIAGNÓSTICOS DE ENFERMAGEM APROVADOS 2009-2011

Amamentação eficaz
Amamentação ineficaz
Amamentação interrompida
Ansiedade
Ansiedade relacionada à morte
Atividade de recreação deficiente
Atraso no crescimento e no desenvolvimento
Autocontrole ineficaz da saúde
Automutilação
Autonegligência
Baixa autoestima crônica
Baixa autoestima situacional
Campo de energia perturbado
Capacidade adaptativa intracraniana diminuída
Capacidade de transferência prejudicada
Comportamento de saúde propenso a risco
Comportamento desorganizado do bebê
Comunicação verbal prejudicada
Conflito de decisão
Conflito no desempenho do papel de pai/mãe
Conforto prejudicado
Confusão aguda
Confusão crônica
Conhecimento deficiente
Constipação
Constipação percebida
Contaminação
Controle familiar ineficaz do regime terapêutico
Deambulação prejudicada
Débito cardíaco diminuído
Déficit no autocuidado para alimentação
Déficit no autocuidado para banho
Déficit no autocuidado para higiene íntima
Déficit no autocuidado para vestir-se
Deglutição prejudicada
Dentição prejudicada
Desempenho de papel ineficaz
Desesperança
Desobstrução ineficaz de vias aéreas
Diarreia
Disfunção sexual
Disposição para aumento da competência comportamental do bebê
Disposição para aumento da esperança
Disposição para aumento da tomada de decisão
Disposição para aumento do autocuidado
Disposição para aumento do conforto
Disposição para autoconceito melhorado
Disposição para bem-estar espiritual aumentado
Disposição para comunicação aumentada
Disposição para conhecimento aumentado
Disposição para controle aumentado do regime terapêutico
Disposição para eliminação urinária melhorada
Disposição para enfrentamento aumentado
Disposição para enfrentamento comunitário aumentado
Disposição para enfrentamento familiar aumentado
Disposição para equilíbrio de líquidos aumentado
Disposição para estado de imunização melhorado
Disposição para nutrição melhorada
Disposição para paternidade ou maternidade melhorada
Disposição para poder de decisão aumentado
Disposição para processo de criação de filhos melhorado
Disposição para processos familiares melhorados
Disposição para relacionamento melhorado
Disposição para religiosidade aumentada
Disposição para resiliência aumentada
Disposição para sono melhorado
Disreflexia autonômica
Distúrbio na imagem corporal
Distúrbios da identidade pessoal
Dor aguda
Dor crônica
Eliminação urinária prejudicada
Enfrentamento comunitário ineficaz
Enfrentamento defensivo
Enfrentamento familiar comprometido
Enfrentamento familiar incapacitado
Enfrentamento ineficaz
Estilo de vida sedentário
Fadiga
Falta de adesão
Hipertermia
Hipotermia
Icterícia neonatal
Incontinência intestinal
Incontinência urinária de esforço
Incontinência urinária de urgência
Incontinência urinária funcional
Incontinência urinária por transbordamento
Incontinência urinária reflexa
Insônia
Insuficiência na capacidade do adulto para melhorar
Integridade da pele prejudicada
Integridade tissular prejudicada
Interação social prejudicada
Intolerância à atividade
Isolamento social
Manutenção do lar prejudicada
Manutenção ineficaz da saúde
Medo
Memória prejudicada

Mobilidade com cadeira de rodas prejudicada
Mobilidade física prejudicada
Mobilidade no leito prejudicada
Motilidade gastrintestinal disfuncional
Mucosa oral prejudicada
Náusea
Negação ineficaz
Negligência unilateral
Nutrição desequilibrada: mais do que as necessidades corporais
Nutrição desequilibrada: menos do que as necessidades corporais
Padrão de sono prejudicado
Padrão ineficaz de alimentação do bebê
Padrão respiratório ineficaz
Padrões de sexualidade ineficazes
Paternidade ou maternidade prejudicada
Perambulação
Percepção sensorial perturbada (especificar: visual, auditiva, cinestésica, gustativa, tátil, olfativa)
Perfusão tissular periférica ineficaz
Pesar
Pesar complicado
Planejamento de atividade ineficaz
Privação de sono
Processos familiares disfuncionais
Processos familiares interrompidos
Proteção ineficaz
Recuperação cirúrgica retardada
Religiosidade prejudicada
Resiliência individual prejudicada
Resposta alérgica ao látex
Resposta disfuncional ao desmame ventilatório
Retenção urinária
Risco de aspiração
Risco de atraso no desenvolvimento
Risco de automutilação
Risco de baixa autoestima situacional
Risco de choque
Risco de comportamento desorganizado do bebê
Risco de confusão aguda
Risco de constipação
Risco de contaminação
Risco de crescimento desproporcional
Risco de desequilíbrio do volume de líquidos
Risco de desequilíbrio eletrolítico
Risco de desequilíbrio na temperatura corporal
Risco de díade mãe/feto perturbada
Risco de dignidade humana comprometida
Risco de disfunção neurovascular periférica
Risco de disreflexia autonômica
Risco de envenenamento
Risco de função hepática prejudicada
Risco de glicemia instável

Risco de incontinência urinária de urgência
Risco de infecção
Risco de integridade da pele prejudicada
Risco de intolerância à atividade
Risco de lesão
Risco de lesão por posicionamento perioperatório
Risco de motilidade gastrintestinal disfuncional
Risco de nutrição desequilibrada: mais do que as necessidades corporais
Risco de paternidade ou maternidade prejudicada
Risco de perfusão renal ineficaz
Risco de perfusão tissular cardíaca diminuída
Risco de perfusão tissular cerebral ineficaz
Risco de perfusão tissular gastrintestinal ineficaz
Risco de pesar complicado
Risco de quedas
Risco de religiosidade prejudicada
Risco de resiliência comprometida
Risco de resposta alérgica ao látex
Risco de sangramento
Risco de sentimento de impotência
Risco de síndrome de morte súbita do bebê
Risco de síndrome do desuso
Risco de síndrome do estresse por mudança
Risco de síndrome pós-trauma
Risco de sofrimento espiritual
Risco de solidão
Risco de sufocação
Risco de suicídio
Risco de tensão do papel de cuidador
Risco de trauma
Risco de trauma vascular
Risco de vínculo prejudicado
Risco de violência direcionada a outros
Risco de violência direcionada a si mesmo
Risco de volume de líquidos deficiente
Sentimento de impotência
Síndrome da interpretação ambiental prejudicada
Síndrome do estresse por mudança
Síndrome do trauma de estupro
Síndrome pós-trauma
Sobrecarga de estresse
Sofrimento espiritual
Sofrimento moral
Tensão do papel de cuidador
Termorregulação ineficaz
Tristeza crônica
Troca de gases prejudicada
Ventilação espontânea prejudicada
Volume de líquidos deficiente
Volume de líquidos excessivo

Copyright © 2009 by the North American Nursing Diagnosis Association.

Apêndice C – Classificação de Fármacos sob a Lei de Substâncias

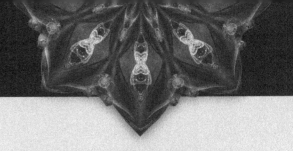

Fármacos do tipo I	Fármacos do tipo II	Fármacos do tipo III	Fármacos do tipo IV	Fármacos do tipo V
OPIOIDES	**OPIOIDES**	**OPIOIDES**	**OPIOIDES**	**OPIOIDES**
Acetilmetadol	Alfentanila	Xarope de hidrocodona	Pentazocina	Buprenorfina
Heroína	Codeína	Paregórico	Propoxifeno	Difenoxilato mais atropina
Normetadona	Fentanila			
Muitos outros	Hidromorfona			
	Levorfanol			
	Meperidina			
	Metadona			
	Morfina			
	Tintura de ópio			
	Oxicodona			
	Oximorfona			
	Sufentanila			
PSICODÉLICOS	**PSICOESTIMULANTES**	**ESTIMULANTES**	**ESTIMULANTES**	
Bufotenina	Anfetamina	Benzfetamina	Dietilpropiona	
Dietiltriptamina	Cocaína	Fendimetrazina	Fenfluramina	
Dimetiltriptamina	Dextroanfetamina		Mazindol	
Ibogaína	Metanfetamina		Pemolina	
Dietilamida do ácido d-lisérgico (LSD)	Metilfenidato		Fentermina	
Mescalina	Femetrazina			
3,4-metilenodioxi-metanfetamina (MDMA)				
Psilocina				
Psilocibina				
DERIVADOS DA CANNABIS	**BARBITURATOS**	**BARBITURATOS**	**BARBITURATOS**	
Haxixe	Amobarbital	Aprobarbital	Mefobarbital	
Maconha	Pentobarbital	Butabarbital	Metoexital	
	Secobarbital	Metabarbital	Fenobarbital	
		Talbutal		
		Tiamilal		
		Tiopental		
OUTROS	**CANABINOIDES**	**DIVERSIDADE DE DEPRESSIVOS**	**BENZODIAZEPÍNICOS**	
Metaqualona	Dronabinol (THC)	Glutetimida	Alprazolam	
Fenciclidina	Nabilona	Metiprilona	Clordiazepóxido	
Ácido gama-hidróxido-butírico (GHB)			Clonazepam	
		ESTEROIDES ANABÓLICOS	Clorazepato	
		Fluoximesterona	Diazepam	
		Metiltestosterona	Estazolam	
		Nandrolona	Flurazepam	
		Oxandrolona	Halazepam	
		Estanozolol	Lorazepam	
		Testosterona	Midazolam	
			Oxazepam	
			Prazepam	
			Quazepam	
			Temazepam	
			Triazolam	
			DIVERSIDADE DE DEPRESSIVOS	
			Hidrato de cloral	
			Etoclorvinol	
			Etinamato	
			Meprobamato	
			Paraldeído	

Os fármacos do tipo I têm um potencial elevado para causar abuso e não são aprovados para uso clínico nos Estados Unidos. Todos os fármacos dos tipos II a V são aprovados para uso e estão classificados de acordo com seu potencial para causar abuso. Os do tipo II têm o maior potencial para causar abuso; os do tipo V, o menor.

Apêndice D – Padrões Canadenses de Prática de Enfermagem em Psiquiatria e Saúde Mental (3.ed.)

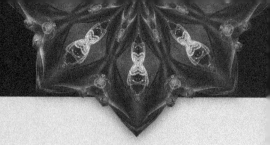

CRENÇAS/VALORES

Enfermeiros em psiquiatria e saúde mental acreditam:

- Que a psiquiatria e a saúde mental compõem uma área de especialização de prática, educação e pesquisa em enfermagem.
- Que a prática envolve a promoção da saúde mental e a prevenção, o tratamento e o controle dos transtornos mentais.
- Que a relação terapêutica baseada na confiança e no respeito mútuo é essencial à prática.
- Que a redução do estigma e da discriminação associados à doença mental tem enorme importância.
- Na conduta e na utilização de pesquisas para melhorar o cuidado.
- Na ação social para promover a consciência e assim influenciar políticas de saúde e organizacionais.
- No trabalho em colaboração com cada pessoa, as famílias, a comunidade, as populações e as agências sociais.
- Que uma abordagem holística é fundamental à compreensão da experiência singular do cliente e que os resultados estão, fundamentalmente, interligados a todos os outros resultados de saúde e sociais.
- No acesso igualitário ao atendimento com competência cultural.
- Na prática ética reflexiva e no compromisso com a aprendizagem ininterrupta.
- Na proteção dos direitos humanos no contexto do comprometimento civil e dos aspectos relevantes da jurisprudência.
- Na defesa de ambientes de atuação que facilitem e assegurem relações de trabalho seguras e positivas.
- No fortalecimento de um legado de líderes de enfermagem morais e visionários.
- No Código de Ética dos Enfermeiros com Registro Profissional.

PADRÃO I: FORNECE ATENDIMENTO PROFISSIONAL COMPETENTE POR MEIO DO DESENVOLVIMENTO DE UMA RELAÇÃO TERAPÊUTICA

Um dos principais objetivos da enfermagem em psiquiatria e saúde mental é a promoção da saúde mental e a prevenção ou diminuição do transtorno mental. O desenvolvimento de uma relação terapêutica é a base a partir da qual o enfermeiro em psiquiatria e saúde mental pode "estabelecer parcerias com os clientes e, por meio do uso das ciências humanas e da arte do cuidado, desenvolver relações de apoio" (Canadian Nurses Association [CNA], 1997, p. 43).

Espera-se que o enfermeiro demonstre competência na relação terapêutica, enquanto:

1. Avalia e esclarece influências de crenças, valores e experiências de vida pessoal sobre a relação terapêutica e distingue entre relações sociais e terapêuticas.
2. Trabalha em parceria com o cliente, a família e outras pessoas relevantes para determinar as necessidades orientadas para o objetivo e estabelece um ambiente que leve ao alcance do objetivo.
3. Usa uma série de habilidades de comunicação terapêutica verbal e não verbal, que incluem empatia, ouvir atentamente, observação, originalidade e curiosidade.
4. Reconhece a influência de cultura, classe, etnia, linguagem, estigma e exclusão social sobre o processo terapêutico e negocia um atendimento sensível a essas influências.
5. Mobiliza e solicita recursos que aumentam o acesso dos clientes e das famílias a serviços de saúde mental e melhoram a integração na comunidade.
6. Compreende as reações humanas, a angústia e a perda de controle, que podem ser expressas na forma de raiva, ansiedade, medo, mágoa, desamparo, desespero e mau humor, respondendo a elas.
7. Orienta o cliente por meio de mudança comportamental, emocional, espiritual ou do desenvolvimento, enquanto aceita e apoia participação, responsabilidade e escolhas do cliente em seu tratamento.
8. Apoia, no cliente e na família, o senso de resiliência, a autoestima, a força e a esperança, por meio da continuidade da relação terapêutica, em uma base 1:1 ou em um contexto de grupo.
9. Fortalece a reciprocidade da relação, criticando de forma reflexiva a eficácia terapêutica a partir das respostas do cliente e da família, da supervisão clínica e da autoavaliação.
10. Compreende a natureza da doença crônica e aplica os princípios da promoção da saúde e da prevenção da doença no trabalho com os clientes e suas famílias.

PADRÃO II: REALIZA/REFINA INVESTIGAÇÕES DO CLIENTE POR MEIO DE DIAGNÓSTICO E MONITORAMENTO DO FUNCIONAMENTO

Investigação, diagnóstico e monitoramento eficazes são centrais para o desempenho do papel do enfermeiro e dependem tanto da teoria quanto da compreensão do significado da experiência de saúde ou doença a partir da perspectiva do cliente. Esse conhecimento, integrado ao modelo conceitual da prática de enfermagem adotado pelo enfermeiro, fornece uma estrutura para o processamento de dados do cliente e para o desenvolvimento de planos de cuidados focados nele. O enfermeiro faz julgamentos profissionais da relevância e importância desses dados e reconhece o cliente como um parceiro que tem valor e merece respeito durante todo o processo de tomada de decisão.

Espera-se que o enfermeiro demonstre competência no exame das ferramentas de investigação da saúde mental, ou seja, no exame do estado mental e dos princípios da recuperação em vários locais de trabalho. Ele explica ao cliente o processo e o conteúdo da investigação e fornece *feedback* para todos os itens a seguir:

1. Colabora com os clientes e com outros membros da equipe de atendimento a fim de fazer avaliações holísticas por meio de observação, exame, entrevista e consulta, ficando atento a temas de confidencialidade e legislação pertinente.
2. Documenta e analisa os dados iniciais para identificar o estado de saúde, o potencial de bem-estar, os déficits do atendimento de saúde, o potencial para causar danos a si e aos outros; as alterações no conteúdo e/ou processo mental, o comportamento de afeto, as habilidades de comunicação e tomada de decisão; o uso de substâncias e dependência e a história de trauma e/ou abuso (abuso emocional, físico, sexual ou verbal; negligência).
3. Formula e documenta o plano de cuidados em colaboração com o cliente e com a equipe de atendimento, reconhecendo a variabilidade na capacidade do cliente de participar do processo.
4. Aperfeiçoa e amplia as informações da investigação do cliente, avaliando e documentando mudança(s) significativa(s) em seu estado e comparando os dados novos com a avaliação inicial e com os objetivos intermediários do cliente.
5. Investiga continuamente o estado do cliente e antecipa potenciais problemas e riscos. Colabora com este no exame do ambiente em busca de fatores de risco: autocuidado, moradia e nutrição; fatores econômicos, psicológicos e sociais. Utiliza dados da investigação para identificar potenciais riscos ao cliente e a outras pessoas. Defende e pratica intervenções apropriadas ao nível e ao tipo dos riscos.
6. Determina a modalidade terapêutica disponível mais apropriada, potencialmente capaz de satisfazer as necessidades do cliente, e ajuda-o a acessar esses recursos.

PADRÃO III: ADMINISTRA E MONITORA INTERVENÇÕES TERAPÊUTICAS

Dada a natureza dos problemas de saúde mental e dos transtornos mentais, há temas específicos da prática de enfermagem em psiquiatria e saúde mental na fase de investigação e na administração de intervenções terapêuticas. Na enfermagem em psiquiatria e saúde mental, a segurança tem um significado singular, uma vez que muitos clientes correm risco de causar danos a si próprios e/ou a outras pessoas e de se autonegligenciar. Às vezes eles não dispõem de competência mental para participar de todos os aspectos das tomadas de decisão. No entanto, todo esforço deve ser feito para incluí-los. Em colaboração com o cliente, o enfermeiro em psiquiatria e saúde mental (PSM) precisa ficar atento a reações adversas, pois a capacidade de autorrelato do cliente pode estar prejudicada.

O enfermeiro em PSM usa conhecimentos baseados na experiência e em evidências, próprios da enfermagem, ciências e disciplinas da saúde relacionadas com a saúde mental, para selecionar e também adaptar intervenções de enfermagem. O enfermeiro:

1. Utiliza e avalia intervenções baseadas em evidências para fornecer um cuidado de enfermagem seguro, eficaz e eficiente.
2. Fornece informações a clientes, suas famílias e outras pessoas significativas sobre o atendimento e o tratamento, cuidando de obter o consentimento do cliente para que essas informações sejam compartilhadas continuamente.
3. Ajuda, instrui e capacita o cliente a fazer escolhas que vão sustentar mudanças positivas em seu afeto, cognição, comportamento e/ou relacionamentos, inclusive quando algumas dessas escolhas podem envolver algum nível de risco, de acordo com a avaliação da equipe clínica (CNA, 1997, p. 68).
4. Apoia os clientes na tarefa de aproveitar seus talentos e recursos para autocuidado, atividades da vida diária, mobilização de recursos e promoção da saúde mental (CNA, 1997, p. 68).
5. Toma decisões clínicas sensatas, usando o conhecimento das respostas específicas do cliente e de casos paradigmáticos, como a frequência de seu contato na comunidade, como base para as decisões.
6. Usa a tecnologia apropriada para executar intervenções de enfermagem seguras, verdadeiras e eficientes (CNA, 1997, p. 68).
7. Administra medicamentos de modo preciso e seguro, monitorando respostas terapêuticas, reações, efeitos indesejados, toxicidade e potenciais incompatibilidades com outros medicamentos ou substâncias; fornece instruções sobre a medicação, com conteúdo apropriado e de acordo com a política do local de trabalho.
8. Avalia as respostas do cliente sobre déficits em atividades da vida diária, mobiliza recursos em resposta a suas capacidades e oferece alternativas quando apropriado.
9. Fornece apoio e ajuda para a proteção de clientes que estão experimentando dificuldades de autoproteção.
10. Utiliza elementos terapêuticos do processo de grupo.
11. Ao fornecimento do cuidado, incorpora conhecimentos sobre dinâmica familiar, crenças e valores culturais das famílias.
12. Colabora com o cliente, os profissionais da saúde e a comunidade na tarefa de acessar e coordenar recursos e busca *feedback* do cliente e de outras pessoas em relação às intervenções.
13. Incorpora conhecimentos sobre as necessidades ou respostas da comunidade no fornecimento do cuidado.
14. Encoraja e auxilia o cliente a buscar grupos de apoio para sustentação e ajuda mútuas.
15. Avalia a resposta do cliente às intervenções de enfermagem e a outras intervenções terapêuticas e também a percepção que tem delas.

PADRÃO IV: CONTROLA COM EFICÁCIA SITUAÇÕES QUE MUDAM RAPIDAMENTE

O controle eficaz de situações que mudam rapidamente é essencial em circunstâncias críticas que podem ser chamadas de *emergências psiquiátricas*. Essas situações incluem autodano, comportamentos agressivos e estados de saúde mental rapidamente mutáveis. Esse domínio também inclui investigações baseadas em evidências, investigação de fatores de risco e encaminhamento relacionado com transtornos psiquiátricos e problemas sociais, ou seja, abuso de substâncias, violência/abuso e suicídio/homicídio (Society for Education and Research in Psychiatric-Mental Health Nursing, 1996, p. 41).

O enfermeiro:

1. Utiliza a relação terapêutica durante o controle de situações que mudam rapidamente.
2. Avalia o cliente, usando uma abordagem holística abrangente, em relação a problemas de saúde reais ou potenciais, temas, fatores de risco e/ou situações de crise/emergência/catástrofe; por exemplo, episódios psicóticos, síndrome neuroléptica maligna, surgimento agudo de efeitos colaterais extrapiramidais, abuso de substância, violência/abuso e suicídio/homicídio, toxicidade de fármacos e *delirium*.
3. Conhece os recursos necessários para administrar situações de crise/emergência/catástrofe reais e potenciais e planeja o acesso a esses recursos.
4. Monitora a segurança do cliente e utiliza a avaliação contínua para detectar mudanças iniciais em seu estado e intervir de modo apropriado.
5. Implementa intervenções oportunas em situações de crise/emergência/catástrofe, levando em conta o cliente específico e sua idade.
6. Em instituições ou locais na comunidade, dá início a procedimentos críticos, ou seja, precauções contra suicídio, restrições de emergência, precauções contra fuga e controle de doenças infecciosas, quando necessário, usando os respectivos sistemas comunitários de apoio, como polícia, serviços de ambulância e recursos de resposta a crises.
7. Coordena o atendimento para prevenir erros e a duplicação de esforços quando uma intervenção rápida é imperativa.
8. Utiliza uma abordagem de restrição mínima no atendimento.
9. Desenvolve documentação adequada do plano de intervenção em momento de crise/emergência/catástrofe.
10. Avalia a eficácia das respostas rápidas e modifica os planos críticos, conforme a necessidade.
11. Em colaboração com o cliente, facilita o envolvimento da família e de outras pessoas significativas, para que ajudem na identificação dos fatores que precipitam o evento da crise/emergência/catástrofe, e elabora planos para minimizar o risco de recorrência.
12. Participa do processo de "exame", ou seja, revisa o evento crítico e/ou a situação de emergência junto com a equipe (incluindo o cliente e a família) e outros fornecedores de serviços.
13. Utiliza medidas de segurança para proteger a si mesmo, colegas e clientes de situações potencialmente abusivas no ambiente de trabalho, como assédio, abuso psicológico e agressão física.
14. Implementa os protocolos apropriados para desastres.
15. Participa de atividades educacionais, organizacionais e institucionais destinadas a melhorar a segurança do cliente no local de prática.

PADRÃO V: INTERVÉM, ATUANDO COMO PROFESSOR-TREINADOR

Todas as interações enfermeiro-cliente são potencialmente situações de ensino/aprendizado. O enfermeiro em PSM tenta compreender a experiência de vida do cliente e usa essa compreensão para apoiar e promover o aprendizado relacionado à saúde e ao desenvolvimento pessoal. O profissional dá informações sobre promoção da saúde para indivíduos, famílias, grupos, populações e comunidades. O enfermeiro:

1. Em colaboração com o cliente, determina as necessidades de aprendizado deste.
2. Planeja e implementa, com o cliente, instruções para promoção da saúde, enquanto considera o contexto das experiências de vida do cliente; considera prontidão, cultura, nível de escolaridade, linguagem, estilo de aprendizado preferido e recursos disponíveis.
3. Engaja-se, com o cliente, na exploração das opções e recursos disponíveis para formação do conhecimento necessário às tomadas de decisão conscientes no campo das necessidades de saúde e à circulação pelo sistema, conforme a necessidade.
4. Facilita a busca do cliente por meios de conferir significado à sua experiência.
5. Incorpora conhecimentos originários de uma ampla variedade de modelos e princípios de aprendizado; por exemplo: modelos de promoção da saúde, princípios do aprendizado de adultos, etapas do desenvolvimento, competência cultural, modelos de crenças de saúde, quando cria oportunidades para os clientes.
6. Dá informações relevantes, orientação e apoio ao cliente e a outras pessoas significativas.
7. Documenta o processo de ensino/aprendizagem (levantamento de dados, planejamento, implementação, envolvimento do cliente e avaliação).
8. Determina, junto com o cliente, a eficácia do processo educacional e, de modo colaborativo, desenvolve ou adapta modos de satisfazer às necessidades de aprendizado.
9. Engaja-se em oportunidades de ensino/aprendizagem em parceria com agências da comunidade e grupos de clientes e famílias.

PADRÃO VI: MONITORA E GARANTE A QUALIDADE DAS PRÁTICAS DO ATENDIMENTO DE SAÚDE

O enfermeiro tem a responsabilidade de defender o direito do cliente de receber a forma de atendimento menos restritiva possível e de respeitar e afirmar seu direito de autodeterminar-se de forma segura, justa e igualitária (equitativa).

Nos Estados Unidos, o atendimento de saúde mental é regido pelas disposições das leis estaduais/federais de saúde mental e pela legislação relacionada. Para o enfermeiro, é essencial estar informado sobre a interpretação da legislação relevante e as suas implicações para a prática da enfermagem.

O enfermeiro:

1. Identifica as culturas do local de trabalho (filosofia, atitudes, valores e crenças que impactam sua capacidade de atuar com habilidade, segurança e compaixão) e age de modo apropriado.
2. Explora como os determinantes que impactam a saúde da comunidade, por exemplo, pobreza, desnutrição e problemas de moradia, afetam a prática da enfermagem em saúde mental.
3. Compreende a legislação atual e relevante; por exemplo, leis de privacidade e suas implicações para a prática de enfermagem.
4. Expande e incorpora o conhecimento de inovações e mudanças na prática da enfermagem em psiquiatria e saúde mental para garantir atendimento seguro e eficaz.
5. Garante e documenta constantes revisões e avaliações das atividades do cuidado de enfermagem em psiquiatria e saúde mental.
6. Compreende e questiona funções interdependentes da equipe, dentro do plano geral de atendimento.
7. Defende o cliente no contexto dos parâmetros organizacionais e profissionais e dos interesses da comunidade e da família.
8. Defende mudanças e melhoras nas estruturas da organização/sistema, para manutenção dos princípios da oferta de um atendimento seguro, ético e competente.
9. Reconhece mudanças dinâmicas no atendimento de saúde local e global e, em colaboração com os envolvidos, desenvolve estratégias para administrar essas mudanças, ou seja, considera alterações nos determinantes da saúde que impactam a comunidade, o terrorismo, o declínio das indústrias.

PADRÃO VII: EXERCE A PRÁTICA PROFISSIONAL DENTRO DE UMA ESTRUTURA ORGANIZACIONAL COM PAPÉIS DEFINIDOS

O papel do enfermeiro em PSM é assumido dentro de estruturas organizacionais, tanto em contextos comunitários quanto institucionais, por meio do fornecimento do atendimento em psiquiatria e saúde mental. Para esse enfermeiro, a ética do atendimento baseia-se em julgamentos práticos reflexivos sustentados por evidências, em situações complexas e dinâmicas. A crescente transferência do tratamento em psiquiatria e saúde mental para a comunidade exige que o enfermeiro dessa área tenha conhecimentos e capacitação para planejar e implementar o cuidado de modo colaborativo, promover a saúde mental, realizar ações sociais e dar consultoria à comunidade.

O enfermeiro:

1. Trabalha em parcerias colaborativas com clientes/famílias e outros envolvidos para facilitar ambientes de cura que garantam segurança, apoio e respeito a todas as pessoas.
2. Compreende os indicadores dos resultados de qualidade e esforça-se para promover aperfeiçoamentos qualitativos contínuos.
3. Participa ativamente, junto com outros enfermeiros, da sustentação e da promoção de uma atmosfera que apoie a prática ética e o estabelecimento de uma comunidade moral (Varcoe, Rodney e McCormick, 2003).
4. Participa no apoio a um clima de confiança que estimule a abertura e encoraje o questionamento do *status quo* e o relato de incompetências no atendimento (CNA, 2002).
5. Busca utilizar abordagens construtivas e colaborativas para solucionar diferenças entre os membros da equipe de saúde que causam impacto no atendimento (CNA, 2002).
6. Participa ativamente do desenvolvimento, da implementação e da crítica da política de saúde mental para locais de atuação comunitários e institucionais.
7. Oferece seu apoio à contribuição de lideranças, como ocorre no papel da prática avançada, para um atendimento e tratamento eficazes.
8. Exerce sua prática profissional com independência, mas no âmbito da legislação específica.
9. Apoia o aconselhamento e o treinamento de novos graduados e participa dessas atividades.
10. Utiliza os conhecimentos sobre estratégias colaborativas para a ação social, no trabalho com grupos de consumidores e defensores.

REFERÊNCIAS

Canadian Nurses Association [CNA]. (1997, June). *National nursing competency project*. Final report. Ottawa, ON: Author.

CNA. (2002). *Code of ethics for registered nurses*. Ottawa, ON: Author.

Society for Education and Research in Psychiatric-Mental Health Nursing. (1996). *Educational preparation for psychiatric-mental health nursing practice*. Pensacola, FL: Author.

Varcoe, C., Rodney, P., & McCormick, J. (2003). Health care relationships in context: An analysi of three ethnographies. *Qualitative Health Research*, 13(7), 957–973.

Standard Committee of the Canadian Federation of Mental Health Nurses. (2005). *Canadian Standards of psychiatric mental health nursing practice* (3rd ed.). Ottawa, Ontario: Canadian Nurses Association.

Apêndice E – Lista de Fármacos por Classe

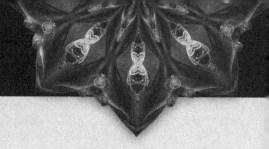

ANTIPSICÓTICOS

Nome genérico

Clorpromazina	Perfenazina
Clozapina	Proclorperazina
Droperidol	Quetiapina
Flufenazina	Risperidona
Haloperidol	Tioridazina
Loxapina	Tiotixeno
Mesoridazina	Trifluoperazina
Molindona	Ziprasidona
Olanzapina	

ANTIDEPRESSIVOS

Nome genérico

Amitriptilina	Imipramina
Bupropiona	Isocarboxazida
Citalopram	Maprotilina
Clomipramina	Mirtazapina
Desipramina	Nefazodona
Duloxetina	Nortriptilina
Doxepina	Paroxetina
Escitaloprano	Sertralina
Fluoxetina	Tranilcipromina
Fluvoxamina	Trazodona
Fenelzina	Venlafaxina

ANTIMANÍACOS E ESTABILIZADORES DO HUMOR

Nome genérico

Carbamazepina	Oxcarbazepina
Gabapentina	Topiramato
Lamotrigina	Ácido Valproico
Lítio	

ANSIOLÍTICOS

Nome genérico

Alprazolan	Flurazepam
Buspirona	Hidroxizina
Clordiazepóxido	Lorazepam
Clonazepam	Meprobamato
Clorazepato	Midazolam
Diazepam	Oxazepam
Estazolam	Temazepam

FÁRMACOS USADOS NA DEMÊNCIA

Nome genérico

Donezepila
Rivastigmina
Tacrina

FÁRMACOS USADOS PARA TRANSTORNO DE DÉFICIT DE ATENÇÃO/HIPERATIVIDADE

Nome genérico

Atomoxetina	Dextroanfetamina
Anfetamina	Metilfenidato
Anfetamina, de ação longa	Metilfenidato, de ação longa
Dexmetilfenidato	Pemolina

FÁRMACOS USADOS PARA TRATAR EFEITOS COLATERAIS

Nome genérico

Amantadina	Difenidramina
Atenolol	Prociclidina
Benzotropina	Trihexifenidil
Biperideno	

FÁRMACOS USADOS EM ABUSO DE SUBSTÂNCIA

Nome genérico

Clonidina	Ondansetrona
Dissulfiram	Di-hidrato Hidrocloreto Ondansetrona
Naltrexona	

Apêndice F – Transtornos do Sono

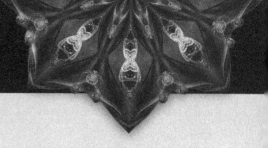

Os transtornos do sono estão organizados em quatro categorias: transtornos primários do sono, transtorno do sono relacionado a outro transtorno mental, transtorno do sono devido a uma condição médica geral e transtorno do sono induzido por substância.

Os **transtornos primários do sono** são aqueles não atribuídos a outra causa e incluem dissonias e parassonias.

As dissonias, transtornos primários relacionados com início ou manutenção do sono ou sonolência excessiva, são caracterizadas por anormalidades na quantidade, na qualidade ou no momento do sono.

- *Insônia primária* – Dificuldade em iniciar ou manter o sono, ou de ter um sono restaurador, com duração de pelo menos um mês, e sofrimento ou prejuízo significativo no funcionamento social ou ocupacional ou em outras áreas importantes. Segundo as estimativas, 1 a 10% da população adulta geral e até 25% dos idosos sofrem de insônia primária. As modalidades de tratamento incluem medidas de higiene do sono (ver quadro Medidas de Higiene do Sono), técnicas cognitivo-comportamentais e medicação.
- *Hipersonia primária* – sonolência excessiva por pelo menos um mês, que envolve episódios de sono prolongados ou sono diurno todos os dias, e causa significativo sofrimento ou prejuízo no funcionamento. Episódios maiores de sono podem durar 8 a 12 horas, e a pessoa tem dificuldade de acordar. Após os cochilos diurnos, ela não se sente revigorada. O tratamento com medicamentos estimulantes costuma ser eficaz.
- *Narcolepsia* – sonolência excessiva caracterizada por ataques de sono repetidos e irresistíveis. Após dormir 10 a 20 minutos, a pessoa fica brevemente renovada, até o próximo ataque de sono. Esses ataques podem ocorrer em horários inoportunos, como durante atividades profissionais importantes, ou quando se está dirigindo. Quem tem narcolepsia pode ter cataplexia (episódios súbitos de perda bilateral e reversível do tônus muscular, com duração de segundos a minutos), ou intrusões recorrentes do sono REM nas transições sono-vigília, manifestadas em paralisia dos músculos voluntários ou alucinações parecidas com sonhos. O tratamento inclui medicamentos estimulantes, modafinil e estruturação comportamental, como cochilos programados em momentos convenientes.
- *Transtorno do sono relacionado à respiração* – alteração do sono que leva a sonolência excessiva ou, menos comum, insônia, causada por anormalidades na ventilação durante o sono. Esses transtornos incluem apneia obstrutiva do sono (episódios repetidos de obstrução das vias aéreas superiores), apneia central do sono (cessação episódica da respiração, sem obstrução das vias aéreas) e hipoventilação alveolar central (hipoventilação que resulta em baixos níveis de oxigênio arterial). A apneia central do sono é mais comum em idosos, enquanto a obstrutiva e a hipoventilação alveolar central são observadas em indivíduos obesos. Os principais tratamentos para transtornos do sono relacionados com a respiração são cirúrgicos, como traqueotomia, e uso de um aparelho de pressão positiva e contínua das vias áreas (CPAP – do inglês *continuous positive airway pressure*) durante o sono.
- *Transtorno do ritmo circadiano do sono* (anteriormente *transtorno de ritmo sono-vigília*) – perturbação persistente ou recorrente do sono que resulta de alterações no funcionamento do ritmo circadiano ou de descompasso entre ritmo circadiano e demandas externas. Os subtipos incluem fase de sono atrasada (o próprio esquema do ritmo circadiano da pessoa é incongruente com o tempo de sono necessário, como acontece com quem não consegue dormir ou não permanece acordado nas horas socialmente aceitáveis em função do horário de trabalho ou algo semelhante); *jet-lag* (conflito no esquema sono-vigília por causa de um novo fuso horário); turno de trabalho (conflito entre o ritmo circadiano e as demandas de vigília do turno de trabalho) e inespecífico (padrão do ritmo circadiano superior a 24 horas, apesar dos indicadores ambientais, resultando em diversos problemas do sono). As medidas de higiene do sono (ver quadro Medidas de Higiene do Sono), a melatonina e a terapia da luz forte podem ser tratamentos eficazes. A terapia da luz forte consiste em expor a pessoa a esse tipo de luz quando se inicia o período de vigília e em evitar luzes muito fortes ao dormir.

As parassonias são transtornos caracterizados por eventos comportamentais ou psicológicos anormais associados com o sono, etapas específicas do sono ou a transição sono-vigília. Envolvem a ativação de sistemas fisiológicos, como o nervoso autônomo, o motor ou os processos cognitivos, em momentos inapropriados, por exemplo, durante o sono.

- *Transtorno de pesadelo* – ocorrência repetida de sonhos aterradores que levam ao despertar. Os sonhos são prolongados e elaborados, provocando ansiedade ou terror e fazendo com que o indivíduo tenha dificuldade em voltar a dormir e muita angústia e, às vezes, falta de sono. Não há um tratamento amplamente aceito.
- *Transtorno de terror noturno* – episódios recorrentes de despertar abrupto, associados com choro ou gritos de pânico. Crianças com esse transtorno ficam confusas e irritadas quando acordam e não guardam lembrança do sonho nem na hora de despertar pela manhã. Inicialmente, a criança tem dificuldade em acordar por completo, e é difícil acalmá-la. O transtorno de terror noturno tende a desaparecer na adolescência.
- *Transtorno de sonambulismo* – episódios repetidos de comportamento motor complexo iniciado durante o sono, incluindo levantar-se da cama e deambular. As pessoas parecem desorientadas e confusas e ocasionalmente podem se tornar violentas. Em geral voltam para a cama por conta própria ou podem ser guiadas até ela. O so-

MEDIDAS DE HIGIENE DO SONO

Estabelecer um cronograma com horários regulares para deitar e levantar.
Evitar a privação do sono e o desejo de "compensar", dormindo em excesso.
Não fazer grandes refeições antes de deitar; no entanto, um lanche leve é permitido e até útil.
Evitar sesta diurna, a não ser que seja necessária devido a idade avançada ou condição física.
Fazer exercícios durante o dia, em particular no final da tarde ou começo da noite, pois o exercício físico logo antes de dormir pode interferir no sono.
Minimizar ou eliminar a ingestão de cafeína e a nicotina.
Não ficar olhando as horas quando estiver deitado.
Manter a temperatura do quarto ligeiramente baixa.
Não tomar bebidas alcoólicas para tentar dormir; isso piora as perturbações do sono e produz um sono de má qualidade.
Não usar a cama para ler, trabalhar, ver televisão, etc.
Se estiver preocupado com algo, tentar escrever sobre isso e destinar um tempo específico para lidar com o tema – depois, deixar tudo fluir normalmente.
Música suave, CDs de relaxamento ou "ruído branco" podem ser úteis; experimentar métodos diferentes para descobrir o mais benéfico.

nambulismo ocorre com maior frequência entre crianças com 4 a 8 anos de idade e tende a se dissipar na adolescência. Não é necessário tratamento.

Os **transtornos do sono relacionados a outro transtorno mental** podem envolver insônia ou hipersonia. Os transtornos do humor e de ansiedade, a esquizofrenia e outros transtornos psicóticos costumam estar associados com perturbações do sono. Indica-se o tratamento do transtorno mental subjacente para resolver o transtorno do sono.

Transtorno do sono devido a uma condição médica geral pode envolver insônia, hipersonia, parassonias, ou uma combinação delas atribuível a uma condição clínica. Essas perturbações do sono podem resultar de doenças neurológicas degenerativas, doença cerebrovascular, condições endócrinas, infecções viróticas e bacterianas, tosse ou dor. Podem melhorar por meio de tratamento da condição clínica subjacente ou tratamento sintomático, com medicação para dormir.

Transtorno do sono induzido por substância envolve perturbação acentuada do sono devido a efeitos fisiológicos diretos de uma substância, como álcool, outras drogas ou toxinas. A insônia e a hipersonia são as mais comuns. Em geral, o tratamento do uso ou abuso subjacente de substâncias leva à melhora do sono.

Adaptado do DSM-IV-TR (2000) e Mendelson, W. (2005). Sleep disorders. In B. J. Sadock e V. A. Sadock (Eds.) *Comprehensive textbook of psychiatry*, (8ª ed., p. 2022-2034). Philadelphia: Lippincott Williams & Wilkins.

Apêndice G – Transtornos Sexuais e da Identidade de Gênero

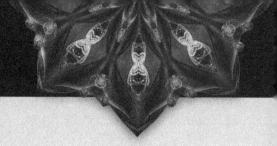

O DSM-IV-TR (2000) identifica três grupos de transtornos sexuais e de identidade de gênero: disfunções sexuais (desejo, excitação, orgasmo, dor e disfunções devidas a alguma condição médica), parafilias (exibicionismo, fetichismo, frotteurismo, pedofilia, masoquismo, sadismo, travestismo fetichista e voyerismo) e transtornos da identidade de gênero. Esses transtornos costumam ser identificados em locais de atendimento primário ou ambulatorial, sendo tratados com psicoterapia individual, de casal/parceiros ou de grupo. Quando o diagnóstico coincide com comportamento definido como criminoso, isto é, muitas das parafilias, as pessoas envolvem-se com o sistema legal.

DISFUNÇÕES SEXUAIS

As disfunções sexuais caracterizam-se por uma perturbação nos processos do ciclo de resposta sexual ou por dor associada ao intercurso sexual. O ciclo de resposta sexual compõe-se de desejo, excitação, orgasmo e resolução. Uma disfunção sexual pode ser devida apenas a fatores psicológicos ou a uma combinação de fatores psicológicos e uma condição médica.

Transtornos do desejo sexual envolvem uma perturbação na fase de desejo do ciclo de resposta sexual.

- *Transtorno de desejo sexual hipoativo* – caracterizado por deficiência ou ausência de fantasias e desejos sexuais pela atividade sexual que causa muito sofrimento ou dificuldade interpessoal.
- *Transtorno de aversão sexual* – envolve aversão e esquiva ativa do contato sexual genital com parceiro sexual, causando sofrimento ou dificuldade interpessoal acentuada. A pessoa relata ansiedade, medo ou nojo quando confrontada por uma oportunidade sexual com um parceiro.

Transtornos da excitação sexual são uma perturbação na fase de excitação do ciclo de resposta sexual.

- *Transtorno da excitação sexual feminina* – incapacidade persistente ou recorrente para alcançar ou manter até o final a atividade sexual, uma resposta adequada de lubrificação da excitação sexual, que causa sofrimento ou dificuldade interpessoal acentuada.
- *Transtorno erétil masculino* – incapacidade persistente ou recorrente de atingir ou manter, até o final da atividade sexual, uma ereção adequada, o que causa sofrimento ou dificuldade interpessoal marcante.

Transtornos do orgasmo são perturbações da fase orgásmica do ciclo de resposta sexual.

- *Transtorno do orgasmo feminino* – atraso ou ausência persistente ou recorrente de orgasmo após uma fase normal de excitação sexual. A perturbação causa acentuado sofrimento ou dificuldade interpessoal acentuada.
- *Transtorno do orgasmo masculino* – atraso ou ausência persistente ou recorrente de orgasmo após uma fase normal de excitação sexual. A perturbação causa acentuado sofrimento ou dificuldade interpessoal.
- *Ejaculação precoce* – início persistente ou recorrente do orgasmo e da ejaculação, com estimulação sexual mínima, antes, durante ou logo após a penetração, e antes de a pessoa querer isso. A perturbação causa acentuado sofrimento ou dificuldade interpessoal.

Transtornos sexuais dolorosos envolvem dor associada à atividade sexual.

- *Dispareunia* – dor genital associada com o intercurso sexual e que causa acentuado sofrimento ou dificuldade interpessoal. Pode ocorrer tanto em homens quanto em mulheres; os sintomas variam de desconforto leve a dor aguda.
- *Vaginismo* – contrações involuntárias, recorrentes ou persistentes da musculatura do períneo, em torno do terço externo da vagina, quando é tentada a penetração vaginal com pênis, dedo, tampão ou espéculo. A perturbação causa acentuado sofrimento ou dificuldade interpessoal. A contração pode variar de leve (rigidez e leve desconforto) a grave (que impede a penetração).

Disfunção sexual devido a uma condição médica geral é a presença de alguma disfunção sexual clinicamente significativa, devido exclusivamente aos efeitos fisiológicos de uma condição clínica. Pode incluir dor no intercurso, desejo sexual hipoativo, disfunção erétil, problemas do orgasmo ou outros problemas como previamente descrito. O indivíduo experimenta acentuado sofrimento ou dificuldade interpessoal relacionada aos sintomas.

Disfunção sexual induzida por substância é clinicamente significativa e resulta em acentuado sofrimento ou dificuldade interpessoal causada pelos efeitos fisiológicos diretos de alguma substância (droga de abuso, medicação ou toxina). Pode envolver prejuízos na excitação ou no orgasmo, ou dor sexual.

PARAFILIAS

As parafilias são fantasias com intensa excitação sexual, impulsos sexuais ou comportamentos recorrentes, que costumam envolver 1) objetos não humanos, 2) sofrimento ou humilhação de si próprio ou do parceiro e 3) crianças ou outras pessoas sem seu consentimento. Para pedofilia, voyeurismo, exibicionismo e frotteurismo, o diagnóstico é feito quando o indivíduo coloca em prática esses impulsos, ou quando os impulsos ou fantasias causam acentuado sofrimento ou dificuldade interpessoal. Para o sadismo sexual, o diagnóstico é feito quando o indivíduo coloca em prática esses impulsos sem o consentimento da pessoa envolvida ou quando esses impulsos, fantasias ou comportamentos causam acentuado sofrimento ou dificuldade interpessoal. Para as demais parafilias, o diagnóstico é feito quando o comportamento, os impulsos sexuais ou as fantasias causam sofrimento clinicamente significativo ou prejudicam áreas importantes do funcionamento, como a social ou a profissional.

- **Exibicionismo** – exposição dos genitais a um estranho, às vezes envolvendo masturbação; costuma ocorrer antes dos 18 anos de idade e é menos grave após os 40.
- **Fetichismo** – uso de objetivos inanimados (o fetiche) para obter excitação sexual e/ou atingir o orgasmo. Fetiches comuns incluem roupas íntimas femininas, *lingerie*, calçados ou outros itens. A pessoa pode se masturbar enquanto segura ou esfrega o objeto. Começa na adolescência e tende a ser crônica.
- **Frotteurismo** – ação de tocar ou esfregar-se em uma pessoa sem seu consentimento, comumente em um local muito movimentado, de onde o indivíduo com o transtorno pode escapar rapidamente, como em transporte público, *shopping* ou calçada movimentada. Ele esfrega os próprios genitais nas coxas e nádegas da vítima e acaricia seus seios ou genitália com as mãos. Atos de *frottage* ocorrem entre 15 e 25 anos e costumam diminuir após essa fase.
- **Pedofilia** – atividade sexual com uma criança pré-púbere (em geral, com 13 anos de idade ou menos), praticada por alguém com, pelo menos, 16 anos de idade e cinco anos mais velho do que a criança. Pode incluir o ato de despir a criança e ficar olhando para ela, expor-se, masturbar-se na presença da criança, tocá-la e acariciá-la, praticar felação ou cunilíngua, penetrar vagina, ânus ou boca da criança com os dedos, o pênis ou objetos estranhos, empregando força variável. O contato pode envolver os próprios filhos, enteados, parentes ou estranhos. Muitos indivíduos com pedofilia não experimentam sofrimento em relação às próprias fantasias, impulsos ou comportamentos.
- **Masoquismo sexual** – fantasias sexualmente excitantes, recorrentes e intensas, impulsos sexuais ou comportamentos que envolvem o ato de ser humilhado, espancado, amarrado ou submetido a sofrimento de outra forma. Alguns indivíduos agem de acordo com impulsos por conta própria; outros, com um parceiro.
- **Sadismo sexual** – fantasias sexualmente excitantes, recorrentes e intensas, impulsos sexuais ou comportamentos envolvendo atos nos quais o sofrimento psicológico ou físico da vítima é sexualmente excitante para o indivíduo. Pode envolver dominação (confinar a vítima ou forçá-la a rastejar, implorar, pedir), restrição, espancamento, pancada, choque elétrico, estupro, cortes e, em casos graves, tortura e morte. Pode ocorrer com consentimento da vítima (masoquismo sexual) ou sem ele.
- **Travestismo fetichista** – em um homem heterossexual, fantasias sexualmente excitantes, recorrentes e intensas, impulsos sexuais ou comportamentos envolvendo o uso de roupas femininas.
- **Voyeurismo** – fantasias sexualmente excitantes, recorrentes e intensas, impulsos sexuais ou comportamentos envolvendo o ato de observar uma pessoa que está nua despir-se ou em atividade sexual e não suspeitando estar sendo observada. Comumente o voyeurismo começa antes dos 15 anos de idade, é crônico e pode envolver masturbação durante o comportamento específico.

TRANSTORNOS DA IDENTIDADE DE GÊNERO

O transtorno da identidade de gênero é diagnosticado quando o indivíduo tem uma forte e persistente identificação com o gênero oposto (ou seja, quando tem desejo de ser do outro sexo ou insiste que é de outro sexo). Essa identificação é acompanhada de um persistente desconforto com o próprio sexo, ou um sentimento de inadequação no papel de gênero desse sexo. A pessoa tem sofrimento clinicamente significativo ou prejuízo social, profissional ou em outras áreas importantes do funcionamento. Em garotos, há preocupação com atividades tradicionalmente femininas, preferência por vestir roupas femininas e desejo expresso de ser uma menina ou crescer como mulher. As garotas podem resistir a tentativas dos pais de que usem vestidos ou outros adereços femininos, podem vestir roupas de menino, manter os cabelos curtos, pedir para serem chamadas por um nome de homem e expressar o desejo de ter um pênis e crescer como homem.

Adaptado do DSM-IV-TR (2000). American Psychiatric Association. Washington, D.C. Autora.

Glossário
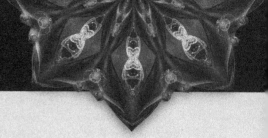

abstinência: novos sintomas resultantes da descontinuidade de um fármaco ou substância.

abuso: uso errado e mau tratamento de outra pessoa.

abuso de cônjuge ou parceiro: ver **violência contra parceiro íntimo**.

abuso de criança: lesionar intencionalmente uma criança.

abuso de idoso: maus-tratos praticados contra idosos por membros da família ou por pessoas que cuidam deles.

abuso de polissubstâncias: abuso de mais de uma substância.

abuso de substância: pode ser definido como o uso de uma droga/fármaco de modo inconsistente com as normas médicas ou sociais e apesar de suas consequências negativas.

abuso físico: varia de empurrar e dar safanões a espancar e reprimir fisicamente e pode envolver membros e costelas quebrados, sangramento interno, dano cerebral e, inclusive, homicídio.

abuso psicológico (abuso emocional): inclui insultos, depreciações, gritos, berros, destruição de patrimônio e ameaças, além de formas mais sutis, como se recusar a conversar ou ignorar a vítima.

abuso sexual: envolve atos sexuais cometidos por um adulto contra uma criança de menos de 18 anos de idade.

acatisia: necessidade intensa de se movimentar; caracteriza-se por movimentação inquieta, andar de um lado a outro, incapacidade de permanecer quieto e relato do cliente de inquietação interior.

aceitação: evitar julgar uma pessoa, seja qual for seu comportamento.

aculturação: alteração dos valores ou comportamentos culturais como modo de se adaptar a uma cultura.

adrenalina (epinefrina): derivado da noradrenalina (norepinefrina), é o neurotransmissor mais prevalente no sistema nervoso. Localizado principalmente no tronco cerebral, desempenha um papel nas mudanças ocorridas em atenção, aprendizado e memória, sono e vigília e regulação do humor.

afasia: deterioração de função da linguagem.

afeto: expressão exterior do estado emocional do cliente.

afeto amplo: manifestação de uma extensa gama de expressões emocionais.

afeto contido: exibir um tipo de expressão emocional comumente grave ou sombria.

afeto embotado: pouca expressão facial ou expressão facial de resposta lenta. Poucas expressões faciais observáveis.

afeto inapropriado: mostrar expressão facial incoerente com o humor ou a situação; com frequência expressão tola ou frívola independentemente das circunstâncias.

afeto superficial: que não mostra expressão facial.

agitação psicomotora: aumento de movimentos corporais e pensamentos.

agnosia: incapacidade de reconhecer ou nomear objetos apesar da existência de capacidades sensoriais intactas.

agorafobia: medo de ficar no espaço externo; do grego *medo do local em que ocorre o mercado*.

agressão: envolve qualquer ação que desperte, na pessoa, medo de ser tocada sem consentimento ou autorização, de modo ofensivo, insultante ou fisicamente lesivo.

agressão física: comportamento em que o indivíduo ataca outra pessoa, provoca lesões nela ou então destrói bens.

alexitimia: dificuldade de identificar e expressar sentimentos.

alogia: falta de significado ou substância real naquilo que o cliente diz.

alucinações: percepções sensoriais ou experiências perceptivas falsas, que, na verdade, não existem.

alucinações de comando: percepções sensoriais auditivas perturbadas que demandam do cliente uma ação comumente prejudicial a ele próprio ou a outras pessoas; esses comandos são considerados perigosos; costumam ser chamados de "vozes".

alucinógeno: substância que distorce a percepção de realidade do usuário e produz sintomas similares aos da psicose, incluindo alucinações (em geral visuais) e despersonalização.

ambiente menos restritivo: tratamento apropriado para atender às necessidades do cliente apenas com as restrições necessárias ou exigidas.

análise de sonhos: método primário usado na psicanálise; envolve discutir os sonhos do cliente para descobrir seu verdadeiro significado e importância.

anedonia: não ter prazer nem alegria na vida; perder toda a sensação de prazer originária de atividades que antes proporcionavam prazer.

anergia: falta de energia.

anorexia nervosa: transtorno da alimentação caracterizado pela recusa ou incapacidade do cliente de manter um peso corporal minimamente normal, medo intenso de ganhar peso ou ficar gordo. Percepção significativamente perturbada da forma ou do tamanho corporal e incapacidade imutável, ou recusa de reconhecer a existência do problema ou de sua gravidade.

ansiedade: sentimento vago de temor ou apreensão; resposta a estímulos externos ou internos que se manifesta em sintomas comportamentais, emocionais, cognitivos e físicos.

ansiedade de pânico: ansiedade intensa; pode ser uma resposta a uma situação que põe a vida em risco.

ansiedade grave: aumento do nível de ansiedade, em que habilidades de sobrevivência mais primitivas assumem o controle, surgem respostas defensivas, e as habilidades cognitivas diminuem significativamente; a pessoa com ansiedade grave tem dificuldade de pensar e raciocinar.

ansiedade leve: sensação de que algo é diferente e merece atenção especial.

ansiedade moderada: sensação perturbadora de que algo está definitivamente errado; a pessoa fica nervosa ou agitada.

apagamento: episódio durante o qual a pessoa continua a funcionar, mas não tem percepção consciente do próprio comportamento no momento nem lembrança posterior dele; comumente associado a consumo de álcool.

apoio social: sustentação emocional vinda de amigos, membros da família e, inclusive, dos profissionais da saúde que ajudam a pessoa quando surge um problema.

apraxia: prejuízo na capacidade de executar funções motoras, apesar da existência de habilidades motoras intactas.

associação livre: método da psicanálise usado para acesso a pensamentos e sentimentos subconscientes, em que o terapeuta tenta desvelar os reais sentimentos e pensamentos do cliente; o terapeuta diz uma palavra e pede ao cliente que responda de imediato, com a primeira ideia que lhe vier à mente.

associações soltas: pensamento desorganizado, que salta de uma ideia para outra, com pouca ou nenhuma relação evidente entre os pensamentos.

ataque de pânico: uns 15 a 30 minutos de ansiedade rápida, intensa e escalar, em que a pessoa experimenta enorme medo emocional, assim como desconforto fisiológico.

atendimento gerenciado: conceito destinado a controlar propositadamente o equilíbrio entre a qualidade do atendimento fornecido e seu custo.

atitudes: sentimentos gerais ou uma estrutura de referência em torno da qual a pessoa organiza conhecimentos sobre o mundo.

autoconceito: modo como a pessoa vê a si mesma em termos de valor pessoal e dignidade.

autoconversa positiva: técnica cognitivo-comportamental, em que o cliente muda o pensamento a respeito de si próprio de negativo para positivo.

autoeficácia: crença de que as habilidades e os esforços pessoais afetam os eventos da vida.

automatismo: comportamentos repetidos, que parecem sem propósito e com frequência indicam ansiedade, como tamborilar os dedos, retorcer mechas de cabelo ou bater os pés; maneirismo inconsciente.

automonitoramento: técnica cognitivo-comportamental destinada a ajudar o cliente a controlar o próprio comportamento.

autonomia: direito da pessoa à autodeterminação e à independência.

autopercepção: processo pelo qual a pessoa obtém reconhecimento dos próprios sentimentos, crenças e atitudes; processo de desenvolvimento e compreensão dos próprios valores, crenças, pensamentos, sentimentos, atitudes, motivações, preconceitos, recursos pessoais e limitações e de como tudo isso afeta os demais.

autorrealizado: descreve uma pessoa que atendeu a todas as suas necessidades, de acordo com a hierarquia de Maslow, tendo desenvolvido todo o seu potencial de vida.

autorrevelação: revelação de informações pessoais, como dados biográficos e experiências pessoais, ideias, pensamentos e sentimentos a respeito de si.

behaviorismo: escola de psicologia que enfatiza os comportamentos observáveis e aquilo que o indivíduo pode fazer externamente para provocar mudanças de comportamento; não tenta explicar como a mente funciona.

beneficência: refere-se à obrigação de beneficiar outras pessoas ou de promover o bem aos demais.

bloqueio de pensamentos: parar, de forma repentina, no meio de uma frase ou fluxo de pensamento; às vezes o cliente é incapaz de continuar a desenvolver a ideia.

bulimia nervosa: transtorno da alimentação caracterizado por episódios recorrentes (pelo menos duas vezes por semana, durante três meses) de compulsão alimentar, seguidos de comportamentos compensatórios inapropriados, destinados a evitar o ganho de peso, como purgação (vômito autoinduzido ou uso de laxantes, diuréticos, enemas ou eméticos), jejum ou exercícios físicos excessivos.

caráter: consiste em conceitos sobre o *self* e o mundo externo.

catarse: atividades que supostamente fornecem um modo de liberação de sentimentos fortes, como raiva e ira.

catatonia: perturbação psicomotora com ausência ou excesso motor.

ciclo de violência: padrão típico de ofensa física doméstica – espancamento, seguido de um período de lua-de-mel ou remorso, aumento da tensão e, finalmente, violência; esse padrão repete-se continuamente durante todo o relacionamento.

circunstancialidade: uso de palavras estranhas e descrições longas e tediosas.

clichê: expressão que se tornou banal e geralmente expressa um estereótipo.

codependência: padrão mal-adaptativo de lidar com as situações, adotado por membros da família ou outras pessoas e que resulta de um relacionamento prolongado com a pessoa que usa substâncias.

coerência: ocorre quando há concordância entre palavras e ações.

comportamento de esquiva: comportamento destinado a evitar consequências desagradáveis ou situações potencialmente perigosas.

comportamentos compensatórios: para clientes com transtornos da alimentação, ações destinadas a combater a ingestão de alimentos, como purgação (vômito), excesso de exercícios físicos, uso/abuso de laxantes e diuréticos.

comportamentos de vínculo: ligações afetivas com outras pessoas significativas.

compreensão (*insight*): capacidade de compreender a verdadeira natureza da própria situação e de aceitar certa responsabilidade pessoal por ela.

compulsão alimentar: consumo de enorme quantidade de comida (muito mais do que a maioria das pessoas come de uma vez só) em um período curto, comumente de duas horas ou menos.

compulsões: comportamentos ritualísticos ou repetitivos, ou atos mentais que a pessoa realiza continuamente na tentativa de neutralizar a ansiedade.

comunicação: processo que a pessoa usa para trocar informações.

comunicação não verbal: comportamento que acompanha o conteúdo verbal, como linguagem corporal, contato pelo olhar, expressão facial, tom de voz, velocidade e hesitações da fala, grunhidos e suspiros, bem como a distância em relação aos ouvintes.

comunicação terapêutica: interação interpessoal entre o enfermeiro e o cliente, durante a qual o primeiro enfatiza as necessidades específicas do último a fim de promover uma troca eficaz de informações.

comunicação verbal: palavras que a pessoa usa para falar a um ou mais ouvintes.

comunidade ou meio terapêutico: ambiente benéfico; a interação entre clientes é vista como benéfica, e o tratamento enfatiza o papel da interação cliente-cliente.

concordância: técnica usada com clientes com demência; transmitir segurança emocional ao cliente sem corrigir seus erros de percepção ou delírios.

condição socioeconômica: refere-se à renda, à educação e à profissão da pessoa.

condicionamento operante: teoria segundo a qual as pessoas aprendem o comportamento de acordo com a própria história ou experiências passadas, em particular as reforçadas repetidas vezes.

confabulação: os clientes podem inventar respostas para preencher lacunas da memória; comumente associada com problemas cerebrais orgânicos.

confidencialidade: respeito ao direito do cliente de manter o sigilo de toda e qualquer informação sobre si mesmo ou sobre seu estado de saúde ou atendimento relacionado.

confronto: técnica destinada a enfatizar a incongruência entre as verbalizações da pessoa e o comportamento real; usada para administrar o comportamento manipulador ou enganoso.

consideração positiva: atitude incondicional e sem julgamentos que implica respeito pela pessoa.

contato pelo olhar: olhar diretamente para os olhos da outra pessoa durante a comunicação.

contenção: aplicação direta de força física a uma pessoa, sem sua permissão, para restringir sua liberdade de movimento.

conteúdo: comunicação verbal; palavras literais ditas pela pessoa.

conteúdo mental: aquilo que o cliente realmente diz.

contexto: ambiente em que ocorre um evento; inclui o horário e os ambientes físico, social, emocional e cultural.

contrato: inclui esboçar o atendimento que o enfermeiro vai fornecer, os horários em que vai ficar com o cliente e a aceitação dessas condições pelo cliente.

contrato de não autolesão: o cliente promete não se envolver em autolesão e relatar ao enfermeiro quando estiver perdendo o controle.

contratransferência: ocorre quando o terapeuta desloca para o cliente atitudes ou sentimentos de seu próprio passado; processo que ocorre quando o enfermeiro reage ao cliente com base em necessidades e conflitos pessoais inconscientes.

controle ambiental: refere-se à capacidade do cliente de controlar o ambiente que o cerca ou os fatores diretos nesse ambiente.

controle de impulsos: capacidade de retardar a gratificação e pensar sobre o próprio comportamento antes de agir.

convicção de doença: preocupação com o medo de ter uma doença grave.

crenças: ideias que o indivíduo entende como verdades.

criminalização da doença mental: refere-se à prática de prender e processar transgressores mentalmente doentes, inclusive por delitos leves, quatro vezes mais do que transgressores da população em geral, no esforço de mantê-los em algum tipo de instituição onde possam receber o tratamento necessário.

crise: momento de virada na vida que produz uma resposta emocional que oprime; o indivíduo confronta-se com uma circunstância da vida ou um estressor que não pode ser administrado por meio das estratégias de enfrentamento habituais.

crise hipertensiva: condição que põe em risco a vida e pode surgir quando um cliente que usa IMAOs ingere alimentos, líquidos ou outros medicamentos com tiramina.

cultura: todos os comportamentos, valores, crenças e costumes aprendidos socialmente, transmitidos de uma geração a outra, assim como modos de pensar da população que orientam as visões que seus integrantes têm de si mesmos e do mundo.

culturalmente competente: ser sensível a temas relacionados com cultura, raça, gênero, orientação sexual, classe social, situação econômica ou outros fatores.

defesa: processo de agir a favor dos interesses do cliente, quando este não pode fazê-lo.

delírio: crença falsa fixa, não baseada na realidade.

delirium: síndrome que envolve perturbação da consciência, acompanhada de mudança na cognição.

delito: ato errado, que resulta em lesão, perda ou dano.

demência: transtorno mental que envolve múltiplos déficits cognitivos e, inicialmente, prejuízo da memória com deterioração progressiva, que inclui todo o funcionamento cognitivo.

demência vascular: tem sintomas similares aos da doença de Alzheimer, mas seu surgimento é em geral repentino e seguido de mudanças rápidas no funcionamento, um platô ou período estável, mais mudanças repentinas, outro período de estabilidade, e assim por diante.

deontologia: teoria segundo a qual as decisões éticas devem levar em conta se a ação é moralmente correta ou não, sem considerar o resultado ou as consequências.

dependência de substância: inclui problemas associados com adicção, como tolerância, abstinência e tentativas fracassadas de interromper o uso da substância.

descatastofização: técnica que envolve aprender a avaliar situações de modo realista, em vez de sempre pressupor que haverá uma catástrofe.

desconcretização: o cliente sente que os eventos não são reais, quando, na verdade, o são.

desconhecimento: quando o enfermeiro admite não conhecer o cliente ou seu mundo subjetivo, isso abre caminho para um encontro verdadeiramente autêntico. O enfermeiro em estado de desconhecimento está aberto a ver e ouvir as visões do cliente sem impor qualquer um de seus próprios valores ou pontos de vista.

desinstitucionalização: mudança deliberada no atendimento a doentes mentais, passando do atendimento institucional em hospitais estatais para o atendimento em instituições comunitárias e por meio de serviços comunitários.

desintoxicação: processo de abster-se do uso de uma substância com segurança.

despersonalização: sensações de estar desconectado de si mesmo; o cliente sente-se separado do próprio comportamento.

dessensibilização sistemática: técnica comportamental usada para ajudar a superar medos irracionais e ansiedade associada à fobia.

diagnóstico duplo: diagnóstico do cliente que abusa de substância e também tem outra doença psiquiátrica.

dilema ético: situação em que princípios éticos entram em conflito ou em que não há um curso claro da ação em determinada situação.

discinesia tardia: efeito colateral neurológico irreversível e de surgimento tardio de medicamentos antipsicóticos; caracterizada por movimentos anormais e involuntários, como estalar os lábios, expor a língua, mastigar, piscar, fazer caretas e outros movimentos dos membros e pés, na forma da coreia.

disfórico: humor que envolve infelicidade, inquietação e indisposição.

dissociação: mecanismo de defesa subconsciente, que ajuda a proteger o *self* emocional, evitando que reconheça os efeitos integrais de um evento horrível ou traumático, porque permite que a mente esqueça a situação ou a lembrança dolorosa ou se afaste dela.

distonia: efeito colateral extrapiramidal a antipsicóticos; inclui rigidez muscular aguda e cãibras, língua rija ou grossa, com dificuldade para engolir, e, em casos graves, espasmos da laringe e dificuldades de respirar; também chamadas de reações distônicas.

distração: envolve desviar a atenção e a energia do cliente para um tópico diferente.

doença de Alzheimer: transtorno cerebral progressivo, com surgimento gradual; causa crescente declínio no funcionamento, incluindo perda da fala e da função motora e profundas mudanças de personalidade e comportamento, como as que envolvem paranoia, delírios, alucinações, desatenção com higiene e beligerância.

doença de Creutzfeldt-Jakob: transtorno do sistema nervoso central que se desenvolve, em geral, em adultos de 40 a 60 anos de idade e envolve visão alterada, perda da coordenação ou movimentos anormais e demência.

doença de Huntington: doença de gene dominante herdada, que envolve, basicamente, atrofia cerebral, desmielinização e aumento dos ventrículos cerebrais.

doença de Parkinson: condição neurológica lentamente progressiva, caracterizada por tremor, rigidez, bradicinesia e instabilidade postural.

doença de Pick: doença cerebral degenerativa, que afeta, em especial, os lobos frontal e temporal e resulta em um quadro clínico similar ao da doença de Alzheimer.

dopamina: neurotransmissor localizado principalmente no tronco cerebral; descobriu-se que está envolvida no controle de movimentos complexos, motivação, cognição e regulação das respostas emocionais.

ecolalia: repetição ou imitação do que outra pessoa diz; fazer eco do que é ouvido.

ecopraxia: imitação de movimentos e gestos observados em outra pessoa.

efeitos anticolinérgicos: boca seca, constipação, hesitação ou retenção urinária, vias nasais ressecadas e visão de perto obscura; comumente observados como efeitos colaterais de medicação.

efeitos colaterais extrapiramidais: distúrbios reversíveis do movimento, induzidos por antipsicóticos ou neurolépticos.

eficácia: refere-se ao efeito terapêutico máximo que um fármaco pode alcançar.

ego: na teoria psicanalítica, a força mediadora ou de equilíbrio entre o id e o superego; representa o comportamento maduro e adaptativo que permite à pessoa funcionar com sucesso no mundo.

eixos diagnósticos: os cinco eixos que compõem o diagnóstico de acordo com os critérios do DSM-IV-TR; incluem doenças mentais maiores, retardo mental ou transtornos da personalidade, doenças físicas, estressores psicossociais e Avaliação Global do Funcionamento (AGF).

eletroconvulsoterapia (ECT): usada para tratar a depressão em grupos seletos, como clientes que não respondem a antidepressivos ou que experimentam efeitos colaterais insuportáveis da medicação em doses terapêuticas.

empatia: capacidade de perceber significados e sentimentos de outra pessoa e de comunicar-lhe essa compreensão.

empresas de revisão de utilização: desenvolvidas para controlar os gastos dos fundos dos planos de saúde, exigindo que os profissionais da saúde busquem aprovação antes de prestar atendimento de saúde.

encoprese: repetida eliminação de fezes em locais inapropriados, como a roupa ou o chão, por uma criança com pelo menos 4 anos de idade cronológica ou de desenvolvimento.

enredamento/indistinção: falta de fronteiras claras para cada papel.

enurese: repetida eliminação de urina durante o dia ou à noite, na roupa ou na cama, por uma criança de pelo menos 5 anos de idade cronológica ou de desenvolvimento.

equipe interdisciplinar (multidisciplinar): grupo de tratamento formado por indivíduos de vários campos, ou disciplinas; é a abordagem mais útil para lidar com os problemas multifacetados dos clientes com doença mental.

Escala de Movimentos Involuntários Anormais (AIMS – *Abnormal Involuntary Movement Scale*): ferramenta usada para avaliar sintomas dos distúrbios do movimento (efeitos colaterais de medicamentos neurolépticos).

espiritualidade: crenças do cliente a respeito de vida, saúde, doença, morte e relação de si mesmo com o universo; envolve a essência do ser e as suas crenças sobre o significado da vida e o propósito de viver.

estabelecimento de limites: técnica eficiente, que envolve três passos: declarar o limite comportamental (descrever o comportamento inaceitável); identificar as consequências caso o limite seja excedido; e identificar o comportamento esperado ou desejado.

estimulantes: fármacos que estimulam ou excitam o sistema nervoso central.

estratégias de enfrentamento com foco nas emoções: técnicas para ajudar o cliente a relaxar e reduzir a sensação de estresse.

estratégias de enfrentamento focalizadas no problema: técnicas usadas para resolver ou mudar o comportamento da pessoa ou situação ou para controlar estressores da vida.

estresse: desgaste que a vida causa no corpo.

estupro: crime de violência, dominação e humilhação da vítima expresso por meios sexuais.

estupro de companheiro (estupro por conhecido): violência sexual que pode ocorrer em um primeiro encontro, em uma carona para casa após uma festa ou quando duas pessoas se conhecem há algum tempo.

ética: ramo da filosofia que lida com valores da conduta humana relativos ao certo e errado das ações e ao bem e mal dos motivos e resultados dessas ações.

etnia: conceito de identificação das pessoas entre si, com base em uma herança compartilhada.

eutímico: humor normal ou nivelado.

exposição: técnica comportamental que envolve o confronto deliberado do cliente com situações e estímulos que vem tentando evitar.

expressão em ações/representação: mecanismo de defesa imaturo, pelo qual se lida com conflitos emocionais ou estressores por meio de ações e não de reflexão ou sentimentos.

fala pressionada: conversa incessante, rápida, de alta frequência e sem pausas.

fármacos ansiolíticos: usados para tratar ansiedade, transtornos de ansiedade, insônia, TOC, depressão, transtorno de estresse pós-traumático e síndrome de abstinência do álcool.

fármacos antidepressivos: usados principalmente no tratamento de doença depressiva maior, transtornos de ansiedade, fase depressiva do transtorno bipolar e depressão psicótica.

fármacos antipsicóticos: também conhecidos como *neurolépticos*; usados para tratar sintomas da psicose, como delírios e alucinações observados na esquizofrenia, no transtorno esquizoafetivo e na fase maníaca do transtorno bipolar.

fármacos estabilizadores do humor: usados para tratar o transtorno bipolar, estabilizando o humor do cliente, prevenindo ou minimizando altos e baixos que caracterizam a doença bipolar e tratando episódios agudos de mania.

fármacos psicotrópicos: fármacos que afetam o humor, o comportamento e o pensamento; são usados para tratar doenças mentais.

fase de anseio e busca emocional: ponto do processo de pesar em que a pessoa começa a reconhecer a realidade da privação.

fase de desorganização e desespero: ponto do processo de pesar em que a pessoa que sofreu a privação começa a compreender a permanência da perda.

fase de orientação: início da relação enfermeiro-cliente; começa quando o enfermeiro e o cliente se encontram e termina quando o último começa a identificar os problemas a serem examinados.

fase de reorganização: final do processo de pesar, quando a pessoa que sofreu a privação começa a restabelecer uma sensação de identidade pessoal, direção e propósito na vida.

fase de término ou resolução: etapa final da relação enfermeiro-cliente. Começa quando os problemas do cliente são solucionados e termina quando a relação acaba.

fase de torpor: início do processo de pesar por causa de uma perda; a primeira resposta normal à notícia da perda é um atordoamento, como se a pessoa não percebesse a realidade.

fase de trabalho: na relação terapêutica, a fase em que se tratam temas, identificam problemas, exploram soluções; o enfermeiro e o cliente trabalham a fim de atingir objetivos; contém as fases de identificação e exploração do problema definidas por Peplau.

fenômenos de preocupação: descreve as 12 áreas de preocupação que os enfermeiros em saúde mental devem focar ao cuidar de clientes.

fidelidade: refere-se à obrigação de honrar compromissos e contratos.

flexibilidade congelável: manutenção da postura ou posição ao longo do tempo, inclusive quando é estranha ou desconfortável.

fobia: medo ilógico, intenso e persistente de um objeto ou situação social específica que causa extrema angústia e interfere no funcionamento normal.

fobia de doença: preocupação com o medo de contrair uma doença grave.

fuga de ideias: quantidade e velocidade excessiva da fala, composta de ideias fragmentadas ou não relacionadas; pensamentos acelerados, com frequência desconectados.

funcionamento executivo: capacidade de pensar de modo abstrato e planejar, iniciar, organizar em sequência, monitorar e interromper comportamentos complexos.

ganho primário: alívio da ansiedade obtido por meio de um comportamento específico, orientado para a ansiedade; benefícios externos diretos resultantes do estado de doente, como alívio de ansiedade, conflito ou angústia.

ganho secundário: benefícios internos ou pessoais recebidos de outros por causa de uma doença; por exemplo, atenção dos membros da família, medidas de conforto, exclusão de responsabilidades ou tarefas habituais.

gerenciamento de caso: administração do atendimento em uma base caso a caso, representando um esforço para fornecer os serviços necessários, ao mesmo tempo em que se contém o custo; na comunidade, os serviços de gerenciamento de caso incluem acesso a serviços médicos e psiquiátricos e fornecimento de assistência em tarefas da vida diária, como administração financeira, transporte e compras de supermercado.

grupo aberto: grupo sempre em funcionamento, sem prazo definido; os membros chegam ou saem de acordo com suas necessidades.

grupo de apoio: organizado para ajudar membros que compartilham um mesmo problema a lidar com ele.

grupo de mútua ajuda: os membros compartilham uma experiência comum; não é um grupo de terapia formal nem estruturado.

grupo de psicoterapia: o objetivo do grupo é que os membros aprendam sobre os próprios comportamentos e façam mudanças positivas em seus comportamentos, interagindo e comunicando-se uns com os outros como membros do grupo.

grupo educativo: um grupo terapêutico; dá informações aos membros sobre um tema específico, por exemplo controle do estresse, administração da medicamentos ou treinamento de assertividade.

grupo fechado: grupo estruturado para manter os membros por um número específico de sessões.

hierarquia das necessidades: pirâmide usada para organizar e exemplificar os impulsos e as necessidades básicas que motivam as pessoas; desenvolvida por Abraham Maslow.

hipocondria: preocupação com o medo de ter ou contrair uma doença grave.

hipomania: período de humor anormal e persistentemente elevado, expansivo ou irritável, com duração de quatro dias; não prejudica a capacidade de funcionar nem envolve aspectos psicóticos.

histeria: refere-se a queixas físicas múltiplas e recorrentes, sem base orgânica.

homeostase: estado de equilíbrio ou harmonia.

hostilidade: emoção expressa por meio de abuso verbal, falta de cooperação, violação de regras ou normas ou comportamento ameaçador; também chamada de agressão verbal.

humanismo: foco nas qualidades positivas da pessoa, em sua capacidade de mudar (potencial humano) e na promoção da autoestima.

humor: refere-se a um estado emocional disseminado e duradouro do cliente.

id: na teoria psicanalítica, a parte da natureza de cada um que reflete desejos básicos ou inatos, como o comportamento de busca de prazer, a agressividade e os impulsões sexuais. O id busca gratificação instantânea, causa comportamentos impulsivos e impensados e não considera regras ou convenções sociais.

ideação suicida: pensar em matar-se.

ideias de referência: interpretação imprecisa do cliente de que eventos gerais lhe são pessoalmente dirigidos, como ouvir alguma notícia na mídia e achar que a mensagem tem significado pessoal.

identificação de problemas: parte da fase de trabalho na situação enfermeiro-cliente; nela o cliente identifica temas ou preocupações que causam problemas.

imagem corporal: modo como a pessoa percebe o próprio corpo, ou seja, autoimagem mental.

imagem por ressonância magnética (IRM): exame diagnóstico usado para visualizar estruturas do tecido mole; é criado um campo de energia com ondas de rádio ou de um magneto, depois convertidas em uma imagem visual.

inalante: grupo diversificado de fármacos, incluindo anestésicos, nitratos e solventes orgânicos, inalados por seus efeitos.

injeção *depot*: uma forma de medicação antipsicótica injetável, de liberação lenta, para a terapia de manutenção.

inserção de pensamentos: crença ilusória de que os outros estão colocando ideias ou pensamentos na cabeça do cliente; ou seja, de que as ideias não são suas.

interesse genuíno: prestar real atenção ao cliente, preocupando-se com o que diz; só é possível quando o enfermeiro se sente confortável consigo mesmo e está consciente de suas forças e limitações.

internalização: a pessoa mantém o estresse, a ansiedade ou a frustração contidos interiormente, em vez de expressá-los externamente.

interrupção de pensamentos: técnica cognitivo-comportamental para alterar o processo de padrões mentais negativos ou autocríticos.

intervalo: retirada para um local neutro para oportunizar a reaquisição do autocontrole.

intervenção na crise: inclui uma série de técnicas, baseadas na investigação do indivíduo em crise, destinadas a ajudar na resolução ou no controle do estressor ou da circunstância.

intervenções psicossociais: atividades de enfermagem que incrementam o funcionamento social e psicológico do cliente e melhoram habilidades sociais, relacionamentos interpessoais e comunicação.

intoxicação: uso de uma substância que resulta em comportamento mal-adaptativo.

inundação: forma de dessensibilização rápida, em que um terapeuta comportamental confronta o cliente com o objeto fóbico (uma representação ou o objeto real) até que este não produza mais ansiedade.

investigação: fase do relacionamento enfermeiro-cliente, identificada por Peplau, em que o enfermeiro orienta o cliente a examinar sentimentos e respostas e a desenvolver melhores habilidades de enfrentamento para lidar com as situações e uma autoimagem mais positiva; isso encoraja a mudança de comportamento e desenvolve a independência; é parte da fase de trabalho.

irradiação dos pensamentos: crença ilusória de que os outros podem ouvir ou saber o que se está pensando.

isolamento: internação involuntária de uma pessoa em uma sala trancada, especialmente construída e equipada com uma janela de segurança ou câmera para monitoramento visual direto.

jogo terapêutico: técnicas de jogo usadas para compreender os pensamentos e os sentimentos da criança e para promover a comunicação.

julgamento: refere-se à capacidade de interpretar o próprio ambiente e situação de modo correto e de adaptar o comportamento e as decisões de acordo com eles.

justiça: refere-se à probidade ou a tratar todas as pessoas de modo justo e igual, sem consideração de sua condição social ou econômica, raça, sexo, estado civil, religião, etnia ou crenças culturais.

la belle indifference: aparente falta de preocupação ou angústia; aspecto-chave do transtorno conversivo.

lábil: que muda ou flutua rapidamente, como o humor ou as emoções de uma pessoa.

lares de consumidores em evolução (ECH – *evolving consumer household*): situação de vida em grupo na qual os residentes fazem a transição de uma casa de grupo tradicional para uma moradia onde cumprem todas as suas responsabilidades e funcionam sem a supervisão local de uma equipe paga.

latência de resposta: refere-se à hesitação do cliente antes de responder a perguntas.

lesão ou dano: o cliente sofre algum tipo de perda, dano ou lesão.

linguagem corporal: forma não verbal de comunicação – gestos, posturas, movimentos e posições corporais.

local para tratamento como uma moradia: tratamento de longo prazo fornecido na situação de vida cotidiana da pessoa; varia de acordo com a estrutura, o nível de supervisão e os serviços fornecidos.

luto: expressão exterior do sofrimento.

má prática: tipo de negligência que se refere especificamente a profissionais como enfermeiros e médicos.

mania: período distinto durante o qual o humor fica elevado, expansivo ou irritável de modo anormal e persistente.

***Manual diagnóstico e estatístico de transtornos mentais* (DSM-IV-TR):** taxonomia publicada pela American Psychiatric Association (APA). O DSM-IV-TR descreve todos os transtornos mentais e esboça critérios diagnósticos específicos para cada um deles com base em pesquisas.

mecanismos de defesa: distorções cognitivas usadas inconscientemente pela pessoa para manter uma sensação de estar no controle da situação, reduzir o desconforto e lidar com o estresse; também chamados de mecanismos de defesa do ego.

medo: ter medo ou sentir-se ameaçado por um estímulo externo claramente identificável, que representa perigo para a pessoa.

meia-vida: tempo decorrido até que metade do fármaco seja eliminada da corrente sanguínea.

memórias reprimidas: memórias profundamente guardadas na mente subconsciente, ou reprimidas, porque são tão dolorosas que a vítima evita admiti-las; com frequência relacionam-se com abuso na infância.

mensagem coerente: quando há concordância entre o conteúdo da comunicação e os processos.

mensagem concreta: na conversa com o cliente, usar palavras tão claras quanto possível, de modo que ele possa compreender a mensagem; as mensagens concretas são importantes para uma troca de informações precisa.

mensagem incoerente: o conteúdo da comunicação não está de acordo com o processo de comunicação.

mensagens abstratas: padrões obscuros de palavras que com frequência contêm figuras de linguagem e são difíceis de interpretar.

metáfora: expressão que descreve um objeto ou situação por sua comparação com algo similar.

modelo clube-residência: reabilitação baseada na comunidade; uma "comunidade intencional", fundamentada na crença de que homens e mulheres com incapacidades psiquiátricas graves e persistentes podem alcançar, e realmente alcançarão, objetivos de vida normal se tiverem oportunidade, tempo, apoio e companheirismo.

modificação de comportamento: método que tenta fortalecer um comportamento ou resposta desejada por meio do reforço positivo ou negativo.

modo paratáxico: começa no início da segunda infância, à medida que a criança principia a conectar experiências em sequência; pode ser que ela não tenha um senso lógico das experiências e considere-as como eventos casuais ou coincidências; a criança busca aliviar a ansiedade, repetindo experiências conhecidas, embora possa não entender o que esteja fazendo.

modo prototáxico: característica da primeira e da segunda infâncias que envolve experiências breves e desconectadas, sem relação umas com as outras. Os adultos com esquizofrenia exibem experiências prototáxicas persistentes.

modo sintáxico: começa a aparecer quando a criança está em idade escolar e a tornar-se mais predominante na pré-adolescência; a pessoa começa a perceber a si mesma e o mundo no contexto do ambiente e pode analisar experiências em uma série de locais.

movimentos estereotipados: movimentos repetitivos aparentemente despropositados; podem incluir agitar as mãos ou acenar, balançar o corpo, retorcer objetos, roer unhas, bater a cabeça, bater-se ou morder-se, beliscar a pele ou enfiar os dedos em orifícios do corpo.

não maleficência: exigência de não causar mal a outrem, seja de modo intencional ou não.

negação: mecanismo de defesa; os clientes podem negar diretamente a existência de qualquer problema ou minimizar a extensão dos problemas ou o uso real de substâncias.

negligência: delito não intencional que envolve causar dano por não ter feito o que uma pessoa sensata e prudente faria em circunstâncias similares.

negligenciar: recusar-se, por malícia ou ignorância, a atender a necessidades emocionais, físicas ou educacionais relacionadas com o bem-estar da criança.

neologismos: palavras inventadas, com significado apenas para o cliente.

neurolépticos: medicamentos antipsicóticos.

neurotransmissor: substâncias químicas produzidas no neurônio e que ajudam na transmissão de informações por todo o corpo.

noradrenalina (norepinefrina): o neurotransmissor mais prevalente no sistema nervoso.

obrigação: existência de uma relação legalmente reconhecida, ou seja, do médico com o cliente, do enfermeiro com o cliente.

obrigação de alertar: única exceção ao direito de confidencialidade do cliente; situação em que os profissionais da saúde são obrigados a avisar uma terceira pessoa, alvo de ameaças ou planos do cliente, ainda que as ameaças tenham sido discutidas durante sessões de terapia, normalmente protegidas pela confidencialidade.

observador participante: papel do terapeuta quando tanto participa quanto observa o progresso da relação.

observar ativamente: observação das ações não verbais do interlocutor à medida que ele se comunica.

obsessões: pensamentos, imagens ou impulsos recorrentes, persistentes, invasivos e indesejados que causam acentuada ansiedade e interferem no funcionamento interpessoal, social ou profissional.

ofensa física: envolve contato danoso ou injustificado com o cliente; pode ou não incluir dano ou lesão real.

off-label: outros usos, não indicados na bula – o fármaco mostra-se eficaz contra uma doença que difere da envolvida nos testes originais e na aprovação da Food and Drug Administration (FDA).

opioides: fármacos controlados; com frequência objeto de abuso, pois dessensibilizam o usuário em relação à dor fisiológica e psicológica e induzem uma sensação de euforia e bem-estar; alguns são prescritos por seu efeito analgésico, mas outros são ilegais nos Estados Unidos.

ordem restritiva: ordem legal de proteção obtida para proibir o contato entre o perpetrador de abuso e a vítima.

organização social: refere-se à estrutura e à organização familiar, aos valores e crenças religiosos, à etnia e à cultura – tudo que afeta o papel desempenhado pela pessoa e, portanto, seu comportamento na saúde e na doença.

organizações de atendimento gerenciado: desenvolvidas para controlar os gastos dos fundos dos planos de saúde; exige dos provedores que busquem aprovação antes do fornecimento do atendimento.

orientação no tempo: modo como a pessoa vê o tempo – modo preciso ou aproximado; difere entre as culturas.

ouvir ativamente: concentração exclusiva naquilo que o cliente diz, sem realizar outras atividades mentais internas.

padrões de atendimento: declarações respeitadas, feitas por organizações profissionais, para descrever responsabilidades atribuídas a enfermeiros; o atendimento fornecido por enfermeiros a clientes satisfazem a determinadas expectativas e correspondem ao que qualquer enfermeiro faria em situação similar.

padrões de conhecimento: os quatro padrões de conhecimento em enfermagem são: empírico (derivado da ciência da enfermagem), pessoal (de experiências da vida), ético (da moral da enfermagem) e estético (da arte da enfermagem); fornecem um método claro de observação e compreensão da interação com cada cliente.

palilalia: repetição de palavras ou sons indefinidamente.

papel diretivo: fazer perguntas diretas, que pedem respostas sim/não, e usar a solução de problemas para ajudar o cliente a desenvolver novos mecanismos de enfrentamento para lidar com questões no aqui e agora.

papel não diretivo: uso de apresentações amplas e perguntas aberto-fechadas para coletar informações e ajudar o cliente a identificar e discutir o tópico que o preocupa.

pensamento abstrato: capacidade de fazer associações ou interpretações a respeito de uma situação ou comentário.

pensamento circunstancial: termo usado quando um cliente finalmente responde a uma pergunta, mas apenas depois de dar detalhes excessivos e desnecessários.

pensamento concreto: o cliente faz traduções literais continuamente; a abstração encontra-se diminuída ou ausente.

pensamento tangencial: rodear o tópico e nunca fornecer a informação solicitada.

permissão: comportamentos que parecem úteis superficialmente, mas, no fundo, perpetuam o uso de substância praticado por outra pessoa; por exemplo, uma esposa que continuamente telefona para avisar que o marido está gripado quando, na verdade, está bêbado ou de ressaca.

perseguição sorrateira: tentativas repetidas e persistentes de impor a uma pessoa uma comunicação ou contato indesejado.

personalidade: padrão de comportamento persistente e arraigado relacionado com a própria pessoa, com os outros e com o ambiente; inclui percepções, atitudes e emoções.

perturbação da imagem corporal: ocorre quando há discrepância extrema entre a própria imagem corporal e as percepções dos outros e extrema insatisfação com a própria imagem corporal.

pesar: afeto e emoções subjetivas que são uma reação normal à experiência de perda.

pesar antecipado: ao enfrentar uma perda iminente, a pessoa começa a lutar com a possibilidade muito real de perda ou morte no futuro próximo.

pesar complicado: resposta que foge à norma e ocorre quando a pessoa apresenta um vazio de emoções, sofre por períodos prolongados ou expressa sofrimento que parece ser desproporcional ao evento.

pesar desautorizado: sofrimento por uma perda que não é, ou não pode ser, lamentada de forma pública ou apoiada socialmente.

pica: ingestão persistente de substâncias não nutritivas, como tinta, cabelo, roupa, folhas, areia, argila ou terra.

pistas (evidentes e ocultas): mensagens verbais ou não verbais que sinalizam palavras ou temas-chave para o cliente.

polidipsia: ingestão excessiva de água.

posições corporais fechadas: comportamento não verbal, como pernas e braços cruzados, que pode indicar que o ouvinte está defensivo, não receptivo ou em não aceitação.

potência: descreve a quantidade de fármaco necessária para se alcançar seu efeito máximo.

precauções contra suicídio: remoção de itens perigosos, aumento da supervisão para prevenir atos de autolesão.

preconceito: modo como se espera que outra pessoa se comporte ou fale; costuma ser um obstáculo à formação de uma relação autêntica.

presença atenta: estar com o cliente e focalizar intencionalmente o ato de comunicar-se com ele e compreendê-lo.

prevenção de respostas: técnica comportamental que enfatiza adiar ou evitar a realização de rituais em resposta a pensamentos que provocam ansiedade.

princípio da causalidade: ação que constitui uma violação de obrigação, sendo a causa direta de alguma perda, dano ou lesão. Em outras palavras, a perda, o dano ou a lesão poderiam ter sido evitados se o enfermeiro tivesse agido de modo razoável e prudente.

prisão ilegal: detenção injustificada de um cliente, como no caso de uso inapropriado da imobilização ou do isolamento.

privação: refere-se ao processo pelo qual se experimenta o sofrimento de perda.

processo de excitação/acumulação: efeito tipo bola-de-neve, em que uma atividade convulsiva menor parece aumentar, dando origem a convulsões mais frequentes e graves.

processo de pensamento: modo como o cliente pensa.

processo de transmissão entre gerações: explica que padrões de violência são perpetuados de uma geração a outra, por meio da modelagem de papéis e do aprendizado social.

processo: na comunicação, indica todas as mensagens não verbais usadas pelo falante para dar significado e contexto à mensagem.

programa de hospitalização parcial (PHP – *partial hospitalization program*): tratamento estruturado, em uma agência ou instituição para clientes que moram na comunidade; destinado a ajudar na transição gradual da situação de hospitalizado para a vida independente ou a evitar a admissão hospitalar.

programa dos 12 passos: baseado na filosofia de que a abstinência total é essencial e de que os alcoolistas precisam de ajuda e apoio de outras pessoas para se manterem sóbrios.

Projeto de Demonstração ACCESS: iniciado para investigar se sistemas mais integrados de fornecimento de serviços incrementam ou não a qualidade de vida de pessoas sem moradia e com incapacidade mental grave.

provérbios: adágios antigos ou ditos com significados geralmente aceitos.

proxêmica: estudo das zonas de distância entre pessoas durante a comunicação.

pseudoparkinsonismo: tipo de efeito colateral extrapiramidal do medicamento antipsicótico; parkinsonismo induzido por fármacos; inclui andar arrastado, faces como máscara, rigidez muscular (contínua) ou rigidez do tipo roda dentada (movimentos das articulações do tipo catraca), salivação e acinesia (lentidão e dificuldade para iniciar movimentos).

psicanálise: enfatiza a descoberta das causas de pensamentos inconscientes e reprimidos, sentimentos e conflitos do cliente que supostamente provocam ansiedade; envolve também ajudar o cliente a compreender e resolver esses conflitos e ansiedades; iniciada por Sigmund Freud, não é comumente encontrada nos nossos dias.

psicofarmacologia: uso de medicamentos para tratar doenças mentais.

psicoimunologia: examina o efeito dos estressores psicossociais sobre o sistema imune do corpo.

psicose: conjunto de sintomas que inclui delírios, alucinações e desordem geral no pensamento e no comportamento.

psicossomático: usado para indicar a conexão entre a mente (*psique*) e o corpo (*soma*) em estados de saúde e doença.

psicoterapia: interação terapêutica entre um profissional qualificado e um cliente ou grupo; destina-se a beneficiar pessoas que estão experimentando angústia emocional, prejuízos ou doença; a abordagem do terapeuta baseia-se em uma teoria ou combinação de teorias.

psicoterapia individual: método de promoção de mudanças na pessoa pela exploração de sentimentos, atitudes, pensamento e comportamento. Envolve um relacionamento entre dois indivíduos, ou seja, terapeuta e cliente.

purgação: comportamentos compensatórios destinados a eliminar o alimento por meio de vômito autoinduzido.

quebra de tolerância: quantidades muito pequenas de uma substância produzem intoxicação.

raça: divisão da humanidade de acordo com traços transmitidos por descendência e suficientes para identificar uma pessoa como um tipo humano distinto.

raiva: emoção humana normal, envolvendo uma resposta emocional forte e desconfortável a uma provocação percebida ou real.

reabilitação psiquiátrica: serviços destinados a promover o processo de recuperação de clientes com transtorno mental; não se limita a administração de medicação e controle dos sintomas; inclui crescimento pessoal, reintegração à comunidade, aumento da independência e melhora da qualidade de vida.

rebote: retorno temporário dos sintomas; pode ser mais intenso do que os sintomas originais.

rede social: grupos de pessoas conhecidas, com as quais o indivíduo se sente conectado.

reestruturação: técnica cognitivo-comportamental em que pontos de vista alternativos são examinados para explicar eventos.

reestruturação positiva: técnica cognitivo-comportamental que envolve a transformação de mensagens negativas em positivas.

reforço negativo: envolve a remoção de estímulos imediatamente após a ocorrência de um comportamento, de modo que seja mais provável sua recorrência.

reforço positivo: recompensa dada imediatamente após um comportamento para aumentar a probabilidade de sua repetição.

relação social: iniciada principalmente com o propósito de amizade, socialização, companheirismo ou cumprimento de uma tarefa.

relação terapêutica enfermeiro-cliente: relação profissional planejada entre o cliente e o enfermeiro; enfatiza necessidades, sentimentos, problemas e ideias do cliente; destina-se a promover o crescimento do cliente, a discutir temas e a resolver problemas. Inclui as três fases: orientação; trabalho (identificação e exploração); e término (resolução).

relação terapêutica: *ver* **relação terapêutica enfermeiro-cliente**.

relacionamento íntimo: relacionamento que envolve duas pessoas emocionalmente comprometidas uma com a outra. Ambas as partes preocupam-se em atender às suas necessidades individuais e em ajudar o outro a fazer o mesmo. O relacionamento pode incluir intimidade sexual ou emocional, assim como partilha de objetivos mútuos.

religião: sistema organizado de crenças sobre uma ou mais forças todo-poderosas e onipotentes que governam o universo e oferecem diretrizes para a vida harmoniosa com o universo e os outros.

remissão espontânea: recuperação natural, sem qualquer tipo de tratamento.

resiliência: definida como o fato de ter respostas saudáveis a circunstâncias estressantes ou situações de risco.

resistência: capacidade de resistir a doenças quando sob estresse.

retardo psicomotor: lentidão geral dos movimentos; morosidade geral de todos os movimentos; processo cognitivo e interação verbal lentos.

retirada de pensamentos: crença ilusória de que os outros estão roubando seus pensamentos e de que você não tem o poder de impedi-los.

retirada gradual (*tapering*): administração de doses decrescentes de um medicamento, levando à sua interrupção.

retiro: refúgio ou abrigo seguro que oferece proteção; nos Estados Unidos, tornou-se um termo usado para descrever instituições para os mentalmente doentes.

riqueza de recursos: envolve usar capacidades de solução de problemas e acreditar que é capaz de enfrentar situações adversas ou novas.

rubor: um avermelhamento da face e do pescoço em resultado do aumento do fluxo sanguíneo.

ruminar: repassar repetidamente os mesmos pensamentos.

saciedade: satisfação do apetite.

salada de palavras: fluxo de palavras desconectadas que não transmitem significado ao ouvinte.

saúde mental: estado de bem-estar emocional, psicológico e social evidenciado por relacionamentos satisfatórios, comportamento e enfrentamento eficazes, autoconceito positivo e estabilidade emocional.

senso de pertencimento: sensação de ligação ou envolvimento em um sistema social ou ambiente do qual a pessoa se sente parte integrante.

serotonina: neurotransmissor encontrado apenas no cérebro.

simulação de doença: produção intencional de sintomas psicológicos ou físicos falsos ou grosseiramente exagerados.

síndrome de abstinência: refere-se a reações psicológicas e físicas negativas ocorridas quando o uso de uma substância cessa ou diminui drasticamente.

síndrome de Korsakoff: tipo de demência causada por ingestão excessiva de álcool por longo prazo e que resulta em deficiência crônica de vitamina B e tiamina.

síndrome de Munchausen: transtorno factício em que a pessoa intencionalmente causa lesão ou sintomas físicos a si mesma para obter atenção e simpatia dos profissionais da saúde, da família e de outros indivíduos.

síndrome de Munchausen por procuração: ocorre quando a pessoa inflige doença ou lesão a outros para conquistar atenção e ganhar a simpatia da equipe de atendimento médico, ou para ser um herói por "salvar" a vítima.

síndrome neuroléptica maligna (SNM): reação idiossincrática, potencialmente fatal, a um fármaco antipsicótico (ou neuroléptico).

síndrome serotonérgica: transtorno incomum, mas com potencial risco à vida, também chamada de síndrome de serotonina; caracterizada por agitação, sudorese, febre, taquicardia, hipotensão, rigidez e hiper-reflexia, confusão e, em casos extremos, coma e morte; costuma resultar da combinação de um ou mais medicamentos com propriedades que incrementam a serotonina; por exemplo: usar antidepressivos IMAOs e ISRSs ao mesmo tempo ou muito próximos um do outro.

sistema límbico: área do cérebro, localizada acima do tronco cerebral, que inclui tálamo, hipotálamo, hipocampo e amígdala (no entanto, há divergências entre as fontes a respeito das estruturas que esse sistema inclui).

sobrevivente: visão do cliente como sobrevivente de um trauma ou abuso e não como vítima; ajuda a refocalizar a visão do cliente a respeito de si mesmo, de modo que se considere forte o suficiente para sobreviver à provação; trata-se de uma imagem mais capacitadora do que se enxergar como vítima.

sodomia: intercurso sexual anal.

sofrimento: processo pelo qual a pessoa experimenta o sofrimento de perda.

somatização: transferência de experiências e estados mentais em sintomas corporais.

subconsciente: pensamentos ou sentimentos no nível de percepção pré-consciente ou inconsciente.

substância controlada: nos Estados Unidos, fármaco classificado pela Lei de Substâncias Controladas (Controlled Substances Act); inclui opioides, estimulantes, benzodiazepínicos, esteroides anabolizantes, derivados da *cannabis*, psicodélicos e sedativos.

suicídio: ato intencional de matar-se.

superego: na teoria psicanalítica, a parte da natureza da pessoa que reflete conceitos morais e éticos, valores e expectativas parentais e sociais; portanto, encontra-se em oposição direta ao id.

tarja preta: listra preta na embalagem de medicamentos, separada do texto, para servir de aviso de risco à vida ou de outro efeito colateral grave decorrente do uso do medicamento.

técnicas cognitivo-comportamentais: técnicas úteis na mudança de padrões de pensamento por meio de ajuda aos clientes para que reconheçam pensamentos negativos e os substituam por outros padrões; inclui autoconversa positiva, descatastrofização, reestruturação positiva e interrupção do pensamento.

técnicas de ancoragem: úteis no trato com clientes que estão dissociando ou experimentado *flashback*; essas técnicas lembram o cliente de que está no presente, como adulto, e seguro.

temperamento: refere-se a processos biológicos de sensação, associação e motivação subjacentes à integração das habilidades e hábitos baseados em emoções.

tempo de afastamento: envolve deixar o cliente por um período curto e, depois, voltar e reengajar-se na interação; usado no atendimento a casos de demência.

terapia centrada no cliente: enfatiza o papel do cliente, e não o do terapeuta, como a chave para o processo de cura.

terapia cognitiva: concentração no processo de pensamento imediato: como a pessoa percebe ou interpreta a própria experiência e como determina o modo como se sente e se comporta.

terapia de meio (*milieu*): o conceito envolve interações do cliente com uma outra pessoa; ou seja, a prática de habilidades interpessoais, com fornecimento mútuo de *feedback* a respeito do comportamento, e trabalho cooperativo como grupo, com o objetivo de solucionar problemas do cotidiano.

terapia de reminiscências: pensar sobre experiências do passado, ou relatar experiências do passado com sentido especial, de modo proposital, para beneficiar o cliente.

terapia em grupo: terapia na qual os clientes participam de sessões com outras pessoas. Os membros compartilham um propósito comum, com expectativa de contribuir com o grupo para o benefício alheio, com benefício de retorno.

terapia familiar: forma de terapia em grupo da qual participam o cliente e os membros da família para lidar com questões mútuas.

tique: vocalização ou movimento motor estereotipado, não rítmico, recorrente, rápido e súbito.

tolerância: necessidade de maior quantidade de uma substância para produzir o mesmo efeito.

tomografia computadorizada (TC): procedimento diagnóstico em que um feixe de raio X preciso produz imagens (fatias de seções do corpo) camada por camada.

tomografia computadorizada por emissão de fóton único (SPECT): exame diagnóstico usado para examinar a função do cérebro acompanhando o fluxo de uma substância radioativa injetada.

tomografia por emissão de pósitrons (PET): exame diagnóstico usado para examinar a função do cérebro por meio do monitoramento do fluxo de substâncias radioativas injetadas na corrente sanguínea.

toque de apoio: uso do toque físico para transmitir apoio, interesse, cuidado; pode não ser bem recebido por todos os clientes e não ser eficaz para todos eles.

transferência: ocorre quando o cliente desloca para o terapeuta atitudes e sentimentos que ele próprio experimentou originalmente em outras relações; é comum no caso de clientes que inconscientemente transferem ao enfermeiro sentimentos que têm por outras pessoas significativas.

transtorno afetivo sazonal (TAS): transtorno do humor com dois subtipos. Em um deles, mais comumente chamado de depressão de inverno ou TAS com surgimento no outono, as pessoas têm aumento do sono e do apetite e desejo intenso por carboidratos; aumento de peso; conflito interpessoal, irritabilidade e peso nos membros, com início no final do outono e atenuação na primavera e no verão. O outro subtipo, chamado de TAS com surgimento na primavera, é menos comum e inclui sintomas de insônia, perda de peso e falta de apetite; dura do final da primavera ou começo do verão até o começo do outono.

transtorno amnéstico: caracterizado por perturbação na memória, que resulta diretamente dos efeitos fisiológicos de uma condição clínica geral ou dos efeitos persistentes de um substância, como álcool ou outras drogas.

transtorno autista: transtorno global do desenvolvimento caracterizado por prejuízos no crescimento e nos marcos do desenvolvimento, como comunicação com os outros prejudicada, ausência de relacionamentos sociais, inclusive com os pais, e comportamentos motores estereotipados.

transtorno conversivo: às vezes chamado de reação conversiva; envolve déficits inexplicáveis, comumente súbitos, na função sensorial ou motora, relacionados com um conflito emocional que o cliente experimenta, mas com o qual não consegue lidar diretamente.

transtorno da conduta: caracterizado por comportamento antissocial persistente em crianças e adolescentes que prejudica de modo significativo a capacidade de funcionar nas áreas social, acadêmica ou profissional.

transtorno da personalidade antissocial: caracterizado por um padrão disseminado de desconsideração e violação dos direitos de outras pessoas, com características centrais de engano e manipulação.

transtorno da personalidade *borderline*: padrão persistente e duradouro de instabilidade em relacionamentos interpessoais, autoimagem e afeto; acentuada impulsividade; frequente comportamento de automutilação.

transtorno da personalidade dependente: caracterizado por uma necessidade persistente e excessiva de ser cuidado, que leva a um comportamento de submissão e de apego e a medos de separação.

transtorno da personalidade depressiva: caracterizado por um padrão persistente de cognições e comportamentos depressivos em vários contextos.

transtorno da personalidade esquiva: caracterizado por um padrão predominante de desconforto e reticência social, baixa autoestima e hipersensibilidade a avaliações negativas.

transtorno da personalidade esquizoide: caracterizado por um padrão preponderante de distanciar-se de relacionamentos sociais e manter uma gama restrita de expressão emocional em locais interpessoais.

transtorno da personalidade esquizotípica: caracterizado por um padrão predominante de déficits sociais e interpessoais, marcado por desconforto grave, com capacidade reduzida de relacionamentos próximos, assim como por distorções cognitivas ou perceptivas e excentricidades comportamentais.

transtorno da personalidade histriônica: caracterizado por um padrão persistente de emocionalidade e busca de atenção excessivas.

transtorno da personalidade narcisista: caracterizado por um padrão disseminado de grandiosidade (na fantasia ou no comportamento), por necessidade de admiração e falta de empatia.

transtorno da personalidade obsessivo-compulsiva: caracterizado por um padrão disseminado de preocupação com perfeccionismo, controle mental e interpessoal e ordem, à custa da flexibilidade, da abertura e da eficiência.

transtorno da personalidade paranoide: caracterizado por desconfiança e suspeita disseminadas em relação a outras pessoas.

transtorno da personalidade passivo-agressiva: caracterizado por uma atitude negativa e um padrão disseminado de resistência passiva a demandas por um desempenho social e profissional adequado.

transtorno de déficit de atenção/hiperatividade (TDAH): caracterizado por desatenção, excesso de atividade e impulsividade.

transtorno de estresse agudo: o diagnóstico é apropriado quando os sintomas aparecem no primeiro mês após o trauma e não persistem por mais de quatro semanas.

transtorno de estresse pós-traumático: padrão de perturbação do comportamento demonstrado por alguém que experimentou um evento traumático, como desastres naturais, combates ou tentativas de agressão; começa em três meses ou mais após o trauma.

transtorno de pânico: composto de episódios isolados de ataques de pânico, ou seja, 15 a 30 minutos de ansiedade rápida, intensa e escalar, em que a pessoa experimenta enorme medo emocional, assim como desconforto fisiológico.

transtorno de somatização: caracterizado por sintomas físicos múltiplos e recorrentes em uma série de sistemas do corpo sem base orgânica nem clínica.

transtorno de Tourette: envolve tiques motores múltiplos e um ou mais tiques vocais que ocorrem muitas vezes ao dia, por mais de um ano.

transtorno dismórfico corporal: preocupação com um defeito imaginado ou exagerado na aparência física.

transtorno doloroso: tem como sintoma primário uma dor em geral não aliviada por analgésicos e enormemente afetada por fatores psicológicos em termos de surgimento, gravidade, exacerbação e manutenção.

transtorno mental: definido pelo DSM-IV-TR como uma síndrome ou padrão psicológico ou comportamental clinicamente significativo que ocorre em um indivíduo, associado a certa angústia presente (p. ex., um sintoma doloroso), incapacidade (i.e., prejuízo em uma ou mais áreas importantes do funcionamento) ou aumento significativo do risco de morte, dor, incapacidade ou perda importante da liberdade.

transtornos da personalidade: diagnosticados quando traços da personalidade se tornam inflexíveis e mal-adaptativos e interferem muito no modo como a pessoa funciona em sociedade ou lhe causa angústia emocional.

transtornos de ansiedade: grupo de condições que compartilham o aspecto-chave da ansiedade excessiva, com resultantes respostas comportamentais, emocionais, cognitivas e fisiológicas.

transtornos disseminados do desenvolvimento: caracterizados por prejuízo global e comumente grave nas habilidades de interação social recíproca, desvio na comunicação e padrões comportamentais restritos e estereotipados.

transtornos dissociativos: têm uma característica essencial – a perturbação das funções habitualmente integradas de consciência, memória, identidade ou percepção ambiental; inclui amnésia, fuga e transtorno dissociativo de identidade.

transtornos do humor: alterações disseminadas nas emoções, manifestadas por depressão, mania ou ambos.

transtornos factícios: caracterizados por sintomas físicos simulados ou infligidos pela própria pessoa com o único propósito de chamar a atenção para si e obter benefícios emocionais da condição de doente.

transtornos somatoformes: caracterizados como a presença de sintomas físicos que sugerem uma condição clínica, porém sem base orgânica demonstrável plenamente responsável por eles.

tratamento comunitário assertivo (ACT – *assertive community treatment***):** programas comunitários que fornecem muitos dos serviços necessários para a vida bem-sucedida na comunidade; inclui gerenciamento de caso, solução de problemas, treinamento de habilidades sociais; apoio e ensino ininterrupto.

tratamento diurno: programas de tratamento de que os clientes participam durante o dia; à noite, voltam para casa ou para a comunidade.

treinamento da assertividade: técnicas que usam declarações para identificar sentimentos e comunicar necessidades e preocupações a outras pessoas; o treinamento ajuda o indivíduo a negociar situações interpessoais, fomenta a autoconfiança e, no final, ajuda a pessoa a assumir maior controle sobre as situações da vida.

uso terapêutico do *self***:** o enfermeiro usa a si mesmo como ferramenta terapêutica para estabelecer a relação terapêutica com o cliente e ajudá-lo a crescer, mudar e curar-se.

utilitarismo: teoria que fundamenta as decisões éticas no "bem maior para o maior número"; a consideração básica visa, em primeiro lugar, o resultado da decisão.

valores: padrões abstratos que dão à pessoa o senso de certo e errado e estabelecem um código de conduta para a vida.

veracidade: obrigação de ser honesto ou confiável.

violação de obrigação: o enfermeiro (ou médico) não seguiu os padrões do atendimento e, por isso, violou alguma obrigação existente ou deixou de cumpri-la. O profissional não agiu como um enfermeiro sensato e prudente teria agido em circunstâncias similares.

violência contra parceiro íntimo: maus-tratos, exploração ou abuso de uma pessoa por outra no contexto de uma relação próxima, pessoal ou comprometida.

violência doméstica: abrange espancamento doméstico ou do cônjuge; negligência e abuso físico, emocional ou sexual de crianças; abuso de idoso; e estupro conjugal.

zona íntima: espaço de 0 a 45 cm entre as pessoas; quantidade de espaço confortável na interação entre pais e filhos pequenos, pessoas que mutuamente desejam contato pessoal ou estão cochichando. A invasão da zona íntima por qualquer outra pessoa é ameaçadora e produz ansiedade.

zona pessoal: espaço de 45 a 91 cm; distância confortável entre familiares e amigos que estão conversando.

zona pública: espaço de 3,66 m a 7,62 m; distância aceitável entre um falante e uma plateia, grupos pequenos e entre outras pessoas em cerimônias informais.

zona social: espaço de 1,22 m a 3,66 m; distância aceitável para a comunicação em lugares sociais, profissionais ou de negócios.

zonas de distância: quantidade de espaço físico entre as pessoas durante a comunicação; nos Estados Unidos, no Canadá e em muitos países da Europa Oriental, geralmente as pessoas observam quatro zonas de distância: íntima, pessoal, social e pública.

Índice

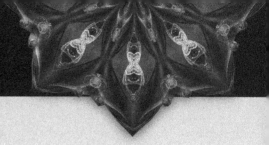

Páginas de números seguidas de q indicam quadro; seguidas de f indicam figura e seguidas de t indicam tabela.

A

Abstinência
  de alucinógenos, 371
  de ansiolíticos, 368-369
  de estimulantes, anfetaminas e cocaína, 368-369
  de hipnóticos, 368-369
  de inalantes, 371
  de maconha, 370
  de opioides, 370
  de sedativos, 368-369
  do álcool, 366-367
Abstinência/retraimento de pensamentos, 157
Abstinência/retraimento de pensamentos, definida, 276
Abuso
  ciclo de, 198
  com violência de parceiro íntimo, 196-199
  de criança, 199-202. *Ver também* Abuso infantil
  de idoso, 202-204
  físico, 196
    definido, 196
    no cônjuge, 196
    no idoso, 204, 204q
  psicológico, 196
    definido, 32
    em cônjuge, 196
    em criança, 200
  quadro clínico de, 195-196
  questões de autopercepção, 215-216
  sexual, 200
  transtorno de estresse pós-traumático (TEPT) relacionado a, 208-210
Abuso de álcool, na violência familiar, 196
Abuso de cônjuge. *Ver* Violência contra parceiro íntimo
Abuso de criança
  intervenção de, 201-202
  investigação de, 201
  quadro clínico do, 201
  tipos de, 200-201
  tratamento de, 201-202
Abuso de drogas, na violência familiar, 196
Abuso de idoso, 202-204
  intervenção, 203-204
  investigação de, 203
  quadro clínico de, 203
  tratamento de, 203-204
Abuso de parceiro. *Ver também* Violência contra parceiro íntimo
  prós e contras do trabalho com vítimas de, 199t
Abuso de polissubstância, 363
Abuso de substância, 362-382
  álcool, 366-367
  alucinógenos, 370-371
  considerações culturais, 365-366
  cuidados na comunidade, 380
  curso clínico, 364
  definido, 363-364
  diagnóstico duplo, 374-376
  estimulantes, anfetaminas e cocaína, 368-369
  etiologia, 364-365
  fármacos canadenses em 502
  inalantes, 371
  maconha, 368-370
  Manual diagnóstico e estatístico de transtornos mentais (DSM-IV-TR), 363, 366q, 485-489
  nos idosos, 380
  nos profissionais da saúde, 381-382
  opioides, 370
  plano de cuidados para, 375q-376q
  processo de enfermagem, 377-380
    análise de dados, 378
    avaliação, 380
    identificação de resultados, 378
    instruções ao cliente e à família, 379-380q
    intervenção, 379-380, 379-380q
    investigação, 377-378
  programas de tratamento, 372-373, 373q
  promoção da saúde mental, 380-382
  psicofarmacologia, 373-374, 374t
  questões de autopercepção, 381-382
  sedativos, hipnóticos e ansiolíticos, 368-369
  tipos de, 363-364
  transtornos relacionados, 364
  tratamento, 371-375
Abuso físico, 196
  definido, 196
  no cônjuge, 196
  no idoso, 204, 204q
Abuso material
  no idoso, 204, 204q
Abuso psicológico, 196
  definido, 196
  na criança, 200
  no cônjuge, 196
Abuso psicossocial
  no idoso, 204, 204q
Abuso sexual, em criança, 200
Acamprosato, 51, 373
Acatisia, 41, 271
ACCESS. *Ver* Access to Community Care and Effective Services and Support
Access to Community Care and Effective Services and Support (ACCESS), 20, 84-85
Aceitação, 96-97, 221
Acetilcolina, 35, 35t
Ácido gama-aminobutírico (GABA), 245-246
Ácido valproico, 46-47, 316, 316t
ACT. *Ver* Tratamento comunitário assertivo
Aculturação, definida, 225
Acumulação, definida, 297-298
Adolescentes. *Ver também* Transtornos de crianças e adolescentes com depressão, 298
  doença mental, 19
  risco de suicídio, 45, 327
  transtornos da alimentação. *Ver* transtornos da alimentação
Adrenalina, 34, 35t
Adultos idosos
  transtornos de personalidade em, 356
Afasia, 461. *Ver também* Demência
Afastamento, 472
Afeto
  amplo, 156
  definido, 156
  em TEPT, 213
  em TOC, 257
  embotado, 156
  inapropriado, 156

na demência, 466
na depressão, 304
na esquizofrenia, 275
na investigação psicossocial, 155q, 156
no *delirium*, 458
no TDAH, 432
no transtorno bipolar, 317
no transtorno da conduta, 439
no transtorno da personalidade antissocial, 342
no transtorno da personalidade *borderline*, 347
no transtorno do pânico, 251-252
nos transtornos da alimentação, 396-397
nos transtornos somatoformes, 415
restrito, 156
superficial, 156
Afeto amplo, 156
Afeto embotado, 156, 275
definido, 275
Afeto inapropriado, 156
Afeto restrito, 156
Afeto superficial, 156, 275
Afro-americanos
considerações culturais, 138-139t, 143, 225
rituais de luto de, 225
Agitação psicomotora, 304
Agnosia, 461. *Ver também* Demência
Agorafobia, 245-246, 247t
Agranulocitose, 273-274
Agressão, 175
Agressão física, 180
AIMS. *Ver* Escala de movimentos involuntários anormais
Alcoólicos Anônimos, doze passos dos, 372q
Alcoolismo
abstinência e desintoxicação, 366-367
adultos mais velhos e, 380
Clinical Institute Withdrawal Assessment of Alcohol Scale, 367q-368q
considerações sobre a família, 364, 379-380
curso clínico, 364
dos pais, 379-380
intoxicação e *overdose*, 366
Manual diagnóstico e estatístico de transtornos mentais (DSM-IV-TR), 486-487
promoção da saúde mental, 380-382
psicofarmacologia, 373-374, 374t
remissão espontânea, 364
Teste para Identificação de Transtornos por Uso de Álcool (AUDIT), 377, 377q
Alerta tarja preta, 39
Alexitimia, definida, 399
Alimentação e transtornos da alimentação
Manual diagnóstico e estatístico de transtornos mentais (DSM-IV-TR), 485
pica, 447-448
transtorno de ruminação, 447-448
transtornos da alimentação, 447-448
Alogia, definida, 276
Alprazolam, 49t, 244t, 249-250t
Alterações sensório-perceptivas, na investigação psicossocial, 158
Alucinações, 158, 279
Alucinações auditivas, 279
Alucinações cinestésicas, 279
Alucinações de comando, 279
Alucinações gustativas, 279
Alucinações olfativas, 279
Alucinações táteis, 279
Alucinações visuais, 279
Alucinógenos, abuso de, 370-371
American Nurses Association (ANA), 22
Código de Ética da, 174, 176q, 177
padrões de atendimento da, 22, 23q-24q

American Psychiatric Association (APA)
transtorno mental definido pela, 17
Americanos judeus ortodoxos
considerações culturais, 225-227
Amígdala, 33
Aminas de ação indireta, 50
Amitriptilina, 44t, 301t
Amnésia dissociativa, 210
Amok, 183
Amoxapina, 44t, 300, 301t
ANA. *Ver* American Nurses Association
Análise de dados
abuso de substância, 378
depressão, 308
na esquizofrenia, 281
no comportamento agressivo, 188
para *delirium*, 458-459
para demência, 467, 469
pesar, 232
transtorno bipolar, 318-319
transtorno da conduta, 441
transtorno da personalidade antissocial, 342
transtorno da personalidade *borderline*, 348
transtorno de déficit de atenção/hiperatividade (TDAH), 433
transtorno de estresse pós-traumático (TEPT), 214
transtorno obsessivo-compulsivo (TOC), 257
transtornos somatoformes, 416
Análise de sonhos, 59
ANC. *Ver* Contagem absoluta de neutrófilos
Anedonia, 275
Anergia, 294
Anfetaminas, 49-50, 51t
abuso de, 368-369
Anorexia nervosa, 391-393
compulsão alimentar, 388
curso clínico, 391
definida, 391
fatores de risco, 389t
Manual diagnóstico e estatístico de transtornos mentais (DSM-IV-TR), 388q
psicofarmacologia, 393
purgação, 392
tratamento, 392-393
Ansiedade
escala de classificação de Hamilton para, 252q
leve, 242
moderada, 242
níveis de, 242, 243t
Ansiedade de pânico, 250
Ansiedade leve, 242
Ansiedade moderada, 242
Ansiedade severa, 242
Ansiolíticos. *Ver* Fármacos ansiolíticos
Antidepressivos atípicos, 300, 302t
Antidepressivos cíclicos, 299, 300
efeitos colaterais, 45
lista de, 44t
overdose, 303
Antidepressivos tetracíclicos, 300
Antidepressivos tricíclicos, 299, 300, 301t
APA. *Ver* American Psychiatric Association
Apagamento, 364
Aparência geral
na demência, 466
na depressão, 304
na esquizofrenia, 275
na investigação psicossocial, 155q, 156
no abuso de substância, 378
no *delirium*, 458
no TDAH, 432

no TOC, 257
no transtorno bipolar, 317
no transtorno da personalidade antissocial, 341, 342
no transtorno da personalidade borderline, 347
no transtorno de pânico, 251-252
no transtorno psiquiátrico relacionado a abuso e violência, 210
nos transtornos da alimentação, 396
nos transtornos da conduta
nos transtornos somatoformes, 415
Apneia do sono, 508
Apraxia, 462. Ver também Demência
Aprovação, na comunicação terapêutica, 119t
Aprovação do Mental Health Act pelo Congresso, 22
Árabe-americanos
considerações culturais, 138-139t, 143-144
Aripiprazol, 40, 40t
Associação livre, na teoria psicanalítica, 59
Associações soltas, 157
Ataques de pânico, 247
Ataques de raiva, 182
Ataques de sono, 508
Atitudes
autopercepção de, 98
definidas, 98
"Ato falho" freudiano, 59
Atomoxetina, 50
AUDIT. Ver Teste para Identificação de Transtornos por Uso de Álcool
Aumento de peso, devido a antipsicóticos, 42, 272t
Autoconceito
na demência, 467
na depressão, 307-308
na esquizofrenia, 280
na investigação psicossocial, 155q, 158-159
no abuso de substância, 378
no delirium, 458-459
no TDAH, 432-433
no TOC, 257
no transtorno bipolar, 317
no transtorno da conduta, 439
no transtorno da personalidade antissocial, 342
no transtorno da personalidade borderline, 347-348
no transtorno do pânico, 252-253
no transtorno psiquiátrico relacionado a abuso e violência, 213
nos transtornos da alimentação, 397
nos transtornos somatoformes, 416
Autocuidado
na demência, 467
na depressão, 308
na esquizofrenia, 280-281, 286
na investigação psicossocial, 155q, 159
no delirium, 458-459
no TDAH, 433
no TOC, 257
no transtorno bipolar, 318-319
no transtorno da conduta, 439
no transtorno da personalidade antissocial, 342
no transtorno da personalidade borderline, 348
no transtorno do pânico, 253
no transtorno psiquiátrico relacionado com abuso e violência, 213-214
nos transtornos da alimentação, 397
nos transtornos somatoformes, 416
para esquizofrenia, 286
Automatismos, 156, 251-252
Autonomia e ética, 175
Autopercepção
considerações culturais, 98, 98q
de atitudes, 98
de crenças, 98
de valores, 96-98

definida, 26
na relação terapêutica, 96-100
Autorrealização, 66
Avaliação Global do Funcionamento, 17
Axônio, 33

B

Bailey, Harriet, 22
Baixa da tolerância, 364
Barbitúricos
abuso de, 368
Behaviorismo, 67
Beneficência, 175
Benzodiazepínicos, 19, 48-49, 49t, 465
abuso de substância, 368
efeitos colaterais, 48-49
instruções ao cliente, 49
lista de, 49t
mecanismo de ação, 48
no comportamento agressivo, 183
Bleuler, Eugene, 18-19
Bloqueio de pensamento, 157
Bloqueio de pensamento, definido, 276
Bouffée delirante, 183, 269-270
Bulimia nervosa
definida, 393
fatores de risco, 389t
Manual diagnóstico e estatístico de transtornos mentais (DSM-IV-TR), 393q
plano de cuidados para, 393q-396q
psicofarmacologia, 393-394
terapia cognitivo-comportamental para, 393
tratamento, 393-394
Bupropiona, 44t, 46, 300, 302t
Buspirona, 48, 49t, 244t, 249-250t

C

CAM. Ver Medicina complementar e alternativa
Cambojanos
considerações culturais, 138-139t, 144
Cannabis sativa, abuso de, 368-370
Capacidade de concentrar-se, 157
Carbamazepina, 316, 316t
como estabilizador do humor, 47-48
no comportamento agressivo, 183
Casas para refeições e atendimento, 81-82, 81-82q
Catarse, 181
Catatonia, 275
Causa, 175
Causas de infecção, da doença mental, 38
Cerebelo, 32-33, 32f, 33f
Cérebro
anatomia do, 32-33, 32f
estruturas do, 33f
Childhood and Society, 62
Chineses
considerações culturais, 138-139t, 144, 225-226
rituais de luto, 225-226
Circunstancialidade, definida, 123
Citalopram, 300t
Classe social, na resposta do cliente à doença, 142-143
Clinical Institute Withdrawal Assessment of Alcohol Scale, 367q-368q
Clonazepam, 47, 49t, 244t, 249-250t, 316
Clonidina, 48
Clorazepato, 49t, 249-250t
Clordiazepóxido, 48, 49t, 244t, 249-250t, 374t
Clorpromazina, 19
Clozapina, 39, 40t, 43
na agranulocitose, 273-274
na discinesia tardia, 273

Cocaína, abuso de, 368-369, 486-487
Código de Ética, American Nurses Association (ANA), 174, 176q, 177
Cognição, definida, 454
Community Mental Health Centers Construction Act, 19
Compensação, como mecanismo de defesa do ego, 60t
Compulsão alimentar, 388
Comportamento agressivo
  considerações culturais, 183
  cuidados na comunidade, 190-191
  etiologia, 181-182
  fases do, 188t
  físico, 180
  processo de enfermagem, 184-187
    análise de dados, 188
    avaliação, 190
    identificação de resultados, 188
    intervenção, 188-190
    investigação, 187-188
  transtornos relacionados, 182
  tratamento do, 183-184
Comportamento antissocial, em crianças. Ver Transtorno da conduta
Comportamento de esquiva, 250
Comportamento motor
  na demência, 466
  na depressão, 304
  na esquizofrenia, 275
  na investigação psicossocial, 155q, 156
  no abuso de substância, 378
  no *delirium*, 458
  no TDAH, 432
  no TOC, 257
  no transtorno bipolar, 317
  no transtorno da conduta, 439
  no transtorno da personalidade antissocial, 341, 342
  no transtorno da personalidade *borderline*, 347
  no transtorno do pânico, 251-252
  no transtorno psiquiátrico relacionado a abuso e violência, 210
  nos transtornos alimentares, 396
  nos transtornos somatoformes, 415
Comportamentos de vínculo, 221
Compulsões, 256
Comunicação. Ver também Comunicação terapêutica não verbal
      contato pelo olhar, 123
      definida, 112
      expressão facial, 122
      habilidades para, 121-123
      indicadores vocais, 123
      linguagem corporal, 122-123
      silêncio, 123
    verbal
      definida, 112
      habilidades para, 115-121
  Comunicação assertiva, 128-129
  Comunicação não verbal
    definida, 112
    habilidades de, 121-123
  Comunicação terapêutica, 112-130
    considerações culturais, 124-125
    considerações espirituais, 124
    contexto na, 124
    cuidados na comunidade, 129
    definida, 113
    esclarecimento, 127
    fortalecimento na, 127-128
    habilidades de comunicação não verbal, 121-123
    habilidades de comunicação verbal, 115-121
    interpretação de indicadores, 121
    metas da, 125-126
    observação na, 114-115
    ouvir ativamente, 114-115
    papel diretivo, 126
    papel não diretivo, 125-126
    perguntas, 126-127
    privacidade na, 113-114
    questões de autopercepção, 129-130
    significado e, 123-124
    solução de problemas na, 127-128
    técnicas para, 115, 116t-118t, 119
    técnicas para evitar, 119, 119t-120t
    toque na, 114
    zonas de distância na, 113
  Comunicação verbal
    definida, 112
    habilidades de, 115-121
Comunidade terapêutica, 63-64
Concentração, capacidade de, 157
Concordância, 472
Condição de não ter moradia, doença mental e, 20, 84-85
Condicionamento clássico, 67
Condicionamento operante, 67-68
  princípios do, 67
Condições médicas
  disfunções sexuais, 510
  distúrbios do sono, 509
  fatores psicológicos que afetam, 491-492
  Manual diagnóstico e estatístico de transtornos mentais (DSM-IV-TR), 491-492
Confiança
  comportamentos de confiança, 95q
  na relação terapêutica, 95
Confusão aguda, 457. Ver também Delirium
Congruência, 95
Conhecimento, padrões de, 99-100
Conhecimento estético, 100, 100t
Consciente, na teoria psicanalítica, 58
Consideração positiva
  na relação terapêutica, 96-97
Considerações culturais
  abuso de substância, 365-366
  de transtornos de ansiedade, 248
  delirium, 455, 456
  demência, 464-465
  em psicofarmacologia, 51-52
  na comunicação terapêutica, 124-125
  na doença mental, 22
  na resposta do cliente à doença
    condição socioeconômica, 142-143
    crenças sobre a doença, 138-139t
    crenças sobre saúde, 138-139, 138-139t
  no TDAH, 430
  papel do enfermeiro e, 146-147
  por grupo étnico
    afro-americanos, 138-140t, 143
    árabe-americanos, 138-140t, 143-144
    cambojanos, 138-140t, 144
    chineses, 138-140t, 144
    cubanos, 138-140t, 144
    filipinos, 138-140t, 144-145
    haitianos, 138-141t, 145
    índios norte-americanos, 138-140t, 143
    méxico-americanos, 138-141t, 145
    nipo-americanos, 138-141t, 145
    porto-riquenhos, 138-141t, 145-146
    russos, 138-141t, 146
    sul-asiáticos, 138-141t, 146
    vietnamitas, 138-141t, 146
  teorias psicossociais e, 70
  transtorno da conduta, 438

transtornos da alimentação, 391
transtornos da personalidade, 336
Considerações espirituais
　na comunicação terapêutica, 124
Considerações genéticas e de hereditariedade
　de transtornos do humor, 297-298
　doença mental e, 37-38
　esquizofrenia, 268-269
　nos transtornos de ansiedade, 245-246
Considerações legais
　ambiente menos restritivo, 172-173
　confidencialidade, 173-174
　conservadorismo, 172
　dano/injustiça, 174-175
　defesa por insanidade, 174
　dever de alertar, 174
　direitos do cliente, 170-171
　hospitalização
　　involuntária, 171
　　liberação, 171
　　tratamento ambulatorial obrigatório, 172
　imobilizadores, 172
　isolamento, 172-173
　má prática, 174-175
　responsabilidade do enfermeiro, 174-175
Considerações nutricionais
　na demência, 470
　na esquizofrenia, 286
　no *delirium*, 461
　no transtorno bipolar, 319-320
　nos transtornos da alimentação, 399, 400
Considerações sobre a família
　na esquizofrenia, 273-274
　no abuso de substância, 364, 379-380
　nos transtornos da alimentação, 390-391
Considerações sobre idosos, para esquizofrenia, 288
Contagem absoluta de neutrófilos (ANC), 43
Contato pelo olhar, na comunicação, 123
Contenção de custos, atendimento gerenciado e, 21-22
Conteúdo dos pensamentos
　definido, 156
　na demência, 466
　na depressão, 304, 307
　na esquizofrenia, 275, 276
　na investigação psicossocial, 155q, 156-157
　no abuso de substância, 378
　no abuso e na violência, 213
　no *delirium*, 458
　no TDAH, 432
　no TOC, 257
　no transtorno bipolar, 317
　no transtorno da conduta, 439
　no transtorno da personalidade antissocial, 342
　no transtorno da personalidade *borderline*, 347
　no transtorno do pânico, 251-252
　nos transtornos da alimentação, 397
　nos transtornos somatoformes, 415, 416
Contexto, na comunicação terapêutica, 124
Contratos de não autolesão, 325
Contratransferência, 59, 61
Controle de impulsos
　definido, 183
　no comportamento agressivo e, 183
Controle de medicamentos
　para antipsicóticos, 287t
　para esquizofrênicos, 286
Conversão, como mecanismo de defesa do ego, 60t
Convulsões, 273-274
Corpo caloso, 32

Corpo pineal, 32
Crenças
　sobre saúde
　　considerações culturais, 138-139t
　　na resposta do cliente à doença, 138-139
Criminalização da doença mental, 85-86
Crise, estágios de, 69
Crise hipertensiva, 300
Crise oculogírica, 41
"Crisis hostel," conceito de, 80
Cubanos
　considerações culturais, 138-139t, 144
Cuidado administrado
　contenção de custos e, 21-22
　definido, 21
Cuidadores, enfermeiros como, 107
Cuidados na comunidade
　comportamento agressivo e, 190-191
　em abuso de substância, 380
　estados presentes de, 20-21
　na comunicação terapêutica, 129
　nos transtornos da alimentação, 401
　nos transtornos da personalidade, 357
　nos transtornos de ansiedade, 249-250
　para *delirium*, 461
　para demência, 472-473
　para esquizofrenia, 288
　para transtornos somatoformes, 418
Cultura, definida, 133-134

D

Dano, 175
Decatastrofização, 248
Defensor, enfermeiros como, 107-108
Defesa, definição de, 107
Delírios, 156
　definidos, 277
　tipos de, 279q
Delírios de grandeza, 279q
Delírios de referência, 279q
Delírios paranoides, 279q
Delírios persecutórios, 279q
Delírios religiosos, 279q
Delírios somáticos, 279q
Delirium
　causas do, 455, 456q
　considerações culturais, 455, 456
　cuidados na comunidade, 461
　definido, 455
　induzido por drogas/fármacos, 456q, 458q
　instruções ao cliente e à família, 460q
　Manual diagnóstico e estatístico de transtornos mentais (DSM-IV-TR), 485-486
　plano de cuidados para, 457-458
　processo de enfermagem, 457-461
　　análise de dados, 458-459
　　avaliação, 461
　　identificação de resultados, 460
　　intervenções, 457-458, 460-461, 461q
　　investigação, 456, 458-459
　psicofarmacologia, 456
　sintomas de, 455q
　tratamento de, 456
　vs. demência, 462t
Delirium tremens, 366
Delitos intencionais, 175
Demência
　causas da, 463-464
　considerações culturais, 464-465

cuidados na comunidade, 472-473
definida, 461-462
doença de Alzheimer, 464
doença de Creutzfeldt-Jakob, 464
doença de Huntington, 464
doença de Parkinson, 464
doença de Pick, 464
estágios da, 463
fármacos canadenses usados na, 501
fármacos usados para, 465, 465t
fatores de risco de, 473
leve, 463
Manual diagnóstico e estatístico de transtornos mentais (DSM-IV-TR), 485-486
moderada, 463
plano de cuidados para, 468-469
processo de enfermagem, 466-472
 análise de dados, 467, 469
 avaliação, 472
 identificação de resultados, 469
 intervenção, 468-469, 469-472
 investigação, 466-467
questões de autopercepção, 475
questões do cuidador, 473-474
severa, 463
sintomas de, 463
tipos de, 464
tratamento da, 465
vascular, 464
vs. *delirium*, 462t
Demência vascular, 464
Dendritos, 33
Deontologia, 175
Department of Health and Human Services (DHHS), 20
Dependência de substância, 363
Dependência química, 363
Depressão, 295
 curso clínico, 298
 eletroconvulsoterapita (ECT), 301, 302-303
 escala de classificação de Hamilton para, 309-310t
 Manual diagnóstico e estatístico de transtornos mentais (DSM-IV-TR), 489
 plano de cuidados para, 305-307
 processo de enfermagem, 304-312
  análise de dados, 308
  avaliação, 312
  identificação de resultados, 308
  intervenção, 305-307, 308, 310-312, 311q
  investigação da, 304, 307-308
 psicofarmacologia, 299-301, 300t, 301t, 302t
 psicoterapia para, 303
 sintomas de, 299q
 tratamento investigativo, 304
Depressão pós-parto, 296
Desconcretização, 247, 250
Desenvolvimento psicossexual, estágios de Freud de, 59, 61t
Desfazer, como mecanismo de defesa do ego, 61t
Desinstitucionalização, 19
Desintoxicação, 363
 álcool, 366-367
 alucinógenos, 371
 ansiolíticos, 368-369
 estimulantes, anfetaminas e cocaína, 368-369
 hipnóticos, 368-369
 inalantes, 371
 maconha, 370
 opioides, 370
 sedativos, 368-369
Desipramina, 301t
Deslocamento, como mecanismo de defesa do ego, 60t

Despersonalização, 247, 251-252, 280
Dessensibilização sistemática, 68, 255
Dextroanfetamina, 49-50, 51t
DHHS. *Ver* Department of Health and Human Services
Diagnóstico de enfermagem. *Ver* Análise de dados
Diagnóstico duplo
 abuso de substância e, 374-376
Diagnósticos de enfermagem aprovados pela NANDA para uso e testes clínicos, 493-494
Diazepam, 48, 49t, 244t, 249-250t, 272t
Dilemas éticos, 176
Discinesia tardia (DT), 42, 273
Disfunção sexual induzida por substância, 510
Disfunções sexuais
 transtornos da excitação sexual, 510
 transtornos do desejo sexual, 510
 induzidas por substância, 510
 Manual diagnóstico e estatístico de transtornos mentais (DSM-IV-TR), 489-491
 relacionadas a condições médicas, 510
 transtornos do orgasmo, 510
 transtornos sexuais dolorosos, 510
Dispaurenia, 510
Dissociação, 209
 como mecanismo de defesa do ego, 60t
Dissonias, 508
 Manual diagnóstico e estatístico de transtornos mentais (DSM-IV-TR), 490-491
Dissulfiram, 50-51
Distonia aguda, 41
Distrofia muscular de Duchenne, 37
Divulgação de pensamentos, definida, 276
Dix, Dorothea, 18
Doença de Alzheimer, 39, 464
 PET do paciente com, 37, 37f
Doença de Creutzfeldt-Jakob, 464
Doença de Huntington, 37, 464
Doença de Parkinson, 464
 sintomas de, 41
Doença de Pick, 464
Doença fantasma, 269-270
Doença mental
 considerações culturais, 22
 contenção de custos e, 21-22
 cuidados na comunidade, 20-21
 definida, 17
 estado atual da, 19-22
 fatores que influenciam, 18
 indivíduos sem moradia e, 20, 84-85
 objetivos futuros, 20, 21q
 perspectivas históricas, 18-19
  cuidados na comunidade, 19
  instituições, 18
  psicofarmacologia, 19
  tempos mais antigos, 18
  tratamento, 18-19
Dopamina, 34, 35t
Doxepina, 301t
Droperidol, 43
DSM-IV-TR. *Ver Manual diagnóstico e estatístico de transtorno mentais*, 4ª edição, texto revisado
DT. *Ver* Discinesia tardia
Duloxetina, 300, 302t

E

Ecolalia, 275, 462
Edema, 35-36
Educação, papel do enfermeiro na, 38, 38f
Educação familiar, 72-73. *Ver também* Instruções ao cliente e à família

Efeito da porta giratória, 19
Efeitos colaterais
	antidepressivos cíclicos, 45
	benzodiazepínicos, 48-49
	estimulantes, 50
	fármacos ansiolíticos, 48-49
	fármacos anticolinérgicos, 42
	fármacos antidepressivos, 45-46
	fármacos antipsicóticos, 40-43, 272t
		anticolinérgicos, 42
		aumento de peso, 42, 272t
		convulsões, 272t, 273-274
		discinesia tardia (DT), 42, 272t, 273
		instruções ao cliente e à família, 287t
		síndrome neuroléptica maligna (SNM), 41-42, 273-274
		sintomas extrapiramidais (SEPs), 40-41, 271, 272, 272t
	fármacos canadenses usados em, 502
	fármacos estabilizadores do humor, 47-48
	inibidores da monoaminoxidase (IMAOs), 45-46
	inibidores seletivos de recaptação da serotonina (ISRSs), 45
	lítio, 47-48
Efeitos colaterais de anticolinérgicos, 42
Eficácia de fármaco, 38
Ego, 58, 59f
Ejaculação precoce, 510
Eletroconvulsoterapia (ECT), 22
	para depressão, 301, 302-303
Ellis, Albert, terapia racional-emotiva, 68t, 69
Empatia, na relação terapêutica, 96, 96f
Empresas de revisão de utilização, 21
EMT. *Ver* Estimulação magnética transcraniana
Encoprese, 448
Enfermagem culturalmente competente, 138
Enfermagem psicossocial
	na saúde pública e no atendimento domiciliar, 86-88
Enfermagem psiquiátrica
	áreas de prática, 25q
	fenômenos de preocupação, 23, 23q
	padrões de atendimento, 22-23, 23q-24q
	perspectivas históricas, 22-23
	preocupações dos alunos, 25-26, 25f
	questões de autopercepção, 26-27
Enfermeiro
	papel do
		na pesquisa e na educação, 38, 38f
		na relação terapêutica, 65
Entendimento (*insight*)
	na demência, 467
	na depressão, 307
	na esquizofrenia, 280
	na investigação psicossocial, 155q, 158
	no abuso de substância, 378
	no *delirium*, 458-459
	no TDAH, 432
	no TOC, 257
	no transtorno bipolar, 317
	no transtorno da personalidade antissocial, 342
	no transtorno da personalidade *borderline*, 347
	no transtorno de pânico, 252
	no transtorno psiquiátrico relacionado com abuso e violência, 213
	nos transtornos da alimentação, 397
	nos transtornos da conduta, 439
	nos transtornos somatoformes, 416
Entrevista, para investigação psicossocial, 154
Enurese, 448
Episódio maníaco, 295-296
	diagnóstico de, 313
	início e curso clínico, 313
	processo de enfermagem, 317-322
		análise de dados, 318-319
		avaliação, 322
		identificação de resultados, 318-319
		intervenção, 318-322
		investigação de, 317-319
	teorias psicodinâmicas, 296
Episódios de desentendimento, 410t
Equipes interdisciplinares, 85-87, 86-87q
Erva-de-são-joão, 52
Escala compulsivo-obsessiva de Yale-Brown, 258q-259q
Escala de Atribuição de Pontos do SNAP-IV para Pais e Professores, para transtornos na infância e na adolescência, 444-446q
Escala de Hamilton de classificação, para depressão, 309-310t
Escala de movimentos involuntários anormais (AIMS), 273, 273q
Escitalopram, 300t
Espancamento, 175
Esquiva, nas relações terapêuticas, 107
Esquizofrenia, 19
	considerações culturais, 269-270
	considerações para idosos, 288
	cuidados na comunidade, 288
	curso clínico, 267-268
	etiologia, 268-270
	instruções ao cliente e à família, 285t, 287t
	Manual diagnóstico e estatístico de transtornos mentais (DSM-IV-TR), 266, 489
	padrões incomuns de fala de clientes com, 276q
	plano de cuidados para, 277-278
	processo de enfermagem
		análise de dados, 281
		avaliação, 287-288
		identificação de resultados, 281-282
		intervenção, 282-287, 282t
		investigação, 273-280
	promoção da saúde mental, 288-289
	psicofarmacologia, 269-270
		efeitos colaterais, 271, 272t, 273-274
		lista de fármacos, 271t
		terapia de manutenção, 269-271
	sintomas negativos ou leves, 266
	sintomas positivos ou pesados, 266
	tipos de, 266-267
	transtornos relacionados, 268
	tratamento, 269-274
	tratamento psicossocial, 273-274
Estabilizadores do sistema da dopamina, 39
Estágio da exaustão, do estresse, 241
Estágio de reação de alarme, do estresse, 241
Estágio de resistência, estresse, 241
Estágios da vida
	de Sullivan, 62-64, 63t
Estágios do desenvolvimento
	cognitivo de Piaget, 62
	grupos, 70-71
	psicossexual de Freud, 59, 61t
	psicossocial de Erikson, 61-62, 62t
Estágios do luto de Kubler-Ross, 221
Estágios do pesar de Engel, 221
Estimulação magnética transcraniana (EMT), 304
Estimulantes, 49-50
	abuso de, 368-369
	dosagem, 50, 51t
	efeitos colaterais, 50
	instruções ao cliente, 50
	mecanismo de ação, 50
Estratégias de enfrentamento, para transtornos somatoformes, 417, 418
Estratégias de enfrentamento com foco no problema, 417, 418

Estratégias de enfrentamento focalizadas na emoção, 417, 418
Estresse, 241-246
    doença relacionada, 245
    estágio da reação de alarme, 241
    estágio de exaustão, 241
    estágio de resistência, 241
    na doença mental, 38
Estrutura familiar, na investigação cultural, 138-139, 140-141t
Estupro
    definido, 204
    dinâmica do, 205-206
    intervenção, 206-207
    investigação de, 206
    mitos comuns, 206q
    tratamento, 206-207
Ética
    código de, 174, 176q, 177
    definida, 175
    princípios de, 175-176
    questões de autopercepção, 177
Exame de atitudes alimentares, 398q
Exercício de esclarecimento de valores, 99q
Exibicionismo, 511
Exposição, 247, 256
Expressão facial, na comunicação, 122

F

Fala pressionada, 295
Fármacos ansiolíticos, 48-49, 49t, 244t
    abuso de, 368-369
    benzodiazepínicos, 48-49, 49t
    efeitos colaterais, 48-49
    fármacos canadenses, 501
    instruções ao cliente, 49
    lista de, 49t
    mecanismos de ação, 48
Fármacos anticonvulsivantes, para transtorno bipolar, 315-316
    ácido valproico, 316, 316t
    carbamazepina, 316, 316t
    clonazepam, 316, 316t
    gabapentina, 316, 316t
    topiramato, 316, 316t
Fármacos antidepressivos, 43-46, 44t
    atípicos, 300, 302t
    cíclicos, 299, 300
        efeitos colaterais, 45
        lista de, 44t
        overdose de, 303
    efeitos colaterais de, 45-46
    fármacos canadenses, 500-501
    inibidores da monoaminoxidase (IMAOs), 300, 301, 302t
        efeitos colaterais de, 45-46
        interações com alimentos, 45-46, 46q
        interações de fármacos, 46, 303q
        lista de, 44t
        mecanismo de ação, 45
        overdose de, 303q
    inibidores seletivos da recaptação de serotonina (ISRSs)
        efeitos colaterais de, 45
        interações de fármacos, 46
        lista de, 44t, 300t
        mecanismo de ação, 45, 299
    instruções ao cliente, 46
    interações de fármacos, 46
    lista de, 44t
    mecanismo de ação de, 45
    na demência, 465
    risco de suicídio e, 45
    tetracíclicos, 300
    tricíclicos, 299, 300, 301t
Fármacos antipsicóticos, 39-43, 40t, 269-270, 271t
    efeitos colaterais, 40-43, 272t
        anticolinérgicos, 42
        aumento do peso, 42, 272t
        convulsões, 272t, 273-274
        discinesia tardia (DT), 42, 272t, 273
        instruções ao cliente e à família, 287t
        síndrome neuroléptica maligna (SNM), 41-42, 273-274
        sintomas extrapiramidais (SEPs), 40-41, 271, 272, 272t
    fármacos canadenses, 500
    injeção *depot*, 40
    instruções ao cliente e à família, 43
    mecanismo de ação, 39-40
    para comportamento agressivo, 183-184
    para demência, 465
    para esquizofrenia, 268-271
Fármacos para estabilizar o humor, 46-48
    anticonvulsivos como, 46-47
    dose, 47
    efeitos colaterais, 47-48
    fármacos anticonvulsivos, 315-316, 316t
    instruções ao cliente, 48
    lítio, 46-47, 315
        toxicidade, 315-316, 320-321t
    mecanismo de ação, 47
Fármacos psicotrópicos, 19, 38
Fase crítica, no comportamento agressivo, 189
Fase de desencadeamento, 181
Fase de escalada, no comportamento agressivo, 189q
Fase de identificação, da relação terapêutica, 64t, 65
Fase de investigação, da relação terapêutica, 64t, 65
Fase de orientação, da relação terapêutica, 64t, 65
Fase de recuperação, no comportamento agressivo, 190
Fase de resolução, da relação terapêutica, 64t, 65
Fase pós-crise, no comportamento agressivo, 190
Fases de Bowlby do pesar, 221
Fatores imunovirais, esquizofrenia, 268-270
Fatores individuais, na saúde mental
    autoeficiência, 136
    desenvolvimento psicossocial, 134, 134t
    espiritualidade, 137
    genética e hereditariedade, 134, 135
    idade, 134, 135t
    práticas de saúde, 135
    resiliência, 136-137
    resistência, 136
    resposta a fármacos, 135-136
    riqueza de recursos, 136-137
    saúde física, 135
Fatores interpessoais
    apoio à família, 138
    redes sociais, 138
    sentimento de pertencimento, 137-138
    suporte social, 138
Fatores neuroanatômicos
    esquizofrenia, 268-269
Fatores neuroquímicos
    esquizofrenia, 268-269
FDA. *Ver* U.S. Food and Drug Administration (FDA)
Fetichismo, 511
Fetichismo travestido, 511
Fibrose cística, 37
Fidelidade, 175
Filipinos
    considerações culturais, 138-140t, 144-145, 225-226
Fingimento, 408

Fixação, como mecanismo de defesa do ego, 60t
Flexibilidade congelada, 156, 266
Flufenazina decanoato, 40
Fluoxetina, 44, 299, 300t
Flurazepam, 48, 49t
Fobia específica, 247
Fobia social, 247
Fobias, 254-256
　definidas, 254
　início e curso clínico, 255
　sintomas de, 247
　social
　　sintomas de, 247
　tratamento de, 255-256
Formação de reação, como mecanismo de defesa do ego, 60t
Fortalecimento, na comunicação terapêutica, 127-128
Frankl, Viktor, logoterapia, 68t, 69
Freud, Sigmund, 407
　teoria psicanalítica, 58-59, 59f, 61
　tratamento de transtornos mentais e, 18-19
Frotteurismo, 511
Fuga de ideias, 156, 295
Fuga dissociativa, 210
Funcionamento executivo, 462
Funcionamento intelectual, 158

G

GABA. *Ver* Ácido gama-aminobutírico; Ácido γ-aminobutírico
Gabapentina, 47, 316, 316t
Ganho primário, 250
Ganhos primários, nos distúrbios somatoformes, 409
Ganhos secundários, 250
　nos distúrbios somatoformes, 409
Gerenciamento de caso, 21
Ginkgo biloba, 52
Glasser, William, 68t, 69
Glutamato, 35, 35t
Grupo étnico, considerações culturais por
　afro-americanos, 138-140t, 143
　árabe-americanos, 138-140t, 143-144
　cambojanos, 138-140t, 144
　chineses, 138-140t, 144
　cubanos, 138-140t, 144
　filipinos, 138-140t, 144-145
　haitianos, 138-141t, 145
　índios norte-americanos, 138-140t, 143
　méxico-americanos, 138-141t, 145
　nipo-americanos, 138-141t, 145
　porto-riquenhos, 138-141t, 145-146
　russos, 138-141t, 146
　sul-asiáticos, 138-141t, 146
　vietnamitas, 138-141t, 145
Grupos, 70-73
　abertos, 71-72
　definidos, 70-71
　estágios de desenvolvimento de, 70-71
　fechados, 71-72
　liderança, 70-72
　papéis nos, 71-72
　terapia em, 71-73
Grupos abertos, 71-72
Grupos de apoio, 72-73
Grupos de autoajuda, 72-73
Grupos educativos, 72-73
Grupos fechados, 71-72

H

Habilidades sociais
　para esquizofrênicos, 286

Haitianos
　considerações culturais, 138-141t, 145, 225-226
　rituais de luto, 225-226
Haloperidol, 19
　no comportamento agressivo, 183
Haloperidol decanoato, 40
Health Care Finance Administration, 22
Hidroxizina, 48
Hiperexcitação, 208
Hipersonia, 508
Hipnóticos, abuso de, 368-369
Hipocampo, 33
Hipocondria, 408
　plano de cuidados para, 411-414
Hipomania, 296
Hipotálamo, 33
Hispano-americanos
　considerações culturais, 225-226
　rituais de luto, 225-226
Histamina, 35, 35t
Histeria, 406-407
Homeostase, 229
Hospitalização, 80-81
　agendada, 80
　considerações legais
　　involuntária, 171
　　liberação, 171
　　tratamento ambulatorial obrigatório, 172
　diagnóstico duplo, 81
　gerenciamento de caso, 81
　longas permanências, 80-81
　parcial, 81-82, 81-82q
　permanências breves, 80
　planejamento da alta, 81
Hostilidade, 180
Humanismo, 66
Humor
　definido, 156
　na demência, 466
　na depressão, 304
　na esquizofrenia, 275
　na investigação psicossocial, 155q, 156
　no abuso e na violência, 213
　no *delirium*, 458
　no TDAH, 432
　no TOC, 257
　no transtorno bipolar, 317
　no transtorno da conduta, 439
　no transtorno da personalidade antissocial, 342
　no transtorno da personalidade *borderline*, 347
　no transtorno do pânico, 251-252
　nos distúrbios somatoformes, 415
　nos transtornos da alimentação, 396-397
Hwa-byung, 183, 410t

I

Id, 58, 59f
Idade, na resposta do cliente à doença, 134, 135t
Ideias de referência, 156-157, 280
Ideias suicidas, 322, 324q
Identificação, como mecanismo de defesa do ego, 60t
IES. *Ver* Institute of Education Sciences
Imagem por ressonância magnética (IRM), do cérebro, 35-36
IMAOs. *Ver* Inibidores da monoaminoxidase
Imipramina, 301t
Inalantes, abuso de, 371
Inconsciente, na teoria psicanalítica, 59
Indicadores
　explícitos, 121

implícitos, 121
na comunicação, 123
vocais, 123
Indicadores de alerta originários do cuidador, 204, 204q
Indicadores de negligência, 204, 204q
Indicadores vocais, na comunicação, 123
Índios norte-americanos
    considerações culturais, 138-139t, 143, 225-226
Inibidores da monoaminoxidase (IMAOs), 300, 301, 302t
    efeitos colaterais, 45-46
    interações com alimentos, 45-46, 46q
    interações com fármacos, 46, 303q
    lista de, 44t
    mecanismo de ação, 45
    overdose de, 303q
Inibidores seletivos de recaptação da serotonina (ISRSs), 249-250
    efeitos colaterais, 45
    interações de fármacos, 46
    lista de, 44t, 300t
    mecanismo de ação, 45, 299
Injeção depot, fármacos antipsicóticos, 40, 269-270
Input familiar, na investigação psicossocial, 154
Inserção de pensamentos, 157, 276
Insônia, 508
Institute of Education Sciences (IES), 207
Instruções ao cliente e à família
    em abuso de substância, 379-380q
    no delirium, 460q
    no transtorno da conduta, 443, 443q
    no transtorno da personalidade borderline, 350q
    nos transtornos da alimentação, 400, 400q
    nos transtornos da personalidade antissocial, 346, 346q
    nos transtornos somatoformes, 416-417, 417q
    sobre fármacos antipsicóticos, 43
    sobre mania, 321q
Intelectualização, como mecanismo de defesa do ego, 60t
Interações de fármacos
    fármacos antidepressivos e, 46
Interesse genuíno
    na relação terapêutica, 95-96
Internalização
    definida, 409
    nos transtornos somatoformes, 409
Interpersonal Relations in Nursing, 22
Interpersonal Techniques: The Crux of Psychiatric Nursing, 22
Intervenção, no comportamento agressivo, 188
Intervenção na crise, 69-70
Intervenções mente-corpo, 72-73
Intervenções psicossociais, enfermagem, 74
Intoxicação, 363
    por álcool, 366
    por alucinógenos, 370-371
    por ansiolíticos, 368
    por estimulantes, anfetaminas e cocaína, 368-369
    por hipnóticos, 368
    por inalantes, 371
    por maconha, 368-370
    por opioides, 370
    por sedativos, 368
Introjeção, como mecanismo de defesa do ego, 60t
Inundação, 255
Investigação
    análise de dados, 159, 161
    avaliação global do funcionamento (AGF), 162, 163q
    componentes da
        alterações sensório-perceptivas, 155q, 158
        aparência geral, 155q, 156
        autoconceito, 155q, 158-159
        autocuidado, 155q, 159

comportamento motor, 155q, 156
entrevista, 154
história, 154-156, 155q
humor e afeto, 156
julgamento e compreensão, 155q, 158
papéis e relacionamentos, 155q, 159
processo e conteúdo do pensamento, 155q, 156-157
processo sensorial e intelectual, 155q, 157-158
da demência, 466-467
de risco de suicídio, 157, 157q
de transtornos somatoformes, 415-416, 415q
diagnósticos psiquiátricos, 162
do delirium, 456, 458-459
do transtorno da conduta, 439
do transtorno de déficit de atenção/hiperatividade (TDAH), 432-433
exame do estado mental, 162, 164
exames psicológicos, 161, 162, 162t
fatores que influenciam, 153
no comportamento agressivo, 187-188
questões de autopercepção, 164
Investigação cultural, 138-139, 138-139q, 140-141t
    comunicação, 142
    controle ambiental, 142
    distância física, 142
    organização social, 142
    orientação no tempo, 142
    variações biológicas, 142
IRM. Ver Imagem por ressonância magnética
Isocarboxazida, 44t, 302t
ISRS. Ver Inibidor seletivo de recaptação da serotonina

J

JCAHO. Ver Joint Commission on Accreditation of Healthcare Organizations
Jogo criativo, 431, 432
Jogo dramático, 431
Jogo terapêutico, 431
Joint Commission on Accreditation of Healthcare Organizations (JCAHO), 190
Julgamento
    na demência, 467
    na depressão, 307
    na esquizofrenia, 280
    na investigação psicossocial, 155q, 158
    no abuso de substância, 378
    no delirium, 458-459
    no TDAH, 432
    no TOC, 257
    no transtorno bipolar, 317
    no transtorno da personalidade antissocial, 342
    no transtorno da personalidade borderline, 347
    no transtorno do pânico, 252
    no transtorno psiquiátrico relacionado a abuso e violência, 213
    nos transtornos da alimentação, 397
    nos transtornos da conduta, 439
    nos transtornos somatoformes, 416
Justiça, 175

K

Kava, 52
Khmer, 144
Koro, 248, 410t
Kraepelin, Emil, 18-19

L

La belle indifférence, 408
Lamotrigina, 47
Lares adotivos para adultos, 81-82

Latência de resposta, 275, 304
Lembranças reprimidas, 210
Lesão, 175
Levometadil, 373, 374t
Libido, 59
Liderança
  grupo, 70-72
Limites
  na comunicação terapêutica, 113-114
  na relação terapêutica, 105-106, 106t
  no transtorno da personalidade *borderline*, 349
Linguagem corporal, na comunicação, 122-123
Lítio, 19
  dose, 47
  efeitos colaterais, 47-48
  mecanismo de ação, 47
  no comportamento agressivo, 183
  nos transtornos bipolares, 315
    toxicidade, 315-316, 320-321t
Lobo frontal, 32, 32f, 33f
Lobo occipital, 32, 32f, 33f
Lobo parietal, 32, 32f, 33f
Lobo temporal, 32, 32f, 33f
Locais de tratamento, 80-83
  atendimento transitório, 83
  hospitalização, 80-81
  hospitalização parcial, 81-82, 81-82q
  questões de autopercepção, 87-88
  tipo residência, 81-83, 81-82q
Locais de tratamento como moradia, 81-82, 81-82q
Locura, 269-270
Logoterapia, 68t, 69
Lorazepam, 41t, 49t, 183, 244t, 272, 374
  no comportamento agressivo, 183
Ludoterapia, 431
Luto, 219-221

M

Maconha, abuso de, 368-370
MADD. *Ver* Mothers Against Drunk Driving
Mania, 295
  instruções ao cliente e à família, 321q
  intervenções de enfermagem, 318-319q
  sintomas de, 315q
Manual diagnóstico e estatístico de transtornos mentais (DSM-IV-TR), 17-18
  classificação, 485-492
  objetivos do, 17
  sistema de classificação multiaxial, 17-18
Maslow, Abraham
  autorrealização, 66
  hierarquia das necessidades de, 66
Masoquismo sexual, 511
Mecanismos de defesa, 248
Mecanismos de defesa do ego, 59, 60t-61t
Medicação. *Ver* Psicofarmacologia
Medicaid, 22
Medicare, 22
Medicina complementar, 72-73
Medicina complementar e alternativa (CAM), 72-73
Medidas de higiene do sono, 509
Medo, 247, 250
Medula oblongata, 32f, 33, 33f
Meia-vida, de fármaco, 38
Mellow, June, 22
Memória, investigação da, 157
Mensagens abstratas, 115
Mensagens concretas, 115
Meperidina, 45
Meprobamato, 244t, 249-250t

Mesencéfalo, 32f, 33
Mesoridazina, 43
Metilfenidato, 50, 51t
México-americanos
  considerações culturais, 138-141t, 145
Miastenia grave, 35
Mirtazapina, 300, 302t
Modalidades de tratamento
  atendimento na comunidade, 70
  grupos, 70-73
    definido, 70-71
    estágios de desenvolvimento, 70-71
    liderança, 70-72
    papéis em, 71-72
    terapia em, 71-73
  medicina complementar e alternativa (CAM), 72-74
  psicoterapia individual, 70-71
  reabilitação psiquiátrica, 74
Modelo casa-clube
  para reabilitação psiquiátrica, 83-84
Modelo de descarga transitória, 83
Modificação do comportamento, 67
Mothers Against Drunk Driving (MADD), 72-73
Muçulmano-americanos
  considerações culturais, 225-226
  rituais de luto, 225-226
Mutismo seletivo, 449

N

NAMI. *Ver* National Alliance for the Mentally Ill
Não benzodiazepínico, 48
Não maleficência, 175
Narcolepsia, 508
National Alliance for the Mentally Ill (NAMI), 72-73
National Center for Complementary and Alternative Medicine (NCCAM), 72-73
National Center for Education Statistics (NCES), 207
National Institute of Mental Health (NIMH), 19
NCCAM. *Ver* National Center for Complementary and Alternative Medicine
NCES. *Ver* National Center for Education Statistics
Nefazodona, 46, 300, 302t
Negação, como mecanismo de defesa do ego, 60t
Negação adaptativa, 232
Neurolépticos. *Ver* Fármacos antipsicóticos
Neurotransmissão, 33-34, 34f
  anormal, 34, 34f
Neurotransmissores, 33-35
  acetilcolina, 35, 35t
  ácido gama-aminobutírico (GABA), 35, 35t
  definidos, 33-34
  dopamina, 34, 35t
  epinefrina, 34, 35t
  funções dos, 33-34, 34f
  glutamato, 35, 35t
  histamina, 35, 35t
  norepinefrina, 34, 35t
  serotonina, 35, 35t
NIMH. *Ver* National Institute of Mental Health
Nipo-americanos
  considerações culturais, 138-141t, 145, 225-226
Níveis de ansiedade
  na relação terapêutica, 65-66, 65t
Nomes comerciais de fármacos mexicanos, 507
Nomes de fármacos canadenses, 500-506
Norepinefrina, 34, 35t
Nortriptilina, 301t
Nursing Mental Diseases, 22
Nursing Therapy, 22

O

Obesidade, 386
Objetivos de Saúde Mental do Healthy People 2010, 21q
Observação
    na comunicação terapêutica, 114-115
Obsessões, 256
Olanzapina, 42
Opioides, abuso de, 370
Opistótono, 41
Ordem de contenção, 198
Organização Mundial da Saúde
    saúde definida pela, 16-17
Orientação, definida, 157
Ouvir ativamente
    na comunicação terapêutica, 114-115
Overdose
    de álcool, 366
    de alucinógenos, 370-371
    de ansiolíticos, 368
    de estimulantes, anfetaminas e cocaína, 368-369
    de hipnóticos, 368
    de inalantes, 371
    de maconha, 368-370
    de opioides, 370
    de sedativos, 368
Oxazepam, 49t, 244t, 249-250t
Oxcarbazepina, 47

P

Padrões Canadenses de Prática de Enfermagem em Psiquiatria e Saúde Mental, 496-499
Padrões de Carper do conhecimento de enfermagem, 100, 100q
Palilalia, 462
Paliperidona, 39, 40t
Papéis e relacionamentos
    na demência, 467
    na depressão, 308
    na esquizofrenia, 180
    na investigação psicossocial, 155q, 159
    no abuso de substância, 378
    no *delirium*, 458-459
    no TDAH, 433
    no TOC, 257
    no transtorno bipolar, 317-319
    no transtorno da conduta, 439
    no transtorno da personalidade antissocial, 342
    no transtorno da personalidade *borderline*, 348
    no transtorno do pânico, 253
    no transtorno psiquiátrico relacionado a abuso e violência, 213-214
    nos transtornos da alimentação, 397
    nos transtornos somatoformes, 416
Papel diretivo, na comunicação terapêutica, 126
Papel não diretivo, na comunicação terapêutica, 125-126
Parafilias, 510-511
    Manual diagnóstico e estatístico de transtornos mentais (DSM-IV-TR), 490-491
Parassonias, 508
    Manual diagnóstico e estatístico de transtornos mentais (DSM-IV-TR), 490-491
Paroxetina, 300t
PATH. *Ver* Projects for Assistance in Transition from Homelessness
Pavlov, Ivan
    condicionamento clássico, 67
Pedofilia, 511
Pensamento abstrato, 158
Pensamento circunstancial, 156
Pensamento tangencial, 157
Pensamentos subconscientes, na teoria psicanalítica, 58-59

Peplau, Hildegard, 22
    sobre níveis de ansiedade, 65-66, 65t
    sobre relação terapêutica, 64-65, 64t
Perda
    tipos de, 220-221
Período do Iluminismo, 18
Perls, Frederick, 68t, 69
Perseguição, 199
Personalidade, componentes da, 58-59, 59f
Pesar. *Ver também* Processo de pesar
    desautorizado, 227
    respostas ao
        cognitivas, 223
        comportamentais, 224
        emocionais, 223-224
        espirituais, 224
        psicológicas, 225
    vinheta clínica, 224q
Pesar antecipado, definido, 219
Pesar complicado, 227-229
    fatores de risco, 228-229
    singularidade do, 229
    suscetibilidade a, 228
Pesar desautorizado, 227
Pesquisa, papel do enfermeiro em, 38, 38f
PET. *Ver* Tomografia por emissão de pósitrons
Phillippe Pinel, 18
PHPs. *Ver* Programas de hospitalização parcial
Piaget, Jean
    estágios do desenvolvimento cognitivo de, 62
Pica, 447-448
Plano de cuidados
    para abuso de substância, 375q-376q
    para bulimia nervosa, 393q-396q
    para *delirium*, 457-458
    para demência, 468-469
    para esquizofrenia, 277-278
    para hipocondria, 411-414
    para pesar, 234-235
    para transtorno da personalidade antissocial, 343-344
    para transtorno de conduta, 440-441
    para transtorno de déficit de atenção/hiperatividade (TDAH), 434-435
    para transtornos de ansiedade, 244-245
    para transtornos somatoformes, 411-414
Polidipsia, 281
Ponte, 32f, 33, 33f
Porto-riquenhos
    considerações culturais, 138-141t, 145-146
Potência, de fármacos, 38
Precauções contra o suicídio, 308, 325
Pré-consciente, na teoria psicanalítica, 58-59
Prejuízo da memória, e demência, 462. *Ver também* Demência
Preocupações de estudante, relacionadas à enfermagem psiquiátrica, 25-26, 25f
Presença atenta, 229
Prevenção de resposta, 256
Prisão ilegal, 175
Prisioneiros, doença mental e, 85-86
Processo de esclarecimento de valores, 96-98, 96-97f
Processo de pensamento
    definido, 156
    na demência, 466
    na depressão, 304, 307
    na esquizofrenia, 275, 276
    na investigação psicossocial, 155q, 156-157
    no abuso de substância, 378
    no *delirium*, 458
    no TDAH, 432
    no TOC, 257

no transtorno bipolar, 317
no transtorno da conduta, 439
no transtorno da personalidade antissocial, 342
no transtorno da personalidade *borderline*, 347
no transtorno do pânico, 251-252
nos transtornos da alimentação, 397
nos transtornos psiquiátricos relacionados com abuso e violência, 213
nos transtornos somatoformes, 415, 416
Processo de pesar, 219-246
    antecipado, 219
    complicado, 227-229
    considerações culturais, 225-227
    dimensões do, 222-225
    estágios do, 222-223t
    pesar complicado, 227-229
        fatores de risco, 228-229
        singularidade do, 229
        suscetibilidade ao, 228
    plano de atendimento para, 234-235
    processo, 220-221
    processo de enfermagem
        análise de dados, 232
        avaliação, 236
        identificação de resultados, 232
        intervenções, 232-234, 233t
        investigação, 229-232
    questões de autopercepção, 236
    sintomas de, 230q
    tarefas do, 222-223
    teorias do, 221-223, 222-223t
Processo de transmissão intergeracional, 196
Processos intelectuais
    na demência, 466-467
    na depressão, 307
    na esquizofrenia, 279-280
    na investigação psicossocial, 155q, 157-158
    no abuso de substância, 378
    no *delirium*, 458-459
    no TDAH, 432
    no TOC, 257
    no transtorno bipolar, 317
    no transtorno da personalidade antissocial, 342
    no transtorno da personalidade *borderline*, 347
    no transtorno de pânico, 252
    no transtorno psiquiátrico relacionado com abuso e violência, 213
    nos transtornos da alimentação, 397
    nos transtornos da conduta, 439
    nos transtornos somatoformes, 416
Professor, enfermeiros como, 107
Programa de ação para profissionais vítimas de agressão, 190
Programas de hospitalização parcial (PHPs), 81-82, 81-82q
Projeção, como mecanismo de defesa do ego, 60t
Projects for Assistance in Transition from Homelessness (PATH), 84-85
Projeto Genoma Humano, 37
Promoção da saúde mental
    abuso de substância, 380-382
    na esquizofrenia, 288-289
    nos transtornos da alimentação, 401
    nos transtornos da personalidade, 357
    nos transtornos de ansiedade, 249-250
Propranolol, 48
Protesto, 221, 222-223t
Proxemia, 113
Pseudoparkinsonismo, 41, 271
Psicocirurgia, 22
Psicofarmacologia, 38-51
    considerações culturais, 51-52
    desenvolvimento de, 19

diretrizes de tratamento, 39
dissulfiram, 50-51
estimulantes, 49-50, 51t
fármacos ansiolíticos, 48-49, 49t
fármacos antidepressivos, 43-46, 44t
fármacos antipsicóticos, 39-43, 40t
fármacos estabilizadores do humor, 46-48
questões de autopercepção, 52
Psicoimunologia, 38
Psicose, 267
Psicose pós-parto, 296
Psicossomático, definido, 406
Psicoterapia
    de grupo, 70-73
    depressão, 303
    grupos, 71-72
    individual, 70-71
    transtorno bipolar, 316, 317
    transtornos da personalidade, 337
Psicoterapia individual, 70-71

Q
Qi-gong, 269-270
Quebra do dever, 175
Questões de autopercepção
    com a comunicação terapêutica, 129-130
    com abuso de substância, 381-382
    com psicofarmacologia, 52
    com transtornos da alimentação, 401-402
    com transtornos da personalidade, 357
    ética, 177
    investigação, 164
    locais de tratamento, 87-88
    na enfermagem psiquiátrica, 26-27
    relação terapêutica e, 108-109
    suicídio, 328
    teorias psicossociais e, 74-75
    transtornos da infância ou adolescência, 449
    transtornos da personalidade, 357
    transtornos do humor, 327-328
    transtornos somatoformes, 418
Questões de controle, na violência familiar, 195-196
Questões de poder, na violência familiar, 195-196

R
Racionalização, como mecanismo de defesa do ego, 60t
Raiva. *Ver também* Comportamento agressivo
    início e curso clínico, 181
    supressão da, 181
    transtornos relacionados, 182
Reabilitação psiquiátrica, 74
    apoio da comunidade para, 83
    definida, 83
    metas de, 83q
    modelo casa-clube de, 83-84
    tratamento comunitário assertivo (ACT), 83-85, 83-84q
Reações distônicas, 271
Recaída
    sinais iniciais de, 285q
Receptores da dopamina, efeitos antipsicóticos nos, 39
Recuperação, definida, 225
Reenquadramento, 469, 472
Reestruturação positiva, 248
Reforço
    negativo, 68
    no condicionamento operante, 68
    positivo, 68

Regressão, como mecanismo de defesa do ego, 60t
Relação terapêutica, 94-109
　autorrevelação na, 103-104
　componentes da, 95-100
　　aceitação, 96-97
　　autopercepção, 96-100
　　confiança, 95, 95q
　　consideração positiva, 96-97
　　empatia, 96, 96f
　　interesse genuíno, 95-96
　comportamentos para evitar, 105-107
　　dependência do cliente, 106
　　esquiva, 107
　　limites inapropriados, 105-106
　　não aceitação, 107
　　solidariedade/aceitação, 106
　confidencialidade na, 103-104
　contratos entre enfermeiro e cliente, 103-104
　dever de alertar em, 103-104
　fases da, 64t, 65
　　orientação, 101-104, 102t
　　término, 102t, 105
　　trabalho, 22t, 103-105
　níveis de ansiedade na, 65-66, 65t
　padrões de conhecimento em, 99-100
　papel do enfermeiro na, 65, 107-108
　questões de autopercepção, 108-109
　sinais de alerta de abuso, 107q
　transferência na, 105
　uso terapêutico do self, 98-99
Relação terapêutica enfermeiro-paciente, 64-65, 65t
Relacionamento íntimo, 101
Relacionamento social, 100-101
Relações. *Ver também* Relação terapêutica
　íntimas, 101
　sociais, 100-101
　terapêuticas, 101
Reorganização, 225
Representar, 182
Repressão, como mecanismo de defesa do ego, 60t
Resistência, como mecanismo de defesa do ego, 60t
Retardo mental, 425-426, 425q
　Manual diagnóstico e estatístico de transtornos mentais (DSM-IV-TR), 485
Retardo psicomotor, 156, 275, 304
Retiro, 18
Richards, Linda, 22
Risco de suicídio
　fármacos antidepressivos e, 45, 327q
　identificação de resultados, 325
　intervenções, 325
　investigação do, 322, 324-325
　nos idosos, 326
　promoção da saúde mental, 327
　sistema de apoio para, 325
Risperidona, 39, 40t
Rogers, Carl
　terapia centrada no cliente, 66-67
Russos
　considerações culturais, 138-141t, 146

S

Sadismo sexual, 511
Salada de palavras, 157, 275
Sangue dormido, 410t
Saúde, definida pela OMS, 16-17
Saúde mental
　definida, 16-17
　fatores, 17

Sedativos, abuso de, 368-369
Self, uso terapêutico do, 98-99
Sensorial
　na demência, 466-467
　na depressão, 307
　na esquizofrenia, 279-280
　na investigação psicossocial, 155q, 157-158
　no abuso de substância, 378
　no *delirium*, 458-459
　no TDAH, 432
　no TOC, 257
　no transtorno bipolar, 317
　no transtorno da conduta, 439
　no transtorno da personalidade antissocial, 342
　no transtorno da personalidade *borderline*, 347
　no transtorno do pânico, 342
　no transtorno psiquiátrico relacionado a abuso e violência, 213
　nos transtornos da alimentação, 397
　nos transtornos somatoformes, 416
SEPs. *Ver* Sintomas extrapiramidais
Serotonina, 35, 35t
Sertralina, 300t
Serviços de apoio na comunidade, 74
Shenjing shuairuo, 410, 410t
Silêncio, na comunicação, 123
Sinapse, 33
Síndrome da abstinência, 363
Síndrome da serotonina, 46, 303q
Síndrome de adaptação geral, 241
Síndrome de Korsakoff, 474
Síndrome de Munchausen, 409
Síndrome neuroléptica maligna (SNM), 41-42, 273-274
Síndromes associadas à cultura, 410t
Sintomas extrapiramidais (SEPs), 40-41, 271
　acatisia, 41
　distonia aguda, 41
　fármacos para tratamento, 41t
　pseudoparkinsonismo, 41
Sistema de apoio
　para risco de suicídio, 325
Sistema imunológico, doença mental e, 38
Sistema multiaxial
　Manual diagnóstico e estatístico de transtornos mentais (DSM-IV-TR), 491-492
Sistema nervoso
　central, 32-33
　neurotransmissores, 33-35
　sistema límbico, 33
Sistema nervoso central (SNC)
　cerebelo, 32-33, 32f, 33f
　cérebro, 32, 32f, 33f
　sistema límbico, 33
　tronco cerebral, 32f, 33, 33f
Sistemas médicos alternativos, 72-73
Situação socioeconômica, na resposta do cliente à doença, 142-143
Skinner, B.F.
　condicionamento operante, 67-68
SNC. *Ver* Sistema nervoso central
SNM. *Ver* Síndrome neuroléptica maligna
Sobreviventes, 195-196
Social Security Disability Income (SSDI), 19
Sodomia, 197
Solução de problemas
　na comunicação terapêutica, 127-128
Somatização, definida, 407
SPECT. *Ver* Tomografia computadorizada por emissão de fóton único
SSDI. *Ver* Social Security Disability Income
SSI. *Ver* Supplemental Security Income

Sublimação, como mecanismo de defesa do ego, 60t
Substância controlada
  classificação de fármacos conforme o Act, 495
Substituição, como mecanismo de defesa do ego, 61t
Suicídio, 322-326
  assistido, 326
  definido, 322
  incidência, 322
  mitos e fatos sobre, 323q
  questões de autopercepção, 328
  reação da família, 325-326
  resposta do enfermeiro, 326
  tentativa de, 322
Suicídio assistido, 326. *Ver também* Suicídio
Sul-asiáticos
  considerações culturais, 138-141t, 146
Sullivan, Harry Stack
  estágios da vida de, 62-64, 63t
  terapia do meio, 62-64
Superego, 58, 59f
Suporte emocional, na demência, 471
Supplemental Security Income (SSI), 19
Supressão, como mecanismo de defesa do ego, 61t

T

Tálamo, 33
TAS. *Ver* Transtorno afetivo sazonal
TC. *Ver* Tomografia computadorizada
TDAH. *Ver* Transtorno de déficit de atenção/hiperatividade
Técnicas de ancoragem (*grounding*), 214
Técnicas de imagem do cérebro, 35-37, 35-36t
  limitações das, 35-36
  tipos de, 35-37
Temazepam, 48, 49t
Teoria psicanalítica, 58-61, 59f
  análise de sonhos, 59
  componentes da personalidade, 58-59, 59f
  contratransferência, 59, 61
  estágios do desenvolvimento psicossexual, 59, 61t
  livre associação, 59
  mecanismos de defesa do ego, 59, 60t-61t
  pensamentos subconscientes, 58-59
  prática atual, 61
  sobre transtornos de ansiedade, 248
  transferência, 59
Teorias biológicas
  dos transtornos do humor
    genéticas, 297-298
    neuroendócrinas, 297-298
    neuroquímicas, 297-298
  dos transtornos somatoformes, 410
Teorias comportamentais
  condicionamento clássico de Pavlov, 67
  condicionamento operante de Skinner, 67-68
  sobre transtornos de ansiedade, 248
Teorias do desenvolvimento, 61-62
  estágios cognitivos de Piaget, 62
  Estágios psicossociais de Erikson, 61-62, 62t
Teorias existenciais, 68-69, 68t
  logoterapia, 68t, 69
  terapia cognitiva, 68-69
  terapia *Gestalt*, 68t, 69
  terapia da realidade, 68t, 69
  terapia racional-emotiva, 68t, 69
Teorias humanistas, 66-67
  hierarquia das necessidades de Maslow, 66, 66f
  terapia de Roger centrada no cliente, 67-68
Teorias interpessoais, 62-66
  estágios de vida de Sullivan, 62-64, 63t

relacionamento terapêutico de Peplau, 64-66, 64f, 64t
  sobre transtornos de ansiedade, 248
Teorias neurobiológicas
  no comportamento agressivo, 182
  sobre as causas da doença mental
    genéticas, 37-38
    infecção, 38
    psicoimunologia, 38
Teorias neuroendócrinas, dos transtornos do humor, 297-298
Teorias neuroquímicas
  dos transtornos do humor, 297-298
  transtornos da ansiedade, 245-246, 248
Teorias psicodinâmicas, dos transtornos do humor, 297-298
Teorias psicossociais, 57-75
  considerações culturais, 70
  dos transtornos somatoformes, 409
  intervenção em crises, 69-70
  no comportamento agressivo, 183
  questões de autopercepção, 74-75
  teorias comportamentais, 67-68
  teorias do desenvolvimento, 61-62, 62t
  teorias existenciais, 68-69, 68t
  teorias humanistas, 66-67
  teorias interpessoais, 62-66
  teorias psicanalíticas, 58-59, 59f, 61
TEPT. *Ver* Transtorno do estresse pós-traumático
Terapia centrada no cliente, 66-67
Terapia cognitiva, 68-69
Terapia da fala, 80
Terapia *gestalt*, 68t, 69
Terapia da realidade, 68t, 69
Terapia de choque com insulina, 22
Terapia de grupo
  educação da família, 72-73
  família, 71-73
  grupos de apoio, 72-73
  grupos de autoajuda, 72-73
  grupos educativos, 72-73
  psicoterapia, 71-72
Terapia de reminiscências, para demência, 471
Terapia do meio, 80
  de Sullivan, 62-64
Terapia emotivo-racional, 68t, 69
Terapia familiar, 71-73
Terapias de base biológica, 74
Terapias energéticas, 74
Terapias manipulativas e baseadas no corpo, 74
Teste para Identificação de Transtornos por Uso de Álcool (AUDIT), 377, 377q
TIIC. *Ver* Transtorno da integridade da identidade corporal
Tioridazina, 43
TOC. *Ver* Transtorno obsessivo-compulsivo
Tolerância, a fármacos, 364
Tomada de decisão ética, 177
Tomografia axial computadorizada, 35-36
Tomografia computadorizada (TC), técnicas de imagem do cérebro, 35-36, 35-36f
Tomografia computadorizada por emissão de fóton único (SPECT), 35-37
Tomografia por emissão de pósitrons (PET), 35-37, 37f
Topiramato, 47, 316, 316t
Toque
  na comunicação terapêutica, 114
  tipos de, 114
Toque de apoio, para demência, 471
Toque de excitação sexual, 114
Toque de intimidade amorosa, 114
Toque do calor amigo, 114
Toque funcional-profissional, 114
Toque social educado, 114

Torcicolo, 41
Transferência, 59
Transtorno afetivo sazonal (TAS), 296
Transtorno alimentar noturno, 388
Transtorno autista, 426-427
Transtorno bipolar, 312-322
   curso clínico, 313
   instruções ao cliente e à família, 321-322, 321q
   mania. *Ver* Mania
   Manual diagnóstico e estatístico de transtornos mentais (DSM-IV-TR), 489-490
   processo de enfermagem, 317-322
      análise de dados, 318-319
      avaliação, 322
      identificação de resultados, 318-319
      intervenção, 318-322
      investigação do, 317-319
   psicofarmacologia, 315-316
      fármacos anticonvulsivantes, 315-316
      lítio, 315
   psicoterapia, 316, 317
Transtorno ciclotímico, 296
Transtorno conversivo, 407, 408
Transtorno da alimentação da primeira infância. *Ver* Alimentação e transtornos da alimentação
Transtorno da ansiedade da separação, 245-246, 448-449
Transtorno da conduta, 425q, 436-443
   causas de, 438
   classificação, 437
   considerações culturais, 438
   cuidados na comunidade, 443
   curso clínico, 437-438
   definido, 436-437
   instruções ao cliente e à família, 443, 443q
   plano de cuidados para, 440-441
   processo de enfermagem, 439-443
      análise de dados, 441
      avaliação, 443
      identificação de resultados, 441
      intervenção, 440-441, 441-443, 442-443q
      investigação, 439
   sintomas de, 437q
   tratamento de, 438-439
Transtorno da excitação sexual feminina, 510
Transtorno da integridade da identidade corporal (TIIC), 409
Transtorno da linguagem expressiva, 426
Transtorno da linguagem expressiva, 426
Transtorno da personalidade antissocial, 341-346
   definido, 341
   instruções ao cliente e à família, 346
   intervenções, 338t
   Manual diagnóstico e estatístico de transtornos mentais (DSM-IV-TR), 341q
   plano de cuidados para, 343-344
   processo de enfermagem, 341-346
      análise de dados, 342
      avaliação, 342, 345-346
      identificação de resultados, 342
      intervenção, 342, 345-346
      investigação, 341-342
   sintomas de, 338t
Transtorno da personalidade *borderline*, 346-350
   definido, 346
   instruções ao cliente e à família, 350q
   intervenções, 338t
   Manual diagnóstico e estatístico de transtornos mentais (DSM-IV-TR), 346q
   processo de enfermagem, 346-350
      análise de dados, 348
      avaliação, 350
      identificação de resultados, 348
      intervenções, 348-350
      investigação, 346-348
   sintomas, 338t
Transtorno da personalidade depressiva, 355-356
   curso clínico, 355
   definido, 355
   intervenções, 356t, 355-356
   sintomas, 38t
Transtorno da personalidade esquiva
   curso clínico, 352-353
   definido, 352
   intervenções, 338t, 353
   sintomas de, 338t
Transtorno da personalidade esquizoide
   curso clínico, 339-340
   definido, 339
   intervenções, 338t, 340
   sintomas, 338t
Transtorno da personalidade esquizotípica
   curso clínico, 340
   definido, 340
   intervenções, 338t, 340-341
   sintomas, 338t
Transtorno da personalidade histriônica, 351-352
   curso clínico, 351-352
   definido, 351-352
   intervenções, 338t, 351-352
   sintomas, 338t
Transtorno da personalidade narcisista
   curso clínico, 351-352
   definido, 351-352
   intervenções, 338t, 352
   sintomas, 338t
Transtorno da personalidade paranoide
   curso clínico, 338-339
   definido, 338
   intervenções, 338t, 339
   sintomas, 338t
Transtorno da personalidade passivo-agressivo
   curso clínico, 356
   definido, 356
   intervenções, 338t, 356
   sintomas, 338t
Transtorno da ruminação, 447-448
Transtorno das habilidades motoras, 425q, 426
   Manual diagnóstico e estatístico de transtornos mentais (DSM-IV-TR), 485
Transtorno de ansiedade generalizada, 247, 259-260
Transtorno de ansiedade induzido por substância, 245-246
Transtorno de Asperger, 427
Transtorno de aversão sexual, 510
Transtorno de déficit de atenção/hiperatividade (TDAH), 425q, 428-436
   causas do, 429-430
   considerações culturais, 430
   curso clínico, 429
   definido, 428
   do adulto, 429, 430q
   DSM-IV-TR, 485
   estratégias na escola e em casa para, 431, 432
   fármacos canadenses usados no, 502
   fármacos para tratamento do, 51q
   fatores de risco de, 430
   instruções ao cliente e à família, 436, 436q
   plano de cuidados para, 434-435
   processo de enfermagem, 432-436
      análise de dados, 433
      avaliação, 436
      identificação de resultados, 433
      intervenção, 432q, 433-436
      investigação, 432-433

psicofarmacologia, 430-431, 431t
 sintomas de, 429q
 tratamento do, 430-432
Transtorno de despersonalização, 210
Transtorno de esquizofrenia, 268
Transtorno de estresse agudo, 247
 em TEPT, 208
Transtorno de movimentos estereotipados, 449
Transtorno de personalidade dependente, 353-354
 curso clínico, 353
 definido, 353
 intervenções, 338t, 353-354
 sintomas, 338t
Transtorno de personalidade obsessivo-compulsivo, 354-355
 curso clínico, 48-355
 definido, 354
 intervenções, 46t, 355
 sintomas, 338t
Transtorno de pesadelos, 508
Transtorno de Rett, 427
Transtorno de somatização, 407
Transtorno de sonambulismo, 508-509
Transtorno de terror noturno, 508
Transtorno de tique motor ou vocal crônico, 448
Transtorno de Tourette, 448
Transtorno delirante, 268
Transtorno desafiador de oposição, 443, 447-448
Transtorno desintegrativo da infância, 427
Transtorno dismórfico corporal, 408, 415
Transtorno dissociativo de identidade, 210
Transtorno distímico, 296
Transtorno do controle dos impulsos
 Manual diagnóstico e estatístico de transtornos mentais (DSM-IV-TR), 490-491
Transtorno do desejo sexual hipoativo, 510
Transtorno do desenvolvimento da coordenação, 426
Transtorno do estresse pós-traumático (TEPT), 194, 208-209, 247, 259-261
 definido, 208
 intervenção, 210
 Manual diagnóstico e estatístico de transtornos mentais (DSM-IV-TR), 208
 processo de enfermagem
  análise de dados, 214
  avaliação, 214-216
  identificação de resultados, 214
  intervenção, 214-215, 214q
  investigação, 210, 213, 214
 sintomas de, 209t
 transtorno do estresse agudo em, 208
 tratamento, 210
Transtorno do humor induzido por substância, 296
Transtorno do orgasmo feminino, 510
Transtorno do pânico, 250-254
 curso clínico, 250-252
 processo de enfermagem
  análise de dados para, 253
  avaliação, 254
  identificação de resultados, 253
  intervenção, 253-254
  investigação, 251-253
 sintomas de, 247
 tratamento de, 251-252
Transtorno do ritmo circadiano do sono, 508
Transtorno do sono induzido por substância, 509
Transtorno do sono relacionado à respiração, 508
Transtorno do vínculo reativo, 449
Transtorno erétil masculino, 510
Transtorno esquizoafetivo, 267
Transtorno fonológico, 426

Transtorno mental
 definido pela American Psychiatric Association (APA), 17
Transtorno misto da linguagem receptivo-expressiva, 426
Transtorno obsessivo-compulsivo (TOC), 38, 241
 análise de dados, 257
 avaliação, 259-260
 início e curso clínico, 256
 instruções ao cliente e à família, 259-260q
 intervenção, 259-260, 259-260q
 processo de enfermagem, 257
 tratamento, 256-257
Transtorno psicótico breve, 268
Transtorno psicótico compartilhado, 268
Transtornos afetivos. *Ver* Transtornos do humor
Transtornos amnésticos, 474. *Ver também* Transtornos cognitivos
 Manual diagnóstico e estatístico de transtornos mentais (DSM-IV-TR), 485-486
Transtornos cognitivos
 categorias de, 454
 definidos, 454
 delirium
  causas de, 455, 456q
  considerações culturais, 455, 456
  cuidados na comunidade, 461
  definido, 455
  instruções ao cliente e à família, 460q
  plano de cuidados para, 457-458
  processo de enfermagem, 457-461
  tratamento do, 456
  vs. demência, 462t
 demência
  causas da, 463-464
  considerações culturais, 464-465
  cuidados na comunidade, 472-473
  definida, 461
  estágios da, 463
  fatores de risco para, 473
  plano de cuidados para, 468-469
  processo de enfermagem, 466-472
  questões de autopercepção, 475
  questões do cuidador, 473-474
  sintomas de, 463
  tipos de, 461-462
  tratamento da, 465
  vs. *delirium*, 462t
 Manual diagnóstico e estatístico de transtornos mentais (DSM-IV-TR), 485-486
 transtornos amnésticos, 474
Transtornos da adaptação, 245-246
 Manual diagnóstico e estático de transtornos mentais (DSM-IV-TR), 490-491
Transtornos da alimentação, 386-402
 anorexia nervosa, 391-393
  compulsão alimentar, 388
  curso clínico, 391
  definida, 391
  fatores de risco, 389t
  Manual diagnóstico e estatístico de transtornos mentais (DSM-IV-TR), 388q
  psicofarmacologia, 393
  purgação, 392
  tratamento, 392-393
 bulimia nervosa
  definida, 393
  fatores de risco, 389t
  Manual diagnóstico e estatístico de transtornos mentais (DSM-IV-TR), 393q
  plano de cuidados para, 393q-396q
  psicofarmacologia, 393-394

terapia cognitivo-comportamental para, 393
    tratamento, 393-394
categorias de, 387-389
compulsão alimentar, 388
considerações culturais, 391
considerações sobre a família, 390-391
cuidados na comunidade, 401
etiologia, 389-391
fatores de risco de, 389t
instruções ao cliente e à família, 400, 400q
Manual diagnóstico e estatístico de transtornos mentais (DSM-IV-TR), 490-491
obesidade, 386
processo de enfermagem, 393-394, 396-401
    análise de dados, 397
    avaliação, 401
    identificação de resultados, 397, 399
    intervenções, 399-402, 399q
    investigação, 396-397
promoção da saúde mental, 401
questões de autopercepção, 401-402
transtorno alimentar noturno, 388
visão geral de, 386-387
Transtornos da aprendizagem, 425q, 426
    Manual diagnóstico e estatístico de transtornos mentais (DSM-IV-TR), 485
Transtornos da comunicação, 425q, 426
    Manual diagnóstico e estatístico de transtornos mentais (DSM-IV-TR), 485
Transtornos da eliminação, 425q, 448
    Manual diagnóstico e estatístico de transtornos mentais (DSM-IV-TR), 485
Transtornos da excitação sexual, 510
Transtornos da infância ou adolescência
    Escala de Atribuição de Pontos do SNAP-IV para Pais e Professores, 444-446q
    mutismo seletivo, 449
    questões de autopercepção, 449
    retardo mental, 425-426, 425q
    transtorno da ansiedade da separação, 448-449
    transtorno da conduta, 425q, 436-443
        causas de, 438
        classificação, 437
        considerações culturais, 438
        cuidados na comunidade, 443
        curso clínico, 437-438
        definido, 436-437
        plano de cuidados para, 440-441
        processo de enfermagem, 439-443
        sintomas de, 437q
        tratamento para, 438-439
    transtorno de movimento estereotipado, 449
    transtorno de Tourette, 448
    transtorno desafiador de oposição, 443, 447-448
    transtorno do déficit de atenção/hiperatividade (TDAH), 425q, 428-436
        adulto, 429, 430q
        causas de, 429-430
        considerações culturais, 430
        curso clínico, 429
        definidos, 428
        fatores de risco, 430
        instruções ao cliente e à família, 436, 436q
        plano de cuidados para, 434-435
        processo de enfermagem, 432-436
        psicofarmacologia, 430-431, 431t
        sintomas de, 429q
        tratamento de, 430-432
    transtorno do vínculo reativo, 449
    transtornos da alimentação da primeira infância, 447-448
        pica, 447-448
        transtorno de ruminação, 447-448
    transtornos da aprendizagem, 425q, 426

    transtornos da comunicação, 425q, 426
    transtornos da excreção, 425q, 448
    transtornos das habilidades motoras, 425q, 426
    transtornos de tique, 425q, 448
    transtornos globais do desenvolvimento, 425q
        transtorno autista, 426-427
        transtorno de Asperger, 427
        transtorno de Rett, 427
        transtorno desintegrativo da infância, 427
Transtornos da personalidade, 333-357
    agrupamento A, 338-341
    agrupamento B, 334, 341-352
    agrupamento C, 334, 352-355
    antissocial, 341-346
        definidos, 341
        instruções ao cliente e à família, 346q
        intervenções, 338t
        plano de cuidados para, 343-344
        processo de enfermagem, 341-346
        sintomas de, 338t
    borderline, 346-350
        definido, 346
        instruções ao cliente e à família, 350q
        intervenções, 338t
        processo de enfermagem, 346-350
        sintomas, 338t
    categorias de, 334
    considerações culturais, 336
    cuidados na comunidade, 357
    de esquiva
        curso clínico, 352-353
        definido, 352
        intervenções, 338t, 353
        sintomas, 338t
    definidos, 333
    dependente, 353-354
        curso clínico, 353
        definido, 353
        intervenções, 338t, 353-354
        sintomas, 338t
    depressiva, 355-356
        curso clínico, 355
        definido, 355
        intervenções, 338t, 355-356
        sintomas, 338t
    esquizoide
        curso clínico, 339-340
        definido, 339
        intervenções, 338t, 340
        sintomas, 338t
    esquizotípica
        curso clínico, 340
        definido, 340
        intervenções, 338t, 340-341
        sintomas, 338t
    etiologia, 335-336
    histriônica, 351-352
        curso clínico, 351-352
        definido, 351-352
        intervenções, 338t, 351-352
        sintomas, 338t
    Manual diagnóstico e estatístico de transtornos mentais (DSM-IV-TR), 491-492
    narcisista
        curso clínico, 351-352
        definido, 351-352
        intervenções, 338t, 352
        sintomas, 338t
    nos adultos idosos, 356

obsessivo-compulsiva, 354-355
    curso clínico, 354-355
    definido, 354
    intervenções, 338t, 355
    sintomas, 338t
paranoide
    curso clínico, 338-339
    definido, 338
    intervenções, 338t, 339
    sintomas, 338t
passivo-agressiva
    curso clínico, 356
    definido, 356
    intervenções, 338t, 356
    sintomas, 338t
promoção da saúde mental, 357
psicofarmacologia, 336-337, 337t
psicoterapia, 337
questões de autopercepção, 357
tratamento, 336-337
Transtornos de ansiedade
  como reação ao estresse, 241-243
  considerações culturais de, 248
  considerações para idosos de, 249-250
  cuidados na comunidade, 249-250
  definidos, 240
  etiologia, 245-248
  fobias, 254-256
  incidência de, 245-246
  início e curso clínico, 245-246
  Manual diagnóstico e estatístico de transtornos mentais (DSM-IV-TR), 489-490
  plano de cuidados para, 244-245
  promoção da saúde mental, 249-250
  sintomas de, 247
  transtorno de ansiedade generalizada, 247, 259-260
  transtorno de estresse agudo, 247, 260-261
  transtorno de estresse pós-traumático, 247, 259-261
  transtorno de pânico, 250-254
  transtorno obsessivo-compulsivo (TOC), 241, 247
  tratamento de, 248-250, 249-250t
Transtornos de identidade de gênero, 511
  Manual diagnóstico e estatístico de transtornos mentais (DSM-IV-TR), 490-491
Transtornos de tique, 425q, 448
  Manual diagnóstico e estatístico de transtornos mentais (DSM-IV-TR), 485
Transtornos dissociativos, 209
  Manual diagnóstico e estatístico de transtornos mentais (DSM-IV-TR), 489-490
Transtornos do desejo sexual, 510
Transtornos do humor
  categorias de, 295-296
  conceito de, 294-295
  considerações culturais, 298
  cuidados na comunidade, 326-327
  etiologia dos
    teorias biológicas, 297-298
    teorias psicodinâmicas, 297-298
  induzidos por substância, 296
  Manual diagnóstico e estatístico de transtornos mentais (DSM-IV-TR), 489-490
  promoção da saúde mental, 327
  questões de autopercepção, 327-328
  suicídio. *Ver* Suicídio
  transtorno bipolar, 312-322
    curso clínico, 313
    processo de enfermagem, 317-322
    psicofarmacologia, 315-316
    psicoterapia, 316, 317

transtorno depressivo maior, 295
  curso clínico, 298
  eletroconvulsoterapia (ECT), 301, 302-303
  processo de enfermagem, 304-312
  psicofarmacologia, 299-301, 300t, 301t, 302t
  psicoterapia para, 303
  sintomas de, 299q
  tratamento investigativo, 304
  transtornos relacionados, 296
Transtornos do orgasmo, 510
Transtornos do sono, 508-509
  dissonias, 508
  hipersonia, 508
  induzidos por substância, 509
  insônia, 508
  Manual diagnóstico e estatístico de transtornos mentais (DSM-IV-TR), 490-491
  medidas de higiene do sono, 509
  narcolepsia, 508
  parassonias, 508
  relacionados a condição médica, 509
  relacionados à respiração, 508
  ritmo circadiano, 508
  transtorno de pesadelo, 508
  transtorno de sonambulismo, 508-509
  transtorno de terror noturno, 508
Transtornos dolorosos, 408
Transtornos factícios, 409
  Manual diagnóstico e estatístico de transtornos mentais (DSM-IV-TR), 489-490
Transtornos globais do desenvolvimento, 425q
  Manual diagnóstico e estatístico de transtornos mentais (DSM-IV-TR), 485
  transtorno autista, 426-427
  transtorno de Asperger, 427
  transtorno de Rett, 427
  transtorno desintegrativo da infância, 427
Transtornos sexuais
  disfunções sexuais, 510
  Manual diagnóstico e estatístico de transtornos mentais (DSM-IV-TR), 489-491
  parafilias, 510-511
Transtornos sexuais dolorosos, 510
  controle de, 410, 411
  disfunções sexuais, 510
Transtornos somatoformes, 406-419
  considerações culturais, 410
  critérios diagnósticos do DSM-IV-TR, 407
  cuidados na comunidade, 418
  curso clínico de, 408
  estratégias de enfrentamento de, 417, 418
  etiologia dos, 409-410
  fingir-se doente, 407
  hipocondria, 408, 411-414
  instruções ao cliente e à família, 416-417, 417q
  Manual diagnóstico e estatístico de transtornos mentais (DSM-IV-TR), 489-490
  plano de cuidados para, 411-414
  processo de enfermagem
    análise de dados, 416
    avaliação, 418
    identificação de resultados, 416
    intervenção, 411-414, 416-418, 416q
    investigação, 415-416, 415q
  promoção da saúde mental, 418
  questões de autopercepção, 418
  síndrome de Munchausen, 409
  teorias biológicas dos, 410
  teorias psicossociais de, 409
  transtorno conversivo, 407, 408

transtorno de somatização, 407
transtorno dismórfico corporal, 408
transtorno doloroso, 408
transtorno factício, 409
tratamento de, 410-411, 411t
Tratamento comunitário assertivo (ACT), 81, 83-85, 83-84q
Tratamento de paciente internado em hospital. *Ver* Hospitalização
Tratamento investigativo, para depressão, 304
Trazodona, 46
Treatment Advocacy Center, 20
Treinamento da assertividade, 248
Triazolam, 48, 49t
Tristeza da maternidade, 296
Tronco cerebral, 32f, 33, 33f

U

U.S. Food and Drug Administration (FDA), 38-39
Utilitarismo, 175

V

Vaginismo, 510
Valeriana, 52
Valproato
no comportamento agressivo, 183
Venlafaxina, 300, 302t
Veracidade, 175
Vietnamitas
considerações culturais, 138-141t, 146, 225-226

Violência
ciclo de, 198
família
características da, 195-196, 195-196q
cônjuge. *Ver* Violência contra parceiro íntimo
considerações culturais da, 196
idoso. *Ver* Abuso de idoso
na comunidade, 207-208
parceiro íntimo, 197-199
quadro clínico da, 195-196
Violência contra parceiro íntimo
intervenções, 198-199
investigação de, 198
quadro clínico, 197-198
tratamento, 198-199
Violência familiar
características da, 195-196, 195-196q
considerações culturais, 196
contra a criança. *Ver* Abuso de criança
contra idoso. *Ver* Abuso de idoso
contra parceiro íntimo. *Ver* Violência contra parceiro íntimo
Violência na comunidade, 207-208
Violência na relação, sinal de alerta de, 207q
Voyerismo, 511

Z

Zar, 269-270
Ziprasidona, 40t, 41